Polin/Ditmar (Hrsg.)
Fragen und Antworten Pädiatrie

Verlag Hans Huber
Programmbereich Medizin

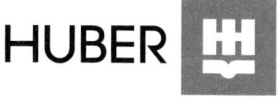

Bücher aus verwandten Sachgebieten

Kraemer/H. Schöni (Hrsg.)
Berner Datenbuch Pädiatrie
7. A. 2007. ISBN: 978-3-456-84480-0

Baraitser/Winter
Fehlbildungssyndrome
2. A. 2001. ISBN 978-3-456-83664-5

Bron/Pongratz (Hrsg.)
Muskeldystrophie Duchenne in der Praxis
2004. ISBN: 978-3-456-83928-8

Barkley
Das große ADHS-Handbuch für Eltern
2. A. 2005. ISBN: 978-3-456-84262-2

Kaiser
Leitsymptome in der Kinderchirurgie
2005. ISBN: 978-3-456-84106-9

Ollenschläger et al. (Hrsg.)
Kompendium evidenzbasierte Medizin
6. A. 2007. ISBN: 978-3-456-84421-3

Weitere Informationen über unsere Neuerscheinungen finden Sie im Internet unter www.verlag-hanshuber.com.

Richard A. Polin
Mark F. Ditmar
Herausgeber

Fragen und Antworten
Pädiatrie
«Pediatric Secrets»

Deutschsprachige Ausgabe herausgegeben von
Thomas Heigele und Johannes Trück

Verlag Hans Huber

Die Übersetzung und Bearbeitung von «Pediatric Secrets» entstand unter Mitarbeit von **Cordula Trinkle** (Dermatologie, Hämatologie), **Eveline Staub** (Neonatologie), **Matthias Mehling** (Neurologie), **Thomas Heigele** (Jugendmedizin, Entwicklung und Verhalten, Gastroenterologie, Genetik, Infektiologie, Nephrologie, Rheumatologie) und **Johannes Trück** (Kardiologie, Notfallmedizin, Endokrinologie, Immunologie, Onkologie, Orthopädie, Pneumologie).

Lektorat: Dr. Klaus Reinhardt
Herstellung: Daniel Berger
Umschlagillustration: pinx, Wiesbaden
Umschlaggestaltung: Atelier Mühlberg, Basel
Druckvorstufe: Kösel, Krugzell
Druck und buchbinderische Verarbeitung: Kösel, Krugzell
Printed in Germany

Bibliographische Information der Deutschen Bibliothek
Die Deutsche Bibliothek verzeichnet diese Publikation in der Deutschen Nationalbibliographie; detaillierte bibliographische Daten sind im Internet über http://dnb.d-nb.de abrufbar.

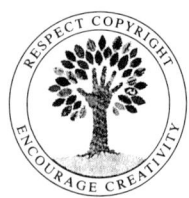

Dieses Werk, einschließlich aller seiner Teile, ist urheberrechtlich geschützt. Jede Verwertung außerhalb der engen Grenzen des Urheberrechtes ist ohne Zustimmung des Verlages unzulässig und strafbar. Das gilt insbesondere für Vervielfältigungen, Übersetzungen, Mikroverfilmungen sowie die Einspeicherung und Verarbeitung in elektronischen Systemen.
Die Verfasser haben größte Mühe darauf verwandt, dass die therapeutischen Angaben insbesondere von Medikamenten, ihre Dosierungen und Applikationen dem jeweiligen Wissensstand bei der Fertigstellung des Werkes entsprechen. Da jedoch die Medizin als Wissenschaft ständig im Fluss ist und menschliche Irrtümer und Druckfehler nie völlig auszuschließen sind, übernimmt der Verlag für derartige Angaben keine Gewähr. Jeder Anwender ist daher dringend aufgefordert, alle Angaben in eigener Verantwortung auf ihre Richtigkeit zu überprüfen.
Die Wiedergabe von Gebrauchsnamen, Handelsnamen oder Warenbezeichnungen in diesem Werk berechtigt auch ohne besondere Kennzeichnung nicht zu der Annahme, dass solche Namen im Sinne der Warenzeichen-Markenschutz-Gesetzgebung als frei zu betrachten wären und daher von jedermann benutzt werden dürfen.

Anregungen und Zuschriften an:
Verlag Hans Huber
Lektorat Medizin
Länggass-Strasse 76
CH-3000 Bern 9
www.verlag-hanshuber.com

Die Originalausgabe erschien 2005 unter dem Titel *Pediatric Secrets, 4th ed.* bei Elsevier Mosby, Philadelphia.
© 2005, 2001, 1997, 1989 by Elsevier Inc.

1. Auflage 2007
© 2007 by Verlag Hans Huber, Hogrefe AG, Bern
ISBN 978-3-456-84479-4

Inhalt

Vorwort zur deutschen Ausgabe 13
Autoren 15
Top 100 Secrets 17

1. Notfallmedizin (Joan Bregstein, Cindy Ganis Roskind und Steve Miller)
Kindesmisshandlung und sexueller Missbrauch 23
Umweltbedingte Verletzungen 32
Wunden und Wundversorgung 38
Reanimation 42
Toxikologie 50
Traumatologie 63

2. Neonatologie (Philip Roth)
Vermischtes 71
Im Kreißsaal 77
Wachstum und Entwicklung 81
Gastrointestinale Probleme 85
Hämatologische Probleme 89
Hyperbilirubinämie 94
Stoffwechsel-Probleme 100
Neonatale Sepsis 103
Neurologische Probleme 108
Ernährung 112
Atmung 117

3. Genetik (Kwame Anyane-Yeboa)
Autosomale Trisomien 123
Vermischtes 127

Dysmorphien 131

Grundlagen der Genetik 136

Gonosomale Chromosomenaberrationen 138

Teratologie 142

4. Kardiologie (Thomas J. Starc, Constance J. Hayes und Allan J. Hordof)

Vermischtes 145

Angeborene Herzfehler 150

Herzinsuffizienz 156

EKG & Herzrhythmusstörungen 159

Infektionen & Entzündungen 164

Pharmakologie 170

Klinische Untersuchung 172

Herzchirurgie 176

5. Pneumologie (Robert Wilmott)

Allergische Rhinitis 179

Asthma 183

Bronchiolitis 192

Vermischtes 195

Zystische Fibrose (Mukoviszidose) 203

Pneumonie 206

Prinzipien der Pneumologie 211

6. Gastroenterologie
(Douglas Jacobstein, Peter Mamula, Jonathan E. Markowitz und Chris A. Liacouras)

Vermischtes 215

Obstipation 220

Durchfall 223

Maldigestion und Malabsorption 235

Nahrungsmittelallergien 239

Gastroösophagealer Reflux (GÖR) 242

Gastritis und Ulkus 245

Gastrointestinale Blutung 248

Hepatische und biliäre Erkrankungen 252

Chronisch entzündliche Darmerkrankungen (CED) 258

Fettstoffwechselstörungen 264

Ernährung 266

Chirurgische Krankheitsbilder 271

7. Nephrologie (Michael E. Norman)

Säure-Basen-Haushalt, Flüssigkeit und Elektrolyte 281

Vermischtes 288

Hämaturie 292

Glomerulonephritis (GN) 295

Arterielle Hypertonie 297

Nephrotisches Syndrom 301

Nierenversagen 308

Nierenfunktionstests und Urinanalyse 310

Chirurgische Krankheitsbilder 312

Tubulopathien 317

Harnwegsinfekte 321

Harnsteinleiden (Urolithiasis) 328

Vesikoureteraler Reflux 330

8. Endokrinologie (Sharon E. Oberfield und Daniel E. Hale)

Unterfunktion der Nebennierenrinde (NNR) 333

Der Kalzium-Haushalt und seine Störungen 336

SIADH und Diabetes insipidus 338

Diabetische Ketoazidose 340

Diabetes mellitus 344

Kleinwuchs/Wachstumsstörungen 350

Hypoglykämie 356

Hypothalamische/hypophysäre Funktionsstörungen 358

Sexuelle Differenzierung und Reifung 360

Schilddrüsen-Erkrankungen 365

9. Hämatologie (Steven E. McKenzie)

Knochenmarksversagen ... 371
Vermischtes ... 374
Gerinnungsstörungen ... 377
Hämatologische Laborparameter ... 383
Hämolytische Anämie ... 386
Eisenmangelanämie ... 389
Megaloblastäre Anämie ... 393
Thrombozytenstörungen ... 395
Sichelzellkrankheit ... 397
Thalassämie ... 401

10. Onkologie (Richard Aplenc, Jeffrey Skolnik und Peter C. Adamson)

Chemotherapie/Strahlentherapie ... 405
Vermischtes ... 411
Epidemiologie ... 416
Leukämie ... 419
Lymphome ... 423
Hirntumoren ... 426
Andere solide Nicht-Hirntumore ... 432
Stammzell-Transplantation ... 437

11. Infektiologie (Alexis M. Elward, David A. Hunstad und Joseph W. St. Geme III)

Vermischtes ... 441
Konnatale Infektionen ... 448
Fieber im Kindesalter ... 456
HIV-Infektion ... 465
Impfungen ... 472
Exantheme bei Infektionen ... 482
Lymphknotenschwellungen ... 488
Meningitis ... 494
Infektionen am Auge ... 502
Otitis media ... 506
Pharyngitis und Laryngotracheitis ... 513

Sinusitis 520

Tuberkulose 522

12. Immunologie (Georg A. Holländer und Andreas Fasth)

Vermischtes 529

Entwicklungsphysiologie 531

Neutropenie 533

Primäre (angeborene) Immundefekte 535

Labordiagnostik 545

13. Rheumatologie
(Carlos D. Rosé, Balu H. Athreya, Elizabeth Candell Chalom und Andrew H. Eichenfield)

Vermischtes 549

Dermatomyositis und Polymyositis 554

Juvenile idiopathische Arthritis (JIA) 556

Borreliose (Lyme-Krankheit) 562

Rheumatisches Fieber 566

Juvenile Spondylarthropathien 570

Systemischer Lupus erythematodes (SLE) 572

Vaskulitis 577

14. Orthopädie (Joshua E. Hyman)

Vermischtes 581

Erkrankungen des Fußes 587

Frakturen 591

Erkrankungen der Hüfte 596

Infektionen 603

Erkrankungen von Knie, Tibia und Sprunggelenk 607

Erkrankungen der Wirbelsäule 612

15. Dermatologie (Maria C. Garzon und Kimberly D. Morel)

Akne 615

Vermischtes 618

Dermatitis und Ekzem 622

Pilzinfektionen 627

Erkrankungen der Haare und Nägel 630

Parasitäre Hauterkrankungen 633

Veränderungen bei Neugeborenen 636

Papulosquamöse Erkrankungen 639

Licht und Dermatologie 642

Pigmentstörungen 645

Gefäßmissbildungen 648

Vesikobullöse Erkrankungen 651

16. Neurologie (Kent R. Kelley)

Antiepileptische Medikamente 655

Infantile Zerebralparesen 659

Liquor cerebrospinalis 661

Vermischtes 664

Epilepsie 670

Fieberkrämpfe 679

Kopfschmerz 682

Bewegungsstörungen 685

Neugeborenenkrämpfe 689

Neurokutane Syndrome/Phakomatosen 693

Neuromuskuläre Erkrankungen 698

Erkrankungen des Rückenmarks 705

17. Verhalten und Entwicklung (Mark F. Ditmar)

Aufmerksamkeitsdefizit-/Hyperaktivitätsstörung 709

Verhaltensauffälligkeiten 713

Schädelentwicklung 717

Zahnentwicklung und Zahnveränderungen 721

Entwicklung des Kindes 724

Sprachentwicklung 728

Geistige Retardierung 734

Psychiatrische Krankheitsbilder 736

Psychosoziale und familiäre Probleme 738

Schulische Probleme 741

Schlafstörungen 743

Entwicklung des Sehens 746

18. Jugendmedizin (Mark F. Ditmar)

Anorexia nervosa und Bulimie 751

Menstruationsbeschwerden 754

Adipositas 758

Pubertätsentwicklung 761

STD (Sexually Transmitted Diseases) 764

Drogenmissbrauch 770

Typische Erkrankungen bei männlichen Jugendlichen 772

Teenagerschwangerschaft 776

Suizid 778

Sachregister 779

Vorwort zur deutschen Ausgabe

Im Laufe des Studiums arbeitet man sich als Student durch so manches Fachbuch und versucht, das für sich «passende» Exemplar zu finden. Als pädiatrisch interessierte Studenten wurden wir während des Praktischen Jahres auf die «Pediatric Secrets» von Richard A. Polin und Mark F. Ditmar aufmerksam. Dieses Buch stellt im englischsprachigen Raum durch seine etwas ungewöhnliche Art, Wissen zu vermitteln, ein äußerst beliebtes Pädiatriebuch dar. Auch wir hatten damit unser Lieblings-Pädiatriebuch gefunden, das uns auch heute noch in der täglichen Arbeit als wichtige Referenz und Nachschlagewerk dient.

Das chinesische Sprichwort «Wer fragt, ist ein Narr für fünf Minuten; wer nicht fragt, bleibt ein Narr für immer» stellen die Autoren den «Pediatric Secrets» voran und betonen damit, wie wichtig das ständige Fragen im klinischen Alltag und das kritische Hinterfragen des eigenen Wissensstandes für die medizinische Ausbildung ist.

Die «Pediatric Secrets» möchten und können ein Lehrbuch nicht ersetzen. Vielmehr soll dieses Buch den Studenten in den höheren Semestern und im Praktischen Jahr sowie den jungen Assistenzärzten Fragen stellen, wie sie in der ärztlichen Praxis, im Krankenhausalltag und im Gespräch mit Patienten und Eltern vorkommen. Die dabei angeschnittenen Bereiche reichen von der Pathophysiologie über allgemeine pädiatrische Fragen und dem praktischen Vorgehen bis hin zu sehr speziellen Fragen und häufigen Fallstricken.

Wir freuen uns, dass wir mit dem vorliegenden Buch die «Pediatric Secrets» überarbeitet und angepasst für den deutschsprachigen Raum zur Verfügung stellen dürfen.

Unser Anliegen ist es, dass die Fragen dieses Buches helfen, sich mit dem bereits Erlerntem auseinanderzusetzen und dadurch im Leser weiteres Interesse und vor allem Freude an der Pädiatrie geweckt wird.

Danken möchten wir insbesondere den Mitübersetzern Cordula Trinkle, Eveline Staub und Matthias Mehling.

Februar 2007

Johannes Trück   Thomas Heigele

Autoren

Peter C. Adamson, MD
Chief, Division of Clinical Pharmacology and Therapeutics, Children's Hospital of Philadelphia, Philadelphia, Pennsylvania

Kwame Anyane-Yeboa, MD
Associate Professor of Pediatrics, Columbia University College of Physicians and Surgeons; Division of Genetics, Children's Hospital of New York-Presbyterian, New York, New York

Richard Aplenc, MD, MSCE
Pediatric Oncology/Stem Cell Transplant, Children's Hospital of Philadelphia; Center for Clinical Epidemiology and Biostatistics, University of Pennsylvania, Philadelphia, Pennsylvania

Balu H. Athreya, MD
Department of Pediatrics, Division of Rheumatology, Alfred I. duPont Hospital for Children, Wilmington, Delaware; Department of Pediatrics, Jefferson Medical College, Philadelphia, Pennsylvania

Joan Bregstein, MD
Assistant Professor of Clinical Pediatrics, Columbia University College of Physicians and Surgeons; Attending, Pediatrics, Children's Hospital of New York-Presbyterian, New York, New York

Elizabeth Candell Chalom, MD
Clinical Assistant Professor of Pediatrics, University of Medicine and Dentistry of New Jersey, Newark, New Jersey; Director, Pediatric Rheumatology, Saint Barnabas Medical Center, Livingston, New Jersey

Mark F. Ditmar, MD
Director, AtlantiCare/duPont Pediatric Hospitalist Program, AtlantiCare Regional Medical Center, Pomona, New Jersey; Clinical Assistant Professor of Pediatrics, Jefferson Medical College, Philadelphia, Pennsylvania

Andrew H. Eichenfield, MD
Chief, Division of Pediatric Rheumatology, Mount Sinai Medical Center, New York, New York

Alexis M. Elward, MD
Assistant Professor of Pediatrics, Washington University School of Medicine; Division of Infectious Disease, St. Louis Children's Hospital, St. Louis, Missouri

Anders Fasth, MD, PhD
Professor of Pediatric Immunology; Division of Immunology, The Queen Silvia Children's Hospital, Göteborg, Sweden

Maria C. Garzon, MD
Associate Professor of Clinical Dermatology and Clinical Pediatrics, Columbia University College of Physicians and Surgeons; Director, Pediatric Dermatology, Children's Hospital of New York-Presbyterian, New York, New York

Daniel E. Hale, MD
Professor of Pediatrics; Division Chief of Pediatric Endocrinology and Diabetes, University of Texas Health Science Center at San Antonio, San Antonio, Texas

Constance J. Hayes, MD
Professor of Clinical Pediatrics, Columbia University College of Physicians and Surgeons; Division of Pediatric Cardiology, Children's Hospital of New York-Presbyterian, New York, New York

Georg A. Holländer, MD
Professor in Pediatrics, Department of Research, University of Basel; The University Children's Hospital, Basel, Switzerland

Allan J. Hordof, MD
Professor of Clinical Pediatrics, Columbia University College of Physicians and Surgeons; Division of Pediatric Cardiology, Children's Hospital of New York-Presbyterian, New York, New York

David A. Hunstad, MD
Instructor in Pediatrics, Washington University School of Medicine; Division of Infectious Disease, St. Louis Children's Hospital, St. Louis, Missouri

Joshua E. Hyman, MD
Assistant Professor of Orthopedics, Columbia University College of Physicians and Surgeons; Children's Hospital of New York-Presbyterian, New York, New York

Autoren

Douglas Jacobstein, MD
Division of Gastroenterology and Nutrition, Children's Hospital of Philadelphia, Philadelphia, Pennsylvania

Kent R. Kelley, MD
Assistant Professor of Clinical Neurology and Clinical Pediatrics, Feinberg School of Medicine, Northwestern University; Attending Physician, Neurology, Children's Memorial Hospital, Chicago, Illinois

Chris A. Liacouras, MD
Associate Professor of Pediatrics, University of Pennsylvania School of Medicine; Division of Gastroenterology and Nutrition, Children's Hospital of Philadelphia, Philadelphia, Pennsylvania

Peter Mamula, MD
Assistant Professor of Pediatrics, University of Pennsylvania School of Medicine; Division of Gastroenterology and Nutrition, Children's Hospital of Philadelphia, Philadelphia, Pennsylvania

Jonathan E. Markowitz, MD, MSCE
Assistant Professor of Pediatrics, University of Pennsylvania School of Medicine; Director, Inpatient Gastroenterology, Division of Gastroenterology and Nutrition, Children's Hospital of Philadelphia, Philadelphia, Pennsylvania

Steven E. McKenzie, MD, PhD
Cardeza Professor of Medicine, Professor of Pediatrics, Jefferson Medical College, Philadelphia, Pennsylvania

Steve Miller, MD†
AP Gold Associate Professor of Clinical Pediatrics, Columbia University College of Physicians and Surgeons; Director, Division of Pediatric Emergency Medicine, Children's Hospital of New York-Presbyterian, New York, New York

Kimberly D. Morel, MD
Assistant Professor of Clinical Dermatology and Clinical Pediatrics, Columbia University College of Physicians and Surgeons, New York, New York

Michael E. Norman, MD
Pediatric Nephrologist, Charlotte, North Carolina

Sharon E. Oberfield, MD
Professor of Pediatrics, Columbia University College of Physicians and Surgeons; Director, Pediatric Endocrinology, Children's Hospital of New York-Presbyterian, New York, New York

Carlos D. Rosé, MD
Associate Professor of Pediatrics, Jefferson Medical College, Philadelphia, Pennsylvania; Chief, Division of Rheumatology, Alfred I. duPont Hospital for Children, Wilmington, Delaware

Cindy Ganis Roskind, MD
Assistant Professor of Clinical Pediatrics, Columbia University College of Physicians and Surgeons; Attending, Pediatrics, Children's Hospital of New York-Presbyterian, New York, New York

Philip Roth, MD, PhD
Associate Professor of Pediatrics, State University of New York-Downstate Medical Center, Brooklyn, New York; Associate Chairman, Department of Pediatrics and Director of Neonatology, Staten Island University Hospital, Staten Island, New York

Jeffrey Skolnik, MD
Division of Hematology and Oncology, Children's Hospital of Philadelphia, Philadelphia, Pennsylvania

Thomas J. Starc, MD, MPH
Professor of Clinical Pediatrics, Columbia University College of Physicians and Surgeons; Division of Pediatric Cardiology, Children's Hospital of New York-Presbyterian, New York, New York

Joseph W. St. Geme, III, MD
Professor of Pediatrics and Molecular Microbiology, Washington University School of Medicine; Director, Division of Infectious Disease, St. Louis Children's Hospital, St. Louis, Missouri

Robert Wilmott, MD
IMMUNO Professor and Chairman, Department of Pediatrics, Saint Louis University School of Medicine; Cardinal Glennon Children's Hospital, St. Louis, Missouri

Top 100 Secrets

Notfallmedizin

1. Ein Herzstillstand im Kindesalter tritt meistens sekundär im Rahmen einer respiratorischen Problematik auf. Deshalb ist ein frühes Erkennen von Atemnot und Atemstillstand von besonderer Bedeutung.
2. Da der kindliche Körper deutlich elastischer ist als der von Erwachsenen, muss nach einem Trauma auf innere Verletzungen geachtet werden; sie können auch ohne sichtbare Skelettverletzungen auftreten.
3. Da Kinder aufgrund des größeren Verhältnisses von Körperoberfläche zu Körpergewicht schneller auskühlen, sollte bei einem pädiatrischen Traumapatienten im Schockzustand sichergestellt werden, dass keine Hypothermie auftritt, welche zu einer Zunahme der hämodynamischen Instabilität führt.
4. Hypotension und ausgeprägte Flüssigkeitsrestriktion sollte unter allen Umständen bei Kindern im Schock und schwerer Schädel-Hirn-Verletzung vermieden werden, da solche Patienten einem hohen Risiko ausgesetzt sind, durch eine Hypotension sekundäre Hirnschäden zu erleiden.
5. Bei Kindern mit Verdacht auf sexuellen Missbrauch findet sich am häufigsten ein unauffälliger genitaler Untersuchungsbefund.
6. Da das Erscheinungsbild des Hymens und die Größe der hymenalen Öffnung im präpubertären Kind sehr variabel sind, stellen bei Verdacht auf sexuellen Missbrauch vor allem die Qualität und Weichheit der Konturen der hymenalen Öffnung, inklusive Konkavitäten und Vernarbungen, wichtige hinweisende Befunde dar.

Neonatologie

7. Eine infantile Zerebralparese wird in weniger als 15% der Fälle durch eine perinatale Asphyxie verursacht.
8. Bei einer primären Apnoe bei Neugeborenen kann durch Stimulation und Sauerstoffvorlage eine normale Atmung erreicht werden, bei einer sekundären Apnoe jedoch nicht, hier ist eine Maskenbeatmung notwendig.
9. Wegen eines Neugeborenenikterus sollte nicht abgestillt werden, vielmehr sollte häufiger in kürzeren Intervallen gestillt werden.
10. Eine Sepsis muss bei Neugeborenen bei jedem Symptom in den differentialdiagnostischen Überlegungen eine Rolle spielen.
11. Stillen vermindert das Risiko einer NEC und einer nosokomialen Sepsis.

Genetik

12. Bei Patienten mit Down-Syndrom und Verhaltensstörungen sollten Hörstörungen (sowohl Schallleitungs- als auch Schallempfindungsschwerhörigkeit) in Betracht gezogen werden.
13. Fluoreszenz in situ Hybridisation (FISH) ist ein Verfahren zur raschen Diagnostik einer Trisomie 13 und 18 sowie zahlreicher anderer Syndrome bei Kindern mit mittelschwerer bis schwerer geistiger Retardierung und normalem Chromosomensatz.
14. Das Vorliegen von drei oder mehr kleineren Fehlbildungen ist verdächtig auf eine große Fehlbildung.
15. Die Diagnose einer Alkoholembryofetopathie ist problematisch, da durch Gesichtswachstum und -entwicklung initial diagnos-

tisch verwertbare klinische Zeichen über einen Zeitraum von 4 bis 6 Jahren verändert und kaschiert werden können.
16. Diabetes mellitus ist die häufigste Ursache teratogener Fehlbildungen; Kinder insulinpflichtiger diabetischer Mütter haben ein achtfach erhöhtes Risiko bezüglich der Entwicklung struktureller Anomalien.
17. Kinder mit Schallempfindungsschwerhörigkeit ohne Zeichen eines Syndroms sollten auf Mutationen im Connexin 26-Gen getestet werden, welche für mindestens 50 % der autosomal-rezessiven Formen von Taubheit und etwa 10 bis 20 % aller vorsprachlich auftretenden Hörstörungen verantwortlich sind.

Kardiologie

18. Das Auftreten einer Synkope bei einem tauben Kind ist verdächtig auf ein Long-QT-Syndrom.
19. Hebende Pulse bei einem Kind mit Herzinsuffizienz sind hinweisend auf einen großen persistierenden Ductus arteriosus.
20. Ein über der großen Fontanelle eines Neugeborenen mit Herzinsuffizienz auskultierbares Strömungsgeräusch ist verdächtig auf eine systemische arterio-venöse Fistel.
21. Bei Kindern mit einer Herzinsuffizienz können unspezifische Bauchschmerzen das Hauptsymptom sein.
22. Diastolische Geräusche sind nie harmlos und müssen kardial weiter abgeklärt werden.
23. Patienten mit atypischem Kawasaki-Syndrom (Vorliegen von Koronararterienveränderungen ohne Erfüllung der klassischen Kriterien) sind in der Regel jünger (< 1 Jahr alt) und präsentieren sich meist ohne zervikale Lymphadenopathie und die typischen Extremitätenveränderungen.

Pneumologie

24. Asthma bronchiale führt selten zu Trommelschlegelfingern. Man sollte differentialdiagnostisch dabei unbedingt an eine Zystische Fibrose denken.
25. Die meisten Kinder mit rezidivierenden Pneumonien oder persistierender Atelektase im rechten Mittellappen haben ein Asthma bronchiale, jedoch ist nicht jede obstruktive pulmonale Erkrankung ein Asthma bronchiale.
26. Die Messung des Peak-Flows ist eine gute Methode zur häuslichen Verlaufskontrolle bei Patienten mit schwierig zu kontrollierendem Asthma bronchiale oder bei Patienten, die ihre Beschwerdesymptomatik schlecht selbst einschätzen können.
27. Eine normale Atemfrequenz spricht gegen eine bakterielle Pneumonie.
28. Eine Oberlappenpneumonie kann zu einer Schmerzausstrahlung in den Hals führen und einem Meningismus ähneln. Eine Unterlappenpneumonie kann Bauchschmerzen verursachen.
29. Nasenpolypen oder ein Rektumprolaps sollten an eine Zystische Fibrose denken lassen.

Gastroenterologie

30. Kotschmieren ist mit einer schweren funktionellen Obstipation assoziiert.
31. Mehr als 40 % der Säuglinge regurgitieren mehr als einmal pro Tag.
32. Die Magenspülung ist eine einfache Methode, um zwischen oberer und unterer gastrointestinaler Blutung zu unterscheiden.
33. Eine konjugierte (direkte) Hyperbilirubinämie ist immer pathologisch und benötigt weitere Abklärungen.
34. Mögliche Langzeitkomplikationen chronisch-entzündlicher Darmerkrankungen im Kindesalter beinhalten Kleinwuchs, Abszesse, Fisteln, Nephrolithiasis und toxisches Megakolon.
35. Galliges Erbrechen bei einem Neugeborenen ist Zeichen einer Darmobstruktion und stellt einen echten gastrointestinalen Notfall dar.

Nephrologie

36. Auch bei unauffälligem Urinstatus kann bei febrilen Kindern ein Harnwegsinfekt vorliegen, deshalb muss insbesondere bei Kindern mit Risikofaktoren unbedingt eine Urinkultur angelegt werden.

37. Die Behandlung einer chronischen Obstipation vermindert sowohl die Häufigkeit einer Enuresis wie auch von Harnwegsinfekten.
38. Bei Kindern mit beidseitigem Kryptorchismus oder einseitigem Hodenhochstand mit zusätzlicher Hypospadie sollte eine chromosomale und endokrinologische Abklärung erfolgen.
39. Bei Patienten mit akutem Nierenversagen sollten die Urinindizes (spezifisches Gewicht, Urinosmolalität, Urinnatrium, fraktionierte Natriumexkretion) vor Beginn einer Behandlung bestimmt werden, um zwischen einem prärenalen, renalen oder postrenalen Nierenversagen zu differenzieren.
40. Die beiden wichtigsten Maßnahmen im Rahmen der Abklärung von Symptomen, die auf eine Nierenerkrankung hinweisen könnten, sind die Messung des Blutdrucks und die Urinuntersuchung eines Morgenurin, da dieser meist konzentriert ist.

Endokrinologie

41. Die Palpation der Schilddrüse auf der Suche nach Vergrößerung oder Knotenbildung wird in der körperlichen Untersuchung bei Kindern in allen Altersklassen am häufigsten übersehen.
42. Da 20 bis 40 % der solitären Schilddrüsenknoten bei Jugendlichen malignen Ursprungs sind, muss bei Vorliegen eines Knotens eine baldmöglichste Abklärung durchgeführt werden.
43. Bei Erstmanifestation einer diabetischen Ketoazidose können die abdominellen Beschwerden als Appendizitis und die Hyperventilation als Pneumonie fehldiagnostiziert werden, was die Diagnosestellung verzögert, solange keine Blutzuckerkontrolle erfolgt.
44. Es sollte auf die Entwicklung eines Syndroms der inadäquaten ADH-Sekretion (SIADH) mit potentiellem Hirnödem geachtet werden, wenn bei diabetischer Ketoazidose ein initial niedriger oder normwertiger Natriumwert unter Flüssigkeitstherapie absinkt.
45. Eine Akanthosis nigricans findet sich bei 90 % der Kinder im Rahmen der Erstdiagnose eines Diabetes mellitus Typ II.
46. Ein im ersten Lebensjahr vorliegender Wachstumshormonmangel ist mit der Ausbildung von Hypoglykämien assoziiert; nach dem 5. Lebensjahr führt er zu Kleinwuchs.

Hämatologie

47. Bei Kindern unter 12 Jahren kann die untere Grenze des mittleren korpuskulären Volumens (MCV) als 70 + (Alter des Kindes in Jahren) fl abgeschätzt werden. Für Patienten über 12 Jahren liegt die untere Grenze des MCV bei 82 fl.
48. Bei Vorliegen einer mikrozytären Anämie spricht ein erhöhter Wert des «Red cell distribution width index» (RDW) eher für eine Eisenmangelanämie als für eine Thalassämie.
49. Nach Eisensubstitution zur Therapie einer Eisenmangelanämie sollte sich der Retikulozytenwert innerhalb von 1 bis 2 Wochen verdoppeln und der Hämoglobinwert innerhalb von 2 bis 4 Wochen um 1 mg/dl steigen. Die häufigste Ursache einer persistierenden Eisenmangelanämie ist eine schlechte Compliance bezüglich der Medikamenteneinnahme.
50. Kinder mit erhöhtem Blei-Spiegel sind einem erhöhten Risiko einer Eisenmangelanämie ausgesetzt, da Blei die Resorption von Eisen hemmt.
51. Durch ein chronisches Transfusionsregime bei Sichelzellanämie mit Senkung des Sichelzellhämoglobin-Spiegels auf Werte von 30 bis 40 % des Gesamthämoglobins kann das Risiko eines ZNS-Infarkts reduziert werden.
52. Bei 30 % der Hämophiliepatienten ist die Familienanamnese negativ, weswegen bei ausgeprägtem oder häufigem Auftreten von Ekchymosen differentialdiagnostisch daran gedacht werden muss.
53. Eine ausgeprägte Neutropenie ($<500/\mu l$) bei bislang gesunden Kindern kann Ausdruck einer beginnenden fulminanten Sepsis sein.

Onkologie

54. Kinder mit Fieber in Neutropenie müssen breit antibiotisch abgedeckt werden. Die Erholung des Knochenmarks zeigt sich im peripheren Blut meist als Monozytose und steigende absolute Neutrophilenzahl.
55. Bei Kindern mit Fieber in Neutropenie sollte bei anhaltendem oder wieder aufgetretenem Fieber trotz breiter antibiotischer Therapie eine empirische antimykotische Therapie begonnen werden, da das Risiko einer Pilzinfektion mit der Dauer und der Ausgeprägtheit der Neutropenie steigt.
56. Neben dem Alter und der Leukozytenzahl ist das frühe Ansprechen auf die Therapie der wichtigste prognostische Marker bei Kindern mit akuter lymphatischer Leukämie.
57. Bei Leukämien und Lymphomen besteht eine hohe Proliferationsrate und ein hoher Zellumsatz, so dass z. B. Patienten mit Burkitt-Lymphom oder T-Zell-Leukämie ein hohes Risiko für Komplikationen im Rahmen eines Tumorlyse-Syndrom haben.
58. Mehr als 80 % der Patienten mit akuter lymphatischer Leukämie haben eine normochrome, normozyäre Anämie und eine Retikulozytopenie.

Infektiologie

59. Bei einem männlichen Kind mit einem Leberabszess sollte man bis zum Beweis des Gegenteils von einer chronischen Granulomatose ausgehen.
60. Die häufigste konnatale Infektion ist die CMV-Infektion, die in Screening-Untersuchungen bei bis zu 1,3 % der Neugeborenen nachzuweisen ist, jedoch meist asymptomatisch verläuft.
61. Bis zu 25 % der Neugeborenen mit bakterieller Sepsis und positiven Blutkulturen haben auch eine Meningitis.
62. Erythematöse Papeln mit zentraler Blässe («Doughnut-Läsion») am harten und am weichen Gaumen weisen auf eine Streptokokken-Pharyngitis hin
63. Das Risiko eines «red man»-Syndroms, welches als Komplikation während der Infusion von Vancomycin auftreten kann, lässt sich durch langsame Applikation verringern. Auch die vorherige Gabe von Antihistaminika ist hilfreich.
64. Eine petechiale Purpura mit handschuh- oder strumpfförmigem Verteilungsmuster sollte auch an eine Infektion mit Parvovirus B19 denken lassen.

Immunologie

65. Die Bestimmung von Immunglobulin G Subklassenkonzentrationen hat bei Kindern unter 4 Jahren eine sehr geringe Aussagekraft.
66. Bei Neugeborenen mit verzögertem Nabelschnurabfall (> 3 Wochen) sollte an eine Störung der neutrophilen Granulozyten denken lassen.
67. Eine bestehende Autoimmunerkrankung schließt einen primären Immundefekt nicht aus.
68. Die drei häufigsten Auslöser einer anaphylaktischen Reaktion sind Latex, Nahrungsmittel und Medikamente. Bei hohem Rezidivrisko (z. B. Nahrungsmittel wie Erdnüsse, Nüsse oder Fisch) sollte der Patient und die Eltern in die Handhabung eines Notfallsets mit Adrenalin-Pen eingewiesen werden.

Rheumatologie

69. Bei bis zu 10 % der gesunden Kinder finden sich niedrige positive ANA-Titer (1:10), die auch bei Verlaufskontrollen nachweisbar sind. Ohne klinische oder weitere laborchemische Auffälligkeiten hat dieser Befund jedoch keinen Krankheitswert.
70. Das täglich intermittierende Fieber bei der systemischen juvenilen idiopathischen Arthritis (M. Still) kann der Arthritis um Wochen bis Monate vorausgehen.
71. Lediglich bei 80 % der Patienten mit rheumatischem Fieber findet sich ein positiver Antistreptolysin-O-Titer (AST). Durch die Bestimmung von weiteren Streptokokkenantikörpern (Antistreptodornase B und Antihyaluronidase) lässt sich bei mehr als 95 % eine vorausgegangene Infektion durch beta-

hämolysierende Streptokokken der Gruppe A (GAS) nachweisen.
72. Die Diagnostik einer Borreliose ist schwierig, da bis zu 10 % der Patienten eine asymptomatische Infektion durch B. burgdorferi durchmachen. Sowohl IgM, wie auch IgG können nach einer Infektion über 10 bis 20 Jahre persistieren und somit die Diagnostik bei älteren Kindern und Jugendlichen mit atypischen Beschwerden erschweren.
73. Bauchschmerzen, mit der Symptomatik eines akuten Abdomens, und eine Arthritis können den Hautefloreszenzen einer Purpura Schönlein-Henoch vorausgehen und die Diagnose verschleiern.

Orthopädie

74. Da sich das CRP im Rahmen einer Entzündungsreaktion schneller verändert als die BSG ist das CRP als Verlaufsparameter für das Ansprechen einer Therapie, z.B. bei einer Osteomyelitis, besser geeignet.
75. Hinter einer Pseudoparalyse mit Bewegungseinschränkung des Armes oder der Beine ohne systemische Begleitsymptome kann sich eine Osteomyelitis verbergen.
76. Rückenschmerzen sind kein typisches Symptom einer Skoliose und müssen weiter abgeklärt werden.
77. Bei Kindern mit der selteneren linksthorakalen Skoliose sollte eine MRT durchgeführt werden, weil bei 5 bis 7 % dieser Kinder intraspinale Auffälligkeiten ursächlich sind (z.B. Hydromyelie).
78. Die Aussagekraft eines Röntgenbildes der Hüfte ist bei Kindern unter 6 Monaten mit Hüftdysplasie aufgrund der unvollständigen Verknöcherung sehr begrenzt. Die Untersuchung der Wahl ist die Sonographie.
79. Ältere Kinder mit einseitigen Deformitäten wie z.B. einem Hohlfuss sollten zum Ausschluss von intraspinalen Auffälligkeiten eine MRT erhalten.

Dermatologie

80. Bei Neugeborenen mit lumbosakralen Mittelliniendefekten (z.B. Sakralgrübchen, Hypertrichose, Lipome) sollte eine Bildgebung der Wirbelsäule durchgeführt werden, um eine Spina bifida occulta auszuschliessen.
81. Bei Hämangiomen mit Lokalisation im «Bart-Bereich» und bei Mitbeteiligung der Mund- und Rachenschleimhaut findet sich nicht selten auch eine tracheale Beteiligung (hinweisend ist ein inspiratorischer Stridor).
82. Eine Acne infantum muss endokrinologisch abgeklärt werden, um eine Pubertas praecox auszuschliessen.
83. Bei erstmaligen Auftreten einer Psoriasis oder einem Schub einer vorbestehenden Erkrankung im Kindesalter, sollte nach einer Streptokokken-assoziierten Pharyngitis gesucht werden.
84. Bei Kindern mit positiver Familienanamnese bezüglich Schilddrüsenerkrankungen, ausgedehnter Alopecia areata oder Vitiligo sollte an die Assoziation einer Autoimmunthyreoiditis gedacht werden.

Neurologie

85. Die häufigste Ursache immer wieder auftretender Krampfanfälle ist ein zu niedriger Antiepileptikaspiegel.
86. Antiepileptika als Tabletten oder Kapseln führen zu einer geringeren Schwankung der Antiepileptikaspiegel im Vergleich zu flüssigen Zubereitungen, wie z.B. Suspensionen.
87. Eine antiepileptische Therapie mit drei oder mehr Antiepileptika führt nicht häufiger zu Anfallsfreiheit wie die Therapie mit nur ein oder zwei Antiepileptika, jedoch treten vermehrt Nebenwirkungen auf und die Compliance nimmt ab.
88. Die Diagnose einer infantilen Zerebralparese wird selten im ersten Lebensjahr gestellt, da die Entwicklung im ersten Lebensjahr noch zu deutlichen Veränderungen des neurologischen Untersuchungsbefundes führen kann.
89. Migränekopfschmerzen sind bei Kindern im Gegensatz zu Erwachsenen meist beidseitig.
90. Krampfanfälle bei fiebernden Kindern über 6 Jahren sollte man nicht einfach als Fieberkrämpfe ansehen.

Verhalten und Entwicklung

91. Bei Jugendlichen mit Aufmerksamkeitsdefizit-Hyperaktivitätsstörung (ADHS) und Verhaltensstörungen besteht ein hohes Risiko bezüglich einer Drogenabhängigkeit. Drogenabusus ist häufig mit komorbiden psychiatrischen Störungen vergesellschaftet.
92. Eine Kallusbildung im Bereich der Metacarpophalangeal-Gelenke von Zeigefinger und/oder Mittelfinger (Russel-Zeichen) ist ein Zeichen rezidivierender Verletzungen und stellen Versuche selbstinduzierten Erbrechens bei Patienten mit Essstörungen dar.
93. ADHS sollte als chronische Erkrankung (wie Diabetes oder Asthma) angesehen werden, was das Management der Erkrankung, die Nachsorge und die kontinuierliche Schulung sowie den Einbezug von Patient und Eltern vereinfacht.
94. Obwohl die Koliken des Säuglingsalters häufig sind und mit 3 Lebensmonaten spontan verschwinden, sollte man deren physische und psychische Auswirkungen auf die Familie nicht unterschätzen.
95. Zweisprachig aufwachsende Kinder zeigen normale Meilensteine der Sprachentwicklung; eine bilinguale Familie sollte nicht als Ursache eine Sprachentwicklungsverzögerung angesehen werden.
96. Eine Visusprüfung, bei der beide Augen offen sind, ist zur Erkennung von Sehstörungen nicht ausreichend, da eine Amblyopie meist nur einseitig auftritt.
97. Kongenital fehlende oder dysplastische Zähne sind hinweisend auf ein hereditäres Syndrom.

Jugendmedizin

98. Folgende Methoden sind geeignet, um die Compliance der Medikamenteneinnahme bei Jugendlichen zu verbessern: Vereinfachung der Einnahmemodalitäten, Übertragung der Verantwortung auf den Patienten selbst, Hinweis auf potentielle Nebenwirkungen, großzügig Lob anwenden und eine gute Schulung des Patienten.
99. Vor Verschreibung oraler Kontrazeptiva an Jugendliche ist bei Fehlen von Risikofaktoren eine Untersuchung des Genitales nicht notwendig. Eine Testung auf sexuell übertragbare Erkrankungen und eine potentielle Zervixdysplasie kann vorher durchgeführt werden. Zu beachten ist jedoch, dass ein unnötiges Herauszögern der oralen Kontrazeption das Risiko einer ungewollten Schwangerschaft ansteigen lässt.
100. Die im Notfall zu verabreichende «Pille für danach» sollte mit allen sexuell aktiven Jugendlichen besprochen werden; 90% aller Schwangerschaften vor dem 18. Lebensjahr sind ungewollt.

1 Notfallmedizin

Kindesmisshandlung und sexueller Missbrauch

1.1
Welche Bedeutung hat Kindesmisshandlung?

In den USA zeigen neuere Daten, dass nahezu 1 Mio. Kinder jährlich von verschiedenen Schutzorganisationen als Opfer von Kindesmisshandlung registriert werden.

Es werden fünf Formen von Kindesmisshandlung unterschieden: Vernachlässigung (Deprivation, 60%), körperliche Misshandlung (23%), sexuelle Misshandlung (9%), psychische/emotionale Misshandlung und Münchhausen-by-proxy-Syndrom (9%). Bei Knaben sind Misshandlungen ebenso häufig wie bei Mädchen, sie werden aber weniger häufig aufgedeckt.

American Academy of Pediatrics: Guidelines for the evaluation of sexual abuse of children: Subject review. Pediatrics 103;186–191, 1999.

1.2
Was ist die häufigste Ursache eines geschlossenen Schädelhirntraumas (SHT) in 1. Lebensjahr?

Schütteltrauma. Das Auftreten dieser Art der Verletzung ist häufiger bei starkem Schütteln kombiniert mit Stößen (im englischen deshalb auch als «shaken-impact syndrome» bezeichnet). Die Folgen dieses Verletzungsmechanismus sind subdurale oder subarachnoidale Blutungen und Hirnparenchymläsionen. Das Fehlen einer plausiblen Erklärung für die kindlichen Verletzungen ist das entscheidende Kriterium zur Erkennung einer Kindesmisshandlung. In vielen Fällen finden sich in der klinischen Untersuchung retinale Blutungen (s. **Abb. 1-1**), andere Zeichen eines Traumas fehlen meist. Die Diagnose wird in der Regel durch die Bildgebung (CT, MRT) gestellt. Bei Säuglingen, die sich aufgrund einer Misshandlung im Koma befinden, ist die Prognose äußerst schlecht: 50% versterben, nahezu die Hälfte der überlebenden Kinder hat meist schwere persistierende neurologische Defizite, typischerweise kognitive Entwicklungsstörungen, Verhaltensauffälligkeiten, Paresen, Sehstörungen und Krampfanfälle.

American Academy of Pediatrics: Shaken baby syndrome: Rotational cranial injuries and technical report. Pediatrics 108:206–210, 2001.

1.3
Warum wird die Diagnose eines Schütteltraumas häufig übersehen?

Die Diagnose eines Schütteltraumas sollte bei bewusstlosen Säuglingen mit Ateminsuffizienz,

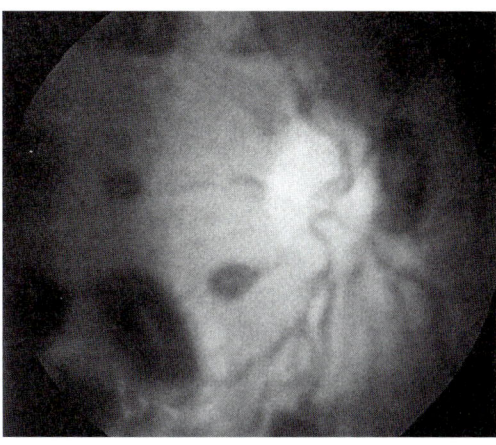

Abbildung 1-1: Retinale Blutungen bei Schütteltrauma. (Aus Zitelli BJ, Davis HW: Atlas of Pediatric Physical Diagnosis, 4th ed. St. Louis, Mosby, 2002, S. 181)

Apnoe und/oder Krampfanfällen in Betracht gezogen werden. Abhängig vom Ausmaß des Schüttelns und der daraus entstandenen Schädigung können die Symptome jedoch gering ausgeprägt und unspezifisch sein. In diesem Fall gleichen sie den klinischen Zeichen viraler Infektionen, Ernährungsproblemen oder sogar Koliken. Anamnestisch wird über tage- oder sogar wochenlanges vermindertes Trinkverhalten, Erbrechen, Lethargie und/oder Irritabilität berichtet.

American Academy of Pediatrics: Shaken baby syndrome: Rotational cranial injuries and technical report. Pediatrics 108:206–210, 2001.

1.4
Welche Hilfsuntersuchungen können bei Verdacht auf Kindesmisshandlung richtungsweisend sein?

Der Bildgebung kommt neben der klinischen Untersuchung eine besondere diagnostische Bedeutung zu. Wichtig ist in diesem Zusammenhang der Nachweis von Frakturen in unterschiedlichen Stadien der Heilung, einem klassischen Zeichen wiederholter Traumen.

- **Schädel-CT:** Bevorzugte Untersuchungsmethode in der Akutphase, da sie schnell verfügbar ist und intrakranielle Blutungen aller Lokalisationen zuverlässig nachweist. Zudem Darstellung knöcherner Traumafolgen. Nachteil gegenüber der MRT ist der schlechtere Weichteilkontrast (v.a. kalottennah). Subdurale Hämatome der Konvexität sind oft nur in der MRT fassbar.
- **Schädel-MRT:** Hilfreich zur Darstellung von subduralen Blutungen und intraparenchymatösen Blutungen, dabei möglicherweise Verpassen von subarachnoidalen Blutungen und Frakturen. Eine entscheidende Verbesserung der diagnostischen Möglichkeiten haben die diffusionsgewichteten Sequenzen zur Erkennung eines zytotoxischen Ödems erbracht, wie es in der Frühphase einer Ischämie auftritt, aber auch nach einem Schütteltrauma berichtet wird.
- **Lumbalpunktion:** Kann blutigen Liquor enthalten.
- **Konventionelles Röntgen aller Extremitäten/Thorax/Becken:** Frische oder abgeheilte Frakturen als typisches Zeichen von körperlicher Misshandlung.
- **Blutbild:** Normal oder leichte bis mittelschwere Anämie.
- **Gerinnungsstatus:** Kann leichte oder mittelschwere Veränderungen aufweisen oder Zeichen einer disseminierten intravasalen Gerinnung zeigen.
- **Amylase:** Eine Erhöhung ist Zeichen einer Pankreas-Schädigung.
- **Leberparameter:** Veränderungen sind Hinweise auf eine okkulte Leberschädigung.

American Academy of Pediatrics: Shaken baby syndrome: Rotational cranial injuries and technical report. Pediatrics 108:206–210, 2001.

Küker W, Schöning M, Krägeloh-Mann I, Nägele T: Schütteltrauma. Monatsschr Kinderheilkd 154: 659–668, 2006.

> **Das Wichtigste in Kürze: Retinale Blutungen**
> - Können das einzige Zeichen eines nicht-akzidentellen Schütteltraumas sein.
> - Nach retinalen Blutungen sollte immer gesucht werden, wenn ein Säugling Symptome wie exzessive Irritabilität, Lethargie, Sepsis-ähnliche Erscheinung, Krampfanfälle oder Koma zeigt.
> - Sollten immer von einem Ophtalmologen bestätigt werden.
> - Falls sie gefunden werden, sollte eine bildgebende Diagnostik (Röntgen des gesamten Skeletts und CT oder MRT des Schädels) folgen.

1.5
Welche wichtigen Befunde in Anamnese und klinischer Untersuchung sind Hinweise für einen Kindesmissbrauch?

Anamnese
- Rezidivierende unklare Verletzungen mit gehäuftem Wechsel der medizinischen Betreuung
- Anamnese mit unbehandelten Verletzungen
- Fehlende, vage, unklare, wechselnde Erklärungsmuster
- Eltern sorglos gegenüber der Verletzung oder besorgter aufgrund eines anderen kleineren Problems (z.B. Kopfschmerzen, grippaler Infekt)
- Für das Alter bzw. den individuellen Entwicklungsstand inadäquater Unfallmechanismus

- Verzögertes Aufsuchen medizinischer Hilfe bei schweren Verletzungen
- Schwere Verletzungen angeblich durch das Kind selbst oder Geschwister zugefügt
- Gleichzeitiges Auftreten verschiedener und/oder verschieden alter Verletzungen
- Entdecken zusätzlicher, zuvor nicht angegebener Verletzungen bei der Untersuchung
- Bekannte Misshandlung von Geschwisterkindern
- Hinweise auf Kindesmisshandlung von Dritten oder dem Kind selbst.

Klinische Untersuchung
- Zeichen allgemeiner Vernachlässigung, mangelnde Hygiene oder vermindertes Wachstum
- Verschlossene oder schnelle reizbare Persönlichkeit
- Verbrennungen, v.a. von Zigaretten, im Gesäß- oder Dammbereich
- Immersionsverbrennungen (Eintauchen in heiße Flüssigkeiten) meist in Handschuh- oder Strumpfmuster
- Verletzungen im Genitalbereich oder sexuell übertragbare Krankheit (STD) beim präpubertären Kind
- Einrisse des labialen oder lingualen Frenulums (durch Flasche oder Löffel bei der erzwungenen Ernährung)
- Verletzungen an Prädilektionsstellen körperlicher Gewalt: retroaurikulär, Gaumen, Lippen, behaarte Kopfhaut
- Multiple Hämatome unterschiedlichen Alters
- Geformte Hämatomabdrücke (Hände, Stöcke, Gürtel, Riemen, Bisse, ...)
- Schädel-Verletzungen in Zusammenhang mit retinalen oder skleralen Blutungen
- Auf Kindesmisshandlung verdächtige Frakturen, z.B. multiple, komplexe Schädelfrakturen bei Säuglingen, metaphysäre und epiphysäre Frakturen, Rippenfrakturen (v.a. Rippenserienfrakturen), Humerus- und Femurfrakturen bei Säuglingen, Skapula-Frakturen.

Herrmann B: Körperliche Misshandlung von Kindern. Monatsschr Kinderheilkd 150:1324–1338, 2002.

Kottmeier P: The battered child. Pediatr Ann 16: 343–351, 1987.

Sirotnak AP, Grigsby T, Krugman RD: Physical abuse of children. Pediatr Rev 25:264–276, 2004.

1.6
Wann muss bei einem unerklärlichen Tod eines Kindes eine Kindesmisshandlung in Betracht gezogen werden?

Immer. Plötzlicher Kindstod (SIDS) sollte bei jedem unerklärten Tod immer eine Ausschlussdiagnose sein. Der plötzliche Kindstod tritt normalerweise im ersten Lebensjahr auf, am häufigsten (90%) bei Kindern unter 7 Monaten. Alle Kinder, die plötzlich ohne erkennbare Ursache versterben, sollten ausführlich körperlich untersucht werden, um Zeichen von Traumen (z.B. Prellungen, Hämatome, Verletzung der Genitalien) zu erkennen. Zudem sollte immer eine ophtalmologische Untersuchung zum Ausschluss von retinalen Blutungen durchgeführt werden.

1.7
Was sind Ursachen eines plötzlichen und unerwarteten Todes im Kindesalter?

Der plötzliche Kindstod (SIDS) ist für 85 bis 90% der Fälle verantwortlich. Da die Inzidenz des SIDS aufgrund der Empfehlung zur Rückenlage im Schlaf gesenkt werden konnte, erhöhte sich der Anteil der nicht-SIDS-Todesfälle. In einer Studie von 669 Kindern in Quebec, welche über 10 Jahre zusammengetragen wurde, fanden sich Infektionen (7%), kardiovaskuläre Erkrankungen (2,7%), Kindesmisshandlung oder Vernachlässigung (2,6%) und metabolische oder genetische Erkrankungen (2,1%) als weitere Ursachen eines plötzlichen und unerwarteten Todes im Kindesalter. Der Anteil von nicht-SIDS Todesfällen war dabei signifikant höher in Altersgruppen, die atypisch für das SIDS sind: < 1. Lebensmonat und > 6. Lebensmonat.

American Academy of Pediatrics, Committee on Child Abuse and neglect: Distinguishing sudden infant death syndrome from child abuse fatalities. Pediatrics 94:124–126, 1994.

Cote A, Russo P, Michaud J, et al: Sudden unexpected death in infants: What are the causes? J Pediatr 135:437–443, 1999.

1.8
Welche Hauterscheinungen können als Zeichen einer Kindesmisshandlung missinterpretiert werden?

- **kongenitale Hautveränderungen:**
  - *Mongolen-Flecke (dermale melanozytäre Nävi):* Ähneln Hautblutungen, v.a. wenn sie nicht an der typischen lumbosakralen Lokalisation auftreten.
  - *Ehlers-Danlos-Syndrom:* Erbliche Störung des Bindegewebes mit Befall von Haut, Gelenken und Blutgefäßen.
- **Gerinnungsstörungen:** 20% der Hämophilie-Patienten haben eine negative Familienanamnese; Hautblutungen treten infolge geringfügiger Traumen an ungewöhnlichen Stellen auf. Weitere Gerinnungsstörungen mit Blutungstendenz sind von-Willebrand-Syndrom, ITP, Purpura Schönlein-Henoch, usw.
- **Erythema multiforme:** Herpes- oder Mykoplasmen-Infektionen.
- **Volksmedizin:** Verschiedene Praktiken aus Südost-Asien (z.B. quat sha = Löffel-Rollen, cao gio = Münzen-Rollen) können Hautblutungen verursachen.
- **Moxibustion:** Diese in der traditionellen Chinesischen Medizin angewandte Technik beinhaltet das Abbrennen von Moxa (Heilkräuter) in unterschiedlicher Nähe zu Haut. Dabei kommt es willentlich oder akzidentell zur Rötung und ggf. Verbrennung der Haut, was einer Hautblutung gleichen kann.
- **Verfärbungen:** Hautverfärbungen durch Kleider, meist von Jeans, können gelegentlich Ekchymosen gleichen; sie können einfach mit einer alkoholhaltigen Lösung entfernt werden.

1.9
Wie kann das Alter einer Hautblutung abgeschätzt werden?

Die Bestimmung des Alters einer Hautblutung ist eine ungenaue Wissenschaft mit erheblicher Variabilität. Hämatome im Gesicht und im Genitalbereich heilen aufgrund der besseren Durchblutung dieser Regionen schneller als an anderen Teilen des Körpers. Im Allgemeinen gilt, dass eine Wunde umso schneller heilt, je besser die Blutversorgung und je oberflächlicher die Wunde ist. Nach ca. 5 bis 7 Tagen wird ein Hämatom grünlich-gelb. Die folgende Aufstellung sollte nur als Annäherung benutzt werden:

0 bis 1 Tag:	Rot/Blau
1 bis 5 Tage:	Blau/Violett
5 bis 7 Tage:	Grün/Gelb
8 bis 10 Tage:	Gelb/Braun
1,5 bis 4 Wochen:	Ausheilung

Schwartz AJ, Ricci LR: How accurately can bruises be aged in abused children? Literature review and synthesis. Pediatrics 97:254–257, 1996.

1.10
Wie kann das Alter von Frakturen bei Kindern radiologisch bestimmt werden?

Zur zeitlichen Zuordnung der Heilungsstadien von Frakturen sind folgende Daten von Belang:

- nach 24 bis 48 Stunden wird die Skelettszintigraphie positiv
- 1 bis 7 Tage: Weichteilschwellung, verschwommene Muskel- und Faszien-Ebenen, sichtbare Frakturlinien und -fragmente
- 7 bis 14 Tage: früheste, diskrete periostale Knochenneubildung nach 7(–10) Tagen und Verschwimmen der Frakturlinie; nach 10 bis 14 Tagen gut sichtbare Kallusbildung
- 14 bis 21 Tage: deutlich sichtbarer (d.h. harter) Kallus als Ausdruck des Umbaus von periostalem zu lamellärem Knochen
- 21 bis 42 Tage: Höhepunkt der Bildung von hartem Kallus
- ≥ 60 Tage: Remodeling des Knochens beginnt mit Umbau der Deformität (bis 1 bis 2 Jahre).

Sollte der vermeintliche Zeitpunkt einer Verletzung nicht mit dem geschätzten Alter der Fraktur zusammenfallen oder finden sich Frakturen unterschiedlichen Alters, so ist eine Kindesmisshandlung in Betracht zu ziehen.

1.11
Welche Frakturen werden typischerweise bei Kindesmisshandlung gesehen?

Eine hohe Spezifität weisen metaphysäre und epiphysäre Frakturen auf. Sie entstehen aufgrund multipler subphysealer Mikrofrakturen an der Verbindung zwischen Metaphyse und eigentlicher Physis durch Schleuder- und Rotationskräfte, welche bei den üblichen akzidentellen Unfällen im Kindesalter nur in Ausnahmefällen erreicht werden. Metaphysäre sogenannte «chip fractures» (Eckfrakturen) sind Folge eines brutalen Zerrens an einer Extremität. Obwohl diaphysäre Frakturen eine geringere Spezifität aufweisen, werden sie häufiger bei misshandelten Kindern gefunden. Humerusfrakturen unter 15 Lebensmonaten und Femurfrakturen unter 1 Jahr sind hochverdächtig. Rippenfrakturen sind häufig und werden in 90 % bei Kindern unter 2 Jahren gefunden. Sie sind meist posterior (seltener anterior) gelegen und werden auf konventionellen Röntgenthorax-Aufnahmen nicht selten übersehen. Sie entstehen durch eine schwere Seit-zu-Seit-Kompression des Thorax und werden so gut wie nie durch eine Reanimation verursacht. Sternum-, Skapula- und Beckenfrakturen werden selten bei Misshandlungen gefunden, haben jedoch aufgrund der dafür benötigten erheblichen Kräfte eine hohe Spezifität. Schädelfrakturen werden bei 8 bis 10 % der Misshandlungsopfer gefunden. Bei Stürzen vom Wickeltisch, Bett, Sofa oder aus dem Kinderwagen, selbst auf einen harten Boden, ist es unwahrscheinlich, sich eine komplexe Schädelfraktur zuzuziehen, und fast sicher, einer ernsthaften intrakraniellen Läsion zu entgehen. Stürze aus 1 bis 1,5 m Höhe können zu einfachen, linearen, parietalen Frakturen führen, verdächtig sind dagegen multiple, komplexe Frakturen. Die Beschreibung und das Ausmaß der Verletzung sollten mit der Fraktur in Einklang gebracht werden können. Besonders hellhörig sollte man werden, wenn solche Frakturen bei Kindern auftreten, die noch nicht laufen können.

Herrmann B: Körperliche Misshandlung von Kindern. Monatsschr Kinderheilkd 150:1324–1338, 2002.
Oral R, Blum KL, Johnson C: Fractures in young children: are physicians in the emergency department and orthopedic clinics adequately screening for possible abuse? Pediatr Emerg Care 19:148–153, 2003.
Sirotnak AP, Grigsby T, Krugman RD: Physical abuse of children. Pediatr Rev 25:264–276, 2004.

1.12
Was beinhaltet ein Röntgenskelett-Screening?

Skelettale Verletzungen, v. a. mehrfach verheilte Frakturen, sind starke Hinweise auf eine körperliche Misshandlung und dies v. a. beim Fehlen einer schlüssigen Erklärung durch die Anamnese. Ein Röntgenskelett-Screening beinhaltet ein konventionelles Röntgen aller Extremitäten sowie von Thorax, Becken, Wirbelsäule und Schädel und sollte bei Verdacht auf eine Kindesmisshandlung bei allen Kindern unter 2 bis 3 Jahren durchgeführt werden. So genannte «Babygramme», bei denen das komplette Kind auf einem Röntgenbild sichtbar gemacht wird, sind dazu nicht geeignet. Bei weiter bestehendem Verdacht und negativer Bildgebung sollte eine Skelettszintigraphie (bereits nach 24 bis 48 h positiv) durchgeführt und/oder im Verlauf erneut geröntgt werden.

American Academy of Pediatrics: Diagnostic imaging of child abuse. Pediatrics 105:1345–1348, 2000.

1.13
Bis zu welchem Alter sollte bei Verdacht auf Kindesmisshandlung ein Röntgenskelett-Screening durchgeführt werden?

Bei allen Kindern unter 2 bis 3 Jahren ist das Röntgenskelett-Screening Methode der ersten Wahl einer Bildgebung und internationaler Standard.

1.14
Wann sind Verbrennungen verdächtig auf eine Kindesmisshandlung?

Misshandlungsbedingte Verbrennungen machen etwa 5 bis 10 % aller Misshandlungsfälle aus und werden schätzungsweise bei 10 % (2 bis 20 %) der pädiatrischen Verbrennungen gefunden. Wie auch bei anderen Verletzungen sollte die Beschreibung des Vorfalls mit dem kindlichen Alter und dessen Entwicklung sowie mit der Art, dem Ausmaß und dem Grad der Verbrennung in Einklang gebracht werden können. Bei Verbrennungen sind neben den anamnestischen Hinweisen insbesondere die Lokalisation und das Verbrennungsmuster von herausragender Bedeutung.

- **Immersionsverbrennungen:** Durch Eintauchen in heiße Flüssigkeit zeigt sich ein gleichmäßiges, scharf begrenztes, handschuh- oder strumpfartiges Muster an Händen, Füßen oder Anogenitalregion mit uniformer Verbrennungstiefe. Dagegen zeigen Unfallverbrennungen meist ein sehr inhomogenes Spritz- und Tropfmuster.
- **Geometrische Verbrennungen:** Geformte, insbesondere spezifische geometrische Muster durch Kontaktverbrennungen sind hochverdächtig auf eine zugrunde liegende Misshandlung. Missbräuchliche Zigarettenverbrennungen messen etwa 8 bis 10 mm und sind tief ausgestanzt, finden sich oft an Händen und Füßen, gelegentlich auch im Genitalbereich und sind des Öfteren gruppiert.
- **Spritz-Verbrennungen:** Durch Schleudern heißer Flüssigkeit auf ein Kind kann ein akzidentell anmutendes Verbrühungsbild entstehen.

1.15
Wie lässt sich ein Münchhausen-by-proxy-Syndrom erkennen?

Diese schwierig zu erkennende und schwerwiegende Form der Kindesmisshandlung beruht darauf, dass eine nahe stehende Person (i. d. R. die Mutter) bei einem gesunden Kind Anzeichen einer Krankheit vortäuscht, durch versteckte Maßnahmen aktiv erzeugt oder eine bestehende Krankheit verstärkt, um es so wiederholt medizinisch abklären zu lassen. Das Ziel ist Aufmerksamkeit und Zuwendung zugunsten des Erwachsenen. Die Prognose ist mit einer Letalität von 9 bis 33 % schlecht.

Charakteristika dieser Erkrankung sind:

- Wiederkehrende Episoden eines verwirrenden medizinischen Bildes
- Zahlreiche diagnostische Untersuchungen an medizinischen Zentren («doctor shopping»)
- Wenig unterstützende eheliche Beziehung, häufig mit mütterlicher Isolation
- Ausgeprägt kooperative und unterstützende Mutter
- Relativ gutes medizinisches Fachwissen der Mutter
- Elterliche Anamnese mit umfangreichen medizinischen Behandlungen oder Erkrankungen
- Pathologischer Zustand des Kindes löst sich unter Überwachung im Krankenhaus auf
- Das Auftreten der Befunde korreliert mit der Anwesenheit der Mutter.

Ludwig S: Child abuse. Fleisher GR, Ludwig S (Hrsg.): Textbook of Pediatric Emergency Medicine, 4th ed. Baltimore, Lippincott Williams & Wilkins, 2000, S. 1697.

Schreier H: Munchhausen by proxy defined. Pediatrics 110:985–988, 2002.

1.16
Was ist der häufigste Befund bei der medizinischen Untersuchung eines Kindes, welches sexuell missbraucht wurde?

Die Mehrheit missbrauchter Kinder weist einen unauffälligen körperlichen Untersuchungsbefund auf. Kinder werden selten akut vergewaltigt und in der Mehrzahl der Fälle wird wenig oder keine Gewalt angewendet. Deshalb weisen nur einige der Opfer offensichtliche frische oder alte Verletzungen als Folge des Missbrauchs auf. Zudem wird die Mehrzahl der Opfer nicht akut vorgestellt. Die retrospektive Interpretation geheilter Verletzungen stellt daher eine große Schwierigkeit in der Beurteilung der Befunde dar.

Herrmann B, Navratil F, Neises M: Sexueller Missbrauch von Kindern. Monatsschr Kinderheilkd 150:1344–1356, 2002.

1.17
Wie häufig ist der Täter einer sexuellen Misshandlung dem kindlichen Opfer schon vor der Tat bekannt?

In 75 bis 80 % der Fälle. In 50 % der Fälle handelt es sich bei den Tätern um Verwandte des Opfers.

1.18
Wann muss bei Verdacht auf sexuelle Misshandlung eine notfallmäßige ausführliche klinische (evtl. auch gynäkologische) Untersuchung durchgeführt werden?

Sofortige Untersuchungen sind nur durchzuführen, wenn der letzte sexuelle Kontakt vor weniger als 72 Stunden stattgefunden hat oder eine akute, blutende anogenitale Verletzung vorliegt. Wichtig für das weitere Vorgehen sind das Folgen eines evaluierten Protokolls, um eine verlässliche Entnahme der Proben wie Sperma, Blut und Epithelien zu gewährleisten. Liegen oben beschriebene Situationen nicht vor, so kann die körperliche Untersuchung zum nächstmöglichen Zeitpunkt von einem spezialisierten multidisziplinären Team durchgeführt werden.

1.19
Worauf muss bei der Durchführung einer körperlichen Untersuchung von sexuell missbrauchten Kindern geachtet werden?

Es ist entscheidend, dass die Bedürfnisse des Kindes absolute Priorität über dem Wunsch haben, forensisches Beweismaterial zu sammeln. Die ärztliche Untersuchung kann selbst zum traumatisierenden Ereignis werden, wenn sie nicht auf qualifizierte und einfühlsame Art durchgeführt wird. Vom erfahrenen Arzt wird die Untersuchung jedoch meist gut toleriert. Eine gute Dokumentation der Untersuchung kann weitere, potenziell traumatisierende Wiederholungsuntersuchungen vermeiden helfen und dadurch Trauma verhütend wirken. Zudem hat die ärztliche Untersuchung ein enormes Potential, eine therapeutische Botschaft in den diagnostischen Prozess zu integrieren («primär therapeutischer Aspekt der ärztlichen Untersuchung»), indem diesen Kindern mit meist gestörter und verzerrter Körperwahrnehmung versichert wird, dass ihr Körper normal, physisch unbeschädigt und intakt ist oder dass die Aussicht auf Heilung besteht. Auch für Nicht-Kinderärzte ist eine vollständige Untersuchung «von Kopf bis Fuß» obligatorisch, um nicht auf den anogenitalen Bereich zu fokussieren, wie es der Täter getan hat. Die anogenitale Untersuchung erfordert weder eine anale noch vaginale Palpation und ist vornehmlich eine externe Visualisierung (evtl. mit Kolposkop) durch das Variieren verschiedener Untersuchungsmethoden und Techniken und geeigneter Positionierung des Kindes.

Herrmann B, Navratil F, Neises M: Sexueller Missbrauch von Kindern. Monatsschr Kinderheilkd 150:1344–1356, 2002.

1.20
Welche Bedeutung hat die Größe der hymenalen Öffnung als Hinweis auf einen sexuellen Missbrauch?

Das Erscheinungsbild des Hymens ist variabel und wird stark vom Alter des Kindes und hormonellen Faktoren beeinflusst. Eine asymmetrische Erscheinungsform ist häufig, nicht abnormal und resultiert meist aus asymmetrischer Traktion durch den Untersucher. Das Hymenalgewebe ist äußerst elastisch und so verursachen weder Tampons noch Masturbation oder physische Aktivität Verletzungen des Hymens. Die Weite der hymenalen Öffnung (Introitus) steigt mit dem Alter der Mädchen und wird zudem durch eine große Vielfalt weiterer Faktoren beeinflusst, weshalb Messungen bei der Beurteilung fast gänzlich an Bedeutung verloren haben. Wichtiger ist das Vorliegen von frischen vollständigen oder unvollständigen Durchtrennungen des Hymens oder posttraumatischen Veränderungen wie v-förmige Kerben oder u-förmige, so genannte Konkavitäten. Ein fehlendes Hymen (bestätigt in der Knie-Brust-Lage) ist ebenfalls ein sicheres Zeichen eines penetrierenden Traumas.

Pugno PA: Genital findings in prepubertal girls evaluated for sexual abuse: A different perspective on hymenal measurements. Arch Fam Med 8:403–406, 1999.

Heger A, Emans SJ: Introital diameter as the criteria for sexual abuse. Pediatrics 85:222–223, 1990.

1.21
Wie lange können forensische Befunde nach sexuellem Missbrauch gefunden werden?

Die Empfehlung eines 72-Stunden-Zeitrahmens, in dem eine forensische Untersuchung durchgeführt werden sollte, basiert auf dem potenziellen Nachweis von Sperma oder Spermabestandteilen bei Erwachsenen. In einer neueren Studie an 273 sexuell missbrauchten Kindern konnte später als 9 Stunden nach dem sexuellen Kontakt in keinem Fall Sperma nachgewiesen werden. 24 Stunden nach der Tat wurde forensisch bedeutsames Material nur noch vereinzelt auf der Kleidung der Kinder gefunden.

Christian C, Lavelle J, Dejong A, et al: Forensic evidence findings in prepubertal victims of sexual assault. Pediatrics 106:100–104, 2000.

1.22
Welche Labor-Untersuchungen sind bei Verdacht auf sexuellen Missbrauch durchzuführen?

Angestrebt werden sollte eine verlässliche Entnahme der Proben, die entsprechend forensisch aufgearbeitet werden müssen. Die Wood-Lampe bzw. Ultraviolettlicht kann eine Orientierung für den Ort der Probenentnahme auf der Haut eines Opfers geben. Sperma, Blut, Speichel, Körperhaare und andere Materialien, die auf dem Körper eines Opfers gefunden werden, können helfen, die Identität des Täters durch mehrere Methoden nachzuweisen. Die Seltenheit des Nachweises von Sperma vom Körper kindlicher Missbrauchsopfer legt es bei akuten Fällen nahe, größeres Gewicht auf die Sicherstellung von Kleidungsstücken zu legen.

Folgende Untersuchungen sind nach sexuellem Missbrauch durchzuführen:

- Schwangerschafts-Test (falls post-menarchal)
- Beweismittel des Sexualkontakts, bestehend aus 2 bis 3 Abstrichen von jeglicher Körperregion des sexuellen Übergriffs mit Versuch des Nachweises von:
  - Sperma (motil/nicht-motil)
  - Saure Phosphatase (eine von der Prostata sezernierte Substanz, die in der Samenflüssigkeit enthalten ist)
  - P_{30} (prostatisches Glykoprotein)
  - Blutgruppen-Antigene
- Beweismittel zum Nachweis des Täters:
  - Fremdmaterial auf den Kleidern
  - Fremde Körperhaare
  - Blutgruppen-Antigene
  - Subtypen des Enzyms Phosphoglukomutase (PGM)
  - Enzympeptidase A
  - DNA-Analyse (am empfindlichsten, jedoch umstritten)

Johnson CF: Child sexual abuse. Lancet 364:462–470, 2004.

1.23
Sollte nach sexuellem Missbrauch auf sexuell übertragbare Erkrankungen untersucht werden?

Sexuell übertragbare Erkrankungen (STD) können in einzelnen Fällen die einzigen medizinischen Hinweise auf einen sexuellen Kindesmissbrauch sein und werden bei 1 bis 5 % missbrauchter Kinder diagnostiziert. Abstriche und Kulturen auf STD sollten nur in ausgewählten Fällen durchgeführt werden, da die Ausbeute positiver Befunde bei asymptomatischen Kindern sehr gering ist.

Selektionskriterien für die Durchführung eines STD-Screenings sind:

- anogenitalen Fluor in der Anamnese oder bei der Untersuchung
- ein Täter mit bekannter oder verdächtiger STD oder mit Hochrisikoverhalten
- anogenitale Befunde, die auf penetrierendes Trauma hinweisen
- eine Anamnese von Genital-zu-(Ano-)Genitalkontakt
- entsprechende Besorgnis des Kindes oder der Eltern
- spezifische genitale Läsionen, die auf eine STD hinweisen.
- Die Untersuchung umfasst vaginale und anale Kulturen auf N. gonorrhoeae, C. trachomatis und einen vaginalen Nativstatus auf T. vaginalis. Zervikale Abstriche sind erst im Adoleszentenalter indiziert. Zusätzlich sollte ein pharyngealer Abstrich auf N. gonorrhoeae erfolgen. Eine mögliche Erweiterung der Untersuchungen auf Syphilis, Hepatitis B und HIV sollte von Fall zu Fall entschieden werden.

1.24
Wie wahrscheinlich ist sexueller Missbrauch bei Nachweis einer sexuell übertragbaren Erkrankung (STD) bei sexuell nicht aktiven Patienten?

Die Diagnose einer sexuell übertragbaren Erkrankung bei einem Kind jenseits der Neonatalperiode legt sexuellen Missbrauch nahe. Außer bei dokumentierten kongenitalen Infektionen sind positive, durch Referenzverfahren bestätigte Kulturen auf N. gonorrhoeae von einem präpubertären Kind oder der serologische Nachweis einer erworbenen Syphilis sichere Beweise des sexuellen Missbrauchs. Infektionen mit C. trachomatis, T. vaginalis sowie Herpes genitalis und Condylomata acuminata, die ab einem Alter von 3 Jahren auftreten, sind starke Hinweise auf einen sexuellen Kindesmissbrauch.

1.25
Welcher Befund hat die höchste Aussagekraft einer Gonokokken-Infektion bei Kindern unter 12 Jahren, die sexuell missbraucht wurden?

Vaginaler oder **urethraler Ausfluss**. Ohne Nachweis eines Ausflusses ist die Wahrscheinlichkeit eines positiven Kulturresultates nahezu bei Null.

Sicoli RA, Losek JD, Hudlett JM, et al: Indications for Neisseria gonorrhoeae cultures in children with suspected sexual abuse. Arch Pediatr Adolesc Med 149:86–89, 1995.

1.26
Welche Möglichkeiten sollte einer postpubertären Patientin nach sexuellem Missbrauch mit vaginaler Penetration angeboten werden?

Nach negativem Schwangerschafts-Test sollten folgende Maßnahmen diskutiert werden:

- **Gonokokken-Prophylaxe:** Vor allem, wenn der sexuelle Kontakt weniger als 48 Stunden zurück liegt.
- **HIV-Test bzw. -Prophylaxe:** Es existieren keine Richtlinien betreffend HIV-Testung oder Durchführung einer Postexpositions-Prophylaxe. Hier ist ein individuelles Vorgehen angezeigt, abhängig von verschiedenen Faktoren (z. B. Ausmaß des sexuellen Kontakts, Täterstatus, elterliche Wünsche). Eine Prophylaxe sollte nicht durchgeführt werden, wenn der sexuelle Kontakt mehr als 72 Stunden zurück liegt.
- **Schwangerschafts-Prophylaxe:** Orale Kontrazeptiva können bis 72 Stunden nach dem sexuellen Kontakt gegeben werden.

Das Wichtigste in Kürze: Sexueller Missbrauch von Kindern

- Häufigster Befund: Unauffälliger körperlicher Untersuchungsbefund.
- Der Täter ist dem Opfer in ca. 75 bis 80 % der Fälle bekannt.
- Indikationen einer notfallmäßigen körperlichen Untersuchung: (letzter) sexueller Kontakt innerhalb der letzten 72 Stunden oder Vorliegen einer akuten, blutenden anogenitalen Verletzung.
- Von größter Bedeutung ist eine umfassende interdisziplinäre und multiprofessionelle Zusammenarbeit in allen Verdachtsfällen sexuellen Missbrauchs.
- Die ärztliche Botschaft körperlicher Intaktheit und Gesundheit des Opfers bzw. die Aussicht auf Heilung erlittener Verletzungen sollte integraler Bestandteil der ärztlichen Untersuchung sein.
- Die Diagnose des sexuellen Missbrauchs basiert in erster Linie auf der qualifiziert und einfühlsam erhobenen Aussage des Kindes.
- Beweisend für sexuellen Missbrauch sind: eine gesicherte Gonorrhoe oder Syphilis (nach Ausschluss einer kongenitalen Infektion), eine Schwangerschaft oder der Nachweis von Sperma, Spermien oder Spermabestandteilen in oder auf dem Köper eines Kindes.

Umweltbedingte Verletzungen

1.27
Wie unterscheiden sich Ertrinkungsunfälle in Süß- im Vergleich zu Salzwasser?

Die Verletzungen der Lunge durch **Süßwasser** kommen hauptsächlich durch eine Zerstörung von Surfactant zustande, was zu einem Kollaps der Lunge führt. Ein Schaden der alveolären Membran führt zu einer Transudation von Flüssigkeit in die Atemwege und zum Lungenödem. Bei Ertrinkungsunfällen in **Salzwasser** kommt es durch einen starken osmotischen Gradienten direkt zu Flüssigkeitsansammlungen in den Atemwegen. Das dadurch angesammelte Wasser führt zum Auswaschen von Surfactant, was wiederum zum alveolären Kollaps führt. Bei beiden Mechanismen entwickelt der Patient ein Ventilations-Perfusion-Missverhältnis und eine Hypoxie, was eine aggressive mechanische Beatmung nötig macht. Das Management von Ertrinkungsunfällen in Süß- und Salzwasser ist letztendlich identisch.

Harries M: Near drowning. BMJ 327:1336–1338, 2003.
Ibsen LM, Koch T: Submersion and asphyxial injury. Crit Care Med 30:S402-S408, 2002.

1.28
Welche kardiovaskulären Veränderungen finden beim Sinken der Körpertemperatur statt?

- **31 bis 32 °C:** Erhöhung von Herzfrequenz, kardialer Auswurfleistung und Blutdruck; periphere Vasokonstriktion und erhöhtes zentrales Gefäßvolumen; normales EKG
- **28 bis 31 °C:** Verminderung von Herzfrequenz, kardialer Auswurfleistung und Blutdruck; EKG-Veränderungen wie ventrikuläre Extrasystolen, supraventrikuläre Rhythmusstörungen, Vorhofflimmern, und T-Wellen-Inversion
- **< 28 °C:** Schwere myokardiale Irritabilität; Kammerflimmern, meist refraktär auf elektrische Defibrillation; häufig nicht messbarer Puls und Blutdruck; J-Wellen im EKG

1.29
Was passiert, wenn ein schwer hypothermer Patient von außen zu schnell aufgewärmt wird?

- «Afterdrop» der Kerntemperatur: Dies bedeutet ein weiteres Absinken der Kerntemperatur trotz Wärmezufuhr von außen aufgrund einer peripheren Vasodilatation mit Rückfluss des kalten venösen Blutes zum Herzen.
- **Hypotension:** Die periphere Vasodilatation führt zur «Versacken» des Blutes und zur arteriellen Hypotension.
- **Azidose:** Durch Rückfluss von Laktat aus der Peripherie kommt es bei Aufwärmung zur Azidose.
- **Rhythmusstörungen:** Das Aufwärmen verändert den Säure-Base- und Elektrolyt-Haushalt bei gleichzeitig irritablem Myokard, was Rhythmusstörungen zur Folge hat.

1.30
Was sind zulässige Methoden, um ein hypothermes Kind aufzuwärmen?

Für Patienten mit milder Hypothermie (32 bis 35 °C) ist in der Regel eine passive Erwärmung durch Entfernung der kalten Kleider und Platzieren des Patienten in eine warme und trockene Umgebung mit Decken ausreichend. Eine aktive Erwärmung von außen durch Heizdecken, Wärmflaschen und Heizstrahler kann bei Patienten mit akuter Hypothermie im 32 bis 35 °C-Bereich durchgeführt werden. Ein aktives Aufwärmen sollte bei Patienten mit chronischer Hypothermie (> 24 Stunden) nicht angewendet werden. Bei Patienten mit Temperaturen < 32 °C sind aggressivere Maßnahmen zur Erhöhung der Kerntemperatur in Betracht zu ziehen. Dazu gehören Magen- und Darmspülungen mit warmen Flüssigkeiten, Peritonealdialyse, Pleuralavage oder die extrakorporelle Bluterwärmung. Intravenöse und andere zugeführte Flüssigkeiten sollten auf 43 °C erhitzt werden und dem Patienten sollte warme, trockene sauerstoffhaltige Luft über eine Maske oder einen endotrachealen Tubus verabreicht werden.

1.31
Welche Veränderungen der unterschiedlichen Körpersysteme entstehen im Rahmen eines Hitzschlages?

Ein Hitzschlag ist ein medizinischer Notfall mit Multiorgan-Beteiligung aufgrund einer Hyperthermie (meist > 41,5 °C). Die unterschiedlichen Körpersysteme sind folgendermaßen betroffen:

- **ZNS:** Verwirrtheit, Krampfanfälle und Bewusstseinsalteration.
- **Herz-Kreislauf:** arterielle Hypotension als Folge von Volumenmangel, peripherer Vasodilatation und myokardialer Dysfunktion
- **Renal:** Akute tubuläre Nekrose und Nierenversagen, mit deutlichen Elektrolyt-Veränderungen
- **Hepatozellulär:** Schädigung und Dysfunktion
- **Blut:** Pathologische Blutgerinnung, häufig mit Zeichen einer disseminierten intravasalen Gerinnung
- **Muskel:** Rhabdomyolyse

1.32
Wie schnell kann die Temperatur im Inneren eines Autos bei direkter Sonneneinstrahlung ansteigen?

In einer Studie aus New Orleans wurde bei einer Außentemperatur von 93 °F (ca. 34,9 °C) nach 20 Minuten eine Innentemperatur im Auto von 125 °F (ca. 51,7 °C) und nach 40 Minuten von 140 °F (60 °C) gemessen. Ein leicht geöffnetes Fenster hatte keinen Einfluss auf den schnellen Temperaturanstieg.

Gibbs LI, Lawrence DW, Kohn MA: Heat exposure in an enclosed automobile. J La State Med Soc 147:545–546, 1995.

1.33
Was ist das kritische Maximum der Körpertemperatur?

42 °C. Bei dieser Körpertemperatur beginnt der Zelltod als physiologischer Prozess. Es kommt zur Denaturierung von Proteinen, Destabilisierung von Phospholipiden und Lipoproteinen, Verflüssigung von Membranlipiden und zum Funktionsausfall von Mitochondrien und der Proteinsynthese, was zum Herz-Kreislauf-Stillstand, Multiorganversagen und schließlich zum Tod führt. Die genaue Temperatur des Herz-Kreislauf-Stillstandes ist bei jedem Individuum unterschiedlich und hängt neben der Körpertemperatur noch von zahlreichen anderen Faktoren ab.

1.34
Welche sind die zwei wichtigsten Fragen in der Überlegung einer endotrachealen Intubation nach Hausbrand?

Wie ausgedehnt sind die Zeichen der Hitzeeinwirkung im Bereich der oberen Atemwege?
Zeichen einer bevorstehenden Schwellung und Verlegung der oberen Atemwege durch große Hitzeeinwirkung sind kohlehaltiges Sputum, versengte Nasenhaare, Gesichtsverbrennungen und pulmonale Auffälligkeiten. In diesem Fall sollte die sofortige Darstellung der Stimmbandregion zur Beurteilung einer drohenden Atemwegsobstruktion erwogen werden. Beim Vorliegen von deutlicher Schwellung, Rötung oder Blasenbildung im Stimmbandbereich muss eine elektive Intubation zur Sicherung der Atemwege eingeleitet werden.

Sind Zeichen oder Symptome einer drohenden Atemwegsobstruktion als Folge von Schleimhautschädigung und Ödem vorhanden?
Dazu gehören Heiserkeit, Stridor, zunehmende Dyspnoe und ausgeprägte Sekret-Bildung. Sind diese Zeichen vorhanden, so ist auch in diesem Fall eine elektive Intubation angezeigt.

Ateminsuffiziente Patienten sollten unverzüglich endotracheal intubiert werden.

1.35
Welche Laboruntersuchungen sollten bei Verdacht auf Kohlenstoffmonoxid (CO)-Vergiftung durchgeführt werden?

- **Carboxyhämoglobin (COHb) im Blut:**
  - 0 bis 1 %: Normal (Raucher haben bis zu 5 bis 10 % COHb)
  - 10 bis 30 %: Kopfschmerzen, anstrengungsinduzierte Dyspnoe, Verwirrtheit

- 30 bis 50 %: Starke Kopfschmerzen, Übelkeit und Erbrechen, Tachykardie, Tachypnoe, Sehstörungen, Gedächtnisverlust, Ataxie
- 50 bis 70 %: Krampfanfälle, Koma, schwere kardiopulmonale Beeinträchtigung
- > 70 %: meist tödlich

Der gemessene COHb-Blutspiegel korreliert häufig nicht mit der klinischen Symptomatik und erlaubt keine Rückschlüsse auf das Auftreten neurologischer Spätsymptome.
- **Blutbild:** Bestimmung des Hämoglobin-Wertes zum Ausschluss einer (korrigierbaren) Anämie
- **arterielle BGA:** Bestimmung des arteriellen pH-Wertes zur Erkennung einer Azidose
- **Myoglobin im Urin:** Im Rahmen einer CO-Vergiftung kann es zur Rhabdomyolyse mit nachfolgendem akuten Nierenversagen kommen.

1.36
Was sind die Pfeiler der Behandlung einer CO-Vergiftung im Kindesalter?

- Strenge **Überwachung**
- Zufuhr von **100 % Sauerstoff** bis COHb < 5 %. Die Halbwertszeit von COHb beträgt auf Meereshöhe unter Raumluft ca. 4 Stunden, 1 Stunde bei Zufuhr von 100 % Sauerstoff und < 1 Stunde bei hyperbarer Oxygenation (Druckkammer + 100 % Sauerstoff).
- **Erwägen der Therapie einer Blausäure-Vergiftung,** v. a. wenn die metabolische Azidose auch nach ausreichender Sauerstoff-Therapie persistiert.
- Eine **hyperbare Oxygenation** ist indiziert bei: (1) Vorliegen einer neurologischen Symptomatik (Koma, Krampfanfälle, Bewusstseinsalteration); (2) persistierender metabolischer Azidose; (3) Neugeborenen; (4) Gravidität (wegen des hohen fetalen Risikos); (5) einem COHb > 25 %, auch wenn der Patient neurologisch unauffällig ist.

1.37
Warum ist Kohlenstoffmonoxid (CO) ein so tödliches Toxin?

- Es ist farb- und geruchlos und bei Einatmung nicht reizend (keine Warnwirkung).
- Es ist ein Produkt der unvollständigen Verbrennung von nahezu allen fossilen Brennstoffen, so dass es im Alltag ubiquitär vorkommt (z. B. Auto-Motor, Heizung, Grillen mit Holzkohle).
- Ein frühes Stadium der Intoxikation kann einem grippalen Infekt gleichen aufgrund der unspezifischen Symptome wie Kopfschmerzen, Schwindel und Unwohlsein.
- CO besitzt eine 200 bis 300fach höhere Affinität zum Hämoglobin als Sauerstoff, was eine Veränderung der Sauerstoffbindungskurve zur Folge hat (Linksverschiebung und Veränderung der Kurvenform) mit der Folge einer deutlich verminderten Sauerstoff-Freisetzung im Gewebe.
- CO geht neben Hämoglobin auch eine äußerst starke Verbindung mit anderen Häm-haltigen Proteinen ein, die v. a. in den Mitochondrien lokalisiert sind, was zu einer metabolischen Azidose und einer zellulären Dysfunktion führt (v. a. im Herz und ZNS).

1.38
Wie erfolgt die Gradeinteilung von Verbrennungswunden?

Siehe **Tabelle 1-1**.

1.39
Wie kann die «Neuner-Regel» im Kindesalter angewandt werden?

Die so genannte «Neuner-Regel» ist ein Hilfsmittel, um das Verbrennungsausmaß bei Erwachsenen abzuschätzen. Ein kompletter Arm macht z. B. 9 % der gesamten Körperoberfläche (KOF) eines Erwachsenen aus, die Vorderseite eines Beines beinhaltet wiederum 9 % der KOF usw. Die daraus abgeleitete Verbrennungsfläche ist vor allem zur Berechnung der erforderlichen Flüssigkeitszufuhr von Belang. Aufgrund unterschiedlicher Körperproportionen muss diese Regel im Kindesalter (unter 14 Jahren) je nach

Tabelle 1-1: Einteilung von Verbrennungswunden

Grad & Tiefe	Klinische Erscheinung	Behandlung
I° Epidermis	Rötung (Erythem) ohne Blasenbildung (z. B. Sonnenbrand)	keine Behandlung
II° oberflächliche Dermis	Blasenbildung, nässender Wundgrund, wegdrückbare Rötung (Hyperämie), starke Schmerzen, feuchte, glänzende glatte Wundfläche	spontane Epithelialisierung möglich
tiefe Dermis	zerrissene Blasen, weißliches Korium, leicht rauer Wundgrund, knapp wegdrückbare Rötung, Stichkanäle bluten, Sensibilität vorhanden	Chirurgie meist notwendig
III° Total	Vollständige Zerstörung der ganzen Haut (Epidermis und Dermis), trockene dicke Hautfetzen, keine Sekretion, Sensibilitätsverlust, weißes Korium, Koagulation der Gefäße, nicht wegdrückbare Rötung	Chirurgie obligat

Modifiziert nach Slongo Th: Verbrennungen/Verbrühungen. Aus Krämer R, Schöni MH (Hrsg): Berner Datenbuch Pädiatrie, 6. Auflage, 2005, S. 157.

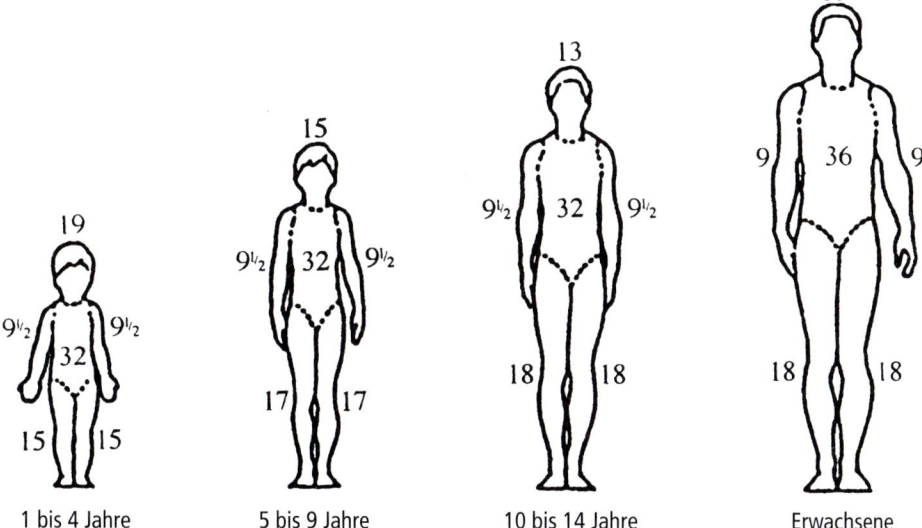

Abbildung 1-2: An Kinder angepasste «Neuner-Regel». (Aus Carajel HF: Burn injuries. In Behrman RE (eds.): Nelson Textbook of Pediatrics, 14th ed. Philadelphia, W.B. Saunders, 1992, S. 235.)

Alter angepasst werden (s. **Abb. 1-2**). Bei Kindern und Erwachsenen kann zur Beurteilung des Verbrennungsausmaßes die Handfläche des Patienten zugrunde gelegt werden, die etwa 1% der Körperoberfläche entspricht.

1.40
Bei welchen Verbrennungsverletzungen ist eine stationäre Versorgung erforderlich?

- Ausdehnung: bei Verbrennungen >10% der Körperoberfläche (KOF), bei Säuglingen >5%
- Schweregrad: bei Verbrennungen ab Grad II mit Ausprägung bis in die tiefe Dermis
- Lokalisation: bei Verbrennungen im Gesicht (Ödem, Schmerzen, Konjunktivitis) oder über den Gelenken (Kontrakturen); bei zirkulären Verbrennungen an den Extremitäten (Ischämiegefahr); bei Verbrennungen im Anogenitalbereich (erschwerte Pflege, Blasenkatheter); bei Verbrennungen des Thorax (Behinderung der Atmung) und bei relevanten Verbrennungen der Hände und Füße.
- Verletzungsart: bei Elektroverbrennungen (Herzrhythmusstörungen), Verätzungen, In-

halation (Rauch, giftige Dämpfe) oder Verbrennungen chemischer Natur.
- andere Beurteilungskriterien: relevante Verbrennungen bei Kinder <2 Jahren; bei chronischen Erkrankungen, Zusatzverletzungen oder dem Verdacht auf Kindesmisshandlung.

Rodgers GL: Reducing the toll of childhood burns. Contemp Pediatr 17:152–173, 2000.
Slongo Th: Verbrennungen/Verbrühungen. Aus Krämer R, Schöni MH (Hrsg.): Berner Datenbuch Pädiatrie, 6. Auflage, 2005, S. 159.

1.41
Warum sind Laugen-Verätzungen v. a. bei Kontakt mit dem Auge gefährlicher als Säure-Verätzungen?

Eine Verätzung durch **Säure** führt zu einer *Koagulationsnekrose*, jene von **Lauge** zu einer *Kolliquationsnekrose*, welche durch eine Verflüssigung des geschädigten Gewebes in die Tiefe eindringt und so generell einen größeren Schaden anrichtet.

Bei Kontakt mit dem Auge wird Säure augenblicklich durch das Gewebe gepuffert und durch ausfallende Proteine am weiteren Eindringen gehindert. Es entsteht eine Koagulationsnekrose, die vornehmlich auf die Kontaktregion beschränkt bleibt. Laugen zeigen jedoch ein schnelleres und tieferes Fortschreiten im Gewebe und führen so zu einem fortschreitenden Schaden auf zellulärer Ebene, indem eine Verbindung mit Membranlipiden eingegangen wird. Dies unterstreicht die Wichtigkeit einer extensiven Augenspülung nach Verätzungen, v. a. mit Laugen.

1.42
Wie unterscheiden sich die körperlichen Auswirkungen durch Hochspannungsleitungen von denjenigen durch Blitzschläge?

- **Blitzschlag:** Ein Blitz ist eine Entladung mit Gleichstrom extrem hoher Spannung (200 kV bis 2 Mio. kV) über wenige Millisekunden. Ein Blitzschlag verursacht einen massiven elektrischen Schock mit Asystolie, Atemstillstand, aber nur geringem Gewebeschaden.
- **Hochspannungsleitungen:** Die Einwirkung von Wechselstrom niedrigerer Spannung (meist nicht höher als 70 kV) führt zu Kammerflimmern und tiefem Gewebeschaden. Die daraus entstehende muskuläre Nekrose kann zu einer beträchtlichen Freisetzung von Myoglobulin und nachfolgendem akuten Nierenversagen führen.

1.43
Ist bei Elektroverbrennungen Gleichstrom oder Wechselstrom gefährlicher?

Bei niedriger Spannung (wie es im Haushaltsstrom mit 230 V vorliegt) ist Wechselstrom gefährlicher als Gleichstrom. Der Kontakt mit Wechselstrom kann eine tetanische Muskelkontraktion auslösen und so dazu führen, dass die elektrische Quelle nicht mehr losgelassen werden kann, was wiederum die Einwirkungsdauer verlängert und den Gewebeschaden erhöht. Gleichstrom oder Wechselstrom mit hoher Spannung löst in der Regel eine einzelne kraftvolle muskuläre Kontraktion aus, die das Opfer von der Stromquelle wegstößt oder -schleudert.

1.44
Ein Kleinkind beißt auf ein elektrisches Kabel und erleidet eine schwere Verbrennung im Bereich des Mundwinkels. Welche Komplikationen können im Verlauf auftreten?

Schwere Verbrennungen des Mundwinkels können innerhalb der ersten Stunden ausgesprochen ödematös werden. Eine Wundkruste entsteht am Ort der Verbrennung, welche sich 1 bis 3 Wochen später ablösen und zu einer ausgeprägten Blutung aus der Arteria labialis führen kann. Zudem kann die Narbenbildung bei dieser Art von Verletzung sehr ausgeprägt sein, weshalb die plastischen Chirurgen möglichst früh im Management mit einbezogen werden sollten.

1.45
Welche Substanzen sind die häufigsten Auslöser einer anaphylaktischen Reaktion im Kindesalter?

Nahrungsmittel. Nüsse und Meeresfrüchte führen die Liste an und sind etwa doppelt so häufig wie Bienenstiche als Auslöser einer anaphylaktischen Reaktion. Schwere Reaktionen treten in den ersten zwei Stunden nach Exposition auf.

Eine anaphylaktische Reaktion kann auch ohne Hautveränderungen auftreten, so dass bei Kindern mit unerklärlichem plötzlich aufgetretenem Bronchospasmus oder Laryngospasmus sowie ausgeprägter gastrointestinaler Symptomatik oder schlechtem Ansprechen auf Therapie daran gedacht werden muss. Bei einigen Adoleszenten können bestimmte Nahrungsmittel (z.B. Weizen, Sellerie) bei Genuss innerhalb von 4 Stunden vor körperlicher Aktivität zu einer nahrungsabhängigen belastungsinduzierten Anaphylaxie (EIA) führen. Risikofaktoren fataler anaphylaktischer Reaktionen sind: Patienten mit bekanntem Asthma, verzögerte Diagnosestellung und später Einsatz von Adrenalin als Notfallmedikament.

Sampson HA: Anaphylaxis and emergency treatment. Pediatrics 111:1601–1608, 2003.

Das Wichtigste in Kürze: Umweltbedingte Verletzungen

- Eine Erwärmung von außen bei hypothermen Patienten mit einer Körperkerntemperatur unter 32 °C ist lebensbedrohlich und darf nicht durchgeführt werden.
- Eine Kohlenstoffmonoxid-Vergiftung wird häufig verpasst, da die Symptome einem grippalen Infekt ähneln können.
- Eine drohende Obstruktion der oberen Atemwege nach Hausbrand ist wahrscheinlicher bei folgenden Befunden des Patienten: kohlehaltiges Sputum, versengten Nasen- oder Gesichtshaaren sowie Atmungsauffälligkeiten (z.B. Heiserkeit, Stridor).
- Eine stationäre Versorgung ist bei relevanten Verbrennungen der Hände und Füße, bei Verbrennungen über den Gelenken, im Anogenitalbereich und bei zirkulären Verbrennungen erforderlich.

Wunden und Wundversorgung

1.46
Welcher telefonische Rat sollte bezüglich des Transports eines abgerissenen Fingers gegeben werden?

Das abgetrennte Gliedmaß sollte in eine trockene (am besten sterile) Kompresse eingewickelt werden und diese in einen kleinen, sauberen Plastikbeutel gesteckt werden. Nach dessen Verschluss soll dieser Beutel in einen zweiten mit kaltem Wasser bzw. Eis gefüllten Beutel oder Behälter aufbewahrt und transportiert werden. Das Amputat darf nicht in jeglicher Art von Flüssigkeit getaucht werden, da dies eine Gewebeschwellung zur Folge hat. Ein direkter Kontakt zum Eis sollte ebenfalls vermieden werden, um eine Nekrosenbildung zu verhindern.

1.47
Welche Wunden sollten von einem Chirurgen oder einem erfahrenen Notfallarzt versorgt werden?

- ausgedehnte, komplexe Wunden
- sternförmige oder taschenförmige Wunden
- Wunden mit fraglichem vitalem Gewebe
- Wunden mit Beteiligung der Lippe (Lippenrot-Grenze)
- Tiefe Wunden mit Verletzung von Nerven oder Sehnen
- Wunden durch Messer oder Schusswaffen

1.48
Nach wie vielen Tagen können Hautfäden gezogen werden?

Die Blutversorgung bestimmt die Wundheilung, so dass eine bessere und schnellere Heilung umso eher vonstatten geht, je besser die Blutversorgung ist. Im Allgemeinen verlängert sich die Dauer des Verbleibens einer Wundnaht vom Kopf bis zum Fuß: Augenlider – 3 Tage, Gesicht – 5 Tage, Oberkörper und obere Extremität – 7 Tage, untere Extremität – 10 Tage.

1.49
Wann sollte bei einer Wunde des Fingers an eine Nervenverletzung gedacht werden?

- **Sensibilitätsstörung** (vermindertes Schmerzempfinden oder reduzierte 2-Punkte-Diskrimination)
- **Störung der autonomen Funktion** (Fehlen von Schweiß oder verminderte Runzelbildung nach Säubern im Wasser)
- **Eingeschränkte motorische Funktion** (kann auch ein Zeichen von Gelenk-, Knochen- oder Sehnen-Verletzungen sein)
- **Pulsierende arterielle Blutung im Wundbereich** (da die Arterie auf der Flexorenseite unterhalb des Nervs lokalisiert ist, ist eine arterielle Verletzung häufig mit einer Nervenverletzung kombiniert)

1.50
Wie ist das Vorgehen bei Verdacht auf eine Nervenverletzung?

Bei Verletzung großer Nerven (z. B. Plexus brachialis) ist eine sofortige Intervention erforderlich. Bei Verletzung von Nerven der Finger handelt es sich nicht um einen echten Notfall und es kann zugewartet werden. Die sekundäre Nervenreparatur ist sehr zufrieden stellend, v. a. bei kleineren Kindern. Ist aufgrund der Situation eine sofortige Operation nicht möglich, so kann (nach chirurgischer Konsultation) die Wunde vorerst verschlossen und der Eingriff auf später verschoben werden. Der Einsatz von Arterienklemmen oder Klammern muss vorsichtig durchgeführt werden, weil dadurch eine weitere Verletzung des Nerven möglich ist. Einfacher manueller Druck – häufig über eine längere Zeit – genügt meist zur Blutstillung.

1.51
Welche Wunden dürfen nicht zugenäht werden?

Bei Wunden mit großem Infektionsrisiko sollte eine verzögerte Primärheilung oder sekundäre Wundheilung angestrebt werden. Im Allgemeinen betrifft dies kosmetisch wenig auffällige Stichwunden, menschliche Bisse, Wunden mit

Schleimhaut-Anteil (z.B. Mund, Vagina) und Wunden mit einer hohen Kontaminationswahrscheinlichkeit (z.B. durch Mülleimer verursacht). Von vielen Experten wird die These vertreten, dass für 6 bis 12 Stunden unbehandelte Wunden der Extremitäten und für 12 bis 24 Stunden unbehandelte Gesichtswunden nicht primär verschlossen werden sollten. Die Art der Wunde und das Infektionsrisiko sind jedoch ein wichtigerer Parameter als ein absolutes Zeitlimit. Bei einer nicht verunreinigten Gesichtswunde sollte z.B. auch 24 Stunden nach der Verletzung noch ein primärer Wundverschluss angestrebt werden. Als Faustregel gilt: Sobald eine Wunde nach Spülung und Reinigung «frisch» aussieht, kann sie auch primär verschlossen werden. Anderenfalls sollte sie sekundär abheilen.

1.52
Sind Katzen- oder Hundebisse gefährlicher bezüglich eines Infektionsrisikos?

In der Regel sind **Katzenbisse** aufgrund des Verletzungsmusters (eher Stichverletzung) mit einem höheren Infektionsrisiko verbunden. Zudem ist *Pasteurella multocida*, der häufigste Keim bei dieser Art von Infektionen, bei Katzenbissen in einer höheren Konzentration vorhanden. Wunden, die durch Hunde- oder Katzenbisse verursacht werden, enthalten jedoch noch zahlreiche andere potenziell pathogene Erreger wie S. aureus, Moraxella, Streptokokken, Neisseria und Anaerobier.

Talon DA, Citron DM, Abrahamian FM, et al: Bacteriologic analysis of infected dog and cat bites. N Engl J Med 340(2):85–92, 1999.

1.53
Sollte nach Hunde-, Katzen- und Menschenbissen eine Antibiotika-Prophylaxe gegeben werden?

Dieses Thema wird kontrovers diskutiert. Studien zeigen Hinweise, dass bei den risikoärmeren Hundebissen keine Antibiotikaprophylaxe erforderlich ist. Antibiotika sollten jedoch in risikoreicheren Situationen verabreicht werden, wie Katzen- und Menschenbisse, sowie bei Wunden der Hände und Füße, Stichverletzungen und bei Wunden, die erst nach mehr als 12 Stunden versorgt werden. Wichtiger für die Infektionsprophylaxe ist jedoch, dass solche Wunden mit Druck gespült und gereinigt werden und notfalls ein Debridement durchgeführt wird.

Fleisher GR: The management of bite wounds. N Engl J Med 340:138–140, 1999.
Cummings P: Antibiotics to prevent infection in patients with dog bite wounds: A meta-analysis of randomized trials. Ann Emerg Med 23:535–540, 1994.

1.54
Was sind die Empfehlungen für die Tetanusprophylaxe bei Wunden im Kindesalter?

Siehe **Tabelle 1-2**.

Tabelle 1-2: Empfehlungen für die Tetanusprophylaxe bei Verletzungen im Kindesalter

Impfstatus	Saubere, leichte Wunden		Alle anderen Wunden[1]	
	DTPa-IPV oder dT[2]	IgG[3]	DTPa-IPV oder dT[2]	IgG[3]
< 3 Dosen oder unbekannt	ja	nein	ja	ja
≥ 3 Dosen	ja/nein[4]	nein	ja/nein[5]	nein

[1] Tiefe und/oder verschmutzte Wunden (mit Staub, Erde, Speichel, Stuhl kontaminierte) Wunden, Verletzungen mit Gewebezertrümmerungen und reduzierter O_2-Versorgung oder Eindringen von Fremdkörpern (z.B. Quetsch-, Riss-, Biss-, Stich-, Schusswunden), schwere Verbrennungen oder Erfrierungen, Gewebenekrosen.
[2] Bei Kindern unter 8 Jahren Verabreichung des Kombinationsimpfstoffs DTPA-IPV, bei älteren Kindern und Erwachsenen dT.
[3] Tetanus-Immunglobulin. Es werden 250 I.E. (= 2 ml) intramuskulär verabreicht.
[4] Auffrischimpfung, falls letzte Dosis mehr als 10 Jahre zurückliegt.
[5] Auffrischimpfung, falls letzte Dosis mehr als 5 Jahre zurückliegt.

Aebi C, Duppenthaler A: Tetanus. Aus Krämer R, Schöni MH (Hrsg.): Berner Datenbuch Pädiatrie, 6. Auflage, 2005, S. 468.

1.55
Welches Tier ist in Westeuropa die häufigste Infektionsquelle von Tollwut?

Die häufigste Infektionsquelle der Tiere ist der Fuchs, der das hauptsächliche Virusreservoir darstellt. Hunde und Katzen spielen vor allem als Expositionstiere für den Menschen eine wichtige Rolle. Die Tollwut ist in weiten Teilen der Welt verbreitet. Nach Schätzungen der WHO werden jährlich rund 35 000 Tollwuterkrankungen beim Menschen registriert, wobei jedoch mit einer erheblichen Dunkelziffer, insbesondere in Asien und Afrika, zu rechnen ist. In den meisten westeuropäischen Ländern konnte durch systematische Bekämpfungsmaßnahmen, vor allem durch die orale Immunisierung der Füchse als hauptsächliche Virusträger, die Tollwut bei Wild- und Haustieren nahezu vollständig eliminiert werden (sie gelten offiziell als tollwutfrei). In Osteuropa wurden zwar Fortschritte erreicht, die Tollwut bei Wild- und Haustieren bleibt aber noch ein Problem.

Robert Koch Institut: www.rki.de

1.56
Wenn ein 20 Monate altes Kind in einem lokalen Kleintierzoo von einer Ente gebissen, von einem Kaninchen gekratzt, von einem Kamel bespuckt oder von einem Pferd abgeschleckt wurde, sollte dann eine Tollwut-Prophylaxe gegeben werden?

Im Allgemeinen ist bei keiner dieser Wunden eine Prophylaxe durchzuführen, außer das Tier hat eine aktive Tollwutinfektion. Das lokale Gesundheitsamt kann bei Fragen kontaktiert werden. Eine sofortige aktive und passive Immunisierung gegen Tollwut ist erforderlich bei Bissen von Fledermäusen, Stinktieren, Waschbären, Füchsen und anderen Fleischfressern, falls die Bisswunde durch die Haut geht. Bei Hunde- und Katzenbissen muss keine Prophylaxe durchgeführt werden, solange das Tier gesund ist und über die folgenden 10 Tage beobachtet werden kann.

American Academy of Pediatrics: Rabies. Aus Pickering LK (ed.): 2003 Red Book, 26th ed. Elk Grove Village, IL, American Academy of Pediatrics, 2003, S. 514–521.

1.57
Wann ist der Gebrauch einer Lidocain/Adrenalin-Mischung als Lokalanästhetikum kontraindiziert?

Adrenalin dient als Zusatz zur Wirkungsverlängerung des Lidocains und Verminderung der Blutung. Bei fraglicher Vitalität des Gewebes und an jeglicher Körperregion ohne alternative Blutversorgung (z. B. Nasenspitze, Ohrläppchen, Finger- oder Zehenspitze) darf es nicht eingesetzt werden, da die durch Adrenalin ausgelöste Vasokonstriktion einen ischämischen Schaden verursachen oder verschlechtern würde.

1.58
Existiert eine Maximaldosis von Lidocain als Lokalanästhetikum?

Ja! Es sollte nicht mehr als 4 mg/kg Lidocain und nicht mehr als 7 mg/kg Lidocain einer Mischung mit Adrenalin zur Infiltration bei Lokalanästhesie gebraucht werden. Dies ist in der Regel nur relevant beim Verschluss von großen Wunden oder bei Gebrauch einer höheren Konzentration von Lidocain (2 % = 20 mg/ml statt 1 % = 10 mg/ml).

1.59
Was sind Methoden, um den Schmerz bei lokaler Infiltration von Lidocain zu vermindern?

- Infiltration in die Subkutis
- langsame Infiltration
- Pufferung des Anästhetikums (z. B. mit Bikarbonat)
- Vorheriges Erwärmen des Anästhetikums auf Körpertemperatur
- Gebrauch von dünnen Nadeln
- Entspannung des Patienten (z. B. durch Hypnose oder Biofeedback)

Noeller T, Cydulka RK: Laceration repair techniques. Emerg Med Reports 17:207–217, 1996.

1.60
In welcher Situation ist der Einsatz von EMLA sinnvoll?

EMLA enthält eine eutektische Mischung aus Lokalanästhetika (Lidocain, Prilocain) und ist sehr hilfreich zur topischen Anästhesie der Haut vor der Durchführung von Venenpunktionen, Lumbalpunktionen oder einer Zirkumzision. Die Creme sollte 1 bis 2 Stunden vor der Intervention aufgetragen und mit einem Okklusiv-Verband abgedeckt werden. Der größte Nutzen von EMLA ergibt sich daraus v. a. bei der Durchführung von geplanten Eingriffen.

1.61
Was sind die Vor- und Nachteile von Wundklebern?

Vorteile
- Nadel- und schmerzfreie Prozedur
- Keine weiteren medizinischen Kontrollen notwendig, da der Kleber von alleine abfällt
- In der Regel schnellere Durchführung als eine Wundnaht
- Löst im Gegensatz zu Nadel und Faden weniger Angst bei Kindern und deren Eltern aus.

Nachteile
- Kann nur bei ausgewählten Wunden (klein und nicht unter großer Spannung stehend) eingesetzt werden
- Kann nicht bei Biss- oder Stich-Verletzungen eingesetzt werden
- Kann nicht bei tiefen (>5 mm) oder zerklüfteten Wunden eingesetzt werden
- Kann nicht bei Wunden der Ohren, Hände, Füße oder der mukokutanen Region eingesetzt werden
- Etwas teurer als die Wundnaht.

1.62
Wie wird bei Kindern eine Sedierung am besten durchgeführt?

Es gibt **keine überlegene Methode** zur Sedierung von Kindern bei diagnostischen, radiologischen oder kleinen chirurgischen Eingriffen. In Abhängigkeit von der Fachrichtung (Pädiatrie, Anästhesie) und der persönlichen Erfahrung kommen unterschiedliche Medikamente zu Einsatz: Sedativa/Hypnotika (z. B. Chloralhydrat, Midazolam, Propofol, Barbiturate) und/oder Analgetika (z. B. Opioide, Ketamin). Bei der Sedierung unterscheidet man eine oberflächliche Sedierung, die einen medikamentös kontrollierten Zustand mit vermindertem, aber erhaltenem Bewusstsein darstellt (Patient ist ansprechbar und kooperativ; Schutzreflexe erhalten; genügende Kontrolle der Atemwege; reduzierte Spontanmotorik). Eine tiefe Sedierung ist ein medikamentös kontrollierter Zustand mit reduziertem oder verlorenem Bewusstsein, aus dem der Patient nicht einfach zu erwecken ist (keine gezielte Reaktion auf physische Reize oder Ansprechen; Schutzreflexe teilweise oder komplett unterdrückt; keine sichere Gewährleistung der Kontrolle der Atemwege). Der Übergang von oberflächlicher über tiefe Sedierung zum Zustand der Anästhesie (Bewusstlosigkeit, verlorene Schutzreflexe, keine Kontrolle über die Atmung) muss als ein Kontinuum angesehen werden.

Um die Wahrscheinlichkeit unerwünschter Zwischenfälle (Atem- und Kreislaufdepression) zu minimieren, sollten die Sedierung bzw. Analgesie von Kindern nur unter Leitung hierin erfahrener Ärzte und unter Bedingungen erfolgen, die auch die angemessene Versorgung von möglichen Komplikationen und Nebenwirkungen sicherstellen.

Meyer S, Kleinschmidt S: Diagnostische und therapeutische Prozeduren: Sedierung und Analgesie im Kindesalter. Monatsschr Kinderheilkd 153:291–303, 2005.

Linzer JF: Concious sedation: What you should know before and after. Clin Pediatr Emerg Med 1:306–310, 2000.

Reanimation

1.63
Was sind Zeichen und Symptome von Atemnot im Kindesalter?

- Tachypnoe
- Hyperpnoe (vertiefte Atmung)
- Orthopnoe
- Nasenflügeln
- Einziehungen
- Stoßende Atmung (vermehrte Bauchatmung)
- Exspiratorisches Stöhnen, Wheezing
- Stridor
- Atemsynchrone Kopfbewegungen («signe de la tortue»)
- Tachykardie (im späteren Verlauf Bradykardie)
- Unruhe (im späteren Verlauf Apathie)
- Zyanose (Spätzeichen)

1.64
Kann eine kardiopulmonale Reanimation beim Kind Rippenfrakturen verursachen?

Dies ist sehr unwahrscheinlich. In einer Studie wurden 91 Kinder nach kardiopulmonaler Reanimation mittels Autopsie und Röntgenbildern untersucht. Eine Rippenfraktur konnte bei keinem dieser Kinder gefunden werden. Vielmehr muss beim Vorliegen von Rippenfrakturen immer als erstes an eine Kindesmisshandlung gedacht werden.

Spevac MR, Kleinman PK, Belanger PL, et al: Cardiopulmonary resuscitation and rib fractures in infants. A postmortem radiologic-pathologic study. JAMA 272:617–618, 1994.

1.65
Stellen fixierte (areaktive) und dilatierte Pupillen bei Herzstillstand eine Kontraindikation einer kardiopulmonalen Reanimation dar?

Nein. Die Pupillendilatation beginnt 15 Sekunden nach Einsetzen eines Herzstillstands und ist mit ca. 1 Minute und 45 Sekunden vollständig ausgebildet. Sie kann jedoch auch Zeichen einer transienten Hypoxie sein. Die einzigen absoluten Kontraindikationen für die Durchführung einer kardiopulmonalen Reanimation sind Rigor mortis, Hornhauttrübung, Totenflecken oder die vollständige Enthauptung.

1.66
Warum sind die Atemwege von Säuglingen und Kleinkinder im Vergleich zum Erwachsenen anfälliger bezüglich einer pulmonalen Obstruktion?

- Die «Sicherheitsspanne» im Bereich der Atemwege ist bei Kindern geringer, da deren Durchmesser von vornherein kleiner ist. Geringe Veränderungen im trachealen Durchmesser können einen ausgeprägten Abfall der Luftzirkulation zur Folge haben, da sich der Luftfluss antiproportional zur 4. Potenz des Atemwegsradius (Hagen-Poiseuille-Gesetz) verhält.
- Das Knorpelgerüst der Trachea ist v.a. im Säuglingsalter weicher, was ein Zusammenfallen der Atemwege bei Überstrecken des Kopfes auslösen kann. Dies ist besonders im Rahmen einer kardiopulmonalen Reanimation mit ausgeprägtem Überstrecken des Kopfes von Bedeutung, da hier ein Luftaustausch nicht mehr möglich ist.
- Das Lumen des Oropharynx ist bei Kindern im Vergleich zu Erwachsenen relativ kleiner aufgrund der im Verhältnis größeren Zunge und des kleineren Unterkiefers.
- Auch die unteren Atemwege sind bei Kindern kleiner und noch nicht vollständig entwickelt, was z.B. eine Obstruktion des Hauptbronchus mit der typischen Erdnuss zur Folge haben kann.

1.67
Wie kann die benötigte Größe und Tiefe eines endotrachealen Tubus abgeschätzt werden?

- Zur Abschätzung der Tubusgröße kann folgende Faustregel benutzt werden:

$$\frac{16 + \textit{Alter (in Jahren)}}{4} = \textit{Innendurchmesser (mm)}$$

- Ein 2-jähriges Kind benötigt nach dieser Regel z.B. einen 4,5 mm Tubus. Da es sich bei der Berechnung um eine Annäherung handelt, sollten der nächstgrößere und nächstkleinere Tubus ebenfalls greifbar sein. Um den Innendurchmesser in mm auf die französische Maßeinheit umzurechnen, muss er mit 4 multipliziert werden (z.B. 5 mm entsprechen 20 Fr).
- Eine andere gute Hilfe ist die Kleinfinger-Regel: sie besagt das der kleine Finger eines Kindes ungefähr dem Innendurchmesser des benötigten Tubus entspricht.
- Nach Platzierung eines endotrachealen Tubus kann bei Kindern >1 Jahr die passende Tiefe (gemessen an den Markierungen des Tubus) anhand folgender Faustregel abgeschätzt werden:

$$\frac{\text{Alter (in Jahren)}}{2} + 12 \text{ cm}$$

1.68
Wann sollte ein ungeblockter endotrachealer Tubus und wann ein geblockter Tubus eingesetzt werden?

Bei Jugendlichen und Erwachsenen sollte ein geblockter Tubus verwendet werden und der Ballon (Cuff) gerade soweit aufgeblasen werden, dass kein hörbares Leck mehr vorhanden ist. Bei Kindern unter 8 Jahren werden Tuben ohne aufblasbaren Cuff (ungeblockt) angewendet, da der Ringknorpel als engste Stelle der Atemwege wie ein funktionelles Cuff wirkt. Beim Gebrauch eines ungeblockten Tubus ist normalerweise ein minimales Leck vorhanden, das bei Abwesenheit auf einen ausgeprägten Druck im Bereich des Ringknorpels verdächtig ist.

1.69
Was ist der Sellick-Handgriff?

Beim Sellick-Handgriff wird von außen Druck auf den Ringknorpel ausgeübt, um eine Aspiration zu verhindern, indem der Ösophagus manuell verschlossen wird. Dieser Cricoid-Druck sollte während der Intubationsvorbereitung zwischen Beginn der Sedierung bzw. Beginn der Maskenbeatmung und vollständigen Sicherung der Atemwege durchgeführt werden. Besonders bei der sogenannten Ileuseinleitung, der Narkosevorbereitung des nicht nüchternen Patienten, hat der Sellick-Handgriff eine wichtige Bedeutung.

1.70
Was sind mögliche Ursachen einer plötzlichen Verschlechterung beim intubierten Patienten?

Diese kann man am besten mit dem Akronym «DOPE» merken:

D = Lageveränderung des Tubus (**D**isplacement)
O = **O**bstruktion des Tubus
P = **P**neumothorax
E = Technisches Versagen (**E**quipment)

1.71
Welche Notfallmedikamente können über einen endotrachealen Tubus verabreicht werden?

Adrenalin, Lidocain, Atropin und Naloxon.

1.72
Welche Rolle spielt hochdosiertes Adrenalin im Rahmen der pädiatrischen Reanimation?

In Tierstudien, anekdotischen Berichten und kleinen klinischen Studien wurde beschrieben, dass durch den Einsatz hoher Adrenalin-Dosen (100 bis 200fach der üblichen Dosis) häufiger ein spontaner Kreislauf hergestellt werden kann als dies bei der Standard-Dosis der Fall ist. Größere prospektive Erwachsenen-Studien und kürzlich durchgeführte klinische Studien bei Kindern konnten jedoch keinen Nutzen sowie mögliche negative Auswirkungen zeigen. Die American Heart Association empfiehlt, dass nach initialer Standard-Dosierung (0,01 mg/kg) der Einsatz von nachfolgend höheren Dosen (0,1 bis 0,2 mg/kg) eine akzeptable Alternative zur Standard-Dosierung darstellt.

Perondi MB, Reis AG, Paiva EF, et al: A comparison of high-dose and standard-dose epinephrine in children with cardiac arrest. N Engl J Med 350:1722–1730, 2004.

1.73
Wie wirksam ist endotracheal verabreichtes Adrenalin?

Adrenalin wird nur schlecht von der Lunge aufgenommen, so dass – falls verfügbar – eine intravenöse oder intraossäre Verabreichung vorzuziehen ist. Bei endotrachealer Gabe von Adrenalin unter Reanimationsbedingungen sollte es mit 1 bis 3 ml einer normalen Kochsalzlösung gemischt und mit Hilfe eines Katheters oder einer Magensonde am distalen Ende des Tubus verabreicht werden, um so die Verteilung zu verbessern. Die ideale endotracheale Dosis ist nicht bekannt, aufgrund der schlechten Absorption sollten jedoch höhere initiale Dosen (0,1 bis 0,2 mg/kg der 1:1000 Lösung) gebraucht werden.

1.74
Wann wird Atropin im Rahmen der Reanimation eingesetzt?

Bei Kindern mit symptomatischer Bradykardie kann nach Einleitung anderer Maßnahmen (d. h. Sauerstoff-Zufuhr und Ventilation) Atropin verabreicht werden. Es hilft, die Vagus-vermittelte Bradykardie im Rahmen einer Laryngoskopie zu unterbrechen, und hat möglicherweise Vorteile in der initialen Behandlung eines AV-Blocks. Symptomatische Bradykardien treten vor allem bei kleinen Kindern auf, bei denen die kardiale Auswurfleistung eher von der Herzfrequenz als von Volumen- oder Kontraktilitäts-Veränderungen abhängig ist. Der Einsatz von Atropin wird nicht mehr routinemäßig bei der Behandlung einer Asystolie im Kindesalter empfohlen.

1.75
Was ist die Nebenwirkung einer zu tiefen Atropin-Dosis?

Eine zu geringe Dosis Atropin kann eine paradoxe Reaktion mit Verschlechterung der Bradykardie zur Folge haben. Dies ist das Ergebnis einer zentralen Stimulation auf den medullären Vagus-Nerv bei tiefer Atropin-Dosis, was eine Verlangsamung der atrioventrikulären Überleitung und der Herzfrequenz auslöst. Die intravenöse Standard-Dosierung von Atropin im Rahmen einer Bradykardie beträgt 0,02 mg/kg. Eine Minimaldosis von 0,1 mg sollte jedoch auch beim kleinsten Patienten nicht unterschritten werden.

1.76
Wann wird Kalzium im Rahmen der Reanimation eingesetzt?

Der routinemäßige Einsatz von Kalzium im Rahmen der Reanimation wird nicht mehr empfohlen. Es bestehen Anhaltspunkte, dass Kalzium den postischämischen Schaden im Rahmen der intrakraniellen Reperfusionsphase nach erfolgreicher Reanimation verstärkt. Trotzdem kann der Einsatz von Kalzium in den 3 folgenden Situationen einer Reanimation gerechtfertigt sein: (1) Überdosierung eines Kalzium-Kanal-Blockers; (2) Hyperkaliämie mit Herzrhythmusstörungen; (3) Säuglinge und Kleinkinder mit tiefem Serum-Kalzium.

1.77
Wann sollte ein intraossärer Zugang gelegt werden?

Da im Kindesalter bei Reanimationen das Legen eines venösen Zugangs häufig schwierig ist und damit spät erfolgt, haben sich intraossäre Infusionen in Notfallsituationen als sehr frühe Alternativtherapie bewährt. Kinder in lebensbedrohlichem Zustand, die unmittelbar einen intravenösen Zugang benötigen und suffizient beatmet werden können, erhalten nach maximal drei erfolglosen intravenösen Punktionen oder 90 Sekunden (was immer zuerst ist) eine intraossäre Infusion. Die Nadel (Knochenmarks- oder intraossäre Nadel) wird dabei ca. 1 bis 3 cm unterhalb und medial der Tuberositas tibiae platziert. Weniger häufig benutzte Lokalisationen sind die distale Tibia oder der proximale Femur. Alle Medikamente und Flüssigkeiten, die intravenös verabreicht werden, können in gleicher Dosierung und Geschwindigkeit mit vergleichbarer Verteilung gegeben werden. Kontraindikationen eines intraossären Zugangs sind: (1) nicht intakter Knochen (Frakturen, frühere intraossäre Punktion); (2) vorbestehende lokale Infektionen; (3) angeborene Knochenerkrankungen.

1.78
Wie kann die korrekte Lage eines intraossären Zugangs geprüft werden?

- Beim Durchtritt in den Markraum durch die Kortikalis kann eine Widerstandsveränderung gefühlt werden.
- Die korrekt platzierte Nadel sitzt fest/federnd im Knochen.
- Flüssigkeiten können bei richtiger Lage leicht und ohne Extravasat gespritzt werden.
- Eine Aspiration von Knochenmarksflüssigkeit beweist die korrekte Lage, ist jedoch auch bei korrekter Lage nicht immer möglich. Falls kein Knochenmark aspiriert werden kann, sollte man sich zur Beurteilung auf Punkt 1 bis 3 verlassen.

1.79
Wie hilfreich ist die Rekapillarisationszeit als klinisches Zeichen?

Als Rekapillarisationszeit bezeichnet man die Zeit bis zum Erreichen einer normalen Hautfarbe nach Kompression eines Fingernagels. Sie sollte immer an der oberen Extremität gemessen werden. Bei gesunden Kindern findet sich ein Durchschnittswert von 2 Sekunden. Theoretisch gesehen ist eine normale Rekapillarisationszeit Ausdruck einer ausreichenden peripheren Durchblutung und somit einer normalen kardialen Auswurfleistung und eines normalen peripheren Gefäßwiderstands. Sie wird zur Beurteilung der peripheren Durchblutung bei Traumen und möglicher Dehydratation oder Sepsis eingesetzt. Die Rekapillarisationszeit muss jedoch immer in Zusammenhang mit anderen klinischen Zeichen gesehen werden, da sie als alleiniger Parameter einer Dehydratation in mehreren Studien eine geringe Sensitivität und Spezifität aufwies. Bei Kindern mit mittelschwerer Dehydratation (Flüssigkeitsverlust von 5 bis 10%) wurde in einer Studie nur bei 50% eine verlängerte Rekapillarisationszeit gefunden. Zudem hat eine niedrige Umgebungstemperatur einen ausgeprägten Einfluss auf die Rekapillarisationszeit.

Baraff LJ: Capillary refill: Is it a useful clinical sign? Pediatrics 92:723–724, 1993.

1.80
Nennen Sie potenziell reversible Ursachen einer klinischen Verschlechterung bzw. der Persistenz eines schlechten Zustandes unter Reanimationsbedingungen.

- **4 H's:** **H**ypoxämie, **H**ypovolämie, **H**ypothermie, **H**yperkaliämie/**H**ypokaliämie
- **HITS:** **H**erzbeuteltamponade, **I**ntoxikation, **T**hromboembolie, **S**pannungspneumothorax

American Heart Association: PALS Provider Manual. Dallas, American Heart Association, 2002, S. 182.

1.81
Was gilt als Faustregel für die Definition einer arteriellen Hypotension beim Kind (z. B. systolischer Blutdruck < 5. Perzentile bezogen auf das Alter)?

Alter	Systolischer Blutdruck (mmHg)
< 1 Monat	≤ 60
1 Monat bis 1 Jahr	≤ 70
1 Jahr bis 10 Jahre	≤ 70 + (Alter × 2)
> 10 Jahre	≤ 90

American Heart Association: PALS Provider Manual. Dallas, American Heart Association, 2002, S. 174.

1.82
Wie ist die Definition von Schock bei Kindern?

Der Schock wird definiert als «klinischer Zustand, bei dem die Gewebedurchblutung und damit die Sauerstoffversorgung für die metabolischen Anforderungen zur gering ist». Man kann diesen Zustand auch als «akute Herzkreislaufdysfunktion mit ungenügender zellulärer Sauerstoffversorgung und daher vitaler Gefärdung» bezeichnen. Die Beurteilung eines Schockzustandes beinhaltet sowohl die **direkten** kardiovaskulären Zeichen (Herzfrequenz, Qualität der proximalen und distalen Pulse sowie Blutdruck inklusive Blutdruckamplitude) wie auch die **indirekten** kardiovaskulären Zeichen als Ausdruck einer verminderten Organperfusion (ZNS: Aufmerksamkeit, Ansprechbarkeit; Haut: Rekapillarisationszeit, Haut, Temperatur; Nieren: Urinausscheidung).

American Heart Association: PALS Provider Manual. Dallas, American Heart Association, 2002, S. 174.

1.83
Was sind Zeichen und Symptome eines Schocks?

- Tachykardie
- Schwache periphere Pulse
- verlängerte Rekapillarisationszeit
- Kühle Extremitäten
- Hypotension
- Bewusstseinsalteration
- Verminderte Urinausscheidung

1.84
Welche Arten des Schocks können bei Kindern auftreten?

- **Hypovolämer Schock:** häufigste Schockform, oft im Rahmen einer Gastroenteritis; periphere Vasokonstriktion; enge Blutdruckamplitude.
- **Distributiver (septischer) Schock:** weite Blutdruckamplitude; Hypo- oder Hyperthermie, offene Peripherie.
- **Kardiogener Schock:** Lungenödem und/oder generalisierte Ödeme; vermehrte Atemanstrengung; Stöhnen; enge Blutdruckamplitude.
- **Anaphylaktischer Schock:** Larynxödem, Urtikaria, Erbrechen.
- **Obstruktiver Schock:** Störung der Blutzirkulation durch Spannungs-Pneumothorax, Herzbeutel-Tamponade, Lungenembolie; Tachykardie, schlechte periphere Durchblutung, enge Blutdruckamplitude.

American Heart Association: PALS Provider Manual. Dallas, American Heart Association, 2002, S. 426.

1.85
Nach einem PKW-Unfall klagt ein 8-jähriger Junge über rechtsseitige Flankenschmerzen, hat eine Herzfrequenz von 150/min, einen Blutdruck von 110/70 mmHg und eine Rekapillarisationszeit von 3,5 Sekunden. Wie sollte die initiale Flüssigkeitstherapie erfolgen?

Hier ist es wichtig zu erkennen, dass trotz altersentsprechenden Blutdruckwerten ein **Schock** vorliegt. Bei Kindern im Schockzustand finden sich Blutdruckveränderungen häufig erst spät und treten plötzlich ein. Klinische Zeichen wie Tachykardie, verlängerte Rekapillarisationszeit oder verminderte periphere Pulse sind bei diesem Patienten Hinweise einer Hypovolämie, die eine aggressive Flüssigkeitstherapie erforderlich machen. Dies erfolgt mit Boli von 20 ml/kg Körpergewicht einer isotonen kristalloiden Flüssigkeit (NaCl 0,9 % oder Ringerlaktat). Sollte sich nach 40 ml/kg kristalloider Flüssigkeit keine Besserung des hämodynamischen Zustandes eingestellt haben, so ist der Volumenersatz mit Boli von 10 ml/kg Erythrozytenkonzentrat fortzuführen. Idealerweise sollte typisiertes und gekreuztes Blut verabreicht werden, was in einer solchen Situation meist aber nicht zeitgerecht vorhanden ist. Blut der gleichen Blutgruppe ist meist innerhalb von 15 Minuten verfügbar und stellt die nächste Option dar. 0-negatives Blut sollte Situationen mit schwerstem Schock oder massivem Blutverlust vorbehalten bleiben.

Pediatric Critical Care Medicine: www.pedsCCM.org

> **Das Wichtigste in Kürze: Zeichen und Symptome eines Schocks**
>
> - Tachykardie
> - schwache periphere Pulse
> - verlängerte Rekapillarisationszeit
> - kühle Extremitäten
> - Hypotension
> - Bewusstseinsalteration

1.86
Wie ist das initiale Vorgehen bei einem septischen Schock?

Der septische Schock ist gekennzeichnet durch Fieber oder Hypothermie, metabolischer Azidose und Zeichen der Vasodilatation (weite Blutdruckamplitude, arterielle Hypotension) sowie gelegentlich Bewusstseinsstörung. Ein frühes Erkennen einer Sepsis und das sofortige Einleiten der Therapie sind wichtige Parameter für die Prognose.

- Sicherung und Freihalten der Atemwege, ggf. Intubation und mechanische Beatmung
- Erkennen einer schlechten Perfusion bzw. eines Schockzustandes
- Volumengabe mit 20 bis zu 60 ml/kg Körpergewicht (NaCl 0,9 % oder Kolloidallösung)

- Frühe hämodynamische Unterstützung bei Zeichen von Schock oder schlechter Perfusion: Dopamin i.v., auftitrieren bis eine gute Perfusion und ein normaler Blutdruck erreicht ist.

Hotchkiss RS, Karl IE: The pathophysiology and treatment of sepsis. N Engl J Med 348:138–150, 2003.

1.87
Welche vier Substanz-Klassen können zur Unterstützung der kardialen Auswurfleistung eingesetzt werden?

- **Inotropika:** Erhöhen die Kontraktilität des Herzens und häufig auch die Herzfrequenz (z.B. Noradrenalin)
- **Vasopressoren:** Erhöhen den Gefäßwiderstand und den Blutdruck (z.B. hochdosiertes Dopamin, Doputamin)
- **Vasodilatatoren:** Vermindern den Gefäßwiderstand und die Nachlast des Herzens und begünstigen so die periphere Durchblutung (Nitroprussid-Natrium, Nitroglycerin)
- **Inodilatoren:** Erhöhen die Kontraktilität des Herzens und vermindern den Afterload (Milrinon)

1.88
Was sind klinische Zeichen und Symptome eines Spannungs-Pneumothorax?

Ein Spannungspneumothorax präsentiert sich mit arterieller Hypotension, zunehmender Dyspnoe, verminderten Herztönen auf der betroffenen Seite und einer Verlagerung der Trachea auf die gegenüberliegende Seite. Therapie der Wahl ist die notfallmäßige Punktion im 2. ICR medioklavikulär und Einlage einer Thoraxdrainage.

1.89
Welchen Effekt hat die Körpertemperatur auf die arteriell gemessenen Blutgase?

CO_2 und O_2 sind bei niedrigen Temperaturen besser in Wasser löslich, was einen tieferen Partialdruck zur Folge hat. Die vom Blutgasanalyse-Gerät (Erhitzung auf 37°C) gemessenen Werte sind deshalb beim hypothermen Patienten höher als in Wirklichkeit. Das gleiche gilt für Blutproben hyperthermer Patienten, die auf 37°C abgekühlt werden, und somit geringere Werte als in Wirklichkeit zeigen. Pro Grad Temperaturdifferenz nach oben oder unten (von 37°C ausgehend) ergibt sich eine Veränderung der pO_2-Werte um ca. 7% und der pCO_2-Werte um ca. 4,5%. In den meisten klinischen Situationen ist dies nicht relevant, im Fall einer extremen Temperaturdifferenz (z.B. Hypothermie bei Ertrinkungsunfall in kaltem Wasser) kann der Unterschied jedoch beträchtlich sein.

> **Das Wichtigste in Kürze: Schock bei Traumen im Kindesalter**
> - Häufig besteht eine Maskierung des Schocks bei pädiatrischen Patienten, da die Vitalparameter durch die kindlichen Reservemechanismen über lange Zeit stabil und normal gehalten werden, selbst bei einer schweren hämodynamischen Beeinträchtigung.
> - Verdächtig sind klinische Zeichen wie Tachykardie, Abfall der Blutdruckamplitude um > 20 mmHg, Marmorierung der Haut, kühle Extremitäten, verlängerte Rekapillarisationszeit > 2 Sekunden und Bewusstseinsstörungen.
> - Eine arterielle Hypotension beim Kind bedeutet das Vorliegen eines dekompensierten Schockzustandes mit ausgeprägtem Verlust von > 45 % des zirkulierenden Blutvolumens.
> - Außer bei Säuglingen mit offenen Fontanellen und Schädelnähten, bei denen eine ausgedehnte subgaleale oder epidurale Blutung vorliegt, ist ein Schockzustand im Kindesalter nicht durch ein Schädelhirntrauma alleine erklärbar.
> - Kann mit Frakturen der langen Röhrenknochen (v.a. Femur) und des Beckens assoziiert sein.
> - Es sollte eine unverzügliche Evaluation des Abdomens auf der Suche nach einer Blutungsquelle veranlasst werden.

1.90
Wie unterscheidet sich die Defibrillation bei Kindern von der bei Erwachsenen?

Charakteristika der Defibrillation bei Kindern sind:

- **geringere Energie:** Beginn mit 2 J/kg (monophasischer oder biphasischer Defibrillator), 4 J/kg für die nachfolgenden Versuche
- **kleinere Elektroden** (Paddles oder Klebeelektroden): Durchmesser beträgt 4,5 cm statt 8 cm bei Erwachsenen

- **seltener Gebrauch:** Die ventrikuläre Defibrillation wird im Kindesalter sehr selten eingesetzt.

Samson RA, Berg RA, Bingham R; Pediatric Advanced Life Support Task Force, International Liaison Committee on Resuscitation for the American Heart Association; European Resuscitation Council: Use of automated external defibrillators for children: An update – an advisory statement from the Pediatric Advanced Life Support Task Force, International Liaison Committee on Resuscitation. Pediatrics 112 (1 Pt 1): 163–168, 2003.

2005 American Heart Association (AHA) Guidelines for Cardiopulmonary Resuscitation (CPR) and Emergency Cardiovascular Care (ECC) of Pediatric and Neonatal Patients: Pediatric Advanced Life Support Pediatrics 117(5):e1005–e1028, 2006.

1.91
Was ist der Unterschied zwischen Livor mortis und Rigor mortis?

Livor mortis: Als Livores bezeichnet man die blauvioletten Totenflecken, welche sich ca. 30 Minuten nach dem Tod bemerkbar machen und nach 6 Stunden voll ausgeprägt sind. Sie entstehen durch das gravitationsabhängige Absinken von Blut in die untere Körperhälfte des Toten mit Aussparung der Aufliegeflächen (z.B. Schulterblatt, Gesäß).

Rigor mortis: Damit wird die nach dem Tod eintretende Erstarrung und Verkürzung der Muskulatur bezeichnet. Sie ist Folge einer postmortal anhaltenden zellulären Aktivität mit Verbrauch von ATP, was zu einem Anstieg von Laktat und Phosphat sowie einer Ausfällung von Salzen führt. Die Totenstarre beginnt nach ca. 6 Stunden im Kopf- und Halsbereich, nach 9 Stunden im Bereich der Schulter und der oberen Extremitäten und schließlich nach ca. 12 Stunden im Bereich des Rumpfes und der unteren Extremitäten.

Totenflecken und Totenstarre stellen absolute Kontraindikationen einer kardiopulmonalen Reanimation dar. Nach ihnen sollte während einer schnellen klinischen Erstbeurteilung des Patienten gesucht werden, auch wenn sie im Durcheinander eines Notfalls häufig übersehen werden.

1.92
Wann sollte eine kardiopulmonale Reanimation beendet werden?

Aus Studien wissen wir, dass die Wahrscheinlichkeit von Tod oder einem Überleben mit ausgeprägten neurologischen Residuen deutlich ansteigt, wenn nach mehr als 2 Zyklen der Medikamentengabe (d.h. Adrenalin und Bikarbonat) und/oder 20 Minuten nach Beginn der Reanimation keine klinische oder neurologische Verbesserung eingetreten ist. Unbeobachtete Herzstillstände außerhalb des Krankenhauses haben fast immer eine sehr schlechte Prognose. Hypotherme Patienten in Asystolie sollten vor Beendigung einer Reanimation auf 36°C erwärmt werden («no one is dead until he is warm and dead»).

Schindler M, Bohn D, Cox PN, et al: Outcome of out-of-hospital cardiac or respiratory arrest in children. N Engl J Med 335:1473–1479, 1996.

1.93
Was sind prognostisch günstige und was prognostisch ungünstige Faktoren einer kardiopulmonalen Reanimation in der Pädiatrie?

Prognostisch günstige Faktoren bei Herzstillstand im Kindesalter
- Anwesenheit von Zeugen bei Kollaps
- Ersthelfer-Reanimation
- Zeit bis zum Eintreffen von medizinischem Personal < 10 Minuten
- Reanimationszeit < 20 Minuten vor ROSC*
- < 2 Dosen Adrenalin vor ROSC*
- ventrikuläre Tachykardie oder Kammerflimmern
- Prähospitale Reanimation

Prognostisch ungünstige Faktoren bei Herzstillstand im Kindesalter
- keine Anwesenheit von Zeugen bei Kollaps
- keine Ersthelfer-Reanimation
- Reanimationszeit > 30 Minuten vor Wiederherstellung eines spontanen Kreislaufs (ROSC*)
- > 2 Dosen Adrenalin vor ROSC*
- elektromechanische Entkopplung oder Asystolie

- Ursache des Herzstillstands: Sepsis, Trauma oder SIDS
- Ursache des Herzstillstands: Tauchunfall

* ROSC = return of spontaneous cirulation (Wiederherstellung eines spontanen Kreislaufs), SIDS = sudden infant death syndrome (plötzlicher Kindstod)

1.94
Warum ist eine Reanimation bei Kindern weniger erfolgsversprechend als bei Erwachsenen?

Die häufigsten Ursachen eines Herzstillstands im **Erwachsenenalter** sind primäre Herzerkrankungen mit assoziierten Rhythmusstörungen (ventrikuläre Tachykardie und Kammerflimmern). Diese Zustände sind leichter reversibel und mit einer besseren Prognose vergesellschaftet. Bei **Kindern** entsteht ein Herzstillstand häufiger sekundär als Folge einer anderen Pathologie (z.B. Atemwegsobstruktion, Apnoe), die mit zusätzlichen Risikofaktoren wie Infektion, Hypoxie, Azidose oder Hypovolämie assoziiert ist. Ein primärer Herzstillstand im Kindesalter ist sehr selten und eine (selten reversible) Asystolie die dabei am häufigsten vorkommende Rhythmusstörung. Zudem bestehen zum Zeitpunkt eines Herzstillstands im Kindesalter fast immer schon schwere neurologische Schäden.

Toxikologie

1.95
Durch welche Substanzen werden im Kindesalter am häufigsten Vergiftungen ausgelöst?

Nicht-medikamentöse Substanzen
- Haushaltsprodukte (v. a. Reiniger)
- Kosmetika und Körperpflegemittel
- Pflanzen inklusive Pilze und Tabak
- Genussmittel, Drogen, Alkohol
- Technische und gewerbliche Produkte
- Nahrungsmittel und Getränke
- (Gift-)Tiere
- Veterinärarzneimittel

Medikamente
- Antiphlogistika und Paracetamol
- Husten- und Erkältungsmittel
- Herz- und Kreislaufmedikamente
- Homöopathika
- Ovulationshemmer
- Schilddrüsenmedikamente
- Antibiotika
- Fluoridtabletten

Vergiftungs-Informations-Zentrale Freiburg (www.gift-beratung.de)
Schweizerisches Toxikologisches Informationszentrum (www.toxi.ch)
Watson WA, Litovitz TL, Rodgers GC Jr, et al: 2004 Annual report of the American Association of Poison Control Centers Toxic Exposure Surveillance System. Am J Emerg Med 23:589–666, 2005.
American Association of Poison Control Centers (www.aapcc.org)

1.96
Welche häufigen Haushalts-Produkte sind im Allgemeinen bei enoraler Aufnahme nicht toxisch?

- Scheuermittel
- Klebstoffe
- Bleichmittel (< 5 % Natriumhypochlorit)
- Deodorants und Kosmetika
- die meisten Mal- und Zeichenprodukte (Tinte, Filzstifte, Kreide)

1.97
Welche Medikamente sind bei Kindern unter 6 Jahren am wahrscheinlichsten letal?

- Eisen
- Antidepressiva
- Kardiovaskuläre Medikamente
- Antiepileptika

Osterhoudt KC: The toxic toddler: Drugs that can kill toddlers in small doses. Contemp Pediatr 17:73–87, 2000.

1.98
Nennen Sie toxikologische «Zeitbomben»?

Unter toxikologischen Zeitbomben versteht man Medikamente, die direkt nach Ingestion keine Symptome verursachen und im Verlauf jedoch eine ausgeprägte Toxizität auftritt.

- Paracetamol
- Eisen
- Alkohole (z. B. Methanol, Ethylenglykol)
- Lithium
- verzögert freigesetzte Medikamente (Retard-Präparate)
- Antiepileptika (z. B. Phenytoin, Carbamazepin)

1.99
Welche empirische medikamentöse Therapie ist bei Kindern nach Vergiftungen und mit Bewusstseinsstörungen indiziert?

Jedem Kind mit Bewusstseinstrübung im Rahmen einer Intoxikation sollte Sauerstoff über eine Maske mit Reservoir (100 % O_2) verabreicht werden. Zudem sollte eine Blutglukose-Bestimmung durchgeführt oder eine empirische Hypoglykämietherapie mit Glukose (0,5 mg/kg KG i. v.) erfolgen. Schließlich ist die Gabe von Naloxon als diagnostisches und therapeutisches Mittel im Falle einer vermuteten bzw. bekannten Opiat-Einnahme in Betracht zu ziehen.

1.100
Welche Rolle spielt Ipecac (Ipecacuanha-Sirup) in der Behandlung von akuten Vergiftungen und Überdosierungen?

Ipecacuanha-Sirup (Brechwurz) ist eine emetisch wirkende Substanz, die in der Vergangenheit zur primären Giftentfernung bei bewusstseinsklaren Patienten eingesetzt wurde. Die Datenlage aus klinischen Studien bezüglich des Einsatzes bei Intoxikationen ist unzureichend, bislang konnte jedoch kein Nachweis einer Prognoseverbesserung erbracht werden. Aus diesem Grund wurde im Jahr 2003 von der American Academy of Pediatrics die Empfehlung herausgegeben, dass Ipecac nicht mehr routinemäßig eingesetzt werden soll. Zudem kann Ipecac bei routinemäßigem Einsatz die Wirksamkeit von Aktivkohle, oralen Antidoten und Darmspülungen vermindern.

American Academy of Pediatrics Committee on Injury, and Poison Prevention: Poison treatment at home. Pediatrics 112:1182–1185, 2003.
Aktuelle AACT/EAPCCT-Empfehlungen zu primären Giftentfernungsmaßnahmen (www.giz-nord.de)

1.101
Wie wirkt Aktivkohle? In welchen Situationen sollte sie eingesetzt werden?

Die beste Maßnahme zur Verhinderung der gastrointestinalen Giftabsorption ist die einmalige Verabreichung von Aktivkohle als Suspension (1 g/kg KG bei Kindern, 50 bis 100 g bei Jugendlichen und Erwachsenen) innerhalb der ersten Stunde nach Gifteinnahme. Aktivkohle ist billig, wirkt sofort und führt selten zu Komplikationen (z.B. Erbrechen, Aspiration). Da die allermeisten Vergiftungen auch ohne Aktivkohle lediglich zu leichten Beschwerden führen, sollte nur bei potenziell schweren Vergiftungen (d.h. hohe Einnahmedosen) Aktivkohle verabreicht werden. Aktivkohle darf nur wachen Patienten mit normalen Schluckreflexen gegeben werden. Bewusstseinsgetrübte Patienten müssen intubiert, und die Aktivkohle muss mittels Magensonde appliziert werden.

American Academy of Clinical Toxicology, European Association of Poisons Centres and Clinical Toxicologists: Position statement: Single-dose activated charcoal. J Toxicol Clin Toxicol 35:721–741, 1997.

Meier-Abt PJ, Kupferschmidt H: Dekontamination und wichtigste Antidote. Schweiz Med Forum 16:402–405, 2001.

1.102
Bei einem nun schlafenden 2-jährigen Kind erfolgte vor 2 Stunden die Einnahme einer halben Flasche eines H_2-Antihistaminikums. Sollte hier Aktivkohle verabreicht werden?

Das wäre keine sehr gute Idee, da die Wirksamkeit von Aktivkohle mit der Zeit abnimmt und bereits 2 Stunden seit der Ingestion verstrichen sind. Zudem ist es möglich, dass die Schutzreflexe der Atmung in diesem Fall beeinträchtigt sind, da das Kind schläft.

1.103
In welchen Situationen wird der Einsatz von Aktivkohle nicht empfohlen?

- Vor Sicherung der Atemwege.
- Bei klinischen Zeichen eines Ileus, bei Hämatemesis oder ausgeprägtem Erbrechen.
- Bei Einnahme von Medikamenten mit sofort verfügbaren Antidoten.
- Bei Vergiftungen mit Kohlenwasserstoffen aufgrund des erhöhten Aspirations-Risikos.
- Bei Einnahme von Substanzen, die von Aktivkohle nicht gebunden werden: Alkohole (Ethanol, Methanol), Ethylenglykol, Schwermetalle, Lithium, organische Lösungsmittel, Zyanid, starke Säuren und Laugen.

1.104
Sollte allen Kindern nach Ingestion Laxantien verabreicht werden?

Nein. Für die Gabe von Laxantien allein besteht in der Therapie von oralen Vergiftungen keine Indikation. Die gemeinsame Gabe von Aktivkohle und einem Laxans wird nur als Ausnahme empfohlen. Abführmittel können helfen, die Absorption zu verringern und die durch Aktivkohle entstehende Obstipation zu vermindern. Mittel der Wahl sind Magnesium-haltige Substanzen oder Sorbitol. Die Kontraindikationen für den Gebrauch von Laxantien sind mit denen

Perry H, Shannon M: Emergency department gastrointestinal decontimation. Pediatr Ann 25:19–26, 1996.
Aktuelle AACT/EAPCCT-Empfehlungen zu primären Giftentfernungsmaßnahmen (www.giz-nord.de)

1.105
In welchen Situationen sollte eine repetitive Gabe von Aktivkohle in Betracht gezogen werden?

Durch die repetitive Gabe von Aktivkohle (0,5 bis 1 g/kg KG alle 4 bis 6 Stunden) kann die Elimination bereits absorbierter Medikamente beschleunigt werden. Sie stellt die wichtigste sekundäre Dekontaminationsmaßnahme dar. Sie ist risikoarm und äußerst wirksam. Ihre Wirksamkeit beruht auf der Unterbrechung des enterohepatischen Kreislaufs und der kontinuierlichen Adsorption der aktiv und passiv in das Darmlumen sezernierten Noxen. Mögliche Indikationen einer solchen Behandlung sind die Ingestion einer lebensbedrohlichen Menge an Carbamazepin, Dapson, Phenobarbital, Chinin oder Theophyllin. Osmotische Laxantien sollen nicht routinemäßig mit verabreicht werden. Potentielle Nebenwirkungen sind Ileus, Obstipation, gastroösophagealer Reflux mit nachfolgender Aspiration.

American Academy of Clinical Toxicology, European Association of Poisons Centres and Clinical Toxicologists: Position statement and practical guidelines on the use of multi-dose activated charcoal in the treatment of acute poisoning. Clin Toxicol 37:731–751, 1999.
Meier-Abt PJ, Kupferschmidt H: Dekontamination und wichtigste Antidote. Schweiz Med Forum 16:402–405, 2001.

1.106
Wann ist bei Intoxikationen eine Magenspülung indiziert?

Eine Magenspülung wird durchgeführt, indem eine großvolumige Magensonde eingelegt und anschließend kleinere Mengen einer Kochsalzlösung verabreicht und wieder aspiriert werden, um die toxische Substanz aus dem Magen zu entfernen. Bezüglich Giftentfernung hat sie jedoch nur eine limitierte Wirksamkeit bei gleichzeitig möglichen Komplikationen (z.B. Laryngospasmus, Verletzungen des Ösophagus, Aspirations-Pneumonie). Sie ist deshalb nur noch indiziert innerhalb 1 Stunde nach Einnahme großer Noxenmengen bei bewusstseinsgetrübten Patienten (vor allem ältere Kinder, Jugendliche, Erwachsene) nach vorheriger Intubation.

American Academy of Clinical Toxicology, European Association of Poisons Centres and Clinical Toxicologists: Position statement: Gastric lavage. J Toxicol Clin Toxicol 35:711–719, 1997.
Meier-Abt PJ, Kupferschmidt H: Dekontamination und wichtigste Antidote. Schweiz Med Forum 16:402–405, 2001.

1.107
Wann ist bei Patienten mit akuter Vergiftung eine Darmspülung angezeigt?

Die orthograde Darmspülung («whole bowel irrigation») ist die wirksamste, aber auch aufwendigste, primäre Dekontaminationsmaßnahme. Sie hat den Vorteil, dass alle Darmabschnitte von der Noxe gereinigt werden. Die Wirksamkeit ist also auch noch vorhanden, wenn sich die Noxe bereits im Dünndarm befindet. Sie wird durchgeführt, indem große Mengen einer Polyethylenglykol (PEG)-Elektrolytlösung peroral oder über eine Magensonde verabreicht werden. Diese Lösung verursacht keine Elektrolytstörungen, da sie weder in großem Ausmaß absorbiert wird noch einen osmotischen Effekt aufweist. Die üblicherweise verwendete Dosis beträgt für Kinder < 5 Jahre 40 ml/kg KG/h und für Kinder > 5 Jahre, Jugendliche und Erwachsene 1 bis 2 l/h. Als Indikationen gelten schwere orale Vergiftungen mit nicht an Aktivkohle adsorbierbaren Metallionen (z.B. Eisen, Zink, Blei, Arsen) oder mit langsam resorbierten Retardpräparaten, «Spätfälle», in denen sich die Noxe bereits im Dünndarm befindet und massive orale Vergiftungen mit sehr hohen Dosen. Kontraindikationen für die orthograde Darmspülung sind Erbrechen, Magen-Darm-Blutungen, Darmperforation, Darmobstruktion/Ileus, Peritonitis, ungeschützte Atemwege und hämodynamische Instabilität. Komplikationen wie Nausea, Erbrechen, Bauchkrämpfe und Aspirationen sind bei sorgfältiger Indikationsstellung selten.

American Academy of Clinical Toxicology, European Association of Poisons Centres and Clinical Toxicologists: Position statement: Whole bowel irrigation. J Toxicol Clin Toxicol 35:753–762, 1997.
Meier-Abt PJ, Kupferschmidt H: Dekontamination und wichtigste Antidote. Schweiz Med Forum 16:402–405, 2001.

> **Das Wichtigste in Kürze: Toxikologie**
> - Der routinemäßige Einsatz von Ipecacuanha-Sirup wird nicht mehr empfohlen.
> - Die Wirksamkeit von Aktivkohle ist innerhalb der ersten Stunde nach Gifteinnahme am größten.
> - Wiederholte Gaben von Aktivkohle können zur Eliminierung von bereits absorbierten Substanzen versucht werden.
> - Die Magenspülung hat bei den meisten Substanzen bezüglich Giftentfernung aus dem Magen nur eine limitierte Wirksamkeit.
> - Die orthograde Darmspülung wird bei der Ingestion von langsam resorbierten Retardpräparaten oder magensaftresistenten Medikamenten angewendet.

1.108
Wann sind neben einer wiederholten Gabe von Aktivkohle weitere Maßnahmen der sekundären Dekontamination indiziert?

Die sekundäre Dekontamination umfasst alle Maßnahmen zur Beschleunigung der Elimination einer Noxe aus dem Körper. Die forcierte Diurese ist nur noch bei wenigen Intoxikationen (z.B. Barbiturate, Salicylate) indiziert und sollte mit einer gleichzeitigen Alkalinisierung des Urins verbunden sein. Als Komplikationen können Elektrolytstörungen und eine Überwässerung mit Lungen- und Hirnödem auftreten. Die Hämoperfusion und Hämodialyse sind extrakorporelle Verfahren, die in den letzten Jahren als universelle sekundäre Dekontaminationsmaßnahmen bei akuten Vergiftungen an Bedeutung verloren haben. Spezielle Indikationen bestehen noch bei schweren Intoxikationen mit Phenobarbital, Lithium, Methanol und Ethylenglykol, Salicylaten und Theophyllin.

Meier-Abt PJ, Kupferschmidt H: Dekontamination und wichtigste Antidote. Schweiz Med Forum 16:402–405, 2001.

1.109
Bei welcher Art von Vergiftung ist der Einsatz von Naloxon angezeigt?

Naloxon ist ein reiner, sehr wirksamer Opioid-Antagonist ohne morphinartige Eigenwirkungen. Er antagonisiert die Atemdepression und die ZNS-Wirkungen bei Heroinvergiftung und Morphin-Überdosierungen. Außerdem ist er wirksam bei Überdosierungen synthetischer Opioide (Propoxyphen, Codein, Dextromethorphan, Pentazocin, Meperidin). Naloxon ist ein bekannter Antagonist für Clonidin und seine Wirksamkeit bei Vergiftungen mit Tetrahydrozolin (in rezeptfreien Augen- und abschwellenden Nasentropfen enthalten) wurde beschrieben. Die üblicherweise angewendete Dosis beträgt 0,01 bis 0,1 mg/kg. Viele Experten empfehlen jedoch folgendes Vorgehen bei allen vermuteten Opioid- oder Opioid-ähnlichen akuten Vergiftungen:

- Koma ohne Atemdepression: 1,0 mg
- Koma mit Atemdepression: 2,0 mg
- Diese Dosen können bei Bedarf alle 2 bis 10 Minuten wiederholt werden bis zu einer Gesamtdosis von 8 bis 10 mg. Falls kein intravenöser Zugang verfügbar ist, kann Naloxon auch intramuskulär, sublingual oder endotracheal verabreicht werden.

Holmes JF, Bergman DA: Use of naloxone to reverse symptomatic tetrahydrozoline overdose in a child. Pediatr Emerg Care 15:193–194, 1999.

1.110
Welche Substanzen stellen sich auf einer Abdomen-Übersichtsaufnahme nach Einnahme röntgendicht dar?

Mögliche röntgendichte Substanzen sind Chloralhydrat, Schwermetalle (z.B. Arsen, Eisen, Blei), Jod-haltige Substanzen, Phenothiazine und andere Psychopharmaka (z.B. trizyklische Antidepressiva), Retardpräparate und magensaftresistente Tabletten. Die Wahrscheinlichkeit, dass eine bestimmte Substanz röntgendicht erscheint, hängt von zahlreichen Faktoren ab, inklusive Körpergewicht des Patienten, Menge der aufgenommenen Substanz und Zusammensetzung der Tablette.

Tenenbein M: General management principles for poisoning. Aus Barkin RM, Caputo GL, Jaffe DM, Knapp JE, Schafermeyer RW, Seidel J (Hrsg.): Pediatric Emergency Medicine Concepts and Clinical Practice, 2nd ed. St. Louis, Mosby, 1997, S. 527–534.

1.111
Was ist ein Toxidrom?

Als Toxidrom wird eine klinische Konstellation an klinischen Zeichen und Symptomen bezeichnet, die auf eine Vergiftung mit einer bestimmten Substanz oder Substanzklasse hinweist. Patienten mit Salicylat-Vergiftung leiden z. B. häufig unter Fieber, Hyperpnoe, Tachypnoe, Bewusstseinstrübung (Lethargie bis Koma), Tinnitus, Erbrechen; gelegentlich besteht der Geruch von Wintergrünzweigen durch die Methylsalizylsäure.

1.112
Was ist das Toxidrom von Anticholinergika und Antihistaminika?

- Angst, Unruhe
- Verwirrtheit, Desorientierung
- visuelle Halluzinationen
- Tachykardie
- Hypertonie
- Hyperthermie
- Mydriasis
- trockene, warme Haut
- Gesichtsrötung
- Harnverhalt
- Darmatonie

1.113
Was sind typische Atemgerüche für die Ingestion einer spezifischen Substanz?

Charakteristischer Atemgeruch	Verantwortliches Toxin/ Medikament
• Wintergrün	• Methylsalizylsäure
• Bittermandel	• Zyanide
• Karotten	• Cicutoxin (Wasserschierling/ Wasserwüterich)
• fruchtig	• Ethanol, Aceton (Nagellackentferner), Isopropanol, Chloroform
• Fisch	• Zink oder Aluminiumphosphid
• Knoblauch	• Organophosphate (Insektizide), Arsen, Thallium
• Klebstoff	• Toluol
• Minze	• Mundwasser, Reinigungsalkohol
• Mottenkugel	• Naphthalin, p-Dichlorobenzen, Kampfer
• faule Eier	• Schwefelwasserstoff, N-Acetylcystein, Disulfiram
• Schuhcreme	• Nitrobenzol

Woolf AD: Poisoning in children and adolescents. Pediatr Rev 14: 411–422, 1993.

1.114
Was sind die Einschränkungen eines routinemäßig durchgeführten toxikologischen Screenings?

Die meisten toxikologischen Screening-Tests wurden für den Substanz-Nachweis bei Drogenmissbrauch entwickelt. Selbst in großen pädiatrischen Kliniken beinhalten sie nur eine kleine Anzahl von Substanzen, die bei Kindern häufig Intoxikationen auslösen. Die meisten Bluttests untersuchen auf Paracetamol, Salicylate und Alkohole. Im Urin wird häufig nach Drogen oder psychoaktiven Substanzen (Antidepressiva, Neuroleptika, Benzodiazepine, Sedativa/Hypnotika und Antiepileptika) gesucht. Andere potenzielle Toxine, die Bewusstseinsveränderungen (z.B. Kohlenstoffmonoxid, Chloralhydrat, Zyanide, Organophosphate) oder Kreislaufdepressionen (z.B. Beta-Blocker, Kalziumkanal-Blocker, Clonidin, Digitalis) auslösen können sind meist nicht im Screening enthalten. Zudem ist zu beachten, dass die Therapie eines Patienten mit akuter Intoxikation lange vor dem Befund eines toxikologischen Tests eingeleitet werden sollte.

Belson MG, Simon HK, Sullivan K, Geller RJ: The utility of toxicologic analysis in children with suspected ingestions. Pediatr Emerg Care 15:383–387, 1999.

1.115
Wie unterscheiden sich die verschiedenen Arten von Vergiftungen mit Alkoholen?

Alle Alkoholarten verursachen Beeinträchtigungen des ZNS, die von geringen psychischen und motorischen Veränderungen bis hin zu Atemdepression und Koma reichen. Jeder Alkohol hat dabei seine eigenen spezifischen metabolischen Komplikationen:

- **Ethanol** (Getränke, Parfüm, Aftershave, Mundwasser, topische Antiseptika, Reinigungsalkohol): Bei Säuglingen und Kleinkinder kann Ethanol die klassische Trias mit Koma, Hypothermie und Hypoglykämie auslösen; bei Jugendlichen verursacht es eine Vergiftung und geringe neurologische Veränderungen. Ab einem Blutspiegel von > 500 mg/dl ist Ethanol potentiell tödlich.
- **Methanol** (z. B. Frostschutzmittel): Entwicklung einer schweren metabolischen Azidose und bleibende Retina-Schäden bis hin zur Erblindung.
- **Isopropanol** (z. B. Reinigungsmittel in Industrie und Haushalt, Frostschutzmittel, Lösungsmittel für Lacke): Die Symptome eine Vergiftung mit Isopropanol sind Gastritis, Bauchschmerzen, Erbrechen, Hämatemesis, Bewusstseinstrübung, mittelschwere Hypoglykämie, arterielle Hypotension und Azetonämie ohne Azidose.
- **Ethylenglykol** (z. B. Frostschutzmittel, Bremsflüssigkeit): Diese Substanz löst eine schwere metabolische Azidose aus. Ethylenglykol wird im Organismus zu Oxalsäure abgebaut, was zu einer Nierenschädigung durch Ausfällen von Kalzium-Oxalat-Kristallen im Nierenparenchym und zur Hypokalzämie führen kann.

1.116
Welcher Alkohol ist am gefährlichsten?

Methanol. Bereits sehr geringe Dosen von 4 ml reinen Methanols können letal sein. Das einzigartige an Methanol ist die Zunahme seiner Toxizität mit der Metabolisierung im Körper. Methanol wird durch die Alkholdehydrogenase zu Formaldehyd und Ameisensäure abgebaut, wobei die Ameisensäure für die metabolische Azidose und die Augensymptome (Visusverschlechterung bis hin zur Erblindung) verantwortlich ist.

1.117
Warum könnte Fomepizol im Kindesalter Ethanol als primäres Antidot für Ingestionen mit Methanol und Ethylenglykol ablösen?

Bei Vergiftungen mit Methanol und Ethylenglykol werden die toxischen Metabolite durch das Enzym Alkoholdehydrogenase (ADH) gebildet. Ethanol, das entweder intravenös oder oral verabreicht wird, hemmt dieses Enzym kompetitiv, indem es als Substrat wirkt. Ethanol zeigt die bekannten Nebenwirkungen wie z. B. einen «Rausch» oder Hypoglykämien und hat zudem bei jedem Patienten eine ganz unterschiedliche Kinetik. Fomepizol hat eine deutlich höhere Affinität zur ADH und daher eine bessere Wirksamkeit bei weniger unerwünschten Wirkungen, als sie bei der Gabe von Ethanol zu beobachten sind.

Casavant MJ: Fomepizole in the treatment of poisoning. Pediatrics 107:170, 2001.

1.118
Wie kann die osmotische Lücke zur Diagnose von Ingestionen eingesetzt werden?

Die osmotische Lücke ist die Differenz zwischen der gemessenen und der berechneten Osmolalität (2 × Natrium + Harnstoff + Glukose; alle Werte in mmol/l). Die normale Osmolalität beträgt ca. 290 mOsml/l und die osmotische Lücke ist normalerweise < 11 mmol/l. Die Erhöhung der Osmolalitätslücke ist ein indirekter Hinweis für das Vorhandensein von Osmolalitäts-beeinflussenden Substanzen, nämlich Ethylalkohol, Methanol und Ethylglykole. Die erhöhte Osmolalitätslücke ist aber nicht alkoholspezifisch, sondern auch bei Laktatazidose erhöht. Zudem verringert sich die Lücke beim Abbau von Alkohol und damit dem Anstieg der toxisch wirksamen Metaboliten und ist deshalb nur in der Frühphase der Alkoholintoxikation aussagekräftig.

1.119
Was bedeutet «MUDPILES»?

MUDPILES ist ein Akronym für Substanzen, welche bei Intoxikation eine metabolische Azidose mit vergrößerter Anionenlücke auslösen:

M = **M**ethanol, **M**etformin
U = **U**rämie
D = **D**iabetische Ketoazidose
P = **P**araldehyd (Acetaldehyd)
I = **I**soniazid, Eisen (**I**ron), angeborene Stoffwechselerkrankungen (**I**nborn errors of metabolism)
L = **L**aktatazidose (bei Schock, Vergiftung mit Kohlenstoffmonoxid oder Zyaniden)
E = **E**thanol, **E**thylenglykol
S = **S**alicylate

1.120
Wie können die unterschiedlichen Pupillenbefunde zur Diagnose von Vergiftungen eingesetzt werden?

Miosis	Narkotika, Organophosphate, Phencyclidin (PCP, Angel Dust), Clonidin, Phenothiazine, Barbiturate (gelegentlich), Ethanol (gelegentlich)
Mydriasis	Anticholinergika (Atropin, Antihistaminika, zyklische Antidepressiva), Sympathomimetika (Amphetamine, Koffein, Kokain, LSD, Nikotin)
Nystagmus	Barbiturate, Ketamin, Phencyclidin, Phenytoin

1.121
Wann sollte bei Paracetamol-Vergiftungen die erste Spiegelmessung erfolgen?

Frühestens 4 Stunden nach Einnahme sollte eine Bestimmung des Paracetamol-Plasmaspiegels erfolgen. Das Risiko der Leberschädigung kann damit anhand eines Normogramms abgeschätzt werden. Zu beachten ist jedoch, dass das Normogramm nur anwendbar ist bei einer einmaligen, akuten Einnahme, bei bekanntem Einnahmezeitpunkt und für Patienten ohne Risikofaktoren (Lebererkrankung, chronischer Alkoholismus, Induktion des Lebermetabolismus, Malnutrition). Die Einnahme von < 150 mg/kg KG Paracetamol ist i. d. R. mit einem geringen Risiko verbunden.

1.122
Wann sollte N-Acetylcystein als Antidot bei Paracetamol-Vergiftungen eingesetzt werden?

N-Acetylcystein (NAC) ist ein spezifisches Antidot bei Paracetamol-Vergiftungen. Indem es an die Stelle des Glutathion als SH-Donor tritt, werden die toxischen Metabolite des Paracetamols in der Leber detoxifiziert. Am wirksamsten ist es bei Gabe innerhalb der ersten 8 Stunden nach Einnahme, es kann jedoch (mit verminderter Wirksamkeit) bei toxischem Serum-Spiegel (Normogramm) bis zu 24 Stunden nach Einnahme des Paracetamols verabreicht werden. Es ist empfehlenswert, NAC bei jeglichem Verdacht auf eine Paracetamol-Vergiftung einzusetzen (z. B. falls der Serumspiegel nicht schnell verfügbar oder die Einnahmezeit unbekannt ist). Das Schema zur peroralen Anwendung ist heute in Amerika Standard, während in Europa die intravenöse Applikation verbreitet ist.

Kociancic T, Reed MD: Acetaminophen intoxication and length of treatment: How long is long enough? Pharmacotherapy 23:1052–1059, 2003.

Das Wichtigste in Kürze: Paracetamol-Intoxikation

- Auch erhebliche Ingestionen können primär asymptomatisch verlaufen.
- An die gleichzeitige Einnahme anderer Substanzen denken.
- Aktivkohle sollte bis zu 4 Stunden nach Paracetamol-Einnahme gegeben werden.
- Das Risiko der Leberschädigung kann durch Bestimmung der Serumkonzentration von Paracetamol abgeschätzt werden (Rumack-Matthew-Normogramm).
- Die drohende Lebernekrose kann durch frühzeitige Gabe des Antidots N-Acetylcystein bis zu 8 Stunden nach Einnahme sehr zuverlässig verhindert werden.

1.123
Welche Blutgas-Veränderungen werden klassischerweise bei einer Salicylat-Vergiftung gesehen?

Metabolische Azidose und respiratorische Alkalose. Salicylate stimulieren direkt das Atemzentrum im Hirnstamm und verursachen so eine Tachypnoe mit nachfolgendem pCO_2-Abfall (respiratorische Alkalose). Durch Hemmung von Enzymen des Zitratzyklus entsteht eine Laktat- und Ketoazidose und durch Hemmung des Aminosäurenstoffwechsels eine metabolische Azidose. Des Weiteren kommt es zur Entkopplung der mitochondrialen oxidativen Phosphorylierung.

1.124
Was sind die klassischen EKG-Veränderungen, die bei Intoxikationen mit trizyklischen Antidepressiva gefunden werden?

Trizyklische Antidepressiva interferieren mit der myokardialen Reizleitung und können ventrikuläre Extrasystolen oder einen kompletten AV-Block verursachen. Bei QRS-Verlängerung > 100 ms besteht erhöhte Gefahr für Krampfanfälle und/oder ventrikuläre Rhythmusstörungen, was mit einer schlechten Prognose vergesellschaftet ist. Beim Vorliegen von ventrikulären Tachykardien und/oder QRS-Verbreiterungen >100 ms ist eine Alkalinisierung des Blutes mit Natriumbicarbonat (1 mmol/kg KG) als Bolus (Kurzinfusion) über 5 Minuten indiziert und sollte bis zum Eintreten eines Effekts oder Erreichen des Ziel-pHs (7,45 bis 7,55) wiederholt werden. Durch Bikarbonat kann die Natrium-Kanal-Blockade dieser Substanzen verhindert werden.

1.125
Welche Symptome weisen auf eine Blei-Intoxikation hin?

Die meisten Kinder mit erhöhtem Blei-Spiegel sind asymptomatisch. Eine chronische Bleivergiftung sollte jedoch bei Kindern mit folgenden Symptomen in Betracht gezogen werden:

- Pica (krankhafte Essgelüste), inklusive der Anamnese von akzidentellen Fremdkörper-Ingestionen in Nase oder Ohr
- Unklare oder zunehmende abdominelle Beschwerden wie Anorexie, rezidivierende Bauchschmerzen, Obstipation und Erbrechen
- Unklare Verhaltensauffälligkeiten wie Hyperaktivität, Irritabilität, Unwohlsein oder Lethargie
- Zunehmende Ataxie oder afebrile Krampfanfälle
- Anamnese einer unerklärten Eisenmangel-Anämie
- Basophile Tüpfelung der Erythrozyten.

Piomelli S: Childhood lead poisoning. Pediatr Clin North Am 49:1285–1304, 2002.

1.126
Sollten alle Kinder auf erhöhte Blei-Spiegel getestet werden?

Da ausgeprägte regionale und lokale Unterschiede in der Prävalenz erhöhter Blei-Spiegel bestehen, ist das routinemäßige Screening aller Kinder sehr umstritten. Es bestehen jedoch Hinweise, dass bereits geringe Konzentrationen (< 10 µg/dl) mit Entwicklungsverzögerung und Verhaltensauffälligkeiten assoziiert sind, weshalb einige Staaten der USA ein generelles Screening eingeführt haben. Im Allgemeinen ist es vertretbar, nur Hochrisiko-Kinder zu untersuchen, die folgende Charakteristika aufweisen:

- Das Leben oder Besuchen von Wohnungen mit abblätternder Farbe, die vor 1960 gebaut wurden oder momentan renoviert werden.
- Ein Geschwisterkind oder Spielkamerad mit erhöhtem Blei-Spiegel im Blut.
- Das gemeinsame Wohnen mit einem Erwachsenen, der beruflich oder in der Freizeit mit Blei arbeitet.
- Das Wohnen neben einer Industrieanlage, aus der wahrscheinlich Blei in die Umwelt abgeben wird (z. B. Verbrennungsanlagen, bleiverarbeitende Betriebe).

Canfield RL, Henderson CR Jr., Cory-Slechta DA, et al: Intellectual impairment in children with blood lead concentrations below 10µg per deciliter. N Engl J Med 348:1517–1526, 2003.

1.127
Was sind die häufigsten umweltbedingten Blei-Quellen, die zu einer Erhöhung der Blei-Konzentration im Blut führen können?

- **Bleihaltige Farbe:** Wurde v.a. vor 1960 im Hausbau eingesetzt.
- **Haus-Renovierung:** Freisetzung von bleihaltigem Staub in die Umwelt.
- **Erdboden:** Kontamination von in der Nähe liegenden Industrieanlagen (z.B. Verbrennungsanlagen, bleiverarbeitende Betriebe)
- **Trinkwasser:** Kontamination durch alte, bleihaltige Rohre.

In der Vergangenheit waren Bleigeschirr und bleihaltiges Geschirr aus Zinn bedeutsame Bleiquellen, weil insbesondere saure Lebensmittel wie Wein oder Fruchtsaft erhebliche Mengen Blei aus ihnen lösen konnten. Ihre Verwendung ist inzwischen verboten. Heutzutage kann noch bleihaltige Keramikglasur Blei in relevanter Menge an Nahrungsmittel abgeben. Bei Jugendlichen kann das Einatmen von bleihaltigem Benzin zu Bleivergiftungen führen.

Campbell C, Osterhoudt KC: Prevention of childhood lead poisoning. Curr Opin Pediatr 12:428–437, 2000.

1.128
Bei welchem Blei-Spiegel ist eine Chelat-Therapie angezeigt?

Eingesetzt werden 3 Chelatoren, nämlich *DMSA = 2,3-Dimercaptosuccinat* (syn. Succimer), *CaNa$_2$-EDTA* und *Dimercaprol (BAL)*, welches als einzige Substanz auch das Blei aus dem ZNS zu chelieren vermag.

< 25 µg/dl	Keine Chelator-Therapie
25 bis 45 µg/dl	Eine Chelator-Therapie wird nicht routinemäßig empfohlen, da keine Beweise vorliegen, dass damit die Neurotoxizität verhindert oder vermindert werden kann. Wenige Patienten profitieren von einer Chelator-Therapie (z.B. DMSA), v.a. wenn die erhöhten Spiegel trotz ausreichender Umwelt-Sanierung persistieren.
45 bis 70 µg/dl	Eine Chelatierung sollte entweder mit DMSA oder CaNa$_2$-EDTA durchgeführt werden, falls keine Symptome einer Enzephalopathie wie Kopfschmerzen oder persistierendes Erbrechen vorliegen. Bei Zeichen einer Enzephalopathie ist die Gabe von Dimercaprol und CaNa$_2$-EDTA angezeigt. Vor Chelator-Therapie sollte ein Abdomen-Röntgen durchgeführt werden, um potentiell entfernbares enterales Blei zu entdecken.
> 70 µg/dl	Indikation einer unverzüglichen stationären Therapie mit Dimercaprol und CaNa$_2$-EDTA.

Committee on Drugs: Treatment guidelines for lead exposure in children. Pediatrics 96:155–160, 1995.
www.toxi.ch (Schwermetalle, Zürich, 2003)

1.129
Was sind klinische und laborchemische Merkmale einer akuten Eisenvergiftung?

Eisenhaltige Multivitaminpräparate führen in den USA häufig zu kindlichen Vergiftungen. In Deutschland ist der Eisengehalt in den Multivitamintabletten gering. Vergiftungen mit eisenhaltigen Medikamenten sind in Deutschland selten: 43 von 10 240 Kindern hatten 2003 eisenhaltige Medikamente ingestiert, keines war schwer erkrankt (Jahresbericht VIZ Freiburg 2003). Das absorbierte Eisen katalysiert die Bildung freier Radikale mit der Folge einer Lipidperoxidation und Zelluntergang. Klinisch imponiert Erbrechen und Durchfall, in schweren Fällen mit Blutbeimengungen als Ausdruck der gastrointestinalen Nekrosen. Schock, Azidose und eine toxische Leberschädigung können komplizierend dazukommen. Gelegentlich können Eisentabletten (nicht jedoch eisenhaltige Tropfen) radiologisch sichtbar gemacht werden. Eisensalze binden nicht an Aktivkohle. Therapie der Wahl zur Ausscheidung retardierter Eisentabletten ist die anterograde Darmspülung. In Abhängigkeit von der Klinik und der Konzentration des Serumeisens wird der Chelatbildner Deferoxamin i.v. gegeben.

Hermanns-Clausen M: Medikamentenvergiftungen im Kindes- und Jugendalter. Monatsschrift Kinderheilkd 152:1046–1054, 2004.

1.130
Wie unterscheidet sich die klinische Präsentation einer akuten Eisenvergiftung von Intoxikationen mit anderen Schwermetallen?

Eine Vergiftung mit **Eisensalzen** verursacht frühe gastrointestinale Symptome und in schweren Fällen eine hämorrhagische Gastritis mit Schock oder Koma. Nach 24 bis 48 Stunden folgen Zeichen der toxischen Leberschädigung.

Eine **Blei**-Vergiftung kann ebenfalls milde gastrointestinale Symptome hervorrufen. Gefürchtet ist jedoch die Enzephalopathie mit zerebraler Vaskulitis, erhöhtem Hirndruck und Koma, Krampfanfällen und schwerer neurologischer Schädigung.

Eine akute **Quecksilber**-Vergiftung kann zu einer hämorrhagischen Gastroenteritis und zu einer Nephritis mit Anurie und Urämie führen. Üblicherweise kommt es nicht zur Leberschädigung.

Bei einer **Arsen**-Vergiftung sind zahlreiche Organsysteme betroffen: Veränderung von Haut und Haaren, neurologischen Störungen (Enzephalopathie, periphere Neuropathie, Tremor, Koma, Konvulsionen), Hepatopathie, akutes Nierenversagen und Kardiotoxizität mit Überleitungsstörungen und Arrythmien.

1.131
Ist es schlimmer, Geschirrspülmittel oder Toilettenreiniger zu trinken?

Die Ingestion von Toilettenreiniger ist weniger schlimm, obwohl sowohl Säuren (Toilettenreiniger) als auch Laugen (Geschirrspülmittel) schwere ösophageale Schleimhautverätzungen zur Folge haben können. **Laugen** bewirken eine Kolliquationsnekrose (Verflüssigung von Proteinen und Lipiden) und dringen so tiefer in das Gewebe ein, was generell einen größeren Schaden anrichtet. **Säuren** dagegen verursachen eine Koagulationsnekrose des Gewebes. Dadurch entsteht eine Wundkruste, die ein tiefes Eindringen der Substanz verhindert. Hinzu kommt, dass Laugen im Gegensatz zu Säuren typischerweise in fester oder pastenartiger Form vorkommen, was wiederum die Kontaktzeit zum Gewebe und die Schädigungswirkung erhöht.

1.132
Ist die Gabe von Steroiden bei der Ingestion ätzender Substanzen hilfreich?

Die Behandlung mit Steroiden (z.B. Prednisolon 1 bis 2 mg/kg/Tag) wird kontrovers diskutiert, weil ein Nutzen zur Vermeidung von Strikturen bislang nicht eindeutig nachgewiesen werden konnte. Dennoch wird aufgrund des verhältnismäßig geringen Risikos von Steroidnebenwirkungen im Rahmen einer begrenzten Therapiedauer bei zirkulären höhergradigen Verätzungen ($\geq$ Grad IIb) eine Steroidtherapie von vielen Zentren über 2 bis 4 Wochen durchgeführt.

Kurzai M, Köhler H: Gastrointestinale Verätzung und Fremdkörperingestion. Monatsschr Kinderheilkd 153:1197–1208, 2005.

1.133
Bei welchen Kohlenwasserstoff-Verbindungen besteht das größte Risiko einer chemischen Pneumonitis?

Im Haushalt befindliche Kohlenwasserstoff-Verbindungen (Hydrokarbone) mit geringer Viskosität haben das größte Risiko einer Aspiration mit nachfolgender chemischer Pneumonitis. Zudem können diese leicht flüchtigen Stoffe auch direkt durch Inhalation eine Pneumonitis auslösen. Die wichtigsten Substanzen sind Möbelpolitur, Benzin, Kerosin, Terpentin und andere Verdünnungsmittel sowie Feuerzeugbenzin.

1.134
Welche Patienten mit Ingestion einer Kohlenwasserstoff-Verbindung sollten stationär aufgenommen und überwacht werden?

Alle Patienten mit deutlichen klinischen Zeichen und Patienten mit auffälligem Thorax-Röntgenbild sollten stationär aufgenommen werden. Exponierte Kinder können 4 bis 6 Stunden nach dem Ereignis wieder entlassen werden, falls keine Symptome aufgetreten sind und folgende Merkmale bestehen: akzidentelle Ingestion, nur vorübergehender Husten oder Würgen, normaler klinischer Untersuchungsbefund und zuverlässige Nachkontrolle.

1.135
Ein Patient erhält ein Medikament gegen Übelkeit (z. B. Metoclopramid) und entwickelt im Verlauf unwillkürliche, über viele Sekunden dauernde tonische Kontraktionen in unterschiedlich vielen Muskelgruppen der Glieder, des Rumpfes und/oder des Kopf-Halsbereichs. Um was handelt es sich dabei?

Akute Dystonie. Diese dystone Reaktion wird klassischerweise als Nebenwirkung von antidopaminergen Medikamenten wie Neuroleptika, Antiemetika und Metoclopramid gesehen. Bei Kindern werden am häufigsten Vergiftungen mit Phenothiazinen gesehen. Therapeutisch kann Gabe von Diphenhydramin p.o., i.v. oder i.m. mit einer Dosierung von 1 mg/kg/Dosis. Bei Erwachsenen können auch Benztropine eingesetzt werden.

1.136
Was haben SLUDGE und DUMBELS gemeinsam?

Beide Akronyme dienen als Merkhilfe der Symptome einer Vergiftung mit Organophosphaten (= Phosphorsäureester, z. B. Pflanzenschutzmittel). Phosphorsäureester sind Cholinesterase-Hemmstoffe, sie verhindern den Abbau des körpereigenen Acetylcholins (ACh) und der Körper vergiftet sich selbst:
Bindung an den Muscarin-Rezeptor (erheblich empfindlicher gegenüber ACh als der Nicotin-Rezeptor): Parasympathische Wirkungen wie Steigerung der Drüsensekretion, Bronchospasmus, Diarrhöen, Harnabgang, Bradykardie, Blutdruckabfall, Miosis.
ZNS-Symptome: Agitation, Delirium, Krampfanfälle und/oder Koma.
Bindung an den Nicotin-Rezeptor (bei weiterem Anstieg der ACh-Konzentration): Hemmung der ganglionären Übertragung mit Muskelfibrillationen und Gefahr der peripheren Atemlähmung.
SLUDGE: Salivation, **L**akrimation, **U**rinabgang, **D**efäkation, **G**astrointestinale Krämpfe, **E**mesis
DUMPELS: Defäkation, **U**rinabgang, **M**iosis, **B**ronchialsekretion/**B**radykardie, **E**mesis, **L**akrimation, **S**alivation.

1.137
Welche Metall-Intoxikation kann ein Kawasaki-Syndrom nachahmen?

Quecksilber-Vergiftung (Mercurismus). Der Begriff «Akrodynie» bezeichnet eine Form der Intoxikation mit Quecksilbersalzen, bei der die klinische Symptomatik einem Kawasaki-Syndrom ähnelt. Die klassischen Symptome der Akrodynie wurden bei Kindern mit Einnahme von Kalomel beschrieben, was hauptsächlich aus Quecksilberchlorid bestand. Der Symptomenkomplex beinhaltet Schwellung und Rötung der Hände und Füße, Exanthem, Schweißausbrüche, Tachykardie, Hypertension, Photophobie und eine ausgeprägte Irritabilität mit Appetitlosigkeit und Schlaflosigkeit. Die Kinder waren zudem sehr schwach, lagen in einer Frosch-ähnlichen Position und hatten eine eindrucksvolle Schwäche der Hüft- und Schultermuskulatur. Ähnliche Symptome wurden auch bei der Vergiftung mit anderen Formen von Quecksilber beschrieben.

1.138
Warum sind Zyanide so toxisch?

Die primäre Giftwirkung besteht in einer irreversiblen Bindung der Blausäure an das zentrale Eisen(III)-Ion des Häm a_3 Kofaktors in der Cytochrom c Oxidase der mitochondrialen Atmungskette. Durch die Inaktivierung dieses Enzyms kommt die Zellatmung zum Erliegen, die Zelle kann den Sauerstoff nicht mehr zur Energiegewinnung verwerten und es kommt zur so genannten «inneren Erstickung». Die hellrote Färbung der Haut ist ein typisches Zeichen einer

Vergiftung mit Zyaniden und entsteht dadurch, dass das venöse Blut noch mit Sauerstoff angereichert ist, da der Sauerstoff von den Zellen nicht verwertet werden konnte. Die Aufnahme von Zyanid kann inhalativ, oral oder transkutan erfolgen. Vergleichbar mit einer Kohlenmonoxid-Vergiftung zeigen sich die Symptome v. a. in metabolisch aktiven Organsystemen. Besonders das zentrale Nervensystem ist schnell beeinträchtigt mit der Entstehung von Kopfschmerzen, Schwindel bis hin zu Erschöpfung, Konvulsionen, Koma und Tod. Weniger schwerwiegende Ingestionen machen sich evtl. durch ein Brennen in der Zunge und in den Schleimhäuten bemerkbar oder mit Tachypnoe und Dyspnoe durch die Zyanid-Stimulation von Chemorezeptoren.

1.139
In welchen Situationen muss an eine Zyanid-Vergiftung gedacht werden?

- **Suizidale Ingestion**, häufig durch Chemiker, die Zugang zu Zyansalzen als Reagenzien haben.
- **Brände**, die zur Verbrennung von Wolle, Seide, synthetischem Gummi, Polyurethan und Nitrozellulose führen (Freisetzung von Zyaniden).
- Patienten unter **Nitroprussid-Dauerinfusion** in höherer Dosierung.

1.140
Durch welche Pflanzen entstehen die meisten tödlichen Intoxikationen?

Pilze. Die häufigste Pilzvergiftung kommt durch Genuss des Knollenblätterpilzes, Amanita phalloides, zustande, der mit einem Champignon verwechselt werden kann. Der Pilz enthält zwei Gruppen von Giften: Phallotoxine verursachen früh eine gastrointestinale Symptomatik (z. B. Durchfälle und Koliken) und Amatoxine führen in der Folge zu Leber- und Nierenversagen. Andere Pilzarten können eine Reihe von frühen Symptomen (< 6 Stunden) wie muscarinische Effekte (z. B. Schwitzen, Speichelfluss, Koliken), anticholinergische Effekte (z. B. Benommenheit, Unruhe, Halluzinationen) sowie gastrointestinale Beschwerden auslösen.

1.141
Worum handelt es sich beim China-Restaurant-Syndrom?

Das so genannte China-Restaurant-Syndrom tritt wenige Stunden nach Einnahme von chinesischem Essen auf. Die bis zu 1 bis 2 Tage anhaltenden Symptome beinhalten Brennen und Gefühllosigkeit von Gesicht und Hals, Kopfschmerzen und gelegentlich starke Thoraxschmerzen. Die Pathophysiologie ist nicht eindeutig geklärt, der Geschmacksverstärker Mononatriumglutamat könnte jedoch dafür verantwortlich sein, indem Glutamat als Neurotransmitter wirkt. Es gibt andere Hinweise, dass die Gärung typischer Zutaten der chinesischen Küche (z. B. Sojasoße, schwarze Bohnen, Shrimp-Paste) zur Freisetzung von Histaminen mit den entsprechenden Symptomen führt.

1.142
Müssen verschluckte Knopfbatterien endoskopisch entfernt werden?

Obwohl Knopfbatterien selbst in kurzer Zeit tiefe Schleimhautschäden verursachen können, passieren die meisten Batterien den Gastrointestinaltrakt ohne weitere Probleme. Initial ist zur genauen Lokalisationsdiagnostik eine Röntgenaufnahme erforderlich. Bei Lokalisation im Ösophagus, auch im distalen Ösophagus, muss eine sofortige endoskopische Entfernung durchgeführt werden. Lange Zeit galt die Indikation zur umgehenden Entfernung auch aus dem Magen, da es unter dem Einfluss der Säure zur Lösung der beiden Kapselhälften und zur Freisetzung des toxischen Inhaltes kommen kann. Magenwandperforationen wurden beschrieben. Mittlerweile sind die Kapselhälften jedoch dauerhaft verklebt, so dass eine notfallmäßige Extraktion nicht mehr erforderlich ist.

1.143
Wie können im Ösophagus lokalisierte Fremdkörper am besten entfernt werden?

Zur endoskopischen Extraktion eignen sich Zangen und Körbchen, bei metallischen Gegenständen können mit einem Magnet bestückte Sonden verwendet werden. Weiterhin wurden Netze entwickelt, mit denen insbesondere glatte Gegenstände, die mit Zangen schlecht fassbar sind, geborgen werden können. Spitze Gegenstände können mit einer Schutzkappe oder einem Overtube entfernt werden, um iatrogene Verletzungen zu verhindern. Das Vorschieben von Fremdkörpern durch den Ösophagus in den Magen ist nicht ohne Risiko, da bereits wenige Stunden nach der Ingestion korrespondierende Druckulzera entstehen können, so dass beim Vorschieben die Perforation droht. Falls der Fremdkörper dennoch iatrogen versehentlich im Magen platziert wird, kann er in der Regel auch dort belassen werden, da ein spontaner Abgang höchst wahrscheinlich ist. Nach Bergung des bekannten Fremdkörpers wird empfohlen, nicht nur die Mukosa auf Verletzungen zu untersuchen, sondern auch nach weiteren Fremdkörpern zu fahnden, da «Wiederholungstäter» nicht selten sind.

Kurzai M, Köhler H: Gastrointestinale Verätzung und Fremdkörperingestion. Monatsschr Kinderheilkd 153:1197–1208, 2005.

1.144
Wann sollten im Magen befindliche Fremdköper endoskopisch entfernt werden?

Hat ein Fremdkörper den Magen erreicht, wird er ihn fast immer auch transpylorisch verlassen. So besteht eine Indikation zur Fremdkörperentfernung aus dem Magen nur dann, wenn sich der Fremdkörper auch nach 1 bis 2 Wochen noch immer im Magen befindet oder Beschwerden auftreten. Nur ausnahmsweise wird man einen Fremdkörper vor diesem Zeitraum aus dem Magen bergen. Dies gilt für besonders sperrige, scharfe oder potentiell toxische Gegenstände. Als Regel kann gelten: Wenn ein sperriger, spitzer oder scharfer Gegenstand die Mundhöhle ohne Verletzung passiert hat, in den Magen gelangt ist und keine Beschwerden bestehen, wird er auch auf natürlichem Weg abgehen.

1.145
Was sind die häufigsten aspirierter Fremdkörper bei Kindern, die pulmonale Symptome auslösen und eine endoskopische Entfernung erforderlich machen?

Erdnüsse sind mit Abstand die häufigsten aspirierten Fremdkörper und werden in einigen Studien mit 40 % angegeben. Weitere Ursachen sind andere Nuss-Arten, andere organische Materialien (Essen), Samen (v. a. von Sonnenblumen und Wassermelonen), kleine Zweige, Plastik, Popcorn, Nägel und Schrauben. Da das klinische Bild von Aspirationen einer viralen Atemwegsinfektion gleichen kann, wird die Diagnose häufig verpasst oder erst spät gestellt.

Black RE, Johnson DG, Matlak ME, et al: Bronchoscopic removal of aspirated foreign bodies in children. J Pediatr Surg 29:682–684, 1994.

Traumatologie

1.146
Ist bei Kindern mit Kopfverletzungen das konventionelle Schädel-Röntgen eine gute Screening-Untersuchung?

Nein. Der Einsatz von konventionellen Röntgenbildern bei Kindern mit Kopfverletzungen war lange Zeit umstritten. Obwohl die Anwesenheit einer Schädelfraktur das relative Risiko einer intrakraniellen Pathologie um ein 4faches erhöht, ist die intrakranielle Läsion ohne nachweisbare Schädelfraktur nicht ausgeschlossen. Ein konventionelles Röntgenbild kann eine falsche Sicherheit bewirken. Zudem wird es in den meisten Situationen nicht als ausreichend sensitiv und spezifisch angesehen und ist somit in der initialen Evaluation des Schädel-Hirn-Traumas nicht hilfreich.

Greenes DS; Schutzman SA: Clinical significance of scalp abnormalities in asymptomatic head-injured infants. Pediatr Emerg Care 17:88–92, 2001.
Isaacman DJ, Poirier MP, Loiselle JM, et al: Closed head injury in children. Pediatr Emerg Care 18:48–52, 2002.

1.147
Was sind Indikationen für die Durchführung eines Schädel-CTs nach Kopfverletzungen im Kindesalter?

Es existieren keine einheitlichen Richtlinien bezüglich der Indikation einer CT-Untersuchung aufgrund klinischer Parameter, sie sollte jedoch bei folgenden klinischen Zeichen in Betracht gezogen werden:

- GCS < 15
- Bewusstlosigkeit (v. a. falls > 1 Minute)
- abnorme Vitalparameter
- Zeichen eines penetrierenden Schädeltraumas
- Schädelfraktur (v. a. Impressions- oder Schädelbasis-Frakturen)
- Alter < 3 Monate mit nicht trivialem Trauma
- Alter < 2 Jahre mit deutlichem subgalealem Hämatom
- Amnesie
- Fokal neurologische Auffälligkeiten
- Zunehmende bzw. persistierende Bewusstseinsveränderungen, Irritabilität oder Verhaltensauffälligkeiten
- Krampfanfälle
- gespannte Fontanelle
- Liquorrhoe
- Hämatotympanon
- Retinablutungen
- Persistierendes Erbrechen (v. a. falls > 4 bis 6 Stunden posttraumatisch) oder persistierende bzw. zunehmende Kopfschmerzen

Schutzman SA: Head injury. Aus Fleischer GR, Ludwig S (eds.): Textbook of Pediatric Emergency Medicine, 4th ed. Baltimore, Lippincott Williams & Wilkins, 2000, S. 272.
Schutzman SA, Barnes P, Duhaime AC, et al: Evaluation and management of children younger than two years old with apparently minor head trauma: Proposed guidelines. Pediatrics 107:983–993, 2001.

1.148
Was ist die Signifikanz von Erbrechen und Bewusstseinsverlust im Rahmen eines Schädel-Hirn-Traumas?

Bei Kindern ist Erbrechen nach einem Kopftrauma ein sehr häufiges Symptom, oft auch schon ausgelöst durch Schreck und Schmerz. Greenes et al. konnten in einer prospektiven Studie an 608 Kindern zeigen, dass einmaliges Erbrechen nicht signifikant mit einer intrakraniellen Läsion korreliert. Wiederholtes Erbrechen ist aber als Risikofaktor zu werten.

Wie beim einmaligen Erbrechen ist bei einer Bewusstlosigkeit von weniger als einer Minute Dauer keine signifikante Korrelation zu intrakraniellen Verletzungen zu finden. Eine positive Korrelation findet sich andererseits für folgende Zeichen nach dem Unfall: Lethargie, Irritabilität, abnorme Vitalparameter und beim Säugling eine gespannte Fontanelle.

Greenes DS, Schutzman S: Clinical indicators of intracranial injury in head-injured infants. Pediatrics 104:861–867, 1999.

1.149
Wie ist das praktische Vorgehen bei Kindern nach Schädel-Hirn-Trauma?

Die Empfehlungen zielen darauf ab, Kinder mit intrakraniellen Läsionen zu erfassen, das heißt der Nachweis einer Schädelfraktur ist nur indirekt wichtig, da bei Schädelfraktur das Risiko einer intrakraniellen Verletzung höher ist als ohne Fraktur.

Praktisches Vorgehen bei Kindern <3 Monate: Alle Kinder unter drei Monaten mit einem Schädel-Hirn-Trauma (SHT) sind in einem Krankenhaus für mindestens 24 h zu beobachten.

Praktisches Vorgehen bei Kindern >3 Monate: Kinder mit leichtem SHT (also GCS 15, keine neurologische Auffälligkeit, keine klinischen Zeichen einer Fraktur, anamnestisch nur einmaligem Erbrechen und Bewusstlosigkeit von maximal einer Minute Dauer) müssen für mindestens 24 h überwacht werden. Diese Überwachung kann bei entsprechender Instruktion der Eltern und der Möglichkeit, bei Problemen rasch eine Klinik zu erreichen, zu Hause durchgeführt werden. Falls die Bewusstlosigkeit länger als eine Minute gedauert hat und/oder wiederholtes Erbrechen auftrat, ist die Überwachung in einem Spital durchzuführen (vorerst ohne weitere bildgebende Abklärung). Patienten, die zwar die Kriterien eines leichten SHT erfüllen, jedoch ein subgaleales Hämatom als klinisches Zeichen einer Schädelfraktur aufweisen, sollen radiologisch abgeklärt werden. Alle Patienten, die klinisch auffällig sind, benötigen eine Abklärung mittels CT. Finden sich in der CT keine Anhaltspunkte für eine intrakranielle Läsion, können die Patienten nach 24 h aus der Beobachtung entlassen werden. Zu beachten ist, dass alle diese Regeln nicht gelten für Patienten mit vorbestehender neurologischer Affektion, mit Koagulopathie, Drogen-, Alkohol- oder Medikamentenkonsum.

1.150
Bei einem Kind mit Schädel-Hirn-Trauma (SHT) persistieren die arterielle Hypotension und Bradykardie trotz adäquater therapeutischer Maßnahmen. Welche Pathologie sollte in Betracht gezogen werden?

Neurogener Schock. Ein Trauma des zervikalen oder hoch-thorakalen Rückenmarks kann eine Verletzung oder Unterbrechung der absteigenden sympathischen Fasern zur Folge haben, was in einem Verlust des Vasotonus und der sympathischen Kontrolle des Herzens resultiert. Diese Kinder sind auch bei ausgeprägtem Volumenmangel-Schock nicht in der Lage, mit einem Anstieg der Herzfrequenz zu reagieren. Die Therapie beinhaltet die kardiorespiratorische Stabilisierung, Flüssigkeitsersatz und die Gabe von Atropin und Sympathomimetika (v. a. Adrenalin). Eine zu aggressive Flüssigkeitszufuhr kann jedoch zu einer Flüssigkeitsüberladung und Lungenödem führen.

1.151
Wann entsteht das Papillenödem bei akut auftretender Erhöhung des Hirndrucks?

Im Allgemeinen nach 24 bis 28 Stunden.

1.152
Welche klinischen Merkmale werden beim Glasgow Coma Scale berücksichtigt?

Der Glasgow Coma Scale (GCS) wurde 1974 von Teasdale im Lancet erstmals publiziert (s. **Tab. 1-3**). Die ursprüngliche 14-Punkte Skala wurde 2 Jahre später zur bis heute gültigen 15-Punkte Skala modifiziert. Der GCS dient der klinischen Beurteilung des Wachheitszustandes eines Patienten, mit 3 als schlechtestem und 15 als bestem Wert. Der GCS hat nur eine limitierte Bedeutung in der Beurteilung des Outcomes eines Patienten, kann aber in der Akutsituation entscheidend wegweisend in der Abklärung bzw. Behandlung sein.

1.153
Wie erfolgt die Gradeinteilung des Schädel-Hirn-Traumas (SHT) in leicht, mittelschwer und schwer?

Ein **schweres SHT** liegt vor bei einem GCS ≤ 8, die Mortalität für diese Patienten beträgt ca. 30 bis 40 %. Diese Kinder werden alle intubiert und auf einer Intensivstation entsprechend monitorisiert und behandelt. Von einem **leichten SHT** spricht man, wenn bei der klinischen Untersuchung des Kindes der GCS 15 beträgt, der Neurostatus inklusive Fundoskopie unauffällig ist und keine Zeichen einer Schädelfraktur (Häma-

Tabelle 1-3: Glasgow Coma Scale (GCS) für Kinder. Es zählt jeweils die beste Antwort.

	GCS bis 2 Jahre	GCS ab 2 Jahren	Punkte
Augen	Offen, schaut umher	Spontan offen	4
	Auf Anruf offen	Auf Ansprechen offen	3
	Auf Schmerzreiz offen	Auf Schmerzreiz offen	2
	Keine Reaktion	Keine Reaktion	1
Motorik (Prüfung mit Fragen oder Schmerzreizen)	Normales spontanes Bewegen	Befolgen auf Ansprechen	6
	Wegziehen auf Berührung	Lokalisierung des Schmerzes	5
	Wegziehen auf Schmerz	Abwehrflexion	4
	Flexion auf Schmerzreiz	Abnormale Flexion (Dekortikation)	3
	Extension auf Schmerzreiz	Abnormale Extension (Dezerebration)	2
	Keine Reaktion	Keine Reaktion	1
Verbale Reaktion	Spontanes Plappern	Orientiert, beantwortet Fragen	5
	Spontanes Schreien	Desorientiert, beantwortet Fragen	4
	Schreien auf Schmerzreiz	Ungezielte verbale Antwort	3
	Stöhnen auf Schmerzreiz	Unverständliche Laute	2
	Keine Reaktion	Keine Reaktion	1
Total			3 bis 15

Wagner BP: Koma und intrakranielle Hypertonie. Aus Krämer R, Schöni MH (Hrsg.): Berner Datenbuch Pädiatrie, 6. Auflage, 2005, S. 139.

totympanon, subgaleales Hämatom) vorliegen. Anamnestisch kann eine Bewusstlosigkeit vorliegen, sie darf aber nicht länger als eine Minute gedauert haben. Alle anderen Patienten mit einem GCS zwischen 9 und 14, mit neurologischer Auffälligkeit oder Nachweis einer Fraktur werden in der Gruppe **mittleres SHT** zusammengefasst. Sie alle müssen zwingend mit einem Schädel-CT abgeklärt und individuell behandelt werden.

1.154
Was sind die Symptome der unterschiedlichen Einklemmungen bei Hirndrucksteigerung?

- **Einklemmung in den Tentoriumschlitz** (einseitige Herniation des Temporallappens durch den steifen Tentoriumschlitz): Einseitige Schädigung des N. oculomotorius mit Mydriasis, Ptosis und mangelnder Blickwendung nach medial. Im Verlauf Entwicklung von Extremitätenlähmungen, zunächst ipsilateral, dann beidseitig bis zur Tetraplegie. Zum voll ausgeprägten Mittelhirnsyndrom gehören Streckkrämpfe der Extremitäten.
- **Einklemmung der Kleinhirntonsillen in das Foramen magnum:** Rasch fortschreitende Kreislauf-, Atmungs- und Temperaturstörungen mit Bradykardie, arterieller Hypertension und zunehmender Ateminsuffizienz (Cushing-Trias).
- **Subfalxiale Einklemmung** (Herniation einer Großhirnhemispäre unter der Falx zur Gegenseite): Schwäche der unteren Extremitäten und Blasenstörungen.

Wichtig ist, dass die Symptome der unterschiedlichen Einklemmungen oft überlappend auftreten und häufig eine Bewusstseinstrübung das Initialsymptom darstellt.

1.155
Was sind die Risiken von Airbags im Kindesalter?

Kinder unter 13 Jahren und unter 150 cm Körpergröße sollten nicht auf dem Vordersitz von

Autos mit Airbag Platz nehmen. Durch das Auslösen eines Airbags können lebensgefährliche Verletzungen wie Verletzungen des Zervikalmarks und geschlossene Schädel-Hirn-Traumen entstehen. Andere, weniger schwere Verletzungen sind Hautabschürfungen von Gesicht, Hals und Brustkorb, Verbrennungen des Gesichts und der oberen Extremitäten sowie stumpfe oder chemische Augenverletzungen.

Mc Caffrey M, German A, Lalonde F, Letts M: Air bags and children: A potentially lethal combination. J Pediatr Orthop 19:60–64, 1999.

1.156
Was sind die Hauptsymptome einer Blow-out-Fraktur?

Eine Blow-out-Fraktur ist eine Fraktur des Orbitabodens mit Absinken von Orbitainhalt in das Kieferhöhlenlumen infolge stumpfer Gewalteinwirkung in axialer Richtung gegen den Bulbus oculi, gelegentlich kombiniert mit Fraktur des medialen Jochbogens oder des Infraorbitalrandes. Symptome und klinische Zeichen sind:

- Monokelhämatom
- Schmerzen beim Aufwärtsblick
- Doppelbilder beim Abwärtsblick
- Enophtalmus
- Sensibilitätsverlust der ipsilateralen Oberlippe und des Zahnfleischs (Innervationsgebiet des N. infraorbitalis)
- Unvermögen eines Aufwärtsblickes (Einklemmung des M. rectus inf.)
- Mitverletzungen des Auges (z. B. Einblutungen, Retinaablösungen)
- Krepitus der unteren Orbitarandes.

1.157
Welche Verletzungen der Augenlider sollten von einem Spezialisten behandelt werden?

- Wunden mit Einbezug des medialen Augenwinkels, die eine Verletzung der Canaliculi bedingen können.
- Verletzungen des Tränensacks oder des Tränen-Nasengangs, da durch nicht adäquate Versorgung eine Obstruktion verursacht werden kann.
- Tiefe horizontale Wunden des Oberlids, bei denen der M. levator palpeprae potentiell mitbetroffen ist.
- Verletzungen der Lidkante, die ohne adäquate Versorgung zu narbigen Einziehungen führen können.

American College of Surgeons Committee on Trauma: Advanced Trauma Life Support for Doctors, 6th ed. Chicago, American College of Surgeons, 1997, S. 414.

1.158
Wann sollte bei einem Kind mit Augenverletzung an eine Ruptur des Glaskörpers gedacht werden? Wie sollte sie behandelt werden?

Ein plötzlicher Visusverlust bzw. eine deutliche Visusverschlechterung kann im Rahmen eines Augen-Traumas auf eine Glaskörper-Destruktion hinweisen. Durch die Verminderung des Augeninnendrucks kommt es zudem zu einem Zurückweichen des Augapfels (Enophtalmus) und die Vorderkammer kann abgeflacht sein. Als Folge der Vorwölbung von Irisbestandteile in die Wunde oder Einstichstelle kann eine tränenförmige Pupille sichtbar werden. Eine Glaskörper-Ruptur ist ein echter Notfall und es sollte unverzüglich ein Augenarzt herbeigezogen werden. Das in diesem Fall notwendige Vorgehen lässt sich anhand des Akronyms **SANTAS** einprägen:

S = **S**teriles Abdecken und **S**chutz vor weiteren Verletzungen
A = **A**ntiemese
N = **N**BO (nothing by mouth); nüchtern bleiben
T = an **T**etanus-Impfung denken
A = **A**nalgesie (parenteral oder oral)
S = **S**edierung, wenn nicht aufgrund anderer Verletzungen kontraindiziert.

American College of Surgeons Committee on Trauma: Advanced Trauma Life Support for Doctors, 6th ed. Chicago, American College of Surgeons, 1997, S. 416.
Rahman WM, O'Connor TJ: Facial trauma. In Barkin RM (eds.): Pediatric Emergency Medicine, Concepts and Clinical Practice. St. Louis, Mosby, 1997, S. 252–283.

1.159
Warum unterscheidet sich die Lokalisation zervikaler Wirbelsäulenverletzungen zwischen Kleinkindern und älteren Kindern bzw. Erwachsenen?

Kleinkinder erleiden eher Frakturen der oberen Halswirbelsäule, während **ältere Kinder und Erwachsene** am häufigsten Frakturen der unteren Halswirbelsäule zeigen. Ursachen dafür sind:

- Änderung des Drehpunktes der Halswirbelsäule: Bei Säuglingen befindet sich der Drehpunkt der Halswirbelsäule auf Höhe HWK 2 bis 3; bei einem 5 bis 6 Jahre alten Kind auf Höhe HWK 3 bis 4 und bei Kindern über 8 Jahren und Erwachsenen auf Höhe HWK 5 bis 6. Diese Veränderungen sind zum größten Teil auf den relativ großen Kopf eines Säuglings im Vergleich zu einem Erwachsenen zurückzuführen.
- Kleinkinder haben eine relativ schwach ausgeprägte Halsmuskulatur.
- Kleinkinder haben schwächer ausgebildete Schutzreflexe.

Woodward GA: Neck trauma. In Fleisher GR, Ludwig S (eds.): Textbook of Pediatric Emergency Medicine, 4th ed. Baltimore, Williams & Wilkins, 2000, S. 1318.

1.160
Bei welchen Patienten muss an ein SCIWORA gedacht werden?

Bis zu zwei Drittel aller Kinder mit Rückenmarksverletzungen haben ein **SCIWORA** (**s**pinal **c**ord **i**njury **w**ithout **r**adiographic **a**bnormality). Die meisten dieser Patienten sind jünger als 8 Jahre und zeigen Symptome einer Rückenmarksverletzung, ohne das auf Röntgenbildern oder in der Computertomographie knöcherne oder diskoligamentäre Verletzungen sichtbar sind. Es wird angenommen, dass die sehr bewegliche kindliche Wirbelsäule Verletzungen des Rückenmarks durch Flexions- bzw. Extensionskräfte zulässt, ohne dass es zu einem knöchernen Bruch kommen muss. Der Einsatz der MRT bei diesen Kindern wird in Zukunft mehr über die verschiedenen Ursachen Auskunft geben. Die initiale neurologische Symptomatik dieser Patienten sollte sehr ernst genommen werden. Störungen von Sensibilität und Motorik, Blasen- und Mastdarmstörungen oder Instabilität der Vitalparameter sind Zeichen einer Verletzung des Zervikalmarks und sollte auch bei unauffälligen Röntgenbildern zu einer weitergehenden Immobilisierung des Halses und zusätzlichen Untersuchungen (z. B. MRT) Anlass geben.

1.161
Ist eine einzelne seitliche Röntgenaufnahme der Halswirbelsäule ausreichend, um bei einem Patienten nach Halstrauma Frakturen komplett auszuschließen?

Nein. In einigen Studien beträgt die Sensitivität einer einzelnen Aufnahme nur etwa 80%. Die Richtlinien des American College of Radiology sehen mindestens 3 Aufnahmen vor: (1) ap-Aufnahme (komplette Halswirbelsäule, inklusive Gelenk HWK 7-BWK 1); (2) seitliche Aufnahme; und (3) transorale Aufnahme ap. V. a. letztere Aufnahme ist bei kleineren Kindern schwierig durchzuführen. Die weitere bildgebende Diagnostik (CT, MRT) bleibt symptomatischen Patienten mit negativem Befund der initialen Röntgenaufnahmen vorenthalten. Der Einsatz von Schrägaufnahmen ist umstritten.

Keats TE, Dalinka MK, Alazraki N, et al: Cervical spine trauma. American College of Radiology. ACR Appropriateness Criteria. Radiology 215 Suppl: S243–S246, 2000.

1.162
Ein 16-jähriger Junge hat eine Stichwunde im mittleren Abdomen. Seine Herzfrequenz beträgt 152/min, sein Blutdruck 80/50 mmHg und seine Atemfrequenz 28/min. Welche bildgebende oder anderweitige Diagnostik sollte in diesem Fall veranlasst werden?

Keine. Dieser Patient hat ein penetrierendes Bauchtrauma und befindet sich in einem Schockzustand durch innere Blutungen. Das korrekte Vorgehen bei diesem Patienten ist die Sicherung seiner Atemwege, Gabe von Sauerstoff und Flüssigkeit und ein zügiger Transport in den Operationssaal.

1.163
Kann bei einem Patienten mit stumpfem Bauchtrauma eine intraabdominelle Verletzung ausgeschlossen werden, falls in der Computertomographie des Abdomens keine Auffälligkeiten sichtbar sind?

Nein. In der Computertomographie können gewisse gastrointestinale, diaphragmale und pankreatische Verletzungen übersehen werden. Bei computertomographischem Nachweis von freier Flüssigkeit im Abdomen ohne sichtbare Organverletzung kann trotzdem eine gastrointestinale oder mesenteriale Verletzung vorliegen, die ein frühes chirurgisches Eingreifen erforderlich macht.

American College of Surgeons Committee on Trauma: Advanced Trauma Life Support for Doctors, 6th ed. Chicago, American College of Surgeons, 1997, p. 166.

1.164
Warum sind linksseitige Schulterschmerzen nach Bauchtrauma Besorgnis erregend?

Ein ausstrahlender Schmerz in der linken Schulter kann das Zeichen einer infradiaphragmalen Blutansammlung sein (Kehr-Zeichen). Diese Schmerzen werden häufig durch Palpation im linken oberen Quadranten oder durch Kopftief-Lage ausgelöst. Sie können hinweisend auf die Verletzung eines Oberbauchorgans (meistens die Milz) sein und erfordern das Hinzuziehen eines Chirurgen sowie die Durchführung bildgebender Diagnostik (gewöhnlich CT oder Ultraschall), um das Ausmaß der Verletzung einzuschätzen.

1.165
Bei einem 5-jährigen Kind finden sich nach einem Autounfall Hämatome im Bereich des Unterbauchs. An welche Art der Verletzung muss dabei gedacht werden?

Die Hämatome sind am ehesten Folge einer Verletzung durch den **Sicherheitsgurt**. Bei Kindern unter 8 Jahren und unter 150 cm Körpergröße befindet sich der Beckengurt für den kindlichen Körper relativ zu hoch und liegt im Bereich des Unterbauchs anstatt auf Höhe der Hüfte. Die häufigsten dadurch ausgelösten Verletzungen sind Frakturen der Lendenwirbelsäule, v.a. in Folge des Flexionstraumas mit horizontaler Fraktur durch den Dornfortsatz und die Pedikel bis in den vorderen Wirbelkörper reichend («Chance-Fraktur» nach dem Erstbeschreiber G.Q. Chance) und Perforationen oder Einrisse von Darmanteilen oder der Blase.

1.166
Wann ist die medikamentöse Pupillenerweiterung kontraindiziert?

Augentropfen zur Pupillenerweiterung (Mydriatika) sollten nicht bei Patienten eingesetzt werden, bei denen im Verlauf eine neurologische Beurteilung erforderlich ist (z.B. nach schwerem Schädel-Hirn-Trauma) und bei denen ein erhöhter Hirndruck mit Herniation möglich ist. Da bei jeder mydriatischen Maßnahme eine Verlegung des Schlemm-Kanals verbunden ist, kann durch die Anwendung pupillenerweiternder Medikamente immer ein Glaukomanfall ausgelöst bzw. verschlimmert werden. Dieses Risiko ist im Kindesalter sehr gering, trotzdem sollte bei klinischen Zeichen eines Glaukoms (z.B. Augenschmerzen, Visusverminderung, Korneatrübung, Anisokorie, verminderte Lichtreaktion) keine medikamentöse Pupillenerweiterung durchgeführt werden. Da die lokale Anwendung der Mydriatika nicht vor dem gelegentlichen Auftreten systemischer Nebenwirkungen schützt, kann durch manuellen Druck auf den medialen Augenwinkel die systemische Adsorption vermindert werden.

1.167
Wann sollte ein vollständig luxierter Zahn reimplantiert werden?

Die vollständige Herauslösung eines Zahnes aus seinem Fach (Alveole) nennt man **Avulsion**, falls nicht zahnärztlich veranlasst (= Extraktion). Milchzähne sollten nie reimplantiert werden, da dadurch eine Nervenwurzelverletzung oder dentale Ankylose möglich ist. Bleibende Zähne sollten innerhalb 30 Minuten (optimalerweise innerhalb 10 Minuten) reimplantiert werden, um die Überlebenschance des Zahns zu erhöhen. Nach vorsichtiger Säuberung ist somit eine frühe

Reimplantation zu empfehlen, auch wenn der Zahn nicht genau passt, um ein Austrocknen der Wurzel und des paradontalen Apparates zu vermeiden. Wichtig ist, dass so wenig wie möglich an der Wurzel manipuliert wird (kein Abtrocknen oder Desinfizieren). Ist eine sofortige Reimplantation nicht möglich, dann kann der Zahn in speziell erstellten Flüssigkeiten (z. B. Dentosafe, in Apotheken erhältlich) oder alternativ (aber weniger geeignet) in kalter H-Milch, NaCl-Lösung oder Speichelflüssigkeit (auch im Mund der Eltern) transportiert werden.

Weiger R, Heuchert T: Management of an advulsed primary incisor. Endod Ental Traumatol 15:138–143, 1999.

1.168
Was sind die drei wichtigsten Merkmale bei Beurteilung eines nasalen Traumas?

- **Epistaxis** (Nasenbluten): Bei persistierender Blutung kann eine Blutstillung durch manuellen Druck, topische Vasokonstriktiva, topisches Thrombin, Kauterisation und durch eine vordere oder hintere Nasentamponade erreicht werden.
- **Septumhämatom:** Bei Vorwölben der Nasenscheidewand in die Nasenhöhle besteht das Wahrscheinlichkeit eines Septumhämatoms, was drainiert werden muss. Ohne Drainage kann es zur Abszessbildung oder zur Drucknekrose mit nachfolgender Bildung einer Sattelnase kommen.
- **Wässrige Rhinorrhoe:** Dies kann Zeichen einer Duraverletzung sein, durch eine mögliche Fraktur im Bereich der Sella oder Lamina cribrosa, des Os ethmoidale, Sinus sphenoidalis oder Sinus frontalis. Falls die Frakturlinie in der Computertomographie nicht sichtbar ist, kann eine Szintigraphie (intrathekale Gabe eines Radionukleids) oder Computertomographie mit dem Kontrastmittel Metrizamid zur Bestätigung einer ektopen Anreicherung bzw. Kontrastmittelaufnahme außerhalb des Liquorraums durchgeführt werden. Bei ausgeprägteren Gesichtsverletzungen müssen bei einer wässrigen Rhinorrhoe noch weitere Untersuchungen mit der Frage nach Mittelgesichtsfrakturen oder Augenverletzungen erfolgen. Das Vorhandensein einer isolierten Nasenbeinfraktur ist eher von untergeordneter Rolle, da eine manuelle bzw. operative Revision nur bei Verkrümmung der Nase erforderlich ist. Hinzu kommt, dass eine Asymmetrie der Nase in der Akutphase aufgrund der Schwellung meist nicht eindeutig erkannt werden kann.

1.169
Wie lange kann eine Nasenfraktur im Kindesalter noch revidiert werden?

Sollte nach Nasenbeinfraktur und Rückbildung der initialen Schwellung eine Asymmetrie sichtbar sein, so kann die Fraktur bis zu 4 bis 5 Tage nach dem Trauma noch korrigiert werden. Nachfolgend ist meist mit einer Fehlheilung zu rechnen.

1.170
Wie kann Nasensekret von Liquor unterschieden werden?

Diese Frage stellt sich v. a. bei Kindern mit posttraumatischer Rhinorrhoe. Der einfachste – wenn auch nicht sehr zuverlässige – Test ist die Glukosebestimmung in der Flüssigkeit mittels Streifentest. Liquor hat normalerweise eine Glukosekonzentration von 40 bis 80 mg/dl (ca. 1,5 bis 5 mmol/l), bei nasalem Sekret ist die Glukosekonzentration nahezu Null. Am sichersten gelingt heute der Liquornachweis durch die immunelektrophoretische Bestimmung des β-2-Transferrins, was jedoch eine recht aufwändige, zeitintensive und nicht überall verfügbare Methode darstellt.

1.171
Ein 7-jähriger Knabe hat eine radiologisch gesicherte Beckenfraktur. Welche urologische Untersuchung sollte durchgeführt werden und welche ist kontraindiziert?

Im Bereich der Prostata besteht eine enge Nachbarschaft der Urethra zum Schambein, so dass die Harnröhre bei Beckenfrakturen besonders verletzungsgefährdet ist. Bei allen Beckenfrakturen sollte auch ohne das klinische Warnzeichen einer Hämaturie an eine Verletzung der Urethra gedacht werden. In einem solchen Fall ist die Darstellung der Harnröhre mittels **retrogradem Urethrogramm** indiziert. Falls klinische Zeichen einer partiellen Harnröhrenruptur bestehen (hochstehende Prostata in der rektalen Untersuchung und/oder Blutaustritt aus dem Meatus externus), so ist die Einlage eines Blasenkatheters (**Foley-Katheter**) kontraindiziert, da dadurch eine partielle Ruptur in eine vollständige Ruptur überführt werden kann.

1.172
Wie kann eine Penis-Einklemmung im Reißverschluss gelöst werden?

Nach Lokalanästhesie mit 1 %iger Lidocainlösung (ohne Adrenalinzusatz) kann die Vorhaut durch einfache Manipulation des Reißverschlusses oder durch Aufschneiden des Verbindungsstückes mittels Drahtzange oder durch transversale Spaltung gelöst werden.

A novel method for removal of penile zipper entrapment. Pediatr Emerg Care 15:412–413, 1999.

2 Neonatologie

Vermischtes

2.1
Rechtfertigt eine singuläre Nabelschnurarterie bei einem ansonsten unauffälligen Neugeborenen ein sonographisches Screening auf Nieren-Fehlbildungen?

Eine singuläre Nabelschnurarterie ist ein insgesamt seltenes Phänomen. In einer großen Studie mit 35 000 Säuglingen hatten nur 112 Kinder (0,32 %) eine singuläre Nabelschnurarterie. Bei diesen 112 Kindern wurde ein Ultraschall der Nieren durchgeführt, wobei sich in 17 % Auffälligkeiten zeigten (davon 45 % bleibende Fehlbildungen). Eine andere, neuere Studie fand pränatal in 2 % der untersuchten Feten eine singuläre Nabelschnurarterie. Die betroffenen Feten hatten signifikant häufiger Chormosomenaberrationen (10,3 %) und kongenitale Fehlbildungen (27 %) als solche mit zwei Nabelschnurarterien. Obwohl seit Jahren kontrovers diskutiert, ist aufgrund dieser Beobachtungen das sonographische Screening auf renale Anomalien bei singulärer Nabelschnurarterie wahrscheinlich gerechtfertigt.

Bourke WG, Clarke TA, Mathews TG et al: Isolated single artery: The case for routine renal screening. Arch Dis Child 68:600–601, 1993.
Prucka S, Clemens M, Craven C, McPherson E: Single umbilical artery: What does it mean for the fetus? A case control analysis of pathologically ascertained cases. Genet Med 6:54–57, 2004.

2.2
Wie beeinflusst die Abnabelungsmethode die neonatale Hämoglobin-Konzentration?

Zum Geburtszeitpunkt enthalten die Plazentargefässe bis zu 33 % des fetoplazentare Blutvolumens. Die postnatale Vasokonstriktion der Nabelschnurarterien vermindert den Blutfluss vom Neugeborenen zurück in die Plazenta, die Nabelschnurvenen bleiben jedoch dilatiert. Das Ausmaß des venösen Flusses aus der Plazenta zum Kind ist direkt abhängig von der Schwerkraft und dem Zeitpunkt der Abnabelung. Deshalb wird empfohlen, das Neugeborene vor der Abnabelung für 30 Sekunden 20 bis 40 cm unterhalb der Höhe der Plazenta zu halten. Die Positionierung oberhalb des Plazentaniveaus oder schnelles Abnabeln minimiert den feto-plazentalen Blutfluss und resultiert in einem geringeren Blutvolumen im Neugeborenen. Auf der anderen Seite kann eine übermässig verzögerte Abnabelung (nach mehreren Minuten) zu einer Polyzythämie und damit Symptomen der Hyperviskosität sowie Hyperbilirubinämie führen.

Brugnara C, Platt OS: The neonatal erythrocyte and its disorder. Aus Nathan DG, Orkin SH, Ginsburg D, Look AT (Hrsg): Nathan and Oski's Hematology of Infancy and Childhood, 6th ed. Philadelphia, W.B. Saunders, 2003, pp 30–31.
Ceriani Cernadas JM, Carroli C, Pellegrini L et al: The effect of Timing of Cord Clamping on Neonatal Venous Hematocrit Values and Clinical Outcome at Term: A Randomized Controlled Trial. Pediatrics 117(4): e779–86, 2006.

2.3
Welches ist die beste Methode der Nabelpflege im Wochenbett?

Zur Vorbeugung von Kolonisation und Infektion konnte bisher keine der gängigen Praktiken der Nabelpflege ihre Überlegenheit gegenüber anderen beweisen. Üblicherweise werden antimikrobielle Substanzen wie Bacitracin oder Triple Dye verwendet, bis auf eine Reduktion der Kolonisation gibt es über deren Wirksamkeit jedoch kaum Daten. Alkohol beschleunigt den Trocknungsprozess, wobei auch hier der Beweis einer verminderten Kolonisation oder Verhinderung von Omphalitiden nie erbracht wurde. Die Anwendung topischer Antibiotika verzögert das Abfallen des Nabelstumpfs und ist der einfachen Nabelpflege (Trocken- und Sauberhaltung) nicht überlegen.

Mullany LC, Darmstadt GL, Tielsch J: Role of antimicrobial applications to the umbilical cord in neonates to prevent bacterial colonization and infection: A review of the evidence. Pediatr Infect Dis J 11:996–1002, 2003.

Zupan j, Graner P, Omari AA: Topical umbilical cord care at birth. Chochrane Database Syst Rev 3:CD001057, 2004.

2.4
In welche Richtung drehen sich die Nabelschnurgefäße?

Normalerweise gegen den Uhrzeigersinn. Ca. 95 % der Nabelschnüre zeigen ein Coiling, die meisten linksherum. Spezies mit longitudinaler fetaler Lage in einem Uterus bicornis (wie zum Beispiel bei Katzen) zeigen diese helicale Charakteristik der Nabelschnur nicht. Deshalb wird angenommen, dass die Spiralen durch die intrauterine Mobilität des Primaten-Feten zustande kommen. Nabelschnüre ohne dieses Coiling deuten möglicherweise ein erhöhtes Risiko für Fehlbildungen an.

In einer kürzlich publizierten Studie wurde gezeigt, dass bei Plazenta praevia häufiger eine rechtsgedrehte Nabelschnur vorliegt (6 % rechtsgedreht vs. 1,5 % linksgedreht, $p < 0,05$). Ferner ist die Indizenz von singulären Nabelschnurarterien in Neugeborenen mit rechtsgedrehten Nabelschnüren erhöht (2,5 % versus 0 %, $p = 0,06$).

Kalish RB, Hunter T, Sharma G, Baergen RN: Clinical significance of the umbilical cord twist. Am J Obstet Gynecol 189:736–739, 2003.

Strong TH Jr, Finberg HJ, Mattox JH: Antepartum diagnosis of noncoiled umbilical cords. Am J Obstet Gynecol 170:1729–1733, 1994.

2.5
Ab welchem Zeitpunkt sollten sich die Eltern sorgen, wenn die Nabelschnur noch nicht abgefallen ist?

Der abgetrocknete Nabelschnurstumpf fällt normalerweise im Alter von ca. 2 Wochen ab. Ein verzögertes Abfallen kann, vor allem auch bei Frühgeborenen, bis zu einem Alter von 45 Tagen normal sein. Trotzdem sollte bei einer Persistenz der Nabelschnur über 30 Tage hinaus eine zugrunde liegende funktionelle Störung der neutrophilen Granulozyten oder eine Neutropenie in Betracht gezogen werden, da eine neutrophile und/oder monozytäre Infiltration einen wesentlichen Faktor in der Selbstverdauung zu spielen scheint.

Kemp AS, Lubitz L: Delayed cord separation in alloimmune neutropenia. Arch Dis Child 68:52–53, 1993.

Roos D, Laws SK: Hematologically important mutations: Leukocyte adhesion deficiency. Blood Cell Mol Dis 6:1000–1004, 2001.

2.6
Wie schätzt man am besten die Einführtiefe von Nabelkathetern ab?

Die Messung des Abstandes von Schulter (laterales Ende der Clavicula) zum Nabel erlaubt eine Schätzung der gewünschten Tiefe (s. **Tab. 2-1**). Alternativ kann die Distanz mit folgenden Formeln annähernd berechnet werden:

- «Hoher» Nabelarterien-Katheter (Lage auf Zwerchfellhöhe) = $[3 \times \text{Gewicht (kg)} + 9]$
- Nabelvenen-Katheter = $[1/2 \text{ Einführungstiefe des NAK}] + 1$

2.7
Welche Risiken sind bei Zwillingsschwangerschaften erhöht?

- Spontanabort
- Frühgeburtlichkeit
- Intrauterine Wachstumsretardierung, einschliesslich diskordantem Wachstum (dies tritt in bis zu $1/3$ der Zwillingsschwangerschaften auf)
- Erhöhte perinatale Mortalität, v. a. für frühgeborene, monozygote und Wachstums-diskordante Zwillinge

Tabelle 2-1: Einführtiefe für Nabelkatheter (in cm)

Schulter-Nabel-Abstand	NAK auf Zwerchfellhöhe	NAK auf Höhe Aortenbifurkation	NVK auf Höhe rechter Vorhof
9	11	5	6
10	12	5	6 bis 7
11	13	6	7
12	14	7	8
13	15	8	8 bis 9
14	16	9	9
15	17	10	10
16	18	10 bis 11	11
17	20	11 bis 12	11 bis 12

Daten aus Dunn PM: Localization of umbilical catheters by post mortem measurements. Arch Dis Child 41: 69–75, 1966.

- Perinatale Asphyxie
- Geburtshinderliche Kindslagen
- Plazenta-Pathologien (Plazenta-Lösung, Placenta praevia)
- Polyhydramnion

2.8
Warum sind bei monozygoten Zwillingen die Risiken höher als bei dizygoten Zwillingen?

Monozygote («eineiige») **Zwillinge** entstehen bei der Teilung eines einzelnen befruchteten Eis. Abhängig vom Zeitpunkt der Teilung haben die zwei Embryonen entweder eine gemeinsame Chorion- und Amnionhöhle (monochorial, monoamniot bei Teilung <72 Stunden nach Befruchtung), eine Trennung beider Höhlen (dichorial, diamniot bei Teilung >8 Tage nach Befruchtung) oder eine gemeinsame Chorionhöhle bei getrenntem Amnion (monochorial, diamniot bei einer Teilung zwischen 4 bis 8 Tagen nach Befruchtung).

Monochorialität und/oder Monoamnionität kann durch Gefässanstomosen zu einem feto-fetalen Transfusionssyndrom führen und ist ferner mit Nabelschnurverwicklungen und kongenitalen Anomalien assoziiert. Das Risiko von intrauteriner Wachstumsretardierung und perinatalem Tod ist durch diese Probleme zusätzlich erhöht.

Dizygote («zweieiige») **Zwillinge** entstehen aus zwei unabhängig voneinander befruchteten Eizellen und haben deshalb in aller Regel getrennte Chorion- und Amnionhöhlen.

2.9
Welcher Zwilling ist höheren Risiken ausgesetzt, der Erst- oder der Zweitgeborene?

Zweitgeborene Zwillinge haben ein zwei- bis viermal höheres Risiko für perinatale Asphyxie und für ein Atemnotsyndrom. Dagegen entwickeln die erstgeborenen Zwillinge häufiger neonatale Infekte und nekrotisierende Enterokolitiden.

2.10
Wie hoch ist der insensible Flüssigkeitsverlust bei Frühgeborenen?

Der insensible Flüssigkeitsverlust entsteht über die Atmung via Lungen und über die Haut durch Verdunstung. Die **Tabelle 2-2** gibt eine grobe Schätzung dieses Flüssigkeitsverlusts in ml/kg/Tag in luftbefeuchteten Inkubatoren:

2.11
Welche Faktoren verändern den insensiblen Flüssigkeitsverlust?

- Unreife, körperliche Aktivität, Fieber, Wärmestrahler, Phototherapie und Hautdefekte **steigern** den Verlust.

Tabelle 2-2: Insensibler Flüssigkeitsverlust (ml/kg/Tag) von Neugeborenen in luftbefeuchteten Inkubatoren

Alter (Tage)	Körpergewicht [g]					
	500 bis 750	751 bis 1000	1001 bis 1250	1251 bis 1500	1501 bis 1750	1751 bis 2000
0 bis 7	100	65	66	40	20	15
7 bis 14	80	60	50	40	30	20

Daten aus Avery GB, Fletcher MA, MacDonald MG: Neonatology: Pathophysiology and Management of the Newborn. Lippincott Williams & Wilkins, Philadelphia, 1999, S. 348.

- Hohe Luftfeuchtigkeit und künstliche mechanische Beatmung (mit angefeuchteter Luft) **vermindern** den Verlust.

2.12
Benötigen Neugeborene unter Phototherapie zusätzliche Flüssigkeit?

Bei Termin- oder knapp Frühgeborenen ist, außer bei klinischen Zeichen von Dehydratation, eine zusätzliche Zufuhr von (parenteraler oder peroraler) Flüssigkeit nicht nötig. Frühgeborene mit einem Gewicht < 1500 g sollten während einer Phototherapie eine Steigerung der Flüssigkeitszufuhr um 25 % erhalten.

Subcommittee on Hyperbilirubinemia: Management of hyperbilirubinemia in the newborn infant 35 or more weeks of gestation. Pediatrics 114:297–316, 2004.

2.13
Um welche Art Infektion handelt es sich bei einer Funisitis?

Der vor allem im anglosächsischen Sprachraum gebräuchliche Begriff Funisitis bezeichnet eine Entzündung der Nabelschnurgefässe und der Wharton'schen Sulze. Der entweder akut exsudative oder subakut nekrotisierende Prozess wird vor allem in Zusammenhang mit einer Chorioamnionitis beschrieben. Verursachend sind überwiegend gram-negative Keime (inklusive E. coli, Klebsiellen, Pseudomonas), aber auch Streptokokken, Staphylokokken und Candida species.

2.14
Bei welchen Neugeborenen ist ein augenärztliches Screening für Frühgeborenen-Retinopathie (ROP) indiziert?

Die American Academy of Pediatrics empfiehlt, dass alle Neugeborenen mit einem Geburtsgewicht < 1500 g oder einem Gestationsalter < 28 SSW von einem in neonataler Ophtalmologie und indirekter Ophalmoskopie erfahrenen Arzt untersucht werden. Außerdem sollte die Untersuchung bei Neugeborenen mit einem Geburtsgewicht zwischen 1500 und 2000 g und klinisch instabilem Verlauf (vor allem prolongiertem zusätzlichen Sauerstoffbedarf) erfolgen, da diese ebenfalls zur Risikogruppe gehören. Die erste augenärztliche Untersuchung soll mit 6 Wochen oder im postmenstruellen Alter von 32 Wochen durchgeführt werden (zum späteren der beiden Zeitpunkte). Weitere regelmässige Kontrollen (üblicherweise in 2-wöchentlichen Abständen) sind bis zur vollständigen retinalen Vaskularisation indiziert.

American Academy of Pediatrics, American Association for Pediatric Ophthalmology and Strabismus: Screening examination of premature infants for retinopathy of prematurity. Pediatrics 108:809–811; 2001.

2.15
Welche Stadien einer ROP werden unterschieden?

- **Stadium I:** Demarkationslinie zwischen vaskularisiertem und avaskulärem Teil der Retina.
- **Stadium II:** Leistenförmige Netzhautverdickung im Bereich der Demarkationslinie als Ausdruck einer beginnenden Narbenbildung.

- **Stadium III:** Extraretinale fibrovaskuläre Proliferation von der Leiste ausgehend.
- **Stadium IV:** Inkomplette Netzhautablösung.
- **Stadium V:** Komplette Netzhautablösung.

Plus-Zeichen: Vermehrte arterielle Gefäßschlängelung und venöse Dilatation als Ausdruck aktiver Entzündung. Die so genannte *plus disease* stellt in Stadium II und III ein Risiko für ein weiteres Fortschreiten der ROP dar.

2.16
Welches sind die Indikationen einer Kryo- oder Lasertherapie bei Patienten mit ROP?

In der multizentrischen Crypo-ROP Studie wurde eine *threshold disease* definiert, wo gewisse Schwellenkriterien ein behandlungsbedürftiges Stadium bezeichnen und der Schweregrad ein Erblindungsrisiko von 50 % mit sich bringt. Das Vorliegen von extraretinalen Proliferationen in mindestens 5 zusammenhängenden oder insgesamt 8 nicht zusammenhängenden 30°-Sektoren (sogenannten «Stundensektoren») in Verbindung mit Plus-Zeichen in Zone 1 oder 2 ist eine Behandlungsindikation. In einer anderen kürzlich publizierten Multizenter-Studie deuten die Resultate an, dass die Sehkraft bei Hochrisiko-Patienten eventuell bereits mit einer früheren Intervention als bei den oben definierten Schwellenkriterien noch verbessert werden kann.

Cryotherapy for Retinopathy of Prematurity Cooperative Group: Multicenter Trial of cryotherapy for retinopathy of prematurity. Arch Ophthalmol 114:417–424.

Hardy RJ, Good WV, Dobson V, et al: Early Treatment for Retinopathy of Prematurity Cooperative Group: Multicenter Trial of early treatment for retinopathy of prematurity: Study design. Control Clin Trials 3:311–325, 2004.

2.17
Welches Körpersekret des Kindes ist am besten geeignet, um bei Verdacht auf einen Drogenabusus der Mutter die kindliche Exposition nachzuweisen?

Üblicherweise wird Urin untersucht. Allerdings hat Mekonium eine höhere Sensitivität als Urin, und die Substanzen lassen sich dort auch länger nachweisen. Im Mekonium sind die über mehrere Wochen angesammelten Drogen-Metabolite enthalten, während im Urin vor allem die kurzfristige Exposition nachgewiesen werden kann. Mütterliche Angaben zum Drogenkonsum in der Schwangerschaft sind notorisch ungenau. Allerdings muss in vielen Staaten die mütterliche Einverständnis für ein Drogen-Screening beim Neugeborenen eingeholt werden, wodurch sich Diagnostik und Überwachung des Kindes erheblich verzögern kann oder sogar verhindert wird.

Ostrea EM, Jr. Brady M, Gause S, et al: Drug screening of newborns by meconium analysis: A large-scale, prospective, epidemiologic study. Pediatrics 89:107–113, 1992

2.18
Wie zeigt sich ein Drogenentzug beim Neugeborenen?

- **Neurologische Zeichen:** lautes, hohes Schreien, gestörtes Schlafmuster, Irritabilität, erhöhter Muskeltonus, Zittern, Schlafmyoklonien, Krampfanfälle.
- **Vegetative Zeichen:** übermäßiges Schwitzen, Temperaturschwankungen, häufiges Gähnen, fließende oder verstopfte Nasen, häufiges Niesen, Hautabschürfungen.
- **Gastrointestinale Zeichen:** übermäßiges Saugbedürfnis, fehlende Saug-Schluckkoordination, Trinkschwäche, Gütscheln, Erbrechen im Schwall, dünner, wässriger Stuhl, Gedeihstörung.
- **Respiratorische Zeichen:** Tachypnoe, Einziehungen, Apnoen.

Im modifizierten Finnigan-Score werden Punkte je nach Intensität und Gewichtung der Symptome vergeben. Ein Score von > 10 spricht für eine relevante Entzugssymptomatik.

Finnegan LP, Connaughton JF Jr, Kron RE et al: Neonatal abstinence syndrome: assessment and management. Addict Dis 2(1–2):141–58, 1975.

2.19
Welcher Knochen bricht beim Neugeborenen am häufigsten?

Die **Clavicula**. Übermäßiger Zug unter der Geburt resultiert in der Regel in einer Grünholzfraktur (s. **Abb. 2-1**).

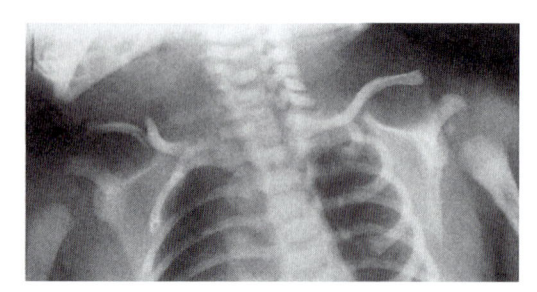

Abbildung 2-1: Röntgen-Aufnahme einer Clavicula-Fraktur rechts. (Aus: Clark DA. Atlas of Neonatology. Philadelphia, W. B. Saunders, 2000, S. 8)

2.20
Sind palpable Lymphknoten beim Neugeborenen pathologisch?

Nein. Bei bis zu 25 % aller Neugeborenen sind Lymphknoten tastbar, meist inguinal und zervikal. Im Alter von 1 Monat ist die Prävalenz nahezu 40 %.

Bamji M, Stone RK, Kaul A, et al: Palpable lymph nodes in healthy newborns and infants. Pediatrics 78: 573–575, 1986.

2.21
Welches sind die zwei häufigsten fetalen Todesursachen?

Chromosomale Störungen (v.a. in der Frühschwangerschaft) und **angeborene Fehlbildungen**.

2.22
Wie lange soll ein gesundes termingeborenes Neugeborenes hospitalisiert werden?

Obwohl einige neonatale Probleme erst im Laufe der ersten Lebenstage auftreten, entstehen doch die meisten innerhalb der ersten sechs Lebensstunden. Trotzdem sind Rehospitalisationen, meistens aufgrund einer Hyperbilirubinämie, bei den Patienten zunehmend, die vor Ablauf von 48 Stunden entlassen wurden. Noch höher ist die Zahl bei Kindern, die bereits am ersten Lebenstag nach Hause entlassen wurden.

Maisels MJ, Kring E: Length of stay, jaundice, and hospital readmission. Pediatrics 101:995–998, 1998.
Braveman P, Kessel W, Egerter S, Richmond J: Early discharge and evidence-based practice. Good science and good judgement. JAMA 278:34–336, 1997.

2.23
Wie lauten die Spitzer'schen Gesetze der Neonatologie?

- Das stabilste Baby hat die höchste Wahrscheinlichkeit, gleichentags zu dekompensieren.
- Je netter die Eltern, desto kranker das Kind.
- Die Wahrscheinlichkeit einer Bronchopulmonalen Dysplasie (BPD) ist direkt proportional zur Anzahl der involvierten Ärzte.
- Je länger sich Diskussionen um einen Patienten hinziehen, desto wahrscheinlicher hat niemand die entfernteste Idee, was das Problem darstellt und was zu tun ist.
- Das kränkste Baby auf der Station ist daran zu erkennen, dass es von der jüngsten und unerfahrensten Pflegekraft betreut wird.
- Sobald man Eltern darüber informiert hat, dass ihr Baby unmittelbar sterben wird, wird sich dieses Ereignis auf unbestimmte Zeit verschieben.
- Je heroischer die Rettung eines Patienten, desto wahrscheinlicher ist eine Strafanzeige wegen völlig bedeutungslosen Handlungen.
- Wenn sie nicht atmen, könnten sie krampfen.
- Die antibiotische Therapie soll jeweils für ___ Tage durchgeführt werden (fülle die Lücke mit einer beliebigen Zahl zwischen 1 und 21 aus).
- Wenn Dir nicht klar ist, was das Problem ist, rufe die Chirurgen. Die werden es zwar auch nicht herausfinden, aber ganz sicher etwas dagegen tun.

Aus Spitzer A. Spitzer's law of neonatology. Clin Pediatr 20:733, 1981.

2.24
Was ist das Throckmorton-Zeichen?

Das Throckmorton-Zeichen bezeichnet bei neugeborenen Knaben die Dehnung des Ligamentum suspensorium des Penis kurz vor der Miktion. Fälschlicherweise hält sich unter AssistenzärztInnen hartnäckig das Gerücht, dass dieses Zeichen einen radiologischen Befund beim männlichen Kind darstellt, indem der Penis stets auf die Seite der Pathologie zeigt.

Im Kreißsaal

2.25
Was ist die klinische Aussagekraft von fetalen Dezelerationen?

Der Charakter und das Muster von Dezelerationen (Absinken der fetalen Herzfrequenz), die häufig in der Kardiotokographie (CTG) gesehen werden, können ein wertvoller Indikator sein, um zwischen fetalem Wohlergehen und einer Interventionsbedürftigkeit zu unterscheiden.

- **Frühe Dezelerationen:** Vagal ausgelöst meist infolge stärkerer Kopfkompression; häufig in der Austreibungsperiode; meist nicht mit fetaler Hypoxie bzw. Azidose verbunden.
- **Variable Dezelerationen:** Auftreten v.a. bei Nabelschnurkomplikationen; können bei längerer Dauer und mit begleitender Bradykardie auf fetalen Stress hinweisen
- **Späte Dezelerationen:** starker Hinweis auf unzureichende uteroplazentare Sauerstoffversorgung, z.B. bei Plazentareifungsstörung, vorzeitiger Plazentalösung oder fetalem Blutverlust; sowohl variable wie auch späte Dezelerationen können mit perinataler Azidose und fetalem Stress assoziiert sein.

2.26
Wie empfindlich ist das Monitoring der kindlichen Herztöne in Bezug auf eine perinatale Asphyxie?

Pathologische Dezelerationen zeigen einen schlechten positiv-prädiktiven Wert, da nur in 15 bis 25% eine Assoziation mit einem signifikant beeinträchtigtem Kind besteht. Ein normales Muster im CTG hat hingegen einen deutlich höheren prädiktiven Wert für das fetale Wohlbefinden.

2.27
Was ist ein normaler pH einer Mikroblutuntersuchung am Kopf?

Die Mikroblutuntersuchung am Kopf wird zusammen mit dem Monitoring der kindlichen Herzfrequenz zur Abschätzung des fetalen Wohlbefindens sub partu gebraucht. (s. **Tab. 2-3**). Die normale Bandbreite dieses pHs ist weit, ein Wert >7,25 wird als normal betrachtet. Eine klinisch signifikante Azidose besteht bei einem pH <7,2. Werte zwischen pH 7,0 bis 7,2 sind grenzwertig und sollten zu weiteren Untersuchungen Anlass geben. Ein niedriger pH hat jedoch keine Vorhersagekraft für die Entwicklung einer zerebralen Schädigung.

2.28
Ist die Dauer des Geburtsvorganges für männliche und weibliche Babys gleich lang?

Nein. Die Geburtsdauer ist für Jungen ca. 1 Std. länger als für Mädchen.

2.29
Wie lang muss das Mekonium im Fruchtwasser vorhanden gewesen sein, um am kindlichen Körper (insbesondere Finger- und Zehennägel sowie Nabelschnur) Verfärbungen zu verursachen?

Die Verfärbungen treten je nach Gewebeart unterschiedlich schnell auf, sind aber von Dauer

Tabelle 2-3: Normalwerte für Mikroblutuntersuchung sub partu

	Frühe Eröffnungsphase	Späte Eröffnungsphase	Austreibugsphase
pH	7.33 ± 0.03	7.32 ± 0.03	7.29 ± 0.04
pCO_2 [mmHg]	44 ± 4.05	42 ± 5.1	46.3 ± 4.2
pO_2 [mmHg]	21.8 ± 2	21.3 ± 2.1	16.5 ± 1.4
Bicarbonat [mmHg]	20.1 ± 1	19.1 ± 2.1	17 ± 2
Basenexzess	3.9 ± 1.9	4.1 ± 2.5	6.4 ± 1.8

Daten aus Gilstrap LC: Fetal acid-base balance. In Creasy RK, Resnik R (eds.): Maternal-Fetal-Medicine, 4th ed Philadelphia, W.B. Saunders, 2004, S. 431.

der Exposition und Mekonium-Menge abhängig. Bei dick grünem Fruchtwasser treten Verfärbungen der Nabelschnur bereits nach 15 Minuten auf, wohingegen bei Abgang kleinerer Mengen Mekonium erst nach einer Stunde die Nabelschnur verfärbt wird. Finger- und Zehennägel wird nach 4 bis 6 Stunden Exposition in mekoniumhaltigem Fruchtwasser grün, die Vernix caseosa nach 12 bis 14 Stunden.

Miller PW, Coen RW, Benirschke K: Dating the time interval from meconium passage to birth. Obstet Gynecol 66:459–462, 1985.

2.30
Ist grünes Fruchtwasser ein guter Prädiktor für neonatale Asphyxie?

Nein. Bei 10 bis 20 % aller Geburten kommt es zu vorzeitigem Mekoniumabgang. Dieser Vorgang alleine ist kein guter Marker für eine Asphyxie.

2.31
Welches Vorgehen wird bei Mekoniumabgang vor oder unter der Geburt empfohlen?

Unabhängig, ob grünes oder klares Fruchtwasser vorliegt, sollte der Geburtshelfer das Kind vor der Entwicklung der Schultern oral und nasopharyngeal absaugen. Dabei ist ein weicher Absaugkatheter von grösserem Nutzen als eine starre Spritze. Das weitere Vorgehen hängt vom klinischen Zustand des Neugeborenen ab. Schreit es kräftig, ist eine laryngeale Einstellung nicht notwendig. Beim deprimierten Kind empfiehlt sind nach Absaugen die endotracheale Intubation mit Absaugen des Mekoniums unterhalb der Stimmritze.

Gelfand SL, Fanaroff JM, Walsh MC: Meconium stained fluid: Approach to the mother and the baby. Pediatr Clin North am 51:655–667, 2004.

2.32
Wie unterscheidet sich eine primäre von einer sekundären Apnoe in einem asphyktischen Kind?

Bei der Primäradaptation eines asphyktischen Neugeborenen treten die primäre und sekundäre Apnoe in der Regel als Sequenz auf. Die ersten schnappenden Atemzügen steigern sich in Tiefe und Frequenz in den ersten Minuten darauf folgt die primären Apnoe von etwa einer Minute Dauer. Bei taktiler Stimulation und Sauerstoffgabe in dieser Apnoe setzt die Atmung spontan wieder ein. Ohne diese Massnahmen kommt es erneut zu schnappenden Atemzügen, die nach unterschiedlich langer Zeit endgültig sisitieren, der sogenannten sekundären Apnoe. Die einzige Möglichkeit, um in dieser Situation die Respiration wiederherzustellen, besteht in Beatmung und hoher Sauerstoffzufuhr. So besteht eine lineare Beziehung zwischen der Dauer der Asphyxie und der Wiederherstellung der Atmung bei der Reanimation: je länger in der sekundären Apnoe eine suffiziente Ventilation verzögert wird, desto länger wird die Reanimation dauern.

Im klinischen Alltag sind primäre und sekundäre Apnoe kaum auseinanderzuhalten.

2.33
Wie wählt man die Größe eines endotrachealen Tubus aus?

Siehe **Tabelle 2-4**.

2.34
Was ist die «7–8–9»-Regel?

Die «7–8–9»-Regel ist eine Hilfe zur Abschätzung der Einführtiefe (in cm) eines oralen endotracheale Tubus bei einem Neugebornen mit einem Gewicht von 1, 2 resp. 3 kg. Eine Variante dieser Regel ist die *tip-to-lip*-Regel, wobei das

Tabelle 2-4

Tubus-Größe (innerer Durchmesser in mm)	Gewicht (g)	Gestationsalter (SSW)
2,5	<1000	<28
3,0	1000 bis 2000	28 bis 34
3,5	2000 bis 3000	34 bis 38
3,5 bis 4,0	>3000	>38

Modifiziert nach Hertz D: Principles of neonatal resuscitation. In Polin RA, Yoder MC, Burg FD (eds.): Workbook in Practical Neonatology, 3rd ed. Philadelphia, W. B. Saunders, 2001, S. 13.

Gewicht des Kindes in kg + 6 der eingeführten Länge entspricht. Bei guter Sicht sollte die Tubusspitze ca. 1,0 bis 1,5 cm unterhalb der Stimmbänder platziert werden. Die Tubuslage sollte immer radiologisch verifiziert werden.

2.35
Wann ist der Einsatz von Adrenalin bei der Erstversorgung im Kreißsaal empfohlen?

Beim Neugeborenen ohne suffiziente Atmung wird 100 % Sauerstoff verabreicht und eine Maskenbeatmung durchgeführt. Wenn unter diesen Maßnahmen auch nach 30 Sekunden die Bradykardie (Frequenz < 60/min) persistiert, sollte mit einer Herzmassage begonnen werden. Bei anhaltender Bradykardie nach weiteren 30 Sekunden ist die Applikation von Adrenalin indiziert (Verdünnung 1 : 10 000, intravenös oder intratracheal in einer Dosis von 0,1 bis 0,3 ml/kg).

2.36
Wann sollte Natrium-Bikarbonat gegeben werden?

Bei fehlendem Ansprechen auf Adrenalin-Gabe bei einem schwer asphyktischen Kind mit Bradykardie und ohne Spontanatmung sollte Natrium-Bikarbonat zur Unterstützung der Katecholaminwirkung in Betracht gezogen werden. Bei adäquat ventilierten Neugeborenen kann zudem eine partielle Korrektur der metabolischen Azidose den pulmonalesn Blutfluss und damit die Oxygenierung verbessern. Vorzugsweise wird halbwertiges (0,5 mmol/l) Natriumbikarbonat in einer Dosis von 2 mmol/kg langsam über 2 bis 5 Minuten gegeben.

2.37
Welche Nebenwirkungen können durch eine Bikarbonat-Therapie bei Neugeborenen auftreten?

Das Risiko von Nebenwirkungen steigt mit der Dosis, der Geschwindigkeit der Verabreichung und der Osmolalität. Das jeweils transiente Ansteigen des $PaCO_2$ respektive Sinken des PaO_2 ist als physiologische Nebenwirkung zu betrachten. Die durch das Bikarbonat ausgelöste plötzliche Volumenexpansion und dadurch Anstieg der cerebralen Durchblutung erhöht möglicherweise das Risiko einer intracerebralen Hämorrhagie bei Frühgeborenen, was bisher jedoch nie in Studien bewiesen werden konnte.

2.38
Wie wird die Dosis des Bikarbonats berechnet, wenn das Ausmaß einer Azidose aus einer arteriellen Blutgasanalyse bekannt ist?

HCO_3 (mmol) = Basenexzess (mmol/l) × 0.3 l/kg × Körpergewicht (kg)

Üblicherweise wird aus Vorsicht zuerst die Hälfte dieser errechneten Dosis verabreicht, um anschliessend nach einer erneuten Bestimmung der (arteriellen) Blutgase den Bedarf einer weiteren Korrektur zu bestimmen. Optimalerweise wird Bicarbonat in kleinen Dosen als verdünnte Lösung (0,5 mmol/ml) über 20 bis 30 Minuten infundiert.

2.39
Ist eine «hohe» einer «tiefen» Position eines Nabelarterien-Katheters vorzuziehen?

Bei der sogenannt tiefen Position (d. h. Höhe LWK 3-LWK 5) eines Nabelarterien-Katheter ist eine leicht höhere Inzidenz von Komplikationen der Durchblutung der unteren Extremität (Blasswerden oder Zyanose) beschrieben. Zusätzlich scheint das Risiko von vaskulären Komplikationen (z. B. ischämische Ereignisse, arterielle Thrombose) bei einer hohen Position (d. h. Lage zwischen BWK 6 und BWK 10) kleiner, ohne dass jedoch ein Unterschied in den Langzeitfolgen gezeigt werden konnte. Für die beiden verschiedenen Lagen wurden nie Unterschiede im Auftreten von intracerebralen Hämorrhagien, nekrotisierende Enterokolitis und in Bezug auf die Mortalität bewiesen. Insgesamt ist eine hohe Position wenn immer möglich anzustreben.

Barrington KJ: Umbilical artery catheters in the newborn: Effects of catheter materials. Cochrane Database Syst Rev 2:CD000949, 2000.

2.40
Welche Organsysteme weisen am häufigsten Verletzungen nach einer «traumatischen» Geburt auf?

- **Kopfverletzungen:** Subkonjunktivale Blutungen, Caput succedaneum, Kephalhämatom, Subgalealhämatom, Schädelfrakturen, Hirnblutungen, Hirnödem
- **Verletzungen von peripheren Nerven:** Plexuslähmungen (Erb-Duchenne-Lähmung – C5, C6; Klumpke-Lähmung – C8-Th1), Zwerchfell-Lähmung und Hirnnerven-Lähmung
- **Abdominelle Verletzungen:** Leberruptur oder -hämatom, Milzruptur, Nebennierenblutung
- **Skelettale Verletzungen:** Fraktur von Clavicula, Femur und Humerus

2.41
Wie lässt sich der APGAR-Score einfach merken?

A = **A**ussehen (zyanotisch oder blass, zentral rosig mit Akrozyanose, zentral und peripher rosig)
P = **P**uls (<60, 60 bis 100, >100/min)
G = **G**rimassieren (keine, wenig oder gute Reaktion auf Absaugen)
A = **A**ktivität (schlapp, verminderter Tonus, Flexion der Extremitäten)
R = **R**espiration (keine, unregelmässige, suffiziente Atmung)

Für jedes Kriterium werden 0, 1 oder 2 Punkte vergeben, wobei ein Score von 10 dem Maximum entspricht.

2.42
Reicht ein niedriger APGAR-Wert alleine aus, um bei einem Neugeborenen die Diagnose einer Asphyxie zu stellen?

Nein. Typischerweise gehen einer Asphyxie deutliche Zeichen eines hypoxischen Ereignisses während der Geburt voraus, die sich durch fetale Bradykardien oder einem in der Variabilität eingeschränkten CTG mit variablen und/oder späten Dezelerationen zeigen. Eine Asphyxie geht mit einer erheblichen metabolischen Azidose einher und äußert sich innerhalb der ersten 72 Lebensstunden an verschiedenen Organsystemen. Am prominentesten sind neurologische Symptome wie Krampfanfälle, Änderungen des Bewusstseinszustandes und des Muskeltonus. Störungen der Reflexe, des Atemmusters und von autonomen Funktionen sind weniger auffällige Zeichen der hypoxisch-ischämischen Enzephalopathie.

Committee on Fetus and Newborn: Use and abuse of the Apgar Score. Pediatrics 98:141–142, 1996
Hankins GDV, Speer M: Neonatal encephalopathy and cerebral palsy: Defining the pathogenesis and pathophysiology. Ostet Gynecol 102:628–636, 2003.
Leuthner SR, Das U: Low Apgar Scores and the definition of birth asphyxia. Pediatr Clin North am 51:737–745, 2004.

2.43
Wann sollte eine neonatale Reanimation abgebrochen werden?

Obwohl jeder Fall individuell betrachtet werden sollte, rechtfertigt eine fehlende Herzaktion nach 15 Minuten adäquater Reanimation den Abbruch der Maßnahmen.

Neuere Daten zeigen, dass eine Asystolie über mehr als 10 Minuten nicht mit dem Leben bzw. mit einem Leben ohne schwerste Behinderungen vereinbar ist.

American Heart Association: Neonatal Resuscitation Textbook. Dallas, American Heart Association, 2000, pp 7–20.

Das Wichtigste in Kürze: Kreißsaal und neonatale Reanimation

- Mehrlinge haben ein erhöhtes Risiko für neonatale Komplikationen und werden häufiger auf neonatologische Intensivstationen aufgenommen.
- Die APGAR-Werte für 1 und 5 Minuten haben keine Aussagekraft auf das Langzeit-Outcome.
- Natrium-Bikarbonat sollte niemals gegeben werden, bevor eine stabile Beatmungssituation gewährleistet ist (entweder intubiert und adäquat ventiliert oder suffiziente Spontanatmung)
- Jede Erstversorgung sollte einem festgelegten Algorithmus folgen, dessen Schritte auf die wiederholte klinische Beurteilung aufbauen.

Wachstum und Entwicklung

2.44
Welche ist die beste Methode, um in der Schwangerschaft das Gestationsalter zu bestimmen?

Historisch gesehen stellte die **Berechnung nach Nägele** die zuverlässigste Methode dar, um die Schwangerschaftsdauer und damit das Gestationsalter aufgrund des Datums der letzten Periode zu berechnen (Errechneter Termin = 1. Tag der letzten Periode + 7 Tage – 3 Monate + 1 Jahr ± X, dabei ist X die Anzahl abweichende Tage vom 28-tägigen Zyklus). Mit der Einführung des **Ultraschalls** konnte durch Untersuchungen zwischen der 5. und 20. Schwangerschaftswoche der Geburtstermin wesentlich genauer bestimmt werden. Vor der 12. Woche ist die Messung der Scheitel-Steiss-Länge die Methode der Wahl, danach kann der biparietale Durchmesser zur Berechung herangezogen werden. Später in der Schwangerschaft braucht es mehrere Parameter zur genaueren Bestimmung des Gestationsalters (z. B. Femurlänge, fetaler Bauchumfang, biparietaler Durchmesser) oder aber serielle Messungen. Die Angabe der Mutter sollten jeweils als «gold standard» gesehen werden, außer die Ergebnisse der Ultraschalluntersuchung wäre erheblich diskrepant dazu. Klinisch kann die **Uterushöhe** zwischen der 16. und 38. Woche als ungefähres Mass für die Schwangerschaftsdauer gebraucht werden.

2.45
Welche Gesichtspunkte werden für ein fetales bio-physikalisches Profil berücksichtigt?

Das bio-physikalische Profil ist ein Scoring-System, um das fetals Wohlergehen vor Geburt zu beurteilen. Dabei werden fünf Kriterien berücksichtigt:

- Fetale Atembewegungen
- Kindsbewegungen
- Fetaler Tonus
- Reaktivität der fetalen Herzfrequenz
- Fruchtwassermenge

Pro Kriterium können bis 2 Punkte vergeben werden, wobei ein maximaler Score von 10 möglich ist.

2.46
Welche Faktoren beeinflussen das bio-physikalische Profil?

- Medikamente (z. B. Sedativa, Theophylline, Kokain, Indometacin) und Nikotinkonsum
- Störungen des Glucose-Stoffwechsels (Hypo- oder Hyperglykämien)
- Vorzeitiger Blasensprung
- Fetale Arrythmien
- Dezelerationen
- Akute Komplikationen (z. B. vorzeitige Plazentalösung)

2.47
Welcher Knochen verknöchert als erster?

Die **Klavikula**. In den langen Röhrenknochen tritt die Ossifikation bereits während der Embryonalzeit in den Verknöcherungszentren der Diaphyse ein. Obwohl die Femora als erste lange Röhrenknochen Zeichen der Ossifikation zeigen, verknöchern die Klavikulae durch den desmalen Ossifikationsvorgang vor allen anderen Knochen.

2.48
Welche Charakteristika werden zur Schätzung des Gestationsalters beim Neugeborenen beurteilt?

Siehe **Tabelle 2-5**.

2.49
In welchem Gestationsalter entwickelt sich der Pupillenreflex?

Bereits ab der 29. Woche kann eine Reaktion der Pupille auf Licht auftreten. Üblicherweise ist ein reproduzierbarer Pupillenreflex aber erst ab der 32. Woche vorhanden.

Tabelle 2-5

Charakteristikum	28. SSW	32. SSW	36. SSW	40. SSW
Ohr-Knorpel	Weiche Ohrmuschel, bleibt gefaltet	Ohrmuschel wenig steifer, bleibt aber gefaltet	Ohrmuschel härter, promptes Entfalten	Ohrmuschel fest, steht vom Kopf ab
Brustgewebe	Keines	Keines	1 bis 2 mm durchmessende Knospe	6 bis 7 mm durchmessende Knospe
Äußeres Genitale, männlich	Hoden nicht deszendiert, glattes Scrotum	Hoden im Inguinalkanal, wenige Scrotal-Falten	Hoden hoch im Scrotum, mehr Scrotalfalten	Hoden deszendiert oder pendelnd, Scrotum mit Falten überzogen
Äußeres Genitale, weiblich	Prominente Klitoris, schmale, weit klaffende Labien	Prominente Klitoris, Labien etwas größer, weniger klaffend	Klitoris weniger prominent, Labia majora decken die minora	Klitoris durch große Labien bedeckt
Fußsohle	Glatt	Falten im vorderen Drittel	Falten über 2 Drittel der Sohle	Ganze Sohle von Falten überzogen

Aus: Volpe JJ: Neurology of the Newborn, 4th ed. Philadelphia, W. B. Saunders, 2001, S. 104.

2.50
In welchem Gestationsalter entwickelt sich der Geruchssinn?

Ab dem Alter von 32. SSW beginnen Frühgeborenen normalerweise, auf konzentrierte Gerüche zu reagieren.

2.51
Zu welchem Zeitpunkt beginnt das fetale Herz in utero zu schlagen?

Um den 22. Tag der Schwangerschaft beginnen Kontraktionen des Herzmuskels. Diese Kontraktionen entsprechen am Anfang mehr peristaltischen Wellen und beginnen im Sinus venosus. Am Ende der vierten Schwangerschaftswoche ergibt sich daraus ein unidirektionaler Blutfluss.

2.52
Wie unterscheidet sich der fetale vom postnatalen Kreislauf?

- Pränatal liegen intra- und extrakardiale Shunts vor (in der Plazenta, über den Ductus venosus, auf Vorhofebene durchs Foramen ovale und über den Ductus arteriosus)
- Die beiden Ventrikel arbeiten vielmehr parallel als seriell.
- Der rechte Ventrikel pumpt gegen einen höheren Widerstand als der linke Ventrikel.
- Nur ein sehr kleiner Anteil des Auswurfvolumens aus dem rechten Ventrikel fließt durch das Lungengefäßbett.
- Die Lungen extrahieren Sauerstoff aus dem Blut (statt den Sauerstoff zu liefern)
- Es wird kontinuierliche Flüssigkeit aus dem Lungengewebe in die Atemwege sezerniert.
- Die Leber wird als erstes Organ mit mütterlichen Stoffen versorgt (z. B. Sauerstoff, Glucose, Aminosäuren)
- Die Plazenta stellt die Austauschfläche für Gase und andere für den Fetus essentielle Stoffe dar.
- Die Plazenta ist ein Gefäßbett mit niedrigem Widerstand.

Allen HD, Gutgesell HP, Clark EB, Driscoll DJ (Hrsg): Moss and Adams' Heart Disease in Infants, Children and Adolescents, 6th ed. Baltimore, Williams and Wilkins, 2001, S 41–63.

2.53
Wie unterscheidet sich die rechnerische von der echten Übertragung?

Bei Überschreitung des Geburtstermins über 14 Tage spricht man von einer rechnerischen Übertragung. Die echte Übertragung zeigt Zeichen einer Plazentarinsuffizienz mit Einschränkung des kindlichen Wohlbefindens (z. B. Verlust des subkutanen Fettgewebes und Muskelmasse, mekoniumhaltiges Fruchtwasser, eventuell bereits mekoniumverfärbte Nabelschnur und Nägel) und kann bereits vor der rechnerischen Übertragung auftreten. (**Postmaturität** versus **Dysmaturität**)

2.54
Was ist ein normales Kopfwachstum bei einem Frühgeborenen?

In den ersten 2 bis 4 Lebensmonaten sollte der Kopfumfang pro Woche um 0,5 bis 1 cm zunehmen. Eine Kopfumfangszunahme von über 2 cm pro Woche ist verdächtig für einen pathologischen ZNS-Prozess wie zum Beispiel einen Hydrocephalus. Daneben zeigen jedoch nicht wenige Frühgeborene ein Aufholwachstum mit ähnlichen Kopfumfangszunahmen, vor allem wenn sie in den ersten Wochen schwer krank oder gestresst waren. Das Verhältnis von Körperlänge zu Kopfumfang kann in diesen Fällen helfen, ein in diesem Rahmen physiologisches Kopfwachstum von einer pathologischen Zunahme des Kopfumfangs zu unterscheiden. Dabei ist ein Verhältnis Körperlänge : Kopfumfang von 1,42 bis 1,48 normal, während Quotienten zwischen 1,12 bis 1,32 auf eine relative oder absolute Makrozephalie hinweisen können.

2.55
Wie wird der so genannte Ponderal-Index zur Einstufung wachstumsretardierter Neugeborener benutzt?

$$\text{Ponderal-Index} = \frac{\text{Gewicht [g]}}{(\text{Länge [cm]})^3 \times 100}$$

Dieser Index schätzt die intrauterine Versorgung des Kindes. Werte unter 2,0 zwischen der 29. und 37. SSW und unter 2,2 um den Termin zeugen von einer Minderversorgung, die durch verschiedene mütterliche Faktoren negativ beeinflusst wird (kleine Gewichtszunahme während der SS, ungenügende pränatale Versorgung der Mutter, Präeklampsie, chronische mütterliche Krankheit). Wachstumsretardierte Kinder mit einem tiefen Ponderal-Index haben ein höheres Risiko für neonatale Hypoglykämien.

2.56
Mit welchen kurz- und langfristigen Folgen muss bei wachstumsretardierten Kindern vermehrt gerechnet werden?

Kurzfristige Morbidität: perinatale Asphyxie, Mekonium-Aspiration, neonatale Hypoglykämie, Hyperglykämien unter Ernährung, Polyglobulie mit Hyperviskositäts-Syndrom, Immunschwäche.

Langfristige Morbidität: neurologische Entwicklungsverzögerung und Gedeihstörungen. Die meisten Studien zu diesem Aspekt zeigen eine normale Intelligenz und Entwicklung für Mangelgeborene, obwohl die Inzidenz von Verhaltensproblemen und Lernstörungen erhöht zu sein scheint. Das Vorliegen einer perinatalen Asphyxie beeinflusst die Prognose erheblich in Bezug auf spätere intellektuelle und neurologische Einbussen. Neuere Studien weisen auf ein erhöhtes Risiko für Hypertonie, Hypercholesterinämie und Diabetes mellitus im Erwachsenenalter hin.

Strauss RS: Adult functional outcome of those born small for gestational age: Twenty-six year follow-up of the 1970 British Birth Cohort. JAMA 283:625–632, 2000.

2.57
Wann findet bei Frühgeborenen das größte Aufholwachstum statt?

Innerhalb der ersten beiden Lebensjahre findet das größte Aufholwachstum statt, wobei der ausgeprägteste Spurt zwischen 36 und 40 Wochen postkonzeptionell zu beobachten ist. Nach dem dritten Geburtstag wird kaum mehr an Wachstum wettgemacht, ca. 15 % der ehemals frühgeborenen Kinder bleiben unterhalb des Normalgewichtes für ihr korrigiertes Alter.

2.58
Wie ist die Langzeitprognose für extrem Frühgeborene?

Obwohl die Zahlen zwischen den einzelnen Zentren differieren, zeigen zusammengefasste Daten eine schwere Behinderung in 33% der in der 23. SSW, in 25% der in der 24. SSW und 20% der in der 25. SSW geborenen Kinder. Ohne intracerebrale Hämorrhagien mit nachfolgender ZNS-Schädigung kann eine erhebliche Verbesserung der kognitiven Funktion zwischen dem 3. und 8. Lebensjahr erwartet werden. Andererseits stellen Frühgeborene vor der 29. SSW, (das sind 1% aller Geburten) 30% aller Fälle von Cerebralparesen.

March of Dimes Birth Defects Foundation: www.modimes.org.
Ment LR, Vohr B, Allan W, et al: Change in cognitive function over time in very low birth weight infants. JAMA 289:705–71, 2003.

Gastrointestinale Probleme

2.59
Wann beginnt der Magen eines Neugeborenen, Säure zu produzieren?

Unmittelbar nach Geburt ist der pH des Magensaftes neutral oder nur leicht sauer, sinkt aber innerhalb der ersten Stunden auf Werte < 3. In der zweiten Lebenswoche ist dann wieder ein leichter Anstieg zu messen. Bei Frühgeborenen ist der pH des Magensafts meist > 7.

2.60
Wann sollte ein Neugeborenes spätestens Mekonium abgesetzt haben?

Die meisten Neugeborenen setzen innerhalb der ersten 12 Stunden Mekonium ab. Nach 48 Stunden haben 99 % aller Früh- und Neugeborenen mindestens einmal Stuhlgang gehabt. Allerdings ist bei sehr kleinen Frühgeborenen aufgrund der relativen Unreife des Sphinkter-Reflexes das erste Mekonium häufig verzögert.

2.61
Wodurch unterscheidet sich ein Mekoniumileus von einem Mekonium-Pfropf-Syndrom?

Ein **Mekoniumileus** entspricht einer Obstruktion des distalen Ileums durch feste, klebrige Klumpen eingedickten Mekoniums. Ein Kolonkontrasteinlauf kann ein Mikrokolon zeigen und 25 % aller Fälle mit Mekoniumileus sind mit einer Darmatresie als Folge der intrauterinen Obstruktion assoziiert. Ein Mekoniumileus ist eine häufige Erstmanifestation und neonatale Komplikation einer Zystischen Fibrose.

Die klinischen Zeichen eines **Mekonium-Pfropf-Syndroms** reichen von verzögertem Absetzen von Mekonium bis zu den Symptomen einer intestialen Obstruktion. Der Kolonkontrasteinlauf zeigt ein Kolon von normalem Kaliber mit mehreren Füllungsdefekten. Kleine Frühgeborene, Kinder diabetischer Mütter und solchen, die präpartal mit Magnesiumsulfat behandelt wurden, neigen besonders zum Mekonium-Pfropf-Syndrom. Auch wenn die Symptomatik ebenfalls Erstmanifestation einer Zystischen Fibrose sein kann, so ist sie doch wesentlich seltener als beim Mekonium-Illeus.

2.62
Wie lange sollte nach einer Asphyxie Nahrungskarenz eingehalten werden?

Während eines asphyktischen Ereignisses kann die Vasokonstriktion der Mesenterial-Gefäße zu einer Darmischämie führen. Durch den möglichen Zusammenhang von Asphyxie mit nekrotisierender Enterokolitis wird vielerorts der enterale Kostaufbau für 2 bis 3 Tage hinausgezögert, um der Darmschleimhaut Erholungszeit zu geben.

2.63
Wie kann eine Gastroschisis von einer Omphalozele unterschieden werden?

Obwohl es sich bei beiden Entitäten um Bauchwanddefekte handelt, ist die Pathogenese und Prognose ausgesprochen unterschiedlich (s. **Tab. 2-6**).

2.64
Welche Zustände sind mit intraabdominellen Verkalkungen assoziiert?

Mekonium-Peritonitis und intraabdominelle Tumoren sind die häufigsten neonatalen Entitäten, die mit intraabdominellen Verkalkungen

Tabelle 2-6

	Gastroschisis	Omphalozele
Inzidenz	1 : 50 000 Geburten	1 : 5000 Geburten
Defekt-Lokalisation	Paraumbilikal rechts	Zentral umbilikal
Nabelschnur-Insertion	Normal	Apex des Bruchsacks
Leber-Herniation	Selten	Häufig
Extrainstinale Fehlbildungen	Selten	Häufig
Chromosomen-Aberrationen	Selten	Häufig

vergesellschaftet sind. Die Kalzifikationen im Rahmen einer Mekonium-Peritonitis scheinen eher streifig oder plaque-ähnlich und sind entlang des Zwerchfells und der Flanken zu sehen. Intraintestinale Verkalkungen erscheinen als kleine runde Hyperdensitäten entlang des Darms und kommen in Zusammenhang mit Darmstenosen, -atresien und Aganglionosen vor. Außerdem sind intraabdominelle Verkalkungen auch bei Nebennieren-Blutungen und konnatalen Infekten beschrieben.

2.65
Was ist eine nekrotisierende Enterokolitis (NEK)?

Eine NEK ist eine nekrotisierende Entzündung des Darms und der häufigste gastrointestinale Notfall im Neugeborenen-Alter. Zeichen einer NEK sind ein geblähtes Abdomen, Magenreste, Blutauflagerungen auf dem Stuhl, Rötung der Bauchwand und Allgemeinsymptome wie Lethargie oder Irriabilität.

2.66
Sind positive Blutkulturen häufig bei Neugeborenen mit einer NEK?

Nein, nur in 25% der Fälle kann zum Zeitpunkt der klinischen Diagnose ein Keimwachstum in der Blutkultur nachgewiesen werden.

2.67
Welches sind die wichtigsten Risikofaktoren für eine NEK bei Frühgeborenen?

In einer Studie mit über 15000 Neugeborenen aus 98 Zentren über einen Zeitraum von 2 Jahren stellten sich als wichtigste Risikofaktoren das **Gestationsalter** und das **Geburtsgewicht** heraus. Andere Variablen, die mit einem erhöhten NEK-Risiko einhergehen, sind Beatmung in den ersten Lebenstagen und der Einsatz von Glucokortikoiden und Indometacin in der ersten Woche. Eine Entbindung per Sectio caesarea und die Ernährung mit Muttermilch senken das Risiko einer NEK. Der Apgar-Score zeigt keinen Zusammenhang zum Auftreten einer NEK.

Guthrie SO, Gordon PV, Thomas V, et al: Necrotizing enterocolitis among neonates in the United States. J Perinatology 2:278–285, 2003.

2.68
Ist eine Pneumatosis intestinalis pathognomonisch für eine NEK?

Nein. Eine Pneumatosis intestinalis ist auch in mehreren anderen intestinalen Problemen zu sehen, darunter der M. Hirschsprung, bei pseudomembranöser Kolitis, neonataler ulcerativer Kolitis und ischämischen Darmerkrankungen. Trotzdem ist das radiologische Vorliegen von dunklen, konzentrischen Ringen innerhalb der Darmwand ein charakteristisches Zeichen und in 85% der Fälle von NEK zu sehen. Die Gasblasen enthalten Wasserstoff als Nebenprodukt des bakteriellen Metabolismus.

2.69
Gibt es Risiken, die gegen eine enterale Ernährung von Neugeborenen mit Nabel- oder anderen zentralen Kathetern sprechen?

Die Assoziation von Nabelgefäßkathetern mit nekrotisierenden Enterokolitiden ist nur schwach. In einer jüngeren Übersicht von 549 neonatologischen Intensivstationen gaben 92% der verantwortlichen Kaderärzte an, dass eine trophische Ernährung von Neugeborenen mit Nabelvenen-Kathetern sicher ist und 88% dies auch praktizieren. 79% wenden das gleiche Prinzip der trophischen Ernährung bei liegendem Nabelarterien-Katheter an.

Tiffany KF, Burke BL, Collins-Odoms C, Oelberg DG: Current practice regarding the enteral feeding of high-risk newborns with umbilical catheters in situ. Pediatrics 112:20–23, 2003.

2.70
Wie lange sollten Neugeborene mit einer NEK nicht enteral ernährt werden?

Bei (radiologisch oder intraoperativ) bewiesener NEK sollte eine Nahrungskarenz von mindestens 2 bis 3 Wochen eingehalten werden. Bei Verdachtsdiagnose und konservativer Behandlung kann nach 3 bis 7 Tagen mit einer vorsichtigen Ernährung wiederbegonnen werden.

2.71
Gibt es eine Evidenz für die Gabe von Immunglobulinen zur Prävention einer NEK?

Nein, bisher hat keine Studie gezeigt, dass die orale Verabreichung von Immunoglobulinen vor NEK schützt. Es wurde nie eine randomisiert-kontrollierte Studie mit oralem Immunoglobulin A allein zur Verhinderung von NEK durchgeführt.

FosterJ, Cole M: Oral immunoglobulin for preventing necrotizing enterocolitis in pretrem and low birthweight neonates. Cochrane Database Syst Rev 1: CD001816, 2004.

2.72
Kann die prophylaktische Verabreichung von Antibiotika eine NEK verhindern?

In einer Meta-Analyse von fünf relevanten Studien zeigte die enterale Verabreichung von Antibiotika eine statistisch signifikante Reduktion in der NEK-Inzidenz und in den mit NEK verbundenen Todesfällen. Eine der Studien zeigte aber auch eine erhöhte Rate von Kolonisation mit resistenten Bakterien. Aus den Vorbehalten gegenüber der Entwicklung einer multi-resisistenten Flora wird zurzeit von der Verabreichung enteraler Antibiotika abgeraten.

Bury RG, Tudehope D: Enteral antibiotics for preventing necrotizing enterocolitis in low birthweight or preterm infants. Cochrane Database Syst Rev 1:CD000405, 2001.

2.73
Gibt es sichere Wege zur Verminderung der NEK-Inzidenz?

Leider gibt es keine Strategien, die bewiesenermaßen die NEK-Inzidenz vermindern. Immerhin können aus den vorliegenden Daten folgende Interventionen empfohlen werden: Muttermilch-Ernährung, vorsichtige Steigerung der Nahrungsmenge, Einschränkung der Flüssigkeitsmenge, pränatale Steroidgabe, Zusammenlegen der betroffenen Kinder im Falle eines epidemischen NEK-Auftretens.

2.74
Wie wird die Nekrotisierende Enterokolitis eingeteilt?

- **Stadium 1 (vermutete NEK):** Zeichen der Sepsis, Nahrungsunverträglichkeit, +/− Abgang von hellrotem Stuhl ab ano.
- **Stadium 2 (bewiesenen NEK):** Alle Zeichen von Stadium 1, Pneumatosis, +/− Nachweis von Luft in der Portalvene, +/− metabolische Azidose, +/− Aszites.
- **Stadium 3 (fortgeschrittene NEK):** Alle Zeichen von Stadium 2, klinische Instabilität, Aszites, +/− Pneumoperitoneum.

Walsh MC, Kleigman RM: Necrotizing enterocolitis: treatment based on staging criteria. Pediatr Clin North Am 33:179−201, 1986.

2.75
Kann durch eine zu rasche Nahrungssteigerung eine NEK verursacht werden?

Retrospektive Studien vermuteten einen Zusammenhang. Hingegen konnte in einer prospektiven Untersuchung von Rayyis und Kollegen kein erhöhtes NEK-Risiko festgestellt werden, als Kinder mit täglichen Nahrungssteigerungen von 15 ml/kg/Tag und 35 ml/kg/Tag verglichen wurden. In einer anderen prospektiven Studie verglichen Berseth und Kollegen Neugeborene, die nur trophisch gefüttert wurden (20 ml/kg/Tag während 10 Tagen) mit solchen, die jeden Tag um 20 ml/kg gesteigert wurden. Sie zeigten bei den Kindern mit täglichem Kostaufbau ein höheres NEK-Risiko. Allerdings waren diese Neugeborenen aber auch schneller oral aufgebaut, benötigten weniger lange zentrale Katheter und konnten eher entlassen werden.

Beseth CL, Bisquera JA, Paje VU: Prolonging small feeding volumes early in life decreases the incidence of necrotizing enterocolitis in very low birthweight infants. Pediatrics 111:529−534, 2003.

Rayyis SF, Ambalavanan N, Wright L, Carlo WA: Randomized trial of «slow» versus «fast» feed advancements on the indicence of necrotizing enterocolitis in very low birthweight infants. J Pediatr 134:293−297, 1999.

2.76
Was sagt die Messung des Volumens des Mageninhalts unmittelbar postnatal über eine mögliche intestinale Obstruktion beim Neugeborenen aus?

Eine große Menge Aspirat aus dem Magen in den ersten 15 Lebensminuten ist verdächtig für eine Obstruktion. Ein gesundes Neugeborenes hat ca. 5 ml Mageninhalt unmittelbar postnatal. Bei einem Neugeborenen mit intestinaler Obstruktion (z. B. Duodenal-Atresie, Jejunal-Atresie, Pankreas annulare) beträgt die Aspirat-Menge im Schnitt 60 ml. So sollte bei jedem Neugeborenen mit mehr als 20 ml Magen-Aspirat der Verdacht einer Obstruktion erhoben werden.

Britton JR, Britton HL: Gastric aspirate volume at birth as an indication of congenital intestinal obstruction. Acta Pediatr 84:945–946, 1995.

Hämatologische Probleme

2.77
Zu welchem Zeitpunkt findet der Wechsel der Synthese von fetalem zu adultem Hämoglobin statt?

Der Wechsel von der Synthese von HbF zu HbA findet etwa in der 32. SSW statt. Bei einer Geburt am Termin ist noch ca. 50 bis 65 % des Hämoglobins vom Typ F. Bei Frühgeborenen < 32. SSW setzt der Wechsel unmittelbar postnatal ein.

2.78
Ändert sich die Definition der Anämie mit dem Gestationsalter?

Für Termingeborene gilt im Allgemeinen ein venös gemessenes Hämoglobin von < 13 m/dl (oder < 14,5 g/dl kapillär gemessen) als Anämie. Bei frühgeborenen Kindern nach der 32. SSW sind hämatologische Werte nur minimal unterschiedlich zu denen von Termingeborenen, so dass auch bei diesen diese Grenzwerte gebraucht werden können.

2.79
Wie verändert sich die Hämoglobin-Konzentration in den ersten Lebenstagen?

Aufgrund der Hämokonzentration steigt bei allen Neugeborenen der Hämatokrit in den ersten Lebensstunden noch leicht an, um danach wieder etwas abzusinken. Bei gesunden Termingeborenen bleibt die Hämoglobin-Konzentration dann für den Rest der ersten Lebenswoche recht stabil. Bei Frühgeborenen mit einem Geburtsgewicht unter 1500 g kann das Hämoglobin in der gleichen Zeit jedoch um 1,0 bis 1,5 g/Tag sinken.

2.80
Was sind die Indikationen für eine Erythrozyten-Transfusion beim Frühgeborenen?

In den letzten Jahren wurden Kriterien für Erythrozyten-Transfusionen zunehmend strenger. Die folgenden Richtlinien leiten sich von einer amerikanischen Multizenterstudie ab:

Transfusion bei einem Hämatokrit < 20 %
- Bei asymptomatischen Kindern mit Retikulozyten < 100 000/ul.

Transfusion bei einem Hämatokrit < 30 %
- Bei zusätzlichem Sauerstoffbedarf, jedoch < 35 %
- Bei CPAP- oder Beatmungsbedaf mit einem Atemmitteldruck von < 6 cm H2O
- Bei signifikanter Apnoe-Bradykardie-Symptomatik (> 9 Episoden in 12 Stunden oder > 2 Maskenbeatmungspflichtigen Episoden) unter Methylxanthin-Therapie
- Bei Tachykardie (HF > 180/min) oder Tachypnoe (AF > 80/min) über 24 Stunden ohne andere erkennbare Ursache.
- Bei Gewichtszunahme < 10 g/Tag über 4 Tage bei einer Kalorienzufuhr von mindestens 100 kcal/kg/d
- Vor operativen Eingriffen

Transfusion bei einem Hämatokrit < 35 %
- Bei zusätzlichem Sauerstoffbedarf > 35 %
- Bei CPAP- oder Beatmungsbedarf mit einem Atemmitteldruck von < 6 cm H2O

Keine Transfusion
- Wenn die Anämie rein iatrogen durch häufige Blutentnahmen entstand
- Bei isoliertem, asymptomatischen tiefen Hämatokrit

Shannon KN, Keith JF, III, Mentzer WC et al: Recombinant human erythropoietin stimulates erythropoiesis and reduces erythrocyte transfusions in very low birth weight preterm infants. Pediatrics 95:1–8, 1995.

2.81
Gibt es geeignete Strategien, um den Transfusionsbedarf bei Frühgeborenen zu ermitteln?

Nein. Da es keine einfachen Mittel gibt, um die Gewebe-Oxygenierung individuell zu bestimmen, richtet sich der Entscheid zur Transfusion üblicherweise nach Richtlinien, die auf Alter und respiratorische Situation abstützen. Obwohl viele klinische Zeichen (u. a. Apnoen, mangelnde Gewichtszunahme) auf Anämien zurückgeführt werden können, wird auch nach Erythrozyten-Transfusion häufig keine Besserung beobachtet.

Murray NA, Roberts IAG: Neonatal transfusion practice. Arch Dis Child Fetal Neonatal Ed 89:101–107, 2004.

2.82
Ist der Einsatz von Erythropoietin bei frühgeborenen Kindern empfohlen?

Mit dem frühen Einsatz von hochdosiertem Erythropoietin (750 bis 1000 IE/kg/Woche) konnte eine signifikante Reduktion des Transfusionsbedarfs beobachtet werden. Leider schlägt sich der Erythropoietin-Effekt erst nach 1 bis 2 Wochen in einem Hämatokrit-Anstieg nieder. Da aber zwei Drittel aller Transfusionen in den ersten Wochen verabereicht werden, hat Erythropoietin darauf nur einen beschränkten Einfluss. Dagegen stieg unter Epo-Einsatz der Prozentsatz von nicht-transfusions-bedürftigen Frühgeborenen signifikant an. Indes ist die Behandlung aller Frühgeborenen mit einem Geburtsgewicht unter 1000 g sehr teuer und bedeutet, dass ein Drittel dieser Kinder unnötig behandelt werden, da sie nie eine Transfusion brauchen würden.

Shannon KN, Keith JF, III, Mentzer WC et al: Recombinant human erythropoietin stimulates erythropoiesis and reduces erythrocyte Transfusions in very low birth weight preterm infants. Pediatrics 95:1–8, 1995

2.83
Wie kann die sogenannte Rhesus-Krankheit verhindert werden?

Nicht sensibilisierte Rhesus-negative Schwangere sollte mit ca 28 SSW einem Antikörper-Suchtest unterzogen werden und prophylaktisch Rhesus-Immunglobuline erhalten. Stellt sich das Kind nach Geburt als Rhesus-positiv heraus, sollte eine zweite Dosis Rh-Ig verabreicht werden (bei Verdacht auf größerer feto-maternaler Blutung in höherer Dosierung).

2.84
Warum ist der Coombs-Test bei Neugeborenen mit einer ABO-Inkompatibilität häufig negativ oder nur schwach positiv?

Auf den kindlichen Erythrozyten ist die Dichte die A- bzw. B-Antigene kleiner als auf adulten Eryhtrozytenoberflächen. Außerdem findet eine Absorbtion von Serum-Antikörper durch ABO-Antigene in verschiedenen Geweben im ganzen Körper statt.

2.85
Wie kann bewiesen werden, dass ein fetomaternaler Blutaustausch für eine neonatale Anämie verantwortlich ist?

Der **Kleihauer-Betke-Test** kann die Zirkulation von fetalen Erythrozyten im mütterlichen Blut nachweisen. Weil fetales Hämoglobin säurefest ist, zeigen sich nach der Ansäuerung des mütterlichen Blutes im Ausstrich dunkle gefärbte fetale Erythrozyten zwischen den aufgelösten mütterlichen Erythrozyten. Basierend auf dem prozentualen Anteil der kindlichen Zellen im (geschätzten) mütterlichen Blutvolumen kann auf das Ausmass des Blutaustausches geschlossen werden. Ein Prozent fetale Erythrozyten bedeutet ein Austausch von ca 50 ml.

2.86
Wie wird nachgewiesen, ob ein blutiger Mageninhalt beim Kind verschlucktes mütterliches Blut ist?

Der so genannte **Apt-Test** basiert auf der Tatsache, dass adultes Hämoglobin nach Kontakt mit alkalischen Substanzen weniger resistent ist als fetales Hämoglobin. Dabei wird der Mageninhalt zentrifugiert und der (blutig-rote) Überstand im Verhältnis 5:1 mit 1%iger Natronlauge gemischt. Adultes Hämoglobin wird dadurch denaturiert, die Lösung wird gelb-bräunlich. Fetals Hämoglobin bleibt bei Alkali-Exposition intakt, die Lösung bleibt auch nach über 2 Minuten noch rot.

2.87
Wie lautet die Definition einer Polyzythämie?

Eine neonatale Polyzythämie ist definiert als venöser Hämatokrit > 65 % (entsprechend 2 Standardabweichungen über dem für Neugeborene normalen Hämatokrit). Ein zentralvenöser Hämatokrit > 65 % hat einen exponentiellen Anstieg der Viskosität zur Folge. Da Messungen der Viskosität von den wenigsten Laboratorien durchgeführt werden können, wird der Hämatokrit als indirekter Indikator für Hyperviskosität angenommen.

2.88
Was sind klinische Zeichen einer Polyzythämie?

Symptomatische Neugeborene präsentieren häufig neurologische Auffälligkeiten wie Lethargie, muskuläre Hypotonie, Zittrigkeit und Irritabilität. Schwere Formen der ZNS-Beteiligung können zu Krampfanfällen führen. Hypoglykämien sind häufig. Andere Organsysteme können betroffen sein: Gastrointestinal-Trakt (Erbrechen, Blähungen, NEK), Nieren (Nieren-Venen-Thrombose, akutes Nierenversagen), Herz-Kreislauf (Atemnotsyndrom, Herzinsuffizienz). Häufig sind Kinder mit Polyzythämie jedoch asymptomatisch.

2.89
Welche Neugeborenen mit einer Polyzythämie sollten behandelt werden?

Da die Polyzythämie verschiedensten Ursachen haben kann, ist es schwierig zu sagen, ob die Langzeitprognose eher von der Aetiologie oder von der Hyperviskosität selber abhängt. Darum wird die Indikation zur Therapie nicht einheitlich gestellt. Vielerorts wird unabhängig vom Vorliegen von klinischen Symptomen eine partielle Austauschtransfusion bei einem zentral-venösen Hämatokrit von > 70 % empfohlen, da dieser mit einer erheblichen Hyperviskosität korreliert. Bei symptomatischen Kindern sollte bereits ab einem Hämatokrit ab 65 % therapiert werden.

2.90
Wie sollte eine partielle Austauschtransfusion gemacht werden?

Eine partielle Austauschtransfusion kann über einen Nabelvenen-, Nabelarterienkatheter oder über einen großlumigen peripher-venösen Zugang gemacht werden. Portionen von jeweils 5 % des geschätzten kindlichen Blutvolumens werden durch Fresh Frozen Plasma, Plasmaexpander, Humanalbumin oder Kochsalz-Lösung ersetzt. Humane Plasma-Produkte bergen das Risiko von übertragbaren Infektionen und können die Viskosität effektiv noch erhöhen. Humanalbumin konnte nie einen Benefit gegenüber von Kochsalz-Lösung zeigen, sodass heute im allgemeinen Kristalloide bevorzugt werden. Das auszutauschende Blutvolumen kann nach folgender Formel berechnet werden:

Austauschvolumen = [Ist-Hämatokrit − Soll-Hämatokrit/Ist-Hämatokrit] × Blutvolumen × Körpergewicht

2.91
Wie ist eine Thrombozytopenie beim Neugeborenen definiert?

Thrombozytenwerte < 100 000/µl definieren beim termin- und frühgeborenen Kind eine Thrombozytopenie. Werte zwischen 100 000 und 150 000/µl können beim gesunden Termingeborenen normal sein, sollten aber kontrolliert werden und weitere Diagnostik nach sich ziehen, falls das Kind krank ist.

2.92
Wann ist eine Thrombozyten-Transfusion indiziert?

Bei Frühgeborenen sollten die Thrombozyten-Werte > 50 000/µl gehalten werden, da – besonders bei einem Geburtsgewicht < 1000 g – ein erhebliches Risiko einer intrakraniellen Hämorrhagie besteht. Diese Gefahr ist in der ersten Lebenswoche am größten. Bei Neugeborenen ohne manifeste Blutungen sollte eine Thrombozyten-Transfusion erst bei Werten < 25 000/µl durchgeführt werden. Bei Blutungskomplikationen ist eine Thrombozytenzahl > 100 000/µl anzustreben.

2.93
Nach welchen Zeichen muss in der körperlichen Untersuchung bei der Ursachensuche einer Thrombozytopenie geschaut werden?

- «Blueberry-Muffin»-Ausschlag (Kongenitale Infektionen vom TORCH-Typ (Toxoplasmose, Rubella, Zytomegalievirus, Herpes) oder andere viralen Infektionen)
- Radius-Aplasie (TAR- (Thrombozytopenia-Absent-Radius-) Syndrom
- Palpabel Resistenz in den Flanken und Hämaturie (Nieren-Venen-Thrombose)
- Auffälligkeiten der Daumen (Fanconi-Anämie, obwohl dabei die Thrombozytopenie im Neugeborenen-Alter selten ist)
- Dysmorphie-Zeichen (Chromosomen-Aberrationen, insbesondere Trisomie 13 und 18)

2.94
Welches sind die beiden wichtigsten Arten neonataler Thrombozytopenie, die durch mütterliche Antikörper ausgelöst werden?

Die transplazentare Passage von Thrombozyten-Antikörpern von Mutter zum Kind kann durch eine mütterliche idiopathische thrombozytopenischen Purpura entstehen (mit dem Kind als sekundärer Angriffspunkt) oder durch eine isoimmune Thrombozytopenie (mit dem Kind als primärer Angriffspunkt). Die Entitäten haben ähnliche klinische Bilder: die Säuglinge sind in der Regel in gutem Allgemeinzustand, haben keine Hepatosplenomegalie und können bis zu 12 Wochen postnatal eine Thrombozytopenie aufweisen.

2.95
Wenn bei einer Frau während der Schwangerschaft eine Thrombozytopenie neu auftritt, wie kann dann das Riskio einer Thrombozytopenie beim Kind bestimmt werden?

Die mütterlichen Plättchen-Werte haben leider eine schlechte Voraussage-Kraft für das Auftreten einer fetalen Thrombozytopenie. Allerdings setzt ein erhöhter Anti-Tc-IgG-Titer der Mutter das Kind einem hohen Risiko einer Thrombozytopenie aus. Dabei nimmt die Gefahr ab, je später in der Schwangerschaft sich die Thrombozytopenie bei der Mutter manifestiert. Bei nachgewiesenen Anti-Tc-IgG sollte eine Geburt per Kaiserschnitt bevorzugt werden, außer es konnte via Chordozentese eine normale fetale Thrombozytenzahl gezeigt werden.

2.96
Wie lange überleben transfundierte Blutplättchen?

Vorausgesetzt, die transfundierte Thrombozyten werden nicht durch immunologische Prozesse zerstört, nimmt die Thrombozyten-Zahl mit jedem Tag um 10 % ab und erreicht nach einer Woche das Niveau vor Transfusion.

2.97
Wann normalisieren sich die bei Neugeborenen üblicherweise verlängerten Prothrombin- und partielle Thromboplastin-Zeiten?

Die Prothromin-Zeit weist ungefähr nach der ersten Lebenswoche normale, d. h. adulte Werte auf, während die partielle Thromboplastin-Zeit sich nicht vor dem Alter von 2 bis 9 Monaten normalisiert.

2.98
Wie kann eine disseminierte intravasale Gerinnung (DIC) beim Neugeborenen diagnostiziert werden?

In den Laboruntersuchungen finden sich bei DIC Fragmentozyten im Blutausstrich, Verlängerung der Prothrombin-Zeit, partielle Thromboplastin-Zeit und Thrombinzeit, eine Thrombozytopenie, erniedrigte Werte für die Faktoren V und VIII sowie Fibrinogen sowie manchmal Nachweis von Fibrin-Spaltprodukten.

2.99
Wie wird die DIC beim Neugeborenen behandelt?

Die Behandlungsstrategie sollte sich primär gegen die zugrunde liegende Krankheit richten als nur gegen die DIC als Folge davon. In vielen Fällen wird dadurch die Notwendigkeit einer DIC-Behandlung entfallen. Sollte diese Strategie nicht möglich sein, kann zur Therapie der DIC Fresh Frozen Plasma und Thrombozyten-Konzentrate verabreicht werden. Besteht die Gefahr einer Flüssigkeitsüberlastung, kann eine Austauschtransfusion mit Vollblut versucht werden. In Bezug auf die Behandlung der DIC ist diese Methode jedoch nicht überlegen. Die Anwendung von Heparin ist den DIC-Fällen mit Thrombosen in den großen Gefäßen oder bei einer Pupura fulminans vorbehalten.

2.100
Was ist die Ursache des Morbus haemorrhagicus neonatorum?

Neugeborene kommen mit um 50% verminderte Vitamin-K-abhängige Gerinnungsfaktoren zur Welt. Der Grund dafür ist wahrscheinlich in der Evolution zu suchen, letztlich aber nicht klar. Ohne Vitamin-K-Gabe postnatal sinkt dieser Gehalt in den ersten 3 Lebenstagen weiter ab. Ferner enthält die Muttermilch nur sehr wenig Vitamin K. Die Frühform des Morbus haemorrhagicus findet sich klassicherweise in den ersten Lebenstagen bei ausschließlich gestillten Kindern, die keine Vitamin-K-Prophylaxe nach Geburt erhalten haben. Sie präsentiert sich als diffuse Blutung (z.B. aus Nabelschnur, Punktionsstellen, nach Zirkumzision, aber auch intrakranielle Hämorrhagien). Spätblutungen wegen Vitamin-K-Mangels sind jedoch bis zum 6. Lebensmonat möglich und beschrieben.

Besonders gefährdet sind Neugeborene von Müttern, die während des Schwangerschaft mit Medikamenten behandelt wurden, die den Vitamin-K-Metabolismus betreffen (Warfarine, Kumarine, antiepileptische oder tuberculostatische Medikamente). Hier können peri- oder postnatale schwere, potentiell lebensbedrohliche intrakranielle Blutungen auftreten.

Zur Vorbeugung des Morbus haemorrhagicus neonatorum wird empfohlen, allen Neugeborenen Vitamin K prophylaktisch zu verabreichen. In der Schweiz und Deutschland sind dies 3 Dosen einer Misch-Mizellen-Form von Vitamin K (1. und 4. Lebenstag sowie mit 4 Wochen). Im angelsächsischen Bereich wird Vitamin K postnatal intramuskulär verabreicht, andere Länder (z.B. die Niederlande) kennen die Prophylaxe in Form von täglicher Verabreichung kleiner Dosen Vitamin K.

Hyperbilirubinämie

2.101
Welches ist der natürliche Verlauf der Hyperbilirubinämie bei gesunden Termingeborenen?

Bei allen Neugeborenen steigt das Bilirubin nach Geburt kontinuierlich an. Im Nabelschnurblut beträgt das Bilirubin durchschnittlich 35 µmol/l (2 mg/dl), steigt dann an und erreicht zwischen 60 bis 72 Stunden postnatal den Höhepunkt mit Werten zwischen 85 und 100 µmol/l (5 bis 6 mg/dl). Werte von 212 µmol/l (12,4 mg/dl) (bei Formula-ernährten Kindern) resp. 253 µmol/l (14,8 mg/dl, bei voll gestillten Kindern) entsprechen der 97. Perzentile von gesunden Termingeborenen.

2.102
Wie häufig tritt eine behandlungsbedürftige Hyperbilirubinämie auf?

Ungefähr 1 bis 2% aller Termingeborenen entwickeln eine Hyperbilirubinämie > 350 µmol/l (20 mg/dl), die einer Behandlung bedarf.

Newman TB, Xiong B, Gonzalez VM, Escobar GJ: Prediction and prevention of extreme neonatal hyperbilirubinemia in mature HMO. Arch Pediatr Adolesc med 154:1140–1147, 2000.

2.103
Wie erfolgt die Beurteilung des Neugeborenen-Ikterus in den ersten Lebenstagen?

In den ersten Lebenstagen und sicher vor Entlassung vom Wochenbett nach Hause sollte mindestens eine transkutane oder aber eine Serumbestimmung erfolgen und auf der Kurve nach Bhutani (s. **Abb. 2-2**) eingetragen werden. Zusammen mit den klinischen Risikofaktoren kann damit die individuelle Gefährdung abgeschätzt werden. Insbesondere früh entlassene Kinder (< 24 Stunden) sollten im Alter von 72 Stunden nochmals bezüglich Ikterus beurteilt werden. Bei später entlassen Kindern mit erhöhtem Risiko muss ebenfalls innerhalb von 1 bis 2 Tagen ein Follow-up gewährleistet sein.

Subcommittee on Hyperbilirubinemia: Management of hyperbilirubinemia in the newborn infant 35 or more weeks of gestation. Pediatrics 114:297–316, 2004.

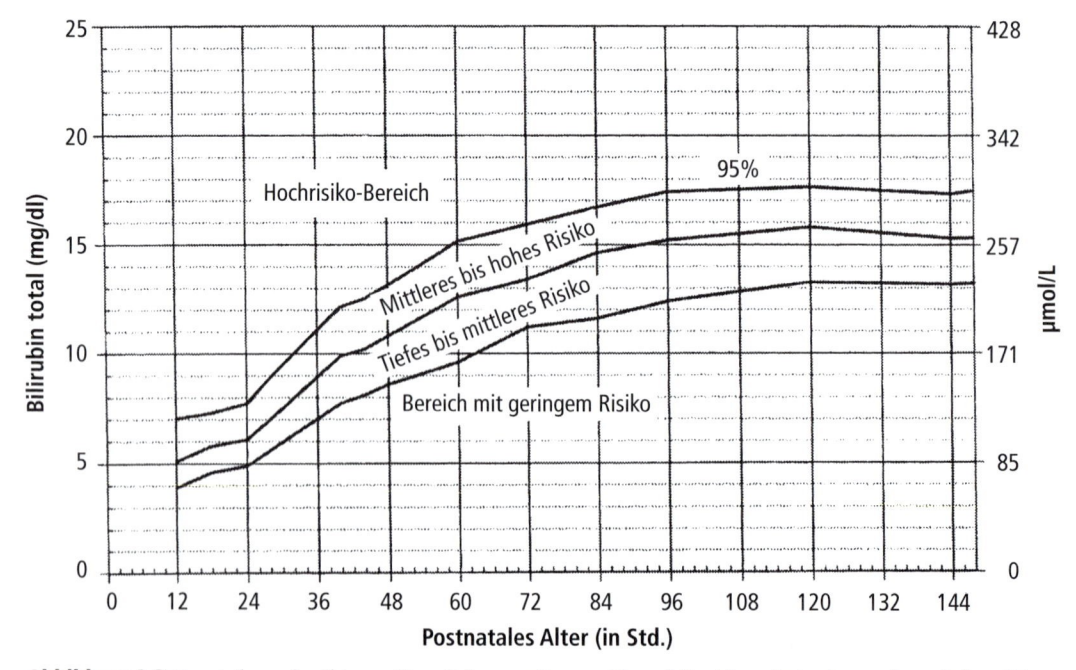

Abbildung 2-2: Beurteilung des Ikterus (Aus: Subcommittee on Hyperbilirubinemia in the newborn infant 35 or more weeks of gestation. Pediatrics 114:297–316, 2004).

2.104
Welche Faktoren sprechen für das Risiko einer Hämolyse als Ursache für eine Hyperbiliruinämie?

- Positive Familienanamnese für hämolytische Krankheitsbilder
- Ethnische Zugehörigkeit zu Bevölkerungsgruppen mit vererbbaren hämolytischen Krankheiten (z.B. Glucose-6-Phosphat-Dehydrogenase-Mangel)
- Bilirubin-Anstieg von >10 µmol/dl/h (>0,5 mg/dl/h)
- Fehlendes Ansprechen der Hyperbilirubinämie auf Fototherapie bei niedrigeren Bilirubin-Werten
- Ikterus praecox (Beginn <24 Lebensstunden)
- Retikulozytose (>8% nach Geburt, >5% in den ersten 2 bis 3 Lebenstagen, >2% nach der ersten Woche)
- Morphologische Veränderungen der Erythrozyten im Ausstrich (Mikro-Sphärozyten, Anisozytose, Targetzellen)
- Signifikantes Absinken des Hämoglobins
- Blässe, Hepatosplenomegalie

Provisional Committee for Quality Improvement and Subcommittee on Hyperbilirubinemia: Practice parameter: management of hyperbilirubinemia in the healthy term newborn. Pediatrics 94:558–565, 1994.

2.105
Welche Konstellation prädestiniert für eine AB0-Inkompatibilität?

Neugeborene mit Blutgruppe A oder B von Müttern mit der Blutgruppe 0 haben ein Risiko für eine AB0-Inkompatibilität. Bei Personen mit A- oder B-Blutgruppe treten Anti-B- resp. Anti-A-Antikörper in Form von IgM auf, die nicht plazentagängig sind. Bei Müttern mit der Blugruppe 0 liegen die Iso-Antikörper als IgG vor, die die Plazenta durchqueren und eine Hämolyse verursachen können. Obwohl jedoch etwa 12% aller Mutter-Kind-Paare eine AB0-Konstellation haben, kommt es bei weniger als 1% der betroffenen Neugeborenen zu einer signifikanten Hämolyse.

2.106
Mit welchem Screening-Test kann in der Schwangerschaft das postnatale Risiko einer Hyperbilirubinämie abeschätzt werden?

Alle schwangeren Frauen sollten eine Blutgruppen-Bestimmung (AB0- und Rhesus-System) sowie einen Antikörpersuchtest bekommen.

Subcommittee on Hyperbilirubinemia: Management of hyperbilirubinemia in the newborn infant 35 or more weeks of gestation. Pediatrics 114:297–316, 2004.

2.107
Ist es nötig und richtig, dass vom Wert des totalen Bilirubins der Werte des direkten Bilirubins abgezogen wird, um die potenzielle Toxizität zu beurteilen und damit Therapieindikationen zu stellen?

Üblicherweise wird das direkte nicht vom totalen Bilirubin abgezogen. In seltenen Ausnahmefällen, wenn der direkte Anteil vom totalen Bilirubin 50% und mehr beträgt, sollte das Vorgehen und die Therapieindikation interdisziplinär besprochen werden.

2.108
Was bezeichnet die «Vigintophobie»?

Wörtlich übersetzt, bedeutet Vigintophobie die «Angst vor zwanzig». Früher wurden bei Kindern mit einem Bilirubin über 20 mg/dl (= 343 µmol/l) auch ohne Zeichen einer Inkompatibilität oder Hämolyse eine Austauschtransfusion durchgeführt, um einen Kernikterus zu verhindern. Die neueren Daten unterstützen aber immer mehr die Meinung von Kritikern dieser wissenschaftlich nicht bewiesenen Methode, dass bei Neugeborenen ohne Zeichen von Hämolyse auch höhere Bilirubinwerte ohne Folgeschäden toleriert werden.

Watchko JF, Oski FA: Bilirubin 20 gm/dl = vigintophobia. Pediatrics 71:660–663, 1983

2.109
Welches sind klinische Zeichen einer Bilirubin-Toxizität?

Frühe klinische Manifestationen der Bilirubin-Toxizität können diskret sein, dann aber sehr rasch in ein ernstes, potentiell lebensgefährliches Bild kippen. Das Bild einer akuten Bilirubin-Enzephalopathie wird als BIND (**Bilirubin-induced neurological dysfunction**) bezeichnet. Für den chronischen Verlauf hat sich der Begriff Kernikterus eingebürgert.

Mit dem BIND-Score sollten auch Kinder mit geringen Anzeichen einer Bilirubin-Toxizität erfasst werden können (s. **Tab. 2-7**):

2.110
Wann ist eine Fototherapie bei Neugeborenen > 35 SSW indiziert?

Die Richtlinien der «American Academy of Pediatrics» für Termin- und knapp Frühgeborene sind in der **Abbildung 2-3** dargestellt:

Im Detail betrachtet werden im internationalen Vergleich leicht unterschiedliche Grenzwerte für den Einsatz der Fototherapie verwendet. Insgesamt hat sich aber in den letzten Jahren die dynamische Betrachtung in den ersten Lebenstagen gegen einen einzigen fixen Grenzwert für diese Zeit durchgesetzt.

Tabelle 2-7: Klinische Zeichen einer Bilirubin-induzierten neurologischen Dysfunktion (BIND)

Zeichen	Mild	Mäßig	Schwer
Verhalten	Schläfrigkeit, Trinkschwäche, verminderte Vitalität	Lethargie, Irritabilität (je nach Wachheitszustand), ausgeprägte Trinkschwäche	Koma, Apnoe, exteme Irritabilität, Krämpfe, Fieber
Muskeltonus	Leicht, aber dauerhaft verminderter Tonus	Moderate Hypertonie, milde Überstreckung von Nacken und Rumpf	Schwere Hypo- oder Hypertonie, Opisthotonus, Tretbewegungen, abnorme Körperhaltung
Schrei	Hohes Schreien	Schriller, schneidender Schrei (v.a. auf Stimulation)	Untröstlicher, aber schwacher Schrei, nur auf Stimulation

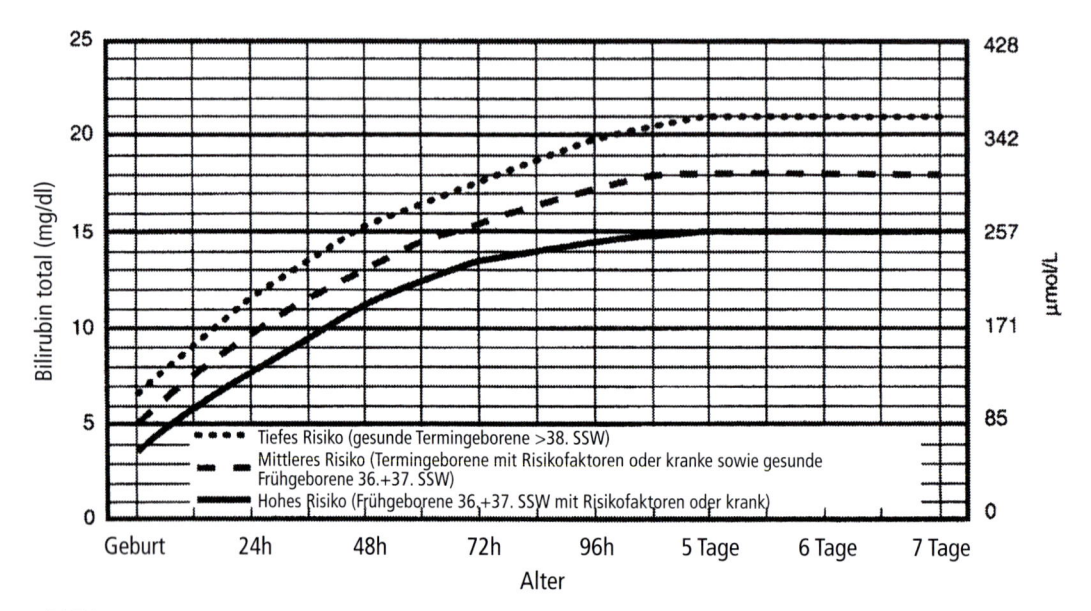

Abbildung 2-3: Fototherapie-Grenzen gemäß den Richtlinien der Amerikanischen Gesellschaft für Pädiatrie. (Aus: Subcommittee on Hyperbilirubinemia: Management of hyperbilirubinemia in the newborn infant 35 or more weeks of gestation. Pediatrics 114:297–316, 2004).

2.111
Worin unterscheidet sich der «Still-Ikterus» vom «Muttermilch-Ikterus»?

Die Hyperbilirubinämie von ausschließlich gestillten Kindern in der ersten Lebenswoche wird als «Still-Ikterus» bezeichnet und wird wahrscheinlich durch eine verminderte Energie-Aufnahme zusammen mit einer gewissen Dehydratation gefördert. Ab der zweiten Lebenswoche spricht man bei gestillten Kindern vom Muttermilch-Ikterus. Warum mit Muttermilch ernährte Neugeborene länger und ausgeprägter ikterisch sind, ist nicht abschließend geklärt. Mögliche Ursachen liegen im erhöhten entero-hepatischen Kreislauf des Bilirubins aufgrund der in der Muttermilch vorhandenen Beta-Glucuronidase und/oder die Hemmung der hepatischen Glucuronyl-Transferase duch freie Fettsäuren der Muttermilch.

Tabelle 2-8 vergleicht den physiologischen mit dem «Still»- und «Muttermilch»-Ikterus.

2.112
Warum ist das häufige Ansetzen von Kinder mit Still-Ikterus wichtig?

Gestillte Kinder verlieren durchschnittlich 6,1 % (+/− 2,5 %) ihres Geburtsgewichts innerhalb der ersten 3 Lebenstage. Neugeborene, die in den ersten 3 Tagen mehr als 8 Mal pro Tag an der Brust trinken, haben signifikant tiefere Bilirubinkonzentrationen als solche, die weniger häufig trinken. Das häufige Ansetzen fördert den Milcheinschuss, wodurch der Dehydratation vorgebeugt und die Bilirubinausscheidung über den Gastrointenstinaltrakt gefördert werden kann. Säuglinge mit einer angemessenen Flüssigkeitszufuhr sollten 4 bis 6 Mal pro Tag nasse Windeln haben.

2.113
Sollten Neugeborenen mit Hyperbilirubinämie abgestillt werden?

Nein, nur bei sehr seltenen Stoffwechsel-Erkrankungen (z. B. Galaktosämie) sollte keine Muttermilch mehr verabreicht werden. Es ist zwar bekannt, dass gestillte Kinder langsamer auf Fototherapie ansprechen. Die Gruppe um Martinez verglich bei Kindern mit einem Bilirubin über 290 µmol/l (17 mg/dl) vier Therapie-Strategien: Fototherapie unter Muttermilch-Verfütterung, Fototherapie unter Formula-Milch-Verfütterung, Zuwarten mit Fototherapie unter Muttermilch- oder Formula-Milch-Verfütterung und Fototherapie erst beim Ansteigen über 350 µmol/l (20 mg/dl) (s. **Tab. 2-9**). Die Autoren folgerten aus den Resultaten, das die meisten ikterischen Neugeborenen (86 %) keine Änderung der Ernährung brauchen, da sie die Fototherapie-Grenze von 350 µmol/l nie erreichen werden. Bei Einsatz von Fototherapie kann Muttermilch weiter verabreicht werden.

2.114
Was passiert mit dem Bilirubin unter Fototherapie?

Durch eine Zyklisierungs-Reaktion wird Bilirubin in **Lumirubin** umgewandelt und via Galle ausgeschieden, wobei die Halbwertszeit unge-

Tabelle 2-8: Vergleich von physiologischem Ikterus, «Still»- und «Muttermilch»-Ikterus

	Physiologischer Ikterus	Still-Ikterus	Muttermilch-Ikterus
Beginn (Bilirubin > 120 µmol/dl (7 mg/dl)	Nach 36 Stunden	2 bis 4 Tage	4 bis 7 Tage
Höhepunkt	3 bis 4 Tage	2 bis 6 Tage	5 bis 15 Tage
Maximales Bilirubin	85 bis 205 µmol/l (5 bis 12 mg/dl)	> 205 µmol/l (> 12 mg/dl)	> 170 µmol/l (> 10 mg/dl)
Absinken des Bilirubins < 50 µmol/l (3 mg/dl)	1 bis 2 Wochen	> 3 Wochen	9 Wochen
Inzidenz bei Termingeborenen	5 %	12 bis 13 %	2 bis 4 %

Aus: Gourley G: Pathophysiology of breast milk jaundice. In Polin RA, Fox W (Hrsg): Fetal and Neonatal Physiology. Philadelphia, W. B. Saunders, 1992, S. 1174

Tabelle 2-9: Zusammenfassung der Martinez-Studie

	Intervention bei Anstieg des Bilirubins > 290 umol/l (17 mg/dl)	Therapie-Versager*
Gruppe I	Fortsetzen der Muttermilch-Ernährung bis Bilirubin-Anstieg >350 μmol/l, dann Fototherapie und Stopp der Muttermilch	24%
Gruppe II	Stopp der Muttermilch-Ernährung, Substitution durch Formula-Milch, Fototherapie bei Bilirubin-Anstieg >350 umol/l	19%
Gruppe III	Stopp der Muttermilch-Ernährung, Substitution durch Formula-Milch, sofortiger Fototherapie-Beginn	3%
Gruppe IV	Fortsetzen der Muttermilch-Ernährung, sofortiger Fototherapie-Beginn	14%

* Therapie-Versager = Anstieg des Bilirubins über 350 μmol/l (20 mg/dl)

Daten aus: Martinez JC, Maisels MJ, Otheguy L, et al: Hyperbilirubinemia in the breast fed newborn: A controlled trail of four interventions. Pediatrics 91: 470–473, 1993

fähr 2 Stunden beträgt. Gleichzeitig entstehen wasserlösliche Fotoisomere, die im Urin ausgeschieden werden können.

2.115
Welche Faktoren beeinflussen die Effizienz der Fototherapie?

- Lichtspektrum (größte Effizienz bei blau-grünem Spektrum)
- Bestrahlungsstärke (eine intensive Fototherapie entspricht 30 uW/cm²/nm)
- Strahlungsintensität (größt-mögliche Fläche)
- Ursache des Ikterus (weniger effektiv bei Hämolyse oder Cholestase)
- Bilirubin-Wert bei Beginn der Fototherapie (je höher, desto schneller der Abfall unter Therapie)

Subcommittee on Hyperbilirubinemia: Management of hyperbilirubinemia in the newborn infant 35 or more weeks of gestation. Pediatrics 114:297–316, 2004.

2.116
Muss die Fototherapie kontinuierlich sein?

Nein. Die Fototherapie kann und soll für die Versorgung und für den Kontakt mit den Eltern unterbrochen werden.

2.117
Gibt es Kontraindikationen für die Fototherapie?

Neugeborene mit einer Familienanamnese mit **Licht-sensibler Porphyrie** sollten keine Fototherapie erhalten. Ein hohes direktes Bilirubin ist keine Kontraindikation, setzt die Wirkung der Fototherapie jedoch herab.

2.118
Welches sind häufige Nebenwirkungen der Fototherapie?

Durchfall, erhöhter insensibler Wasserverlust, Hautausschlag, Überhitzung, möglicherweise auch leichte Verbrennungen, wenn die Lampe zu nahe am Kind platziert wird. Bei direkter Hyperbilirubinämie kann ein «Bronze-Baby-Syndrom» entstehen.

2.119
Ein Neugeborenes entwickelt nach Beginn der Fototherapie eine dunkle Hautfarbe und dunklen Urin. Was liegt vor?

Ein **Bronze-Baby-Syndrom**. Bei Kindern mit einem hohen direkten Bilirubin kann das Abbauprodukt (das sogenannte Lumirubin) nicht über die Galle ausgeschieden werden. Die Säuglinge nehmen keinen Schaden von diesem Prozess, so dass eine direkte Hyperbilirubinämie keine Kontraindikation zur Fototherapie darstellt.

2.120
Wann ist der Wiederanstieg des Bilirubins nach Austauschtransfusion zu erwarten?

Obwohl bei einem Austausch mit dem zweifachen Volumen der klindlichen Blutmenge 87% des zirkulierenden Bilirubins entfernt wird, sinkt die Serum-Konzentration nur um 45% im Vergleich zum Wert vor der Austauschtransfusion.

Innerhalb von 30 Minuten findet eine Aequilibrisierung der Serum- mit der Gewebekonzentration statt, sodass in dieser Zeit das Bilirubin auf 60 % des Wertes vor Austausch ansteigt.

2.121
Welche Komplikationen können bei einer Austausch-Transfusion auftreten?

Akute Komplikationen:
- Hypokalzämie (als Folge der Kalzium-Bindung durch das Zitrat in der Blutkonserve)
- Thrombozytopenie (Thrombozyten werden entfernt und nicht ersetzt)
- Hyperkaliämie (durch den höheren Kaliumgehalt in Erythrozytenkonzentraten)
- Hypovolämie (bei ungenügendem Blutersatz)
- Verminderte Sauerstofffreigabe ans Gewebe (Erythrozyten aus Blutkonserven, die älter als eine Woche sind, haben einer reduziertem Gehalt an 2,3-Diphophoglycinat, damit eine höhere O_2-Affinität ans Hämoglobin und eine verminderte Abgabe des Sauerstoffs im Gewebe)

Spätkomplikationen:
- Anämie (Grund unklar)
- Graft-versus-Host-Reaktion (durch die Einbringung von Donor-Lymphozyten in den relativ immun-inkompetenten neugeborenen Empfänger; aus diesem Grund ist die Bestrahlung der Erythrozyten-Konzentrate sinnvoll, um DNA-haltige Zellen, d.h. Leukozyten zu zerstören)

2.122
Wie häufig ist ein Ikterus prolongatus?

Ein Drittel aller voll gestillten Neugeborenen bleiben über 14 Tage hinaus ikterisch. Bei Säuglingen, die mit Formula-Milch ernährt werden, tritt der Ikterus prolongatus in weniger als 1 Prozent auf.

2.123
Gibt es einen Zusammenhang zwischen Ikterus prolongatus und Harnwegsinfektionen?

Ein im Alter von 10 bis 60 Tagen auftretender Ikterus ohne anderen ersichtlichen Grund kann mit einem Harnwegsinfekt einhergehen. Typischerweise (in zwei Dritteln der Fälle) ist der Säugling dabei afebril und zeigt nur wenige Allgemeinsymptome; ein Hepatomegalie ist möglich. Es handelt sich um eine direkte Hyperbilirubinämie mit allenfalls leicht erhöhten Leberenzymen. Die antibiotische Behandlung der Harnwegsinfektion (meist durch E. coli verursacht) führt zu einem Rückgang der hepatischen Dysfunktion, die wahrscheinlich durch bakterielle Endotoxine hervorgerufen wird.

2.124
Wer war Schwester Ward?

In den 50er Jahren des letzten Jahrhunderts arbeitet Schwester J. Ward auf der Frühgeborenen-Station im Rochford General Hospital in Essex, England. An einem warmen Sommertag brachte sie einige der Babys hinaus in den Hof, um ihnen etwas frische Luft und Sonne zukommen zu lassen. Daraufhin beobachtete sie, dass das Sonnenlicht die Haut der ikterischen Kinder zu bleichen vermochte. In der gleichen Klinik fiel einige Zeit später auf, dass ein Röhrchen Blut, das einige Stunden auf einer Fensterbank am Sonnenlicht lag, einen viel tieferen Bilirubinwert aufwies als zuvor. Basierend auf diesen Erfahrungen konnte Dr. R. J. Cremer 1956 erstmals beweisen, dass bei ikterischen Neugeborenen, die dem Sonnenlicht ausgesetzt werden, die Hyperbilirubinämie absinkt.

Cremer RJ, Perryman PW, Richards DH: Influence of light on the hyperbilirubinemia of infants. Lancet 1:1094, 1958.

Das Wichtigste in Kürze:
Hämatologie/Hyperbilirubinämie

- Die Umstellung der Produktion von fetalem zu adultem Hämoglobin ist programmiert und findet ab 32. SSW statt.
- Knapp frühgeborene Kinder sind einem größeren Risiko einer Bilirubinenzephalopathie ausgesetzt als termingeborene Kinder.
- Obwohl die ABO-Inkompatibilität häufig ist, kommt es selten zur Sensibilisierung und Hämolyse.
- Termingeborene mit einer Hyperbilirubinämie ohne Hinweise für Hämolyse benötigen nur in den seltensten Fällen eine Austauschtransfusion.

Stoffwechsel-Probleme

2.125
Wie häufig treten die im Neugeborenen-Screening getesteten Krankheiten auf?

In Deutschland, Österreich und der Schweiz wurden bis vor kurzem fünf ausgewählte metabolische und endokrine Störungen mittels getrocknetem Blut auf Filterkarten («Guthrie-Karte») gesucht:

- Kongenitale Hypothyreose (Häufigkeit ca. 1:4000)
- Galaktosämie (klassische Form 1:40 000, Compound Heterozygotie, mildere Form 1:6000)
- Phenylketonurie (Häufigkeit zusammen mit Hyperphenylalaninämie 1:10 000)
- Adrenogenitales Syndrom (1:10 000)
- Biotinidasemangel (1:80 000)

Vor wenigen Jahren wurde das Screening mittels Tandemmassenspektroskopie erweitert. Zusätzlich können damit verschiedene Aminosäuren sowie freies Carnitin und Azylcarnitin bestimmt und Amioazidopathien, Fettsäureoxidationsdefekte und Organoazidurien gezielt gesucht werden. Namentlich ist z. B. der MCAD (Medium-Chain-Acyl-CoA-Dehydrogenase)-Mangel als verhältnismäßig häufige Entität ins Neugeborenen-Screening aufgenommen worden (jeder zwanzigste plötzliche Kindstod geht wahrscheinlich darauf zurück).

In den Vereinigten Staaten werden in einzelnen Staaten bis zu 29 verschiedene Stoffwechselkrankheiten im Neugeborenen-Alter getestet.

2.126
Welche Zuckerart kann der Clinitest nicht erfassen?

Die Saccharose, die nicht zu den reduzierenden Zuckern gehört. Der *Clinitest* erfasst reduzierende Zucker wie Glucose, Fructose, Galaktose, Pentose und Laktose und ist einfach durchzuführen: Fünf Tropfen Urin werden mit 10 Tropfen Wasser gemischt und eine *Clinitest*-Tablette zugefügt. Der Farbumschlag wird mit einer Standard-Skala verglichen, um den Anteil reduzierender Substanzen abzuschätzen. Um die Saccharose zu testen, mischt man den Urin mit Salzsäure statt mit Wasser und erhitzt das Gemisch für wenige Sekunden. Durch die Hydrolysierung der Saccharose wird der Test positiv werden.

2.127
Welche Hinweise sind suggestiv für eine kongenitale Stoffwechselerkrankung?

- Beginn der Symptome fällt mit einem Wechsel der Ernährung zusammen
- Verlust von Fähigkeiten oder Stehenbleiben der Entwicklung
- Ausgeprägtes Bevorzugen oder Meiden gewisser Speisen
- Konsanguinität der Eltern
- Unklarer Tod, Entwicklungsrückstand oder Krampfanfälle bei Geschwistern
- Unerklärte Gedeihstörung
- Ungewöhnlicher Körpergeruch
- Auffällige Behaarung oder Alopezie
- Mikro- oder Makrocephalie
- Auffälliger Muskeltonus
- Organomegalien
- Grobe Gewichtszüge, dicke Haut

2.128
Welche charakteristischen Körpergerüche sind mit Stoffwechselerkrankungen assoziiert?

- Kohl → Tyrosinämie Typ I
- Katzenurin → 3-Methylcrotonyl-CoA-Carboxylase-Mangel
- Fisch → Trimethylaminurie
- Hopfen → Methionin-Malabsorptions-Syndrom (sog. «Malzhaus»-Urin-Krankheit)
- Ahornsirup → Ahornsirup-Krankheit
- Mäuse-Kot → Phenylketonurie
- Schweissfüsse → Glutaracidurie Typ II, Isovalin-Aziämie

2.129
Wie ist die neonatale Hypoglykämie definiert?

Trotz kontroversen Ansichten sehen die meisten Experten eine behandlungsbedürftigen Hypoglykämie bei Blutzuckerwerten < 2,5 mmol/l (< 40 mg/dl).

2.130
Welche Neugeborenen sind zu welchem Zeitpunkt am meisten für Hypoglykämien gefährdet?

Während der Schwangerschaft findet durch erleichterte Diffusion ein freier Austausch von Glucose über die Plazenta statt. Nach Geburt muss das Kind sich an den plötzlichen Abfall der Glucose-Zufuhr anpassen. Der Tiefpunkt des Blutzuckers ist im Alter von 1 bis 3 Lebensstunden erreicht. Prinzipiell besteht die Gefahr ener Hypoglykämie jedoch während den ersten 12 bis 24 Stunden, da Gluconeogenese und Ketogenese nur ungenügend funktionieren. Diese Faktoren akzentuieren sich bei Frühgeborenen, Kindern diabetischer Mütter, bei Erythroblastose oder Polyglobulie, Asphyxie sowie bei Neugeborenen mit Unter- oder Übergewicht für das Gestationsalter.

2.131
Wie wird die neonatale Hypoglykämie behandelt?

Sowohl die symptomatische wie auch asymptomatische Hypoglykämie ist behandlungsbedürftig. Bei asymptomatischer Hypoglykämie kann eine Therapie durch enterale Ernährung versucht werden. Bei Misserfolg dieses Versuch oder sympotmatischer Hypoglykämie ist eine intravenöse Glucose-Zufuhr indiziert.

- Bei liegender Infusion und asymptomatischen Kind: Erhöhung der Glucose-Zufuhr auf 6 bis 8 mg/kg/min und Nachkontrolle des Blutzuckers nach 15 bis 30 Minuten.
- Bei symptomatischen Patienten oder bei einem Kind mit persistierender Hypoglykämie trotz adäquater Zufuhr von 6 bis 8 mg/kg/min: Verabreichung eines Glucose-Bolus von 200mg/kg, entsprechend 2 ml/kg einer 10%-igen Glucose-Lösung. Anschließend Weiterführen der kontinuierlichen intravenösen Zufuhr und Anpassung von Infusionsgeschwindigkeit und -konzentration je nach Kontrollwerten.
- Bei persistierenden Hypoglykämien trotz obengenannter Massnahmen kann Glucagon versucht werden (0,04 mg/kg einmalig oder 10 bis 50 µg/kg/h als Infusion). Bis zum Legen einer Infusion kann als Überbrückung auch 1 mg Glucagon intramuskulär verabreicht werden. Glucagon wirkt vor allem bei Termingeborenen, weniger bei hypotrophen oder frühgeborenen Kindern.
- Bei Erreichen einer Glucose-Zufuhr von 15 bis 20mgkg/min können Glucocorticoide (5mg/kg/d Hydrocortison oder 2 mg/kg/d Prednison) bei der Anregung der Gluconeogenese helfen. Diazoxide (10 bis 15 mg/kg/Tag) kann die Insulin-Sekretion unterdrücken. Für diese Therapie (und weiterführende Massnahmen wie z. B. Somatostation) sollte ein Stoffwechselspezialist oder Endokrinologe hinzugezogen werden.

2.132
Welche Befunde der körperlichen Untersuchung können auf eine bestimmte Aetiologie von Hypoglykämien hinweisen?

- **Markosomie:** bei Neugeborenen diabetischer Mütter, bei schwerem kongenitalem Hyperinsulinismus und bei Kindern mit Beckwith-Wiedemann-Syndrom. Insulin wirkt als Wachstumsfaktor, sodass ein Hyperinsulinismus zu Makrosomie führt.
- **Mittellinien-Defekte:** Kongenitaler Hypopituitarismus kann mit Lippen-Kiefer-Gaumenspalten, singulärem Frontzahn und/oder Mikro-Ophthalmie vergesellschaftet sein.
- **Mikropenis:** Kann durch angeborenen Gonadotropin-Mangel oder Hypopituitarismus entstehen.
- **Hepatomegalie:** bei Glykogenosen und Fettsäuren-Oxidationsstörungen.

2.133
Welches sind klinische Manifestationen der Hypokalzämie beim Neugeborenen?

Am häufigsten treten Zittrigkeit oder Krämpfe auf. Andere Zeichen (Trousseau-Zeichen → Pfötchenstellung der Hände nach Stauen der Blutdruckmanschette am Arm und Chvostek-

Zeichen → Kontraktion der Gesichtsmuskulatur auf Klopfen auf den Mundwinkel) oder ein Laryngospasmus werden bei Neugeborenen kaum je gesehen.

2.134
Was sind Differenzialdiagnosen der Hypokalzämie im Neugeborenen-Alter?

Frühe neonatale Hypokalzämie (erste 3 Lebenstage): Frühgeburtlichkeit, Asphyxie, diabetische Fetopathie.

Späte neontale Hypokalzämie (nach der ersten Lebenswoche): Ernährung mit Phosphatreicher Formula-Milch (auf Kuhmilch-Basis), intestinale Malabsorption, Diarrhoe, Hypomagnesiämie, neonataler Hypoparathyroidismus, Rachitis, hohe Zitrat-Spiegel (z.B. nach Austauschtransfusion), erhöhte Zufuhr von Fettsäuren (bei parenteraler Ernährung), alkalotische Zustände.

2.135
Wann ist eine neonatale Hypokalzämie behandlungsbedürftig?

Bei Kalzium-Werten < 1,75 mmol/l (7 mg/dl) oder < 1 mmol/l (4 mg/dl) ionisiertes Kalzium, bei Symptomen jedoch schon vorher. In erster Linie wird die intravenöse Zufuhr erhöht (Zufuhr von elementarem Calcium 20 bis 75 mg/kg/d) und in Abständen von 6 bis 8 Stunden kontrolliert. Nach Erreichen von normalen Kalzium-Werten kann die intravenöse Zufuhr über 2 bis 3 Tage ausgeschlichen werden. Die intravenöse Bolus-Gabe (2 mg/kg 10%-iges Kalzium-Gluconat über 10 Minuten) sollte Kindern mit Krämpfen vorbehalten werden. Es bleibt zu bemerken, dass sich eine neonatale Hypokalzämie meist ohne weitere Therapiemassnahmen erholt.

2.136
Bei welchen Neugeborenen ist die Messung des Serum-Magnesiums indiziert?

- Bei Hypokalzämie, die nicht auf Kalzium-Zufuhr reagieren.
- Bei hypotonen Neugeborenen, deren Mütter vor Geburt mit Magnesium therapiert wurden.
- Bei Kindern mit unklaren Krampfanfällen.

2.137
Wie wird eine Hypomagnesiämie behandelt?

Bei fehlendem venösen Zugang kann 0,25 ml/kg/d einer 50%-igen Lösung (100 mg elementares Magnesium pro ml) intramuskulär verabreicht werden. Die gleiche Menge kann langsam intravenös gegeben werden.

Neonatale Sepsis

2.138
Kann eine Sepsis als Ursache eines Atemnotsyndroms von anderen Ursachen unterschieden werden?

Nein, eine zuverlässige Unterscheidung ist nicht möglich. Erst ein Keimnachweis in Blut, Urin oder Liquor beweist die Sepsis.

2.139
Gibt es Laboruntersuchungen, mit dessen Hilfe eine Sepsis ausgeschlossen werden kann?

Nein. Hämatologische Untersuchung mit Leukozyten-Zählung, Berechnung der Linksverschiebung (I/T-Ratio = *Immature/Total*, Quotient aus unreifen Vorstufen und Gesamt-Neutrophilen) und das C-Reaktive Protein sind als isolierte Tests von beschränkter Aussagekraft. In einem Drittel der Fälle mit bewiesener bakterieller Infektion ist die Leukozyten-Zahl normal, besonders zu Beginn der Erkrankung. Als sensitivster Neutrophilen-Index gilt die I/T-Ratio. Werte >0,2 werden als auffällig gewertet. Dagegen ist eine Leukopenie (<5000/µl) oder Neutropenie (ANC = *absolute neutrophil count* < 1750/µl) ein spezifischerer Indikator. Am wenigsten sensitiv ist eine Erhöhung der absoluten Anzahl stabkerniger Neutrophiler (>2000/µl).

Generell gilt, dass auffällige Neutrophilen-Indices einen niedrigen positiv-prädiktiven Wert haben und deshalb wenig geeignet sind, um Kinder mit Infektionen zu identifizieren. Dagegen hilft ihr hoher negativ-prädiktiver Wert, vor allem bei Verlaufsuntersuchungen in den ersten 12 Stunden, eine Infektion auszuschliessen.

2.140
Wie sollten klinisch unauffällige Neugeborene von Müttern mit Infektionsrisiken überwacht werden?

Die grössten Risikofaktoren für eine neonatale Infektion stellen ein prolongierter Blasensprung, Zeichen einer Chorioamnionitis und die Kolonisation mit Streptokokken der Gruppe B dar. Die Algorithmen der **Abbildungen 2-4** und **2-5** zeigen mögliche Wege, mit einem «Sepsis-Screening» diejenigen Neugeborenen zu finden, die ein erhöhtes Risiko für eine Infektion haben, aber klinisch (noch) asymptomatisch sind und allenfalls einer antibiotischen Therapie bedürfen. Dabei gilt das Screening als positiv, wenn ≥2 Werte auffällig sind (d.h. C-Reaktives Protein >1 mg/dl, I/T-Ratio >0,2, ANC >1750/µl, Stabkernige Neutrophile >2000/µl).

Trotz Einigkeit über die notwendige engmaschige Überwachung von Neugeborenen wird die Wertigkeit von Laboruntersuchungen beim asymptomatischen Kind nicht überall gleich beurteilt. Nach den schweizerischen Richtlinien z.B. wird bei Kolonisierung der Mutter mit Streptokokken der Gruppe B ohne klinische Auffälligkeiten beim Kind auf das Infektlabor verzichtet, jedoch im Wochenbett engmaschig für 48 Stunden überwacht (vgl. **Abb. 2-4** und **2-5**).

Kind C: Care of neonates whose mothers are colonised with group B streptococci. Recommendations by the Swiss Society of Neonatology, 2002, www.neonet.ch

2.141
Welches Vorgehen empfiehlt sich bei symptomatischen Neugeborenen mit Infektrisiko?

Der Algorithmus in **Abbildung 2-6** zeigt auf, dass alle Neugeborenen, die ein erhöhtes Infektrisiko haben und Sepsis-verdächtige Symptome zeigen, antibiotisch behandelt werden sollen.

2.142
Welchen Nutzen hat die Unterschuchung des Magensapirates in der Infektionsdiagnostik beim Neugeborenen?

Früher stellte die Unterschuchung des Magenaspirates Neugeborener auf Leukozyten und Bakterien ein wichtiger Bestandteil der Infektabklärung dar. Es hat sich indes gezeigt, dass die Leukozyten meist mütterlichen Ursprungs sind und dass der Nachweis von Bakterien zwar die Kolonisation mit Keimen, aber nicht notwendigerweise auch eine Infektion beweist.

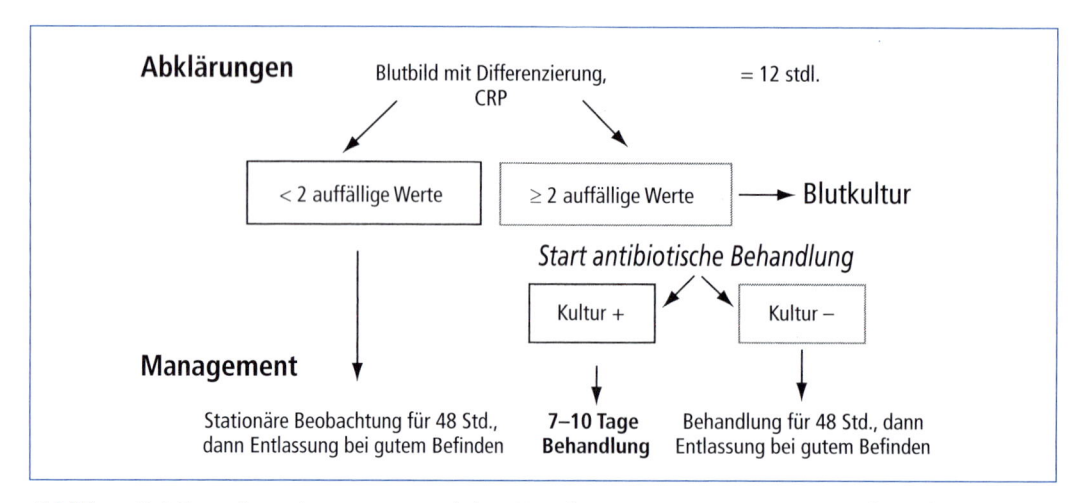

Abbildung 2-4: Beurteilung eines asymptomatischen Neugeborenen > 35 SSW mit einem oder mehreren Risikofaktoren für neonatale Sepsis. (Aus: Gerdes JS, Polin RA: Neonatal septicemia. In: Burg FD, Ingelfinger JR, Polin RA, Gerschon AA (eds): Current Pediatric Therapy, 17th ed. Philadelphia, W. B. Saunders, 2002, S. 347–351)

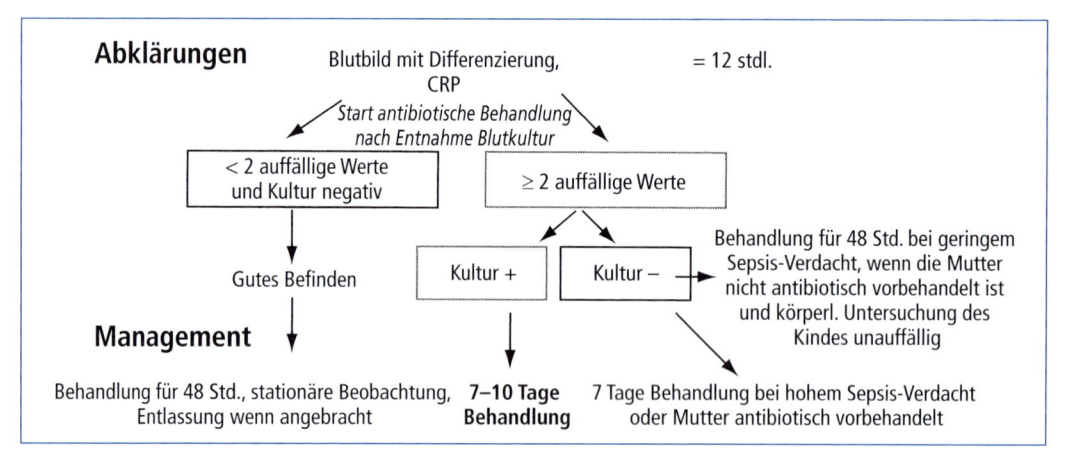

Abbildung 2-5: Beurteilung eines asymptomatischen Neugeborenen < 35 SSW mit einem oder mehreren Risikofaktoren für neonatale Sepsis. (Aus: Gerdes JS, Polin RA: Neonatal septicemia. In: Burg FD, Ingelfinger JR, Polin RA, Gerschon AA (eds): Current Pediatric Therapy, 17th ed. Philadelphia, W. B. Saunders, 2002)

2.143
Sollte bei allen Neugeborenen bei einer Sepsis-Abklärung eine Lumbalpunktion durchgeführt werden?

Der Stellenwert eine Lumbalpunktion in der Infektdiagnostik des Neugeborenen wird kontrovers diskutiert. Unterdessen empfehlen viele Autoren diese Untersuchung beim asymptomatischen Kind nicht mehr. Bei Säuglingen mit Zeichen einer Infektion ist die Lumbalpunktion aus folgenden Gründen immer noch ein wichtiger Teil der Diagnostik:

- Die bakterielle Meningitis muss bei Neugeborenen nicht zwingend ZNS-Symptome hervorrufen.
- Ein nicht unerheblicher Anteil der Säuglinge (15 bis 30%) kann eine Meningitis ohne Bakteriämie haben.
- Eine Meningitis kann sich bei Frühgeborenen mit Atemnotsymptomatik zeigen.

Bei instabilen Kindern oder bei Thrombozytopenie sollte die Lumbalpunktion aufgeschoben werden.

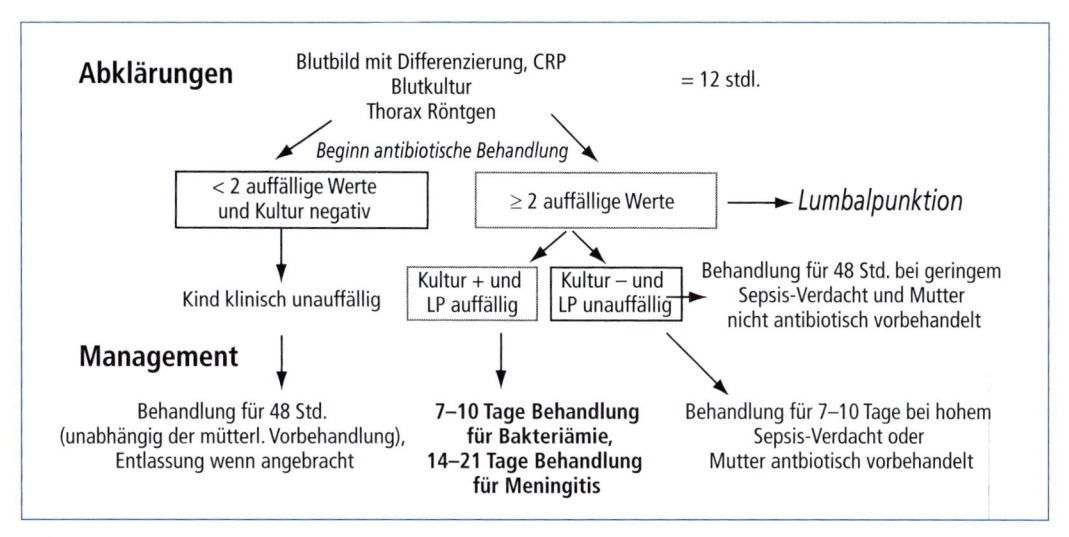

```
Abklärungen      Blutbild mit Differenzierung, CRP
                        Blutkultur                    = 12 stdl.
                      Thorax Röntgen
                    Beginn antibiotische Behandlung
         < 2 auffällige Werte          ≥ 2 auffällige Werte  ──→ Lumbalpunktion
         und Kultur negativ

                                 Kultur + und    Kultur – und   Behandlung für 48 Std. bei geringem
         Kind klinisch unauffällig  LP auffällig  LP unauffällig  Sepsis-Verdacht und Mutter
Management                                                     nicht antibiotisch vorbehandelt

    Behandlung für 48 Std.      7–10 Tage Behandlung   Behandlung für 7–10 Tage bei hohem
(unabhängig der mütterl. Vorbehandlung), für Bakteriämie,   Sepsis-Verdacht oder
    Entlassung wenn angebracht  14–21 Tage Behandlung  Mutter antibiotisch vorbehandelt
                                  für Meningitis
```

Abbildung 2-6: Beurteilung und Behandlung eines Neugeborenen mit Symptomen einer neonatalen Sepsis. (Aus: Gerdes JS, Polin RA: Neonatal septicemia. In: Burg FD, Ingelfinger JR, Polin RA, Gerschon AA (eds): Current Pediatric Therapy, 17th ed. Philadelphia, W.B. Saunders, 2002, S. 347–351)

Wiswell TE, Baumgart S, Ganon CM, Spritzer AR: No lumbar puncture in the evaluation for early neonatal sepsis: Will meningitis be missed? Pediatrics 95:803–806, 1995

Evans ME, Schaffner W, Federspiel CF, et al: Sensitivity, specificity and predictive value of body surface cultures in a neonatal intensive care unit. JAMA 259:248–252, 1988.

Fulginiti A, Ray CG: Body surface cultures in the newborn infant: An exercise in futility, wastefulness and inappropriate practice. Am J Dis Child 142:19–20, 1988.

2.144
Welche Körperposition des Kindes ist ideal für die Lumbalpunktion?

Beim Neugeborenen in einer aufrechten Körperposition (mit Kopfunterstützung und guter Rückenbeugung) sind weniger Nebenwirkungen wie Hypoxie oder Hyperkapnie zu erwarten. Wird die Seitenlagerung bevorzugt, kann eine teilweise Streckung des Nackens den respiratorischen Distress mindern.

2.145
Inwiefern helfen Kulturen von Hautabstrichen bei der Infektdiagnostik nach Geburt?

Theoretisch können Keime aus Hautabstrichen bei der Aetiologie eines möglichen Infektes und bei der Therapie-Wahl helfen. Die Auswertung von über 25 000 Kulturen in über 3300 Patienten zeigte aber, dass die Abstrichresultate in lediglich der Hälfte aller Fälle mit den Keimnachweisen in Blut, Urin oder Liquor übereinstimmten. Deshalb ist der klinische Nutzen von Oberflächenabstrichen von nur geringem Nutzen.

2.146
Nach welchen Strategien wird die Indikation zur intrapartalen antibiotischen Therapie bei Strepto-B-Trägerinnen gestellt werden?

Die Richtlinien der AAP schlagen zwei verschiedene Strategien vor, jeweils basierend auf Screening oder Risikofaktoren. Bei der ersten Methode werden zwischen 35 und 37 Schwangerschaftswochen in einem Vaginalabstrich die Streptokokken der Gruppe B (GBS) gesucht. Bei positiver Kultur wird diesen Frauen unter der Geburt, unabhängig vom Vorliegen anderer Risikofaktoren, eine antibiotische Prophylaxe verabreicht. Falls keine Abstrich-Resultat vorliegt, wird anhand von Risikofaktoren die Indikation zur prophylaktischen Antibiotika-Gabe gestellt: bei Frühgeburtlichkeit, prolongiertem Blasensprung >18 Stunden, Fieber der Mutter sub partu, Nachweis von Streptokokken B in der Urinkultur während der Schwangerschaft oder eine vorangehendes Kind mit einer Streptokokken-Sepsis.

Schrag SJ, Gorwitz R, Fultz-Butts K, Schuchat A: Prevention of perinatal Group B streptococcal disease: Revised guidelines from CDC. MMWR 51:1–22, 2002.

2.147
Wie erfolgreich sind oben genannte Strategien?

Seit der Einführung dieser beiden Strategien Mitte der 1990er-Jahre ist die Inzidenz der early-onset Streptokokken-B-Sepsis in den Vereinigten Staaten um 70 % zurückgegangen (von 1,7 Fällen auf 1000 Geburten 1993 auf 0,5 Fälle pro 100 Geburten 1999). Trotz dieses eindrücklichen Rückgangs bleibt zu bedenken, dass die Risiko-basierte Strategie nur 75 %, die Screening-abgestützte Methode 85 bis 90 % der Mütter von postnatal erkrankten Kindern erfasst. Bei 25 % aller Neugeborenen mit einer Sepsis und Nachweis von GBS in der Blutkultur waren die Mütter unter der Geburt korrekt mit Antibiotika abgeschirmt.

Schrag SJ, Gorwitz R, Fultz-Butts K, Schuchat A: Prevention of perinatal Group B streptococcal disease: Revised guidelines from CDC. MMWR 51:1–22, 2002.

2.148
Verändert die intrapartale antibiotische Prophylaxe die klinischen Symptome einer Früh-Sepsis (d. h. < 7 Lebenstage)?

Nein. In einer Studie mit 319 Kindern mit early-onset GBS-Sepsis wich die klinische Präsentation nicht von der bekannten Syptomatik ab. Alle diese Neugeborenen, deren Mütter unter Geburt Antibiotika bekamen, erkrankten innerhalb der ersten 24 Stunden (davon 80 % innerhalb der ersten 6 Stunden).

Bromberger P, Lawrence JM, Braun D, et al: The Influence of intrapartum antibiotics on the clinical spectrum of early-onset group B streptococcal infection in term infants. Pediatrics 106:244–250, 2000.

2.149
Wenn in Blutkulturen koagulase-negative Staphylokokken nachgewiesen werden, wie kann dann eine Kontamination von einer echten Infektion unterschieden werden?

Um eine Kontamination von einer echten Infektion zu unterscheiden (besonders bei den gefährdeten Neugeborenen mit zentralen Kathetern), sollten Blutkulturen von zwei verschiedenen Punktionsstellen abgenommen werden. Bei einer manifesten Infektion wird in beiden Kulturen koagulase-negative Staphylokokken mit identischem Antibiogramm nachgewiesen werden. Falls nur eine einzelne Blutkultur abgenommen wurde, suggeriert ein Keimwachstum von > 50 CFU/ml eine echte Bakteriämie. Leider hat aber die Keimdichte in der klinischen Praxis einen nur schwachen prädiktiven Wert.

2.150
Welche Keime verursachen häufig eine late-onset-Sepsis beim Neugeborenen?

- Koagulase-negative Staphylokokken
- Staphylokokkus aureus
- Klebsiellen
- Enterokokken
- Gram-negative Enterobakterien
- Pseudomonas aeruginosa
- Candida

Zwischen einzelnen Zentren kann die Häufigkeit und Dominanz der einzelnen Erreger unterschiedlich sein, entsprechend auch die Resistenzmuster.

Stoll BJ, Hansen N, Fanaroff AA, et al: Late-onset sepsis in very low birth weight neonates: The experience of the NICHD Neonatal Research Network. Pediatrics 110:285–291, 2002.

2.151
Welches sind die größten Risikofaktoren nosokomialer Infektionen?

- Frühgeburtlichkeit
- Parenterale Ernährung, insbesondere auch intravenöse Gabe von Lipid-Emulsionen
- Zentrale Katheter

- Steroid-Gebrauch bei BPD
- Lange Beatmungsdauer
- H2-Blocker
- Enge Platzverhältnisse und Arbeitsüberlastung des Personals

2.152
Wie kann beim Neugeborenen eine systemische Candidiasis diagnostiziert werden?

Bei einer Candida-Sepsis sind Kulturen von Blut, Urin, Liquor und andere Körperflüssigkeiten üblicherweise steril. Da Pilzkulturen nur intermittierend positiv ausfallen, müssen mehrmals Kulturen abgenommen werden. Der Nachweis von Hefe-Knospen oder Pilz-Hyphen im Urinsediment oder in Grampräparaten sollte den dringenden Verdacht einer systemischen Infektion wecken. Charakteristische Läsionen müssen sonographisch in Gehirn und Nieren gesucht werden. Eine ophthalmologische Untersuchung kann eine Candida-Endophthalmitis zeigen. Außerdem gehört bei Kindern mit zentralen Leitungen eine Echokardiographie zu den Abklärungen, um kardiale Pilz-Vegetationen auszuschließen.

Das Wichtigste in Kürze: Sepsis

- Es gibt keine zuverlässigen Screening-Untersuchungen für die neonatale Sepsis. Deshalb ist die klinische Beurteilung von höchster Bedeutung.
- Alle schwangeren Frauen sollten zwischen der 35. und 37. Schwangerschaftswoche auf eine Besiedelung mit Streptokokken der Gruppe B untersucht werden (Kultur des Vaginalabstrichs).
- Koagulase-negative Staphylokokken sind die häufigsten bakterielle Pathogene nosokomialer Infekte.
- Eine neonatale Meningitis kann auch ohne Keimnachweis in der Blutkultur vorliegen.
- Bei jedem kranken Frühgeborenen mit Verdacht auf Sepsis muss auch eine Pilz-Infektion in Betracht gezogen werden.

Neurologische Probleme

2.153
Was sind Normwerte für die Untersuchungen des Liquor cerebrospinalis bei gesunden Neugeborenen?

Mehr als 15 Zellen in einer Liquorprobe sind verdächtig, über 20 Zellen suggestiv für eine Meningitis. Die Proteinkonzentration sollte beim Termingeborenen < 0,1 g/l liegen, wobei ein umgekehrt proportionales Verhältnis zwischen Liquor-Protein-Konzentration und Gestationsalter besteht. Die Glucose-Werte im Liquor sollten die Hälfte bis zwei Drittel der Serum-Glucose betragen.

Ahmed A, Hickey SM, Ehrett s, et al: Cerebrospinal fluid values in the term neonate. Pediatr Infect Dis J 15:298–303, 1996.
Rodriguez AF, Kaplan SL, Mason EO, Jr. Cerebrospinal fluid values in the very low birth weight infant. J Pediatr 116:971–974, 1990.

2.154
Welche drei Formen der extrakranialen Blutung können nach einer traumatischen Geburt auftreten?

- Caput succedaneum
- Kephalhämatom
- Subgaleales Hämatom

Siehe **Abbildung 2-7** und **Tabelle 2-10**.

2.155
Sollte bei einem Kephalhämatom eine Schädelfraktur radiologisch ausgeschlossen werden?

Kephalhämatome treten in 2,5 % aller Geburten auf. In verschiedenen Studien wird die Inzidenz der begleitenden Schädelfrakturen von 5 bis 25 % angegeben. Diese Frakturen sind fast ausschließlich linear und ohne Impression und brauchen somit keine Behandlung. Deshalb ist bei einem Kind mit Kephalhämatom ohne Hin-

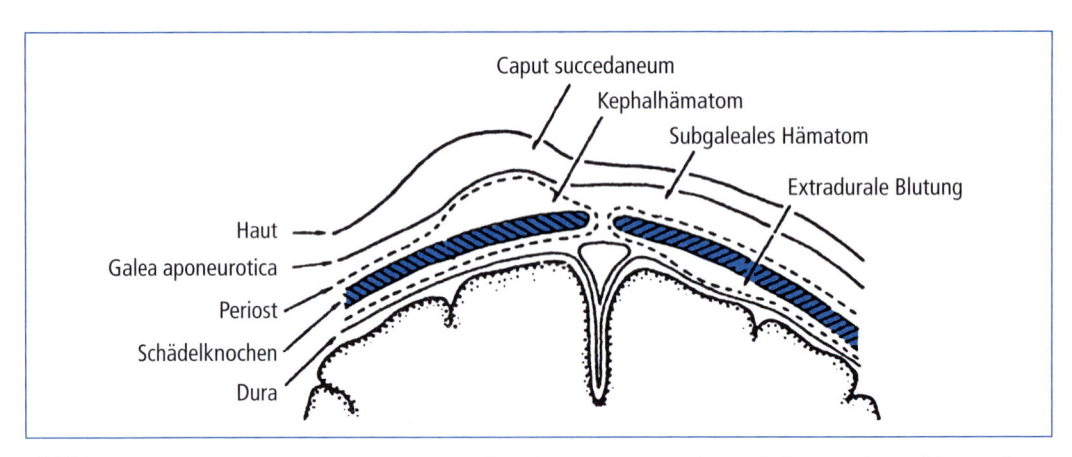

Abbildung 2-7: Wichtigste Formen der extrakraniellen Blutungen. (Aus: Volpe JJ (ed): Neurology of the Newborn, 4th ed. Philadelphia W.B. Saunders, 2001, S. 814)

Tabelle 2-10: Wichtigste Unterschiede zwischen den traumatischen extrakranialen Blutungen

Läsion	Art der äußerlichen Schwellung	Veränderung postnatal	Kreuzung der Schädelnähte	Akuter Blutverlust
Caput succedaneum	Weich, eindrückbar	Keine Größenzunahme	Ja	Nein
Kephalhämatom	Prall, straff	Größenzunahme	Nein	Nein
Subgaleales Hämatom	Prall, fluktuierend	Größenzunahme	Ja	Ja

Nach Volpe JJ (Hrsg): Neurology of the Newborn, 3rd ed. Philadelphia, W.B. Saunders, 1995, S. 770.

weise für eine Impressionsfraktur keine radiologische Untersuchung nötig. Erst bei Zeichen einer solchen oder bei neurologischen Auffälligkeiten sollte der Schädelknochen geröntgt werden.

2.156
Sollte bei allen Frühgeborenen ein Schädelultraschall durchgeführt werden?

Aufgrund der erhöhten Inzidenz von intrakraniellen Blutungen und der relativ geringen Belastung durch die Untersuchung selbst empfehlen die meisten Neonatologen bei Frühgeborenen mit einem Gestationsalter <35 Schwangerschaftswochen wenigstens eine Schädel-Sonographie in der ersten Lebenswoche.

2.157
Wann ist der ideale Zeitpunkt für die Schädel-Sonographie als Screening für intrakranielle Hämorrhagien?

50% der intrakraniellen Hämorrhagien bei Frühgeborenen werden sonographisch am ersten Lebenstag erfasst, 25% am zweiten und 15% am dritten Tag. Deshalb würde ein einzelne Schädelsonographie am 4. Lebenstag >90% aller intrakraniellen Blutungen erfassen. Indes zeigen 20 bis 40% der Hirnblutungen eine Progredienz in den 3 bis 5 Tagen nach der Erstdiagnose, sodass mit einer zweiten Untersuchung etwa 5 Tage später die maximale Ausdehnung der Blutung bestimmt werden kann.

2.158
Wie werden intrakranielle Hämorrhagien eingeteilt?

Die meisten gebräuchlichen Systeme kenne eine Einteilung nach Schweregrad:

- **Grad I:** Blutung in der Germinativ-Zone
- **Grad II:** Blutung in den Ventrikel, ohne Dilatation (d.h. <50% blutgefüllt)
- **Grad III:** Blutung in den Ventrikel, mit Dilatation (d.h. >50% blutgefüllt)
- **Grad IV:** Grad III-Blutung mit parenchymaler Beteiligung.

Viele Experten brauchen den Ausdruck Grad IV nicht mehr und bezeichnen die Entität als periventrikuläre Infarzierung. Damit wird die unterschiedliche Pathogenese betont, da diese Blutungen nicht aus der Ausdehnung der klassischen intraventrikulären Hämorrhagie entsteht. Ferner ist für die Prognose weniger der Grad der Blutung als die Ausdehnung im Parenchym entscheidend.

2.159
Warum kann nach einer intrakraniellen Blutung ein Hydrocephalus entstehen?

Ein akuter Hydrozephalus entsteht aufgrund einer Malabsorption des Liquors durch kleine Blutgerinsel in den Granulationen der Arachnoidea. Bei einem subakuten bzw. chronischen Hydrozephalus liegt die Ursache in einer chronischen Arachoniditis (wahrscheinlich eine chemische Entzündungsreaktion durch das Blut in den Ventrikeln), was durch eine Ventrikelerweiterung im Sinne eines Hydrocephalus communicans führt. Seltener entsteht durch eine posthämorrhagische Verklebung des Aquaedukts ein Hydrocephalus occlusivus.

2.160
Wie häufig tritt posthämorrhagisch eine progressive Ventrikelvergrößerung auf?

Das Risiko hängt von der Ausprägung der Blutung ab. Bei Grad-I-Blutungen beträgt die Wahrscheinlichkeit nur etwa 5%, während sie nach intraparenchymalen Blutungen in 80% der Fälle auftritt.

2.161
Können wiederholte Lumbalpunktionen den posthämorrhagischen Hydrocephalus verhindern?

Nein. Auch wenn durch eine Lumbalpunktion ein erhöhter intrakranieller Druck gesenkt und damit der Hydrocephalus bis zu einem gewissen Grad behandelt werden kann, wird dessen Entstehung dadurch nicht präventiv beeinflusst. Bei Kindern mit langsam zunehmender Ventrikeldilatation und übermäßig wachsendem Kopfumfang innerhalb von vier Wochen nach intrakranieller Blutung, kann mit wiederholten Lumbalpunktionen versucht werden, den intrakranielle Druck zu reduzieren. Da in den vergrößerten Ventrikeln ein großes Liquorvolumen zirkuliert, muss pro Punktion 10 bis 15 ml/kg Flüssigkeit abpunktiert werden. Ist anschließend sonographisch kein Erfolg dokumentierbar, ist eine externe Liquorableitung indiziert (z. B. Rickham-Ventil, ventrikuloperitonealer Shunt)

2.162
Welches ist die häufigste Parese des Plexus brachialis?

Die **Erb'sche Lähmung**. Neonatale Plexusparesen treten in weniger als 0,5 % der Geburt auf und sind häufig mit Schulterdystokie, Forcepsentbindungen und Geburten aus Beckenendlage assoziiert.

Die Erb'sche Parese betrifft den oberen Plexus (C5, C6), wobei in 50 % der Fälle auch C7 beteiligt ist. Der Arm hängt schlaff und adduziert am Körper, ist innenrotiert mit der Hand in Pronation. Handgelenk und Finger sind flektiert («waiter's tip position»). Der Bizepssehnenreflex kann nicht ausgelöst werden, der Moro-Reflex ist asymmetrisch, wobei die Hand bewegt wird, aber keine Schulterabduktion stattfindet. Der Handgreifreflex ist auslösbar. In 5 % kommt es zu einer ipsilateralen Zwerchfellparese.

2.163
Was ist eine Klumpke-Lähmung?

Diese Schädigung des Plexus brachialis betrifft den unteren Anteil (C8, Th1). Assoziiert ist eine Flexionsschwäche der Handgelenks und der kleinen Fingermuskulatur («Krallen-Hand»). Bis zu einem Drittel der Kinder haben begleitend ein Horner-Syndrom.

2.164
Wie werden Plexus-Paresen behandelt?

Erstes Therapieziel ist die Kontrakturen-Prophylaxe. In den ersten 7 bis 10 Tagen wird der Arm durch Fixierung in Flexion am Körper sanft immobilisiert, um weitere Schwellung oder Blutung zu verhindern. Danach wird mit passiven Bewegungen in Schulter, Ellbogen, Handgelenk und Hand begonnen. Gleichzeitig kann eine Handgelenkschiene die Finger stabilisieren und Kontrakturen verhindern. Die Fortschritte in der Mikrochirurgie eröffnen operative Optionen, besonders in Fällen ohne Besserung unter Physiotherapie innerhalb von 3 Monaten und bei Plexusabrissen. Dabei kommen Anastomisierung und Nerven-Plastiken mit autologer Verpflanzung zum Zug. Bei schweren Kontrakturen besteht zusätzlich zur physikalischen Therapie die Möglichkeit der Botulinum-Injektion.

Noetzel MJ, Wolpaw JP: Emerging concepts in the pathophysiology of recovery from neonatal brachial plexus injury. Neurology 55:5–6, 2000.

2.165
Wie ist das Outcome der neonatalen Plexusparese?

Ungefähr 90 % der Patienten zeigen im Alter von 12 Monaten eine normale Funktion des Armes. Die Verbesserung der Muskelfunktion innerhalb der ersten zwei Wochen und die nur proximale Beteiligung des Armes sind günstig prognostische Zeichen.

Strombeck C, Krumlinde-Sundholm L, Forssberg H: Functional outcome at 5 years in children with obstetrical brachial plexus palsy with and without microsurgical reconstruction. Dev Med Child Neurol 42:148–157, 2000.

2.166
Wie kann beim Vorliegen einer Fazialisparese bei Neugeborenen die periphere von der zentralen Läsion unterschieden werden?

Die periphere Läsion entsteht meist durch Druck des mütterlichen Promotoriums auf den Nerven. Die Forzeps-Entbindung allein wird entgegen landläufiger Meinung nicht als wichtiger Risikofaktor beurteilt. Die periphere Lähmung ist einseitig und betrifft alle drei Äste, insbesondere auch den Stirnast (kein Stirnrunzeln oder Lidschluss möglich).

Die zentrale Läsion wird durch eine kontralaterale ZNS-Verletzung verursacht (z. B. Fraktur des Os temporale, Blutung oder Gewebezerstörung in der hinteren Schädelgrube). Dabei ist der Stirnast nicht betroffen, das heißt, Stirnrunzeln und Lidschluss ist durch die Innervation von der kontralateralen Seite her möglich.

Bei beiden Formen wird der betroffene Mundwinkel beim Weinen zur anderen, normalen Seite gezogen; die Nasolabialfalte ist verwischt.

2.167
Ist eine Klonus des Fußes beim Neugeborenen normal?

Das Auftreten von 5 bis 10 Kloni bei der Dorsalflexion des Fußes oder beim Auslösen des Achillessehnenreflexes ist ein normaler Befund, besonders beim weinenden, hungrigen oder nervösen Kind. Dabei sollten keine anderen neurologischen Zeichen vorhanden sein.

2.168
Drehen die Neugeborenen ihren Kopf lieber nach rechts oder nach links?

Gesunde Neugeborene drehen ihren Kopf bevorzugt nach rechts, was der normalen asymmetrischen ZNS-Funktion in diesem Alter entspricht. Die Vorzugshaltung kann bereits ab der 28. SSW beobachtet werden. Um den Termin herum verbringen 90 % der Neugeborenen 80 % der Zeit mit nach rechts gedrehtem Kopf.

> **Das Wichtigste in Kürze: Neurologie**
> - Die verschiedenen Formen der extrakraniellen Blutungen können klinisch unterschieden werden.
> - In > 90 % der Fälle treten intrakranielle Blutungen bei Frühgeborenen in den ersten 3 Lebenstagen auf.
> - Ein posthämorrhagischer Hydrocephalus tritt umso wahrscheinlicher auf, je größer das Ausmaß der Blutung war.
> - In circa 90 % der Kinder mit Verletzungen des Plexus brachialis ist eine Heilung zu erwarten.
> - Zeichen der neuromuskulären Reife erlauben zusammen mit Befunden der körperlichen Untersuchung die Bestimmung des Gestationsalters auf eine Woche genau.

Ernährung

2.169
Wie viele Kalorien braucht ein gesundes Frühgeborenes täglich für ein normales Wachstum?

Frühgeborene brauchen ungefähr 120 Kalorien/kg/Tag. Dabei sollten 45 % der Zufuhr aus Kohlenhydraten, 45 % aus Fetten und 10 % aus Proteinen bestehen. Kinder mit erhöhtem Kalorienbedarf (z. B. mit Bronchopulmonaler Dysplasie, mit Fieber oder Kälte-Stress) brauchen bis zu 150 Kalorien/kg/Tag.

2.170
Wie wird der Ernährungsaufbau bei Frühgeborenen begonnen?

Alle Frühgeborenen sollten parenterale Ernährung erhalten, bis die enterale Zufuhr aufgebaut ist. Eine minimale enterale (so genannte trophische) Ernährung kann ab ersten oder zweiten Lebenstag begonnen werden, wenn das Kind kardiovaskulär stabil ist. Dabei wird 15 bis 20 ml/kg/Tag Muttermilch oder Frühgeborenen-Formulamilch alle 2 bis 3 Stunden via Magensonde verabreicht. Anschließend wird die Nahrungsmenge pro Tag um 20 ml/kg gesteigert, bis die gewünschte Kalorien- und Flüssigkeitsmenge erreicht ist (normalerweise 110 bis 120 Kalorien/kg/Tag in 150 bis 190 ml/kg/Tag). Ob die Nahrungssteigerung rasch begonnen wird oder das Frühgeborenen über die ersten sieben Tage hinaus nur trophische Ernährung erhält, wird unterschiedlich gehandhabt. Die Datenlage, ob die Nahrungssteigerung in der ersten Woche zu einer höheren Inzidenz von nekrotisierenden Enterokolitiden führt, ist nicht klar. Trotzdem soll bei Kindern mit hohem Risiko die Nahrungssteigerung vorsichtig erfolgen.

Tyson JE, Kennedy KA: Trophic feedings for parenterally fed infants. Cochrane Database Syst Rev. 20;(3): CD000504, 2005

2.171
Welches sind dokumentierte Vorteile des Stillens?

Belegte Vorteile:
- Niedrigere Inzidenz von Otitis media und Gastroenteritiden bei gestillten Kindern.
- Die Muttermilch fördert die Darm-Besiedelung mit nützlicher, nicht-pathogener Flora. Vergleichend dazu weisen Formula-ernährte Kinder eine Besiedelung mit pathogeneren Anaerobiern und Coli-Bakterien auf.
- Gestillte Kinder haben eine höhere intestinale Dichte von Abwehr-Proteinen im Magen-Darm-Trakt (z. B. Laktoferrin, sekretorisches IgA)

Vermutete, jedoch nicht belegte Vorteile:
- Niedrigere Inzidenz von Sepsis und Nekrotisierender Enterokolitis bei Frühgeborenen.
- Höherer Intelligenzquotient.
- Reduktion der Inzidenz von Atherosklerose und Diabetes mellitus im Erwachsenenalter.

2.172
Wie unterscheidet sich die Brustmilch von Müttern termingeborener und frühgeborener Kinder?

Zwischen der Muttermilch von Frühgeborenen und Termingeborenen bestehen mehrere Unterschiede. Pro 100 ml hat es in der Frühgeborenen-Milch mehr Kalorien (67 bis 72 kcal gegenüber 62 bis 68 kcal), mehr Proteine (1,7 bis 2,1 g gegenüber 1,2 bis 1,7 g), mehr Lipide (3,4 bis 4,4 g gegenüber 3,0 bis 4,0 g), weniger Kohlenhydrate, mehr Mineralien und Spurenelemente (vor allem Natrium, Chlorid, Eisen, Zink und Kupfer) und mehr Vitamine (besonders Vitamin A und E). Indes gehen viele dieser nutritiven Vorteile verloren, je reifer das Kind wird.

2.173
Wie unterscheidet sich Kolostrum von reifer Muttermilch?

Kolostrum ist das dicke, gelbliche Brustdrüsen-Sekret der ersten postpartalen Tage. Es ist reich an Phospholipiden, Cholesterol und hat eine hohe Protein-Konzentration, enthält aber weniger Laktose und Fettstoffe als reife Muttermilch. Ferner ist das Kolostrum angereichert mit Immunglobulinen, vor allem sekretorischem IgA.

2.174
Wie unterscheidet sich die «Vordermilch» von der «Hintermilch»?

Der Kaloriengehalt der Muttermilch nimmt während der Brustmahlzeit nicht-linear zu. Die **Hintermilch** (am Ende der Stillmahlzeit) kann bis zu 50 % mehr Fett enthalten als die **Vordermilch** (am Anfang der Stillmahlzeit). Gerade bei Frühgeborenen mit schlechtem Gedeihen kann deshalb das Verfüttern von Hintermilch vorteilhaft sein.

2.175
Was sind Kontraindikationen des Stillens?

- **Angeborene Stoffwechselkrankheiten:** Galaktosämie, Phenylketonurie, Harnstoffzyklus-Defekte
- **Infektionen der Mutter:** HIV, Tuberkulose, Humanes T-Zell-Lymphotropes Virus (HTLV) Typ I und II, Cytomegalie-Virus (bei Frühgeborenen), Herpes Simplex (wenn Läsionen auf der Brust vorhanden sind).
- **Suchtmittelkonsum:** Kokain, Narkotika, Stimulanzien und Marihuana
- **Medikamente:** Sulfonamide (bei kranken oder frühgeborenen Kindern oder Kindern mit Glucose-6-Phosphat-Dehydrogenase-Mangel), radioaktive Substanzen, Chemotherapeutika (alkylierende Substanzen), Bromocriptin (unterdrückt die Laktation) und Lithium (andere psychotrope Substanzen sollten nur mit Vorsicht eingesetzt werden).

American Academy of Pediatrics Committee on Drugs: The transfer of drugs and other chemicals in human milk. Pediatrics 108:776–789, 2001

2.176
Sollten gestillte Säuglinge ergänzend Wasser zu trinken bekommen?

Obwohl dies einer gängigen Praxis entspricht, gibt es keine Grundlage dafür, dem Kind zusätzlich zur Muttermilch Wasser zu geben. Der Grad des Neugeborenen-Ikterus ist dadurch nicht kleiner, hingegen ist der Gewichtsverlust in den ersten Lebenstages größer und die Wahrscheinlichkeit sinkt, dass diese Kinder mit 3 Monaten noch gestillt werden.

2.177
Wie lange sollte eine Stillmahlzeit dauern?

Säuglinge trinken pro Brust 4 bis 20 Minuten. Obwohl das größte Milchvolumen in den ersten 4 Minuten der Stillmahlzeit getrunken wird, steigt der Kaloriengehalt in der letzten Phase der Mahlzeit. Wenn die Mahlzeit länger als 25 Minuten dauert, bis das Kind die Brust geleert hat, ist eine verminderte Milchproduktion zu vermuten, oder aber der Säugling hat eine ineffiziente Saugtechnik.

2.178
Wie sollen Mütter beraten werden, die Muttermilch abpumpen und aufbewahren wollen?

Ideal ist eine möglichst saubere Milchgewinnung und das rasche Kühlen auf <3 bis 4 °C. Muttermilch aus dem Kühlschrank sollte innerhalb von 5 Tagen verfüttert werden. Alternativ dazu kann die Milch während 6 Monaten tiefgefroren werden. Ist eine längere Milchaufbewahrung notwendig (bis 12 Monate), sind Gefrier-Temperaturen <−20 °C nötig. Einmal aufgetaute Milch sollte nicht wieder eingefroren werden.

2.179
Worin liegen die Vorteile eines 60:40-Verhältnisses von Molke zu Kasein in Formula-Milch?

Das Verhältnis von 60:40 bezieht sich auf den prozentualen Anteil von Molke (Laktalbumin) zu Kasein in Muttermilch und Kuhmilch-Formula. Diese Ratio ist für den Säugling leicht verdaulich. Einen besonderen Vorteil ergibt sich für Frühgeborene, weil dieses Verhältnis mit tieferem Serum-Ammoniak assoziiert ist und damit mit einer verminderten Inzidenz für eine metabolische Azidose. Nur Muttermilch und Fomulamilch mit dieser 60:40-Ratio bieten ausreichende Mengen der Amionsäuren Taurin und Zystin, welche für den frühgeborenen Säugling essenziell sind.

2.180
Wie viel Milch sollte ein Säugling pro Tag trinken?

Ein gesundes termingeborenes Kind trinkt in den ersten Lebenstagen nur 15 bis 30 ml alle 3 bis 4 Stunden. Nach dem vollständigen Nahrungsaufbau nimmt der Säugling bis zu 200 ml/kg/Tag zu sich.

2.181
Muss Formula-Milch sterilisiert werden?

In der Regel nicht. Die Sterilisation bereits zubereiteter Formula-Milch durch Kochen des Schoppens bringt keine Vorteile gegenüber dem einfachen Säubern der Flaschen und Sauger in heissem Seifenwasser und Gebrauch von unsterilem Leitungswasser bei der Zubereitung der Milch. Wenn das Leitungswasser aus bakteriologischer Sicht bedenkenlos ist, ist das Risiko für Gastroenteritiden nicht erhöht.

Gerber MA, Berlinder BD, Karolus JJ: Sterilization of infant formula. Clin Pediatr 22:344–349, 1983

2.182
Eisen-arme oder Eisen-angereicherte Formula-Milch: Welche ist zu bevorzugen?

Eisenarme Milchen enthalten 1,5 mg/l Eisen, reguläre Milchen mit Eisen-Anreicherung 12 mg/l. Säuglinge, die nicht gestillt sind, sollten Milchen mit regulärem Eisen-Gehalt erhalten. Die eisenarmen Präparate enthalten zu wenig Eisen für einen heranwachsenden Säugling und können zu Eisenmangel-Anämie führen. Berichte über vermehrte Koliken, Obstipation, Erbrechen und Irribabilität unter Ernährung mit Eisen-angereicherter Milch sind nur anektotischer Natur, ein Unterschied diesbezüglich zu den eisenarmen Milchpräparaten konnte nie erhärtet werden.

2.183
Darf Milch im Mikrowellen-Ofen erhitzt werden?

Nein. Mikrowellen-Geräte erzeugen uneinheitliche Temperaturen; bei zu hohen Temperaturen wird die Muttermilch geschädigt.

2.184
Braucht ein voll gestilltes Kind Vitamin-Zusätze?

In den vergangenen Jahren wurden über Rachitis-Fälle bei voll gestillten Kindern berichtet. Dies ist neben der tiefen Vitamin-D-Konzentration in der Muttermilch möglicherweise Folge der zunehmenden Bedenken gegenüber der Sonnenlichtexposition im Zusammenhang mit Hautschäden sowie den kulturellen Unterschieden, die Säuglingen zuwenig Tageslicht-Exposition beschert. Aus diesem Grund wird allen gestillten Kindern die Einnahme von mindestens 200 IE, besser 400 IE Vitamin D pro Tag empfohlen.

Mütter, die selbst mangelernährt sind, sollten ihren Kindern zusätzlich zur Muttermilch eine Multivitamin-Supplementierung zukommen lassen. Strikt vegetarische Mütter können tiefe Vitamin B-Spiegel haben, sodass deren Kinder während der Stillzeit eine zusätzliche Zufuhr davon brauchen.

American Academy of Pediatrics: Prevention of rickets and vitamin D deficiency: New guidelines for vitamin D intake. Pediatrics 111:908–910, 2003
Spalinger J, Spalinger G, Baerlocher K: Nutrition of healthy newborn infants in the first days of life. Ernährungskommission der Schweiz. Gesellschaft für Pädiatrie. Paediatrica 14(4):24–25, 2003.

2.185
Soll bei einer parenteralen Ernährung über einen peripheren Venenzugang Heparin verwendet werden?

Es konnte gezeigt werden, dass die Verabreichung von 0,5 bis 1,0 U/ml Heparin bei Frühgeborenen die Fett-Verwertung verbessert. Deshalb sollte bei intravenöser Gabe von Lipide immer auch Heparin gespritzt werden.

2.186
Was versteht man unter nicht-nutritivem Saugen?

Nicht-nutritives Saugen sind Saugbewegungen ohne eigentliche Nahrungsaufnahme, die es als Bewegungsmuster nur beim Menschen gibt. Dabei sind diese Bewegungen uniform und phasenweise mit unterschiedlich langen Pausen dazwischen (so genanntes «Burst-Pause»-Muster») und treten in allen Wach- und Schlafphasen auf (wenn auch weniger häufig im ruhigem Schlaf und bei Weinen). Ab dem Gestationsalter von 33. SSW nimmt dieses Saugen ein wieder erkennbares rhythmisches Muster an.

2.187
Wie unterscheidet sich der Proteinbedarf bei intravenöser und enteraler Zufuhr?

Um eine dem intrauterinen Wachstum ähnliche Gewichtszunahme zu erreichen, muss intravenös und enteral die gleiche Proteinmenge zugeführt werden. Dabei haben Frühgeborene mit 3,0 bis 3,5 mg/kg/Tag einen leicht höheren Bedarf als Termingeborene (2,0 bis 2,5 mg/kg/Tag).

2.188
Welche Fettsäuren sind für das Neugeborene essenziell?

Linolsäure und **Linolensäure**. Bei Kindern mit einem Geburtsgewicht <1750 g mit einem verzögerten oder erschwerten Nahrungsaufbau sind auch Arachidonsäure und Dokosahexan-Säure (DHS) bis zum Erreichen des vollen Ernährungsmenge essenziell. Diese Fettsäuren sind für die Hirnentwicklung, für Myelinisierung, Zellproliferation und retinale Funktion grundlegend. Die Linolsäure macht 12 bis 15 % der Fettsäuren in der Muttermilch aus.

2.189
Was sind bewiesene Vorteile der Ergänzung von Formula-Milch mit langkettigen ungesättigten Fettsäuren?

Der Zusatz von Dekosahexan-Säure hat eine Verbesserung der Sehschärfe gezeigt, was sowohl in Verhaltens- wie auch elektrophysiologischen Messungen bewiesen werden konnte. Der positive Effekt auf die eigentliche Sehfunktion ist wahrscheinlich nur transienter Natur, und einen Einfluss auf die Verhaltensentwicklung wird kontrovers diskutiert.

SanGIovanni JP, Parra-Cabrera S, Coldit GA, et al: Meta-analysis of dietary essential fatty-acids and long-chain polyunsaturated fatty acids as they relate to visual resolution acuity in healthy preterm infants. Pediatrics 105:1292–1298, 2000.

2.190
Was sind Symptome eines Mangels an essenziellen Fettsäuren?

Schuppende Dermatitis, Alopezie, Thrombozytopenie und Plättchen-Dysfunktion, Gedeihstörung sowie erhöhte Infektanfälligkeit. Um einen Mangel an essentiellen Fettsäuren zu verhindern und zu behandeln, sollen 4 bis 5 % des Kalorienbedarfs mit Linolsäure und 1 % mit Linolensäure gedeckt werden. Eine Zufuhr von 0,5 bis 1,0 g/kg/Tag an intravenösen Lipiden deckt diesen Bedarf.

2.191
Warum werden einigen Formula-Milchen Nukleotide zugesetzt?

Über die Nahrung zugeführte Nukleotide spielen möglicherweise bei der Desaturation und Verkettung von essentiellen Fettsäuren und damit in der Gehirn-Entwicklung eine Rolle. Vor allem im frühen Neugeborenen-Alter kann der Zusatz von Nukleotiden zu Formula-Nahrung möglicherweise von Nutzen sein. Muttermilch ist reich an Nukleotiden; verschiedene Studien vermuten in ihnen eine wichtige Rolle für das Immunsystem, für die gastrointestinalen Funktionen und im Lipoprotein-Stoffwechsel.

2.192
Wie kann sich ein Vitamin-E-Mangel beim Neugeborenen bemerkbar machen?

Mit einer **hämolytischen Anämie**, **Thrombozytose** und mit **peripheren Ödemen**. Vitamin E ist für die Stabilisierung der Erythrozyten-Membranen wichtig, sodass ein Mangel zu einer leichteren Hämolyse führen kann. Bei Frühgeborenen wird eine Zufuhr von 0,7 IU pro 100 Kalorien empfohlen. Kinder mit einem Gewicht < 1000 g benötigen 6 bis 12 IU Vitamin E pro Kilogramm und Tag, was mit einer Frühgeborenen-Milch (mit 4 bis 6 IU/100 Kalorien) gedeckt werden kann.

> **Das Wichtigste in Kürze: Ernährung**
> - Säuglinge mit einer spät in der Schwangerschaft einsetzenden Wachstumsretardierung haben einen tiefen Ponderal-Index.
> - Muttermilch schützt vor Infektionen und reduziert möglicherweise die Inzidenz chronischer Krankheiten des Erwachsenenalters.
> - Stillen ist bei liegendem Nabelarterien-Katheter nicht kontraindiziert.
> - Für Frühgeborene sollte die Muttermilch angereichert werden.
> - Die Ernährung des Frühgeborenen hat eine Gewichtszunahme zum Ziel, die dem intrauterinen Wachstum entspricht.

Atmung

2.193
Warum stöhnen Säuglinge mit respiratorischem Distress?

Säuglinge mit Atemproblemen atmen durch teilweise oder ganz geschlossene Stimmbänder aus, um den endexpiratorischen Druck und damit das Lungenvolumen zu erhöhen. Letztere Effekt bringt ein besseres Ventilations/Perfusions-Verhältnis mit sich. In der letzten Phase der Ausatmung mit Luftausstoß durch die enggestellten Stimmbänder entsteht das Stöhnen.

2.194
Worauf beziehen sich die Begriffe Hyperpnoe und Tachypnoe beim Neugeborenen?

Hyperpnoe bezeichnet ein Atemmuster mit tiefen Atemzügen ohne große Anstrengung und nur leicht erhöhter Frequenz. Es entsteht typischerweise in Situationen mit vermindertem pulmonalen Blutfluss (z. B. bei Pulmonalatresie) und ist das Korrelat zur Ventilation von Alveoli mit verminderter Perfusion.

Der Begriff Tachypnoe bezieht sich auf oberflächliche, schnelle und angestrengte Atmung und ist mit Krankheitsbildern mit tiefer Lungen-Elastizität assoziiert (z. B. Hyaline Membrankrankheit, Lungenödem).

2.195
Bis zu welchem Alter sind Säuglinge obligate Nasenatmer?

Obwohl bis zu 30 % aller Neugeborenen durch den Mund oder durch Nase und Mund atmen, sind die restlichen 70 % bis ins Alter von 6 Wochen obligate Nasenatmer.

2.196
Welche Wirkung kann eine schwere Hyperkapnie (pCO$_2$ > 100 mmHg) ohne assoziierte Hypoxie haben?

Bei menschlichen Säuglingen liegen nur wenige Daten zu den Effekten einer isolierten schweren Hyperkapnie ohne assoziierte Hypoxie vor. Allerdings zeigen Resultate aus Tierexperimenten und die begrenzten klinischen Beobachtungen beim Menschen, dass unter hyperkapnischen Verhältnissen die zerebrale Zirkulation Druck-passiv wird, damit eine Hyperzirkulation zur Folge hat und als Effekt davon das Risiko für intracranielle Hämorrhagien steigt. Ferner kann ein hoher paCO$_2$ die Blut-Hirn-Schranke beschädigen, sodass sich toxische Moleküle wie zum Beispiel Bilirubin oder Medikamenten-Metabolite leichter ablagern. In Tiermodellen findet sich auf der zellulären Ebene durch die Hyperkapnie Veränderungen in der Lipid-Peroxidation und der Na-K-ATPase. Inwiefern dies klinisch bedeutsam ist, bleibt noch unklar.

Auf der anderen Seite hat sich eine milde Hyperkapnie als neuroprotektiv erwiesen und verringert auf pulmonaler Ebene möglicherweise die Verletzung des Lungengewebes bei mechanisch beatmeten Neugeborenen.

2.197
Was sind akzeptable Werte für pH, PCO$_2$ und pO$_2$ bei beatmeten Neugeborenen?

- PaO2: 50 bis 70 mmHg (6,5 bis 9,5 kPa), bei Termingeborenen mit primärer pulmonalen Hypertension des Neugeborenen (PPHN) 80 bis 120 mmHg (10 bis 16 kPa).
- PaCO2: 40 bis 60 mmHg (5,5 bis 8 kPa), bei PPHN 35 bis 45 mmHg (4,5 bis 6 kPa)
- pH: ≥ 7,20 (bei PPHN 7,3 bis 7,4)

2.198
Welche Parameter der Beatmung haben bei Veränderung einen Effekt auf pO$_2$ und pCO$_2$?

Der PaO$_2$ steigt mit der Erhöhung des positiven endexpiratorischen Druckes (PEEP), des maximalen Inspirationsdrucks (PIP), des Verhältnisses Inspiration : Expiration und der Sauerstoffzufuhr.

Der pCO$_2$ sinkt mit der Erhöhung der Frequenz oder des PIP. Eine Erhöhung des PEEP kann den paCO$_2$ erhöhen, indem das Atemzugsvolumen gesenkt wird.

2.199
Was sind physiologische PEEP-Effekte?

Der positive end-expiratorische Druck verhindert den Alveolar-Kollaps, erhält das Lungenvolumen am Ende der Expiration aufrecht und verbessert das Ventilations-Perfusions-Verhältnis. Allerdings kann eine Steigerung des PEEP das Atemzugsvolumen vermindern und damit die CO_2-Elimination behindern. Die Erhöhung des PEEP über physiologische Werte hinaus kann die Compliance der Lungen herabsetzen, den venösen Rückfluss zum Herzen behindern, damit das Herzschlagvolumen und die Gewebeoxygenierung negativ beeinflussen.

2.200
Was ist der Stellenwert der nasalen Ventilation?

Das nicht-invasive Verabreichen von Atemstößen mit positivem Druck durch einen nasal liegenden Tubus kann möglicherweise um eine Intubation und deren Komplikationen herum führen. Es existieren jedoch keine Daten, welche die Anwendung der nasalen Ventilation bei primär pulmonalen Störungen unterstützen. Hinwegen ist dieser Beatmungstyp vielversprechend, um in Fällen von schweren Apnoen erfolgreich zu extubieren.

Barrington KJ, Bull D, Finder NN: randomized trial of nasal synchronized intermittent mandatory ventilation compared with continuous positive airway pressure after extubation of very low birth weight infants. Pediatrics 107:638–641, 2001.

Lin CH, Wang ST, Lin YJ, Yeh TF: Efficacy of nasal intermittent positive pressure ventilation in treating apnea of prematurity. Pediatr Pulmonol 26:349–353, 1998.

2.201
Sollten beatmete Neugeborene medikamentös sediert und relaxiert werden?

Die neuromuskuläre Paralyse ist als Routine-Behandlung bei mechanisch ventilierten Neugeborenen nicht empfohlen. In einzelnen Situationen, z.B. bei persistierendem fetalen Kreislauf, kann die Sedation und Relaxierung helfen, um eine Steigerung des Rechts-Links-Shunts und dadurch schlechtere Oxygenierung bei Aufregung zu vermeiden.

2.202
Wie unterscheiden sich Hochfrequenzoszillation und Hochfrequenz-Jet-Beatmung?

Die klassische Hochfrequenz-Beatmung kennzeichnet sich durch die Verabreichung kleiner Tidalvolumina über eine Kolbenpumpe, während bei der Hochfrequenz-Jet-Beatmung über eine Düse komprimierte Gasvolumina unter hohem Druck mit hoher Geschwindigkeit verabreicht werden. Die Beatmungsfrequenz liegt bei beiden Formen zwischen 2 und 16 Hz. Im Allgemeinen wird die Hochfrequenz-Oszillation häufiger verwendet, wenn mit konventioneller Beatmung trotz hoher Drucke keine adäquate Oxygenierung erreicht werden kann. Die Hochfrequenz-Jet-Beatmung hilft bei Problemen, die mit großen Luftwegs-Lecken einhergehen. Bei Neugeborenen mit unkomplizierten Atemnotsyndromen hat sich keine der beiden Beatmungsformen gegenüber der konventionellen Beatmung als überlegen gezeigt. Zudem ist nicht klar, welche dieser beiden Hochfrequenz-Beatmungen die Inzidenz der Bronchopulmonalen Dysplasie verkleinert (s. **Tab. 2-11**)

Tabelle 2-11: Hochfrequenz-Oszillationsbeatmung vs. Hochfrequenz-Jet-Beatmung

	Hochfrequenz-Oszillation	Hochfrequenz-Jet-Beatmung
Frequenz	10 bis 30 Hz	10 bis 40 Hz
Totalvolumen	Durch den Oszillator limitiert	Erhöht durch das Mitführen des Gases
Verhältnis Inspiration-Expiration	Konstant	Variabel
Expirations-Phase	Aktiv, geringeres Risiko des «Air-Trapping» (gefangene Luft)	Passiv, damit höheres Risiko des «Air-Trapping»
Schädigung der Luftwege	Ähnlich wie bei konventioneller Beatmung	Kann nekrotisierende Tracheobronchitiden verursachen
Kombination mit IPPV*	Möglich	Möglich

* IPPV = Intermittent positive airway pressure ventilation

Stark AR: High-frequency oscillatory ventilation to prevent bronchopulmonary dysplasia – are we there yet? N Engl J Med 347:682-682, 2000.

2.203
Gibt es Beweise, dass die Nasen-CPAP-Therapie (Contionous positive airway pressure) das Risiko einer BPD vermindert?

Nein. Diesbezüglich konnte nie ein Effekt des CPAP bewiesen werden, auch wenn viele anektotische Berichte den positiven Einfluss des CPAPs auf die Inzidenz und Schwere der BPD dokumentiert haben. Randomisierte Multizenter-Studien sind im Gang.

Polin RA, Sahni R: Newer experience with CPAP. Semin Neonatol 7:379–389, 2002.

2.204
Hat die Anwendung von pränatalen Steroiden oder der postnatale Einsatz von Surfactant eine Auswirkung auf die Inzidenz der Bronchopumonalen Dysplasie?

Nein. Obwohl beide Behandlungen ihren Nutzen in Bezug auf Prävention und Behandlung der Hyalinen Membranenkrankheit ausreichend bewiesen haben, konnte nie eine Senkung des Risikos einer BPD gezeigt werden.

Van Marter LJ, Allred EN, Leviton A, et al: Neonatology Committee for the Developmental Epidemiology Network: Antenatal glucocorticoid treatment does not reduce chronic lung disease among surviving preterm infants. J Pediatr 138:198–204, 2001.

2.205
Was ist die Funktion des Surfactants?

Surfactant ist ein oberflächenaktives Material, das aus einer Mischung von Phosphatidylcholinen (64%), Phosphatidylglycerolen (8%) und kleineren Mengen Proteinen und anderen Lipiden besteht. Surfactant wirkt, indem es durch die Auskleidung der Alveolen die Oberflächenspannung bei kleineren Lungevolumina herabsetzt und bei höheren Lungenvolumina erhöht; damit wirkt es Atelektasen entgegen. Der Summationseffekt zeigt sich in der Erhaltung der funktionellen Residualkapazität, die als Reservoir dient und damit große Schwankungen von PO_2 und PCO_2 während der Atemzüge verhindert. Bei Patienten mit Atemnotsyndrom konnte durch den Einsatz von Surfactant der Sauerstoffbedarf, die Mortalität und das Auftreten eines Pneumothorax minimiert werden. Einige Studien haben auch die Reduktion der BPD-Inzidenz gezeigt.

2.206
Hängt die Wirksamkeit des Surfactant bei Atemnotsyndrom von der Art des Produkts ab?

Zwei Klassen von Surfactant stehen für den therapeutischen Einsatz zur Verfügung: natürlicher Surfactant, der aus Lungen von Säugetieren, häufig Schweinen, gewonnen wird (z.B. Survanta, Infasurf, Curosurf) und synthetisch hergestellter Surfactant (z.B. Exosurf, ALEC). Obwohl der natürliche Surfactant einen etwas besseren unmittelbaren Effekt zu haben scheint (d.h. weniger zusätzlichen Sauerstoffbedarf, seltener Pneumothorax), unterscheiden sich die beiden Klassen nicht signifikant bezüglich des längerfristigen Outcomes (Chronic Lung Disease, Mortalität). Natürlicher Surfactant wurde mit einem potentiell höheren Risiko für intrakranielle Hämorrhagien in Zusammenhang gebracht; trotzdem wird ihm tendenziell der Vorzug gegeben.

Soll RF, Blanco F: Natural surfactant extract versus synthetic surfactant for neonatal respiratory distress syndrome. Cochrane Database Syst Rev 2:CD000144, 2001.

2.207
Was ist effektiver: Die prophylaktische oder notfallmäßige Surfactant-Therapie?

Beide Strategien werden angewendet: entweder der frühe postnatale Einsatz von Surfactant (unmittelbar nach Beginn der Beatmung) als Prophylaxe oder das Abwarten der Applikation bis zu Entwicklung eines manifesten Atemnotsyndroms. Insgesamt scheint der möglichste frühe Einsatz, unabhängig davon, ob prophylaktisch oder therapeutisch, einen Vorteil zu bringen. Neuere Daten zeigen, dass bei den extrem frühgeborenen Kindern (< 28 SSW) die prophylaktische Applikation des Surfactant das Überleben verbessert und den Schweregrad des Atemnotsyndroms verringert. Hingegen scheint diese Strategie die Inzidenz der Bronchopulmonalen Dysplasie nicht zu beeinflussen.

Soll RF, Morley CJ: Prophylactic versus selective use of surfactant in preventing morbidity and mortality in preterm infants. Cochrane Database Syst Rev 2: CD0000510, 2001

2.208
Was sind mögliche Nebenwirkungen der prophylaktischen Surfactant-Gabe während der Erstversorgung?

Ungefähr 20 bis 60 % der gesunden Neugeborenen > 30 SSW würden unnötig behandelt. Damit verbunden sind zusätzliche Risiken und Kosten. Der frühe Gebrauch von Surfactant kann zu vorübergehenden Entsättigungen führen; ferner kann die Reanimation und Stabilisierung während der Erstversorgung verzögert sein, wenn die Etablierung einer suffizienten Beatmung der Surfactant-Applikation hinten angestellt wird.

2.209
Welche Neugeborenen profitieren am meisten von einer extrakorporellen Membran-Oxygenierung (ECMO)?

Die ECMO stellt einen kardiopulmonalen Bypass dar, um Neugeborene in der ersten Lebenswoche mit reversiblen pulmonalen Problemen und zusätzlicher persistierender pulmonaler Hypertension zu behandeln. Obwohl das generelle Überleben 70 bis 80 % beträgt, hängt es von der individuellen Prognose ab: > 90 % bei Mekoniumaspirations-Syndrom, 75 % bei Sepsis, aber nur ca. 50 % bei kongenitaler Zwerchfellhernie.

2.210
Was sind Risiken und Kontraindikationen der ECMO?

Das Risiko einer Thrombose ist während der Therapie mit ECMO allgegenwärtig. Aus diesem Grund werden alle Kinder an der ECMO heparinisiert. Allerdings ist die Heparinisierung wiederum mit einem erhöhten Risiko für Blutungen (auch zerebral) vergesellschaftet. Die Langzeit-Morbidität steht hauptsächlich in Zusammenhang mit ZNS-Komplikationen.

Kontraindikationen der ECMO sind denn auch unkontrollierte Blutungen, höhergradige intrakranielle Hämorrhagien und Lungenblutungen; ferner schließen irreversible Lungenkrankheiten, schwere Asphyxien, bereits länger bestehende mechanische Beatmung (> 7 bis 14 Tage), nicht mit dem Leben vereinbare vererbbare Krankheiten und Frühgeburtlichkeit (Gestationsalter < 35. SSW, Geburtsgewicht < 2000 g) die ECMO-Therapie aus.

2.211
Was charakterisiert eine Bronchopulmonale Dysplasie (BPD)?

Seit die BPD 1967 erstmals beschrieben wurde, hat sich die klinische Definition und Diagnose verändert und entwickelt. Aktuell ist die BPD definiert als Sauerstoff-Abhängigkeit im postkonzeptionellen Alter von 36 Wochen (in der Regel bei Zustand nach mechanischer Beatmung) mit persistierenden Veränderungen in der radiologischen Lungendarstellung. Auf der pathologischen Ebene finden sich Areale mit Emphysem neben kollabierten Anteilen mit interstitiellem Ödem und Fibrose. Das Epithel und die glatte Muskulatur der Atemwege ist hyperplastisch und zeigt eine Plattenepithel-Metaplasie.

2.212
Was sind die Vor- und Nachteile einer diuretischen Langzeit-Therapie bei BPD?

Es konnte gezeigt werden, dass eine Therapie mit Diuretika über längere Zeit die Lungenfunktion verbessert, den Luftwegswiderstand senkt, die Lungencompliance erhöht und die Entwöhnung von zusätzlicher Sauerstoffzufuhr ermöglicht. Allerdings wird die Gesamtdauer des Sauerstoffbedarfs nicht verkürzt. Darüber hinaus ist der langfristige Einfluss auf die Mortalität nicht abschließend geklärt. Der Einsatz von Diuretika ist auch nicht ohne Nebenwirkungen und ist mit Dyselektrolytämien, Nephrokalzinose, Knochendemineralisation und Ototoxizität assoziiert.

Brion LP, Primhak RA: Intravenous or enteral loop diuretics for preterm infants with (or developing) chronic lung disease. Cochrane Database Syst Rev 1:CD001435, 2002.

2.213
Sind Diuretika bei einem Atemnotsyndrom von Nutzen?

Nein. Es konnte nie überzeugend gezeigt werden, dass Diuretika das Outcome bei Atemnotsyndrom verbessern.

Brion LP, Soll RF: Diuretics for respiratory distress syndrome in preterm infants. Cochrane Database Syst Rev 2:CD001454, 2001.

2.214
Welche Rolle spielt die Supplementierung mit Vitamin A in der Prävention oder Behandlung einer BPD?

Da Vitamin A bei der Proliferation und Differenzierung von Epithelzellen involviert ist, hat es möglicherweise einen wichtigen Stellenwert im Regenerierungsprozess der Lunge nach Barotrauma und oxidativem Stress durch Sauerstoffexposition. Obwohl es gezeigt werden konnte, dass ein Vitamin A-Mangel mit der Entwicklung einer BPD einhergehen kann, sind umgekehrt die Effekte einer Vitamin-A-Substitution nicht konklusiv in Bezug auf die BPD-Inzidenz. Immerhin haben die neueren, groß angelegten Multizenterstudien bei Frühgeborenen mit sehr niedrigem Geburtsgewicht mit der Behandlung eines biochemisch nachgewiesenen Vitamin-A-Mangels eine bescheidene Reduktion im Auftreten einer CLD gezeigt.

Tyson JE, Wright LL, Oh W, et al: Vitamin A supplementation for extremely-low-birth-weight infants. National Institute of Child Health and Human Development Neonatal Research Network. N Engl J Med 340:1962–1986, 1999.

2.215
Wann sollte bei einer BPD die Therapie mit Steroiden in Erwägung gezogen werden?

Langzeit-Studien bewiesen eine höher Rate an Cerebralparesen und Entwicklungsdefiziten bei Frühgeborenen, die postnatal mit Steroiden behandelt wurden. Aus diesem Grund sollte der Einsatz von Steroiden auf klinische Studien oder aber als Rettungsmaßnahmen beschränkt bleiben, wenn trotz maximal ausgebauter Beatmungstherapie keine Besserung erreicht wird oder sogar mit dem Tod des Patienten gerechnet werden muss.

American Academy of Pediatrics and Canadian Pediatric Society: Postnatal corticosteroids to treat or prevent chronic lung disease in preterm infants. Pediatrics 109:330–338, 2002.

2.216
Warum haben Frühgeborenen mit BPD ein höheres Risiko für eine schlechtere neurologische Entwicklung?

- Die CLD führt im Rahmen von Krisen zu rezidivierenden hypoxischen Episoden.
- BPD ist mit intrakranieller Hämorrhagie und periventrikulärer Leukomalazie assoziiert.
- Bei Kindern mit BPD ist das Gedeihen in einer Zeit des kritischen Gehirnwachstums häufig schlechter.
- Die Verlängerung der Hospitalisation steht einer ausreichenden Stimulation und normalen Eltern-Kind-Interaktion entgegen.

Gerdes JS: Bronchopulmonary dysplasia. Aus Polin RA, Xoder MC, Burg FD (Hrsg): Workbook in Practical Neonatology. 3rd ed. Philadelphia, W.B. Saunders, 2001, S. 198.

2.217
Was ist der Unterschied zwischen Apnoe und periodischer Atmung?

Apnoen sind Atempausen mit einer Dauer von >20 Sekunden (oder kürzer, wenn sie mit Zyanose und/oder Bradykardie einhergehen). Eine **periodische Atmung** ist ein häufiges Atemmuster von Frühgeborenen, wo drei oder mehr kurze Atempausen von über 3 Sekunden mit weniger als 20 Sekunden durchgehender Atmung dazwischen beobachtet werden kann. Damit sind keine Bradykardien assoziiert. Sowohl Apnoen wie periodische Atmung sind Ausdruck des unreifen Atemzentrums bei Frühgeborenen.

2.218
In welchen Situationen sollten Apnoen behandelt werden?

In jedem Fall muss bei Apnoen nach einer zugrunde liegenden Ursache gesucht und wenn möglich behandelt werden. Beim Bradykardie-

Apnoe-Syndrom des Frühgeborenen sollte ein Therapie eingeleitet werden, wenn die Episoden nicht auf sanfte taktile Stimulation ansprechen, dagegen heftige Stimulation brauchen und/oder häufiger als 4 Mal in 8 Stunden auftreten.

2.219
Welches sind wirksame Methoden der Apnoe-Behandlung beim Frühgeborenen?

- Schaukelbett
- CPAP-Therapie (vor allem bei Apnoen mit obstruktiver Komponente)
- Sauerstoffzufuhr (mit oder ohne CPAP, dabei sollte der PaO2 sorgfältig monitorisiert werden, entweder durch arterielle Blutgasmessungen oder indirekt durch nicht-invasive Puls-Oxymetrie)
- Behandlung mit Atem-stimulierenden Substanzen (primär Methylxanthine)

2.220
Was ist wirksamer in der Behandlung eines Bradykardie-Apnoe-Syndroms des Frühgeborenen. Coffein oder Theophylline?

Es gibt keine Evidenz für die Überlegenheit eines Methylxanthins über das andere in der Reduktion der Frequenz von Apnoen bei Frühgeborenen. Coffein wird aus mehreren Gründen bevorzugt: es wird langsamer ausgeschieden, muss nur einmal täglich verabreicht werden und erreicht stabilere Plasmaspiegel als Theophyllin. Ferner hat Coffein weniger gastrointestinale und ZNS-Nebenwirkungen.

Steer PA, Henderson-Smart DJ: Caffeine versus theophylline for apnea in preterm infants. Cochrane Database Syst Rev 2:CD000273, 2000.

2.221
Nach welchen Kriterien kann eine Monitorüberwachung und die Behandlung mit Methylxanthinen abgesetzt werden?

Methylxanthine werden üblicherweise nach einer Zeit von mehreren Wochen ohne Apnoen abgesetzt. Bei der Mehrheit der Frühgebornen ist dies um das Alter von 37 Wochen postkonzeptionell der Fall. In der Regel persistiert das Apnoe-Symptomatik umso länger, je jünger das Frühgeborene zur Welt gekommen ist. Das postkonzeptionelle Alter von 44 Wochen kann als Meilenstein in der Reifung des Atemzentrums bei praktisch allen Neugeborenen angesehen werden.

2.222
Können Heim-Monitore den plötzlichen Kindstod verhindern?

Epidemiologische Studien konnten nie einen Einfluss von Heim-Monitoren auf die Inzidenz des plötzlichen Kindstodes zeigen. Aus diesem Grund wird von den nationalen Pädiatrie-Gesellschaften das Apnoe-Monitoring nicht zur SIDS-Prävention empfohlen. Hingegen sind folgende Zustände Indikationen für einen Heim-Monitor (Puls-Oxymetrie):

- Frühgeborenen mit persistierendem Apnoe-Bradykardie-Syndrom
- Kinder mit neurologischen oder Stoffwechsel-Krankheiten, welche die Atmung beeinträchtigen können.
- Kinder mit chronischen Lungenkrankheiten, insbesondere bei Sauerstofftherapie, CPAP oder mechanischer Ventilation.

American Academy of Pediatrics: Apnea, SIDS and home monitoring. Pediatrics 111:914–917, 2003.

Das Wichtigste in Kürze: Atmung

- Während mechanischer Beatmung kann eine moderate Hyperkapnie toleriert werden, um das Barotrauma und das Auftreten einer BPD zu verringern.
- Egal, ob Surfactant prophylaktisch oder als Notfalltherapie eingesetzt wird, der Effekt ist umso besser, je früher der Einsatz erfolgt.
- Der postnatale Einsatz von Steroiden zur Prävention einer BPD oder als Extubationshilfe ist nicht indiziert. Die Therapie sollte beschränkt werden auf klinische Studien oder aber als letzte Maßnahme bei einem Atemnotsyndrom, wo andere therapeutische Versuche ausgeschöpft sind.
- Frühgeborenen-Apnoen können zentrale, obstruktive oder gemischte Ursachen haben.
- CPAP *(Continous positive airway pressure)* kann ein Neugeborenes mit primärem pulmonalem Problem vor der Intubation bewahren, aber auch zur Verhinderung einer Re-Intubation nach mechanischer Beatmung und bei Apnoen eingesetzt werden.

3 Genetik

Autosomale Trisomien

3.1
Beschreiben Sie die drei häufigsten autosomalen Trisomien.

Siehe **Tabelle 3-1**.

3.2
Welche klinischen Befunde fallen in der Untersuchung beim Kind mit Down-Syndrom am häufigsten auf?

Siehe **Tabelle 3-2**.

Tabelle 3-1

	Trisomie 21 (Down-Syndrom)	Trisomie 18 (Edwards-Syndrom)	Trisomie 13 (Pätau-Syndrom)
Inzidenz	ca. 1:650 Lebendgeburten	ca. 1:5000 Lebendgeburten	ca. 1:500 bis 10000 Lebendgeburten
Muskeltonus	hypoton	erst hypoton, dann hyperton	meist hyperton
Schädel	Mikrozephalie flaches Hinterhaupt zusätzliche Fontanelle	Mikrozephalie ausladendes Hinterhaupt	Mikrozephalie fliehende Stirn Skalpdefekte
Augen	mongoloide Lidachsen Epikanthus Brushfield-Flecken Hypertelorismus	Katarakt	Mikroophtalmie Iriskolobome Katarakt retinale Dysplasie Hypotelorismus
Ohren	klein, tief sitzend gefaltete Helix	tief sitzend Mikro-/Anotie zipflig ausgezogene Ohrmuschelfehlbildung	tief sitzend, dysplastisch
Gesicht	Makroglossie meist offen stehender Mund flaches Gesicht breite, flache Nasenwurzel	Mikrognathie kleiner Mund gelegentlich Lippen-Kiefer-Gaumenspalte	Lippen-Kiefer-Gaumenspalte
Skelett	Kleinwuchs kurze, plumpe Hände Klinodaktylie des Kleinfingers Sandalenfurche kurzer Hals überschüssige Nackenhaut	typische Handstellung (Beugung der Finger mit Überlappen des 2. und 5. Fingers über den 3. bzw. 4. Finger) fehlende Rippen hypoplastische Nägel	ulnare Polydaktylie Fäustchenstellung
Herzfehler	ca. 50 %	ca. 60 %	ca. 80 %
Prognose	langfristig abhängig von Fehlbildungen, Immunschwäche geistige Behinderung mit Entwicklungspotenzial durch Förderung	keine psychomotorische Entwicklung 90 % versterben im 1. Lebensjahr	keine psychomotorische Entwicklung 90 % versterben im 1. Lebensjahr

Tabelle 3-2

Phänotypische Auffälligkeit	Häufigkeit
Mongoloide Lidachse	98 %
verspätetes Schließen der Schädelnähte und der Fontanellen	98 %
Sandalenfurche (tiefe Furche auf der Fußsohle und weiter Abstand zwischen 1. und 2. Zehen)	96 %
Überstreckbarkeit der Gelenke	91 %
überschüssige Nackenhaut	87 %
hoher Gaumen	85 %
breite und flache Nasenwurzel	83 %
muskuläre Hypotonie	81 %
Brushfield-Flecken	75 %
meist offen stehender Mund	65 %
Makroglossie	58 %
Epikanthus medialis	57 %
Vierfingerfurche	50 bis 55 %
kurze Mittelphalanx des Kleinfingers und Einwärtskrümmung (Klinodaktylie)	50 %

Weitere Auffälligkeiten in der klinischen Untersuchung sind unter anderem Kleinwuchs, kleines Kinn, kurze und breite Hände und Füße, Ohrmuschelanomalien (gefaltete Helix), Nabelbruch, Kryptorchismus und eventuell ein Herzgeräusch, da in bis zu 50 % ein Herzfehler besteht (meist Septumdefekte, AV-Kanal, Endokardkissendefekte)

Keines der genannten Symptome ist alleine spezifisch für das Down-Syndrom. Diagnostisch entscheidend ist das Kombinationsmuster der Anomalien.

American Academy of Pediatrics, Committee on Genetics: Health supervision for children with Down syndrome. Pediatrics 107: 442–449, 2001

3.3
Sind Brushfield-Flecken pathognomonisch für das Down-Syndrom?

Brushfield-Flecken sind weißliche Sprenkel in den äußeren Bereichen der Iris. Bei ungefähr 75 % der Neugeborenen mit Down-Syndrom finden sich diese kleinen kongenitalen Fehlbildungen, jedoch auch bei bis zu 7 % der gesunden Neugeborenen. Brushfield-Flecken sind somit nicht pathognomonisch für das Down-Syndrom.

3.4
Wie groß ist die Wahrscheinlichkeit, dass es sich bei einem Neugeborenen mit einer Vierfingerfurche um ein Kind mit Down-Syndrom handelt?

Eine einseitige Vierfingerfurche kommt bei 5 % und eine beidseitige bei 1 % der gesunden Neugeborenen vor. Männliche Neugeborene sind doppelt so häufig davon betroffen wie weibliche Neugeborene. Bei Kindern mit Down-Syndrom findet man jedoch in ungefähr 45 % eine einseitige Vierfingerfurche. Obwohl das Down-Syndrom mit einer Inzidenz von 1:650 Lebendgeborenen die häufigste Chromosomenanomalie ist, bedeutet dies, dass es lediglich bei einem von sechzig Neugeborenen mit Vierfingerfurche um ein Kind mit Down-Syndrom handelt.

3.5
Welche Komplikationen treten bei Kindern mit Down-Syndrom gehäuft auf?

Bei fast 50 % der Kinder mit Down-Syndrom finden sich **Herzfehler** (Septumdefekte, AV-Kanal, Endokardkissendefekte). Auch **intestinale Fehlbildungen** (Duodenalstenose, M. Hirschsprung), **urologische Fehlbildungen** und **Skelettveränderungen** (Hüftdysplasie) kommen gehäuft vor. Die Kinder sind **infektanfällig** und das **Seh- und Hörvermögen** sollten regelmäßig kontrolliert werden, da Sehschwäche (50 %), Katarakt (15 %) und Hörminderung (75 %) häufige Begleiterscheinungen sind. Auch die Schilddrüsenwerte sollten regelmäßig überwacht werden, da eine **Hypothyreose** gehäuft vorkommt. Während des Schlafes tritt bei 50 bis 75 % der Fälle ein **Schlafapnoe-Syndrom** auf. Bei Kindern mit Down-Syndrom besteht ein erhöhtes Risiko für eine **Leukämie** (weniger als 1 %) und im höheren Lebensalter entwickeln Menschen mit Down-Syndrom gehäuft eine **präsenile Demenz**.

American Academy of Pediatrics, Committee on Genetics: Health supervision for children with Down syndrome. Pediatrics 107: 442–449, 2001

Lott IT, Head E: Down syndrome and Alzheimer's disease: a link between developement and aging. Ment Retard Dev Disabil Res rev 7: 172–178, 2001

> **Das Wichtigste in Kürze: Komplikationen bei Kindern mit Down-Syndrom**
>
> - angeborene Herzfehler (AV-Kanal, Ventrikelseptumdefekte)
> - gastrointestinale Fehlbildungen (Duodenalatresie, tracheoösophageale Atresie)
> - angeborene Hypothyreose
> - Katarakt
> - Hörverlust
> - Kryptorchismus

3.6
Welchen Verlauf erwarten Sie bezüglich der Entwicklung von geistigen Fähigkeiten und Persönlichkeit bei Kindern mit Down-Syndrom?

Grundsätzlich muss festgehalten werden, dass es keinen typischen Verlauf für die Entwicklung eines Kindes mit Down-Syndrom gibt. Die geistige Entwicklungsverzögerung kann unterschiedliche Schweregrade haben. Die meisten Kinder mit Down-Syndrom benötigen für das Erreichen von bestimmten Entwicklungsschritten deutlich länger als nicht behinderte Kinder und viele Fähigkeiten werden nicht erreicht werden. Kinder mit Down-Syndrom bleiben also nicht auf einer bestimmten Entwicklungsstufe stehen, sondern entwickeln je nach Förderung und sozialem Umfeld unterschiedliche individuelle Fähigkeiten. Häufig können Lesen und Schreiben erlernt werden und auch eine gewisse Selbstständigkeit im Alltagsleben, z.B. auch Berufsfähigkeit in geschützten Werkstätten ist möglich. Der IQ liegt meist zwischen 35 bis 65 (leichte bis mittlere Retardierung) und im Durchschnitt bei ungefähr 50, gelegentlich jedoch auch deutlich höher. Das Abstraktionsvermögen ist dabei stärker beeinträchtigt als die verbalen Fähigkeiten. Die Persönlichkeit von Kindern mit Down-Syndrom wird meist als heiter, froh und anschmiegsam beschrieben. Die Kinder wirken meist etwas tapsig, da die Koordinationsfähigkeit nicht sehr ausgeprägt ist. Weitere häufig beobachtete Eigenschaften sind ein Nachahmungstrieb, Freude an Musik und ein gutes Rhythmusgefühl. Menschen mit Down-Syndrom, die ein höheres Lebensalter (über 40. Lebensjahr) erreichen, haben ein erhöhtes Risiko für eine präsenile Demenz vom Alzheimer-Typ. Als Ursache hierfür wird die vermehrte Produktion und Ablagerung (senile Plaque) von Amyloid durch die Überexpression von PreA4 angesehen, einem Gen, welches für eine Amyloidvorstufe auf dem langen Arm von Chromosom 21 kodiert.

3.7
Welche zytogenetischen Formen des Down-Syndroms kennen Sie?

Je nachdem, ob nur ein Teil des Chromosoms 21, das komplette Chromosom 21 oder das Chromosom 21 nur in manchen Zellen vorkommt unterscheidet man 3 Formen:

- Die **freie Trisomie 21** ist mit ungefähr 95% die häufigste Form. Durch Non-Disjunktion in der Meiose I der mütterlichen Eizelle ist das vollständige Chromosom 21 dreifach in den kindlichen vorhanden. Die Chromosomenanzahl beträgt insgesamt 47. Das Risiko ein Kind mit freier Trisomie 21 zu bekommen steigt mit dem mütterlichen Alter und das Wiederholungsrisiko liegt bei 1 bis 2%.
- Die **Translokationstrisomie 21** findet sich bei ungefähr 4% der Kinder mit Down-Syndrom. Dabei ist ein Abschnitt eines Chromosoms 21 durch zentrische Fusion mit einem anderen akrozentrischen Chromosom verschmolzen (Robertson'sche Translokation). Es kommt also nur ein Teil des Chromosoms 21 dreifach in der kindlichen Zelle vor, so dass die Chromosomenanzahl 46 beträgt. Bei einem Drittel der Kinder mit Translokationstrisomie 21 besitzt schon ein Elterteil die Translokation. Die Translokationsträger sind asymptomatisch. Dies ist für die genetische Beratung wegen des erhöhten Wiederholungsrisikos wichtig. Trägt die Mutter die Translokation beträgt das Wiederholungsrisiko 10%, bei paternaler Translokation lediglich 3 bis 5%. Ein Erklärungs-

versuch für diese Diskrepanz ist die gestörte Motilität von chromosomal abnormen Spermien.
- Das **Trisomie 21-Mosaik** tritt bei ungefähr 2 % der Kinder mit Down-Syndrom auf. Im Rahmen einer der ersten Zellteilungen kommt es zu einer Verteilungsstörung des Chromosoms 21, so dass Zelllinien mit Trisomie 21 (47 Chromosomen) und normale Zelllinien nebeneinander bestehen. Die Symptome des Down-Syndroms können bei dieser Form geringer ausgeprägt sein.

3.8
Welche Chromosomenaberrationen sind mit einem höheren mütterlichen Alter assoziiert?

Es besteht ein Zusammenhang zwischen dem Alter der Mutter und der Häufigkeit einer numerischen Chromosomenaberration bei allen autosomalen Trisomien (z. B. 13, 18, 21) und einigen gonosomalen chromosomenaberrationen (XXY, XXX) jedoch nicht für das Turner-Syndrom (45, XO) oder das Y-Chromosom betreffende Aberrationen (z. B. 47, XYY).

3.9
Warum wird das Alter der Mutter als Risikofaktor für das Down-Syndrom betrachtet?

Die **Tabelle 3-3** zeigt für das Down-Syndrom, dass das Risiko ab dem 35. Lebensjahr der Mutter deutlich steigt. Aus diesem Grund ist das 35. Lebensjahr auch häufig die Trennlinie für die Empfehlung einer Pränataldiagnostik (Amniozentese, Chorionzottenbiopsie).

Die meisten Fälle (95 %) des Down-Syndroms beruhen auf einer freien Trisomie 21, die durch Non-Disjunktion in der Meiose I der Mutter zustande kommt. Ursache der Non-Disjunktion ist wahrscheinlich die lange meiotische Pause von der Entwicklung der Oozyte im weiblichen Fetus bis zur Ovulation.

3.10
Welcher prozentuale Anteil an Kindern mit Down-Syndrom werden von Müttern über dem 35. Lebensjahr geboren?

Trotz des deutlich erhöhten Risikos mit steigendem mütterlichem Alter werden nur ungefähr 20 % der Kinder mit Down-Syndrom von Müttern über dem 35. Lebensjahr geboren. Die Erklärung dafür ist, dass nur ungefähr 5 % aller Schwangerschaften in die Altersgruppe der über 35-Jährigen fallen. Durch das Wissen um das erhöhte Risiko und der Reduktion von Schwangerschaften in dieser Altersgruppe sowie durch pränatale Diagnostik und die Möglichkeit des Schwangerschaftsabbruchs wurde die Inzidenz des Down-Syndroms in den letzten 25 Jahren vermindert.

Haddow JE, et al: Prenatal screening for Down syndrome with use of maternal serum markers. N Engl J Med 327: 588–593, 1992.

3.11
Spielt das väterliche Alter eine Rolle für das Risiko ein Kind mit Down-Syndrom zu bekommen?

Grundsätzlich kann das zusätzliche Chromosom 21 vom Vater oder von der Mutter stammen. Es scheint, dass bis zum 55. Lebensjahr des Vaters kein erhöhtes Risiko besteht. Über die Beurteilung des Risikos in höherem Alter herrscht jedoch Uneinigkeit. Als sicher scheint nur, dass im weit überwiegenden Teil das zusätzliche Chromosom von der Mutter stammt und lediglich in ungefähr 10 % vom Vater.

Tabelle 3-3

Mütterliches Alter	ungefähres Risiko für ein Kind mit Down-Syndrom
25	1:1200
30	1:1000
35	1:365
40	1:100
45	1:50
50	1:12

Vermischtes

3.12
Welche beiden hämatologischen Erkrankungen kommen in bestimmten ethnischen Bevölkerungsgruppen gehäuft vor und können durch Screening frühzeitig erfasst werden?

Krankheits-bild	Bevölkerungs-gruppe	Screening-Untersuchung
• Sichelzell-anämie	• Afrikaner, Mittelmeer-anrainer, Araber, Inder, Pakistani	• hämolytisches Blutbild mit Sichelzellbildung, Hämoglobin-elektrophorese
• Thalassä-mie	• Mittelmeer-anrainer, Asiaten	• MHC↓, Hämoglobin-elektrophorese

3.13
Warum werden Erkrankungen mit mitochondrialem Erbgang nur von den Müttern an die nächste Generation vererbt?

Manche Erkrankungen, wie z. B. mitochondriale Myopathien («ragged-red-fibers»), MELAS, Kearns-Sayre-Syndrom, u.a. werden durch Störungen der mitochondrialen DNS vererbt. Da mitochondriale DNS lediglich im Zytoplasma der weiblichen Eizelle vorhanden ist, jedoch nicht im Spermium, werden diese Erkrankungen nur von den Müttern an die Kinder beiderlei Geschlechts weitergegeben.

Johns DR: Mitochondrial DNA and disease. N Engl J Med 333: 638–644, 1995.

3.14
Bei welchen Syndromen besteht eine Assoziation mit dem höheren Alter des Vaters?

Ein höheres Alter des Vaters ist mit dem Auftreten von dominanten Neumutationen assoziiert. Vermutlich hängt die erhöhte Mutationsrate von der Anzahl der bisher stattgefundenen Zellteilungen ab. Die Mutationsrate ist bei Vätern über dem 50. Lebensjahr fünfmal höher als bei Vätern vor dem 20. Lebensjahr. Für einige dominant vererbte Krankheitsbilder wie z.B. **Achondroplasie**, **Apert-Syndrom** oder **Marfan-Syndrom** ist dies gut belegt.

3.15
Was ist die häufigste genetisch-letal verlaufende Krankheit?

Als genetisch-letal verlaufende Krankheit bezeichnet man Krankheitsbilder, bei denen die Reproduktion entweder durch den Tod vor dem vermehrungsfähigen Alter, oder durch eine Störung der sexuellen Funktion nicht möglich ist. Die Mukoviszidose (zystische Fibrose) ist die häufigste autosomal-rezessive Krankheit mit einer Inzidenz von 1:2500 bei Mitteleuropäern. Das Krankheitsbild geht mit einer Insuffizienz der exokrinen Drüsen einher, was sich als rezidivierende pulmonale Infekte, Pankreasinsuffizienz, Gedeihstörung, Durchfälle und Darmverschluss äußert. Bei Männern tritt häufig eine Infertilität durch Azospermie auf. Durch Verbesserung der Therapie erreichen die Patienten heute teilweise das 40. Lebensjahr.

3.16
Wie hoch ist das Risiko einer Mukoviszidose beim Kind IIIa in der dargestellten Familie (s. Abb. 3-1), **wenn man davon ausgeht, dass in der Familie von IIc keine Fälle von Mukoviszidose bekannt sind?**

Zur richtigen Lösung gelangt man durch die folgenden Überlegungen:

- Da IIa erkrankt ist, müssen beide Eltern heterozygote Genträger sein.

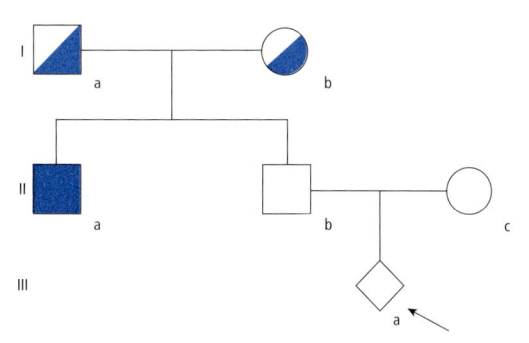

Abbildung 3-1: Stammbaum bei Mukoviszidose (vgl. Abb. 3-4)

- Da wir wissen, dass IIb nicht an Mukoviszidose erkrankt ist, liegt die Wahrscheinlichkeit, dass IIb heterozygoter Genträger ist bei $2/3$.
- Die Wahrscheinlichkeit von IIc heterozygoter Genträger zu sein entspricht dem normalen Bevölkerungsrisiko von $1/20$.
- Die Risikowahrscheinlichkeit berechnet sich wie folgt aus dem Risiko der Mutter heterozygot zu sein, dem Risiko des Vaters heterozygot zu sein und der Wahrscheinlichkeit, dass beide das CF-Gen an IIIa weitervererben: $\frac{2}{3} \times \frac{1}{20} \times \frac{1}{4} = \frac{1}{120}$.

3.17
Was versteht man unter den «Fat-baby»-Syndromen?

- **Prader-Willi-Syndrom** (Adipositas, muskuläre Hypotonie, kleine Hände und Füße)
- **Wiedemann-Beckwith-Syndrom** (Makrosomie, Omphalozele, Makroglossie, Kerbenohren)
- **Sotos-Syndrom** (Makrosomie, Makrozephalus, große Hände und Füße)
- **Weaver-Syndrom** (Makrosomie, beschleunigte Skelettreifung, Beugekontraktur einzelner Fingergelenke)
- **Bardet-Biedl-Syndrom** (Adipositas, Retinopathia pigmentosa, Polydaktylie)
- Neugeborene diabetischer Mütter

3.18
Welche Kombination von Symptomen bezeichnet man als H_3O des Prader-Willi-Syndroms?

Als Merkhilfe für steht H_3O für **H**yperphagie, **H**ypotonie, **H**ypopigmentation und **O**besität (Fettleibigkeit). Zusätzlich leiden die Kinder in bis zu 50 % der Fälle an einer geistigen Retardierung. Das **Prader-Willi-Syndrom** ist eine so genannte **Imprinting-Krankheit**, wobei die Gen-Expression davon abhängt, ob ein Gen vom Vater oder der Mutter vererbt wird. Das Fehlen einer bestimmten Genregion auf dem langen Arm des paternalen Chromosoms 15 führt zum Phänotyp des Prader-Willi-Syndroms.

Deal CL: Parental genomic imprinting. Curr Opin Pediatr 7: 445–458, 1995.

3.19
Welches Syndrom geht mit unkontrollierten Lachausbrüchen einher?

Harry Angelman beschrieb 1965 ein Syndrom welches er aufgrund des häufigen Lachens und des auffälligen Bewegungsmusters der Kinder als «Happy-Puppet-Syndrom» bezeichnete. Weitere Symptome des heute als Angelman-Syndroms bekannten Krankheitsbildes sind geistige Retardierung, Sprachstörung, Bewegungs- und Gleichgewichtsstörungen (ruckartige Extremitätenbewegungen, Marionettengang) und Krampfanfälle. Neben einer Mikrozephalie fällt häufig ein zurückweichendes Mittelgesicht, eine prominente Mandibula mit oft hervorgestreckter Zunge auf.

3.20
Kennen Sie die genetischen Grundlagen des Angelman-Syndroms?

Bei ca. 70 % der Kinder mit Angelman-Syndrom liegt eine Deletion im Imprinting-Gen UBE3A auf dem langen Arm des mütterlichen Chromosom 15 vor. Bei bis zu 25 % der Fälle liegt eine Genmutation im Bereich von UBE3A vor. Lediglich bei einem geringen Prozentsatz der Fälle ist eine uniparentale Disomie ursächlich für das Angelman-Syndrom, d.h. beide Chromosomen 15 stammen vom Vater, und von der Mutter wurde kein oder ein beschädigtes Chromosom 15 vererbt.

3.21
Welches sind die beiden häufigsten bereits bei der Geburt erkennbaren Erkrankungen, die mit dysproportioniertem Minderwuchs einhergehen?

Es gibt mehr als 20 Syndrome, die mit Skelettdysplasien einhergehen und bereits bei der Geburt als solche zu erkennen sind. Die häufigste dieser Erkrankungen ist die so genannte thanatophore Dysplasie, die meist nur ein kurzes postpartales Überleben erlaubt. Die Kinder versterben meist an einer Ateminsuffizienz. Typische Befunde sind ein langer schmaler Thorax, verkürzte verbogene Röhrenknochen, abgeflachte Wirbelkörper und ein Makrozephalus. Die Inzidenz liegt bei 1 : 6400. Im Gegensatz dazu ist die Achondroplasie die häufigste mit dem Leben vereinbare Skelettdysplasie mit einer Inzidenz von 1 : 25 000. Die typische Morphe des Krankheitsbildes ist ein dysproportionierter Minderwuchs mit verkürzten proximalen Extremitäten, Makrozephalus, eingesunkener Nasenwurzel und einer so genannten Dreizackhand. Die Endgröße liegt bei 120 bis 150 cm. Einige Patienten entwickeln aufgrund eines engen Foramen magnum einen Hydrozephalus. Normalerweise haben Kinder mit Achondroplasie eine unauffällige Intelligenz und geistige Entwicklung.

C	• «**c**ongenital **c**ardiac defects» wie Fallot-Tetralogie, Truncus arteriosus, unterbrochener Aortenbogen, rechtseitiger Aortenbogen, Double-outlet-right-ventricle (DORV)
A	• «**a**bnormal face» mit Hypertelorismus, Migrogenie, dysplastischen Ohren
T	• **T**hymushypoplasie/-aplasie (T-Zell-Defekt mit rezidivierenden Infektionen)
C	• «**c**left palate» (Gaumensegelinsuffizienz, submuköse Spaltbildung))
H	• **H**ypokalzämie durch **H**ypoparathyreoidismus (Neugeborenenkrämpfe, tetanische Krämpfe)
22	• Mikrodeletion auf Chromosom **22**q11

3.22
Welche Art von Chromosomenaberration liegt dem Cri-du-chat-Syndrom zugrunde?

Das Cri-du-chat-Syndrom beruht auf einer partiellen Monosomie 5p, d. h. durch Deletion fehlt ein Teil des kurzen Armes von Chromosom 5. Die Kinder fallen durch charakteristisches katzenartiges Schreien im Säuglingsalter, Mikrozephalie und schwerer psychomotorischer Retardierung auf. Bei 85 % handelt es sich um eine spontan aufgetretene Deletion, bei 15 % hingegen liegt bei einem Elternteil eine balancierte Translokation vor, so dass das Wiederholungsrisiko erhöht ist.

3.23
Was bedeutet CATCH 22?

Das Akronym CATCH 22 beschreibt die Symptome des häufigsten Mikrodeletionssyndroms, welches durch einen Stückverlust auf dem langen Arm von Chromosom 22 bedingt ist. Das DiGeorge-Syndrom und das Velokardiofaziale-Syndrom (Sphrintzen-Syndrom) bezeichnet man als CATCH 22.

3.24
Bei welchen Syndromen und Malformationen besteht eine Assoziation mit einer angeborenen Hemihypertrophie einer Extremität?

- Silver-Russel-Syndrom
- Klippel-Trénaunay-Weber-Syndrom
- Wiedemann-Beckwith-Syndrom (EMG-Syndrom)
- Wilms-Tumor
- Conradi-Hühnermann-Syndrom
- Hypomelanosis Ito
- CHILD-Syndrom (Congenital Hemidysplasia, ichtyosiforme Erythroderma, Limb Defect)
- Neurofibromatose

Bei Patienten mit isolierter Hemihypertrophie ist das Risiko einen Wilms-Tumor zu entwickeln hoch (1 : 32). Aus diesem Grund sollten diese Kinder regelmäßig sonographisch kontrolliert werden.

3.25
Beschreiben Sie, wodurch Kinder mit Alagille-Syndrom auffallen.

- Bei ungefähr 90 % der Fälle findet sich anamnestisch ein prolongierter Neugeborenenikterus durch eine intrahepatische Cholestase (Verschluss der intrahepatischen Gallengänge).
- Bei bis zu 85 % der Fälle besteht eine periphere Pulmonalarterienstenose und auch ein ASD oder VSD kommen gehäuft vor.
- Die Kinder fallen durch eine Gesichtsdysmorphie mit dreiecksförmigem Gesicht und tiefliegenden Augen und vorstehender Stirn auf.
- Bei ungefähr 90 % der Fälle finden sich Schmetterlingswirbelkörper.
- Molekulargenetischer Nachweis von Mutationen im Jag1-Gen oder eine Deletion des Chromosom 20p11.

3.26
Welche Gründe können Sie sich vorstellen, dass eine Krankheit genetisch bedingt ist, die Familienanamnese jedoch unauffällig ist?

- autosomal-rezessives Vererbungsmuster
- X-chromosomal-rezessives Vererbungsmuster
- genetische Heterogenie (z. B. Retinopathia pigmentosa wird sowohl autosomal-rezessiv, autosomal-dominant, wie auch X-chromosomal-rezessiv vererbt)
- Spontanmutation
- unvollständige Penetranz (ausgelöst durch Umwelteinflüsse oder Interaktion mit anderen Genen)
- variable Expressivität (Grad der Ausprägung eines erblichen Merkmals)
- «Maternitiy you can take as a fact, paternity you should always take as an assuption»
- Phänokopie (durch Interaktion von Außenfaktoren und Genotyp kann es zur Nachbildung des Manifestationsmusters eines anderen Genotyps kommen)

Juberg RC: …but the family history was negative. J Pediatr 91: 693–694, 1977.

Dysmorphien

3.27
Welche Arten von strukturellen Dysmorphien kennen Sie?

- **Malformation** (kongenitale Fehlbildung) stellt eine persistierende Abnormität einzelner oder mehrerer Organe dar, die auf einer Störung der intrauterinen Entwicklung durch eine primäre Anlagestörung beruht (z.B. hypoplastische Daumen beim Fanconi-Syndrom). Die Ursache ist meist genetisch bedingt, kann jedoch auch durch exogene Einflüsse ausgelöst werden.
- **Disruption** bezeichnet Dysmorphien, die durch Störung der bis dahin normal verlaufenden Entwicklung infolge von sekundär eintretenden exogenen Einflüssen auftritt (z.B. Thalidomid-Embryopathie).
- **Deformation** beschreibt eine Fehlbildung von bereits entwickelten Organen durch mechanische Kräfte (z.B. Klumpfuß bei Oligohydramnion)
- **Dysplasien** sind fehlerhafte Gewebsdifferenzierungen, die zu einer Fehlfunktion des betroffenen Gewebes führen (z.B. Knorpelbildungsstörung bei Achondroplasie)

3.28
Was unterscheidet ein Syndrom von einer Sequenz beziehungsweise einer Assoziation?

Grundsätzlich beschreiben alle drei Begriffe das Bestehen von multiplen Defekten oder morphologische Auffälligkeiten an unterschiedlichen Körperregionen, die mit einiger Zuverlässigkeit zusammenhängend und nicht zufällig auftreten und auf bestimmte auslösende Umstände hindeuten. Die Begriffe unterscheiden sich jedoch in ihrer «Erkenntnisdichte».

- Von einem **Syndrom** spricht man, wenn multiple Anomalien nicht aufeinander folgen, sondern eine gemeinsame, häufig bekannte, Ätiologie haben und durch eine meist unbekannte Pathogenese zu einem definierten Phänotyp führen (z.B. Down-Syndrom, embryofetales Alkoholsyndrom).
- Als **Sequenz** bezeichnet man das Vorkommen von multiplen Anomalien, wobei eine Anomalie die Folge einer anderen ist. Bei einer Sequenz ist die Pathogenese verstanden, die Ätiologie ist jedoch unverstanden, denn die ursprüngliche Anomalie, welche die anderen Anomalien nach sich zieht wird häufig nur vermutet (z.B. Pierre-Robin-Sequenz, mit den Anomalien Mikrognathie, Glossoptose und Gaumenspalte, bei dem durch den kleinen Unterkiefer die Zunge nach hinten verlagert wird und dadurch die Entwicklung des Gaumens gestört wird).
- Eine **Assoziation** bezeichnet das überzufällige Auftreten mehrerer kongenitaler Anomalien, wobei die Pathogenese und die Ätiologie noch unverstanden sind. (z.B. VACTERL-Assoziation).

Fröscher R: Syndrome. Forum Med Suisse 18: 473–474, 2001.

3.29
Wie häufig sind größere beziehungsweise kleinere kongenitale Fehlbildungen bei Neugeborenen?

Als größere kongenitale Fehlbildung bezeichnet man funktionell, kosmetisch oder medizinisch bedeutsame Fehlbildungen, die Auswirkungen auf die Entwicklung des Kindes haben. Im Gegensatz dazu verursachen kleinere Fehlbildungen keine medizinischen oder funktionellen und nur eventuell kosmetische Probleme. Die Häufigkeit der größeren kongenitalen Fehlbildungen wird bei Neugeborenen mit **2 bis 3 %** angegeben, wobei Fehlbildungen der inneren Organe häufig erst später entdeckt werden. Die kleineren Fehlbildungen sind deutlich häufiger und finden sich bei ungefähr **14 %** der Neugeborenen. Merken sollte man sich, dass eine isolierte kleiner Fehlbildung meist keine Bedeutung hat und als Normvariante vorkommen kann. Im Gegensatz dazu stellt das multiple Vorkommen von kleinen Fehlbildungen ein Hinweiszeichen auf das Vorliegen von größeren Fehlbildungen (z.B. innere Organe) dar. Finden sich bei einem Kind mehr als 3 kleineren Fehlbildungen, so ist die Wahrscheinlichkeit, dass auch eine größere Fehlbildung vorliegt bei über 90 %. Die meisten kleinen

Fehlbildungen finden sich im Bereich des Gesichts, der Ohren, der Hände und Füße.

3.30
Welches sind die häufigsten größeren kongenitalen strukturellen Fehlbildungen?

Als häufigste schwerwiegende kongenitale Fehlbildungen werden in der Literatur die Anenzephalie und die Spina bifida mit einer Prävalenz von 0,5 bis 2/1000 Lebendgeborenen genannt.

3.31
Wie häufig sind einzelne kleinere Anomalien bei Neugeborenen?

Siehe **Tabelle 3-4**.

3.32
Beschreiben Sie die 4 häufigsten Assoziationen.

Assoziationen werden häufig mit mnemotechnischen Ausdrücken aus dem Englischen bezeichnet:

- Die **CHARGE**-Assoziation besteht aus Kolobom (**c**oloboma), **H**erzfehler, **A**tresie der Choanen, psychomotorischer **R**etardierung, **G**enitalhypoplasien und Anomalien des Ohres (**e**ar).
- Die **MURCS**-Assoziation setzt sich zusammen aus einer Aplasie des **M**üller'schen Ganges, Nierenaplasie (**r**enal), **C**ervikothorakale **S**omitendysplasie.
- Die **VATER**-Assoziation beinhaltet **V**ertebral-, **A**nal-, **T**racheo-**E**sophageal-, und **R**enale Fehlbildungen bzw. **R**adiusanomalien.
- **VACTERL**-Assoziation beschreibt die den Fehlbildungen der VATER-Assoziation und zusätzlich Herzfehler (**c**ardial) und Gliedmaßenfehlbildungen (**l**imb).

3.33
Welche Fehlbildungen gehen mit einem Oligo- beziehungsweise mit einem Polyhydramnion einher?

In der Frühschwangerschaft (bis zum 4. Monat) wird der Großteil der Amnionflüssigkeit durch Transsudation aus der Plazenta und der fetalen Haut produziert. Im weiteren Verlauf der Schwangerschaft erhöht sich die Menge der Amnionflüssigkeit durch den kindlichen Urin. Die fetale Urinproduktion nimmt im Schwangerschaftsverlauf mit zunehmender Reifung des Urogenitaltrakts stark zu. Da der Fetus Urin ausscheidet und gleiche Mengen Amnionflüssigkeit schluckt entsteht ein Gleichgewicht. Jede Art von Fehlbildung, die zu einer Störung der Urinausscheidung führt, wie z.B. Nierendysplasie, Nierenagenesie oder Harnwegsstenose geht also mit einem Oligohydramnion einher. Auch bei einer Plazentainsuffizienz kommt es zu einem Oligohydramnion, da der Fetus mangelernährt wird und nur unzureichend mit Flüssigkeitsvolumen versorgt wird, was zu einer reaktiven Flüssigkeitsretention mit verminderter Urinausscheidung führt. Bei einem Oligohydramnion findet sich häufig eine intrauterine Wachstumsretardierung. Im Gegensatz dazu lassen sich die Ursachen des Polyhydramnions in mütterliche (30%), fetale (30%) und idiopathische (40%) Ursachen unterscheiden. Zu den mütterlichen Ursachen eines Polyhydramnions gehört ein Di-

Tabelle 3-4

Anomalie	Häufigkeit
Dritte sagitale Fontanelle	3%
Multiple Haarwirbel	7%
Ohrmuschelfehlbildungen	38%
präaurikuläre Fisteln/Sinus	0,8%
präaurikuläre Anhängsel	0,3%
bilateraler Epikanthus medialis	1,4%
bilaterale Brushfield-Flecken	7 bis 10%
antevertierte Nasenlöcher (Steckkontaktnase)	2,6%
akzessorische Mamillen	0,2%
Umbilikalhernie	0,7%
Sakralgrübchen	4,8%
Klinodaktylie des kleinen Fingers	5,2%
Syndaktylie des 2. und 3. Zehen	0,6%

Nach Holmes LB: Congenital malformations. In Behrman BE(ed): Nelson Textbook of Pediatrics, 14th ed. Philadelphia, W. B. Saunders, 1992, S. 295, mit Genehmigung.

abetes mellitus, ein M. hemolyticus fetalis und eine Präeklampsie. Als fetale Ursachen des Polyhydramnions nimmt man Störungen des Schluckens beim Fetus an. Zu den möglichen fetalen Ursachen gehören ZNS-Erkrankungen (Anenzephalie, Hydrozephalus, neurologische Störungen, etc.), gastrointestinale Störungen (Ösophagusatresie, tracheoösophageale Fisteln, Duodenalatresie), fetale Durchblutungsstörungen und Mehrlingsschwangerschaften.

3.34
Was versteht man unter der Potter-Sequenz?

Durch eine mangelnde oder fehlende fetale Urinproduktion kommt es zu einem Oligohydramnion und dadurch zu einer mechanischen Kompression des Feten, was typische Fehlbildungen verursacht. Streng genommen beschreibt die Potter-Sequenz nur die Fehlbildungssequenz bei Nierenagenesie, da das klinische Bild jedoch auch bei Nierendysplasie oder Obstruktion der ableitenden Harnwege vorkommt, wird der Begriff im weiter gefassten Sinne verwendet. Typischerweise entsteht eine so genannte Potter-Fazies (Hypertelorismus, tief sitzende Ohren, Mikrognathie), Klumpfüße und ein für die Prognose entscheidende Lungenhypoplasie. Die normale fetale Lungenentwicklung hängt davon ab, dass der Fetus in utero Amnionflüssigkeit «einatmen» kann. Bei fehlendem Fruchtwasser ist dies nicht in ausreichendem Maße möglich und es kommt zu einer Lungenhypoplasie, an der die Kinder meist versterben.

3.35
Wodurch unterscheiden sich Klinodaktylie, Syndaktylie und Kamptodaktylie?

- **Klinodaktylie** bezeichnet eine Krümmung eines Zehen oder eines Fingers (meist des kleinen Fingers) aufgrund einer Hypoplasie der Mittelphalanx des betroffenen Fingers. In der fetalen Entwicklung sind die Mittelphalanxknochen die letzten Knochen, die an den Händen und Füßen angelegt werden. Eine Einwärtskrümmung bis zu 8° als normal bezeichnet, bei ausgeprägter Krümmung spricht man von einer kleinen Anomalie.
- **Syndaktylie** beschreibt eine unvollständige Trennung der Finger (meist Dig. III und IV) oder Zehen (meist Dig. II und III)
- **Kamptodaktylie** bezeichnet eine angeborene Beugekontraktur der Finger oder Zehen ohne knöcherne Veränderungen.

3.36
Was ist die Methode der Wahl, um einen tiefen Ohransatz zu objektivieren?

Von tief sitzenden Ohren spricht man, wenn der Ansatzpunkt der oberen Ohrhelix am Kopf unterhalb einer horizontalen Linie durch den lateralen Lidwinkel liegt. Da es jedoch auch Fehlstellungen der Lidachsen gibt, zieht man zur Objektivierung gedanklich eine gerade Linie durch die beiden inneren Lidwinkel und verlängert diese Linie nach lateral. Man bestimmt, ob die Ohren vollständig unterhalb dieser Linie liegen, denn bei normal sitzenden Ohren ragen ungefähr 10 % des Ohres über diese Linie hinaus (s. **Abb. 3-2**).

Aus Feingold M, Bossert WH: Normal values for selected physical parameters: an ais to syndrome delineation. In Bergsma D (ed): The National Foundation-March of Dimes Birth Defects Series 10: 9. 1974.

3.37
Was ist das Darwin-Höckerchen?

Das Darwin-Höckerchen ist eine spitzhöckrige knorpelige Vorwölbung am oberen Helixrand des äußeren Ohres und gilt als Normvariante ohne pathologische Bedeutung.

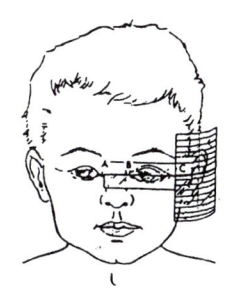

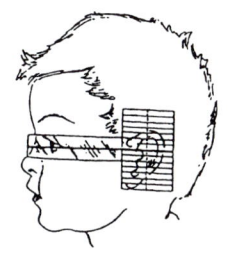

Abbildung 3-2

3.38
Was wissen Sie über das Vererbungsmuster von Lippen-Kiefer-Gaumenspalten?

Meist handelt es sich bei Lippen-Kiefer-Gaumenspalten um ein polygenes oder multifaktorielles Vererbungsmuster. Die Inzidenz liegt bei ungefähr 1:1000, wobei männliche Neugeborene 1,5-mal häufiger betroffen sind. Das Wiederholungsrisiko bei einem betroffenen Geschwisterkind liegt bei 3 bis 4 % und bei zwei betroffenen Geschwisterkindern sogar bei 8 bis 9 %.

8.39
Wie objektiviert man einen Hypertelorismus?

Als Hypertelorismus bezeichnet man einen vergrößerten Abstand der Augen mit verbreitertem Nasenrücken. Als grobes Hilfsmittel kann man sich vorstellen, ob ein imaginäres drittes Auge zwischen beide Augen passen würde. Wenn dies möglich erscheint, ist ein Hypertelorismus schon ziemlich wahrscheinlich. Zur exakten Bestimmung müsste man den Abstand der Pupillenmitte des linken und rechten Auges messen. Da sich dies bei Neugeborenen und unkooperativen Patienten aufgrund der Augenbewegung jedoch schwierig gestaltet, misst man die Abstände der beiden inneren Lidwinkel und der äußeren Lidwinkel und zeichnet die gemessenen Werte in Normwerttabellen ein.

3.40
Welche Syndrome gehen mit Kolobomen der Iris einher?

Angeborene Iriskolobome entstehen durch unvollständigen Schluss der embryonalen Augenbecherspalte und sind meist nach nasal-unten gerichtet. Diese Iriskolobome sind mit verschiedenen Syndromen assoziiert, am häufigsten mit Trisomie 13, Wolf-Hirschhorn-Syndrom, Goltz-Gorlin-Syndrom, Rieger-Syndrom und der CHARGE-Assoziation. Ein angeborenes Iriskolobom gilt als Indikation für eine Chromosomenanalyse. Der spezielle Fall einer Aniridie (komplettes Fehlen der Iris) ist mit dem Auftreten von Wilms-Tumoren zwischen dem ersten und vierten Lebensjahr assoziiert. Als chromosomale Ursache konnte eine Deletion des kurzen Armes von Chromosom 11 festgestellt werden. Man bezeichnet dies als WAGR-Syndrom (**W**ilms-Tumor, **A**niridie, **G**onadoblastom und geistiger **R**etardierung) (s. **Abb. 3-3**).

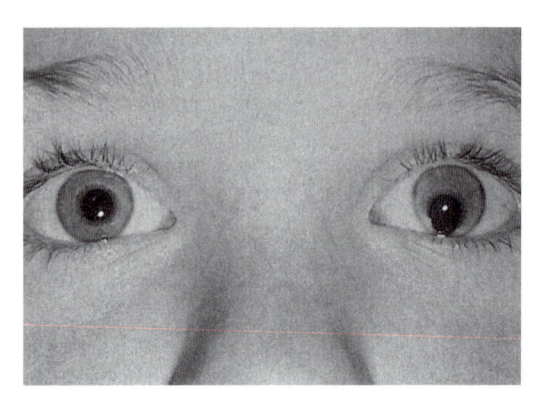

Abbildung 3-3: Iriskolobom links. Aus Zitelli BJ, Davis HW: Atlas of Pediatric Physical Diagnosis, 4th ed. St. Louis, Mosby, 1002, S. 674

3.41
Welche Bedeutung haben präaurikuläre Anhängsel?

Präaurikuläre Anhängsel, meist im Bereich des Tragus oder davor lokalisiert, gehören zu den kleineren Anomalien des Menschen und kommen bei 0,3 bis 1 % der Bevölkerung vor, wobei in den verschiedenen ethnischen Gruppen die Häufigkeit unterschiedlich ist. Die schwarze Bevölkerung und Frauen sind häufiger davon betroffen. Präaurikuläre Anhängsel können autosomal-dominant vererbt werden und man vermutet, dass die Entstehung mit Überbleibseln der frühen embryonalen Kiemenbögen zusammenhängt. Als isolierte Fehlbildung sind präaurikuläre Anhängsel bedeutungslos und bedürfen keiner weiteren Abklärung.

3.42
Welche Bedeutung haben Lippengrübchen?

Lippengrübchen entstammen kleinen akzessorischen Speicheldrüsen, die beidseits der Mittellinie an der Unterlippe Fisteln bilden. Lippengrübchen sollten den Verdacht auf das Van der Woude-Syndrom lenken, welches charakteristischerweise mit Unterlippengrübchen, Lippen-Kiefer-Gaumenspalte und dem Fehlen der zweiten Prämolaren einhergeht. Das Syndrom wird autosomal-dominant vererbt, jedoch mit einer variablen Expression, so dass bei einem Elternteil eventuell nur die Lippengrübchen auffallen. Auch das popliteale Pterygiumsyndrom geht gelegentlich mit Unterlippengrübchen einher.

Grundlagen der Genetik

3.43
Wie hoch schätzen Sie das Risiko, dass ein Kind an einer rezessiven Krankheit leidet, wenn es aus einer Verwandtenehe ersten bzw. zweiten Grades stammt?

Bei Cousins/Cousinen ersten Grades stimmen die Gene zu $1/8$ überein und bei deren Nachkommen sind noch $1/16$ der Gene übereinstimmend. Cousins/Cousinen zweiten Grades haben lediglich zu $1/32$ gleiche Gene. Die Wahrscheinlichkeit, dass aus einer Verwandtenehe ein Kind mit einer rezessiven Erkrankung hervorgeht beträgt für Verwandtenehen ersten Grades 6 % und immerhin noch 1 % für Verwandtenehen zweiten Grades.

3.44
Kennen Sie die Symbole, die in einem Stammbaum verwendet werden?

Siehe **Abbildung 3-4**.

3.45
Wie kann der gleiche Genotyp zu verschiedenen Phänotypen führen?

Durch so genanntes genomisches Imprinting (ein bislang wenig verstandenes Vererbungsmuster) kommt es je nachdem, ob das Gen von der Mutter oder dem Vater vererbt wird zu einer unterschiedlichen Expression. Man vermutet eine Veränderung der DNS durch Methylierungsvorgänge als Ursache der variablen Expression. Als Beispiel für Imprinting gilt die autosomal-dominant vererbte Chorea Huntington, bei der das Erkrankungsalter davon abhängt, ob der betroffene Gendefekt vom Vater oder der Mutter vererbt wurde. Bei paternalem Imprinting manifestiert sich die Erkrankung deutlich früher.

3.46
Was bedeutet FISH in der Sprache der Humangenetik?

FISH steht für Fluoreszenz-in-situ-Hybridisierung, welches eine aussagekräftige molekulargenetisch Methode ist, um Nukleinsäuresequenzen

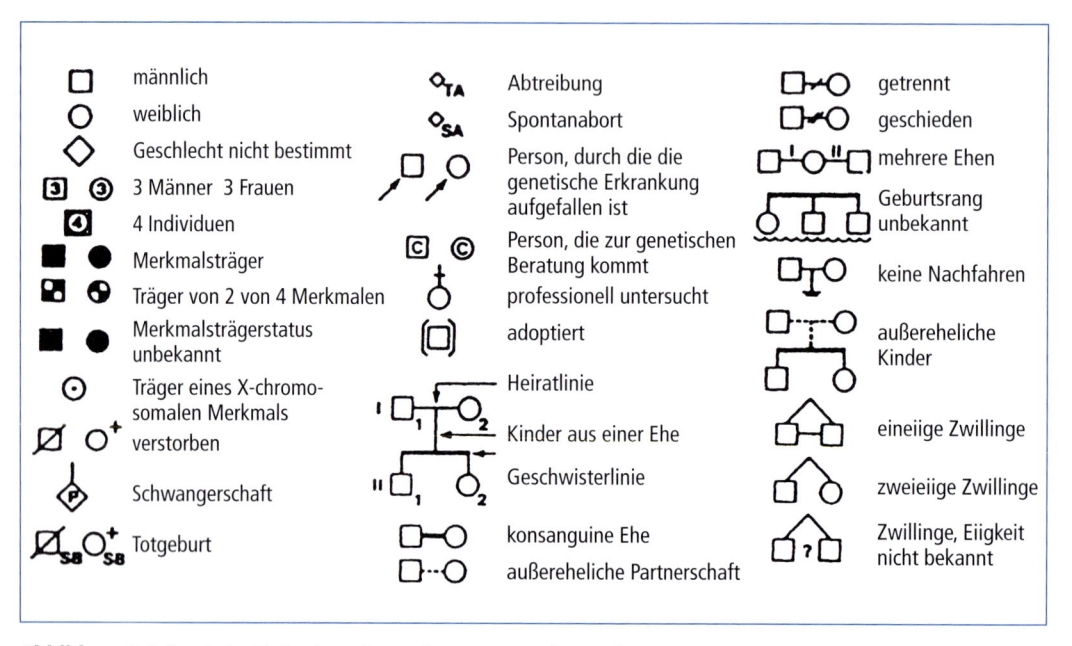

Abbildung 3-4: Symbole, die in einem Stammbaum verwendet werden

in Chromosomen oder spezifischen Chromosomenabschnitten darzustellen. In der Pädiatrie wird diese Methode hauptsächlich dazu verwendet, um **Mikrodeletionen** wie das Prader-Willi-Syndrom, das Angelman-Syndrom oder das Di-George-Syndrom und seltene Translokationen festzustellen, die in einer normalen Bänderung nicht sichtbar sind. Auch in der molekulargenetischen Tumorforschung wird die FISH angewendet.

American Academy of Pediatrics, Committe on Genetics: Molecular genetic testing in pediatric practice: A subject review. Pediatrics 106:1494–1497, 2000.

3.47
Was bedeutet 46, XY, t(4:8)(p21;q22)?

- **46** steht für die normale Chromosomenanzahl
- **XY** zeigt das Geschlecht an, welches in diesem Fall männlich ist. **XX** würde weibliches Geschlecht bedeuten.
- **t(4:8)** in der ersten Klammer bezieht sich auf die Chromosomen und die Bezeichnung davor gibt an, welche Veränderung an den jeweiligen Chromosomen vorliegt. So steht **t** für reziproke Translokation, **del** für Deletion, **dup** für Duplikation und **inv** für Inversion.
- **(p21; q22)** in der zweiten Klammer bezieht sich auf die Chromosomenbanden. Das Symbol für den kurzen Arm ist **p**, das Symbol für den langen Arm ist **q**.

Gonosomale Chromosomenaberrationen

3.48
Nennen Sie die Charakteristika der 4 häufigsten gonosomalen Chromosomenaberrationen.

Siehe **Tabelle 3-5**.

Aus Donnenfeld AE, Dunn LK: Common chromosome disorders detected prenatally. Postgrad Obstet Gynecol 6: 5, 1986; mit Genehmigung

3.49
Was sagt die Lyon-Hypothese aus?

Die Lyon-Hypothese besagt, dass von mehreren vorhandenen X-Chromosomen nur eines genetisch aktiv ist. Das zweite, bzw. jedes zusätzliche, X-Chromosom wird kondensiert und ist als Barr-Körperchen in den Zellen vorhanden. Das inaktivierte X-Chromosom kann sowohl von der Mutter wie auch vom Vater stammen. Welches X-Chromosom in den wenigen vorhandenen somatischen Zellen in der frühen Embryogenese, genauer gesagt um den 16. Tag inaktiviert

Tabelle 3-5

	47,XXY Klinefelter-Syndrom	47,XYY	47, XXX	45, X0 Turner-Syndrom
Inzidenz bei Lebendgeborenen	1:1000 Erstdiagnose meist erst in der Pubertät	1:2000	1:2000 Erstdiagnose meist erst im Erwachsenenalter	1:2500
Assoziation mit dem Alter der Mutter	+	–	+	–
Phänotyp	eunuchoider Hochwuchs Fehlen der sekundären männlichen Behaarung Gynäkomastie	Hochwuchs schwere Akne normaler männlicher Phänotyp	Hochwuchs normaler weiblicher Phänotyp	Kleinwuchs Pterygium colli Schildthorax mit weitem Mamillenabstand Fußrückenödeme bei Geburt «Sphinxgesicht» tiefer Haaransatz Aortenisthmusstenose Fehlende Ausbildung der sekundären Geschlechtsmerkmale primäre Amenorrhoe
psychomotorische Entwicklung	normaler bis leicht unterdurchschnittliche Intelligenz verspätete motorische und sprachliche Entwicklung	grenzwertige bis normale Intelligenz fraglich psycholabile Persönlichkeit	grenzwertige bis normale Intelligenz	normal, evtl. Teilleistungsstörungen
Fertilität	Aspermie	normal bis gering reduziert	unauffällig	ausgeprägte Infertilität
Gonaden	hypergonadotroper Hypogonadismus	unauffällig	unauffällig	Streak-Gonaden (bindegewebige Gonaden)

Aus Donnenfeld AE, Dunn LK: Common chromosome disorders detected prenatally. Postgrad Obstet Gynecol 6: 5, 1986; mit Genehmigung

wird, entscheidet sich wohl per Zufall. Manche Zellen haben also ein aktives mütterliches X-Chromosom, andere ein aktives väterliches X-Chromosom. Es besteht bei den Tochterzellen ein Mosaik von Zellklonen.

3.50
Gibt es eineiige Zwillinge mit unterschiedlichem Geschlecht?

Erstaunlicherweise ist dies möglich, wenn im Rahmen der entscheidenden embryonalen Zellteilung, in der es zur Zwillingsentstehung kommt, gleichzeitig ein Verlust eines Y-Chromosoms in der Anaphase auftritt. Es entsteht dann ein normaler männlicher Fetus und ein weiblicher Fetus mit dem Karyotyp 45, X0 (Turner-Syndrom).

3.51
Welches ist die einzige gonosomale Chromosomenaberration, die bereits bei der Geburt erkennbar ist?

Lediglich das **Turner-Syndrom** ist bereits bei der Geburt zu erkennen. Die anderen gonosomalen Chromosomenaberrationen fallen erst während der Pubertät oder im Erwachsenenalter auf. Folgende Befunde können beim Neugeborenen mit Turner-Syndrom auffallen:

- Lymphödeme an den Dorsalseiten von Händen und Füßen (meist vorhanden)
- Pterygium colli (Flügelfell mit kurzem Hals)
- Schildthorax mit weitem Mamillenabstand
- abstehende Ohren
- antimongoloide Lidachse, Epikanthus
- tiefer posteriorer Haaransatz
- Cubitus valgus
- hyperkonvexe Nägel
- Verkürzung der 4. Metakarpal- und Metatarsalknöchelchen

Die frühzeitige Diagnose eines Turner-Syndroms ist für den rechtzeitigen Beginn einer Wachstumshormontherapie entscheidend. Bedauerlicherweise werden lediglich ein Drittel im Neugeborenen- und Kleinkindesalter erkannt.

Stahnke N: Ullrich-Turner-Syndrom und Noonan-Syndrom. Monatsschr Kinderheilkd 152: 517–527, 2004.

3.52
Welche Gemeinsamkeiten und welche Unterschiede bestehen zwischen dem Turner-Syndrom und dem Noonan-Syndrom?

Phänotypisch ähneln sich Patienten mit Turner-Syndrom und Patienten mit Noonan-Syndrom, es handelt sich jedoch um zwei verschiedene Krankheitsentitäten. Kleinwuchs, Flügelfelle, tiefer Haaransatz, Schildthorax mit weitem Mamillenabstand, Lymphödeme an den Händen und Füßen, Herzfehler und Nierenfehlbildungen und Cubitus valgus kommen bei beiden Syndromen vor. Die Unterschiede sollen tabellarisch auf Seite 142 dargestellt werden.

> **Das Wichtigste in Kürze: Turner-Syndrom**
> - Chromosomensatz ist 45, X0
> - Im Neugeborenenalter sind Lymphödeme an Händen und Füßen häufig das einzige Symptom das auf ein Turner-Syndrom hinweisen.
> - Im Jugendalter fällt eine primäre Amenorrhöe auf.
> - Häufig wird die Diagnose im Rahmen der Abklärung eines Kleinwuchses gestellt.
> - Typischerweise zeigen Patientinnen mit Turner-Syndrom eine normale geistige Entwicklung.
> - Die klassischen Symptome des Turner-Syndroms sind Flügelfelle und ein Schildthorax mit weitem Mamillenabstand.
> - Es besteht ein erhöhtes Risiko für eine Aortenisthmusstenose.

3.53
Welches ist die häufigste Form der erblichen geistigen Retardierung?

Neben dem Down-Syndrom stellt das Fragile-X-Syndrom (Martin-Bell-Syndrom) die häufigste Form der genetischen geistigen Retardierung dar. Die Inzidenz liegt bei 1:1000 bei männlichen Neugeborenen und bei 1:2000 bei weiblichen Neugeborenen. Bei ca. 2 bis 6 % der Kinder mit unklarer geistiger Retardierung lässt sich ein Fragiles-X-Syndrom nachweisen.

Turner-Syndrom	Noonan-Syndrom
• nur Mädchen betroffen, bzw. immer weiblicher Phänotyp	• Mädchen und Jungen
• Karyotyp 45, X0 (häufig Mosaik)	• normaler Chromosomensatz • wahrscheinlich meist autosomal-dominant mit variabler Expression, Missense-Mutation im Chromosom 12q24
• meist normale Intelligenzentwicklung • gelegentlich Teilleistungsschwächen im nicht-verbalen Bereich	• häufig psychomotorische Retardierung • Artikulationsstörung • Aufmerksamkeits- und Gedächtnisstörung • mäßige geistige Behinderung in ca. 35% • Anfälle, Koordinationsstörung, Spastik, auffälliges EEG
• bikuspide Aortenklappe, Aortenstenose oder -insuffizienz, **Aortenisthmusstenose** und Dilatation der Aorta/Aortendissektion	• **Pulmonalstenose** als häufigster Herzfehler, AV-Kanal, hypertrophe Kardiomyopathie, seltener Aortenisthmusstenose
• meist primäre Amenorrhoe und Infertilität	• normale Menstruationszyklen
• spontaner Pubertätsbeginn nur in 12 bis 30 %	• verzögerter spontaner Pubertätsbeginn
• strangförmige Gonaden, Hypogonadismus	• Kryptorchismus
• Geburtsgewicht reduziert	• normales Geburtsgewicht
• Kohlenhydrat-Intoleranz	• Gerinnungsstörung in ca. 20 %

Stahnke N: Ullrich-Turner-Syndrom und Noonan-Syndrom. Monatsschr Kinderheilkd 152: 517–527, 2004

3.54
Welche molekulargenetische Ursache liegt dem Fragilen-X-Syndrom zu Grunde und wie wird es vererbt?

Bei der Anzüchtung von Lymphozyten in einer folsäurefreien Nährlösung lässt sich am distalen Ende des langen Armes des X-Chromosoms eine brüchige Stelle nachweisen. Der Genlokus wird als FMR-1 (fragile X mental retardation-1 gene) bezeichnet und konnte 1991 identifiziert und sequenziert werden. Bei diesem besonderen Typ der Chromosomenaberration ist anscheinend kein genetisches Material verloren gegangen, sondern man findet eine Wiederholung von CCG-Trinukleotidsequenzen. Von der Anzahl der CCG-Wiederholungen hängt der Schwergrad der Symptomatik ab. Bei normalen Individuen finden sich 6 bis 45 CCG-Wiederholungen, bei 50 bis 200 spricht man von einer Prämutation und bei klinisch auffälligen Patienten finden sich als so genannte Vollmutation 200 bis 600 CCG-Wiederholungen. Aus einer Prämutation kann durch Vermehrung der Trinukleotidwiederholungen in der folgenden Generation eine Vollmutation entstehen. Das Vererbungsmuster ist eigentlich X-chromosomal rezessiv, weswegen auch mehr Männer als Frauen betroffen sind, jedoch manifestiert sich die Erkrankung nicht bei allen Patienten mit molekulargenetischem fragilem X-Chromosom und auch die Konduktorinnen können leichtere Formen der geistigen Retardierung aufweisen. Auch bei anderen Krankheiten konnte ein Zusammenhang mit der Amplifikation von Trinukleotidsequenzen festgestellt werden, so dass es ab einer bestimmten Anzahl von Wiederholungen zu einer Funktionsstörung des betroffenen Genes und somit zu Krankheitssymptomen kommt. Zu diesen «Triplet»-Erkrankungen gehören die neurodegenerativen Erkrankungen myotonische Dystrophie, Spinozerebelläre Ataxie Typ 1, Chorea Huntington und Kennedy-Syndrom.

3.55
Welche Symptome und Untersuchungsbefunde können beim Fragilen-X-Syndrom neben der geistigen Retardierung auffallen?

Die Kinder haben meist ein hohes Geburtsgewicht und fallen in der Entwicklung durch einen Hochwuchs und Makrozephalie auf. Nicht immer finden sich morphologische Anomalien wie ein längliches Gesicht und große dysplastische abstehende Ohren. In der weiteren Entwicklung tritt die geistige Retardierung zum Vorschein mit Sprachentwicklungsverzögerung, Hyperaktivität und gelegentlich auch autistischen Zügen. Weitere Auffälligkeiten sind ein Mitralklappenprolaps (50 bis 80%), rezidivierende Otitis media (60%), Strabismus (30%) und Refraktionsanomalien (20%), Skoliose (20%), überstreckbare Gelenke und Krampfanfälle (15%). Postpubertär fallen große Hoden auf.

Lachiewicz AM, et al: Physical characteristics of young boys with fragile X syndrome. Am J Med Genet 92:229–236, 2000.

3.56
Weisen Mädchen mit fragilem X-Chromosom ebenfalls Symptome auf?

Heterozygote Mädchen mit fragilem X-Chromosom sind Konduktorinnen und können ebenfalls Krankheitssymptome aufweisen. Neben einer meist leichten geistigen Retardierung (50% haben einen grenzwertigen bis unterdurchschnittlichen IQ) und Verhaltensauffälligkeiten wie z.B. Hyperaktivität können die Konduktorinnen auch im äußeren Erscheinungsbild durch große dysplastische abstehende Ohren und ein längliches Gesicht auffallen. Eine molekulargenetische Familienuntersuchung ist bei Familien mit einem bekannten Fall von Fragilem-X-Chromosom unbedingt zu veranlassen.

Hagermann RJ, et al: Girls with fragile X syndrome: Physical and neurocognitive status and outcome. Pediatrics 89:395–400, 1992.

Das Wichtigste in Kürze: Fragiles-X-Syndrom
- Das Fragile-X-Syndrom ist die häufigste Ursache der erblichen geistigen Retardierung.
- Im Kleinkindesalter fällt eine Gesichtsdysmorphie mit länglichem Gesicht, Mittelgesichtshypoplasie und großen prominenten dysplastischen Ohren auf.
- Ab der Pubertät fallen große Hoden auf.
- Auch 50% der heterozygoten weiblichen Patienten haben grenzwertige IQ-Werte oder sind geistig retardiert.
- Ursache des Fragilen-X-Syndroms ist die Wiederholung von Trinukleotidsequenzen.

Genetik

Teratologie

3.57
Gibt es eine «sichere» Alkoholmenge während der Schwangerschaft?

Die Datenlage zu Zeitraum, Dauer und Menge von Alkoholkonsum der Mutter und assoziierter Alkoholembryofetopathie ist äußerst unklar. Der Schweregrad ist abhängig vom Alkoholkonsum während der Schwangerschaft, so dass es zur vollständigen Manifestation einer Alkoholembryofetopathie eher bei großem Alkoholkonsum kommt. Auch der Zeitraum scheint eine wichtige Rolle zu spielen, so dass es während der embryonalen Organogenese zu gravierenderen Schäden kommt, als im späteren Schwangerschaftsverlauf. Es besteht jedoch eine große interindividuelle Variabilität, so dass sich das Krankheitsbild nicht bei allen Kindern manifestiert. Gerade bei geringem Alkoholkonsum zeigen sich häufig nur leichte Auffälligkeiten (z. B. kognitive Schwächen, Verhaltensauffälligkeiten), die es schwierig machen genaue Aussagen zur Risikoevaluation zu treffen. Auch weitere Noxen (Medikamenteneinnahme, Rauchen, Infektionen) erschweren die genaue Rolle des Alkohols zu bestimmen. Da es auch bereits bei geringen Mengen von Alkohol in einer entscheidenden Entwicklungsphase zur Schädigung des Embryos oder des Feten kommen kann, ist während der Schwangerschaft eine absolute Alkoholkarenz angebracht. Auch Frauen, die eine Schwangerschaft planen, sollten alkoholabstinent bleiben, da die Schädigung in der Frühschwangerschaft die schwerwiegendsten Folgen hat.

Committee on Substance Abuse and Committee on Children with Disabilities. Fetal alcohol syndrome and fetal alcohol effects. Pediatrics 91:1004–1006, 1993.

3.58
Beschreiben Sie die typischen Symptome und Untersuchungsbefunde der Alkoholembryofetopathie?

Siehe **Abbildung 3-5** und **Tabelle 3-6**.

3.59
Wie entwickeln sich Kinder mit Alkoholembryofetopathie?

Im Laufe des Wachstums wird die typische Fazies immer diskreter, der Minderwuchs und die

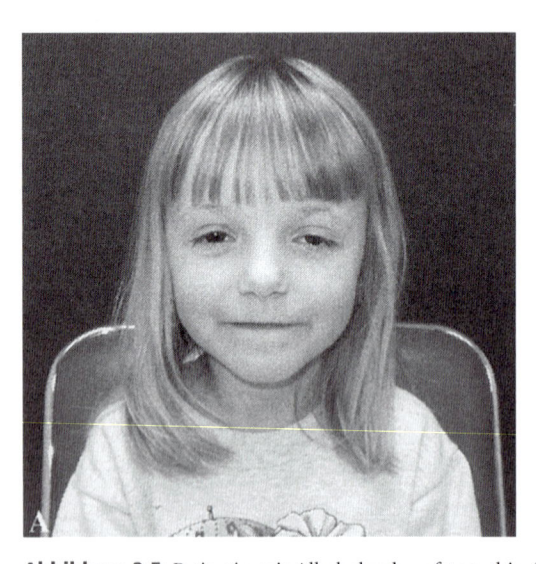

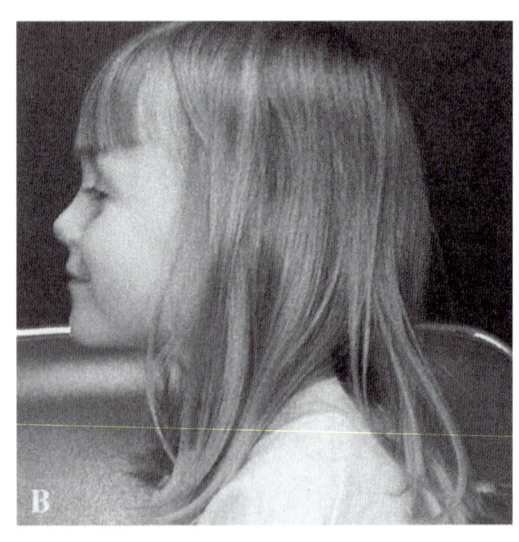

Abbildung 3-5: Patientin mit Alkoholembryofetopathie. Es fallen die beidseitige Ptosis, die kurzen Lidspalten, das verstrichene Philtrum und das schmale Oberlippenrot auf. Der Kopfumfang entspricht der 2. Perzentile. (aus Seaver LH: Adverse environmental exposure in pregnancy: Tetralogy in adolescent medicine practice. Adolesc Med State Art Rev 13: 269–291, 2002

Tabelle 3-6

• Schädel	Mikrozephalie, niedrige Stirn, Mittelgesichtshypoplasie
• Augen	enge Lidspalte, Epikanthus, Ptose, Strabismus
• Mund	verstrichenes Philtrum, schmales Oberlippenrot, Lippen-Kiefer-Gaumenspalte, Retrognathie im Kindesalter Mikrognathie oder relative Prognathie im Jugendalter
• Nase	verkürzter Nasenrücken, nach vorne weisende Nasenlöcher («Steckdosennase»)
• Kardial	VSD, ASD
• Skelett	Pectus excavatum, Nagelhypoplasie
• Haut	Hämangiome
• Neurologie	leichte bis mittlere geistige Retardierung, Koordinationsstörungen, feinmotorische Schwäche, muskuläre Hypotonie, Hyperexzitabilität, Hyperaktivität, Konzentrations- und Lernstörung
• Wachstum	SGA (small for gestational age), Minderwuchs

Mikrozephalie bleiben jedoch bestehen. Von den kognitiven Leistungen bleiben die Kinder retardiert und Konzentrations- und Verhaltensauffälligkeiten finden sich bei fast allen Kindern. Durch Frühförderung können hierbei eventuell Erfolge erzielt werden, doch aufgrund der häufig schwierigen sozialen Situation und dem oft instabilen Umfeld ist die weitere Betreuung und die Förderung meist nicht optimal.

Streissguth AP, et al: fetal alcohol syndrome in adolescents and adults. JAMA 265: 1961–1967, 1991.

Das Wichtigste in Kürze: Alkoholembryofetopathie

- pränatale und postnatale Gedeihstörung
- Mikrozephalie und retardierte neurologische Entwicklung
- kurze Lidspalten
- verstrichenes Philtrum
- schmales Oberlippenrot

4 Kardiologie

Vermischtes

4.1
Stellt ein Mitralklappenprolaps (MKP = M. Barlow) immer eine Pathologie dar?

In einigen Studien konnte bei gesunden Kindern echokardiographisch in bis zu 13 % der Fälle ein Zurückschlagen des posterioren Segels nachgewiesen werden. Wahrscheinlich existiert ein breites Spektrum anatomischer Abnormalitäten, wobei sich die weniger ausgeprägten Fälle im Variationsbereich des Normalen befinden. Sicher pathologisch ist der MKP bei Kindern mit symptomatischer Mitralklappeninsuffizienz. Bei auskultatorisch klassischen Befunden eines MKP sollte der Patient einem pädiatrischen Kardiologen überwiesen werden, um eine genauere Abklärung bezüglich assoziierter Auffälligkeiten (z.B. Mitralklappeninsuffizienz, Vorhofseptumdefekt Typ II) durchzuführen und die Diagnose zu bestätigen.

4.2
Welche Bindegewebserkrankungen sind mit einem MKP assoziiert?

Marfan-Syndrom, Ehlers-Danlos-Syndrom, Pseudoxanthoma elasticum, Osteogenesis imperfecta und Hurler Syndrom.

4.3
Benötigen Patienten mit einem MKP eine Endokarditis-Prophylaxe?

Das ist umstritten. Die Endokarditis-Inzidenz bei Patienten mit einem MKP *mit* Systolikum liegt bei 1 zu 2000 pro Jahr. Dabei scheinen drei Faktoren mit einem erhöhten Risiko für eine Endokarditis assoziiert zu sein: **männliches Geschlecht, fortgeschrittenes Alter,** und das Vorliegen eines **systolischen Geräuschs**. Einige Spezialisten empfehlen bei jedem Patienten mit MKP eine Endokarditis-Prophylaxe, während andere dies ausschließlich bei Patienten mit MKP *und* Systolikum (als Zeichen einer Mitralinsuffizienz) oder einer Verdickung der Segel befürworten.

4.4
Können Patienten mit Herzerkrankungen gleichzeitig eine Polyzythämie aufweisen und einen Eisenmangel haben?

Ja. Patienten mit einer **zyanotischen** Herzerkrankung können evtl. beide klinische Charakteristika entwickeln. Initial steigt der Hämatokrit als Reaktion auf die Zyanose. Bei Patienten mit Eisenmangel bleibt der Hämatokrit erhöht, während das mittlere Erythrozytenvolumen (MCV) unterhalb der Norm sein kann. In der genaueren Untersuchung der Eisenspeicher findet sich meist ein gleichzeitiger Eisenmangel. Besonders diejenigen Kinder mit anamnestisch schlechter Ernährung und Blutverlust (z.B. vorausgehende Operation) sind gefährdet, einen Eisenmangel zu entwickeln.

4.5
Was sind die häufigsten Gefäßanomalien, die zu Kompression von Trachea und/oder Ösophagus führen können?

Gefäßringe (engl. vascular rings) sind Gefäßanomalien, die aus einer embryonalen Fehlentwicklung resultieren und zu einer ringförmigen Kompression der eingeschlossenen Trachea und/oder des Ösophagus führen. **Gefäßschlingen**

Kardiologie

Tabelle 4-1: Die häufigsten «rings» und «slings».

	Häufigkeit	Symptome	Therapie
«Komplette» Gefäßringe			
Doppelter Aortenbogen	50 %	Dyspnoe, zunehmend bei Nahrungsaufnahme oder Anstrengung (Manifestation < 3 Monate)	Chirurgische Abtrennung des kleineren der beiden Aortenbögen (gewöhnlich links)
Rechter Aortenbogen mit linksseitigem Ligamentum arteriosum	45 %	Milde Dyspnoe (Manifestation später im Säuglingsalter); Schluckstörungen	Chirurgische Durchtrennung des Ligamentum arteriosum
«Inkomplette» Gefäßringe bzw. Gefäßschlingen			
Abnorm verlaufende unbenannte Arterie	< 5 %	Stridor und/oder Husten im Säuglingsalter	Konservative Behandlung oder Annähen der Arterie an das Sternum
Abberierende rechte A. subclavia (A. lusoria)	< 5 %	Gelegentlich Schluckstörungen	In der Regel keine Therapie notwendig
Pulmonale Gefäßschlinge oder abnorm verlaufende linke A. pulmonalis	Selten	Wheezing und zyanotische Episoden, Manifestation bereits in den ersten Lebenswochen	Chirurgische Abtrennung der abnormen linken A. pulmonalis (von der rechten A. pulmonalis) und Anastomosierung an den Pulmonalis-Hauptstamm

Modifiziert nach Park MK: Cardiology for Practioners, 4th ed. St. Louis, Mosby, 2002, S. 242.

(engl. vascular slings) sind typischerweise anterior liegende Kompressionen von Trachea oder Ösophagus, die durch abnorm verlaufende Gefäße verursacht werden (s. **Tab. 4-1**).

4.6
Was sind diagnostische Möglichkeiten bei Verdacht auf einen Gefäßring?

- **Röntgen-Thorax:** möglicherweise vorhandener rechtsseitiger Aortenbogen
- **Ösophagus-Breischluck:** heutzutage der Goldstandard zur Diagnosestellung; er bestätigt eine Kompression des Ösophagus von außen in bis zu 95 % der Fälle (s. **Abb. 4-1**).
- **Kernspintomographie:** nicht-invasive Untersuchungsmethode, wird deshalb von manchen Kliniken primär eingesetzt

Abbildung 4-1: Ösophagus-Breischluck bei einem Kleinkind mit posteriorer Kompression des Ösophagus und der Trachea durch einen Gefäßring. (Aus Zitelli BJ, Davis HW: Atlas od Pediatric Physical Diagnosis, 4th ed. St. Louis, Mosby, 2002, S. 540

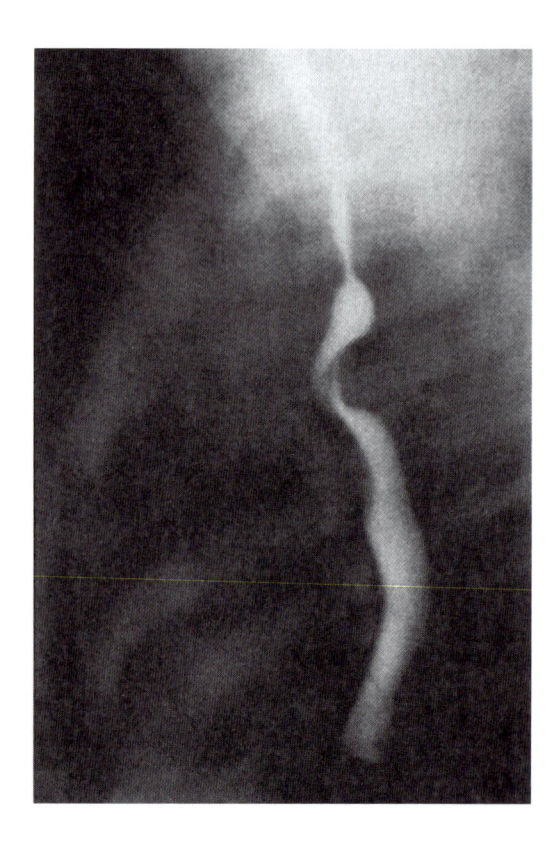

- **Starre Bronchoskopie:** evtl. pulsierende Einengung der Trachea
- **Arterielle Angiographie:** präzise Übersicht über die Gefäßanatomie, kann zur Operationsplanung notwendig sein; wird aufgrund der Verfügbarkeit einer MRT selten eingesetzt
- **Echokardiogramm:** keine Hilfe bei der Identifizierung des Rings selbst, aber wichtig, um einen möglicherweise vorhandenen angeborenen Herzfehler auszuschließen, was in bis zu 25 % der Patienten mit Gefäßringen vorliegt.

4.7
Beschreiben Sie die vier Typen einer Kardiomyopathie bei Kindern.

Die **Dilatative Kardiomyopathie** (DCM) ist der häufigste Typ einer Kardiomyopathie, wobei die Ursache meist unbekannt ist. Es besteht hierbei eine normale Anatomie des Herzens mit Dilatation beider Ventrikel zusammen mit einer ausgeprägten systolischen Funktionseinschränkung. Ältere Kinder präsentieren sich mit Symptomen einer Herzinsuffizienz. Säuglinge zeigen Gedeihstörung, Ernährungsschwierigkeiten und Dyspnoe. In allen pädiatrischen Altersstufen kann auch eine akute Symptomatik mit Schock auftreten.

Bei einem Großteil der Patienten mit **Hypertropher Kardiomyopathie mit (dynamischer) Obstruktion** (Synonyme: idiopathische hypertrophe Subaortenstenose, asymmetrische Septumhypertrophie) findet sich ein gewisser Grad an Obstruktion der linksventrikulären Ausflussbahn als Folge einer pathologischen Hypertrophie der subaortalen Region des interventrikulären Septums. Am häufigsten wird diese Pathologie autosomal-dominant vererbt. Diese Art der Kardiomyopathie ist mit ventrikulären Arrythmien und plötzlichem Herztod assoziiert.

Bei der **Hypertrophen Kardiomyopathie ohne (dynamische) Obstruktion**, d. h. ohne Einengung der linksventrikulären Ausflussbahn ist die Ätiologie meist unbekannt. Sie kann mit systemischen Stoffwechseldefekten, typischerweise Speichererkrankungen, vergesellschaftet sein. Eine Kardiomegalie ist dabei immer vorhanden.

Die **Restriktive Kardiomyopathie** ist eine im Kindesalter nur aus Einzelfallberichten bekannte Form der Kardiomyopathie mit normaler systolischer, aber eingeschränkter diastolischer Funktion der normal großen Ventrikel bei stark vergrößerten Vorhöfen. Sie muss differenzialdiagnostisch von der Pericarditis constrictiva abgegrenzt werden. Die Ursache ist meist unbekannt, kann aber auch eine Speicherkrankheit sein.

Maron BJ: Hypertrophic cardiomyopathy in childhood. Pediatr Clin North Am 51:1305–1346, 2004.
Shaddy RE: Cardiomyopathies in adolescents: Dilated, hypertrophic, and restrictive. Adolesc Med 12:35–45, 2001.

4.8
Was sind kardiale Ursachen des plötzlichen Herztods bei jungen Athleten?

Der plötzliche Herztod tritt als Folge eines Kammerflimmerns bei Vorliegen myokardialer oder koronarer Pathologien oder aufgrund primärer Rhythmusstörungen auf. Plötzliche Todesfälle im Sport, vor allem bei scheinbar gesunden jüngeren Sportlern, beruhen fast immer auf einer organischen kardialen Grundkrankheit. Die häufigsten strukturellen Ursachen sind: hypertrophe Kardiomyopathie (v.a. bei Vorliegen einer ausgeprägten linksventrikulären Obstruktion), Koronaranomalien, Marfan-Syndrom und arrhythmogene rechtsventrikuläre Dysplasie. Koronaranomalien als Folgeerscheinung eines Kawasaki-Syndroms sollten in gewissen Fällen in Betracht gezogen werden. Als Rhythmusstörungen werden das Long-QT-Syndrom und das Wolff-Parkinson-White (WPW)-Syndrom mit dem Auftreten eines plötzlichen Herztods in Zusammenhang gebracht. Ein erhöhtes Risiko besteht für Kinder mit angeborenem Herzfehler (z.B. Aortenstenose, Ebstein-Anomalie).

Trotz der traurigen Berühmtheit einiger junger Sportler mit plötzlichem Herztod sollte nicht vergessen werden, dass diese Entität eine Seltenheit darstellt. Es gilt heute als gesichert, dass regelmäßiger Sport und körperliche Aktivität wirksam vor kardialen Ereignissen schützen. Bei amerikanischen Schülern rechnet man mit einem Todesfall auf 200 000 bis 300 000/Jahr. Frauen sind mit zehn Prozent seltener, Afroamerikaner hingegen häufiger betroffen, weil bei ihnen eine hypertrophe Kardiomyopathie öfter vorkommt.

Spirito P, Bellone P, Harris KM, et al. Magnitude of left ventricular hypertrophy and risk of sudden death in hypertrophic cardiomyopathy. N Engl J Med 342: 1778–1785, 2000.

Wren C, O'Sullivan JJ, Wright C: Sudden death in children and adolescents. Heart 83: 410–413, 2000.

Löllgen H, Gerke R, Steinberg T: Der kardiale Zwischenfall im Sport. Dtsch Arztebl 103(23):A1617–22, 2006.

4.9
Welche anamnestischen Hinweise können helfen, Patienten mit erhöhtem Risiko für einen plötzlichen Herztod zu identifizieren?

- Einige der häufigen Ursachen des plötzlichen Herztodes können mit vorangehenden Symptomen wie anstrengungsinduziertem Thoraxschmerz; Schwindel oder anhaltender Atemnot bei körperlicher Belastung; Synkopen oder Palpitationen assoziiert sein.
- Eine positive Familienanamnese bezüglich Herz-Kreislauf-Erkrankungen im jüngeren Alter oder plötzlichem Herztod ist bei diesen Patienten gehäuft vorliegend. So treten z.B. 40% der Fälle mit hypertropher Kardiomyopathie sporadisch auf, während jedoch 60% autosomal-dominant vererbt werden.
- Krampfanfälle in der persönlichen Anamnese können auf ein Long-QT-Syndrom hinweisend sein.

Berger S, Dhala A, Friedberg DZ: Sudden cardiac death in infants, children, and adolescents. Pediatr Clin North Am 46:221–234, 1999.

Maron BJ: Sudden death in young athletes. N Engl J Med 349:1064–1075, 2003.

4.10
Welche Befunde der klinischen Untersuchung können auf Erkrankungen mit erhöhtem Risiko eines plötzlichen Herztodes hinweisend sein?

- **Marfanoide Merkmale:** großer, schlanker Körperbau; Überstreckbarkeit der Gelenke; Pectus excavatum; auf ein Mitralklappenprolaps hinweisende Auskultation des Herzens (systolischer Klick, Mitralklappeninsuffizienz)
- **Pathologische Herzgeräusche:** Im Besonderen systolische Geräusche, die sich bei Ausatmung und im Stehen verstärken oder in Hockstellung an Lautstärke verlieren und mit einem hyperaktiven Präkordium (z.B. hypertrophe Kardiomyopathie) assoziiert sind. Des Weiteren verdächtig sind Herzgeräusche mit gleichzeitigem suprasternalem Schwirren (z.B. valvuläre Aortenstenose).
- Rhythmusstörungen

Berger S, Dhala A, Friedberg DZ: Sudden cardiac death in infants, children and adolescents. Pediatr Clin North Am 46:221–234, 1999.

Maron BJ: Sudden death in young athletes. N Engl J Med 349:1064–1075, 2003.

4.11
Bei welchen Patienten sollte an eine kardiale Ursache als Auslöser einer Synkope gedacht werden?

- Fehlende Prodromi wie Schwindel oder drohender Bewusstseinsverlust
- Auftreten bei Belastung
- Kompletter Bewusstseinsverlust mit Muskelhypotonie, so dass der Sturz zu Verletzungen führt
- Unmittelbar vorausgehender abnormer Herzschlag oder Palpitationen
- Abnorme Herzfrequenz (schnell oder langsam) nach dem Ereignis
- Plötzliche Todesfälle in der Familie

4.12
Welche Herzrhythmusstörungen können mit Synkopen vergesellschaftet sein?

Siehe **Tabelle 4-2**.

4.13
Was ist die häufigste Ursache von Synkopen im Kindesalter?

Bei ansonsten gesunden Kindern ist die **neurokardiogene Synkope** am häufigsten. Diese Entität wird mit unterschiedlichen Namen bezeichnet, so wie vasovagale Synkope, neural vermittelte Synkope oder autonome Synkope. Die betroffenen Patienten reagieren auf eine Orthostase paradoxerweise mit einer Verminderung der Herzfrequenz und einer vermehrten peripheren

Tabelle 4-2

Diagnose	Anamnese/Untersuchungsbefund	EKG-Befunde
WPW	Familienanamnese mit WPW, bekannte hypertrophe Kardiomyopathie oder Ebstein-Anomalie	Kurzes PR-Intervall, Vorliegen von δ-Wellen
Long-QT-Syndrom	Familienanamnese mit Long-QT-Syndrom, plötzlichem Herztod und/oder Taubheit	$QT_c \geq 0{,}44$ s
AV-Block	Myokarditis, Borreliose, akutes rheumatisches Fieber, mütterlicher Lupus erythematodes	AV-Block I°, II° oder III°
Arrhythmogene rechtsventrikuläre Dysplasie	Synkope, Palpitationen, positive Familienanamnese	VES, VT, Linksschenkelblock
Ventrikuläre Tachykardie ohne erkennbare kardiale Strukturanomalie	Der Großteil ventrikulärer Tachykardien tritt beim kardialen Strukturanomalien auf; Notwendigkeit einer ausgedehnten Abklärung	VT

WPW = Wolff-Parkinson-White Syndrom; AV = Atrioventrikulär; VES = ventrikuläre Extrasystole; VT = ventrikuläre Tachykardie; QT_c = korrigiertes QT-Intervall
Aus Weinberg AN, Lane-Davies A: Syncope in the adolescent. Adolesc Med 13: 553–567, 2002.

Vasodilatation, was zu einer hypotensiven Synkope führt. Die Therapie rezidivierender Synkopen beinhaltet die Gabe von Mineralokortikoiden, vermehrter Kochsalz- und Flüssigkeitszufuhr, Betablocker und Disopyramid.

Massin MM, Bourguignont A, Coremans C, et al: Syncope in pediatric patients presenting to an emergency departement. J Pediatr 145:223–228, 2004.
Sapin SO: Autonomic syncope in pediatrics. Clin Pediatr 43:17–23, 2004.

> **Das Wichtigste in Kürze: Synkopen, die verdächtig auf eine kardiale Ursache sind**
> - Auftreten bei Belastung
> - Plötzliches Auftreten ohne Prodromi
> - Kompletter Bewusstseinsverlust mit Muskelhypotonie (Verletzungen durch Sturz)
> - Unmittelbar vorausgehender abnormer Herzschlag oder Palpitationen
> - Abnorme Herzfrequenz (schnell oder langsam) nach dem Ereignis
> - Plötzliche Todesfälle in der Familie

4.14
Was sind die häufigsten Zeichen einer Aortenisthmusstenose beim älteren Kind?

- Blutdruckdifferenz: obere Extremitäten > untere Extremitäten (100 %)
- Systolisches Herzgeräusch oder zwischen den Schulterblättern auskultierbares Strömungsgeräusch (96 %)
- Arterielle (systolische) Hypertension im Bereich der oberen Körperhälfte (96 %)
- Abgeschwächte oder fehlende Pulse in den Leisten und der unteren Extremitäten (92 %) (s. **Abb. 4-2**).

Ing FF, Starc TJ, Griffiths SP, Gersony WM: Early diagnosis of coarctation of the aorta in children: A continuing dilemma. Pediatrics 98:378–382, 1996.

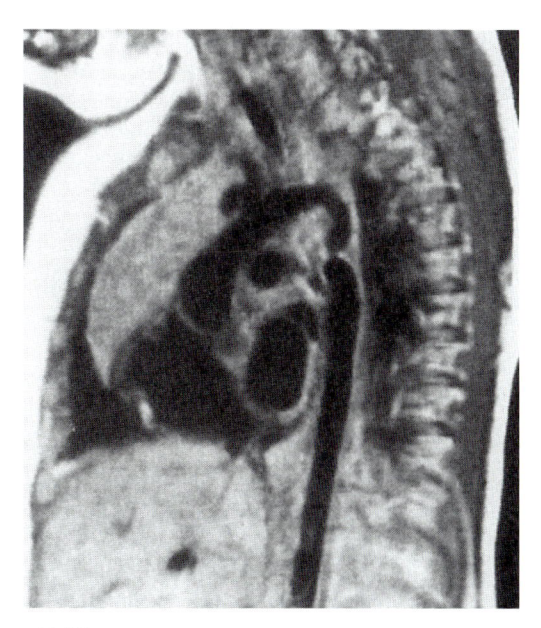

Abbildung 4-2: MRT einer Aortenisthmusstenose. (Aus Clark DA: Atlas of Neonatology. Philadelphia, W. B. Saunders, 2000, S. 119)

Angeborene Herzfehler

4.15
Was sind bewiesene ätiologische Faktoren angeborener Herzfehler?

Nur in einem kleinen Teil der Fälle kann die Ursache identifiziert werden:

- **Primär genetische Faktoren** (z. B. Chromosomen-Abberationen oder Einzelgen-Mutationen): 10 %
- **Umweltfaktoren** (z. B. Chemikalien, Medikamente wie Isotretinoin, Viren wie Röteln oder mütterliche Erkrankungen): 3 bis 5 %
- Interaktionen zwischen Genetik und Umwelt (d. h. multifaktoriell): 85 %

4.16
Welche pränatalen mütterlichen Faktoren können mit angeborenen Herzfehlern beim Neugeborenen assoziiert sein?

Siehe **Tabelle 4-3**.

Tabelle 4-3

Anamnestischer pränataler Faktor	Assoziierter Herzfehler
Diabetes mellitus	Obstruktion der linksventrikulären Ausflussbahn (asymmetrische septale Hypertrophie, Aortenstenose), D-Transposition der großen Gefäße, VSD
Lupus erythematodes	Blockbildung, Perikarditis, endomyokardiale Fibrose
Röteln	PDA, Pulmonalstenose (peripher)
Alkoholabusus	Pulmonalstenose, VSD
Aspirineinnahme	Persistierende pulmonale Hypertension des Neugeborenen
Lithiumeinnahme	Ebstein-Anomalie
Phenytoineinnahme	Aortenstenose, Pulmonalstenose
Coxsackie-B Infektion	Myokarditis

VSD = Ventrikelseptumdefekt; PDA = Ductus arteriosus persistens

Aus Gewitz MH: Cardiac disease in the newborn infant. Polin RA, Yoder MC, Burg FD (eds.): Workbook in Practical Neonatology, 3rd ed. Philadelphia, W.B. Saunders, 2001, S. 269.

4.17
Wie kann bei einem zyanotischen Neugeborenen zwischen einer pulmonalen Ursache der Zyanose und einem angeborenen Herzfehler unterschieden werden?

Mit dem **Hyperoxie-Test**. Nach Einatmung von reinem Sauerstoff über einige Minuten wird eine arterielle BGA abgenommen. Bei Kindern mit primären Lungenerkrankungen wird normalerweise ein $PaO_2 > 100$ mmHg gemessen, während ein $PaO_2 < 100$ mmHg charakteristisch für Kinder mit einem angeborenen Herzfehler ist. Weiterhin findet sich bei Kindern mit einem Herzfehler typischerweise ein niedriges oder normales PCO_2, während Kinder mit einer Lungenerkrankung ein erhöhtes PCO_2 aufweisen. Leider kann durch den Hyperoxie-Test in der Regel nicht zwischen Kindern mit zyanotischem Herzvitium und mit persistierender pulmonaler Hypertonie unterschieden werden.

4.18
Welche angeborenen Herzfehler präsentieren sich üblicherweise mit einer Zyanose bereits im Neugeborenenalter?

Separater pulmonaler und systemischer Kreislauf (schwere Zyanose)
- Transposition der großen Arterien mit intaktem Ventrikel-Septum

Reduzierter pulmonaler Blutfluss (schwere Zyanose)
- Trikuspidalklappen-Atresie
- Pulmonalklappen-Atresie mit intaktem Ventrikel-Septum
- Fallot-Tetralogie
- Schwere Ebstein-Anomalie der Trikuspidalklappe

Herzfehler mit Mischblut (moderate Zyanose)
- Totale Lungenvenenfehlmündung
- Hypoplastisches Linksherz-Syndrom
- Truncus arteriosus communis

Victoria BE: Cyanotic newborns. Aus Gessner IH, Victoria BE (eds.): Pediatric Cardiology: A Problem Oriented Approach. Philadelphia, W.B. Saunders, 1993, S. 101.

4.19
Bei einem Patienten mit Verdacht auf eine Herzerkrankung weisen welche abnormen Befunde im Röntgen-Thorax auf einen angeborenen Herzfehler hin?

- **Hemivertebrae, Rippenanomalien:** assoziiert mit Fallot-Tetralogie, Truncus arteriosus communis, VACTERL-Syndrom (Vertebrale Fehlbildung, Analatresie, Kardiale Fehlbildungen, Tracheoösophageale Fistel, Ösophagusatresie, Renale Fehlbildung, Extremitäten-Fehlbildung)
- **11 Rippen:** potentiell bei Down-Syndrom vorhanden
- **Skelett-Deformitäten des Thorax** (Skoliose, Pectus excavatum, geringer ap-Durchmesser): assoziiert mit Marfan-Syndrom, Mitralklappenprolapssyndrom
- **Bilaterale Rippenusuren:** Aortenisthmusstenose (bei älteren Kindern)

Das Wichtigste in Kürze: Kardiale Ursachen einer Zyanose beim Neugeborenen

- Transposition der großen Arterien
- Fallot-Tetralogie
- Truncus arteriosus communis
- Pulmonalatresie
- Totale Lungenvenenfehlmündung
- Trikuspidalatresie
- Hypoplastisches Linksherz-Syndrom

4.20
Wie kann die Lungengefäßzeichnung im Röntgen-Thorax bei der Differenzialdiagnose eines zyanotischen Neugeborenen mit Verdacht auf eine Herzerkrankung behilflich sein?

Das Röntgenbild des Thorax kann helfen, die unterschiedlichen Typen angeborener Herzfehler zu unterscheiden. Das Ausmaß der Lungengefäßzeichnungen ist ein Indikator für die pulmonale Durchblutung:

Verminderte Lungengefäßzeichnung
(erniedrigter pulmonaler Blutfluss)
- Pulmonalklappenatresie oder schwere -stenose
- Fallot-Tetralogie
- Trikuspidalklappenatresie
- Ebstein-Anomalie

Vermehrte Lungengefäßzeichnung
(erhöhter pulmonaler Blutfluss)
- Transposition der großen Arterien
- Totale Lungenvenenfehleinmündung
- Truncus arteriosus communis

4.21
Welche EKG-Befunde sind charakteristisch für die unterschiedlichen angeborenen Herzfehler?

- **Lateralisierung der Herzachse nach links:** ASD Typ I, AV-Kanal, Trikuspidalklappenatresie
- **WPW-Syndrom:** Ebstein-Anomalie, L-Transposition der großen Arterien
- **Kompletter AV-Block:** L-Transposition der großen Gefäße, Polysplenie-Syndrom

4.22
Welche Befunde im Röntgen-Thorax (s. Abb. 4-3) sind charakteristisch für die unterschiedlichen angeborenen Herzfehler?

- **Schuhform des Herzens:** Fallot-Tetralogie, Trikuspidalklappenatresie
- **Eiform des Herzens:** Transposition der großen Arterien
- **Schneemann-Silhouette des Herzens:** Totale Lungenvenenfehlmündung (suprakardiale Einmündung)
- **Rippenusuren:** Aortenisthmusstenose (bei älteren Kindern)

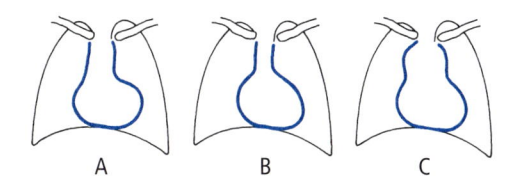

Abbildung 4-3: Veränderungen der Herzform bei kongenitalen Herzfehlern. A, Schuhform des Herzens bei Fallot-Tetralogie oder Trikuspidalklappenatresie. B, Eiförmiges Herz bei Transposition der großen Arterien. C, Schneemann-Silhouette des Herzens bei totaler Lungenvenenfehlmündung (suprakardiale Einmündung). (Aus Park MK: Pediatric Cardiology for Practitioners, 4th ed. St. Louis, Mosby, 2002, S. 54)

4.23
Welche Herzvitien sind abhängig vom Ductus arteriosus?

Ductus-abhängiger pulmonaler Blutfluss
- Kritische Pulmonalklappenstenose
- Pulmonalklappenatresie
- Trikuspidalklappenatresie mit Pulmonalklappenstenose oder Pulmonalklappenatresie

Ductus-abhängiger Blutfluss im großen Kreislauf
- Aortenisthmusstenose
- Hypoplastisches Linksherz-Syndrom
- Unterbrochener Aortenbogen

4.24
Welche Formen angeborener Herzfehler sind mit einem rechtsverlaufenden Aortenbogen assoziiert?

- Fallot-Tetralogie mit Pulmonalklappenatresie (50 %)
- Truncus arteriosus communis (35 %)
- Klassische Form der Fallot-Tetralogie (25 %)
- Double outlet right ventricle (25 %)
- Single ventricle (12,5 %)

Crowley JJ, et al: Telltale small sings of congenital heart disease. Radiol Clin North Am 31:573–582, 1993.

4.25
Welche genetischen Syndrome sind am häufigsten mit angeborenen Herzfehlern assoziiert?

Siehe **Tabelle 4-4**.

4.26
Bei welchen Kindern mit angeborenen Herzfehlern sollte nach anderen Anomalien gesucht werden?

Bei der Beurteilung eines Neugeborenen mit Herzfehler sollte immer bekannte Assoziationen zwischen kongenitalen Herzfehlern und anderen Anomalien in Betracht gezogen werden, v. a. wenn es sich um einen Patienten mit einem komplexen Herzfehler handelt. Syndrome wie das CHARGE-Syndrom (Kolobom, Herzfehler, Atresie der Choanen, retardiertes Längenwachstum und Entwicklungsverzögerung oder ZNS-Anomalie, Genitalhypoplasie und Fehlbildungen des Ohres und/oder Taubheit) oder das VACTERL-Syndrom werden möglicherweise als erstes durch das Vorhandensein eines Herzfehlers in Verbindung mit einer anderen Anomalie entdeckt. Die Assoziation zwischen konotrunkalen Defekten (Fallot-Tetralogie, Truncus arteriosus communis und unterbrochener Aortenbogen) und einer Deletion im Chromosom 22 ist häufig vorhanden. Bei einigen dieser Patienten liegt ein DiGeorge-Syndrom oder ein velokardiofaziales Syndrom (Shprintzen-Syndrom) vor, andere wiederum weisen lediglich eine velopharyngeale Insuffizienz auf. Da dieser Zusammenhang jedoch recht häufig besteht, sollte bei Kindern mit

Tabelle 4-4

Syndrom	Anteil der Patienten mit angeborenen Herzfehlern	Häufigste assoziierte Herzfehler
Down	50 %	AV-Kanal, VSD, Fallot-Tetralogie
Turner	20 %	Aortenisthmusstenose
Noonan	65 %	Pulmonalstenose, ASD, ASH
Marfan	60 %	MKS, Aortenaneurysma, Aortenklappeninsuffizienz
Trisomie 18	90 %	VSD, PDA
Trisomie 13	80 %	VSD, PDA
DiGeorge	80 %	Unterbrochener Aortenbogen Typ B, Truncus arteriosus communis
Williams-Beuren	75 %	Supravalvuläre Aortenstenose, periphere Pulmonalstenose

AV-Kanal = Atrioventrikulärer Septumdefekt; VSD = Ventrikelseptumdefekt; ASD = Vorhofseptumdefekt; Asymmetrische septale Hypertrophie; MKP = Mitralklappenprolaps; PDA = Ductus arteriosus persistens

Aus Frias JL: Genetic issues of congenital heart defects. Gessner IH, Victoria BE (eds.): Pediatric Cardiology: A Problem Oriented Approach. Philadelphia, W. B. Saunders, 1993, S. 238.

kontrunkalen Defekten ein Screening-Test bezüglich Deletionen im Chromosom 22 durchgeführt werden. Bei positivem Resultat müssen diese Patienten zur weiteren Abklärung und Beurteilung einem Genetiker vorgestellt werden.

4.27
Beschreiben Sie die klinische Symptomatik eines großen persistierenden Ductus arteriosus.

- Tachypnoe und Tachykardie
- Große Blutdruckamplitude
- Hebende Pulse
- Labile Oxygenierung (Frühgeborene)
- Hyperaktives Präkordium
- Apnoe (Frühgeborene)
- Systolisches Herzgeräusch (Frühgeborene)
- Kontinuierliches Herzgeräusch (ältere Kinder)

4.28
Wie häufig ist bei Frühgeborenen ein persistierender Ductus arteriosus vorhanden?

Ein persistierender Ductus arteriosus findet sich bei 40 bis 60 % der Kinder mit einem Geburtsgewicht zwischen 501 bis 1500 g.

4.29
Wann sollte bei Neugeborenen mit persistierendem Ductus arteriosus (PDA) Indometacin gegeben werden?

Indometacin ist eine effektive Substanz, einen PDA innerhalb der ersten zehn Lebenstage zu verschließen, mit wahrscheinlich bester Wirksamkeit innerhalb der ersten 24 bis 48 Lebensstunden. Die Indikation zur Gabe von Indometacin besteht bei Frühgeborenen mit Zeichen eines hämodynamisch wirksamen PDA, definiert als ein PDA mit sich verschlechterndem respiratorischem Status (z. B. Tachypnoe, Apnoe, CO_2-Retention, steigender Bedarf der Beatmungshilfe, Versagen der Entwöhnung von der Atemhilfe) oder Hinweisen auf eine Herzinsuffizienz. Bei Kindern mit einem Gewicht < 1000 g sollte die Therapie mit Indometacin bereits bei den ersten klinischen Zeichen eines PDA eingeleitet werden. Bei Kindern mit einem Gewicht > 1000 g kommt es häufiger zu einem spontanen Verschluss des PDA, während nur 30 % der Kinder einen hämodynamisch signifikanten Shunt entwickeln.

Wyllie J: Treatment of patent ductus arteriosus. Semin Neonatal 8:425–432, 2003

4.30
Wie häufig kommt es nach erfolgreichem Verschluss eines PDA mit Indometacin zu einem Wiederauftreten des Shunts?

Die Rückfallquote nach primär erfolgreicher Therapie mit Indometacin beträgt ca. 25 % (etwa 33 % bei Kindern < 1000 g). Sie ist häufiger, wenn Indometacin innerhalb der ersten Lebenswoche verabreicht wird. In den meisten Fällen kommt es nach einer einmaligen Gabe nicht zu einem dauerhaften Verschluss des PDA; deshalb wird eine zweite und dritte Medikamentengabe 12 und 36 Stunden nach der ersten Gabe empfohlen.

4.31
Was für eine Rolle spielt Ibuprofen in der Therapie des PDA?

Anstelle von Indometacin wird seit einigen Jahren Ibuprofen verwendet, da durch diese Therapie bei gleicher Wirksamkeit mit geringeren renalen, zerebralen und gastrointestinalen Nebenwirkungen zu rechnen ist.

Ohlsson A, Walia R, Shah S: Ibuprofen for the treatment of patent ductus arteriosus in preterm and/or low birth weight infants. Cochrane Database Syst Rev. 19(4):CD003481, 2005.

4.32
Wann besteht die Indikation einer chirurgischen Ligatur eines persistierenden Ductus arteriosus?

Eine chirurgische Ligatur ist generell bei symptomatischen Patienten indiziert, die bereits 2 medikamentöse Zyklen, inklusive Indometacin, erfolglos durchlaufen haben. Obwohl dies umstritten ist, wird in der Regel bei Neugeborenen unter 1000 g bereits nach einem erfolglosen Indometacin-Zyklus eine operative Ligatur angestrebt.

4.33
Was sind Kontraindikationen einer Indometacin-Therapie?

Indometacin ist kontraindiziert bei beeinträchtigter Nierenfunktion (Serum-Kreatininspiegel > 1,8 mg/dl [160 µmol/l]; Urinausscheidung < 0,6 ml/kg KG/h), bei nekrotisierender Enterokolitis, bei Thrombozyten-Werten < 60 000/µl und bei Hinweisen auf eine aktive Blutung (z. B. Darm).

4.34
Was ist der Unterschied zwischen einem Ostium primum (ASD I) und einem Ostium secundum (ASD II) Defekt?

Vorhofseptumdefekte werden meistens nach ihrer Lokalisation eingeteilt. Sie können ausschließlich das Vorhofseptum betreffen oder sich auch bis in die Ventrikel erstrecken (z. B. AV-Kanal). Bei einem **Ostium secundum** Defekt (ca. 75 % der Fälle) handelt es sich um einen isolierten Defekt im Bereich der Fossa ovalis, die sich ungefähr in der Mitte des Septums befindet. Ein **Ostium primum** Defekt (ca. 20 % der Fälle) liegt tiefer und ist Teil eines AV-Kanals, häufig in Zusammenhang mit einer Mitralklappeninsuffizienz.

4.35
Wie unterscheidet sich die klinische Symptomatik eines Ventrikelseptumdefektes (VSD) von einem Vorhofseptumdefekt (ASD)?

- **Ventrikelseptumdefekt:** Bei Kindern mit einem **großen VSD** treten Zeichen einer Herzinsuffizienz gewöhnlich im Alter von 8 bis 12 Wochen auf, sobald der pulmonale Gefäßwiderstand sinkt und der Blutfluss in der Lunge zunimmt. Gelegentlich kann sich eine Herzinsuffizienz auch schon bei Kindern im Alter von 1 bis 2 Wochen bemerkbar machen, die einen großen Shunt haben und bei denen der Gefäßwiderstand schneller absinkt. Kinder mit einem **kleinen VSD** sind meist asymptomatisch und es lässt sich bereits in den ersten Lebenswochen ein systolisches Herzgeräusch auskultieren. Diese Kinder entwickeln keine Herzinsuffizienz und der Defekt verschließt sich häufig spontan.
- **Vorhofseptumdefekt:** Bei Kindern mit einem Vorhofseptumdefekt wird die Diagnose meist nicht vor einem Alter von 3 bis 5 Jahren gestellt und der Großteil dieser Kinder weist selbst zum Zeitpunkt der Diagnosestellung keine Symptome auf. Auskultatorisch findet sich durch die relative Pulmonalklappenstenose ein Systolikum am linken oberen Sternalrand mit fixiert gespaltenem zweiten Herzton und durch eine relative Trikuspidalklappenstenose ein Diastolikum am unteren Sternalrand. Durch die vermehrte Lungendurchblutung und einen großen Links-Rechts-Shunt ist die Entwicklung einer Herzinsuffizienz möglich, deren Zeichen (Gedeihstörung, rezidivierende pulmonale Infektionen) jedoch selten im Säuglings- und Kleinkindesalter auftreten.

4.36
Welche vier strukturellen Veränderungen finden sich bei einer Fallot-Tetralogie?

- Obstruktion des rechtsventrikulären Ausflusstraktes (Pulmonalstenose)
- Ventrikelseptumdefekt
- (Über dem VSD) reitende Aorta
- Relative rechtsventrikuläre Hypertrophie

4.37
Was passiert pathophysiologisch bei einem «Tet spell»?

«Tet spells» sind zyanotische und hypoxische Episoden, die bei Patienten mit klassischer Fallot-Tetralogie auftreten können. Es wird angenommen, dass sie pathophysiologisch durch eine Veränderung des Gleichgewichts zwischen systemischem und pulmonalem Gefäßwiderstand ausgelöst werden. Diese Anfälle entstehen häufig in Situationen mit Verminderung des systemischen Gefäßwiderstandes (z. B. Fieber, Schreien oder arterielle Hypotension), andererseits treten sie auch in Situationen mit akuter Obstruktion des verengten rechtsventrikulären Infundibulums auf. In beiden Fällen tritt ein zunehmender Rechts-Links-Shunt mit verstärkter Zyanose auf. Hypoxie und Zyanose führen zu einer metabolischen Azidose und systemischer Vasodilatation, woraus eine weitere Zunahme der Zyanose folgt. Eine Anämie kann ein prädisponierender Faktor sein. Während die meisten solcher Anfälle selbst limitierend sind, kann ein verlängerter «Tet spell» jedoch zu einem Hirninfarkt oder sogar zum Tod führen. Bei Entwicklung solcher Episoden ist schnellstmöglich eine Korrekturoperation angezeigt.

4.38
Ab welchem Alter sollten bei Verdacht auf ein pulmonales Strömungsgeräusch des Neugeborenen weitere Untersuchungen durchgeführt werden?

Das häufig vorhandene pulmonale Strömungsgeräusch des Neugeborenen (systolisches Austreibungsgeräusch 2/6, PM 2. ICR links, mit Fortleitung in den Rücken) ist Folge der im frühen Neugeborenenalter vorhandenen relativen Hypoplasie der Pulmonalarterien und des steilen Winkels der Bifurkation der Pulmonalarterien. Dieses Herzgeräusch verschwindet in der Regel im Alter von **3 bis 6 Monaten**.

4.39
Wie sollten Eltern in Hinblick auf das Wiederholungsrisiko häufiger kongenitaler Herzfehler aufgeklärt werden?

Das Widerholungsrisiko kardiovaskulärer Anomalien variiert von 1 bis 4 % und ist in der Regel bei den häufigeren Herzfehlern höher (z. B. beträgt das Widerholungsrisiko eines VSD 3 % und das einer Ebstein-Anomalie 1 %). Nach Geburt eines betroffenen Kindes beträgt das Risiko eines kongenitalen Herzfehlers für eine erneute Schwangerschaft ungefähr 1 bis 4 %. Bei zwei betroffenen Verwandten 1. Grades verdreifacht sich das Risiko und mit drei betroffenen Kindern ist bei der Familie ein noch höheres Risiko anzunehmen.

Herzinsuffizienz

4.40
Beschreiben Sie die klinischen Zeichen und Symptome einer Herzinsuffizienz im Kindesalter.

- **Zeichen einer verminderten kardialen Funktion:** Tachykardie, Kardiomegalie, Galopp-Rhythmus (hochfrequenter protodiastolischer 3. Herzton), kalte Extremitäten oder marmorierte Haut, Blässe, schwache Pulse, Schwitzen (v. a. bei Nahrungsaufnahme), Gedeihstörung
- **Zeichen von pulmonalvenöser Stauung (Linksherzversagen):** Tachy-/Dyspnoe, Belastungsdyspnoe (z. B. schnelles Ermüden beim Trinken im Säuglingsalter), Rasselgeräusche und Giemen, Zyanose, Husten
- **Zeichen der systemvenösen Stauung (Rechtsherzversagen):** Hepatomegalie, Halsvenenstauung, periphere Ödeme (in der Regel nur bei älteren Kindern)

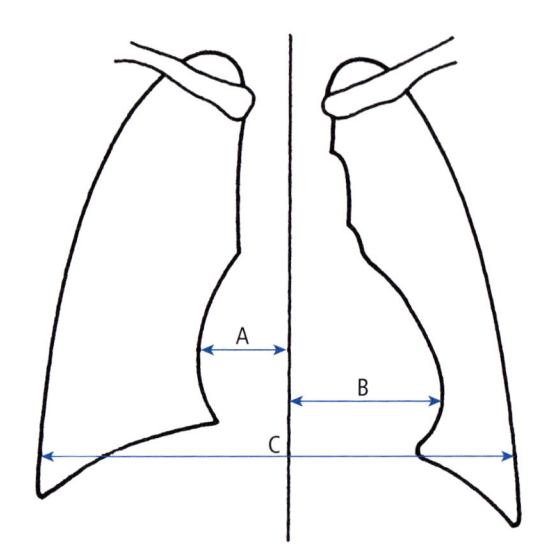

Abbildung 4-4: Der Herz-Thorax-Quotient wird aus dem Verhältnis von größtem horizontalen Durchmesser des Herzens (A + B) zum größten inneren Durchmesser des Thorax (C) berechnet. (Aus Park MK: Pediatric Cardiology for Practitioners, 4th ed. St. Louis, Mosby, 2002, S. 51)

4.41
Welche Veränderungen im Säure-Basen-Haushalt treten in Zusammenhang mit einer Herzinsuffizienz auf?

- **Milde Herzinsuffizienz:** Respiratorische Alkalose als Folge der Tachypnoe (Stimulation von J-Rezeptoren aufgrund eines zunehmenden Lungenödems).
- **Moderate oder schwere Herzinsuffizienz:** Respiratorische Azidose als Konsequenz aus Lungenödem und reduzierter Lungencompliance; metabolische Azidose als Folge der verminderten Gewebedurchblutung.

4.42
Wie kann älteren Kindern radiologisch die Herzgröße bestimmt werden?

Anhand des Verhältnisses von **Herzgröße zu Thoraxdurchmesser** (Herz-Thorax-Quotient; engl. cardiothoracic ratio = CTR): Durch Ausmessen des größten horizontalen Durchmessers des Herzens im Verhältnis zum größten inneren Durchmesser des Thorax wird dieser Wert berechnet: CTR = (A+B)/C, wie in **Abbildung 4-4** gezeigt. Eine Kardiomegalie besteht bei einem Herz-Thorax-Quotient > 0,5.

4.43
Was sind bei Kindern altersabhängige mögliche Ursachen einer Herzinsuffizienz?

Siehe **Tabelle 4-5**.

> **Das Wichtigste in Kürze: Häufige kardiale Ursachen einer Herzinsuffizienz bei einem 6 Wochen alten Säugling**
>
> - Ventrikelseptumdefekt
> - AV-Kanal
> - Persistierender Ductus arteriosus
> - Aortenisthmusstenose

4.44
Ein Patient ohne Herzgeräusch entwickelt eine Herzinsuffizienz mit Kardiomegalie – Was sind mögliche Differenzialdiagnosen?

Neugeborene:
- Myokarditis
- Kardiomyopathie als Folge einer Asphyxie, Hypoglykämie oder Hypokalzämie

Tabelle 4-5

Manifestationsalter	Ursache
Geburt	Hypoplastisches Linksherz-Syndrom Vitien mit Volumenbelastung: Schwere Trikuspidal- oder Pulmonalklappeninsuffizienz Große systemische arteriovenöse Fistel
1. Lebenswoche	Transposition der großen Arterien PDA bei kleinen Frühgeborenen Hypoplastisches Linksherz-Syndrom Totale Lungenvenenfehlmündung, v. a. bei begleitender Lungenvenenobstruktion Sonstige Fehlbildungen: Systemische arteriovenöse Fistel Kritische Aorten- oder Pulmonalklappenstenose
1 bis 4 Wochen	Aortenisthmusstenose mit assoziierten Fehlbildungen Kritische Aortenklappenstenose Vitien mit großem Links-Rechts-Shunt (VSD, PDA) bei Frühgeborenen Alle anderen bislang aufgelisteten Herzvitien
4 bis 6 Wochen	Einige Vitien mit Links-Rechts-Shunt wie z. B. AV-Kanal
6 Wochen bis 4 Monate	Großer VSD Großer PDA Sonstige Fehlbildungen wie z. B. Fehlabgang der linken Koronararterie aus der A. pulmonalis (ALCAPA)

VSD = Ventrikelseptumdefekt; PDA = persistierender Ductus arteriosus

Aus Park, Myung K: Pediatric Cardiology for Practitioners, 4th ed. St. Louis, Mosby, 2002, S. 400.

- Glykogenspeicherkrankheit (M. Pompe)
- Herzrhythmusstörungen
- Paroxysmale supraventrikuläre Tachykardie
- Kongenitaler AV-Block
- Vorhofflattern und/oder -flimmern
- Arteriovenöse Malformationen, z. B. im ZNS (Vena Galeni-Malformation)
- Sepsis

Außerhalb der Neugeborenenperiode:
- Myokardiale Erkrankungen: endokardiale Fibroelastose, Myokarditis (viral oder idiopathisch), Glykogenspeicherkrankheit (M. Pompe)
- Erkrankungen der Koronararterien, die eine Herzinsuffizienz zur Folge haben
- Abnormer Ursprung der linken Koronararterie aus der Pulmonalarterie
- Bindegewebserkrankungen (Periarteriitis nodosa)
- Kawasaki-Syndrom (akute Vaskulitis des Säuglings- und frühen Kindesalters)
- Verkalkung der Koronararterien
- Mediale Nekrose der Koronararterien
- Angeborene Herzfehler mit schwerer Herzinsuffizienz
- Aortenisthmusstenose im Säuglingsalter
- Ebstein-Anomalie

4.45
In welchen Situationen ist es bei Kindern sinnvoll, die kardiale Nachlast zu senken?

Eine Nachlastsenkung kann in Situationen mit verminderter kardialer Auswurfleistung (Vorwärtsversagen) als Folge einer Herzinsuffizienz mit gesteigertem peripheren Gefäßwiderstand (kalte Extremitäten und verzögerte Rekapillarisationszeit) und pulmonalvenöser Stauung zu einer Verminderung der Herzarbeit und des myokardialen O_2-Verbrauches eingesetzt werden, während gleichzeitig die kardiale Auswurfleistung und die Sauerstoffabgabe ins Gewebe gesteigert wird. Medikamente zur Nachlastsenkung werden häufig unmittelbar postoperativ zur kardialen Unterstützung bei Herzinsuffizienz eingesetzt und können auch bei Kindern mit chronischer ventrikulärer Dysfunktion, Mitral- und/oder Aortenklappeninsuffizienz oder bei Vorliegen eines systemisch-pulmonalen Shunts von Nutzen sein.

4.46
Welche Medikamente zur Nachlastsenkung können im Kindesalter angewandt werden?

Zur medikamentösen Senkung der kardialen Nachlast werden vorwiegend Substanzen zur Dilatation der Arteriolen (z. B. Hydralazin), Venen (z. B. Nitrate) oder beidem (z. B. Nitroprussid-Natrium, Captopril oder andere ACE-Hemmer) eingesetzt. Als allgemeine Regel gilt, dass arterioläre Vasodilatatoren eher zu einer Erhöhung der Herzleistung und venöse Dilatatoren eher zu einer Verminderung der pulmonalvenösen Stauung führen. Im Rahmen eines Schockzustandes, welcher nicht auf einer Herzinsuffizienz beruht (kardiogener Schock), ist die Nachlastsenkung nur von geringem Nutzen. Bei persistierend tiefen Blutdruckwerten (d.h. instabiler Schock) sollten diese Medikamente ebenfalls nicht eingesetzt werden und vorrangig Flüssigkeit zugeführt und Inotropika verabreicht werden. Eine Nachlastsenkung ist ebenfalls nur von geringem Nutzen in der Frühphase (hyperdyname Form) eines septischen Schocks, in der die Herzleistung schon erhöht ist und eine periphere Vasodilatation besteht.

EKG & Herzrhythmusstörungen

4.47
Was sind charakteristische Merkmale eines EKGs bei Frühgeborenen?

Bei termingeborenen Neugeborenen spiegelt das EKG die intrauterinen hämodynamischen Veränderungen wider, weshalb ein normales EKG postnatal Zeichen einer rechtsventrikulären Überlegenheit zeigt. Beim Frühgeborenen ist die Dominanz des rechten Ventrikels weniger ausgeprägt: die R-Zacke in den rechten Brustwandableitungen ist lediglich gering ausgeprägt und eine signifikante S-Zacke in den linken Brustwandableitungen kann sogar fehlen. Die elektrische Herzachse befindet sich häufig innerhalb des normalen Quadranten (0–90 Grad).

4.48
Wie verändert sich das EKG im Verlauf vom Säugling zum älteren Kind?

- **Geburt:** Das EKG bei Geburt zeigt eine Dominanz des rechten Ventrikels. Der QRS-Komplex besteht aus einer hohen R-Zacke in den rechten Brustwandableitungen (V1–V2), und einer S-Zacke in den linken Brustwandableitungen (V5–V6). Es besteht eine Abweichung der Herzachse nach rechts (90 bis 150 Grad).
- **Kleinkindesalter (2 bis 4 Jahre):** In diesem Alter findet eine Verschiebung der Herzachse vom Rechtstyp hin in den Bereich des normalen Quadranten statt, die R-Zacke verkleinert sich in den rechten Brustwandableitungen und die S-Zacke verschwindet in den linken Brustwandableitungen.
- **Schulalter:** In diesem Alter besteht ein annähernd dem Erwachsenenalter vergleichbares EKG mit einer kleinen R- und einer großen S-Zacke in den rechten Brustwandableitungen und einer innerhalb des normalen Quadranten liegenden elektrischen Herzachse.

4.49
Beschreiben Sie die EKG-Veränderung, welche bei Kalium- und Kalzimstörungen auftreten.

Siehe **Abbildung 4-5**.

4.50
Was ist das korrigierte QT-Intervall (QT_c-Intervall)?

Die QT-Zeit repräsentiert die gesamte intraventrikuläre Erregungsdauer, die von der Herzfrequenz abhängig ist. Die QT-Zeit wird zunächst als absolute QT-Zeit vom frühesten Punkt des QRS-Komplexes bis zum Ende der T-Welle gemessen. Von den zahlreichen Formeln, die zur Korrektur des Einflusses der Herzfrequenz auf die QT-Zeit (QT_c-Intervall) vorgeschlagen wurden, hat sich nur die Bazett-Formel durchgesetzt. Als Faustregel gilt, dass ein QT_c-Intervall > 0,44 s einer verlängerten QT-Zeit entspricht.

Bazett-Formel:

$$QT_c = \frac{QT-Zeit\ (in\ Sekunden)}{\sqrt{RR-Intervall\ (in\ Sekunden)}}$$

Al-Khatib SM, LaPointe NM, Kramer JM, Califf RM: What clinicians should know about the QT interval. JAMA 289:2120–2127, 2003.

4.51
Was sind Ursachen einer verlängerten QT-Zeit?

Angeborene Syndrome mit verlängerter QT-Zeit
- Hereditäre Form
- Genetische Defekte in spezifischen Kalium- und Natrium-Kanal-Genen
- Jervell-Lange-Nielsen-Syndrom (mit Innenohrschwerhörigkeit assoziiert)
- Romano-Ward-Syndrom
- Sporadische Form

Erworbene Syndrome mit verländerter QT-Zeit
- Medikamenten-induziert (inbesondere Antiarrythmika, Phenothiazide, trizyklische Antidepressiva)
- Metabolische/Elektrolyt-Veränderungen (Hypokalzämie, Hypokaliämie, Diäten mit sehr geringer Energie-Zufuhr)
- Erkrankungen des zentralen und autonomen Nervensystems (v. a. nach Schädel-Hirn-Trauma oder Schlaganfall)
- Herzerkrankungen (Myokarditis, koronare Herzerkrankung)

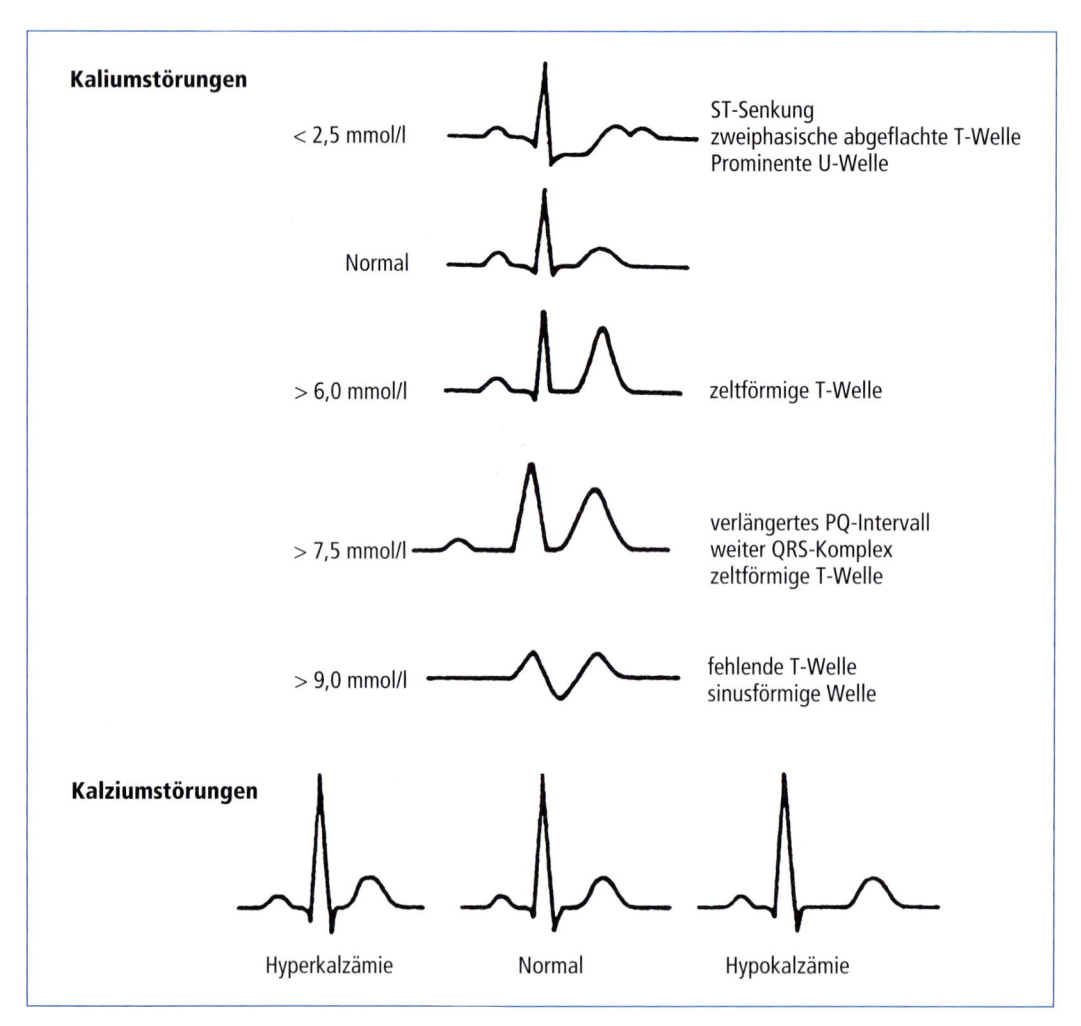

Abbildung 4-5: EKG-Veränderungen bei Kalium- und Kalziumstörungen. (Aus Park MK, Guntheroth WG: How to Read Pediatric ECGs, 3rd ed. St. Louis, Mosby, 1992, S. 106–107)

Das Wichtigste in Kürze: Elektrokardiogramm im Kindesalter

- Im Vergleich zu Erwachsenen besteht bei Neugeborenen und Säuglingen eine rechtsventrikuläre Überlegenheit.
- Supraventrikuläre Extrasystolen sind bei Kindern meist harmlos.
- Das QT-Intervall muss in Abhängigkeit von der Herzfrequenz korrigiert werden.
- Ein QTc-Intervall > 0,44 s (> 0,49 s bei Säuglingen bis 6 Monate) ist pathologisch.

4.52
Was sind die typischen EKG-Veränderungen bei komplettem AV-Block?

Beim AV-Block III° besteht eine vollständige AV-Dissoziation. In diesem Fall kann das Herz nur weiterschlagen, wenn sich ein neues Reizleitungszentrum (Ersatzzentrum) etabliert hat. Vorhöfe (P-Wellen) und Kammern (QRS-Komplexe) schlagen regelmäßig, aber unabhängig voneinander. Die Kammerfrequenz ist niedriger als die Vorhoffrequenz (s. **Abb. 4-6**).

Abbildung 4-6: AV-Block III°. Vorhöfe (Pfeile) schlagen unabhängig vom langsameren Kammerrhythmus. (Aus Zitelli BJ, Davis HW: Atlas of Pediatric Physical Diagnosis, 4th ed. St. Louis, Mosby, 2002, S. 144)

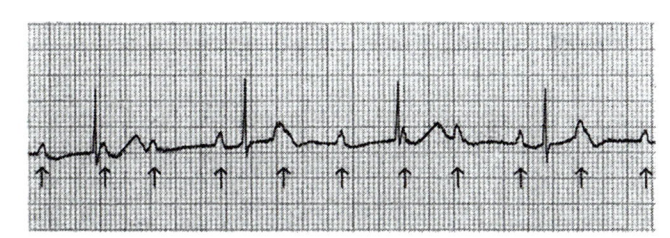

4.53
Welche Bedeutung haben supraventrikuläre Extrasystolen (SVES)?

Supraventrikuläre Extrasytolen sind meist harmlos, mit Ausnahme von Patienten mit elektrischem oder anatomischem Substrat einer supraventrikulären Tachykardie oder eines Vorhofflatterns.

4.54
Wie unterscheidet sich eine supraventrikuläre Tachykardie (SVT) von der physiologischen Sinustachykardie im Kindesalter?

SVTs sind typischerweise durch folgende Merkmale charakterisiert:

- Schlagartiges Einsetzen und wieder Beenden der Tachykardie anstatt schrittweise Veränderung der Herzfrequenz
- Dauerhafte Schlagfrequenz des Ventrikels >180/min
- Fixiertes oder beinahe fixiertes RR-Intervall im EKG
- Fehlende oder abnorm konfigurierte P-Welle
- Wenig Änderung der Herzfrequenz bei körperlicher Aktivität, Schreien oder Luftanhalten

4.55
Wann sind isolierte ventrikuläre Extrasystolen (VES) in der Regel harmlos bei einem ansonsten gesunden Schulkind?

- Strukturell normales Herz
- EKG-Zeiten, v.a. das QT_C-Intervall sind im Normbereich
- Keine Hinweise auf Myokarditis, Kardiomegalie oder ventrikulären Tumor
- Anamnestisch keine Hinweise auf Drogenabusus
- Serumelektrolyte und Glukose im Normbereich
- Anzahl der VES nimmt mit körperlicher Betätigung ab

4.56
Nennen Sie die häufigsten Ursachen einer supraventrikulären Tachykardie (SVT).

- Wolff-Parkinson-White-Syndrom (bedingt durch eine akzessorische Leitungsbahn = Kent-Bündel)
- AV-Knoten-Reentry-Tachykardie

4.57
In welchen Situationen können Rhythmusstörungen des Vorhofs (und supraventrikuläre Tachykardien) auftreten?

- Am anatomisch normalen Herzen: akzessorische Leitungsbahn oder AV-Knoten-Reentry
- Angeborene Herzfehler (prä- oder postoperativ): Ebstein-Anomalie, L-Transposition der großen Arterien mit VSD und Pulmonalstenose; postoperativ nach Mustard-, Senning-, Fontan-Eingriffen
- Hypertrophe Kardiomyopathie
- Dilatative Kardiomyopathie
- Medikamenten-induziert: Sympathomimetika (z.B. Erkältungsmedikamente, Theophyllin, Beta-Agonisten)
- Infektionen: Myokarditis oder Fieber
- Hyperthyreose

4.58
Was sind mögliche Ursachen eines breiten QRS-Komplexes?

- Ventrikuläre Extrasystolen
- Ventrikuläre Tachykardie

- Supraventrikuläre Extrasytolen bei akzessorischer Leitungsbahn
- Supraventrikuläre Tachykardie bei akzessorischer Leitungsbahn
- Intraventrikuläre Leitungsstörungen (Schenkelblöcke)
- Präexzitations-Syndrome (WPW-Syndrom)
- Elektrolytstörungen
- Myokarditis
- Kardiomyopathie
- Elektronisches ventrikuläres Schrittmachersystem

4.59
Welche allgemeinen Maßnahmen mit Vagusreiz können zur Behandlung einer paroxysmalen supraventrikulären Tachykardie (SVT) eingesetzt werden?

Säuglinge
- Auflagerung eines eisgekühlten nassen Waschlappens oder Eisbeutels über das Gesicht
- Sondieren oder Trinken kalter Flüssigkeit
- Einführen eines rektalen Fieberthermometers

Ältere Kinder und Jugendliche
- Obige Methoden
- Einseitige Karotismassage
- Valsalva-Pressversuch
- Bauchpresse
- Kopfstand

Meist sind das Valsalva-Manöver und die Karotis-Massage bei Kindern unter 4 Jahren nicht wirksam. Okulärer Druck wird nicht empfohlen, da es dabei zu retinalen Verletzungen kommen kann. Ein Vagus-Reiz führt zu einer Leitungsverzögerung im AV-Knoten und verlängert die Refraktärzeit des AV-Knotens, was zu einer Unterbrechung des Reentry-Mechanismus führt. Die Erfolgsrate dieser allgemeinen Maßnahmen liegt zwischen 30 bis 50 %.

Loeff M, et al: Wolff-Parkinson-White-Syndrom. Monatsschr Kinderheilkd 149:1204–1214, 2001

4.60
Was kann außer einer Vagus-Reizung noch zur akuten Behandlung einer supraventrikulären Tachykardie eingesetzt werden?

Bei instabilen Kreislaufverhältnissen sollte nach entsprechender Analgosedierung eine transthorakale **elektrische Kardioversion** durchgeführt werden. Medikamentös wird zur akuten Terminierung einer paroxysmalen supraventrikulären Tachykardie **Adenosin** eingesetzt. Die Dosis beträgt hierbei initial 0,05 bis 0,10 mg/kg als Bolus über eine herznahe Vene. Die Dosis kann hierbei schrittweise um jeweils 0,05 bis 0,10 mg/kg bis auf 0,3 mg/kg erhöht werden. Bei Injektion in Venen der unteren Extremität und in Kopfvenen beim Säugling muss ggf. höher dosiert werden. Adenosin verlängert kurzzeitig die Überleitung über den AV-Knoten, womit eine SVT in über 90 % der Fälle erfolgreich beendet werden kann. Die Vorteile der Substanz liegen in ihrer kurzen Halbwertszeit (< 2 s) und den geringen Nebenwirkungen. Patienten mit einem Asthma bronchiale bzw. irritablem Bronchialsystem, Sinusknotendysfunktion und mit Zustand nach orthotoper Herztransplantation sollten nur bei entsprechender intensivmedizinischer Überwachung Adenosin erhalten. Falls Adenosin unwirksam ist, können Verapamil oder Propafenon eingesetzt werden. Unter parenteraler Applikation von Verapamil wurde jedoch gerade bei Säuglingen und jungen Kindern kardiale Dekompensationen sowie eine Verkürzung der Refraktärzeit der akzessorischen Leitungsbahn mit der Folge eines Kammerflimmerns beschrieben. Verapamil ist aus diesen Gründen im Säuglingsalter bei der Behandlung von SVT kontraindiziert. Bei Schulkindern ist die Substanz sicher und erfolgreich einsetzbar.

Etheridge SP, Judd VE: Supraventricular tachycardia in infancy: Evaluation, management and follow-up. Arch Pediatr Adolesc Med 153:267–271, 1999.

Loeff M, et al: Wolff-Parkinson-White-Syndrom. Monatsschr Kinderheilkd 149:1204–1214, 2001.

4.61
Welche Kinder sind Kandidaten für eine Katheterablation zur Therapie einer supraventrikulären Tachykardie?

Neben der medikamentösen Therapie tachykarder Rhythmusstörungen aufgrund von akzessorischen Leitungsbahnen stellt heutzutage auch im Kindesalter die Hochfrequenzstromkatheterablation (HFKA) als kurativer Therapieansatz die Therapieoption der Wahl dar.

Die Indikationen für dieses Verfahren sind hierbei:

- lebensbedrohliche Ereignisse, d. h. Tachykardie-assoziierte Synkopen oder Zustand nach Reanimationen
- medikamentös therapierefraktäre Tachykardien, die auch durch ein oder mehrere Antiarrhythmika nicht zu kontrollieren sind
- bedeutsame Nebenwirkungen einer antiarrhythmischen Therapie
- deutliche Einschränkung der Ventrikelfunktion aufgrund permanenter Tachykardien, d. h. Ausbildung einer Tachykardiomyopathie
- ggf. geplante kardiochirurgische Intervention, deren Risiko durch vorzeitige Beseitigung der tachykarden Rhythmusstörung minimiert werden kann.

Meist wird die HFKA bei Patienten nach erfolglosem medikamentösen Therapieversuch durchgeführt, sie kann jedoch bei älteren Patienten mit niedrigem Risiko für eine HFKA auch als primäre Therapieoption in Erwägung gezogen werden. In entsprechend spezialisierten Zentren ist die HFKA in mehr als 90 bis 95 % der Fälle erfolgreich. Die Rezidivrate nach primär erfolgreicher Ablation liegt bei etwa 5 bis 10 %. Hierbei treten Rezidive häufig innerhalb der ersten 3 Monate nach der Ablation auf. Mit schwer wiegenden Komplikationen ist nach einer HFKA in < 2 % der Fälle zu rechnen.

Loeff M, et al: Wolff-Parkinson-White-Syndrom. Monatsschr Kinderheilkd 149:1204–1214, 2001.

4.62
Wie kann die Diagnose eines Wolff-Parkinson-White-Syndrom (WPW) anhand des EKG gestellt werden?

Die häufigste Ursache supraventrikulärer Tachykardien im Kindesalter ist das Vorhandensein einer akzessorischen Leitungsbahn, die zu einer vorzeitigen Depolarisation des Ventrikels (Präexzitation) führt. Bei der häufigen orthodromen Form (90 %) wird nach verzögerter antegrader Leitung durch den AV-Knoten die Erregung retrograd über die akzessorische Bahn geleitet. Bei der selteneren Form der antidromen Tachykardie (10 %) wird die akzessorische Bahn antegrad schnell und der AV-Knoten retrograd verzögert durchlaufen. Beim klassischen WPW-Syndrom ist im Intervall die PQ-Zeit verkürzt und eine Delta-Welle ist als Zeichen der Präexzitation zu sehen, was bei Säuglingen und kleinen Kindern mit schneller Herzfrequenz nicht immer leicht zu erkennen ist. Der QRS-Komplex selbst ist schenkelblockartig verbreitert. Weitere Hinweise auf ein WPW-Syndrom sind:

- PR-Intervall < 100 ms
- QRS-Dauer > 80 ms
- Keine Q-Wellen in den linken Brustwandableitungen sichtbar
- Abweichung der elektrischen Herzachse nach links

Perry JC, Giuffre RM, Garson A, Jr.: Clues to the electrocardiographic diagnosis of subtle Wolff-Parkinson-White syndrome in children. J Pediatr 117:871–875, 1990.

Infektionen & Entzündungen

4.63
Wie viele Blutkulturen sollten abgenommen werden, um eine subakute bakterielle Endokarditis auszuschließen?

Am ersten Tag sollten **mindestens drei** getrennte Blutkulturen abgenommen werden. Zusätzlich können unterschiedliche Abnahmestellen die Wahrscheinlichkeit einer Kontamination des auslösenden Erregers vermindern. Bei nur gering ausgeprägter Bakteriämie kann durch größere Blutvolumina (≥ 3 ml) die Wahrscheinlichkeit eines positiven Befundes gesteigert werden. Da die Bakteriämie bei infektiöser Endokarditis in der Regel kontinuierlich ist, ist es nicht notwendig, die Kulturen zu einem bestimmten Zeitpunkt des Fieberzyklus abzunehmen. Da eine bakterielle Endokarditis selten von Anaerobiern ausgelöst wird, sollte vor allem die aerobe Kulturflasche gefüllt werden.

Ferrieri P, et al: Unique features of infective endocarditis in childhood. Pediatrics 109:931–943, 2002.

4.64
Wie ist es möglich, dass korrekt abgenommene Blutkulturen bei klinischem Verdacht auf eine bakterielle Endokarditis negativ ausfallen?

- Antibiotische Vorbehandlung
- Nur das rechte Herz ist von der bakteriellen Endokarditis betroffen
- Nicht-bakterielle Infektionen: Pilze (z. B. Aspergillus, Candida) oder unübliche Erreger (z. B. Rickettsien, Chlamydien)
- Unübliche bakterielle Erreger: langsam-wachsende Organismen oder Anaerobier
- Murale oder nicht-valvuläre Infektion (d. h. mit geringerer Wahrscheinlichkeit einer hämatogenen Aussaat)
- Nicht-bakterielle thrombotische Endokarditis (steriler Thrombozyten-Fibrin-Thrombus nach endokardialer Verletzung)
- Falsche Diagnose

Starke JR: Infectious endocarditis. Aus Feigin RD, Cherry JD, Demmler GJ, Kaplan S (Hrsg): Textbook of Pediatric Infectious Diseases, 5th ed. Philadelphia, W. B. Saunders, 2004, S. 362.

4.65
Welche strukturellen Veränderungen des Herzens sind mit einem erhöhten Risiko einer bakteriellen Endokarditis assoziiert?

- Zyanotische Herzfehler mit oder ohne chirurgischen Shuntverbindungen (z. B. Fallot-Tetralogie mit Blalock-Taussig-Shunt)
- AV-Klappen-Insuffizienzen (z. B. Mitralinsuffizienz)
- Semilunarklappen-Erkrankungen (z. B. Aortenstenose)
- Künstliche Herzklappen
- Links-Rechts-Shunts (z. B. VSD, PDA)
- Aortenisthmusstenose

4.66
Wie zuverlässig ist die Echokardiographie zur Diagnose einer bakteriellen Endokarditis?

Mit Hilfe der Echokardiographie können gelegentlich Vegetationen an den Klappen gefunden werden, die entweder an der Wand des Myokards oder an einem Teil der Klappe selbst angeheftet sind. Obwohl der echokardiographische Informationsgewinn in der Regel gering ist, kann die Wahrscheinlichkeit eines positiven Befundes unter bestimmten Bedingungen erhöht sein (z. B. Vorhandensein eines Katheters, Frühgeburt, Immunsuppression und Nachweis peripherer Embolien). Die Diagnose einer bakteriellen Endokarditis wird durch die klinische Präsentation in Zusammenhang mit labortechnischen Resultaten gestellt und ist keine «echokardiographische» Diagnose. Eine unauffällige Echokardiographie schließt eine bakterielle Endokarditis nicht aus.

4.67
Worin besteht der Unterschied zwischen Osler-Knötchen und Janeway-Läsionen?

Bei bakterieller Endokarditis können beide Arten von Läsionen vorhanden sein, wobei das Vorhandensein von Schmerz in der Differenzierung eine Schlüsselrolle spielt. **Osler-Knötchen** sind schmerzhafte, weiche rötliche Knötchen und werden vor allem an den Fingern und Zehen gefunden. **Janeway-Läsionen** sind schmerzlose, harte hämorrhagische Knötchen, die vor allem an den Handinnenflächen und den Fußsohlen (insbesondere am Thenar und Hypothenar) auftreten. Beide Läsionen sind nur selten bei Kindern mit Endokarditis vorhanden.

Farrior JB, Silverman ME: A consideration of the differences between a Janeway's lesion and an Osler's node in infectious endocarditis. Chest 20:239–243, 1976.

4.68
Bei welcher klinischen Symptomatik sollte eine Myokarditis in Betracht werden?

Die Symptome einer Myokarditis können sehr variabel sein und reichen von einer subklinischen (Mehrzahl der Fälle) bis zu einer rapid progressiver Herzinsuffizienz mit tödlichem Ausgang (selten). An eine Myokarditis sollte bei jedem Patienten gedacht werden, der eine unerklärte Herzinsuffizienz entwickelt. Klinische Zeichen beinhalten eine unabhängig vom Fieber bestehende Tachykardie, Tachypnoe, normoaktives Präkordium, abgeschwächte Herztöne, Hepatomegalie und ein Galopp-Rhythmus ohne Herzgeräusch.

4.69
Was sind mögliche Ursachen einer Myokarditis im Kindesalter?

Infektionen
- Bakterien: Diphtherie
- Viren: Coxsackie B (häufigste Ursache), Coxsackie A, HIV, Echoviren, Röteln
- Mykoplasmen
- Rickettsien: Typhus
- Pilze: Aktinomykose, Coccidioidomykose, Histoplasmose
- Protozoen: Trypanosomiasis (Chagas-Krankheit), Toxoplasmose

Entzündungen
- Kawasaki-Syndrom
- Systemischer Lupus erythematodes
- Rheumatoide Arthritis

Chemische/physikalische Substanzen
- Radiotherapie
- Medikamente: Doxorubicin

- Toxine: Blei
- Bisse durch Tiere: Skorpione, Schlangen

4.70
Wann sollten einem Kind mit Myokarditis Steroide verabreicht werden?

Der Einsatz von Steroiden bei Patienten mit Myokarditis wird kontrovers diskutiert. Manche Experten sind skeptisch, da durch Steroide eine Hemmung der Interferon-Synthese und somit eine Zunahme der Virusreplikation möglich ist. Falls der entzündliche Prozess jedoch sekundär im Rahmen einer rheumatischen Erkrankung auftritt, kann der Einsatz von Steroiden in Betracht gezogen werden.

4.71
Ein Kind entwickelt nach einem Aufenthalt in Südamerika eine einseitige Augen-Schwellung und eine neu aufgetretene akute Herzinsuffizienz. Was ist die wahrscheinlichste Diagnose?

Am wahrscheinlichsten ist eine akute Myokarditis im Rahmen der **Chagas-Krankheit** (amerikanische Trypanosomiasis). Das so genannte Romaña-Zeichen (einseitiges, schmerzloses, bläuliches Lidödem, häufig in Verbindung mit einer Konjunktivitis) findet sich bei 25 bis 30 % der Patienten in den Endemiegebieten im frühen Stadium der Chagas-Krankheit. Die Schwellung tritt in der Nähe der Bisswunde des parasitären Vektors, einer Wanzenart, auf. Die Chagas-Krankheit, eine Protozoen-Infektion, ist die häufigste Ursache einer akuten oder chronischen Myokarditis in Mexiko, Zentral- und Südamerika.

4.72
Was sind die typischen klinischen Befunde und Symptome bei Perikarditis?

- **Symptome:** Brustschmerzen, Fieber, Husten, Palpitationen, Irritabilität, Bauchschmerzen
- **klinische Zeichen:** (schabendes) Reibegeräusch, Blässe, Pulsus paradoxus, abgeschwächte Herztöne, hervortretende Halsvenen, Hepatomegalie

4.73
In welcher Körperposition fühlen sich Patienten mit Perikarditis am wohlsten?

Der typische Patient mit Perikarditis sitzt am liebsten aufrecht und nach vorne gelehnt.

4.74
Was ist ein Kawasaki-Syndrom?

Beim Kawasaki-Syndrom handelt es sich um eine Multisystemerkrankung, die durch eine Vaskulitis der kleinen und mittelgroßen Blutgefäße charakterisiert ist. Unbehandelt kann sie zur Ausbildung von Koronararterienaneurysmen mit der Gefahr eines Myokardinfarkts führen.

4.75
Welche sind die diagnostischen Hauptkriterien des Kawasaki-Syndroms?

Im Englischen kann das Akronym **My HEART** als Gedächtnisstütze hilfreich sein:

- **M** = «**M**ucosal changes»: Intensive Rötung der oropharyngealen Schleimhaut (Enanthem) und trockene, aufgesprungene und hochrote Lippen, Erdbeerzunge
- **H** = «**H**and and extremity changes»: Palmar- und Plantarerythem, oft begleitet von schmerzhaften, teilweise ausgeprägten ödematösen Schwellungen im Bereich von Hand- und Fußrücken; ab 2. bis 3. Krankheitswoche Hautschuppung an Händen und Füssen
- **E** = «**E**ye changes»: Bilaterale, nicht eitrige Konjunktivitis
- **A** = «**A**denopathie»: Akute, wenig schmerzhafte zervikale Lymphadenopathie, oft einseitig im vorderen Halsdreieck
- **R** = «**R**ash» Polymorphes, meist nicht juckendes, stammbetontes Exanthem; tritt innerhalb von 5 Tagen nach Fieberbeginn auf
- **T** = «**T**emperature elevation»: Fieber, häufig bis 40 °C oder darüber, welches ≥ 5 Tage persistiert, antibiotikaresistent

4.76
Wie viele der Hauptkriterien müssen für die Diagnose eines Kawasaki-Syndroms vorhanden sein?

Die klassische Diagnose erfordert Fieber plus vier der fünf Hauptkriterien sowie den Ausschluss anderer Erkrankungen mit ähnlichen Symptomen. Es wird jedoch über eine zunehmende Anzahl Fälle mit inkomplettem (atypischem) Kawasaki-Syndrom berichtet (20 bis 60 % aller Fälle). Da das Kawasaki-Syndrom das akute rheumatische Fieber als führende Ursache der indentifizierbaren erworbenen Herzerkrankungen im Kindesalter abgelöst hat, ist eine besondere Aufmerksamkeit bezüglich dieses Krankheitsbildes von Nöten.

Burns JC, Glode MP: Kawasaki syndrome. Lancet 364:533–544, 2004.
Coucil on Cardiovascular Disease in the Young, American Heart Association: Diagnostic guidelines for Kawasaki disease. Circulation 103:335–336, 2001.

4.77
Was ist ein inkomplettes Kawasaki-Syndrom?

Kinder, die nicht alle Kriterien eines klassischen Kawasaki-Syndroms erfüllen, werden als so genanntes inkomplettes Kawasaki-Syndrom diagnostiziert. Dieses tritt häufiger bei Kindern unter 1 Jahr auf und ist in dieser Altersgruppe wegen des erhöhten Risikos für die Entwicklung von Koronararterienaneurysmen besonders problematisch. Da die Labordiagnostik die gleichen auffälligen Resultate zeigt wie beim kompletten Kawasaki-Syndrom, kommt der korrekten Interpretation der Laborbefunde eine besondere Bedeutung zu. Wichtig ist auch die echokardiographische Untersuchung, die schon vor der Entwicklung von Koronararterienaneurysmen eine erhöhte Echogenität der Gefäßwand oder Ektasien zeigen kann. Bei Fieber unklarer Ursache sollte besonders beim kleinen Kind frühzeitig an die Differenzialdiagnose Kawasaki-Syndrom gedacht und neben den Laboruntersuchungen auch eine Echokardiographie durchgeführt werden. An ein inkomplettes Kawasaki-Syndrom sollte gedacht werden, wenn ein über 5 Tage anhaltendes Fieber von 2 oder 3 der anderen Hauptkriterien begleitet wird und deutlich erhöhte Entzündungsparameter gefunden werden.

4.78
In welchem Alter tritt das Kawasaki-Syndrom typischerweise auf?

Die meisten Patienten sind zwischen 1 und 8 Jahren alt. Es können jedoch auch Säuglinge oder Jugendliche betroffen sein. Beide dieser Gruppen scheinen einem erhöhten Risiko ausgesetzt zu sein, koronare Veränderungen zu entwickeln. Die Diagnose wird insbesondere bei Säuglingen häufig erst spät gestellt, da klinische Zeichen und Symptome der Krankheit atypisch oder nur sehr schwach ausgeprägt vorhanden sind.

Genizi J, Miron D, Spiegel R, et al: Kawasaki disease in very young infants: High prevalence of atypical presentation and coronary arteritis. Clin Pediatr 42:263–267, 2003.

4.79
Was ist der Stellenwert der Labordiagnostik beim Kawasaki-Syndrom?

Obwohl es keine beweisenden Laboruntersuchungen gibt, ist sie wichtig, insbesondere bei der Bestätigung oder Verwerfung der Verdachtsdiagnose eines inkompletten Kawasaki-Syndroms. So ist es z. B. nach der klinischen Erfahrung extrem unwahrscheinlich, dass bei einem Kawasaki-Syndrom am Tag 7 die Thrombozytenzahl normal ist und BSG und CRP nicht erhöht sind (s. **Tab. 4-6**).

4.80
Was ist die Ursache des Kawasaki-Syndroms?

Die Ursache des Kawasaki-Syndroms ist unbekannt. Viele Argumente sprechen für eine infektiöse Ätiologie: Kinder unter 3 Monate erkranken sehr selten, nach der Infektionshypothese bedingt durch den Schutz mütterlicher Antikörper. Die saisonal abhängige Inzidenz und das – wenn auch seltene Auftreten von Epidemien – unterstützen diese Theorie. Zusätzlich teilt das Kawasaki-Syndrom viele klinische Eigenschaften mit bekannten Infektionskrankheiten. Neben toxischen Substanzen (z. B. Quecksilber, Blei) wurde eine Vielzahl von Erregern als Ursache diskutiert, ein signifikanter Keimnachweis konnte bisher nicht geführt werden. Nach dem derzeitigen Stand des Wissens führen wahrscheinlich verschiedene infektiöse Ursachen auf einer genetischen Grundlage zu der Erkrankung.

Danneker G: Kawasaki-Syndrom. Monatsschr Kinderheilkd 154:872–879, 2006.
Meissner HC, Leung DY: Kawasaki syndrome: Where are the answers? Pediatrics 112:672–676, 2003.

Tabelle 4-6: Beim Kawasaki-Syndrom auffällige Laborparameter

Parameter	Bemerkungen
Leukozyten	ausgeprägte Leukozytose mit Neutrophilie und Linksverschiebung
BSG und CRP	fast immer stark erhöht
Hämoglobin	Anämie zunehmend bei längerer Krankheitsdauer
Thrombozyten	stark erhöht, oft ab der 2. bis 3. Krankheitswoche
Transaminasen, γ-GT und Bilirubin	häufig gering erhöht als Ausdruck der Leberbeteiligung (selten Ikterus)
Albumin	erniedrigt, ausgeprägter bei langer und schwerer Erkrankung
Natrium	erniedrigt, evtl. auch als Ausdruck einer inadäquaten ADH-Sekretion
Plasmalipide	Cholesterol und HDL in akuter Phase deutlich erniedrigt
Urin	sterile Leukozyturie
Liquor	mononukleäre Pleozytose bei etwa 30 bis 50 %, oft ohne Eiweißerhöhung
Gelenkpunktat	steril; Leukozyten > 100 000/ml

Nach Danneker G: Kawasaki-Syndrom. Monatsschr Kinderheilkd 154: 872–879, 2006.

> **Das Wichtigste in Kürze: Diagnostische Kriterien des Kawasaki-Syndroms**
>
> - Fieber, häufig bis 40 °C, welches ≥5 Tage persistiert, antibiotikaresistent
> - Intensive Rötung der oropharyngealen Schleimhaut (Enanthem) und trockene, aufgesprungene und hochrote Lippen, Erdbeerzunge
> - Bilaterale, nicht eitrige Konjunktivitis
> - Polymorphes, meist nicht juckendes, stammbetontes Exanthem; tritt innerhalb von 5 Tagen nach Fieberbeginn auf
> - Palmar- und Plantarerythem, oft begleitet von schmerzhaften, teilweise ausgeprägten ödematösen Schwellungen im Bereich von Hand- und Fußrücken; ab 2. bis 3. Krankheitswoche Hautschuppung an Händen und Füssen
> - Akute, wenig schmerzhafte zervikale Lymphadenopathie, oft einseitig im vorderen Halsdreieck
> - Ausschluss anderer Erkrankungen mit ähnlichen Symptomen

4.81
Warum sollte allen Kindern mit Kawasaki-Syndrom intravenöse Immunglobuline (IVIG) verabreicht werden?

Intravenöse Immunglobuline reduzieren nachweislich die Inzidenz von koronaren Veränderungen bei Patienten mit Kawasaki-Syndrom. Zusätzlich kommt es nach Beginn einer Behandlung zu einer schnelleren Normalisierung des Fiebers und der Entzündungsparameter. Der Wirkungsmechanismus ist unklar, die Modulation von Zytokinen und die Komplementbindung scheinen wichtig zu sein. Die Einzelgabe von IVIG in einer Dosierung von 2 g/kg (über 12 Stunden) ist Standardtherapie. Sie ist nach Metaanalysen der fraktionierten Gabe deutlich überlegen. Die Behandlung sollte innerhalb der ersten 10 Tage, wenn möglich sogar innerhalb der ersten 7 Tage durchgeführt werden. Eine noch frühere Gabe (Tag 4 oder vorher) scheint die Inzidenz der Koronararterienaneurysmen nicht weiter zu reduzieren, macht aber häufiger eine erneute IVIG-Therapie notwendig. Auch bei rechtzeitiger IVIG-Therapie treten bei etwa 5 % der Erkrankten Koronararterienerweiterungen auf, deren spontane Rückbildungsrate hoch ist. Es bleiben aber bei 1 % der Patienten Aneurysmen zurück. Die Patienten, die diese trotz rechtzeitiger IVIG-Therapie erleiden, sind durch initiale CRP-Werte > 10 mg/dl, einer LDH > 590 U/ml, einem Hb-Wert < 10 g/dl und durch einen Anstieg der Leukozyten, der Neutrophilen und des CRP nach IVIG-Therapie gekennzeichnet. Eine frühe zusätzliche Therapie sollte für sie in Betracht gezogen werden. Sollte die Diagnose nicht innerhalb der ersten 10 Tage gestellt worden sein, ist auch die spätere Gabe von IVIG sinnvoll, insbesondere wenn noch Krankheitsaktivität vorhanden ist oder Koronararterienaneurysmen nachgewiesen wurden. Obwohl die Kosten-Nutzen-Effektivität hinsichtlich des Einsatzes der IVIG-Therapie nicht unumstritten ist, sollte jedes Kind mit der Diagnose Kawasaki-Syndrom dieser Behandlung zugeführt werden, insbesondere, da bislang keine zuverlässigen Parameter mit Vorhersagewert in Bezug auf die Entwicklung von Koronararterienaneurysmen identifiziert werden konnten.

Fukunishi M, Kikkawa M, Hamana K, et al: Prediction of non-responsiveness to intravenous high-dose gamma-globulin therapy in patients with Kawasaki disease at onset. J Pediatr 137: 172–176, 2000.

Mori M, Imagawa T, Yasui K, et al: Predictors of coronary artery lesions after intravenous gamma-globulin treatment in Kawasaki disease. J Pediatr 137: 177–180, 2000.

Danneker G: Kawasaki-Syndrom. Monatsschr Kinderheilkd 154:872–879, 2006.

4.82
Ist Aspirin bei Kindern mit Kawasaki-Syndrom von Nutzen?

ASS (Aspirin) war das erste Medikament, das beim Kawasaki-Syndrom eingesetzt wurde. In der akuten Phase ist es effektiv zur Fiebersenkung und wird in Kombination mit IVIG eingesetzt, kann aber die Entstehung von Koronararterienaneurysmen nicht verhindern. Die Dosierung in der akuten Phase wird kontrovers diskutiert: 30 bis 50 mg/kg/Tag (Japan) gegenüber 80 bis 100 mg/kg/Tag jeweils in 4 Dosen. Bislang konnte kein signifikanter Vorteil der höheren ASS-Dosierung in Bezug auf die Prävention von koronaren Veränderungen gefunden werden. Die hochdosierte ASS-Therapie verkürzt die Fieberdauer signifikant, hat aber vermehrt Nebenwirkungen. 48 bis 72 h nach der

Entfieberung wird mit einer Dosierung von 3 bis 5 mg/kg/Tag (1 Dosis/Tag) weiterbehandelt, bei fehlenden Koronararterienveränderungen wird diese Therapie nach 6 bis 8 Wochen beendet. Falls echokardiographisch koronare Veränderungen nachweisbar sind, wird die Therapie bis auf unbestimmte Zeit fortgesetzt.

4.83
Wann sind Kortikosteroide in der Behandlung des Kawasaki-Syndroms indiziert?

Der Nutzen in der Initialphase des Kawasaki-Syndroms ist nicht gesichert und sollte bis zum Vorliegen weiterer Daten Patienten mit IVIG-resistenten Krankheitsverläufen vorbehalten sein.

4.84
Wie viel Prozent aller unbehandelten Kinder mit Kawasaki-Syndrom entwickelt Koronararterienaneurysmen oder Ektasien?

15 bis 25 % der Erkrankten.

4.85
Welche Faktoren sind eindeutig mit der Entwicklung von Koronaraneurysmen bei Patienten mit Kawasaki-Syndrom assoziiert?

- Dauer des Fiebers > 16 Tage
- Erneutes Auftreten von Fieber nach einer afebrilen Periode von 48 Stunden
- Herzrhythmusstörungen (dazu zählt nicht ein AV-Block I°)
- Kardiomegalie
- Männliches Geschlecht
- Alter < 1 Jahr

Pharmakologie

4.86
Wie zuverlässig ist die Bestimmung des Digoxin-Spiegels?

Die Bestimmung des Digoxin-Spiegels ist bei Kindern nicht aussagekräftig, da in deren Blut endogene digoxin-ähnliche immunoreaktive Substanzen vorhanden sind, die zu einer Kreuzreaktion mit den Antikörpern des Immunoassays für Digoxin führen können. Außerdem findet sich bei Kindern im Myokard ein deutlich höherer Digoxin-Spiegel als im Plasma. In bestimmten Situationen kann bei älteren Kindern und Jugendlichen jedoch die Bestimmung des Digoxin-Spiegels von Nutzen sein (v. a. bei Vorliegen von Herzrhythmusstörungen).

4.87
Wie lang dauert es, bis bei oral verabreichtem Digoxin eine Wirkung eintritt?

Digoxin erreicht 1 bis 2 Std. nach oraler Gabe seinen höchsten Plasmaspiegel, der größte hämodynamische Effekt ist jedoch erst ab 6 Std. nach der Verabreichung zu erwarten (gegenüber 2 bis 3 Std. bei intravenöser Gabe von Digoxin).

4.88
Einem Kind mit WPW-Syndrom und supraventrikulärer Tachykardie wird Digoxin gegeben. Was ist falsch daran?

In der Behandlung einer supraventrikulären Tachykardie im Rahmen eines WPW-Syndroms birgt Digoxin die Gefahr in sich, maligne Herzrhymthmusstörungen (z. B. Kammerflimmern) zu verursachen, indem die Leitungsgeschwindigkeit im akzessorischen Bündel erhöht und im AV-Knoten verringert wird. Aus diesem Grund wird zur akuten Terminierung einer paroxysmalen supraventrikulären Tachykardie medikamentös Adenosin als Mittel der Wahl eingesetzt. Die Dosis beträgt hierbei initial 0,05 bis 0,10 mg/kg als schnelle Injektion über eine herznahe Vene und kann schrittweise bis auf 0,3 mg/kg erhöht werden.

Loeff M, Reithmann C, Hoffmann E, et al: Wolff-Parkinson-White-Syndrom. Medikamentöse und interventionelle Therapiestrategien. Monatsschr Kinderheilkd 149:1204–1214, 2001.

4.89
Was sind die Indikationen von Prostaglandin E_1 (PGE_1) beim Neugeborenen?

PGE_1 (Alprostadil) ist indiziert, um den Ductus arteriosus bei Neugeborenen mit angeborenem Herzfehler temporär offen zu halten, bis ein korrigierender oder palliativer chirurgischer Eingriff durchgeführt werden kann. Solche angeborenen Herzfehler umfassen diejenigen mit unzureichendem pulmonalem Blutfluss (z. B. Pulmonalatresie mit intaktem Ventrikelseptum, Trikuspidalatresie mit intaktem Ventrikelseptum, kritische Pulmonalstenose); mit reduziertem Blutfluss im systemischen Kreislauf (z. B. kritische Aortenisthmusstenose, unterbrochener Aortenbogen, hypoplastisches Linksherz-Syndrom) und diejenigen mit mangelnder Arterialisierung des Blutes (z. B. Transposition der großen Arterien).

4.90
Was sind die Hauptnebenwirkungen von Prostaglandin E_1?

Apnoe, Fieber, Hautrötung, Krampfanfälle, arterielle Hypotension und Bradykardie/Tachykardie.

4.91
Was sind potenzielle Nebenwirkungen einer Indometacin-Therapie beim Neugeborenen?

- milde, aber in der Regel transiente Einschränkung der Nierenfunktion
- Hyponatriämie
- Hypoglykämie
- Beeinträchtigung der Plättchenfunktion mit Verlängerung der Blutungszeit
- okkulter Blutverlust über den Gastrointestinaltrakt
- spontane Perforation des Darmes

4.92
Wie unterscheiden sich alpha- und beta-adrenerge sowie dopaminerge Rezeptoren?

- **alpha-adrenerge Rezeptoren:** Vorkommen in glatter Muskulatur, eine Erregung führt zur Vasokonstriktion.
- **beta1-adrenerge Rezeptoren:** Vorkommen in der Herzmuskulatur, eine Erregung verursacht eine positive Wirkung auf die Inotropie (Kontrakilitätssteigerung), Chronotropie (Erhöhung der Herzfrequenz) und die Dromotropie (Erhöhung der Leitungsgeschwindigkeit).
- **beta2-adrenerge Rezeptoren:** Vorkommen in glatter Muskulatur, eine Erregung führt zur Vasodilatation.
- **dopaminerge Rezeptoren:** Vorkommen in renalen und mesenterialen Zellen der glatten Muskulatur, eine Erregung führt zur Vasodilatation.

4.93
Wie unterscheidet sich die relative Wirksamkeit der Katecholamine an den verschiedenen Rezeptoren?

Siehe **Tabelle 4-7**.

Tabelle 4-7

| Medikament | Rezeptor-Typen | | | |
	alpha	beta$_1$	beta$_2$	dopaminerg
Adrenalin	+++	+++	+++	0
Noradrenalin	+++	+++	+	0
Isoprenalin	0	+++	+++	0
Dopamin*	0 bis +++ (dosis-abhängig)	++ bis +++ (dosis-abhängig)	++	+++
Dobutamin	0 bis +	+++	+	0

Medikamenten-Wirkung: 0 = keine, + = gering, ++ = mittel, +++ = stark

* Für Dopamin überwiegt bei geringen Dosen (2 bis 5 µg/kg/min) der Effekt an dopaminergen Rezeptoren. Bei höheren Dosen (5 bis 20 µg/kg/min) kommt es vermehrt auch zu alpha- und beta-adrenergen Effekten. In sehr hohen Konzentrationen (> 20 µg/kg/min) erregt Dopamin in ausgeprägtem Maße alpha-Rezeptoren, was eine verminderte renale und mesenteriale Durchblutung zur Folge hat. Dobutamin ruft am Herzen vermehrt einen inotropen Effekt hervor, die Wirkung auf die Chronotropie ist dagegen geringer ausgeprägt.

4.94
Wie können Notfall-Infusionen zur Herz-Kreislauf-Unterstützung am einfachsten hergestellt werden?

Siehe **Tabelle 4-8**.

Tabelle 4-8

Katecholamin	Mischung	Dosis
Adrenalin Noradrenalin Isoprenalin	0,6 mg × Körpergewicht (in kg), verdünnt auf 100 ml Gesamtlösung	1 ml/h entspricht 0,1 µg/kg/min
Dopamin Dobutamin	6 mg × Körpergewicht (in kg), verdünnt auf 100 ml Gesamtlösung	1 ml/h entspricht 1 µg/kg/min

Klinische Untersuchung

4.95
Was verursacht den 1. Herzton?

Der 1. Herzton wird durch den Schluss der Mitral- und Trikuspidalklappe erzeugt.

4.96
Was verursacht den 2. Herzton?

Der 2. Herzton entsteht beim Schluss von der Aorten- und Pulmonalklappe.

4.97
In welchen Situationen kann ein pathologischer 2. Herzton (S_2) auskultiert werden?

Weit gespaltener 2. Herzton
- Verlängerte rechtsventrikuläre Auswurfszeit
- Volumenbelastung des rechten Ventrikels: Vorhofseptumdefekt, partielle Lungenvenenfehlmündung
- Verzögerte rechtsventrikuläre Überleitung: Rechtsschenkelblock

Einzelner S_2
- Vorliegen einer einzelnen Semilunarklappe: Aorten- oder Pulmonalklappenatresie, Truncus arteriosus communis
- P2 (Pulmonalklappenschlusston) nicht hörbar: Fallot-Tetralogie, Transposition der großen Arterien
- A2 (Aortenklappenschlusston) verspätet: schwere Aortenstenose
- Kann beim Neugeborenen normal sein

Paradox gespaltener S_2
(erst Pulmonal-, dann Aortensegment)
- Schwere Aortenstenose
- Linksschenkelblock

Lauter P2
- Pulmonale Hypertension (Drucksteigerung im Pulmonalkreislauf)

4.98
In welchen Fällen können der 3. und 4. Herzton bei einer kardiologischen Untersuchung im Kindesalter als normal angesehen werden?

Das Auftreten eines lauten 3. oder 4. Herztones (früh bzw. spät in der Diastole) ist als pathologisch zu bewerten. Diese zusätzlichen Herztöne finden sich bei Zuständen mit Dilatation oder eingeschränkter Dehnbarkeit der Ventrikel, im Zusammenhang mit einer Tachykardie spricht man dann von einem Galopprhythmus.

4.99
Durch welche Manöver kann im Rahmen der klinischen Untersuchung die Wahrscheinlichkeit erhöht werden, einen Mitralklappenprolaps (MKP) zu auskultatorisch zu erfassen?

Beim MKP handelt es sich um eine abnorme Vorwölbung eines oder beider Mitralsegel nach linksatrial in der Ventrikelsystole mit oder ohne Mitralinsuffizienz. Der typische mesosystolische Klick ist ein dezenter, kurzer und heller Ton, der durch das plötzliche Anspannen des prolabierten Mitralsegels entsteht. Unmittelbar nach dem Klick kann ein mitt- bis endsystolisches Geräusch mit hellem, hochfrequentem Charakter zu hören sein, das einer Mitralklappeninsuffizienz entspricht. Die Wahrscheinlichkeit, den Klick oder das Geräusch zu hören, nimmt durch alle Manöver zu, die die Größe und das Volumen des linken Ventrikels vermindern (und damit die relative Größe der Klappensegel erhöhen): die Pressphase des Valsalva-Manövers, die Einatmung und den Lagewechsel vom Liegen zum Sitzen sowie aus der Hocke in den aufrechten Stand. Die Auskultation in Linksseitenlage und bei Exspiration kann ebenfalls hilfreich sein.

4.100
Was ist der Unterschied zwischen Pulsus alternans und Pulsus paradoxus?

- Beim **Pulsus alternans** variiert die getastete Pulsstärke unregelmäßig bei jedem Schlag aufgrund einer verminderten ventrikulären Auswurfleistung. Dieses Phänomen ist gelegent-

lich bei Patienten mit schwerer Herzinsuffizienz zu finden.
- Als **Pulsus paradoxus** bezeichnet man den übermäßigen Abfall des systolischen Blutdrucks bei Inspiration. Mögliche Ursachen sind eine Herzbeuteltamponade (z. B. durch Erguss oder konstriktive Perikarditis), schwere Atemwegserkrankungen (z. B. Asthma, Pneumonie) und myokardiale Erkrankungen, die die Dehnbarkeit der Herzwand beeinträchtigen (z. B. endokardiale Fibroelastose, Amyloidose).

4.101
Wie kann ein Pulsus paradoxus gemessen werden?

Zur Messung des Pulsus paradoxus wird bei liegendem und normal atmendem Patienten der systolische Blutdruckwert durch das erste hörbare Korotkoff-Geräusch bestimmt. Dann wird die Manschette erneut auf einen mindestens 25 mmHg höheren Wert aufgeblasen und nur sehr langsam (2 bis 3 mmHg pro Herzschlag) entleert. Sobald das erste Geräusch zu hören ist, wird gestoppt (exspiratorischer systolischer Blutdruckwert) und darauf geachtet, dass dieses Geräusch bei Inspiration wieder verschwindet. Anschließend wird die Manschette weiter entleert, bis die Geräusche sowohl in- als auch exspiratorisch zu hören sind (inspiratorischer systolischer Blutdruckwert). In der Regel beträgt diese atemabhängige Differenz bei Kindern 8 bis 10 mmHg, während man bei Werten > 10 mmHg von einem Pulsus paradoxus spricht.

4.102
Wie zuverlässig ist die Palpation der Femoralispulse als Screening-Methode zur Erkennung einer Aortenisthmusstenose bei Säuglingen und Kleinkindern?

Eine Abschwächung der Femoralispulse, wie sie bei Kindern mit Aortenisthmusstenose gesehen wird, ist klinisch selten eindeutig festzustellen und somit als diagnostisches Merkmal nur bedingt verwertbar. Bei **Säuglingen** kann ein persistierender Ductus arteriosus eine ausreichende Durchblutung der unteren Extremitäten gewährleisten, und so selbst kritische Stenosen im Aortenisthmusbereich unentdeckt bleiben. In diesem Fall sind die Pulsstärken der oberen und unteren Extremitäten gleich, so lange der Ductus arteriosus noch offen ist. Nach dessen Verschluss entwickeln sich in ausgedehnten Fällen schnell die klinischen Zeichen einer Aortenisthmusstenose mit Dyspnoe und Herzinsuffizienz und abgeschwächte oder fehlende Femoralispulse sind dann vorhanden. Bei **älteren Kindern** ist eine gleichzeitige Palpation der Pulse der oberen und unteren Extremität wichtig. Sind Kollateralen vorhanden, so ist an den unteren Extremitäten eher mit einer Verzögerung des Pulses als mit einer Abschwächung zu rechnen. Von einigen Spezialisten wird zur Screeninguntersuchung der Aortenisthmusstenose alleinig die Bestimmung des Blutdrucks an allen 4 Extremitäten empfohlen.

Ing FF, Starc TJ, Griffith SP, Gersony WM: Early diagnosis of coarctation of the aorta in children: A continuing dilemma. Pediatrics 98:378–382, 1996.

4.103
Wie können Herzgeräusche beschrieben und dadurch differenzialdiagnostisch voneinander abgegrenzt werden?

Bei Kindern und Jugendlichen sind Herzgeräusche das häufigste Symptom, das auf einen angeborenen Herzfehler hinweist. **Pathologische** (organische) Herzgeräusche werden verursacht durch Klappenstenosen, -insuffizienzen oder durch abnorme Blutströme bei pathologischen Shuntverbindungen. **Akzidentelle** Herzgeräusche sind harmlose, meist systolische Geräusche, die insbesondere bei kleinen Kindern häufig vorkommen und keinen Krankheitswert besitzen. **Funktionelle** Herzgeräusche beruhen auf Strömungsphänomenen durch extrakardiale Erkrankungen mit Beeinflussung des Herz-Kreislauf-Systems (z. B. im Rahmen von Tachykardien bei Fieber, Hyperthyreose oder schwerer Anämie).

Die Beschreibung eines Herzgeräusches erfolgt anhand seines zeitlichen Auftretens im Herzzyklus (proto-, meso-, spät- oder holosystolisch bzw. -diastolisch), der Lautstärke (Grad $1/6$ bis $6/6$: tastbares Schwirren bei Lautstärken $\geq 4/6$)

sowie der Lokalisation (Punctum Maximum, Fortleitung). Des Weiteren von Bedeutung ist die Beschreibung der Herztöne, wobei im Kindesalter vor allem Veränderungen des 2. Herztones von Bedeutung sind.

Hofbeck M: Herzgeräusche. Aus Michalk D, Schönau E (Hrsg.): Differentialdiagnose Pädiatrie. 2. Aufl. München, 2005, S. 305–306.

4.104
Was sind die Differenzialdiagnosen eines systolischen Herzgeräusches über den jeweiligen Auskultationsarealen?

Siehe **Abbildung 4-7**.

4.105
Welches sind die häufigsten harmlosen Herzgeräusche?

Siehe **Tabelle 4-9**.

4.106
Welche klinischen Merkmale sind hinweisend auf ein pathologisches (organisches) Herzgeräusch?

- Diastolisches Herzgeräusch
- Spätsystolisches Herzgeräusch
- Holosystolisches Herzgeräusch
- Herzgeräusche mit tastbarem Schwirren
- Kontinuierliches Herzgeräusch
- Assoziierte kardiale Auffälligkeiten (z.B. asymmetrische Pulse, Klicks, pathologisch gespaltener Herzton)

McCrindle BW, Shaffer KM, Kann JS, et al: Cardinal clinical signs in the differentiation of heart murmurs in children. Arch Pediatr Adolesc Med 150:169–174, 1996.
Rosenthal A: How to distinguish between innocent and pathologic murmurs in childhood. Pediatr Clin North Am 31:1229–1240, 1984.

4.107
Welche zusätzlichen nicht-kardialen Faktoren sprechen für eine organische Ursache eines vorliegenden Herzgeräuschs?

- Anhaltspunkte einer mangelnden Gewichtszunahme/Wachstumsretardierung (wird meist in Zusammenhang mit großen Links-Rechts-Shunts beobachtet)
- Assoziierte Dysmorphiezeichen (z.B. Klappenbeteiligung bei M. Hurler oder Noonan-Syndrom)
- Zyanose, Blässe oder Dyspnoe bei körperlicher Anstrengung und dies besonders, wenn es sich nur um eine geringe körperliche Belastung – wie z.B. wenige Treppen steigen – handelt (kann ein Zeichen einer frühen Herzinsuffizienz darstellen)
- Trinkschwäche bzw. Probleme der Nahrungsaufnahme (kann ein Zeichen einer frühen Herzinsuffizienz darstellen)
- Synkopale oder präsynkopale Ereignisse (können bei einer hypertrophen Kardiomyopathie vorkommen)
- Anamnestische Hinweise auf intravenösen Drogenmissbrauch (Risikofaktor für eine Endokarditis)
- Mütterliche Anamnese mit Diabetes mellitus (Assoziation mit asymmetrischer septaler Hypertrophie, VSD, D-Transposition der großen Arterien), Alkoholmissbrauch (Assoziation mit Pulmonalstenose und VSD) oder anderen Medikamenten
- Positive Familienanamnese bezüglich angeborener Herzfehler

> **Das Wichtigste in Kürze: Pathologische Herzgeräusche**
> - Diastolisch
> - Holosystolisch
> - Spätsystolisch
> - Kontinuierlich
> - Herzgeräusch mit Schwirren
> - Zusätzliche kardiale Auffälligkeiten (z.B. pathologisch gespaltener Herzton, Klicks, asymmetrischer Pulsstatus)

(Valvuläre) Aortenstenose (AS)
Supravalvuläre AS
Subvalvuläre AS

Pulmonalstenose
Vorhofseptumdefekt
Pulmonales Strömungsgeräusch
des Neugeborenen
Aortenstenose
Aortenisthmusstenose
Ductus arteriosus persistens
Partielle/Totale Lungenvenenfehlmündung

Ventrikelseptumdefekt,
inklusive AV-Kanal
Still-Geräusch
Hypertrophe Kardiomyopathie
mit Obstruktion
Trikuspidalinsuffizienz
Fallot-Tetralogie

Mitralinsuffizienz
Still-Geräusch
Mitralklappenprolaps-Syndrom
Aortenstenose
Hypertrophe Kardiomyopathie
mit Obstruktion

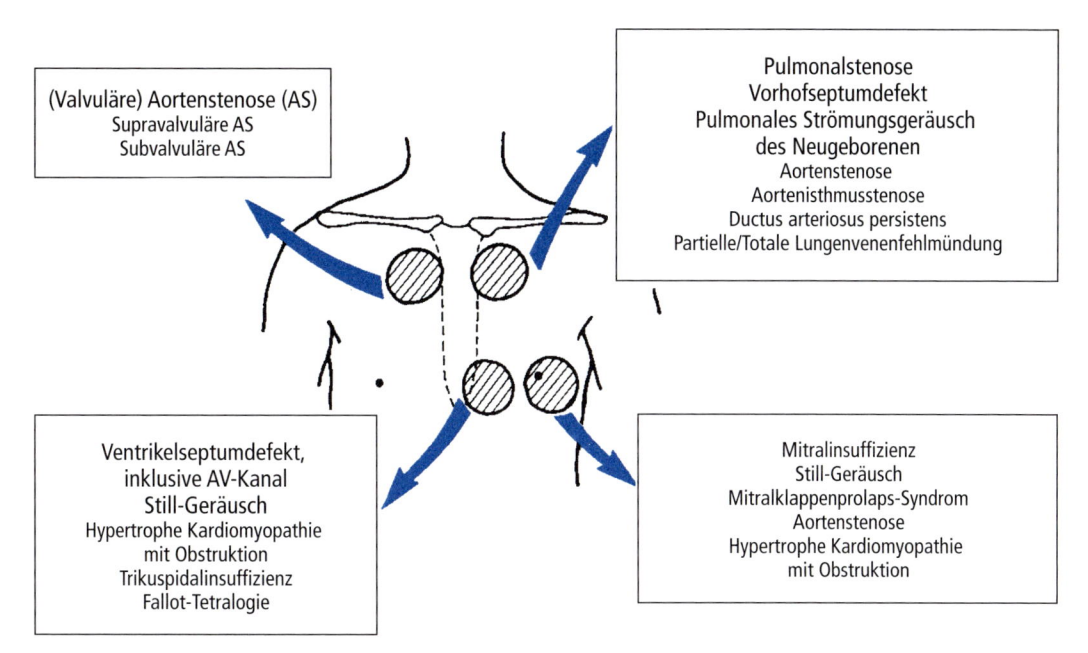

Abbildung 4-7: Differenzialdiagnose systolischer Herzgeräusche anhand der Lokalisation ihres Punctum maximum. Eine Ausstrahlung in andere Areale ist möglich. Weniger häufige Ursachen sind mit kleinerer Schrift dargestellt. (Aus Park MK: Pediatric Cardiology for Practitioners, 4th ed. St. Louis, Mosby, 2002, S. 32.)

Tabelle 4-9

Diagnose	Charakterisierung des Herzgeräusches	Übliche Altersgruppe	Differenzialdiagnose
Still-Geräusch	musikalisches Proto-/Meso-Systolikum 2 bis 3/6, PM 3. ICR links	3 bis 6 Jahre; gelegentlich auch im Säuglingsalter Verstärkung bei Tachykardie, Fieber	kleiner Ventrikelseptumdefekt, Vorhofseptumdefekt
pulmonales Strömungsgeräusch des Neugeborenen	systolisches Austreibungsgeräusch 2/6, PM 2. ICR links, mit Fortleitung in den Rücken	Neugeborene und Frühgeborene; verschwindet im Alter von 3 bis 6 Monaten	periphere Pulmonalstenose
supraklavikuläres akzidentelles Geräusch	frühsystolisches Austreibungsgeräusch 2 bis 3/6, PM supraklavikulär und Halsgefäße	Kleinkinder, Schulkinder und Jugendliche	Aortenstenose
Nonnensausen (venöses Strömungsgeräusch)	systolisch-diastolisches Geräusch 1 bis 3/6, PM supraklavikulär rechts und links	3 bis 6 Jahre	persistierender Ductus arteriosus, arteriovenöse Fistel

PM = Punctum Maximum; ICR = Interkostalraum

Nach Hofbeck M: Herzgeräusche. Aus Michalk D, Schönau E (Hrsg.): Differentialdiagnose Pädiatrie. 2. Aufl. München, 2005, S. 312.

Herzchirurgie

4.108
Was sind Shunt-Operationen?

Verbindungen zwischen einer großen systemischen Arterie und der Pulmonalarterie werden chirurgisch hergestellt, um die Sauerstoffsättigung bei Patienten mit zyanotischen Herzvitien und vermindertem pulmonalem Blutfluss zu verbessern. Mit dem gleichen Ziel werden venoarterielle Shunts eingesetzt, die eine systemische Vene mit der Pulmonalarterie verbinden.

4.109
Nennen Sie die wichtigsten Shunt-Operationen kongenitaler Herzfehler.

- Beim **Blalock-Taussig**-Shunt wird eine Anastomose der A. subclavia an die ipsilaterale Pulmonalarterie geschaffen. Dazu wird die A. subclavia als End-zu-End-Anastomose an die Pulmonalarterie angenäht (klassischer Blalock-Taussig-Shunt) oder ein künstliches Interponat (Gore-Tex) zwischen den beiden Arterien eingesetzt (modifizierter Blalock-Taussig-Shunt).
- Ein **zentraler Shunt**, d.h. eine Verbindung mit künstlichem Interponat zwischen der Aorta ascendens und dem Pulmonalishauptstamm, wird vor allem bei Säuglingen unter 3 Monaten durchgeführt und ist besonders bei bilateral kleinkalibrigen Pulmonalarterien hilfreich.
- Beim **Waterston**-Shunt handelt es sich um eine neue Gefäßverbindung zwischen der Aorta ascendens und der rechten Pulmonalarterie. Diese Operation wird heutzutage nur noch sehr selten durchgeführt.
- Der **Potts**-Shunt ist eine Anastomose zwischen der Aorta descendens und der linken Pulmonalarterie. Diese Operation wird heutzutage nur noch sehr selten durchgeführt (s. Abb. 4-8).

4.110
Bei welchem angeborenen Herzfehler wird eine arterielle Switch-Operation durchgeführt?

Bei einer **Transposition der großen Arterien**. Bei der arteriellen Switch-Operation werden die großen Gefäße «ausgetauscht», so dass die korrekte anatomische Position von Aorta und Pulmonalarterie wieder hergestellt ist. Außerdem müssen die Herzkranzgefäße aus dem Stumpf der Aorta herausgetrennt und in den Stumpf der ehemaligen Pulmonalarterie implantiert werden, was den technisch anspruchsvollsten Schritt der Operation darstellt. Die erste erfolgreiche Operation dieser Art wurde von Jantene 1976 bewerkstelligt.

4.111
Wann sollte ein Vorhofseptumdefekt bzw. ein Ventrikelseptumdefekt chirurgisch verschlossen werden?

- **VSD:** Bei nicht medikamentös beherrschbarer Herzinsuffizienz (mit der Folge einer Gedeihstörung und/oder rezidivierenden bronchopulmonalen Infektionen) wird der VSD in jedem Alter als dringliche Korrektur operiert. Eine pulmonale Hypertension ist ebenfalls eine Operationsindikation. Bei älteren Kindern mit normalem pulmonalarteriellem Druck, aber signifikant erhöhtem pulmonalem Blutfluss oder linksventrikulärer Dilata-

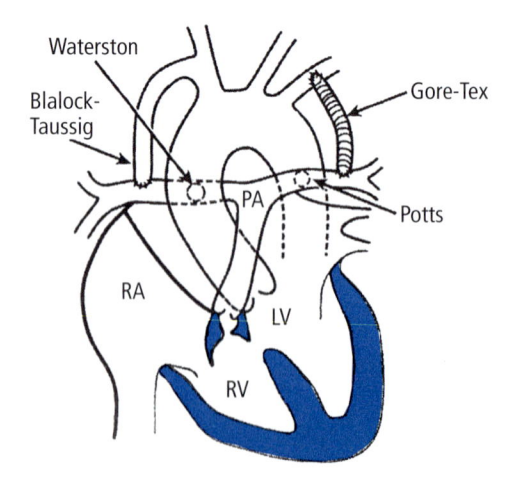

Abbildung 4-8: Häufigste Shunt-Operationen. (Aus Park MK: Pediatric Cardiology for Practitioners, 4th ed. St. Louis, Mosby, 2002, S. 194.)

tion wird die chirurgische Korrektur gelegentlich empfohlen. Bei Defekten nahe der Aortenklappe mit Prolaps einer Klappentasche besteht die Indikation zum Verschluss unabhängig von der hämodynamischen Bedeutung des VSDs beim Auftreten einer Aortenklappeninsuffizienz. Grundsätzlich gilt, dass große VSDs im Säuglingsalter und mittelgroße Defekte elektiv im Vorschulalter verschlossen werden.

- **ASD:** Bei asymptomatischen Kindern sollte der operative Verschluss innerhalb der ersten 5 Lebensjahre elektiv durchgeführt werden. Im seltenen Fall eines symptomatischen Vorhofseptumdefekts ist bereits zum Zeitpunkt der Diagnosestellung eine Operation indiziert. Alternativ zum operativen Vorgehen hat sich in den letzten Jahren vor allem beim ASD Typ II der Verschluss mittels selbstzentrierenden Okkludern (Amplatzer-Schirm) etabliert.

4.112
Gibt es irgendeine chirurgische Therapiemöglichkeit bei einem hypoplastischen Linksherz-Syndrom?

Das hypoplastische Linksherz ist eine Entwicklungsfehlbildung mit Hypoplasie der linken Herzhälfte einschließlich des linken Ventrikels, der Mitralklappe, der Aortenklappe und der aszendierenden Aorta sowie oft auch des Aortenbogens. Neugeborene mit dieser Fehlbildung entwickeln schnell eine schwere Herzinsuffizienz und Zyanose. Die zwei einzigen chirurgischen Therapieoptionen sind eine Herztransplantation und die Norwood-Operation.

4.113
Wie ist die Langzeitprognose einer Herztransplantation im Säuglings- und Kindesalter?

In den letzten 10 Jahren konnte eine dramatische Verbesserung der statistischen Überlebensrate nach Herztransplantation durch den Einsatz neuerer und sicherer immunsupressiver Medikamente wie Cyclosporin und FK506 (= Tacrolimus) erreicht werden. Trotzdem sind diese Kinder weiterhin dem erhöhten Risiko für eine akute oder chronische Transplantatabstoßung, Infektion, beschleunigte koronare Herzkrankheit oder die Entwicklung von lymphoproliferativen Syndromen ausgesetzt. Aktuell wird die 5-Jahres-Überlebensrate auf ca. 65 bis 70 % geschätzt.

Towbin JA: Cardiomyopathy and heart transplantation in children. Curr Opin Cardiol 17:274–279, 2002.

5 Pneumologie

Allergische Rhinitis

5.1
Wie häufig ist die allergische Rhinitis?

Sehr häufig. 10 bis 40 % aller Kinder leiden an einer allergischen Rhinitis als Ausdruck einer allergischen Erkrankung.

5.2
Welche klinischen Merkmale weisen in Zusammenhang mit chronisch behinderter Nasenatmung in der klinischen Untersuchung auf eine chronische allergische Rhinitis hin?

- «Facies allergica»: Offener Mund, Mittelgesichtshypoplasie
- «Allergischer Gruß»: Horizontale Nasenfalte, welche durch wiederholtes Hochreiben der Nase mit der Handinnenfläche bei Juckreiz und Rhinitis entsteht
- Verminderter Geruchs- und Geschmackssinn
- Dentale Malokklusion
- Dunkle Ringe um die Augen
- Gedoppelte Unterlidfalte (sog. Atopie-Falte, Denny-Morgan-Falte), Lichtung der lateralen Augenbrauen (Hertoghe-Zeichen), Ekzem der Oberlider
- So genannte «Pflastersteine» (= sichtbare Papillen) an Konjunktiva/posteriorem Oropharynx
- Trockene Haut, Ekzem im Bereich der Beugefalten (Finger, Ellbogen, Poplitea)
- Hautfissur hinter den Ohrläppchen

5.3
Was sind die hauptsächlichen Risikofaktoren einer allergischen Rhinitis?

- Positive Familienanamnese (aber: auch 15 % der Kinder nicht-atopischer Eltern entwickeln eine Atopie)
- Starkes mütterliches Zigarettenrauchen im ersten Lebensjahr
- Frühes Einführen von festen Nahrungsbestandteilen
- Geburt in der Pollensaison
- Hohe Serum-Immunglobulin E (IgE)-Titer (> 100 IU/ml vor dem 6. Lebensjahr)
- Atopische Dermatitis

Gentile DA, Shapiro GG, Skono DP: Allergic rhinitis. In Leun DYM, Sampson HA, Geha RS, Szefler SJ: Pediatric Allergy: Principles and Practice. St. Louis, Mosby, 2003, S. 288.

5.4
Wie können anhand der Jahreszeit potenzielle Ursachen einer allergischen Rhinitis identifiziert werden?

Pollen von Bäumen (Birke, Erle, Hasel) kommen in der Regel am Anfang der Vegetationsperiode (Frühjahr) vor. Anschließend beginnt die Saison der Gräserpollen. Getreidepollen (Roggen, Gerste, Hafer) lassen sich am ausgeprägtesten im Spätsommer nachweisen. Das Vorkommen von Pilz-Aeroallergenen erstreckt sich über die gesamte Vegetationsperiode. Die relativen Konzentrationen von im Haushaltsbereich vorhandenen tierischen Allergenen, Hausstaubmilben und Schimmelpilzen nimmt in der Regel bei geschlossenen Türen und Fenstern zu (Winter). Hausstaubmilben vermehren sich jedoch am liebsten in feuchter Umgebung und können deshalb auch ganzjährige Symptome verursachen.

Naclerio R, Solomon W: Rhinitis and inhalant allergens. JAMA 278:1842–1848, 1997.

5.5
Welche Parameter beeinflussen einen kutanen Allergie-Test bei Kindern?

- **Ort der Testung:** Der Unterarm reagiert weniger als der Rücken, wobei der untere Rücken wiederum weniger reagiert als der mittlere und obere Rücken.
- **Alter des Patienten:** Bei kutaner Testung auftretende Quaddeln vergrößern sich mit zunehmendem Alter und verringern sich dann häufig nach dem 50. Lebensjahr wieder. Kinder reagieren primär mit einer kleineren Quaddel und einem größeren Erythem.
- **Jahreszeit:** Die Sensitivität kutaner Allergie-Tests ist nach einer Pollensaison am größten und verringert sich dann kontinuierlich bis zur nächsten Saison.
- **Medikamente:** Diese können eine positive Antwort kutaner Allergietestung für eine unterschiedliche Zeitdauer verhindern: Cetirizin (3 bis 10 Tage), Loratadin (3 bis 10 Tage), Diphenhydramin (1 bis 3 Tage), Chlorpheniramin (1 bis 3 Tage) und Hydroxyzin (1 bis 10 Tage).
- **Technik:** Prick-Test ist spezifischer als intradermale Hauttests.

Demoly P, Michel FB, Bousquet J: In vivo methods for study of allergy skin tests, techniques, and interpretation. Aus Middleton E, Reed CE, Ellis EF, et al: Allergy: Principles and Practice. St. Louis, Mosby, 1998, S. 430–439.

5.6
Was ist ein RAST?

Der **Radio-Allergo-Sorbent-Test** (**RAST**) ist eine in vitro Labormethode zur quantitativen Bestimmung von allergenspezifischem IgE im Serum i.R. der Allergiediagnostik. Eine Serumprobe wird mit dem an eine Trägersubstanz (z.B. Zellulose) kovalent gebundenen homologen Testantigen inkubiert; die in Abhängigkeit von der allergenspezifischen IgE-Serumkonzentration gebildeten (auf dem Träger fixierten) Immunkomplexe werde in einem nachfolgenden Schritt mittels radioaktiv markierter Anti-IgE-Antikörper nachgewiesen. Die Serumkonzentration des spezifischen IgE ist proportional der Strahlungsintensität der trägerfixierten Immunkomplexe.

5.7
Fassen Sie die Vor- und Nachteile von Hauttesten gegenüber in vitro Testen (z.B. RAST) zur Diagnostik von Allergien zusammen.

In-vitro-Test
- Kein Anaphylaxie-Risiko
- Resultate werden nicht von Medikamenten-Einnahme, Dermatographismus oder ausgeprägter Hautkrankheit beeinflusst
- Relativ teuer

Hauttests
- Einfach
- Billig
- Höhere Sensitivität als in vitro Tests, weniger standardisiert
- Erfasst viele Allergene
- Resultate sofort verfügbar

5.8
Was sind die aktuellen Empfehlungen zur Behandlung einer chronischen allergischen Rhinitis im Kindesalter?

- Umgebungs-Sanierung zur Allergen-Vermeidung
- Pharmakotherapie (v.a. orale Antihistaminika und intranasale Steroide, aber auch Leukotrien-Rezeptor-Antagonisten und Chromoglykate)
- Spezifische Immuntherapie für Patienten mit suboptimal kontrollierter Erkrankung unter oben erwähnten Maßnahmen oder für Patienten mit ausgeprägter Symptomatik

American Academy of Allergy, Asthma and Immunology: www.aaaai.org

5.9
Welche sind die Hauptallergene im häuslichen Innenbereich?

Vor allem Hausstaubmilben, aber auch Pilzsporen und Tierallergene.

5.10
Wie kann man Katzenallergene aus einer Wohnung entfernen?

- Entfernung aller gepolsterten Möbel, der Teppiche und anderen möglicherweise allergenhaltigen Quellen
- Anschaffen von neuem Bettzeug oder undurchlässiger Bettwäsche
- Eingrenzung des katzenzugänglichen Bereiches, v.a. mit Aussparung des Schlafzimmers. Dieser Raum ist der wichtigste, der so gut wie möglich frei von Katzenallergenen sein sollte. Die Katze im Freien zu halten, sollte ebenfalls in Erwägung gezogen werden.
- Benutzung von hochpotenten Luftpartikelfiltern oder elektrostatischen Luftfiltern.

> **Das Wichtigste in Kürze: Allergische Rhinitis**
> - Die Anamnese (Familien- und Umweltanamnese, assoziierte Symptome) ist der Schlüssel zur Diagnose
> - Mit zwei atopischen Eltern besteht beim Kind ein Risiko von 50 bis 70 %
> - Bei Patienten mit schweren Hauterkrankungen oder dem Risiko einer schweren allergischen Reaktion auf eine Hauttestung sollte ein RAST durchgeführt werden.
> - Test-Sensitivität: intradermal > Prick > RAST
> - Allergische Merkmale: dunkle Ringe unter den Augen, vermehrte infraorbitale Faltenbildung, horizontale Nasenfalte, pflastersteinartiges Aussehen der Konjunktiva/des posterioren Oropharynx, trockene Haut
> - Immuntherapie: Sollte in Betracht gezogen werden, wenn durch Allergenvermeidung und Pharmakotherapie keine Besserung der Symptomatik erreicht werden konnte

5.11
Wie können Konzentrationen von Hausstaubmilben reduziert werden?

Bei Allergenen von Hausstaubmilben handelt es sich um extrem wichtige Trigger der allergischen Rhinitis und des Asthmas. Sie sind während und kurz nach einer Aufwirbelung in der Luft vorhanden. Menschen sitzen oder liegen häufig auf Oberflächen, welche hohe Konzentrationen von Hausstaubmilben enthalten, so wie Betten, Kissen oder Sofa. Durch folgende Methoden kann eine Kontrolle der Hausstaubmildenkonzentration erfolgen:

- Bettwäschewechsel wöchentlich, gewaschen bei 60 °C
- Matratzenüberzug
- Entfernung von Stofftieren, Büchern und sonstigen Quellen, welche Hausstaubmilben enthalten können, aus dem Schlafzimmer
- Regelmäßige Entstaubung harter Oberflächen und Saugen des Teppichs (am besten keinen Teppich verwenden, v.a. im Schlafzimmer)
- Reduktion der relativen Luftfeuchtigkeit auf < 50 % (durch regelmäßiges Lüften)

Wood RA: Environmental control. In Leung DYM, Sampson HA, Geha RS, Szefler SJ: Pediatric Allergy: Principles and Practice. St. Louis, Mosby, 2003, S. 270.

5.12
Bei welchen Kindern sollte eine spezifische Immuntherapie in Erwägung gezogen werden?

Die spezifische Immuntherapie (SIT) ist die Therapie der Wahl bei ausgewählten Patienten mit einer Hymopteren-Allergie, um lebensbedrohlichen allergischen Reaktionen vorzubeugen. Außerdem sollte sie als Therapie bei IgE-vermittelten Erkrankungen (z.B. allergische Rhinitis, allergisches Asthma) in Betracht gezogen werden, wenn Allergenvermeidung und Pharmakotherapie zu keiner Besserung der Symptomatik geführt haben. Obwohl die Immuntherapie bei Patienten mit einem schwierig zu kontrollierendem Asthma hilfreich sein kann, ist es bei Patienten mit einem instabilen Asthma und einem $FEV_1 < 70\%$ des Sollwerts kontraindiziert. Weitere absolute Kontraindikationen beinhalten Autoimmunerkrankungen, Immunsuppression, Infektionskrankheiten, irreversible Schäden am Erfolgsorgan (Bronchiektasen, Emphysem), Malignome und Medikation mit Betablockern.

Golden DBK: Insect allergy. In Adkinson NF, Yunginger JW, Basse WW, et al: Middleton's Allergy: Principles and Practice, 6th ed. St. Louis, Mosby, 2003, S. 1475–1486.

Matsui EC, Eggleston PA: Immunotherapy for allergic disease. In Leung DYM, Sampson HA, Geha RS, Szefler SJ: Pediatric Allergy: Principles and Practice. St. Louis, Mosby, 2003, S. 277–285.

5.13
Wie häufig ist ein anstrengungsinduzierter Bronchospasmus bei Kindern mit allergischer Rhinitis?

Bis zu 40 % der Patienten mit allergischer Rhinitis und negativer Asthmaanamnese zeigen pathologische Lungenfunktiontests nach Anstrengung.

Bierman EW: Incidence of exercise-induced asthma in children. Pediatrics 56:847–850, 1975.

Asthma

5.14
In welchem Alter treten typischerweise erstmals Asthmasymptome auf?

Bei ca. 50 % der Patienten mit kindlichem Asthma treten die ersten Symptome bis zum Alter von 3 Jahren und nahezu bei allen bis zum Alter von 7 Jahren auf. Die klinischen Zeichen und Symptome eines Asthmas, inklusive des chronischen Hustens, sind wahrscheinlich schon früher als zum Diagnosezeitpunkt offensichtlich, jedoch wird die Diagnose häufig verschleppt und die Symptome als rezidivierende Pneumonie oder virale obstruktive Bronchitis fehlgedeutet.

American Lung Association: www.lungusa.org

5.15
Kommt Asthma häufiger bei Mädchen oder bei Jungen vor?

Asthma ist bis zum Beginn der Pubertät zwei- bis dreimal häufiger bei Jungen als bei Mädchen vorhanden, was sich jedoch bereits bis zum Erwachsenenalter ausgleicht. Bei Symptom-Beginn im Erwachsenenalter kommt Asthma häufiger bei Frauen vor.

5.16
Bei welchen Kindern mit bereits im Kleinkindesalter vorkommenden Episoden mit pfeifender Atmung entwickelt sich im Verlauf ein chronisches Asthma bronchiale?

Obwohl etwa ein Drittel aller Kinder bis zum Alter von 3 Jahren mindestens eine Episode eines Wheezing durchmachen, entwickeln doch die meisten dieser Kinder (60 %) kein persistierendes Asthma. Folgende Risikofaktoren machen die Persistenz eines Asthma bronchiale wahrscheinlicher:

- Familiäre Atopie (allergische Erkrankungen: Asthma, allergische Rhinokonjunktivitis, allergisches Ekzem) bei Mutter/Vater oder Geschwistern [nicht bei weiteren Verwandten]
- Andere allergische Erkrankungen beim Kind (z. B. atopische Dermatitis)
- Männliches Geschlecht (vor der Pubertät); weibliches Geschlecht ist Risikofaktor für die Persistenz von Asthma im Übergang von Jugend- ins Erwachsenenalter
- Häufige Atemwegsinfekte im 1. Lebensjahr (z. B. RSV-Bronchiolitis im Säuglingsalter)
- Prä- und postnatale Rauchexposition (v. a. bei kleinen Kindern)
- Tiefes Geburtsgewicht und Gestationsalter (bei kleinen Kindern)
- Beginn der Symptome (falls Symptome v. a. vor 2. Lebensjahr eher transiente Verläufe, falls Persistenz oder Neuauftreten nach dem 2. bis 3. Lebensjahr erhöhtes Risiko für persistierendes Asthma)
- Schweregrad und Häufigkeit der Anfälle
- Persistierende verminderte Lungenfunktion
- Erhöhte bronchiale Hyperreaktivität (BHR)
- Rhinorrhoe (ohne Infekt)
- Pfeifende Atmung (ohne Infekt)
- Erhöhte IgE-Titer, Bluteosinophilie ≥ 5 %

Schweizerische Arbeitsgemeinschaft für Pädiatrische Pneumologie (SAPP): Empfehlungen zur Behandlung von obstruktiven Atemwegserkrankungen im Säuglings- und Kindesalter. Paediatrica 15 (1):13–27, 2004

Martinez FD, Wright AL, Taussig LM, et al; for the Group Medical Associates: Asthma and wheezing in the first six years of life. N Engl J Med 332:133–138, 1995.

5.17
Welche Daten aus der persönlichen Anamnese sind hinweisend auf eine allergische Ursache des Asthmas?

- Saisonales Auftreten zusammen mit Rhinitis (hinweisend auf eine Allergie gegen Pollen)
- Verschlechterung der Symptome, wenn eine Familie mit Haustieren besucht wird (hinweisend auf eine Allergie gegen tierische Substanzen)
- Das Wheezing tritt auf, sobald der Teppich gesaugt oder das Bett gemacht wird (hinweisend auf eine Allergie gegen Hausstaubmilben)
- Symptome treten in feuchten Kellern oder Scheunen auf (hinweisend auf eine Schimmelpilzallergie)

5.18
Welche anderen Auslöser/Stimuli für Asthmasymptome kennen Sie?

Nur ein kleinerer Teil der Asthmaformen im Kindesalter sind exogen allergischen Ursprungs. Die häufigsten Auslöser sind Infekte. Anstrengung, Wetterwechsel (kalte trockene Luft), Tabakexposition, Stress-Situationen können weitere Auslöser darstellen. Beim Kleinkind beobachtet man meist das klinische Bild von rezidivierenden, infektassoziierten obstruktiven Bronchitiden.

5.19
Wie häufig ist anstrengungsinduzierter Bronchospasmus bei Kindern?

Sehr häufig, und wird aber häufig übersehen. Eindeutige Symptome (z.B. Husten, Engegefühl und Throraxschmerzen, Wheezing, Dyspnoe) zeigen sich nach Anstrengung bei ca. 80% der Kinder mit Asthma. Eine zu diesem Zeitpunkt durchgeführte Lungenfunktionstestung fällt nahezu bei 100% dieser Kinder pathologisch aus. Die Inzidenz des anstrengungsinduzierten Bronchospasmus bei Kindern mit Atopie wird auf etwa 40% geschätzt. Typisch ist eine Zunahme dieser Befunde während der Erholungsphase nach Anstrengung. Gewöhnlich bilden sich die Symptome spontan zurück. In der Winterzeit bei Kälte und im Rahmen von Infekten der oberen Luftwege sind die Symptome ausgeprägter.

5.20
Wie erfolgt die Diagnose eines anstrengungsinduzierten Bronchospasmus?

Eine gezielte Abklärung kann mittels Lungenfunktionsprüfung (Ausmaß der pulmonalen Überblähung, Peak flow Messung) und Fahrrad- oder Laufband-Ergooxymetrie oder einem «free running test» durchgeführt werden. Zu weiteren Sicherung der Diagnose kann bei eindeutigen Symptomen (z.B. Wheezing) oder vermindertem Peak flow mit einem kurzwirksamem beta$_2$-Mimetikum inhaliert werden, um den Bronchospasmus aufzuheben.

Sheth KK: Activity-induced Asthma. Pediatr Clin North Am 50:697–716, 2003.

5.21
Was sind Kriterien bei V.a. Asthma bronchiale für die Überweisung zur pädiatrisch pneumologischen Spezialabklärung?

- Unklare Symptome oder fehlendes Ansprechen auf die Therapie
- Atemprobleme seit Geburt bestehend
- Massiver begleitender gastroösophagealer Reflux
- Schwere begleitende obere Atemwegsprobleme
- Husten mit Auswurf
- Positive Familienanamnese für bekannte schwere Lungenerkrankungen
- Gedeihstörung
- Unerklärte Symptome wie abnorme Stimme, Heiserkeit, Dysphagie, Stridor sowie fokale Veränderungen im Thorax Röntgen
- Ausgeprägte elterliche Angst
- Hohe Steroiddosis, höher als Behandlungsstufe 4 (Budenosid ≥ 800 mg/Tag bzw. Fluticason ≥ 400 bis 500 mg/Tag)

Schweizerische Arbeitsgemeinschaft für Pädiatrische Pneumologie (SAPP): Empfehlungen zur Behandlung von obstruktiven Atemwegserkrankungen im Säuglings- und Kindesalter. Paediatrica 15 (1):13–27, 2004.

5.22
Welche Mechanismen führen beim akuten Asthmaanfall zu einer bronchialen Obstruktion?

Die Hauptursachen einer eingeschränkten Luftflussgeschwindigkeit im akuten Asthmaanfall sind die **Entzündung der Atemwege**, inklusive Schleimhautödem sowie **Bronchospasmus** und **vermehrte Mukusproduktion** (Hyper- und Dyskrinie). Eine chronische Entzündung kann zu einem Umbau (Remodeling) der Atemwege führen, was klinisch nicht immer nachweisbar ist.

Bousquet J, Jeffery PK, Busse WW, et al: Asthma. From airway bronchoconstriction to airways inflammation and remodelling. Am J Respir Crit Care Med 161:1720–1745, 2000.

5.23
Nicht jedes Kind mit Wheezing hat Asthma. Was sind mögliche nichtinfektiöse alternative Ursachen?

- **Aspirationspneumonie:** V.a. beim neurologisch beeinträchtigten Kind mit gastroösophagealem Reflux, und besonders in Zusammenhang mit Husten und Würgen bei Nahrungsaufnahme. Bei eindeutiger Korrelation der Symptomatik mit der Nahrungsaufnahme sollte auch eine tracheo-ösophageale Fistel in Betracht gezogen werden.
- **Bronchiolitis obliterans:** Selten. Chronisches Wheezing häufig nach einer Adenovirus-Infektion.
- **Bronchopulmonale Dysplasie:** Besonders wenn in der Neonatalperiode eine längere Sauerstoff-Therapie oder Beatmung notwendig war.
- **Ziliendyskinesie:** Insbesondere bei zusätzlicher Symptomatik wie rezidivierende Otitis/Sinusitis oder Vorliegen eines Situs inversus.
- **Kongenitale Malformationen:** Diese beinhalten tracheobronchiale Anomalien, Tracheomalazie, Lungenzysten oder Pathologien der Mediastinum.
- **Zystische Fibrose (CF):** Bei rezidivierendem Wheezing, in Zusammenhang mit Gedeihstörung, chronischer Diarrhoe und rezidivierenden Atemwegsinfektionen.
- **Angeborene Herzfehler:** Insbesondere Vitien mit Links-Rechts-Shunt.
- **Fremdkörperaspiration:** Bei Kindern >6 Monaten mit akutem Auftreten der Atmungsproblematik und mit anamnestischen Hinweisen auf eine Fremdkörperaspiration (Merke: Anamnese ist sensitivstes Zeichen, besser als Thoraxröntgen oder Symptome).
- **Vaskuläre Ringe, Schlingen oder sonstige Kompressionen der Atemwege.**

5.24
Wie wird der Schweregrad eines akuten Asthmaanfalls abgeschätzt?

Siehe **Tabelle 5-1**.

5.25
Wie sieht eine typische arterielle Blutgasanalyse (BGA) im akuten Asthmaanfall aus?

Der häufigste Befund ist eine **Hypokapnie** (d.h. ein tiefes pCO_2) aufgrund der Hyperventilation. Eine Hypoxämie kann ebenfalls vorhanden sein, solange dem Kind kein Sauerstoff zugeführt wird. Eine Hyperkapnie stellt ein Alarmzeichen dar und weist auf die Ermüdung des Patienten oder eine massive Obstruktion hin. In diesem Fall sollte eine Verlegung auf eine Intensivstation in Betracht gezogen werden.

5.26
Was sind Indikationen einer stationären Aufnahme von Patienten mit Asthma?

Nach einer Erstversorgung auf der Notfallstation ist eine stationäre Aufnahme in folgenden Situationen indiziert:

- Bewusstseinstrübung
- Mäßiges Ansprechen auf die Therapie mit persistierenden Einziehungen, Wheezing, Sauerstoff-Sättigung < 90 % (Peak Flow < 60 % des Sollwertes, Pulsus paradoxus > 15 mmHg, pCO2 (arteriell) ≥ 42 mmHg)
- Deutliche abgeschwächte Atemgeräuschen
- Zeichen einer Dehydratation
- Pneumothorax
- Residuelle Symptome oder eine Vorgeschichte schwerer Asthmaanfälle mit längerer Hospitalisationsbedürftigkeit (v.a. falls jemals eine Intubation notwendig war)
- Unzuverlässigkeit der Eltern

Eine ebenfalls schwierige (und sehr unvorhersehbare) Herausforderung liegt in der Auswahl derjenigen Patienten, welche nach initialem Ansprechen auf die Therapie einen Rückfall erleiden und dann hospitalisiert werden müssen. Dies stellt ein großes Problem dar, da Rückfall-Raten bis zu 20 bis 30 % erreicht werden.

Tabelle 5-1: Schweregrad eines Asthmaanfalls

Zeichen/Symptom	Leicht	Schwer	Lebensbedrohlich
Peak Flow*	70 bis 90 % des persönlichen Bestwertes	50 bis 70 % des persönlichen Bestwertes	< 50 % des persönlichen Bestwertes
Atemfrequenz in Ruhe oder im Schlaf	Normal bis max. 30 % Anstieg über den normalen Mittelwert	30 bis 50 % Anstieg über den Mittelwert	> 50 % Anstieg über den Mittelwert
Bewusstseinslage	Normal	Normal	Evtl. Eintrübung
Atemnot** Sprechdyspnoe	Keine oder leicht: spricht in kompletten Sätzen	Mäßig: spricht in Teilsätzen; der Schrei von Kleinkindern ist schwächer und kürzer; Säuglinge haben Mühe mit dem Saugen und Trinken	Schwer: spricht nur in einzelnen Worten oder kurzen Sätzen; der Schrei von Kleinkindern schwächer und kürzer; Säuglinge saugen und trinken nicht mehr
Pulsus paradoxus***	< 10 mmHg	10 bis 20 mmHg	20 bis 40 mmHg
Atemhilfsmuskulatur	Keine bis leichte interkostale Einziehungen	Mäßige interkostale und sternale Einziehungen; Gebrauch der akzessorischen Atemmuskeln; pulmonale Überblähung	Ausgeprägte sternale und interkostale Einziehungen, Nasenflügeln und pulmonale Überblähung
Hautkolorit	Gut	Blass	Evtl. Zyanose
Auskultation	Endexspiratorisches Wheezing	Wheezing während der gesamten In- und Exspiration	Atemgeräusche kaum oder nicht mehr auskultierbar («silent chest»)
Sauerstoff-Sättigung	> 95 %	90 bis 95 %	< 90 %
PCO_2 (mmHg)	< 35	< 40	> 40

* Peak Flow Messung erst ab einem Alter von 5 Jahren möglich.
** Eindruck der Eltern oder des Arztes in Bezug auf das Ausmaß der kindlichen Atemnot.
*** Pulsus paradoxus korreliert bei kleinen Kindern nicht mit der Atemphase.

In jeder Kategorie zeigt das Vorhandensein mehrerer – aber nicht zwingend aller – Parameter die Einteilung in einen bestimmten Schweregrad an.

Gentile DA, Michaels MG, Skones DP: Allergy an Immunology. In Zitelli BJ, Davis HW (eds.): Atlas of Pediatric Physical Diagnosis, 4th ed. St. Louis, Mosby, 2002, S. 98.

5.27
Was ist effektiver in der Behandlung des Asthmas, Feuchtinhalationen via Vernebler oder Trockeninhalationen mittels Dosieraerosol (DA) und Vorschaltkammer?

Bei einer Exazerbation eines Asthmas werden häufig primär Feuchtinhalationen eingesetzt, v.a. bei Kindern < 2 Jahre aufgrund der einfachen Anwendung. Obwohl Trockeninhalationen gewöhnlich bei älteren Kindern angewendet werden, so haben doch mehrere Studien zeigen können, das diese Anwendungsform auch bei jüngeren Kindern – und auch bei denjenigen mit mittelschwerem oder schwerem Asthmaanfall – gleich effektiv oder sogar noch effektiver sind als Feuchtinhalationen. Des Weiteren benötigen Trockeninhalationen weniger Zeit, haben geringere Nebenwirkungen und werden deshalb häufig auch von Patienten und ihren Eltern bevorzugt, was eine bessere Compliance zur Folge hat.

Castro-Rodriguez JA, Rodrigo GJ: Beta-agonist trough metered-dose inhaler with valved holding chamber versus nebulizer for acute exacerbation of wheezing or asthma in children under 5 years of age: A systematic review with meta-analysis. J Pediatr 145:776–779, 2004.

Hsu JT, Parker S: Are inhalers with spacers better than nebulizers for children with asthma? J Fam Pract 53:55.57, 2004.

Rubin BK, Fink JB: The delivery of inhaled medication to the young child. Pediatr Clin North Am 50:717–732, 2003.

5.28
Was sind mögliche Nebenwirkungen von Salbutamol und anderen kurzwirksamen β_2-Mimetika?

- **Allgemein:** Hypoxämie, Tachyphylaxie
- **Renal:** Hypokaliämie (muss nicht dringenst korrigiert werden)
- **Kardiovaskulär:** Tachykardie, Palpitationen, ventrikuläre Extrasytolen, Vorhofflimmern
- **Neurologisch:** Kopfschmerzen, Irritabilität, Schlaflosigkeit, Tremor, Schwäche
- **Gastrointestinal:** Übelkeit, Erbrechen, Sodbrennen

5.29
Welche Rolle spielen Anticholinergika in der Therapie des kindlichen Asthmas?

Der Einsatz von Anticholinergika (Ipatropiumbromid, Atropinsulfat) im Kindesalter bei Asthma bronchiale bleibt wenigen Situationen vorbehalten, da eine Reihe unerwünschter Wirkungen möglich ist und nur eine geringe Anzahl an Studien über ihre Wirksamkeit bei der Behandlung des akuten und chronischen Asthmas existieren. Es gibt jedoch Hinweise auf ein gewisse Wirksamkeit von Anticholinergika im initialen Management pädiatrischer Patienten mit schwerer Asthma-Exazerbation (FEV$_1$ ≤ 55 %). Für leichte bis mittelschwere Formen der Erkrankung konnte kein positiver Effekt nachgewiesen werden.

Plotnick LH, Ducharme FM: Should inhaled anticholinergics be added to b2 agonists for treating acute childhood and adolescent asthma? A systematic review. BMJ 317:971–977, 1998.

Qureshi G, Pestian J, Davis P, Zaritsky A: Effect of nebulized ipatropium on the hospitalization rates of children with asthma. N Engl J Med 339:1013–1020, 1998.

5.30
Warum wird Theophyllin in der Therapie des kindlichen Asthma nicht mehr gerne angewendet?

Aufgrund der möglichen Toxizität (z. B. Erbrechen, Tachykardie, Krampfanfälle), der Nebenwirkungen (z. B. Wesensveränderungen, Verschlechterungen von Schulleistungen) und seiner fraglichen Wirksamkeit wird Theophyllin nicht mehr als Teil der Routinetherapie angesehen. Sein Einsatz kann im akuten Anfall diskutiert werden, falls der Patient ermüdet und eine respiratorische Insuffizienz entwickelt. Teilweise wird es noch für die Dauerbehandlung, besonders bei nächtlichen Formen des Asthmas eingesetzt.

Fotinos C, Dodson S: Is there a role for theophyllin in treating patients with asthma? J Fam Pract 51:744, 2002.

5.31
Wie wird der Schweregrad des chronischen Asthmas bei Jugendlichen und Kindern > 5 Jahren eingeteilt?

Die klinische Einteilung des Asthmas erfolgt in der modifizierten «Nationalen Versorgungsleitlinie» in Anlehnung an die jüngsten internationalen Richtlinien in vier Schweregrade. Abweichend von den meisten anderen Empfehlungen kann in dieser Graduierung beim Schweregrad I auch von intermittierender, rezidivierender bronchialer Obstruktion (Wheezing) gesprochen werden, da gerade der Verlauf dieser sporadisch auftretenden, obstruktiven Ventilationsstörung sehr variabel ist (s. **Tab. 5-2**).

5.32
Welche Medikamente stellen die Basis der medikamentösen Therapie beim chronischen Asthma dar?

Inhalative Kortikosteroide. Eine tägliche Einnahme vermindert signifikant die Häufigkeit und Schwere von Symptomen sowie die Anzahl von Exazerbationen und erlaubt eine Heilung der chronischen entzündlichen Veränderungen, welche im Laufe der Zeit in den Atemwegen entstanden sind. Die Dosierung und der Einsatz zusätzlicher Medikamente richten sich nach dem Schweregrad des Asthmas.

Tabelle 5-2

Schweregrad	Symptomatik	Lungenfunktion (LuFu)[d], % des Sollwertes	Lebensqualität
I intermittierend (intermittierende rezidivierende, bronchiale Obstruktion)[a]	intermittierend Husten, leichte Atemnot Symptomfreies Intervall > 2 Monate	nur intermittierend obstruktiv, LuFu dann oft noch normal: FEV1 > 80% u/o MEF 25 bis 75 bzw. MEF 50 > 65%, Variabilität < 20% Im Intervall o.p.B.	nicht beeinträchtigt
II geringgradig persistierend[b] (episodisch symptomatisches Asthma)	Intervall zwischen Episoden < 2 Monate	nur episodisch obstruktiv, LuFu dann pathologisch: FEV1 < 80% u/o MEF 25 bis 75 bzw. MEF 50 < 65%, Variabilität 20 bis 30% LuFu im Intervall meist noch o.p.B.: FEV1 > 80% u/o MEF 25 bis 75 bzw. MEF 50 > 65%, Variabilität < 20%	nicht beeinträchtigt bzw. teilweise eingeschränkt
III mittelgradig persistierend[b]	an mehreren Tagen/Woche[c] und auch nächtliche Symptome	auch im Intervall obstruktiv FEV1 < 80% u/o MEF 25 bis 75 bzw. MEF 50 < 65%, Variabilität > 30%	beeinträchtigt
IV schwergradig persistierend[b]	anhaltende tägliche Symptome, häufig auch nächtlich	FEV1 < 60% Variabilität > 30%	deutlich beeinträchtigt

a) Chronische Entzündung und Vorliegen einer Überempfindlichkeit der Bronchialschleimhaut nicht obligat. Somit definitionsgemäß dann noch kein Asthma (s.o.). Z.B. Auftreten der obstruktiven Ventilationsstörung bei Säuglingen und Kleinkindern infektgetriggert in der kalten Jahreszeit und bei Schulkindern nach sporadischem Allergenkontakt (z.B. bei Bestehen einer seltenen Tierhaarallergie).
b) Von einer bronchialen Überempfindlichkeit im symptomfreien Intervall ist bei den Schweregraden II, III u. IV auszugehen.
c) Z.B. bei alltäglicher körperlicher Belastung.
d Individuelle Maximalwerte sind zu berücksichtigen. Ggf. Überblähung beachten (FRC >120 % des Sollwertes) Lungenfunktion im Säuglings- und Kleinkindesalter nur in Spezialeinrichtungen messbar.

FRC: Funktionelle Residualkapazität; MEF50,25 – 75: Maximaler exspiratorischer Fluss bei 50,25 – 75 % der forcierten exspiratorischen Vitalkapazität; FEV1: Einsekundenvolumen

Buhl R, Berdel D, Criee CP, et al: Leitlinie zur Diagnostik und Therapie von Patienten mit Asthma. Pneumologie 60(3): 139–183, 2006.

5.33
Welche weiteren Medikamente werden beim chronischen Asthma des Schulalters eingesetzt?

Als neues Konzept hat sich im Gegensatz zu früheren Richtlinien die Anpassung der Medikamentenwahl und Dosierung an den jeweiligen Schweregrad der Erkrankung durchgesetzt (s. **Abb. 5-1**).

Eine regelmäßige vorbeugende Gabe von inhalativen **kurz wirkenden β2-Mimetika** ohne Symptome wird nicht mehr empfohlen, sie sollten nur zusätzlich nach Bedarf eingesetzt werden. Bei häufigem Bedarf sollte eine Stufenerhöhung in Erwägung gezogen werden.

Orale β$_2$-Mimetika sollten nur bei signifikanten Compliance-Problemen mit der Inhalationstechnik verwendet werden. Eine Anwendung über längere Zeit ist nicht empfohlen.

Inhalative **lang wirkende β2-Mimetika** (Formoterol/Salmeterol) können eine Toleranzentwicklung mit Abnahme der Wirkungsdauer zeigen (für Formoterol nicht nachgewiesen).

Bei stabilen Verläufen sind **Kombinationspräparate** (Fluticason/Salmeterol = Seretide® bzw. Budenosid/Formoterol = Symbicort®) sinnvoll.

Inhalatives **Ipatropiumbromid** = Atrovent® wird meist in Kombination mit kurz wirksamen β$_2$-Mimetika eingesetzt.

Stufe 5: ("systemic, oral steroids") Stufe 4 + systemische (orale) Steroide
→ Überweisung an pädiatrischen Pneumologen

+ kurz wirkende β_2-Mimetika nach Bedarf

Stufe 4: ("high dose preventer") vorbeugende *hoch* dosierte inhalative Kortikosteroide (500 bis 800 µg/Tag)
+ 1. Wahl: lang wirkende Bronchodilatatoren
  2. Wahl: Leukotrien-Rezeptor-Antagonisten

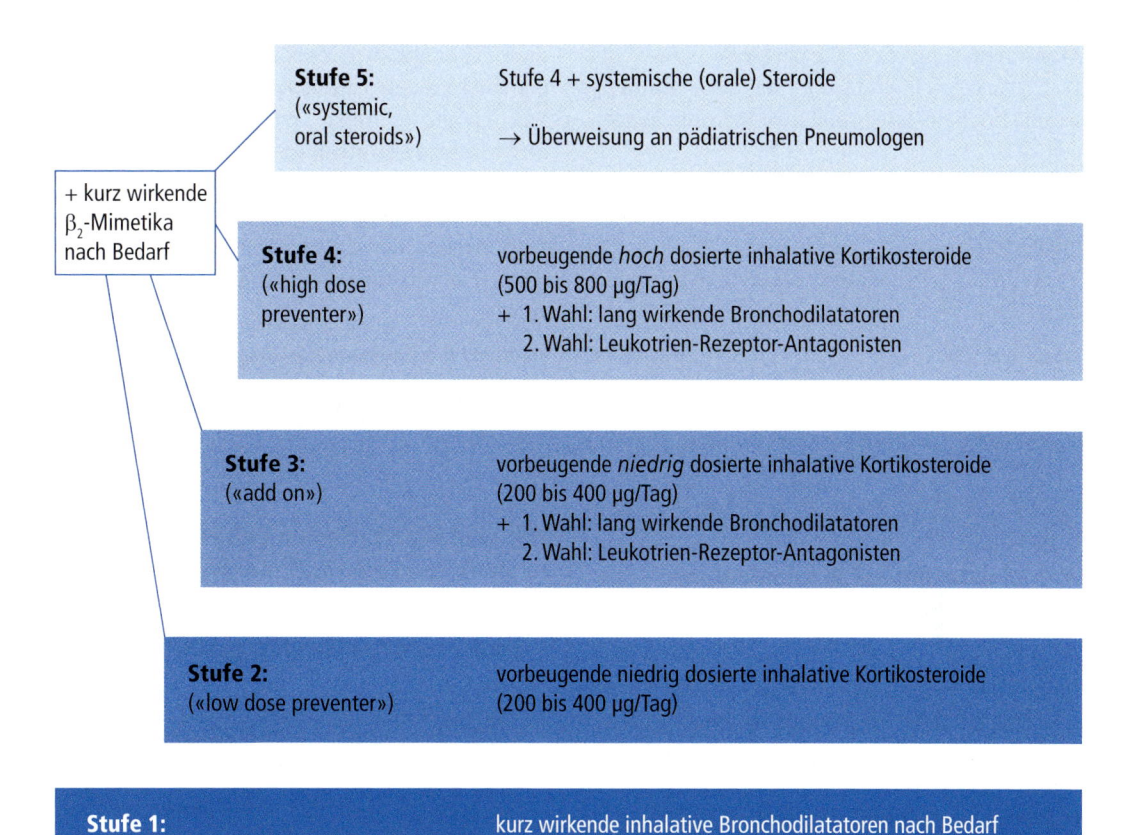

Stufe 3: ("add on") vorbeugende *niedrig* dosierte inhalative Kortikosteroide (200 bis 400 µg/Tag)
+ 1. Wahl: lang wirkende Bronchodilatatoren
  2. Wahl: Leukotrien-Rezeptor-Antagonisten

Stufe 2: ("low dose preventer") vorbeugende niedrig dosierte inhalative Kortikosteroide (200 bis 400 µg/Tag)

Stufe 1: ("reliever") kurz wirkende inhalative Bronchodilatatoren nach Bedarf

Abbildung 5-1: Stufenschema zur Therapie des Asthma bronchiale

Leukotrien-Rezeptor-Antagonisten, wie Montelukast sind nicht-steroidale anti-entzündliche Medikamente, die jedoch gegenüber inhalativen Steroiden ein deutlich vermindertes Wirkungsspektrum haben und derzeit nicht als Monotherapie empfohlen werden. Sie wirken zudem nicht bei allen Patienten und sollten bei Nichtansprechen nach 2 bis 4 Wochen abgesetzt werden.

Nedocromil und **Theophylline** werden wegen deutlich verminderter Wirksamkeit eher nicht mehr empfohlen.

Chromoglycate und **Antihistaminika** (z.B. Ketotifen) sind als vorbeugende Medikamente unwirksam.

Schweizerische Arbeitsgemeinschaft für Pädiatrische Pneumologie (SAPP): Empfehlungen zur Behandlung von obstruktiven Atemwegserkrankungen im Säuglings- und Kindesalter. Paediatrica 15 (1):13–27, 2004.

5.34
Kommt es durch den Gebrauch inhalativer Steroide zur Beeinträchtigung des Wachstums bei Kindern?

Wichtig bei allen Patienten unter Therapie ist eine regelmäßige Kontrolle (alle 3 bis 6 Monate) des behandelnden Arztes. Bei Patienten mit inhalativer Steroid-Therapie sollten Steroid-Nebenwirkungen monitorisiert werden. Die Datenlage bezüglich einer Wachstumsbeeinträchtigung bleibt aktuell widersprüchlich, es scheint jedoch eine milde Wachstumsverlangsamung vorzukommen, v.a. bei Patienten mit schwerem Erkrankungsverlauf und dies meist im ersten Behandlungsjahr. Es ist zu bedenken, dass ein Asthma per se das Wachstum beeinträchtigen kann und die inhalativen Steroide keinen Einfluss auf die Körpergröße im Erwachsenenalter zu haben scheinen. Wichtig ist eine

Monitorisierung der Körpergröße sowie der Wachstumsgeschwindigkeit bei allen Kindern, welche hoch dosierte inhalative Steroide benötigen.

Sonstige Nebenwirkungen inhalativer Steroide beinhalten eine Immunsuppression sowie lokale Reaktionen (Candidiasis, Heiserkeit; bei Verwendung der Maske: Hautveränderungen, Katarakt).

Berger WE, Shapiro GG: The use of inhaled corticosteroids for persistent asthma in infants and young children. Ann Allergy Asthma Immunol 92:387–402, 2004.
De Benedictis FM, Selvaggio D: Use of inhaler devices in pediatric asthma. Pediatr Drugs 5:629–638, 2003.

5.35
Was ist eine anti-IgE Behandlung im Rahmen eines Asthmas?

Omalizumab (Xolair®) ist ein rekombinanter monoklonaler Anti-IgE-Antikörper, welcher ursprünglich durch eine Immunisierung von Mäusen mit humanem IgE hergestellt wurde. Dieser Antikörper bildet einen Komplex mit den im Serum zirkulierenden IgE-Antikörpern, eine nachfolgende IgE-Interaktion mit Mastzellen – mit der Folge einer unkontrollierten Freisetzung von inflammatorischen und chemischen Mediatoren, inklusive Histamin – ist somit nicht mehr möglich. Bei älteren pädiatrischen Patienten (in Deutschland zugelassen ab 12 Jahren) mit mittelschwerem bis schwerem IgE-vermitteltem Asthma konnte mit dieser Therapie neben einem ausgezeichneten Nebenwirkungsprofil eine signifikante Verminderung schwerer Exazerbationen und eine deutliche Reduktion der vorher benötigten Steroiddosis nachgewiesen werden.

Lanier BQ: Newer aspects in the treatment of pediatric and adult asthma: Monoclonal anti-IgE. Ann Allergy Asthma Immunol 90:13–15, 2003.

5.36
Welche Rolle spielen komplementäre und alternative Heilmethoden in der Behandlung des Asthmas?

Für den Einsatz komplementärer oder alternativer Heilmethoden bei Kindern mit Asthma existieren keine einheitlichen Richtlinien, obwohl diese Therapieformen häufig unabhängig von den betroffenen Familien angewendet werden. Für Hypnose, Yoga, Entspannungstechniken und Massage konnte in wenigen Studien ein positiver Effekt nachgewiesen werden, auch wenn kürzlich in einer gemeinsamen Bewertung mehrerer Studien nur ein geringer Unterschied zwischen Placebo und diesen Methoden gefunden wurde.

Markham AW, Wilkinson JM: Complementary and alternative medicines (CAM) in the management of asthma: an examination of the evidence. J Asthma 41:131–139, 2004.

5.37
Was sind die häufigsten Behandlungsfehler beim schweren Asthmaanfall?

- Verspätete Gabe von Steroiden: Steroide brauchen 2 bis 4 Stunden bis zum Wirkungseintritt.
- Inadäquate Therapie: der Schweregrad wird unterschätzt oder die Medikamentendosierungen wurden zu niedrig gewählt. Allgemein gilt, dass β2-Mimetika von Kindern sehr gut toleriert werden.
- Perorale Aminophylline sind obsolet.
- Verpassen eines Pneumothorax.
- Wichtig: Atemantrieb bei Kindern wird mit der Sauerstoffgabe nicht unterdrückt.

Schweizerische Arbeitsgemeinschaft für Pädiatrische Pneumologie (SAPP): Empfehlungen zur Behandlung von obstruktiven Atemwegserkrankungen im Säuglings- und Kindesalter. Paediatrica 15 (1):13–27, 2004.

5.38
Wie hilfreich ist die Lungenfunktion bei der Evaluation und Verlaufskontrolle des kindlichen Asthmas?

Mit einer regelmäßig durchgeführten Lungenfunktion lässt sich sehr gut der Langzeitverlauf von ambulanten Patienten mit Asthma dokumentieren. Des Weiteren ist dieser Test hilfreich, um den Therapie-Effekt festzustellen und die schwer obstruktiven, überblähten asymptomatischen Patienten herauszufiltern, welche bei Verpassen der Diagnose eine schlechte Prognose haben.

Das Wichtigste in Kürze: Asthma

- Asthma ist die häufigste chronische Erkrankung im Kindesalter.
- Typische Veränderungen in der Spirometrie sind eine Verminderung von FEV1 und FEV1/FVC Ratio; *Anstieg* von FEV1 (>15 %) nach Inhalation von Bronchodilatatoren oder *Verminderung* von FEV1 (>15 %) nach Einnahme von Methacholin oder Histamin.
- Die Einteilung des Schweregrades richtet sich nach der Häufigkeit der Symptome, das Auftreten von nächtlichen Symptomen und der Lungenfunktion.
- Der Hauptgrund für ein Nichtansprechen der Therapie ist eine falsche Inhalationstechnik, die Non-Compliance oder eine nicht stufengerechte Therapie.
- Bei jeder schweren Exazerbation des Kindes muss – nach Überprüfung der Compliance und Inhalationstechnik – der Therapieplan neu überdacht werden.
- Normale oder ansteigende $PaCO_2$-Werte (40 mmHg) bei einem Asthmatiker mit Tachypnoe oder ausgeprägter Dyspnoe, sind Besorgnis erregend, da eine Dekompensation mit respiratorischer Insuffizienz möglich ist.
- Zeichen einer drohenden respiratorischen Insuffizienz sind: ausgeprägte Einziehungen, Gebrauch der Atemhilfsmuskulatur (v. a. des M. sternocleidomastoideus), verminderter Muskeltonus und Bewusstseinsstörungen.

5.39
Welcher Anteil der Kinder mit Asthma bronchiale «wachsen» ihre Symptome aus?

Häufig wird davon gesprochen, dass die meisten Kinder mit Asthma ihre Symptome «auswachsen», diese also spontan verlieren. Gegen diese weitläufige Meinung sprechen Studien, die nur bei 30 bis 50 % der Patienten – und zwar vor allem bei Patienten mit einer milderen Verlaufsform – eine Symptomfreiheit im Verlauf nachweisen konnten. Viele Kinder, die später asymptomatisch werden, zeigen Rückfälle im Erwachsenenalter. Kinder mit infektassoziierten Symptomen und Symptomfreiheit zwischen den Infekten haben eine bessere Prognose bezüglich des Verlusts der Symptome. Eine Erstmanifestation im höheren Alter mit allergischer Sensibilisierung als Hauptauslöser der Symptomatik scheint eher mit einer Persistenz rezidivierender Bronchospasmen assoziiert zu sein. Obwohl die Symptome im Allgemeinen im Verlauf milder werden, kommt es doch bei einem Großteil der Erwachsenen zu einem Fortbestehen einer sowohl erkannten, als auch unerkannten obstruktiven Erkrankung.

Sears MR, Greene JM, Willan AR, et al: A longitudinal, population-based, cohort-study of childhood asthma followed to adulthood. N Engl J Med 349:1414–1422, 2003.

Bronchiolitis

5.40
Was ist die wichtigste Ursache von Infektionen der unteren Atemwege bei Säuglingen und Kleinkindern?

Respiratory Syncytial Virus (RSV). RSV gilt weltweit als der wichtigste Erreger von Atemwegsinfektionen bei Säuglingen und Kleinkindern und als Hauptursache für Krankenhauseinweisungen im Säuglingsalter. In Deutschland wird die Anzahl der wegen RSV ambulant behandelten Kinder unter 3 Jahren auf ca. 183 000/Jahr geschätzt und die jährliche Anzahl von Hospitalisationen in dieser Altersgruppe beträgt ca. 26 500. RSV-Infektionen treten in Mitteleuropa in jährlichen Epidemien in den Wintermonaten auf. Aktuelle Informationen zu Beginn und Verlauf der RSV-Saison in Deutschland können unter www.pid-ari.net über das Internet abgerufen werden. In der südlichen Hemisphäre tritt die Krankheit meist in den Monaten Juli/August auf.

Göring G, Grote V, Nicolai T, Liese J: RSV-Bronchiolitis. Monatsschrift Kinderheilkd 153:228–235, 2005.

5.41
Welche anderen Erreger können eine Bronchiolitis verursachen?

In mehr als 50 % der Fälle wird eine Bronchiolitis durch RSV ausgelöst. Weniger häufig werden Metapneumovirus, Parainfluenzavirus, Adenovirus, Influenzavirus A & B, Rhinoviren, Enteroviren und *Mycoplasma pneumoniae* nachgewiesen. Bei Kindern mit Pneumonie (50 %), Bronchitis (10 bis 30 %) und bei stenosierender Laryngotracheitis (Krupp-Syndrom) (< 10 %) kommt RSV seltener vor.

Göring G, Grote V, Nicolai T, Liese J: RSV-Bronchiolitis. Monatsschrift Kinderheilkd 153:228–235, 2005.
McIntosh K, McAdam AJ: Human metapneumovirus – an important new respiratory virus. N Engl J Med 350:431–433, 2004.
Williams JV, Harris PA, Tollefson SJ, et al: Human metapneumovirus and lower tract disease in otherwise healthy infants and children. N Engl J Med 350: 443–450, 2004.

5.42
Welche Parameter sind am aussagekräftigsten, um den Schweregrad einer Bronchiolitis einzuschätzen?

Der beste Einzelparameter in der Akutphase einer Bronchiolitis scheint **die Sauerstoff-Sättigung** zu sein. Sättigungswerte < 95 % korrelieren mit einer schwereren Erkrankung; tiefe Werte sind häufig klinisch nicht erkennbar, weshalb die Sättigung immer objektiviert werden sollte. Eine arterielle Blutgasanalyse mit einem $PaO_2 \leq 65$ oder einem $PaCO_2 > 40$ mmHg ist bedrohlich. Weitere Parameter mit Hinweis auf eine schwere Verlaufsform sind folgende:

- Ein krankes oder «toxisches» Aussehen
- Ehemalige Frühgeburt (v.a. Gestationsalter < 34 SSW)
- Atelektasen im Thorax-Röntgenbild
- Atemfrequenz > 70/min
- Säugling < 3 Monate

5.43
Was sind im Thorax-Röntgenbild sichtbare typische Befunde bei Bronchiolitis?

In der radiologischen Bildgebung zeigt sich ein heterogenes Bild. Meistens besteht eine Überblähung der Lungen und häufig sind ebenfalls bilaterale interstitielle Auffälligkeiten mit peribronchialer Strukturvermehrung vorhanden. Bis zu 20 % der Kinder haben lobäre, segmentale oder subsegmentale Konsolidationen, die radiologisch einer bakteriellen Pneumonie ähneln können. Abgesehen von Atelektasen korreliert das Thorax-Röntgenbild insgesamt schlecht mit dem Schweregrad der Erkrankung.

5.44
Wie häufig treten Apnoen bei Patienten mit RSV-Bronchiolitis auf?

Apnoen können besonders bei jüngeren Säuglingen das erste klinische Zeichen einer Bronchiolitis sein. Ein höheres Risiko haben ehemals frühgeborene Kinder (v.a. < 34 SSW), Säuglinge im Alter von 1 bis 4 Monaten sowie die Kinder mit einer chronischen Lungenerkrankung. Die meisten der beatmungspflichtigen Kinder benötigen eine Atemunterstützung aufgrund rezidivierender schwerer Apnoen und weniger aufgrund einer respiratorischen Insuffizienz. Der pathophysiologische Mechanismus der Entstehung von Apnoen ist bislang unverstanden, meistens löst sich dieses Problem jedoch innerhalb weniger Tage. Hospitalisierte Kinder mit erhöhtem Risiko sollten monitorisiert werden. In diesem Zusammenhang ist wichtig, dass der plötzliche Kindstod nicht eindeutig mit einer RSV-Infektion in Zusammenhang gebracht werden konnte.

5.45
Ist der Einsatz von Steroiden in der Behandlung einer Bronchiolitis gerechtfertigt?

Obwohl Steroide von vielen Klinikern über viele Jahre bei Bronchiolitis eingesetzt wurden, konnte in zahlreichen kontrollierten Studien keine Wirksamkeit im Vergleich zum Placebo gezeigt werden bezüglich einer klinischen Verbesserung in der Akutphase der Erkrankung oder einer Verkürzung der Hospitalisationsdauer. Dies galt sowohl für die inhalative wie auch die systemische Verabreichungsform. Trotz allem wird dieses Thema weiterhin kontrovers diskutiert und immer noch neue Arbeiten mit widersprüchlichen Ergebnissen publiziert.

Csonka P, Kaila M, Laippala P, et al.: Oral prednisolon in the acute management of children aged 6 to 35 months with viral respiratory infection-induced lower airway disease: A randomized, placebo-controlled trial. J Pediatr, 143:725–730, 2003.
Schuh S, Coates AL, Binnie R, et al.: Efficacy of oral dexamethasone in outpatients with acute Bronchiolitis. J Pediatr 140:27–32, 2002.
Garrison MM, Christiakis DA, Harvey E, et al.: Systemic corticosteroids in infant Bronchiolitis: A metaanaalysis. Pediatrics 105:E44, 2000.

5.46
Sind Bronchodilatatoren wie Salbutamol wirksam in der Behandlung der Bronchiolitis?

Der Einsatz von Bronchodilatatoren für die Therapie einer Bronchiolitis wird kontrovers diskutiert. 30 bis 50 % der Kinder mit RSV-Bronchiolitis sprechen auf eine Inhalationstherapie an, v. a. Patienten mit positiver Familienanamnese bezüglich Asthma. Ein Therapieversuch mit Salbutamol kann demnach bei Kindern mit deutlichem Wheezing durchgeführt werden.

King VJ, Viswanathan M, Bordley WC, et al.: Pharmacologic treatment of Bronchiolitis in infants and children: A systematic review. Arch Pediatr Adolesc Med 158:1217–1237, 2004.
Steiner RWP: Treating acute Bronchiolitis associated with RSV. Am Fam Physician 69:325–330, 2004.

5.47
Gibt es eine Impfung, die Schutz vor einer RSV-Infektion bietet?

Nein, bisher konnte kein sicherer Impfstoff entwickelt werden, der vor einer RSV-Infektion schützt. Palivizumab (Synagis®), ein monoklonaler Antikörper gegen RSV, wird zur Prophylaxe der RSV-Bronchiolitis bei Frühgeborenen eingesetzt, ist aber nicht zur Therapie einer RSV-Infektion geeignet. Er wird während der RSV-Saison bei Hochrisikokindern einmal pro Monat intramuskulär verabreicht.

5.48
Bietet eine durchgemachte RSV-Infektion lebenslangen Schutz?

Nein. Eine Re-Infektion ist sogar sehr häufig. Ein Grossteil der Kinder, die eine RSV-Infektion im ersten Lebensjahr durchmachen, erleidet eine Re-Infektion im Laufe der beiden nachfolgenden Jahre. Die Primärinfektion scheint jedoch meist die schwerste Verlaufsform zu haben. Bei älteren Kindern und Erwachsenen wirkt sich eine RSV-Infektion wie eine gewöhnliche «Erkältung» aus, wobei eine Re-Infektion ebenfalls häufig ist.

5.49
Ein 5 Monate alter Säugling wird aufgrund einer RSV-Bronchiolitis hospitalisiert; was sollte den Eltern über die Wahrscheinlichkeit des Auftretens erneuter Wheezing-Episoden gesagt werden?

In Follow-up Studien konnte gezeigt werden, dass 40 bis 50 % dieser Kinder – meist im ersten

Jahr nach der RSV-Infektion – erneute Wheezing-Episoden durchmachen. Ebenso ist es möglich, dass subklinische pulmonale Veränderungen persistieren, wobei ungeklärt bleibt, ob sie ein Resultat der Bronchiolitis oder der genetischen Prädisposition bezüglich Asthma sind. Das Rezidiv-Risiko ist abhängig von vorbestehenden Lungenveränderungen, passiver Rauch-Exposition, atopischer Diathese und der immunologischen Antwort auf Virus-spezifisches IgE.

5.50
Wie kann bei einem Kind mit pfeifender Atmung eine Bronchiolitis von einem Asthma unterschieden werden?

Das Asthma bronchiale ist in allen Altersgruppen eine klinische Diagnose und ist durch eine reversible Atemwegsobstruktion mit einer Überempfindlichkeit auf zahlreiche Stimuli – darunter auch virale Infektionen – charakterisiert. Virale Infektionen sind dabei häufiger für das Wheezing bei einem Kind mit akuten Symptomen verantwortlich als eine zugrunde liegende bronchiale Pathologie. Eine Differenzierung zwischen diesen beiden Pathologien kann zum Zeitpunkt der Erstvorstellung unmöglich sein. Gewöhnlicherweise zeigt das Kind mit Bronchiolitis Begleitsymptome (z. B. Rhinorrhoe, Fieber) und die Zuordnung kann möglicherweise anhand eines RSV-Antigentests erleichtert werden. Im Fall rezidivierender Wheezing-Episoden, insbesondere bei deren Auftreten auch außerhalb der RSV-Saison, ist die Diagnose eines Asthmas wahrscheinlich. Auch andere Diagnosen (z. B. Zystische Fibrose, gastroösophageale Refluxkrankheit) sollten in Betracht gezogen werden.

> **Das Wichtigste in Kürze: Bronchiolitis**
> - Die häufigsten Ursachen einer Bronchiolitis sind RSV und Metapneumovirus.
> - Die schwersten Erkrankungsformen treten im Alter von 2 bis 6 Monaten auf.
> - Radiologisch finden sich häufig atelektatische Veränderungen.
> - In den meisten Fällen ist eine symptomatische Therapie ausreichend.
> - In schwereren Fällen kann der Einsatz von Bronchodilatatoren oder Kortikosteroiden in Betracht gezogen werden.

Vermischtes

5.51
Wie kann Hämoptysis von Hämatemesis unterschieden werden?

Siehe **Tabelle 5-3**.

5.52
Was sind Indikationen einer operativen Therapie beim Pectus excavatum?

Diese Frage ist immer noch umstritten. Kinder mit Pectus excavatum (s. **Abb. 5-2**) können folgende Befunde aufweisen: reduzierte totale Lungenkapazität, reduzierte Vitalkapazität, erhöhtes Residualvolumen und reduziertes Herzschlagvolumen bei maximaler Belastung. Bei den meisten Patienten befinden sich jedoch die meisten Messwerte innerhalb der normalen Variationsbreite. Am häufigsten sind psychische Probleme und gelegentlich eine verminderte Leistungstoleranz. In Bezug auf die kosmetische Problematik ist in der Regel eine psychologische Beratung ausreichend. Viele ältere Patienten berichten jedoch von einer postoperativen Verbesserung der Leistungstoleranz trotz der vermeintlich nur gering ausgeprägten Veränderung der kardialen Funktion. Mit einer Operation sollte auf jeden Fall bis zum Alter von 6 Jahren gewartet werden, um das Rezidivrisiko im pubertären Wachstumsschub zu reduzieren und ganz gleich, ob die chirurgische Therapie aus kosmetischen oder somatischen Gründen durchgeführt wird.

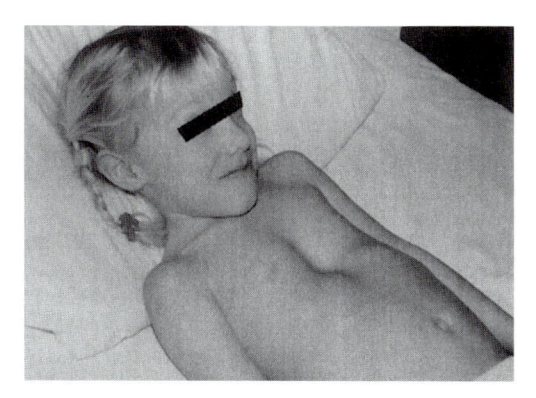

Abbildung 5-2: Pectus excavatum. (Aus James EC, Corry RJ, Perry JF: Principles of Basic Surgical Practice. Philadelphia, Hanley & Belfus, 1987, S. 173.)

Tabelle 5-3

	Hämoptysis	Hämatemesis
Farbe	Hellrot und schaumig	Dunkelrot oder braun
pH	Alkalisch	Sauer
Konsistenz	Evtl. mit Sputum vermischt	Evtl. mit Essensresten vermischt
Symptome	Vorangehend Gurgeln	Vorangehend Übelkeit
	Von Husten begleitet	Von Würgen begleitet

Rosenstein BJ: Hemoptysis. In Hilman BC (ed.): Pediatric Respiratory Disease. Philadelphia, W. B. Saunders, 1993, S. 533.

Malek MH, Fonkalsrud EW, Cooper CB: Ventilatory and cardiovascular responses to exercise in patients with pectus excavatum. Chest 124:870–882, 2003.

Haller JA, Loughlin GM: Cardiorespiratory function is significant improved following corrective surgery for severe pectus excavatum. J Cardiovasc Surg 41:125–130, 2000.

5.53
Was ist die häufigste Ursache eines chronischen Hustens?

«**Postnasal drip**», alleinig oder in Kombination mit anderen Erkrankungen. Die Liste möglicher Differenzialdiagnosen eines chronischen Hustens ist lang und beinhaltet kongenitale Anomalien, infektiöse oder postinfektiöse Ursachen, Asthma-assozierter Husten, gastroösophagealer Reflux, Aspiration, physikalische oder chemische Irritationen und einen psychogenen Husten.

5.54
Wann sollte die Diagnose eines psychogenen Hustens in Betracht gezogen werden?

An einen psychogenen Husten sollte bei Kindern mit einem persistierenden trockenen, bellenden, explosivem Tageshusten gedacht werden, welcher im Schlaf oder während einer freudigen Aktivität verschwindet. Häufig beginnt er nach einer oberen Atemwegsinfektion. Die Patienten klagen über ein Fremdkörpergefühl im Hals.

Klinische und laborchemische Untersuchungen sind normal und konventionelle Therapiestrategien erzielen keine Besserung. Therapie der Wahl ist eine Verhaltenstherapie, auch wenn in manchen Fällen eine psychologische Betreuung notwendig wird.

5.55
Welche Medikamente zeigen die beste Wirksamkeit bei Erkältungssymptomen im Kindesalter?

Zur Beantwortung dieser Frage wurden in der Vergangenheit bereits zahlreiche Studien durchgeführt. Es konnte jedoch für kein Medikament (inklusive Dextromethorphan, Diphenhydramin, Codein oder Echinacea) eine Verbesserung der Symptomatik gegenüber Placebo nachgewiesen werden. Das Wesentliche einer «Behandlung» sind somit Geduld und die spontane Abheilung der Symptomatik.

Committee on Drugs: Use of codein- and dextromethorphan-containing cough remedies in children. Pediatrics 99:918–919, 1997.
Paul IM, Yoder KE, Crowell KR, et al: Effect of dextromethorphan, diphenhydramine, and placebo on nocturnal cough and sleep quality for coughing children and their parents. Pediatrics 114:e85–e90, 2004.
Taylor JA, Weber W, Standish L, et al: Efficacy and safety of Echinacea in treating upper respiratory tract infections in children. JAMA 290:2824–2830, 2003.

5.56
Aus was besteht passiver Zigarettenrauch?

Passiver Zigarettenrauch enthält sowohl die Ausatemluft des Rauchers (ca. 15 % des Gesamten) als auch den gefährlicheren ungefilterten Rauch vom Zigarettenende (ca. 85 %).

5.57
Was sind die potentiellen Risiken der Exposition gegenüber passivem Zigarettenrauch?

- Intrauterine Wachstumsretardierung
- Erhöhtes Risiko für den plötzlichen Kindstod
- Erhöhtes Risiko für Mittelohr-Erkrankungen (inkl. Otitis media acuta)
- Erhöhtes Risiko für Infektionen der oberen und unteren Atemwege
- Auftreten von Asthma im früheren Lebensalter mit häufigeren Exazerbationen
- Beeinträchtigung der Lungenfunktion
- Langzeit-Folgen wie ein erhöhtes Risiko für Tumore oder kardiovaskuläre Erkrankungen werden derzeit in Studien geprüft. Zudem sollte nicht vergessen werden, dass ein Kind, dessen Eltern rauchen, doppelt so häufig selbst zum Raucher wird.

DiFranza JR, Lew RA: Morbidity and mortality in children associated with the use of tobacco products by other people. Pediatrics 97:560–568, 1996.

5.58
Wie wird Clubbing diagnostiziert?

Clubbing der Finger (d.h. Vorliegen von Uhrglasnägel, meist in Kombination mit Trommelschlegelfinger) bezeichnet eine Hypertrophie des Bindegewebes im Nagelbett. Clubbing kann folgendermaßen untersucht werden:

- Reiben des Nagels zwischen dem Daumen und Finger des Untersuchers. Bei Patienten mit Clubbing scheint der Nagel zu schwimmen.
- Inspektorisch ergibt sich der Aspekt, dass bei Vorliegen von Clubbing der ap-Durchmesser im Nagelbasis-Bereich durch die Vorwölbung des Nagels den Durchmesser im Bereich des distalen Interphalangealgelenks übertrifft.
- Diamant- oder Schamroth-Zeichen: Normalerweise zeigt sich ein Diamant-förmiges Fenster, wenn die Zeigefinger – oder zwei andere identische Finger – Nagel-an-Nagel gehalten werden (s. **Abb. 5-3**); dieses Fenster verschwindet bei Patienten mit Clubbing.

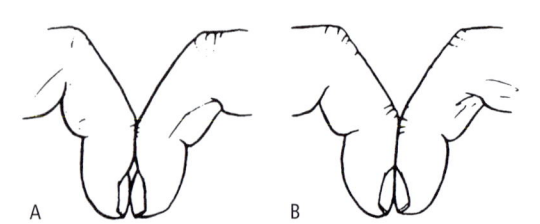

Abbildung 5-3: *A*, normales Kind mit Diamant-förmigem Fenster im Bereich vom Nagelfalz. *B*, beim Clubbing ist das Diamant-förmige Fenster durch vermehrtes Weichteilgewebe im Nagelbett ausgefüllt

5.59
Was sind Ursachen von Clubbing?

- **Pulmonal:** Bronchiektasen (z.B. Zystische Fibrose, Bronchiolitis obliterans, ziliäre Dyskinesie), Lungenabszess, Empyem, interstitielle Fibrose, Tumore, pulmonale arteriovenöse Fistel
- **Kardial:** Zyanotische kongenitale Herzvitien, Chronische Herzinsuffizienz, Subakute bakterielle Endokarditis
- **Hepatisch:** Biliäre Zirrhose, Gallengangsatresie, Alpha1-Antitrypsin-Mangel
- **Gastrointestinal:** M. Chron, Colitis ulcerosa, chronische Diarrhoe (bakterielle oder durch Amöben), Polyposis coli, Lymphom des Dünndarms
- **Endokrin:** Hyper- und Hypothyreose
- **Hämatologisch:** Thalassämie, kongenitale Methämoglobinämie (selten)
- **Idiopathisch:** Als Normvariante ohne pathologische Bedeutung
- **Hereditär:** Als Normvariante ohne pathologische Bedeutung

Modifiziert nach Hilman BC: Clinical assessment of pulmonary disease in infants and children. Aus Hilman BC (ed.): Pediatric Respiratory Disease. Philadelphia, W.B. Saunders, 1993, S. 61.

5.60
Was steckt pathophysiologisch hinter der Entstehung des Clubbing?

Die eigentliche Pathophysiologie der Entstehung von Uhrglasnägeln und Trommelschlegelfinger ist unklar. Man geht davon aus, dass die nachweisbare vermehrte Durchblutung im Bereich der Hypertrophie im Nagelbett durch eine Vasodilatation zustande kommt. Die Ursache dieser Vasodilatation ist nicht geklärt, diskutiert wird eine vermehrte Freisetzung vasoaktiver Substanzen durch Hypoxie oder im Rahmen eines chronisch-entzündlichen Prozesses. Eine weitere Möglichkeit ist, dass gewisse vasodilatatorische Substanzen, die im Normalfall in der Lunge inaktiviert werden, v.a. bei Rechts-Links-Shunts (z.B. Fallot-Tetralogie) in erhöhtem Maße in den systemischen Kreislauf gelangen. Eine neuere Theorie besagt, dass Clubbing der Finger durch die lokale Ausschüttung von Plättchen-aktivierendem Faktor (PDGF) zustande kommt.

5.61
Unter welchen Bedingungen kommen Nasenpolypen vor?

- **Kinder:** Nasenpolypen sind abgesehen von einer Zystischen Fibrose (CF) in diesem Alter sehr selten (s. **Abb. 5-4**). Ungefähr 3 % der Kinder mit CF entwickeln Nasenpolypen, welche nach Behandlung häufig rezidivieren. In dieser Altersgruppe ist ein Schweißtest bei Vorliegen von Polypen obligatorisch.
- **Jugendliche:** In dieser Altersgruppe gibt es eine Reihe von Differenzialdiagnosen, inklusive CF, allergische Rhinitis, chronische Sinusitis, Tumoren, Sampter- oder Widal-Trias (Asthma, nasale Polypen, Aspirin-Intoleranz) und die ziliäre Dyskinesie (z.B. Kartagener-Syndrom).

5.62
Bei einem Patienten mit chronischer Sinusitis und rezidivierenden pulmonalen Infektionen zeigt sich im Röntgen-Thorax eine rechtsseitig lokalisierte Herzsilhouette. Welcher diagnostische Test sollte als nächstes durchgeführt werden?

Eine bronchiale oder nasale Bürstenbiopsie zur Untersuchung mittels Elektronenmikroskopie. Das **Kartagener-Syndrom** ist eines der primären ziliären Dyskinesie-Syndrome (bzw. Syndrome

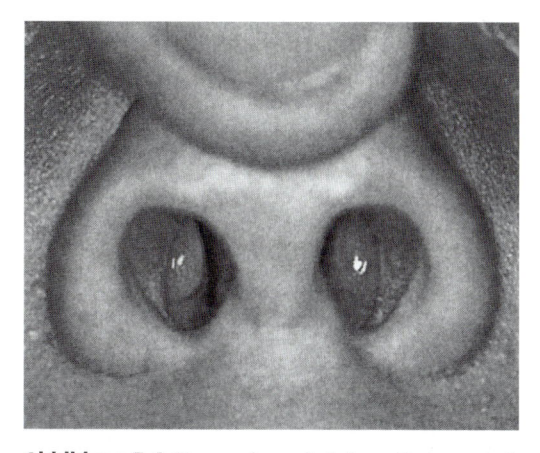

Abbildung 5-4: Nasenpolypen bei einem Patienten mit Zystischer Fibrose. (Aus Zitelli BJ, Davis HW: Atlas of Pediatric Physical Diagnosis, 4th ed. St. Louis, Mosby, 2002, S. 550)

der immotilen Zilien) und wird autosomal-rezessiv vererbt. Typische Symptome beinhalten chronisch-rezidivierende bronchopulmonale Infekte mit dem Leitsymptom des chronischen Hustens, chronische Sinusitiden, rezidivierende Otitiden, Situs inversus und Infertilität bei Männern. Als Folge der pulmonalen Dauerinfektionen können Bronchiektasen entstehen. Strukturelle Veränderungen der Zilien (meist ein Fehlen der Dyneinarme) resultieren in einem abnormalen Zilienschlag und einer verminderten Sekret-Clearance aus den Atemwegen, was die Patienten zu rezidivierenden Infektionen prädisponiert. Da beim männlichen Patienten die Schwänze der Spermatozoen die gleichen strukturellen Veränderungen aufweisen, kommt es zu deren verminderten Beweglichkeit und Infertilität. Die Ursache des Situs inversus (s. **Abb. 5-5**), welcher in ca. 50% der Patienten mit primärer ziliärer Dyskinesie auftritt, ist nicht vollständig geklärt. Vermutet wird, dass ebenfalls Zilien für die richtige Ausrichtung der Organe in der Embryogenese verantwortlich sind und deren Dysfunktion somit zu einer zufälligen Seitenanordnung führt, was die 50%ige Wahrscheinlichkeit eines Situs inversus erklären würde.

5.63
Wie viel Prozent der Kinder schnarchen?

Nach Angaben ihrer Eltern schnarchen etwa 5 bis 10% aller Kinder.

www.Kids-ENT.com

5.64
Bei welchen schnarchenden Kindern sollte an ein obstruktives Schlafapnoe-Syndrom (OSAS) gedacht werden?

Bei Kindern mit einem OSAS setzt das eigentlich kontinuierliche Schnarchen zeitweise für ein paar Sekunden aus, in denen Atemanstrengungen gemacht werden, bei denen es jedoch durch eine Obstruktion der oberen Atemwege zu keiner Luftzirkulation kommt. Nach einer solchen Episode setzt dann plötzlich ein lautes, röchelndes Atemgeräusch (Aufwachreaktion, engl. «arousal») ein. Vorwiegend sind Kinder zwischen 2 und 6 Jahren betroffen. Die typischen Symptome eines OSAS beinhalten eine vermehrte Atemarbeit mit Einziehungen, chronische Mundatmung, ungewöhnliche Schlafpositionen, häufiges nächtliches Erwachen, Enuresis und vermehrtes nächtliches Schwitzen. Konsequenzen eines unbehandelten OSAS sind Tagesmüdigkeit, Lernschwierigkeiten, morgendliche Kopfschmerzen oder Persönlichkeitsveränderungen.

5.65
Welche Abklärungen sollte bei Kindern mit dem Verdacht auf ein OSAS durchgeführt werden?

- **Körperliche Untersuchung:** Mundatmung im Wachzustand, Dysphagie, Mittelgesichts- oder mandibuläre Hypoplasie, Tonsillenhypertrophie, Gaumenspalte, Gaumendeformität aufgrund von Adenoidhypertrophie, Gedeihstörung oder Adipositas.

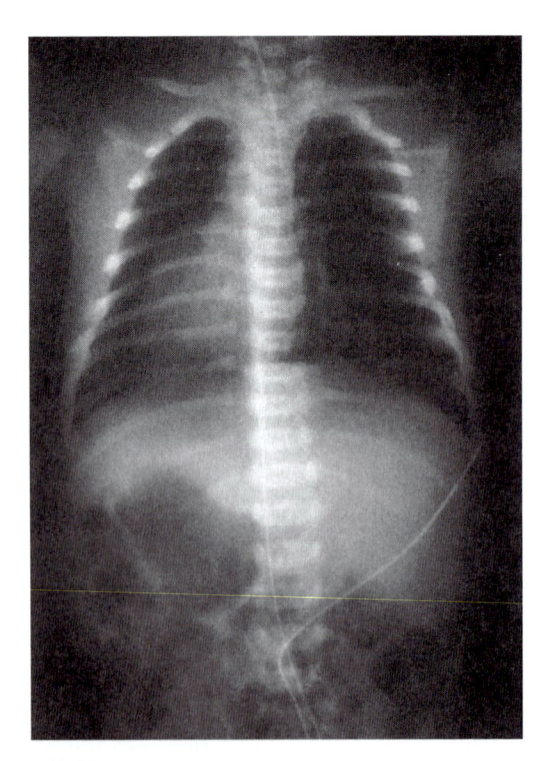

Abbildung 5-5: Dextrokardie bei Situs inversus. (Aus Clark DA: Atlas of Neonatology. Philadelphia, W.B. Saunders, 2000, S. 115)

- **Seitliche Röntgenaufnahme der oberen Atemwege:** Eine der einfachsten und schnellsten Methoden, den Durchmesser der oberen Atemwege abzuschätzen.
- **Nasale Endoskopie:** Hilfreich für die dynamische Untersuchung der oberen Atemwege und des Larynx.
- **Nächtliche Polysomnographie:** Goldstandard für die definitive Diagnose eines OSAS.
- **Kardiologische Untersuchung** (Röntgen-Thorax, EKG, Echokardiographie): Bei Kindern mit dokumentiertem OSAS und schweren oder andauernden Sättigungsabfällen.

Erler T, Paditz E: Obstructive sleep apnea in children: a state-of-the-art review. Treat Resp Med 3:107–122, 2004.

5.66
Was sind mögliche Langzeit-Folgen eines OSAS?

Die schwersten Komplikationen eines OSAS im Kindesalter sind rechtsventrikuläre Hypertrophie, arterielle Hypertension, Polyzythämie, kompensatorische metabolische Alkalose, lebensbedrohliches Cor pulmonale und respiratorische Insuffizienz. Im späteren Leben ist das OSAS mit einem erhöhten Risiko kardiovaskulärer Morbidität und Mortalität assoziiert. Des Weiteren wird es mit der Entstehung von arterieller Hypertension, ischämischer Herzerkrankung, Arrythmien und dem plötzlichen Herztod (bei Patienten mit gleichzeitiger ischämischer Herzerkrankung) in Verbindung gebracht. Außerdem erhöht es das Risiko eines Schlaganfalls.

Chan J, Edman JC, Koltai PJ: Obstuctive sleep apnea in children. Am Fam Physician 69:1147–1154, 2004.

5.67
Was ist die Hauptursache des kindlichen Stridors?

Kongenitale Laryngomalazie. Sie ist Folge eines Ansaugens und damit Zusammenfallen weicher supraglottischer Strukturen bei Inspiration. Der Stridor ist dabei nach dem Schreien oder der Anstrengung am lautesten, beeinträchtigt jedoch typischerweise nicht die Nahrungsaufnahme, den Schlaf oder das Wachstum. Die Symptome verschwinden gewöhnlich spätestens bis zum Alter von 18 Monaten.

5.68
Wie lässt sich beim Kind klinisch eine bilaterale von einer unilateralen Stimmbandparese unterscheiden?

Normalerweise sind die Stimmbänder durch einen Dauertonus abduziert und werden zum Sprechen willentlich adduziert. Bei einer einseitigen Stimmbandparese besteht eine Heiserkeit, das Kind hat einen leisen oder fehlenden Schrei. Ein Stridor ist dagegen meist minimal ausgeprägt, kann aber positionsabhängig auftreten (z. B. kann es in Seitenlage durch ein Abfallen des oben liegenden gelähmten Stimmbandes Richtung Mittellinie zur Auslösung von obstruktiven Atemgeräuschen kommen). Bei beidseitiger Stimmbandparese findet sich ein leiser Schrei und keine bzw. kaum Heiserkeit, aber ein ausgeprägter (insipiratorischer und exspiratorischer) Stridor.

5.69
Was ist die häufigste Ursache einer chronischen Heiserkeit im Kindesalter?

Schreiknötchen. Dabei handelt es sich um Knötchen der Stimmbänder, welche durch «Missbrauch» der Stimme verursacht werden, so wie wiederholtes Schreien, Räuspern oder Husten. 50 % der Fälle mit chronischer Heiserkeit über mehr als 2 Wochen Dauer sind durch Schreiknötchen verursacht.

5.70
Welche klinischen Zeichen sind hinweisend auf eine Fremdkörperaspiration?

Siehe **Tabelle 5-4**.

5.71
Ist ein Rönten-Thorax-Bild bei der Diagnose einer Fremdkörper-Aspiration hilfreich?

Unglücklicherweise sind nur ca. 10 bis 15 % aller aspirierten Fremdkörper röntgendicht, so dass

Tabelle 5-4

Anamnese und Symptome	Klinische Zeichen
Alter < 4 Jahre Jungen doppelt so häufig betroffen wie Mädchen Husten Hämoptysis Atemwegsinfektion ohne Ansprechen auf eine adäquate Therapie Anamnese von Verschlucken Dyspnoe	Lokalisiertes, fixiertes pfeifendes Atemgeräusch Wheezing bei einem Kind ohne Asthma-Anamnese Abgeschwächte Atemgeräusche über einer Lunge, einem Lungenlappen oder -Segment Mediastinalshift Die Brustwarze einer Seite steht aufgrund einer einseitigen Überblähung höher als die Andere Stridor

Insipirationsaufnahmen meist normal ausfallen. Indirekte Zeichen einer Fremdkörperaspiration sind:

- Eine seitendifferente Lungenbelüftung als Folge eines obstruktiven Emphysems auf der betroffenen Seite (der Fremdkörper wirkt häufig als Ventil, wodurch Luft in die distalen Lungenabschnitte ein-, aber nicht mehr austreten kann).
- Die gleiche seitendifferente Lungenbelüftung im Liegen (diese Aufnahmen werden häufig bei unkooperativen Kindern angewandt, die nicht auf Anweisung ausatmen).
- Obstruktive Atelektasen

5.72
Was sind mögliche Mechanismen, die zur Entwicklung von Lungenabzessen im Kindesalter führen?

- **Nach einer Pneumonie:** Insbesondere bei Infektionen mit Staphylococcus aureus, Haemophilus influenzae, Streptococcus pneumoniae und Klebsiella pneumoniae
- **Hämatogene Streuung:** Vor allem bei liegendem zentralen Venenkatheter oder Vorliegen einer rechts-ventrikulären Endokarditis.
- Penetrierendes Trauma
- **Aspiration:** Insbesondere bei neurologisch beeinträchtigten Patienten

- Sekundär nach einer Infektion bei zugrunde liegender Lungenanomalie: z.B. bei einer Bronchialzyste

Campbell PW: Lung abscess. Aus Hilman BC (ed.): Pediatric Respiratory Disease. Philadelphia, W.B. Saunders, 1993, S. 257–262.

5.73
Was sind typische klinische Merkmale eines Patienten mit Bronchiektasen?

Bronchiektasen sind irreversible, zylindrische oder sackförmige Erweiterungen mit möglicher Zerstörung der Bronchien, welche meist durch eine akute und/oder rezidivierende Obstruktion und Infektion entstehen. Sie können die Folge zahlreicher Infektionen (z.B. Adenovirus, Masern, Pertussis, Tuberkulose) sein und sind häufig mit einer zugrunde liegenden pulmonalen Anfälligkeit (z.B. zystische Fibrose, ziliäre Dyskinesie, Immundefekt) assoziiert. Die klinischen Zeichen sind variabel, meistens findet sich ein chronischer Husten mit purulentem Auswurf, rezidivierendes Fieber und Clubbing. Auskultatorisch finden sich über dem betroffenen Bereich häufig inspiratorische feuchte Rasselgeräusche. Hämoptysis und Wheezing sind mögliche, jedoch seltene, Symptome.

5.74
Ein untrainierter Jugendlicher entwickelt nach einem schnellen 2-Tages-Bergaufstieg mit dem Fahrrad Kopfschmerzen, ausgeprägten Husten und Orthopnoe. Was ist die wahrscheinlichste Diagnose?

Akute Höhenkrankheit mit Lungenödem. Diese Erscheinung resultiert aus einer ungenügenden Zeitdauer, sich an die veränderten Höhenverhältnisse über 2500 bis 3000 Meter anzupassen, was eine pulmonale Hypertension, ein Lungenödem und damit eine alveoläre und gewebliche Hypoxie zur Folge hat. In schweren Fällen ist die Entwicklung eines Hirnödems möglich. Die Therapie beschränkt sich auf Sauerstoff-Gabe und den Transport des Patienten auf eine niedrigere Höhe. Falls ein Abstieg nicht möglich und Sauerstoff nicht verfügbar ist, sollten portable Überdruckkammern und

Nifedipin angewandt werden, bis ein Abstieg möglich ist.

Bartsch P, Mairbaurl H, Swenson ER, Maggiorini M: High altitude pulmonary edema. Swiss Med Wkly 133:377–384, 2003.

Gallagher SA, Hackett PH: High-altitude illness. Emerg Med Clin North Am 22:329–355, 2004.

5.75
Was ist die wahrscheinlichste Diagnose eines Kindes mit diffuser Lungenerkrankung, mikrozytärer Anämie und Sputum mit hämosiderin-beladenen Makrophagen?

Lungenhämosiderose. Zusätzlich zu den beschriebenen Symptomen können eine akute Hämoptyse oder chronische Atemprobleme bestehen. Die Lungenhämosiderose ist durch eine alveoläre Blutung und eine mikrozytär-hypochrome Anämie mit tiefem Serumeisenspiegel charakterisiert. Das von den Makrophagen aufgenommene Hämosiderin kann häufig im Sputum oder in Magensaftaspiraten mittels Spezialfärbung (Berliner Blau) nachgewiesen werden. Meistens tritt dieses Krankheitsbild isoliert und idiopathisch auf, es kann aber auch mit einer Kuhmilchintoleranz (Heiner-Syndrom), einer Anti-Basalmembran Glomerulonephritis mit Lungenbeteiligung (Goodpasture-Syndrom) oder einer Kollagenose assoziiert sein.

5.76
Wie sollte die Therapie eines Kindes mit Spontan-Pneumothorax erfolgen?

Bei asymptomatischem Kind und kleinem Pneumothorax ist meist eine Überwachung ausreichend. Die Gabe von 100% Sauerstoff kann die Resorption von freier Luft beschleunigen, auch wenn diese Technik bei älteren Kindern weniger effektiv ist. Bei Vorliegen von respiratorischer Symptomatik und/oder einer Größe des Pneumothorax >20% (gemessen als [Durchmesser des Pneumothorax]³/[Durchmesser des Hemithorax]³) sollte das Einlegen einer Thoraxdrainage mit negativem Sog in Erwägung gezogen werden. Bei Auftreten von Zeichen eines Spannungs-Pneumothorax (z.B. deutliche Dyspnoe, Tachypnoe und Tachykardie, Thorax einseitig hypersonor mit abgeschwächten Atemgeräuschen, Trachealshift) muss notfallmäßig punktiert werden. Kinder und Jugendliche mit spontanem Pneumothorax haben hohe Rezidivraten aufgrund der häufigen Assoziation mit subpleural gelegenen Emphysemblasen. Zahlreiche Spezialisten empfehlen deshalb nach Ausheilung die Durchführung eines Thorax-CTs mit Kontrastmittel, da signifikante Emphysemblasen mittels chirurgischer Pleurodese therapiert werden können.

5.77
Beschreiben Sie die klinischen und radiologischen Zeichen eines Spannungs-Pneumothorax.

Klinisch: Zunehmende Atemnot, Hypoxämie, Hyperkapnie, arterielle Hypotension
Radiologisch: Mediastinalshift, Abflachung der Zwerchfellkuppen, Erweiterung der Interkostalräume (s. **Abb. 5-6**)

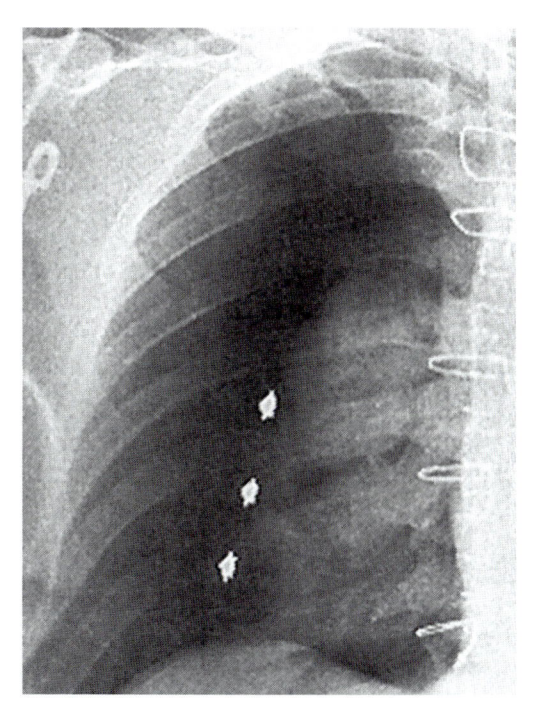

Abbildung 5-6: Spannungs-Pneumothorax. (Aus Katz DS, Math KR, Groskin SA (eds.): Radiology Secrets. Philadelphia, Hanley and Belfus, 1998, S. 61)

5.78
Wie kann bei Kindern mit einem Pleuraerguss der Unterschied zwischen einem Exsudat und einem Transudat gemacht werden?

Ein exsudativer Pleuraerguss ist durch mindestens eines der folgenden Kriterien gekennzeichnet:

- Pleuraerguss-/Serum-Protein-Quotient $>0,5$
- Pleuraerguss-/Serum-LDH-Quotient $>0,6$
- LDH im Pleuraerguss $> 2/3$ des Serumwertes
- Sollte keines dieser Kriterien zutreffen, dann handelt es sich um einen transudativen Pleuraerguss.

5.79
Bei welchen pädiatrischen Erkrankungen kommen exsudative und transudative Pleuraergüsse vor?

Siehe **Tabelle 5-5**.

Die häufigste Ursache eines Pleuraergusses beim Kind ist die Pneumonie («parapneumonisch»), während im Erwachsenenalter die Herzinsuffizienz die häufigste Ursache darstellt.

5.80
Wie hilfreich ist Atemphysiotherapie bei Kindern mit Lungenerkrankungen?

- Die Hauptfunktion der Atemphysiotherapie ist eine Unterstützung der tracheobronchialen Sekretförderung, um die Obstruktion und den Luftwegswiderstand der Atemwege zu vermindern, den Gasaustausch zu verbessern und die Atemarbeit zu verringern. Einsatzgebiete sind Patienten mit chronischer Sputum-Produktion (z.B. Zystische Fibrose),

primäre Pneumonie, Bronchiolitis, Asthma und bei Vorliegen von Atelektasen. Des Weiteren wird sie bei intubierten Neugeborenen und bei Patienten nach Extubation sowie postoperativ angewandt. Klinische Erfolge sind für die beschriebenen Einsatzgebiete – mit Ausnahme der Krankheiten mit chronischer Sputumproduktion – eher anekdotisch und wenig untersucht. Aufgrund der geringen Evidenz wird bei Asthma und Bronchiolitis keine Atemphysiotherapie empfohlen.

American Association for Respiratory Care: www.aarc.org

Lannefors L, Button BM, McIlwaine M: Physiotherapy in infants and young children with cystic fibrosis: Current practice and future developments. J R Soc Med 97 Suppl 44:S8–S25, 2004.

Oberwaldner B, Zach MS: Die sekretfördernde Atemphysiotherapie in der pädiatrischen Pneumologie. Schweiz Med Wochenschr. 130:711–9, 2000.

5.81
Wer war Undine und was war ihr Fluch?

Undine war einer germanischen Legende nach eine Nymphe, die sich in Hans, einen Sterblichen verliebte. Sie legte einen Fluch über ihn, dass ihm im Schlaf die Atmung versagen soll, würde er sie jemals mit einer anderen Frau betrügen. Unglücklicherweise verfiel Hans den Reizen von Bertha und erlag schließlich schlafend dem Fluch. Die Bezeichnung **Undine-Syndrom** beschreibt eine Störung des autonomen Atemzentrums, bei der es durch einen reduzierten zentralen Atemantrieb zu Apnoen – v.a. im Schlaf – kommt. Korrekterweise wird dieses Krankheitsbild als **zentrales Hypoventilationssyndrom** bezeichnet. Dieses seltene Syndrom ist häufig mit anderen Störungen von Hirnstammfunktionen assoziiert und kann idiopathisch oder als Folge eines früheren Schlaganfalls des sich entwickelnden Gehirns auftreten. In einigen Fällen kommt es familiär gehäuft vor. Kinder mit einem Undine-Syndrom werden initial mittels Tracheotomie versorgt und müssen häufig nur während des Schlafs mechanisch beatmet werden. Einige, v.a. ältere Kinder, sind mit einem Zwerchfellschrittmacher versorgt und dadurch mobil.

Tabelle 5-5

Exsudat	Transudat
Pneumonie	Herzinsuffizienz
Tuberkulose	Leberzirrhose
Tumore	Nephrotisches Syndrom
Chylothorax	Obstruktion der oberen Atemwege

Zystische Fibrose (Mukoviszidose)

5.82
Welches ist der häufigste genetische Defekt bei Patienten mit Zystischer Fibrose (CF)?

Die Zystische Fibrose (CF) ist eine häufige autosomal-rezessive Erbkrankheit, die durch Mutationen im Cystic Fibrosis Transmembrane Conductance Regulator (CFTR) Gen hervorgerufen wird. Das CFTR-Gen kodiert einen Membrangebundenen Ionenkanal, welcher den Chlorid- und Natrium-Transfer über die apikale Membran von Epithelzellen reguliert. Bei CF-Patienten wird Chlorid nur gering ins Atemwegslumen sezerniert, gleichzeitig kommt es zu einer erhöhten Natrium-Resorption von der luminalen Oberfläche der Luftwege oder des Kanals, so dass die Sekretionsflüssigkeiten der Atemwege und des Pankreas relativ wasserarm und zähflüssig sind. Aufgrund der Hyperviskosität der Sekrete kommt es zur Obstruktion der Pankreasgänge und durch die exokrine Pankreasinsuffizienz zur Steatorrhoe. Die Beeinträchtigung der pulmonalen mukoziliären Clearance führt zur typischen chronischen Atemwegs-Problematik. In Schweiß-Drüsen sorgt das CFTR-Protein für die Chlorid-Reabsorption, weshalb eine Funktionsstörung des Ionenkanals zu Schweiß mit erhöhten Chlorid- und Natriumkonzentrationen führt (dieser Umstand wird sich beim Schweißtest zu Nutze gemacht). Bisher konnten bereits Hunderte unterschiedlicher Mutationen im CFTR-Gen ausgemacht werden. Die Symptome einer CF können, selbst bei Geschwistern oder Zwillingen mit den gleichen CFTR-Mutationen, in ihrer Ausprägung sehr variabel sein. Neben Umwelteinflüssen wird der Verlauf der pulmonalen Erkrankung auch durch weitere genetische Faktoren, so genannte modifizierende Gene, beeinflusst.

Rowe SM, Miller S, Sorscher EJ: Cystic fibrosis. N Engl J Med 352:1992–2001, 2005.

5.83
Was sind die klinischen Zeichen und Symptome der CF?

Diese können am einfachsten mit dem Akronym CF PANKREAS im Gedächtnis behalten werden:

C = **C**hronischer Husten und Wheezing
F = Gedeihstörung (**F**ailure to thrive)
P = **P**ankreasinsuffizienz (Zeichen der Malabsorption mit massigen, übel riechenden Stühle)
A = **A**lkalose und hypotone Dehydratation
N = **N**eonatale intestinale Obstruktion (Mekoniumileus) und **N**asenpolypen
C = **C**lubbing der Finger und pathologisches Thorax (**C**hest)-Röntgen-Bild
R = **R**ektalprolaps
E = **E**lektrolyterhöhung im Schweiß (salzige Haut)
A = **A**bsenz oder kongenitale Atresie der Vas deferens (Infertilität)
S = **S**putum mit Staphylokokken oder (mukoidem) Pseudomonas

Schildlow DV: Cystic fibrosis. Aus Schildlow DV, Smith DS (eds.): A Practical Guide to Pediatric Respiratory Diseases. Philadelphia, Hanley & Belfus, 1994, S. 76.

5.84
Aufgrund welcher Befunde kann die Diagnose einer CF gestellt werden?

Die Diagnose einer CF wird anhand folgender Untersuchungen gestellt:

- Resultat des Schweißtests
- Mutationsanalyse bei Vorliegen klinischer Charakteristika einer CF; v.a. wichtig bei grenzwertigen Schweißtest-Resultaten.

5.85
Wann gilt ein Schweißtest als pathologisch?

Der Elektrolytgehalt des Schweißes wird durch die Pilocarpin-Iontophorese ermittelt. Im Schweiß von CF-Patienten, welcher über 30 Minuten gesammelt wird, findet sich ein im Vergleich zu gesunden Probanden erhöhter Chlorid-Ionengehalt. Eine Chlorid-Konzentration < 40 mmol/l gilt als normal, Werte > 60 mmol/l als eindeutig pathologisch und Werte zwischen

40 bis 60 mmol/l werden als grenzwertig und verdächtig auf eine CF eingestuft.

5.86
Wie können Neugeborene auf eine CF gescreent werden?

Neugeborene mit einer CF haben erhöhte Titer des immunreaktiven kationischen Trypsinogen (IRT), welches die Vorstufe von Trypsin darstellt. Bei erhöhten Werten im Neugeborenenalter muss im Verlauf eine Mutationsanalyse und ein Schweißtest durchgeführt werden, um die Diagnose zu sichern.

Price JF: Newborn screening for cystic fibrosis: do we need a second IRT. Arch Dis Child. 2006 Mar; 91(3):209–10.

5.87
Was sind die Hauptpfeiler der pulmonalen Therapie für Kinder mit CF?

- Verbesserung der pulmonalen Clearancefähigkeit (z. B. Atemphysiotherapie ggf. mit Flutter, PEP-Maske)
- Mukolytika (z. B. rekombinante humane DNAse, Acetylcystein)
- Anti-entzündliche Medikamente (z. B. Ibuprofen, inhalative Kortikosteroide)
- Antibiotika (oral, inhalativ, intravenös)

Ratjen F, Doring G: Cystic fibrosis. Lancet 362:681–689, 2003.

Das Wichtigste in Kürze: Zystische Fibrose

- CF ist die häufigste angeborene letale Erb-Krankheit der weißen Rasse (1:2000 bis 3000 Geburten).
- Es sind über 1000 Mutationen des CFTR-Gens bekannt; die in Europa am häufigsten auftretende Mutation ist Δ F508.
- Der Schlüssel zur Diagnose ist der Schweißtest (als eindeutig pathologisch gilt eine Konzentration von >60 mmol Chlorid/l).
- Chronisch obstruktive Lungenerkrankung.
- Gastrointestinale Manifestationen beinhalten Pankreas-Insuffizienz, Ileus, Rektal-Prolaps, Invagination, Gastroösophagealer Reflux und Cholelithiasis.
- Kolonisation der Atemwege mit Pseudomonas oder Burkholderia ist ein ungünstiger prognostischer Faktor.

5.88
Was sind die zwei häufigsten Ursachen für Bauchschmerzen bei CF-Kindern im Schulalter?

- **Unterdosierung der Pankreasenzym-Substitution:** Mittels Diät- und Stuhlprotokoll zeigen sich Veränderungen, welche auf eine schlecht kontrollierte Fett-Malabsorption hinweisen. Das Problem kann durch Anpassung der Enzymmenge behoben werden.
- **Obstipation** (Mekoniumileus-Äquivalent): In der Untersuchung fallen palpable Stuhlmassen auf, ein Röntgenbild kann zur Bestätigung der klinischen Befunde durchgeführt werden. Die Therapie besteht in einer Anpassung der substituierten Enzymmenge und der Gabe von Laxantien.

5.89
Welche Parameter sind für die Prognose eines CF-Patienten von Bedeutung?

- **Geschlecht:** Männer haben eine gering bessere Überlebensrate als Frauen.
- **Kolonisation mit virulenten Bakterien:** Pseudomonas aeruginosa und Burkholderia cepacia stellen dabei die wichtigsten Pathogene dar. Sie sind häufig multiresistent und können nach einer dauerhaften Besiedelung des Patienten nur schwer eliminiert werden. Stenotrophomonas maltophilia nimmt an Bedeutung zu; Patienten, welche chronisch mit diesem Erreger kolonisiert sind, haben signifikant schlechtere Überlebensraten als andere CF-Patienten.
- **Diabetes mellitus** ist ein prognostisch ungünstiger Faktor, der mit einer Verschlechterung der Lungenfunktion einhergeht.
- Eine **Mangelernährung** ist ebenfalls mit einer Verschlechterung der Lungenfunktion assoziiert.
- Das **Cor pulmonale** ist eine der Spätkomplikationen der CF, da die progressive obstruktive Lungenerkrankung zur Entwicklung einer pulmonalen Hypertension und einer Ateminsuffizienz führt. Die Prognose nach Auftreten eines Cor pulmonale ist schlecht.
- Das Auftreten eines **Pneumothorax** bei CF-Patienten ist mit einer mittelschweren bis

schweren Lungenerkrankung assoziiert. Aus diesem Grund wurde ein Pneumothorax traditionell als ein prognostisch ungünstiger Faktor angesehen. Da die Therapie eines Pneumothorax heutzutage eher aggressiv durchgeführt wird, hat sich in diesem Fall die Prognose zu früher eher verbessert.
- **Verschlechterung der Lungenfunktion:** Patienten mit einem FEV1 < 30 % des Soll-Wertes haben eine erhöhte 2-Jahres Mortalitätsrate.

Goss CH, Rubenfeld GD, Otto K, Aitken ML: The effect of pregnancy on survival in women with cystic fibrosis. Chest 124:1460–1468, 2003.

Kulich M, Rosenfeld M, Goss CH, Wilmott R: Improved survival among young patients with cystic fibrosis. J Pediatr 142:631–636, 2003.

Pneumonie

5.90
Durch welche Erreger wird eine Pneumonie im Kindesalter verursacht?

Die Ursache der so genannten ambulant-erworbenen Pneumonie hängt wesentlich vom Alter des Kindes ab. In den meisten Studien konnte bei mehr als 50 % der Patienten keine Ursache gefunden werden, da sich besonders bei kleineren Kindern die Erregeridentifizierung schwierig gestaltet. Von der Geburt bis zu einem Alter von 3 Monaten kommen am häufigsten B-Streptokokken, gramnegative Bakterien, Chlamydia trachomatis und Ureaplasma urealyticum sowie RSV und andere Viren vor (s. **Tab. 5-6**).

5.91
Was sind die wichtigsten ätiologischen Merkmale der Pneumonie im Kindesalter?

- Eine **bakterielle Ursache** ist in allen 3 oben beschriebenen Altersgruppen häufig und deren Häufigkeit ändert sich kaum vom Kindes- zum Erwachsenenalter. Der häufigste bakterielle Erreger nach dem 3. Lebensmonat ist Streptococcus pneumoniae.
- Eine **virale Ursache** ist bei jüngeren Kindern häufiger, der häufigste Erreger ist RSV. Viren können auch noch im Schulalter für eine Pneumonie verantwortlich sein, dies aber mit zunehmenden Alter immer seltener. Der humane Metapneumovirus ist ein erst vor kurzem erstmals beschriebener häufig vorkommender Erreger. Bei älteren Kindern gehören Influenza-Viren zu den häufigsten Ursachen, v. a. im Rahmen von Epidemien.
- Eine **atypische Pneumonie**, welche durch Mycoplasma pneumoniae und Chlamydia pneumoniae verursacht wird, ist für Kinder vor dem Schulalter untypisch. Sowohl Mykoplasmen als auch Chlamydien kommen insbesondere im Schulalter vor und stellen die häufigste Ursache einer Pneumonie beim älteren Kind dar.

Williams JV, Harris PA, Tollefson SJ, et al: Human Metapneumovirus and lower respiratory tract disease in otherwise healthy infants and children. N Engl J Med 350:443–450, 2004.

5.92
Sind Rachen- oder nasopharyngeale Kulturen für die Diagnosestellung einer Pneumonie hilfreich?

Im Allgemeinen gilt, dass die Korrelation zwischen Bakterien-Kulturen des Nasen-Rachen-Raums und Pathogenen der unteren Atemwege schlecht und kaum von Nutzen ist. Gesunde Kinder können mit einer Vielzahl von potentiell pathogenen Bakterien (z. B. Staphylococcus aureus, Haemophilus influenzae) kolonisiert sein, welche – mit Ausnahme von Bordetella pertussis – als Teil der physiologischen Flora angesehen werden können. Im Gegensatz dazu sind Kulturen oder Antigen-Nachweis-Systeme auf respiratorische Viren oder Chlamydien hoch informativ, da diese Erreger nur sehr selten bei asymptomatischen Patienten vorkommen.

Tabelle 5-6

	3 Monate bis 5 Jahre	5 bis 10 Jahre	10 bis 15 Jahre
Bakteriell	33 %	30 %	30 %
Viral	33 %	15 %	3 %
Mycoplasma pneumoniae	5 %	20 %	40 %
Chlamydia pneumoniae	2 %	8 %	25 %

Lichenstein R, Suggs AH, Campbell J: Pediatric pneumonia. Pediatr Clin North Am 21: 437–451, 2003.

Michelow IC, Olsen K, Lozano J, et al: Epidemiology and clinical characteristics of community-acquired pneumonia in children. Pediatrics 113: 701–707, 2004.

5.93
Wie häufig finden sich positive Blutkulturen bei Kindern mit Verdacht auf eine Pneumonie?

In 10 % der Fälle, oder sogar weniger. Diese Zahl stellt lediglich einen Schätzwert dar, da die echte Anzahl an bakteriellen Pneumonien aufgrund der Schwierigkeit einer definitiven Diagnosestellung unbekannt ist. Die niedrige Rate positiver Blutkulturen zeigt jedoch, dass die meisten Pneumonien nicht durch eine hämatogene Streuung verursacht werden.

5.94
Wie häufig sind Kulturen aus dem Pleuraerguss positiv bei Kindern mit Verdacht auf eine Pneumonie?

Zwischen 60 % und 85 % der Kulturen sind vor Beginn einer antibiotischen Therapie positiv. Diese hohe Rate zeigt die Wichtigkeit, einen Pleuraerguss bei Patienten mit Pneumonie zu diagnostizieren und betont den Wert einer frühen Thorakozentese bei ausgeprägten Ergüssen vor Beginn der Antibiotika-Therapie.

5.95
Wie häufig ist eine okkulte Pneumonie bei einem Kind mit Fieber und Leukozytose?

Auf der Suche nach einem Infektionsfokus sollte immer an eine Pneumonie gedacht werden. In einer Studie bei Kindern < 5 Jahren ohne klinische Hinweise auf eine Pneumonie, aber mit einer Temperatur > 39 °C und einer Leukozytenzahl > 20 000, zeigt sich in 19 % der Fälle ein pathologisches Thorax-Röntgenbild.

Bachur R, Perry H, Harper MB: Occult pneumonias: Empiric chest radiographs in febrile children with leukocytosis. Ann Emerg Med 33:166–173, 1999.

5.96
Kann durch ein Röntgenbild zuverlässig zwischen einer viralen und bakteriellen Pneumonie unterschieden werden?

Nein. Bei viralen Infektionen finden sich häufiger perihiläre, peribronchiale oder interstitielle Zeichnungsvermehrungen, Überblähung, segmentale Atelektasen oder hiläre Lymphadenopathie. Trotzdem ist die Grenze zur bakteriellen (und atypischen) Pneumonie fließend. Bakterielle Pneumonien resultieren häufiger in alveolären Infiltraten, wobei die Sensitivität und Spezifität dieser Befunde nicht sehr hoch ist.

Donnelly LF: Maximizing the usefulness of imaging in children with community-acquired pneumonia. Am J Roentgenol 172:505–512, 1999.
Swingler GH: Radiologic differentiation between bacterial and viral lower respiratory infection in children: A systematic review. Clin Pediatr 39:627–633, 2000.

5.97
Was sind Indikationen für die stationäre Aufnahme von Kindern mit Pneumonie?

- Alle Kinder mit toxischem Aussehen, Dyspnoe oder Hypoxie
- Verdacht auf Staphylokokken-Pneumonie (z.B. Pneumatozele im Thorax-Röntgen-Bild)
- Ausgeprägter Pleuraerguss
- Verdacht auf Aspirations-Pneumonie (aufgrund des höheren Risikos einer Progression)
- Kinder, bei denen eine orale Medikamenteneinnahme nicht möglich ist oder diejenigen mit bedeutsamem Risiko einer Dehydratation
- Verdacht auf bakterielle Pneumonie bei sehr jungen Kindern, vor allem bei multilobärer Ausprägung
- Schlechtes Ansprechen der ambulanten Therapie nach 48 Stunden (d.h. keine Verbesserung des Allgemeinzustandes und/oder weiterhin febril)
- Kinder mit schwieriger familiärer Situation und ohne Gewährleistung einer zuverlässigen Nachkontrolle.

5.98
Welche klinischen Merkmale weisen auf eine atypische Pneumonie hin?

Hinweise auf eine atypische Pneumonie sind schleichender Beginn der Symptomatik mit minimalem oder unproduktivem Husten verbunden mit Kopfschmerzen, Exanthem, Pharyngitis und nur leichtem Fieber. Im Röntgenbild des Thorax finden sich typischerweise fleckige, peribronchiale Infiltrate mit nur gelegentlich vorkommender lobärer Konsolidation.

5.99
Was sind Ursachen eines «afebrile pneumonia syndrome» (APS)?

APS ist eine relativ seltene Erkrankung des Neugeborenen- und frühen Säuglingsalters (bis 6 Monate). Es wird meist durch Erreger wie Chlamydia trachomatis, Cytomegalovirus, Ureaplasma urealyticum oder Mycoplasma hominis verursacht. Die betroffenen Kinder entwickeln eine progressive Ateminsuffizienz über Tage bis Wochen, zusammen mit einer Gedeihstörung. Häufig findet sich in der Anamnese der Mutter Hinweise auf eine sexuell übertragbare Erkrankung. Das Röntgenbild zeigt bilaterale diffuse Infiltrate mit Überblähung. Laborchemisch lassen sich möglicherweise eine Eosinophilie und erhöhte quantitative Immunglobuline (IgG, IgA, IgM) nachweisen. Die verschiedenen Ursachen des APS überschneiden sich klinisch, wobei z. B. eine Konjunktivitis in der Vorgeschichte hinweisend auf eine Chlamydien-Pneumonie ist.

5.100
Wie wahrscheinlich ist eine Infektion bei Neugeborenen von Müttern mit positiven Zervix-Kulturen auf Chlamydia trachomatis?

Ca. 5 bis 10 % der Schwangeren sind mit C. trachomatis infiziert. Etwa 30 % der exponierten Kinder erkranken an einer Einschlusskörperchen-Konjunktivitis, bei 20 % kommt es zu einer C. trachomatis-induzierten Pneumonie.

DGPI Handbuch: Infektionen bei Kindern und Jugendlichen. München, Futuramed, 2003, S. 238–240.

5.101
Was sind klinische Merkmale einer Chlamydien-Pneumonie bei Kindern?

- Eine durch C. trachomatis hervorgerufene Pneumonie tritt zwischen der 3. und der 19. Lebenswoche auf.
- Der Beginn der Erkrankung verläuft schleichend mit unspezifischen Symptomen einer oberen Atemwegs-Infektion über mehr als eine Woche.
- Nahezu alle Kinder sind afebril.
- Respiratorische Zeichen und Symptome: persistierender, stakkato-artiger, pertussiformer Husten mit exspiratorischem Giemen, Tachypnoe, auskultatorisch initial häufig normal, später mit Rasselgeräuschen.
- Das Röntgenbild zeigt eine bilaterale Überblähung der Lungen und eine diffuse, feinfleckige bis streifige interstitielle Zeichnungsvermehrung.
- Ca. 50 % der Patienten haben eine mäßige periphere Eosinophilie (> 300/µl).
- Die Immunglobuline IG und IgM sind bei mehr als 90 % der Patienten erhöht.

DGPI Handbuch: Infektionen bei Kindern und Jugendlichen. München, Futuramed, 2003, S. 238–240.

5.102
Wie hilfreich sind Kälteagglutinine in der Diagnose von Infektionen mit Mycoplasma pneumoniae?

Kälteagglutinine sind Autoantikörper vom Typ IgM, welche zu einer Agglutination der Erythrozyten bei 4 °C führt. Bis zu 75 % der Patienten mit Mykoplasmen-Infektionen entwickeln diese Antikörper, gewöhnlich gegen Ende der ersten Erkrankungswoche mit einem Maximalwert nach 4 Wochen. Ein Titer > 1 : 64 unterstützt die Diagnose. Positive Resultate zeigen sich möglicherweise auch bei anderen infektiösen Erregern, so wie Adenovirus, Cytomegalovirus, Epstein-Barr Virus, Influenza, Röteln, Chlamydia und Listeria. Ein einmalig erhöhter Titer von 1:64 ist somit hinweisend, aber nicht bestätigend für eine Infektion mit M. pneumoniae. Da der Direktnachweis durch Kultur oder Immunfluoreszenz und die Serologie zeitaufwendig sind, sollte im Verdachtsfall der Nachweis erregerspezifischer Nukleinsäuren mittels PCR auf M. pneumoniae erfolgen.

Waites KB: New concepts of Mycoplasma pneumoniae infections in children. Pediatr Pulmonol 36:267–278, 2003.

5.103
Nach welcher Zeit lösen sich die radiologischen Befunde einer Pneumonie wieder auf?

Obwohl es eine große individuelle Spannbreite gibt, gilt als Faustregel, dass sich Infiltrate, die durch S. pneumoniae verursacht sind, innerhalb von 6 bis 8 Wochen auflösen, während RSV-Infiltrate nach 2 bis 3 Wochen nicht mehr nachweisbar sind. Dagegen kann es bei einigen viralen Infektionen (z. B. Adenovirus) bis zu einem Jahr dauern, bis sich das Röntgenbild normalisiert. Sind signifikante radiologische Veränderungen länger als 6 Wochen nachweisbar, so besteht ein hochgradiger Verdacht auf ein zugrunde liegendes Problem (z. B. Infektion mit ungewöhnlichem Erreger, abnorme Anatomie, Immundefizienz).

Regelmann WE: Diagnosing the cause of recurrent and persistent pneumonia in children. Pediatr Ann 22:561–568, 1993.

5.104
Benötigen Kinder mit Pneumonie radiologische Nachkontrollen, um eine Auflösung der Befunde zu bestätigen?

In der Regel nicht. Ausnahmen sind Kinder mit einem Pleuraerguss und diejenigen mit rezidivierenden oder persistierenden klinischen Zeichen und Symptomen sowie Kinder mit signifikanter Komorbidität (z. B. Immundefizienz).

Wacogne I, Negrine RJ: Are follow-up chest x-ray examinations helpful in the management of children recovering from pneumonia? Arch Dis Child 88: 457–458, 2003.

5.105
Was sind die Ursachen rezidivierender Pneumonien?

- **Aspirations-Anfälligkeit:** Oropharyngeale Dyskoordination, Stimmbandparese, Gastroösophagealer Reflux
- **Immunschwäche:** Angeboren oder erworben
- **Angeborene Herzerkrankungen:** Vorhofseptumdefekt, Ventrikelseptumdefekt, persistierender Ductus arteriosus
- **Pathologische Sekretzusammensetzung** oder **reduzierte Sekret-Clearance:** Asthma, Zystische Fibrose, Ziliäre Dyskinesie
- **Pulmonale Anomalien:** Lungensequester, zystisch-adenoide Malformation der Lunge, tracheoösophageale Fistel
- **Kompression** oder **Obstruktion der Atemwege:** Fremdkörper, vaskulärer Ring, vergrößerter Lymphknoten, Tumor
- **Sonstiges:** z. B. Sichelzellanämie oder Sarkoidose.

Owayed AF, Campbell DM, Wang EE: Underlying causes of recurrent pneumonia in children. Arch Pediatr Adolesc Med 154:190–194, 2000.

> **Das Wichtigste in Kürze: Pneumonie**
> - Die Therapie kann meistens ambulant erfolgen, wichtig sind jedoch (klinische) Nachkontrollen.
> - Ein Erguss oder eine Pneumatozele weisen auf eine bakterielle Ätiologie hin.
> - Die radiologischen Befunde bei Mykoplasmen-Infektionen sind sehr variabel.
> - Bei der Hälfte der Patienten mit Chlamydien-Pneumonie bestand zuvor eine Konjunktivitis.
> - Eine hiläre Lymphadenopathie weist auf eine Tuberkulose hin.

5.106
Wie wirkt sich der pH-Wert einer Substanz auf den Schweregrad einer Aspirations-Pneumonie aus?

Ein tiefer pH-Wert ist schädlicher als ein leicht alkalischer oder neutraler pH-Wert, da dieser häufiger mit Bronchospasmus und Pneumonie vergesellschaftet ist. Die schwerste Pneumonie-Form findet sich bei Aspiration von Mageninhalt; Symptome können innerhalb von Sekunden auftreten. Bei ausreichend großen Aspirationsmengen und einem pH-Wert < 2,5 kann die Mortalität bis zu 70 % betragen. Radiologisch lassen sich häufig Infiltrate oder ein Lungenödem nachweisen. Ein einseitiges Lungenödem kann auftreten, wenn das Kind sich in Seitenlage befindet.

5.107
Wie sollten Kinder mit einer Aspirations-Pneumonie behandelt werden?

Ein akutes Aspirationsereignis kann häufig symptomatisch ohne antibiotische Therapie behandelt werden, da initial lediglich eine chemische Pneumonitis entsteht. Bei sekundären Zeichen einer Infektion sollte nach Abnahme von Kulturen mit einer Antibiotika-Therapie begonnen werden. Dabei sind sowohl Penicillin als auch Clindamycin wirksame Substanzen, um die vorherrschenden oropharyngealen Keime (meist Anaerobier) abzudecken. Bei nosokomialer Aspiration sollte die antibiotische Therapie auf das gram-negative Spektrum erweitert werden.

Prinzipien der Pneumologie

5.108
Warum sind Säuglinge – zusätzlich zu einer bestehenden immunologischen Unreife – anfälliger im Hinblick auf die Entwicklung einer schweren Lungenerkrankung?

- Ausgeprägte Elastizität der Thoraxwand (erlaubt die Passage durch den Geburtskanal, limitiert jedoch die inspiratorischen Atembemühungen, da sie sich bei zunehmender Atemarbeit verformt).
- Atemmuskulatur ermüdet schneller aufgrund der niedrigeren Muskelmasse und der in geringer Anzahl vorhandenen Typ I Muskelfasern (langsame, tonische, rote Fasern).
- Geringere elastische Rückstellkraft der Thoraxwand im Säuglingsalter (Atemwegskollaps tritt bereits bei höheren relativen Lungenvolumina auf).
- Durch die hohe Compliance der Atemwege kommt es leichter zu deren Kollaps und zum «air trapping».
- Die Möglichkeiten zur kollateralen Ventilation sind beim Kind gering ausgeprägt, es besteht somit ein erhöhtes Risiko, im Rahmen einer Erkrankung Atelektasen zu entwickeln.
- Höhere Schleimdrüsenkonzentration der Atemwege bei Kindern im Vergleich zu Erwachsenen.

5.109
Ab welchem Alter nimmt die Anzahl der Alveolen nicht mehr zu?

Obwohl das extra-azinäre Lungenwachstum bereits mit 16 Gestationswochen abgeschlossen ist, kommt es auch nach der Geburt noch zur Vermehrung der Alveolen. Aufgrund der Erkenntnisse früherer Studien wurde von einer zahlenmäßigen Zunahme bis zum Alter von 8 Jahren ausgegangen. In neueren Studien konnte jedoch gezeigt werden, dass dieser Wachstumsstopp bereits mit 2 Jahren oder möglicherweise bereits zwischen dem 1. und 2. Lebensjahr stattfindet. Nach dem Ende der alveolären Vermehrung wachsen die Alveolen weiter in ihrer Größe bis das Thoraxwachstum beendet ist.

5.110
Wie hoch ist die normale Atemfrequenz im Kindesalter?

Die Atemfrequenz von wachen Kindern kann sehr variabel sein und ist abhängig vom Aktivitätsgrad und psychischen Zustand. Die Höhe der Atemfrequenz im Schlaf ist viel zuverlässiger und stellt einen guten Indikator des Lungenzustandes dar. Als Faustregel gilt, dass die Atemfrequenz schlafender Säuglinge in der Regel < 35/min beträgt; bei Kleinkindern < 30/min, bei älteren Kindern < 25/min und bei Jugendlichen < 20/min. Fieber und eine metabolische Azidose können jedoch auch ohne pulmonale Erkrankung zu einer erhöhten Atemfrequenz führen.

5.111
Was ist die normale Sauerstoff-Sättigung von gesunden Säuglingen bis zum Alter von 6 Monaten?

In einer longitudinalen Studie zur Messung der Pulsoxymetrie bei gesunden Säuglingen konnte ein unterer Sättigungswert von 95 % (entspricht der 10. Perzentile, der Mittelwert betrug 98 %) gemessen werden. Akute Entsättigungen sind jedoch häufig und die meisten von ihnen sind mit kurzen Apnoe-Phasen im Schlaf assoziiert.

> Hunt CE, Corwin MH, Lister G, et al: Longitudinal assessment of hemoglobin saturation in healthy infants during the first six months of life. J Pediatr 134:580–586, 1999.

5.112
Was ist der Unterschied zwischen einer Kussmaul-, Cheyne-Stokes- und Biot-Atmung?

- **Kussmaul-Atmung:** Vertiefte, langsame und regelmäßige Atmung mit verlängerter Exspiration bei respiratorischer Kompensation einer metabolischen Azidose (Diabetische Ketoazidose, Niereninsuffizienz, tubuläre Azidose, Salicylat-Vergiftung).
- **Cheyne-Stokes-Atmung:** Wiederholtes Muster von bezüglich Atemzugvolumen sich vertiefender und wieder abnehmender Atmung

mit Apnoe-Phasen bei Herzinsuffizienz, Urämie, Schädel-Hirn-Trauma, Hirndruck und Koma.
- **Biot-Atmung** (auch als ataktische Atmung bezeichnet): Unregelmäßig alternierende Perioden von Hyperpnoe und Apnoe bei Ateminsuffizienz, Meningitis, Enzephalitis und anderen zentralnervösen Schädigungen mit Beteiligung des Atemzentrums.

5.113
Warum ein Seufzer?

Ein Seufzer ist ein sehr effektives Manöver gegen die Entwicklung von Atelektasen. Per Definition handelt es sich dabei um einen Atemzug mit einem 3fach erhöhten Atemzugvolumen.

5.114
Gibt es eine respiratorische Grundlage für das Gähnen?

Obwohl häufig von einer respiratorischen Funktion des Gähnens ausgegangen wird, so ist der wissenschaftliche Nachweis dieser Meinung gering. Eine Zunahme der CO_2-Konzentration in der Einatemluft erhöht zwar die Atemfrequenz, nicht jedoch die Frequenz des Gähnens. Eine Abnahme der Hypoxie und die Öffnung von Mikroatelektasen sind andere Theorien, die ebenfalls wissenschaftlich nicht bestätigt sind. Eine weitere Hypothese besagt, dass Gähnen ein Aufwachreflex darstellt.

5.115
Ab welcher Konzentration ist inhalativer Sauerstoff toxisch?

Neben der Ausbildung von Atelektasen können hohe Sauerstoff-Konzentrationen alveoläre Verletzungen verursachen mit der Entwicklung von Ödemen, Entzündung und Fibrinablagerungen sowie der Bildung hyaliner Membranen. Die genaue Höhe der Hyperoxie, welche zu pulmonalen Schäden führt, ist nicht bekannt und hängt vom Alter und der zugrunde liegenden Lungenerkrankung ab. Man geht jedoch davon aus, dass eine zusätzliche Sauerstoff-Zufuhr von über 80 % während mehr als 36 Stunden zu einem signifikanten dauerhaften Lungeschaden führt. Eine Sauerstoff-Zufuhr von 60 bis 80 % ist mit einer langsam-progressiven Verletzung assoziiert. Eine inspiratorische Sauerstoff-Konzentration von 50 %, auch wenn sie über längere Zeit verabreicht wird, ist in aller Regel als untoxisch für die Lunge anzusehen.

Jenkinson SG: Oxygen toxicity. J Intensive Care Med 3:137–152, 1988.

5.116
Warum hat ein Kind, welches 100 % Sauerstoff erhält, ein höheres Risiko, Atelektasen zu entwickeln, als ein unter Raumluft atmendes Kind?

Stickstoff wird von den Alveolen langsamer absorbiert als Sauerstoff. Unter Raumluft (mit seinen 78 % Stickstoff) wird ein Zusammenfallen der Alveolen durch das ständige Vorhandensein des Stickstoffgases und dessen minimiert. Bei Zufuhr von 100 % Sauerstoff kann die schnellere Absorption von Sauerstoff jedoch zu Atelektasen mit intrapulmonalem Shunt führen.

5.117
Ab welchem PaO_2-Wert entwickelt sich eine Zyanose?

Eine Zyanose entsteht, wenn die Konzentration des deoxygenierten Hämoglobins mindestens 3 mg/dl (zentral) oder 4 bis 6 mg/dl (peripher) beträgt. Zahlreiche Faktoren beeinflussen jedoch die Wahrscheinlichkeit des Auftretens einer klinisch sichtbaren Zyanose bei einem bestimmten PaO_2-Wert: Anämie (weniger wahrscheinlich), Polyzythämie (wahrscheinlicher), verminderte systemische Perfusion oder verminderte kardiale Auswurfleistung (wahrscheinlicher) und Hypothermie (wahrscheinlicher). Eine Zyanose weist in der Regel auf eine signifikante Hypoxämie (verminderter Sauerstoff-Gehalt des Blutes) oder Hypoxie (inadäquate Sauerstoffversorgung des Gewebes) hin. Bei einem Patienten mit ausreichender Perfusion und normaler Hämoglobin-Konzentration, ist eine zentrale Zyanose meist ab einem PaO_2 von etwa 50 mmHg sichtbar.

5.118
Was sind Ursachen eines verminderten PaO_2-Wertes in Zusammenhang mit einer erhöhten alveolo-arteriellen Sauerstoffpartialdruckdifferenz (AaDO$_2$)?

Die alveolo-arterielle Sauerstoffpartialdruckdifferenz ist die Differenz zwischen Sauerstoffpartialdruck in der Alveolarluft und im arteriellen Blut.

- **Rechts-Links-Shunt:** Intrakardiale, abnorme arterio-venöse Gefäßverbindungen; intrapulmonale Shunts als Folge einer Perfusion nicht belüfteter Lungenanteile (z.B. bei Pneumonie, Atelektase), häufig durch ein Missverhältnis zwischen Ventilation und Perfusion bedingt.
- **Fehlverteilung der Lungenbelüftung:** Asthma, Bronchiolitis, Atelektasen, usw.
- **Beeinträchtigung der Diffusion:** Ungewöhnlicher Mechanismus, da bei vielen der bislang mit «Diffusionsblock» angesehenen Ursachen (z.B. Atemnotsyndrom) ebenso ein ausgeprägter Shunt besteht; möglich ist diese Veränderung im Rahmen eines interstitiellen Ödems mit Einbezug der Alveolarwand (z.B. in der Frühphase eines Lungenödems und interstitieller Pneumonie).
- **Verminderter zentralvenöser Sauerstoff-Gehalt:** Als Folge einer verlangsamten Zirkulation (z.B. bei Schock) oder aufgrund eines vermehrter Sauerstoff-Verbrauchs im Gewebe (z.B. bei Sepsis).

5.119
Wie funktioniert ein Pulsoxymeter?

Die Pulsoxymetrie beruht auf zwei Prinzipien: Zum einen unterscheiden sich Oxyhämoglobin und Desoxyhämoglobin hinsichtlich ihrer Fähigkeit zur Rot- und Infrarotlichtabsorption (Spektralphotometrie), und zum anderen schwankt die Menge des im Gewebe vorhandenen arteriellen Blutes (und damit auch die Lichtabsorption durch dieses Blut) mit dem Puls (Plethysmographie). Ein Pulsoxymeter bestimmt den SpO_2-Wert, indem es Rot- und Infrarotlicht in ein arterioläres Gefäßbett strahlt und die Veränderungen der Lichtabsorption während des Pulszyklus misst. Rot- und Infrarotlicht ausstrahlende Niederspannungs-Leuchtdioden (LED) im Sensor des Oxymeters dienen als Lichtquellen, eine Photodiode als Photodetektor. Da Oxyhämoglobin und Desoxyhämoglobin ein unterschiedliches Lichtabsorptionsverhalten aufweisen, steht die Menge des durch das Blut absorbierten Rot- und Infrarotlichts in Bezug zur Sauerstoffsättigung des Hämoglobins. Zur Bestimmung der Sauerstoffsättigung des arteriellen Hämoglobins nutzt der Monitor das Pulsieren des arteriellen Bluts. Während der Systole strömt frisches arterielles Blut in das Gefäßbett und das Blutvolumen sowie die Lichtabsorption nehmen zu. Während der Diastole sinken Blutvolumen und Lichtabsorption auf den jeweils niedrigsten Wert ab. Die vom Pulsoxymeter gelieferten SpO_2-Messwerte stützen sich auf die Differenz zwischen maximaler und minimaler Absorption (Messungen während der Systole und der Diastole). Somit steht also die Lichtabsorption durch pulsierendes arterielles Blut im Vordergrund, so dass die Auswirkungen von nicht pulsierenden absorbierenden Substanzen (wie Gewebe, Knochen und venösem Blut) eliminiert werden.

5.120
Was sind die Nachteile bzw. Limitationen der Pulsoxymetrie?

- Bewegungen des Patienten stören die Messungen.
- Eine schlechte periphere Durchblutung beeinflusst die Mess-Genauigkeit.
- Fluoreszierendes oder starkes Umgebungslicht kann die Resultate verfälschen.
- Die Anwesenheit von abnormalem Hämoglobin (z.B. Methämoglobin) macht die Pulsoxymetrie unzuverlässig.
- Eine Hypoxie ist erst ab einem Abfall des PaO_2 unter 80 mmHg erkennbar.
- Die Genauigkeit der Messwerte nimmt bei Werten unterhalb von 70 bis 80% deutlich ab.

5.121
Sollten Kinder mit einseitiger Lungenerkrankung so liegen, dass die gesunde Lunge oben oder unter liegt?

Die gesunde Lunge sollte oben liegen. Dies ist ein erneutes Beispiel dafür, dass Kinder keine kleinen Erwachsenen sind. Bei Erwachsenen mit einseitiger Lungenerkrankung ist bewiesen, dass durch ein Liegen auf der gesunden Lunge eine Zunahme der Sauerstoff-Sättigung im Blut erreicht werden kann. Dieser Effekt entsteht aufgrund der Ventilations-Zunahme der unteren Lungehälfte. Für Kinder konnte genau das Gegenteil gezeigt werden, da die Ventilation vorzugsweise zu Gunsten der höher liegenden Lungenanteile verschoben wird. Diese positionsabhängige Verteilung scheint sich im späten Jugendlichenalter in Richtung Erwachsenenmuster zu ändern.

Davies H, Helms P, Gordon I: Effect of posture on regional ventilation in children. Pediatr Pulmonol 12: 227–232, 1992.

6 Gastroenterologie

Vermischtes

6.1
Was sind die häufigsten Ursachen einer akuten Pankreatitis im Kindesalter?

Eine akute Pankreatitis ist im Kindesalter relativ selten. Es kann sich dabei um die Erstmanifestation einer chronischen oder rezidivierenden Pankreatitis handeln. Meistens wird eine akute Pankreatitis durch Medikamente, meist virale Infektionen, systemische Erkrankungen oder ein Trauma hervorgerufen. Bei bis zu einem Viertel der Fälle lässt sich keine Ursache nachweisen.

• medikamentös/toxisch	Alkohol, Glukokortikoide (in hoher Dosierung), Valproinsäure, Sulfasalazin, Azathioprin, Thiazide, L-Asparaginase
• Infektionen	viral (Mumps, Coxsackie, EBV, Röteln, Influenza A), Mykoplasmen, Salmonellen, Askariasis
• systemische Erkrankungen	Mukoviszidose, Diabetes mellitus, Purpura Schönlein-Henoch, Kawasaki-Syndrom, Sarkoidose, SLE, Nierenversagen
• Trauma	z. B. Pseudozysten nach Fahrradlenkerstoßtrauma
• strukturelle Anomalien	Gallenwegsverlegung (Konkremente, Raumforderungen)
• kongenitale Anomalien	Pancreas annulare, Pancreas divisum, Choledochuszysten
• metabolisch	Hyperkalzämie, Hyperlipoproteinämie, Reye-Syndrom
• weitere Ursachen	familiär-hereditär, Refeeding-Syndrom
• idiopathisch	

Durie PR: Disturbances of exocrine pancreatic dysfunction. In Rudolph CD, Rudolph AM (eds): Rudolph's Pediatrics, 21 st ed. New York, McGraw-Hill, 2003, S. 1467.

6.2
Welche Laborwerte sind hilfreich, um die Diagnose einer Pankreatitis zu stellen?

Verschiedene Laborwerte können im Rahmen einer Pankreatitis verändert sein. Meist bestimmt man im Serum die Amylase, **Lipase**, CRP, GPT, AP, gamma-GT, Bilirubin, Blutzucker, Kalzium, Phosphat, Kreatinin, Harnstoff, LDH, Triglyceride, Cholesterin und Elektrolyte. Auch ein Blutbild, eine Blutgasanalyse und die Gerinnungsparameter sollten bestimmt werden. Obwohl meistens die Serum-Amylase als Marker für das Pankreas gemessen wird, ist diese nicht der sensitivste und spezifischste Laborwert. Die Amylase ist normalerweise zu Beginn einer Pankreatitis in den ersten 12 Stunden erhöht, normalisiert sich dann aber innerhalb von 24 bis 72 Stunden. Die Lipase hingegen bleibt über längere Zeit erhöht. Die Lipasebestimmung ist der Amylasebestimmung auch an Spezifität überlegen, da eine Amylaseerhöhung auch durch eine Schädigung anderer Organe wie eine Lebererkrankung, einen M. Crohn, eine Adnexitis oder einer Mitbeteiligung anderer seröser Drüsen (z. B. Mumps) bedingt sein kann. Es gibt noch viele weitere Untersuchungen, die zur Klärung einer Pankreatitis beitragen können. Im Folgenden sind einige hilfreiche Untersuchungen näher erläutert.

- Die **Amylase/Kreatinin-Clearance-Ratio** ist bei einem Wert von mehr als 5 % hinweisen auf eine Pankreatitis
- Die oben genannten Laborparameter können Hinweise auf die Ursache der Pankreatitis ge-

ben, wie z. B. Hyperlipdämie, Hyperkalzämie, biliäre Ursache, etc.
- Die regelmäßige Bestimmung des **Blutzuckers** dient zur Kontrolle der endokrinen Pankreasfunktion. Die Messung der **humanen Pankreaselastase 1** im Stuhl erfasst eine exokrine Pankreasinsuffizienz.
- Im **Abdomen-Ultraschall** lässt sich eine ödematöse Schwellung des Pankreas und eventuell eine Exsudation darstellen. Es können Veränderungen der Pankreas- oder Gallengänge, Kalzifikationen, Pseudozysten und strukturelle sowie kongenitale Anomalien nachgewiesen werden.
- Radiologisch können eine **Abdomenübersichtsaufnahme** und eine **MRT**, ggf. eine **CT mit Kontrastmittel** hilfreich sein.
- Weitere Aussagen über strukturelle Anomalien und Veränderungen des Pankreas- und Gallengangssystems lassen sich mit der **endoskopisch retrograden Cholangiopankreatikographie (ERCP)** machen.
- Die Durchführung eines **Schweißtests** zum Ausschluss einer zystischen Fibrose gehört obligat zu jeder Pankreatitisdiagnostik.
- Bei Verdacht auf Kollagenose ist die Bestimmung von **Autoantiköpern** angezeigt.
- **Kationisches Trypsinogen** setzt eine Selbstverdauung des Pankreas in Gang. Mutationen im kationischen Trypsinogen können die Ursache für eine hereditäre Pankreatitis sein.

Witt H: Chronische Pankreatitis. Monatsschr Kinderheilkd 150: 87–99, 2002.

6.3
Was wissen Sie über die hereditäre Pankreatitis?

Die hereditäre Pankreatitis ist eine seltene Ursache (ungefähr 1%) der Pankreatitiden im Kindesalter. Die hereditäre Pankreatitis wird autosomal-dominant vererbt, so dass meist die Familienanamnese hinweisend ist. In den letzten Jahren gelang es den Genort für die hereditäre Pankreatitis auf dem langen Arm des Chromosoms 7 zu lokalisieren. Mutationen im kationischen Trypsinogen (PRSS1) führen dazu, dass es zu einer vermehrten Selbstaktivierung im Pankreas kommt und dadurch eine Selbstverdauung in Gang gesetzt wird. Träger der Genmutation haben ein Lebenszeitrisiko von ca. 80 % eine Pankreatitis zu entwickeln. Die meisten Patienten haben den ersten Schub einer Pankreatitis vor dem 20. Lebensjahr. Die Therapie ist rein symptomatisch mit Substitution von Pankreasenzymen und prophylaktischer Alkohol- und Nikotinkarenz. Das Einsetzen von Stents in die Pankreasgänge wurde therapeutisch versucht. Die Genmutation lässt sich durch pränatale Diagnostik nachweisen.

Weitere Mutationen, die mit chronischer Pankreatitis einhergehen, sind Mutationen im Serinproteaseinhibitor Kazal Typ 1 (SPINK1). SPINK1-Mutationen finden sich jedoch hauptsächlich bei Patienten ohne Familienanamnese.

Witt H: Chronische Pankreatitis. Monatsschr Kinderheilkd 150: 87–99, 2002.
Vaughan D, et al: Pancreatic duct stenting as a treatment for hereditary pancreatitis. Pediatrics 104: 1129–1133, 1999.

6.4
Wie kann man Aszites in der klinischen Untersuchung feststellen?

Die Diagnose eines ausgeprägten Aszites bereitet klinisch keine Schwierigkeiten. Man untersucht das Kind in Rückenlage und im Stehen, wobei ausladende Flanken, eine Vorwölbung des Nabels und ein Skrotalödem auffallen. Wenn der Aszites nicht so ausgeprägt ist, gibt es drei hilfreiche klinische Untersuchungsmethoden:

- **Wellenschlagphänomen:** Bei kooperativen Patienten kann durch einen leichten Schlag in die Flanke mit der Handfläche eine Flüssigkeitswelle ausgelöst werden, die mit der zweiten Hand an der gegenüberliegenden Seite wahrgenommen werden kann. Die Fortleitung des Wellenschlags über das subkutane Fettgewebe sollte verhindert werden, indem man eine dritte Hand in die Mitte des Abdomens legt.
- **Klopfschalldämpfung:** In Rückenlage lässt sich beim Patienten periumbilikal ein tympanitischer Klopfschall in der Perkussion nachweisen. In den Flanken ist der Klopfschall je nach Ausdehnung des Aszites gedämpft. Beim Lagewechsel in die Seitenlage wandert der As-

zites entlang der Schwerkraft, so dass in der oben liegenden Flanke nun ein tympanitischer Klopfschall zu erwarten ist.
- Die Messung des **Bauchumfangs** ist zur Verlaufskontrolle sehr gut geeignet.
- Der sensitivste Nachweis von Aszites gelingt jedoch **sonographisch**.

6.5
Inwiefern unterscheiden sich die Ursachen von Aszites bei Neugeborenen und älteren Kindern?

Bei älteren Kindern ist Aszites entweder durch eine **portale Hypertension** bedingt, die im Rahmen einer Lebererkrankung (z. B. Leberzirrhose, Stoffwechselerkrankungen), prähepatisch (Pfortaderthrombose) oder posthepatisch (z. B. Budd-Chiari-Syndrom, angeborene Herzfehler, Pericarditis constrictiva) auftreten kann. Bei Neugeborenen hingegen ist Aszites meist **renal** verursacht (z. B. Harnstau durch Urethralklappen).

6.6
Bei welchen Krankheitsbildern kann es zu einem Rektumprolaps kommen?

Im Gegensatz zum Analprolaps, bei dem nur ein Vorfall der Analschleimhaut besteht, sind bei einem Rektumprolaps alle Wandschichten des Rektums prolabiert. Ursachen eines Rektum-Prolapses können heftige Durchfälle, starkes Pressen und eine Schwäche der Beckenbodenmuskulatur sein.

- Obstipation
- Zöliakie
- Malnutrition
- Schwerer Husten (z. B. Pertussis)
- Zystische Fibrose
- Infektion mit Enterobius vermicularis (Oxyuren)
- Myelomeningozele
- Sakralagenesie
- Ehlers-Danlos-Syndrom

6.7
An welches Krankheitsbild denken Sie bei einem Neugeborenen mit übermäßigem Speichelfluss und Würgen, bei dem sich die nasogastrale Sonde nicht bis in den Magen schieben lässt?

Bei dieser Symptomatik sollte man unbedingt an eine Ösophagusatresie mit tracheoösophagealer Fistel denken. Es handelt sich hierbei um eine relativ häufige Fehlbildung, die beim Neugeborenen diagnostiziert werden sollte, bevor das Kind längere Zeit speichelt oder nach einem Trinkversuch eine Zyanose oder Atemnotsyndrom auftritt. Die nasogastrale Sonde lässt sich nicht bis in den Magen vorschieben. In der Röntgenthoraxaufnahme sieht man die nasogastrale Sonde aufgerollt im blind endenden oberen Ösophagusanteil, der Magen ist typischerweise luftgefüllt. Die Kinder sollten in Bauch- oder Linksseitenlage gelagert werden, eine Ablaufsonde sollte im oberen Ösophagusanteil liegen und es darf keine Maskenbeatmung wegen einer Überblähung des Magens erfolgen. Die Therapie besteht aus einer primären Anastomose innnerhalb der ersten 24 Stunden.

6.8
Wie sollte der Darm vor einer Koloskopie vorbereitet werden?

Eine gute Darmreinigung ist entscheidend um in der Koloskopie zuverlässige Aussagen treffen zu können. Sicherlich hat jedes Krankenhaus sein eigenes Schema, wie ein Kind vor einer Koloskopie abgeführt werden sollte. Welches Verfahren das bevorzugte ist, beruht auf den Erfahrungen des Untersuchers. Grob orientierend kann man sich das folgende Vorgehen merken:

- **Säuglinge im 1. Lebensjahr:**
Vor der Koloskopie erhält das Kind nur klare Flüssigkeit für ca. 24 Stunden. In der Nacht und am Morgen vor dem Eingriff werden Einläufe oder Baby-Klistier verabreicht.

- **nach dem 1. Lebensjahr:**
Entweder man gibt für 48 Stunden nur klare Flüssigkeit und am Vortag des Eingriffs Natriumpicosulfat (z. B. Laxoberal®), Senna-Extrakt (z. B. X-Prep®) oder Bisacodyl (z. B. Dulcolax®). In der

Nacht und am Morgen vor dem Eingriff werden Einläufe verabreicht. Eine komfortablere Möglichkeit besteht darin die Kinder am Tag vor dem Eingriff einmal abzuführen und eine Dauertropfinfusion zu legen. Oral oder über eine nasogastrale Sonde verabreicht man ca. 40 ml/kgKG/Stunde (maximal 2 bis 3 l) einer Salzlösung bis klare Flüssigkeit anal abgesetzt wird. Hierfür eingesetzte Lösungen sind Polyethylen-Glycol-Lösungen (Macrogol), wie z. B. Endofalk®, Oralav®, Klean-Prep® oder Delcoprep®. Bei diesem Verfahren müssen die Elektrolyte überwacht werden, da es zu Hyponatriämien kommen kann. Mittels eines Einlaufs (z. B. Practo-Clyss®) werden vor der Untersuchung eventuell verbliebene Polyethylen-Glycol-Reste entfernt.

Krakamp B, et al: Koloskopievorbereitung: ein Vergleich von 3 Fertig-Golytely-Lösungen. Z Gastroenterol 39: 561–9, 2001.

Dahshan A, et al: A randomized, prospective study to evaluate the efficacy and acceptance of three bowel preparations for colonoscopy in children. Am J Gastroenterol 94: 3497–501, 1999.

6.9
Nennen Sie mögliche Indikationen für eine Koloskopie im Kindesalter.

- Blut im Stuhl ohne klare anale Ursache
- chronische Diarrhoe unklarer Ursache
- Verdacht auf chronisch entzündliche Darmerkrankung
- Auffälligkeiten im Kolonkontrasteinlauf
- positive Familienanamnese für Polyposis-Syndrome
- persistierende unklare Unterbauchschmerzen
- Fremdkörperentfernung
- Kontrolle einer Uretersigmoidostomie
- Dilatation einer Kolonstriktur

6.10
Nennen Sie Kontraindikationen für eine Koloskopie.

- Verdacht auf Perforation
- kurze Zeit nach einem bauchchirurgischen Eingriff
- unsachgemäße Darmreinigung vor der Koloskopie
- massive untere gastrointestinale Blutung
- toxisches Megakolon
- kritischer Allgemeinzustand
- Blutungsneigung

Fox VL: Colonoscopy. In Walker WA, Durie PR, Hamilton JR, et al (eds): Pediatric Gastrointestinal Disease, 2nd ed. St. Louis, Mosby, 1996, S. 1533–1541.

6.11
Was deutet bei Kindern mit rezidivierenden Bauchschmerzen auf eine mögliche ernste Ursache hin?

Rezidivierende Bauchschmerzen sind die häufigsten chronischen Schmerzen im Kindesalter. Beim Großteil der Kinder lässt sich keine organische Ursache für die Bauchschmerzen finden. Charakteristika, die auf eine organische bzw. ernste Ursache hinweisen sind:

- deutliche nabelferne Schmerzlokalisation
- Störung der Darmfunktion (Obstipation, Durchfall, Inkontinenz)
- Erbrechen
- Schmerzen, die das Kind nachts aufwecken
- Schmerzen mit Ausstrahlung in den Rücken, die Schultern oder in die unteren Extremitäten
- Miktionsbeschwerden
- rektale Blutung
- Allgemeinsymptome wie Fieber, Gewichtsverlust, Gedeihstörung, Hautveränderungen, Gelenkbeschwerden
- Manifestation vor dem 4. Lebensjahr oder nach dem 15. Lebensjahr
- positive Familienanamnese bezüglich gastrointestinaler oder systemischer Erkrankungen (z. B. Ulkuskrankheit, chronisch entzündliche Darmerkrankungen, Laktoseunverträglichkeit).

Zeiter DK, Hyams JS: Recurrent abdominal pain in children. Pediatr Clin North Am 49: 53–72, 2002.

6.12
Wie unterscheidet sich das durchschnittliche Schluckvolumen eines Kindes im Vergleich zu einem Erwachsenen?

Erwachsene Männer haben ein durchschnittliches Schluckvolumen von ca. 21 ml, erwachsene Frauen hingegen lediglich ca. 14 ml. Bei Kindern zwischen dem 15. Lebensmonat und dem 40. Lebensmonat beträgt das Schluckvolumen ca. 4,5 ml. Als groben Richtwert kann man das Schluckvolumen mit 0,27 ml pro kg Körpergewicht bestimmen.

Jones DV, Work CE: Volume of a swallow. Am J Dis Child 102: 427. 1961.

6.13
Was sind die am häufigsten verschluckten Fremdkörper?

Der Altersgipfel einer Fremdkörperingestion liegt im frühen Kleinkindesalter. Die häufigsten verschluckten Gegenstände in diesem Alter sind **Münzen**, Spielzeugteile und Murmeln. Bei älteren Kindern handelt es sich meist um Nadeln oder Reißwecken (Mund als «dritte Hand» genutzt). Besonders geistig retardierte Kinder verschlucken häufig unbemerkt Fremdkörper. In einer Untersuchung konnte gezeigt werden, dass das Euro-Geld ohne toxikologische Probleme über eine Woche im Magen beobachtet werden kann und ein spontaner Abgang abgewartet werden kann.

Muensterer O, Wallner CP: Verschluckte Münzen im Magen. Wie gefährlich ist das Euro-Geld? Dtsch Ärztebl 99: A-2106–2110, 2002.

6.14
Wie gehen Sie bei Verdacht auf Fremdkörperingestion vor?

Der Verdacht auf eine Fremdkörperingestion darf nicht bagatellisiert werden. Die möglichen Komplikationen sind je nach Art des Fremdkörpers und dem Ort des Steckenbleibens unterschiedlich zu beurteilen. Neben Verletzungen der Schleimhaut durch den Fremdkörper selbst (Druckulzera, Perforation) besteht durch Hochwürgen des Gegenstands die Gefahr einer lebensbedrohlichen Verlegung der oberen Atemwege. Der Fremdkörper wird meist an den anatomischen Engstellen im Ösophagus, am Pylorus oder an der Bauhin'schen Klappe stecken bleiben. Nach einer ausführlichen Anamnese (wann? was? röntgendicht? Symptome?) sollte der Fremdkörper radiologisch, eventuell mit Kontrastmittel, in zwei Ebenen oder in Durchleuchtung dargestellt werden. Es muss dabei der gesamte Magen-Darm-Trakt vom Mund bis zum Anus beurteilt werden. Bei Fremdkörpern im Ösophagus kann es neben einer Verlegung der Atemwege innerhalb von Stunden zu Drucknekrosen, Perforation und eventuell einer Mediastinitis kommen. Ein Fremdkörper im Bereich des Ösophagus muss also umgehend endoskopisch entfernt werden. Häufig passieren Fremdkörper den Ösophagus problemlos und müssen dann nur noch endoskopisch entfernt werden, wenn es sich um gefährliche Fremdkörper wie Batterien oder scharfe Gegenstände handelt. Bei ungefährlichen Fremdkörpern im Magen oder weiter distal kann also abgewartet werden, bis der Fremdkörper mit dem Stuhl ausgeschieden wird. Zur Kontrolle sollte der Stuhl genau inspiziert werden, und bei scharfkantigen Fremdkörpern eventuell eine Kontrolle des Blutbildes und ein Hämokkult-Test erfolgen. Eine Röntgenkontrolle sollte frühestens nach 7 bis 10 Tagen erfolgen. Der Effekt von Laxantien und Prokinetika ist sehr fraglich und sollte bei spitzen oder scharfen Fremdkörpern nicht angewandt werden.

Winkler U, et al: Fremdkörperingestion im Kindesalter. Dtsch Ärztebl 97: A-316–319, 2000.

6.15
Eine Teenagerin stellt sich bei Ihnen mit Schluckbeschwerden, Regurgitation und Foetor ex ore vor. Was ist die wahrscheinlichste Diagnose?

Die Leitsymptome deuten auf eine Achalasie hin. Der gastroösophageale Sphinkter relaxiert sich dabei während des Schluckvorganges nicht, so dass es zu einer Dysphagie kommt. Die Diagnose wird radiologisch durch einen Kontrastmittelbreischluck und eine Ösophagusmanometrie bestätigt.

Obstipation

6.16
Wann erfolgt normalerweise der erste Stuhlgang?

Ungefähr 99% der reifen Neugeborenen setzen innerhalb der ersten 24 Lebensstunden, und beinahe 100% innerhalb der ersten 48 Stunden, den ersten Stuhlgang ab. Mit dem ersten Stuhlgang entleert sich Mekonium, das so genannte «Kindspech», welches aus verschluckten Lanugohaaren, Zelldetritus, Epithelien, Darmsekret und Gallenfarbstoff besteht. Bleibt der erste Stuhlgang aus, so muss dies den Verdacht auf einen Darmverschluss oder eine anatomische Fehlbildung lenken. Bei ungefähr 95% der Neugeborenen mit einem M. Hirschsprung und 25% der Neugeborenen mit einer zystischen Fibrose erfolgt kein Stuhlgang in den ersten 24 Stunden. Bei Frühgeborenen kann je nach Reifegrad der erste Stuhlgang deutlich verspätet abgesetzt werden, so dass die 24-Stunden-Regel hier nicht anwendbar ist.

6.17
Wie definiert man eine Obstipation im Kindesalter?

Unter einer Obstipation versteht man eine Stuhlretention mit unvollständiger Entleerung. Symptome der Obstipation sind seltener Stuhlgang, harte und eventuell großvolumigen Stühle, Flatulenz, Meteorismus sowie eine schmerzhafte Defäkation. Die normale Stuhlfrequenz reicht bei gestillten Säuglingen von mehrfach täglich bis zu einmal in 14 Tagen, und bei älteren Kindern von mehrfach täglich bis zu dreimal in der Woche. Es ist weniger die Häufigkeit, sondern eher die Veränderung der Stuhlgewohnheiten und die begleitende klinische Symptomatik wie Bauchschmerzen, Stuhlinkontinenz, geblähtes Abdomen, Stuhlhaltemanöver und Verhaltensauffälligkeiten, die eine Obstipation im Kindesalter ausmachen. Stuhlschmieren kann ein Symptom einer Obstipation sein. Bei einer Beschwerdedauer von mehr als 3 Monaten liegt eine chronische Obstipation vor.

Keller KM: Evidenzbasierte Therapie der chronischen Obstipation und Enkopresis bei Kindern. Monatsschr Kinderheilkd 150: 594–601, 2002.
Benninga MA et al: Childhood constipation. Is there new light in the tunnel? Journal of Pediatric Gastroenterology and Nutrition 39: 448–464, 2004.

6.18
Wie diagnostiziert man eine Obstipation?

Bei jedem Kind mit Verdacht auf chronische Obstipation sollte eine ausführliche Anamnese erhoben, und eine vollständige körperliche Untersuchung durchgeführt werden. Häufig wird man aus der Krankengeschichte wichtige Informationen erhalten, wie z.B. bisherige Therapieversuche, Medikamente, Ernährungsgewohnheiten, Dauer der Beschwerden, Defäkationsschmerzen, Stuhlverhalt, intermittierende großvolumige stinkende Stühle, Stuhlschmieren oder Bauchschmerzen. Das Führen eines Stuhl- und Ernährungsprotokolls ist hierbei hilfreich. Bei der körperlichen Untersuchung fällt unter Umständen eine Stuhlwalze oder tastbare Skybala (harte Kotballen) meist im Bereich des linken Unterbauches auf. Eine genaue Inspektion der Perianalregion zeigt eventuell eine Analfissur oder eine perianale Entzündung. Die rektale Untersuchung ist obligater Bestandteil der körperlichen Untersuchung zur Abklärung einer Obstipation. Der Zeitpunkt der rektalen Untersuchung hingegen muss individuell gewählt werden, um eine weitere Traumatisierung des Kindes zu vermeiden. Eine große Menge harter Stuhl in einer weiten Rektumampulle spricht recht eindeutig für eine funktionelle Obstipation, wohingegen bei M. Hirschsprung oder anorektalen Fehlbildungen meist kein Stuhl in einer engen Ampulle tastbar ist. Als bildgebendes Verfahren zur Objektivierung einer Obstipation kann man eine Abdomensonographie durchführen. Bei Versagen eines initialen Therpieversuches oder wenn sich wegweisende Befunde ergeben, die auf eine Differenzialdiagnose der funktionellen Obstipation hindeuten, wird die Diagnostik stufenweise erweitert. Im Blut werden Elektrolyte (Kalium, Kalzium), Schilddrüsenhormone, sowie Zöliakie-Antikörper bestimmt. Zum Ausschluss einer zystischen Fibrose wird eventuell ein Schweißtest durchgeführt. Bei einem kleinen

Teil der Kinder kann die Obstipation auch Ausdruck einer Kuhmilchallergie sein. Ins diagnostische Stufenprogramm gehört also unter Umständen auch eine probatorische kuhmilchfreie Ernährung für ca. 2 bis 3 Wochen. Bei therapieresistenter Obstipation muss ggf. eine Rektomanometrie zur Beurteilung der Sphinkterfunktion, ein Kolon-Kontrasteinlauf oder eine Rektumsaugbiopsie zum Ausschluss eines M. Hirschsprung durchgeführt werden. Als weiterer diagnostischer Test ist zusätzlich noch die Bestimmung der Passagezeit mittels röntgendichter Marker möglich. Bei bestehendem Verdacht auf eine psychosoziale oder psychiatrische Ursache, oder bei Verdacht auf sexuellen Missbrauch, ist die Mitbetreuung durch einen Kinderpsychologen zu empfehlen.

Buderus S: Rationale Diagnostik der chronischen Obstipation. Monatsschr Kinderheilkd 150: 587–593, 2002.

6.19
Nennen Sie Unterscheidungsmerkmale zwischen einer chronischen Obstipation und einem M. Hirschsprung?

Chronische Obstipation	M. Hirschsprung
• Mekoniumabgang innerhalb der ersten 24 Lebensstunden	• Mekoniumabgang meist verspätet
• Erbrechen selten	• Erbrechen häufig
• Beginn meist beim Entwöhnen von der Windel	• Beginn meist nach Geburt
• häufiges Stuhlschmieren	• seltenes Stuhlschmieren
• keine Enterokolitis	• Enterokolitis
• Stuhl in der Rektumampulle tastbar	• kein Stuhl in der Rektumampulle
• dilatierter Analkanal	• enger Analkanal
• normales Gedeihen	• Gedeihstörung

6.20
Welche Untersuchungen sind zur Diagnose eines M. Hirschsprung notwendig?

Der M. Hirschsprung, oder auch Aganglionose, ist eine heterogene genetische Erkrankung, die auf einer gestörten Migration und Reifung der enterischen Nervenzellen beruht. Die Ganglienzellen wandern in der embryonalen Entwicklung von den kranialen Anteilen des Darmes in kaudaler Richtung über den gesamten Magen-Darm-Trakt. Dies erklärt warum der M. Hirschsprung immer mit einem kongenitalen Fehlen der enterischen Ganglienzellen im Rektum mit variabler Ausdehnung nach kranial einhergeht. Meist beschränkt sich der M. Hirschsprung auf das Rektum und das Sigmoid, kann jedoch auch das gesamte Kolon und eventuell sogar den Dünndarm betreffen. Die typische Klinik des M. Hirschsprung besteht aus einem verspäteten Mekoniumabgang, Stuhlverhalt bereits in der Neugeborenenphase, aufgetriebenes Abdomen, Gedeihstörung, Zeichen des Subileus oder Ileus und galligem Erbrechen. Meist wird die Diagnose im Neugeborenenalter oder im Säuglingsalter gestellt. Die zur Verfügung stehenden diagnostischen Verfahren sind die Abdomenleeraufnahme, die anorektale Manometrie, der Kolonkontrasteinlauf und die Rektumbiopsie. In der Abdomenleeraufnahme fällt lediglich die fehlende Luft in der Rektumampulle auf. Im Kolonkontrasteinlauf stellt sich ein Kalibersprung am Übergang vom aganglionären enggestellten Darm zum normalen Darm dar. Der Kolonkontrasteinlauf sollte ohne vorherige Darmreinigung erfolgen, da durch die Darmreinigung der aganglionäre Darmanteil gedehnt wird, und somit der Kalibersprung weniger deutlich ausfällt. Die anorektale Manometrie weist eine fehlende Relaxation des Analsphinkters nach. Zur sicheren Diagnose eines M. Hirschsprung ist jedoch eine Biopsie obligat, die durch Saug- oder Zangenbiopsie entnommen wird. Neben den fehlenden Ganglienzellen fällt enzymhistochemisch ein erhöhter Gehalt an Azetylcholinesterase im entnommenen Gewebe auf.

Koletzko S: Intestinale Motilitätsstörungen. Monatsschr Kinderheilkd 150: 574–586, 2002.
Swenson O: Hirschsprung's disease: a review. Pediatrics 109: 914-918, 2002.

6.21
Was versteht man unter einer Enkopresis?

Enkopresis, oder Stuhlschmieren, beschreibt den unfreiwilligen Abgang von Stuhl bei einem ansonsten gesunden Kind über 4 Jahren über einen

Zeitraum von mehr als 3 Monaten. Die Unterhosen sind meist stuhlverschmiert, obwohl die Kinder typischerweise keinen Stuhldrang verspüren. Eine Enkopresis ist fast immer Ausdruck einer chronischen Obstipation.

Von Gontard, A: Enkopresis. Erscheinungsformen-Diagnostik-Therapie. Stuttgart: Kohlhammer-Verlag, 2004.

6.22
Aus welchen Behandlungsphasen besteht die Therapie der chronischen Obstipation und Enkopresis?

Die Behandlung der chronischen Obstipation ist langwierig, schwierig und führt häufig nicht zum gewünschten Erfolg. Ziel der Therapie ist es den Circulus vitiosus zwischen Stuhlzurückhaltung und schmerzhafter Defäkation zu durchbrechen. Dazu muss die Stuhlverfestigung und die sekundäre Rektumdilatation behoben werden, und die Stühle so weich gemacht werden, dass das Kind realisiert, dass Stuhlgang nicht schmerzhaft sein muss.

Die vier Phasen der Therapie bestehen aus:

- Die Aufklärung der Eltern und des Kindes über die Entstehung einer Obstipation (Teufelskreis von Stuhlretention und Defäkationsschmerz, Ernährungsgewohnheiten, psychische Belastungen, Abbau von Schuldzuweisungen) und über die wahrscheinlich langwierige Therapie stellen den ersten Schritt in der Behandlung einer Obstipation dar.
- Die zweite Phase der Therapie besteht in einer vollständigen rektalen Stuhlentleerung, die durch orale Laxantien (Laktulose) und Gleitmittel (Paraffinöl), sowie den Einsatz von rektalen Einläufen an mehreren aufeinander folgenden Tagen, erreicht werden kann.
- Zur Vermeidung einer erneuten Stuhlakkumulation wird mit Laxantien (Laktulose) und Gleitmittel (Paraffinöl) der Stuhl weich gehalten und somit eine schmerzfreie Defäkation erreicht. In dieser Phase erholt sich der Tonus des durch die Stuhlimpaktation aufgedehnten Rektums, so dass wieder ausreichend Druck aufgebaut werden kann, um Stuhl zu entleeren.
- In der vierten Phase der Behandlung lernt das Kind nach einigen schmerzfreien Defäkationen, dass Stuhlgang auch schmerzfrei möglich ist. Positive Verstärkungen durch Toilettentraining (Ausnutzen des postprandialen gastrokolischen Reflexes), Stuhlkalender oder Belohnungsstrategien dienen der Rekonditionierung und Erhaltung eines normalen Stuhlverhaltens.

Ein zu frühes Absetzen der Abführmaßnahmen ist eine der Hauptursachen für ein Rezidiv. Es wird ein langsames Ausschleichen der Laxantien und Gleitmittel empfohlen. Mit einer Laxantienabhängigkeit muss im Kindesalter nicht gerechnet werden.

Keller KM: Evidenzbasierte Therapie der chronischen Obstipation und Enkopresis bei Kindern. Monatsschr Kinderheilkd 150: 594–601, 2002.

6.23
Wie wirkt sich der Gebrauch von Paraffinöl auf die Aufnahme von fettlöslichen Vitaminen aus?

Paraffinöl wird zur Stuhlregulierung bei Obstipation häufig eingesetzt. In einigen Fallberichten ist beschrieben, dass die Langzeitbehandlung mit Paraffinöl zu einer verminderten Resorption der fettlöslichen Vitamine (A, D, E, K) führen kann. In der Praxis tritt dies jedoch nur sehr selten auf. Prophylaktisch kann man den Kindern ein Multivitamin-Präparat geben, welches zeitlich versetzt mit dem Paraffinöl eingenommen wird.

> **Das Wichtigste in Kürze: Obstipation**
>
> - Innerhalb der ersten 24 Stunden haben 99 % der Neugeborenen ihren ersten Stuhlgang. Falls der erste Stuhlgang nicht innerhalb der ersten 48 Stunden erfolgt, muss weitere Diagnostik erfolgen.
> - Eine rektale Untersuchung gehört zur Diagnostik bei Kindern mit Obstipation. Man achtet dabei auf die Lage des Anus und die Füllung des Rektums, sowie die Größe.
> - Stuhlschmieren ist meist Ausdruck einer funktionellen Obstipation und nicht eines M. Hirschsprung.
> - Die Behandlung der funktionellen Obstipation ist multimodal und beinhaltet neben Beratung, medikamentöser Therapie und Ernährungsmodifikation auch verhaltenstherapeutische Maßnahmen.

Durchfall

6.24
Welche Sachverhalte sollten in der Anamnese unbedingt angesprochen werden, um die Ursache einer akuten Diarrhoe zu klären?

- vorausgegangene Medikamenteneinnahme, insbesondere Antibiotika
- Hinweise für Immunsuppression (rezidivierende Infektionen, Mangelernährung, AIDS, kürzlich durchgemachte Maserninfektion)
- Erkrankungsfälle in der Familie oder näheren Umgebung
- Auslandsreisen
- Aufenthalt in Kindertagesstätten
- vorausgegangene Mahlzeiten
- Haustiere in der Umgebung

Thielman NM, Guerrant RL: Acute infectious diarrhea. N Engl J Med 350: 38–47, 2004.

6.25
In welchem Zusammenhang kann Durchfall eine lebensbedrohliche Erkrankung sein?

Starker Durchfall führt zu einer Dehydratation, was besonders in den Entwicklungsländern eine häufige Todesursache im Kindesalter darstellt. Durchfall kann jedoch auch Ausdruck einer ernsten Grunderkrankung sein, die per se lebensbedrohlich ist. Als lebensbedrohliche Erkrankungen, die sich mit Durchfällen manifestieren können, sind unter anderem zu nennen:

- Invagination
- Hämolytisch-urämisches-Syndrom (HUS)
- pseudomembranöse Kolitis
- Salmonellenenteritis in der Neonatalperiode oder bei immunsupprimiertem Patienten
- toxisches Megakolon bei M. Hirschsprung oder chronisch entzündlicher Darmerkrankung
- Malaria

Fleisher GR: Diarrhea. In Fleisher GR, Ludwig S (eds.): Textbook of Pediatric Emergency Medicine, 4 th ed. Baltimore, Lippinscott Williams & Wilkins, S. 204, 2000.

6.26
Warum ist eine akute Diarrhoe in den ersten Lebenstagen besonders besorgniserregend?

Neben der größeren Gefahr einer Dehydratation beim Neugeborenen ist eine Diarrhoe in der Neugeborenenphase besorgniserregend, da diesen Durchfällen häufiger eine kongenitale Störung zugrunde liegt. Mögliche kongenitale Ursachen einer Diarrhoe sind Kohlenhydrat-Malabsorptionen wie Laktose-Intoleranz oder Glukose-Galaktose-Malabsorption, sowie seltene Ursachen wie eine Chloriddiarrhoe, Natriumdiarrhoe, Abetalipoproteinämie, kongenitale Mikrovillusatrophie, kongenitales Kurzdarmsyndrom, angeborenes Syndrom der blinden Schlinge oder eine idiopathische Enteropathie mit und ohne Zottenatrophie. Selbstverständlich kommen auch die infektiösen Gastroenteritiden bei Neugeborenen vor, und es ist auf die hygienische Isolation von Gastroenteritiden in der Neonatologie zu achten.

6.27
Was deutet mehr auf eine bakterielle Ursache einer akuten Diarrhoe hin: Blut im Stuhl oder der Nachweis von neutrophilen Granulozyten im Stuhl?

Der mikroskopische Nachweis von neutrophilen Granulozyten im Stuhl ist ein zuverlässigerer Parameter für eine bakterielle Diarrhoe als ein positiver Nachweis von Blut im Stuhl. Lediglich 30 bis 50 % der Patienten mit Blut im Stuhl haben eine bakterielle Diarrhoe. Der Nachweis von neutrophilen Granulozyten hingegen hat eine Sensitivität und Spezifität von ca. 85 % und einem positiven prädiktiven Wert von ca. 60 %. Bei einer viral oder parasitär verursachten Diarrhoe finden sich in der Regel keine Leukozyten im Stuhl.

DeWitt T, et al: Clinical Predictors of acute bacterial diarrhoe in young children. Pediatrics 76: 551–556, 1985.

6.28
Welche verschiedenen Arten der akuten Diarrhoe gibt es, und wie kann man daraus auf den möglichen Erreger schließen?

Man unterscheidet zwischen einer sekretorisch/enterotoxischen Diarrhoe und einer inflammatorischen Diarrhoe (s. **Tab. 6-1**).

6.29
Wie schnell erholt sich die Darmschleimhaut nach einer viralen Gastroenteritis?

Bei einer akuten viralen Gastroenteritis handelt es sich meist um eine selbstlimitierende Erkrankung. Mit einer vollständigen Erholung der Schleimhaut ist ca. 7 bis 10 Tagen nach Ende der Virusausscheidung zu rechnen. Zu einer Normalisierung der Darmfunktion kommt es dann meist kurz nach der Erholung der Darmschleimhaut. Dies ist dadurch zu erklären, dass sich das gesunde Darmepithel normalerweise innerhalb von 3 bis 5 Tagen einmal komplett erneuert. Gelegentlich kommt es insbesondere bei Säuglingen zu einem so genannten Postenteritis-Syndrom mit unter Umständen chronischen Durchfällen für bis zu 6 bis 12 Wochen.

Tabelle 6-1

Sekretorisch/Enterotoxisch	Inflammatorisch
charakterisiert durch wässrige Durchfälle und das Fehlen von Leukozyten im Stuhl	charakterisiert durch Dysenterie (z.B. Schmerzen, blutige Stühle) Leukozyten und Erythrozyten im Stuhl
• Nahrungsmittelvergiftung durch Staphylococcus aureus, Bacillus cereus, Clostridium perfringens, etc	• Shigellen
• Rotaviren	• invasive E. coli
• Norwalk-like-Virus (Noro-Viren)	• Salmonellen
• enterotoxische E. coli	• Campylobacter
• Vibrio colerae	• Clostridium dificile
• Giardia lamblia	• Entamoeba histolytica
• Kryptosporidien	

6.30
Warum ist eine Salmonellenenteritis im Säuglingsalter gefährlich?

Bei älteren Kindern verläuft eine Salmonellenenteritis meist unkompliziert ohne sekundäre Bakteriämie oder generalisierten Krankheitsverlauf, so dass eine rein symptomatische Therapie ausreichend ist. Eine antibiotische Behandlung hat keinen positiven Einfluss auf die Schwere oder Dauer der Erkrankung und kann den Carrierstatus sogar verlängern. Bei Säuglingen findet sich jedoch bei 5 bis 40% eine positive Salmonellen-Blutkultur und bei 10% dieser Kinder können als systemische Manifestation eine Meningitis, einen Hirnabszess, eine Osteomyelitis, eine Perikarditis, septische Arthritiden oder eine Pyelonephritis vorkommen. Aus diesem Grund ist bei jungen Säuglingen unter 4 bis 6 Monaten mit Verdacht auf eine bakterielle Enteritis und älteren Kindern mit einem septischen Krankheitsbild ein Keimnachweis durch Stuhl- und Blutkultur anzustreben. Bei Säuglingen unter 4 bis 6 Monaten mit einer Salmonellenenteritis sollte eine adäquate antibiotische Therapie z.B. mit Ampicillin, Amoxicillin, Cotrimoxazol, Cefotaxim oder Ceftriaxon eingeleitet werden. Eine antibiotische Therapie bei älteren Säuglingen ist Ausnahmefällen vorbehalten, wie z.B. septischer Verlauf, Immundefekte oder immunsuppressive Behandlung).

Goriup U, et al: Therapie akuter Durchfallerkrankungen bei Kindern. Empfehlungen der Gesellschaft für Pädiatrische Gastroenterologie und Ernährung. Monatsschr Kinderheilkd 142: 126–130, 1994.

6.31
Was sind die häufigsten Ursachen der Reisediarrhoe?

Die typische Reisediarrhoe verläuft mild über 1 bis 3 Tage und geht mit wässrigen, nicht-blutigen Stühlen, eventuell leichtem Fieber und Allgemeinsymptomen einher. Der Häufigste Erreger (40 bis 60%) sind enterotoxische E. coli. Weitere seltenere Erreger, die teilweise auch kompliziert verlaufen können, sind invasive E. coli, Salmonellen, Shigellen, Campylobacter jejuni, Vibrio parahaemolyticus, Giardia lamblia, Entamoeba histolytica. Bei ungefähr 40% der

Reisedurchfälle lässt sich kein Erreger nachweisen.

Aus Gorbach SL, et al: Infectious diarrhoe and bacterial food poisoning. In Sleisinger MH, Fordtran JS (eds): Gastrointestinal Disease, 5 th ed. Philadelphia, W. B. Saunders, 1993, S. 1153, mit Genehmigung.

6.32
Welche prophylaktischen Maßnahmen sind sinnvoll zur Vermeidung einer Reisediarrhoe?

Die wichtigste prophylaktische Maßnahme auf einer Reise in Regionen mit niedrigem Hygienestandard stellt sicherlich eine angepasste Händehygiene und ein bewusstes Ess- und Trinkverhalten dar (keine ungekochten Speisen, kein bereits geschältes Obst und Gemüse, kein Leitungswasser trinken). Bei Säuglingen ist Stillen die beste Prophylaxe. Wismutsubsalicylat kann bei Erwachsenen mit gutem Erfolg eingesetzt werden. Im Kindesalter ist der Einsatz jedoch wegen einer möglichen Salicylatintoxikation umstritten. Generell ist von einer antibiotischen Prophylaxe abzuraten da mögliche allergische Reaktionen, andere Nebenwirkungen, eine Antibiotika-assoziierte Kolitis und eine Resistenzentwicklung zu fürchten sind. Zusätzlich wiegt sich der Patient in einer falschen Sicherheit, was zu einer Vernachlässigung der Hygiene- und Ernährungsmaßnahmen führt. Die Reisediarrhoe klingt meist in kurzer Zeit wieder ab. Treten auf einer Reise jedoch anhaltende Symptome, mit hohem Fieber und eventuell blutigen Durchfällen auf, so kann die empirische Gabe von Cotrimoxazol sinnvoll sein. Bei Erwachsenen kommt Ciprofloxacin zum Einsatz. Ein Impfstoff gegen Reisediarrhoe steht nicht zur Verfügung.

6.33
Welche bakteriellen Gastroenteritiden können von einer antibiotischen Therapie profitieren?

Siehe **Tabelle 6-2**.

6.34
Was sind die häufigsten Differenzialdiagnosen bei chronischer Diarrhoe in den verschiedenen Altersgruppen?

Neben **Infektionen**, **postenteritischem Syndrom** und **Medikamentennebenwirkungen**, **bakterieller Dünndarmübersiedlung** bzw. **pseudomembranöser Kolitis**, sowie **Immundefekten (IgA-Mangel,** und **exokriner Pankreas-**

Tabelle 6-2

Therapie indiziert	Antibiotika/Besonderheiten
bestimmte Fälle einer Salmonellose	• bei Nachweis von Salmonella typhi/paratyphi (Typhus) • oder septischer Verlauf • oder systemische, fokale Absiedlungen • oder Immundefekt, Immunsuppression • oder Säuglinge jünger als 4 bis 6 Monate
Clostridium difficile	• nur symptomatische Patienten • vorausgegangenen Antibiose absetzen • ggf. Metronidazol p. o. oder i. v. bzw. Vancomycin p. o.
Vibrio cholerae	• wenn symptomatische Therapie nicht ausreicht • Verkürzung der Dauer und Verminderung der Ausscheidung durch frühzeitige Gabe von Cotrimoxazol, Erythromycin oder Doxyzyklin
Giardia lamblia	• Metronidazol
Entamoeba histolytica	• Metronidazol
septische und komplizierte Verläufe von bakteriellen Gastroenteritiden (Yersinien, Campylobacter, Shigellen)	• meist reicht symptomatische Therapie. • Bei Campylobacter und Shigellose kann die Dauer durch Antibiotika verkürzt werden.

insuffizienz (**zystischer Fibrose, Shwachman-Syndrom**), oder **tumorassoziierter Diarrhoe**, die in jedem Alter vorkommen sind in bestimmten Altersgruppen oder ab einem bestimmten Alter noch besondere Differenzialdiagnosen zu beachten:

Neugeborene:
- Kohlenhydrat-Malabsorption (kongenitale Laktoseintoleranz, Glukose-Galaktose-Malabsorption, etc)
- Malrotation mit intermittierendem Volvulus/Ischämie
- primäre Gallensäurenmalabsortion
- Chloriddiarrhoe
- Natriumdiarrhoe
- kongenitales Kurzdarmsyndrom
- kongenitale Mikrovillusatrophie
- Idiopathische Enteropathie mit und ohne Zottenatrophie

Säuglinge:
- Kuhmilchproteinintoleranz
- IgE-vermittelte Nahrungsmittelallergie
- Zöliakie
- Laktose-/Fruktoseunverträglichkeit
- Enkopresis mit paradoxer Diarrhoe
- Begleitdiarrhoe bei Infektionen (HWI, Otitis media, etc.)
- Acrodermatitis enterpathica

Kleinkinder:
- Laktose-/Fruktoseunverträglichkeit
- IgE-vermittelte Nahrungsmittelallergie
- Zöliakie
- Enkopresis mit paradoxer Diarrhoe
- Begleitdiarrhoe bei Infektionen (HWI, Otitis media, etc.)
- Irritables Kolon
- Hyperthyreose
- Saccharase-Isomaltase-Mangel

ältere Kinder:
- Laktose-/Fruktoseunverträglichkeit
- IgE-vermittelte Nahrungsmittelallergie
- Zöliakie
- chronisch-entzündliche Darmerkrankungen (M. Crohn, Colitis ulcerosa)
- Enkopresis mit paradoxer Diarrhoe
- Begleitdiarrhoe bei Infektionen (HWI, Otitis media, etc.)
- Irritables Kolon
- Laxantienabusus
- Hyperthyreose

Aus Gryboski J: The child with chronic diarrhea. Contemp Pediatr 10: 73, 1993 mit Genehmigung
Keating JP: Chronic diarrhea. Pediatr Rev 26: 5–14, 2005.

6.35
Wie häufig ist das asymptomatische Ausscheiden von Clostridium difficile im Kindesalter?

Clostridium difficile ist die häufigste Ursache von Antibiotika-assoziierten Durchfällen. Typischerweise beginnen die Durchfälle einige Tage, nachdem eine Antibiotikatherapie begonnen wurde. Neben der schweren Verlaufsform einer pseudomembranösen Kolitis mit Fieber, Tenesmen und blutigen Durchfällen und systemischen Entzündungszeichen, gibt es auch selbstlimitierende milde Verlaufsformen. Die Diagnostik gestaltet sich im Kindesalter etwas schwierig, da der alleinige Nachweis von Clostridium difficile im Stuhl diagnostisch nicht ausreicht. Viele Kinder sind asymptomatische Träger von Clostridium difficile. Bei Neugeborenen findet sich bei ca. 20 % eine Kolonisation mit Clostridium difficile, bei Säuglingen bei ca. 30 bis 40 %, bei älteren Kindern noch bis zu 10 % und im Erwachsenenalter wird Clostridium difficile noch von ca. 5 % im Stuhl ausgeschieden. Aus diesem Grund basiert die Diagnose einer Antibiotika-assoziierten Diarrhoe auf dem Nachweis von Enterotoxin A und B, welche von Clostridium difficile produziert wird und pathogenetisch für die Durchfälle verantwortlich ist. Jedoch können die Toxine auch bei völlig asymptomatischen Kindern vorkommen.

Kelley CP, et al: Clostridium difficile colitis. N Engl J Med 330: 257–262, 1994.
Yassin SF et al: Clostridium difficile-associated diarrhea and colitis. Mayo Clin Proc 76: 725–730, 2001.

6.36
Welche Antibiotika verursachen am häufigsten eine pseudomembranöse Kolitis?

Die pseudomembranöse Kolitis ist ein schweres Krankheitsbild, welches im Rahmen einer antibiotischen Behandlung oder einer Immunschwäche auftreten kann, oder in seltenen Fällen auch ohne diese Vorbedingungen auftritt. Für die Entstehung einer pseudomembranösen Kolitis ist weniger die Dauer der antibiotischen Therapie entscheidend, sondern die Art des eingesetzten Antibiotikums. Eine durch Clostridium difficile verursachte pseudomembranöse Kolitis wird am häufigsten nach Gabe von Ampicillin, Cephalosporinen oder Clindamycin beobachtet. Grundsätzlich kann es jedoch bei jedem Antibiotikum zu einer pseudomembranösen Kolitis kommen. Die klinische Symptomatik geht mit wässrig-grünlichen, übel riechenden und teilweise blutigen Durchfällen einher. Krampfartige Bauchschmerzen und Tenesmen sowie Fieber werden häufig beobachtet. Laborchemisch zeigen sich Entzündungszeichen und im Stuhl finden sich meist Leukozyten. In der Sigmoidoskopie zeigen sich pseudomembranöse Beläge.

Nachtrodt G, et al: Nicht-Antibiotika-assoziierte Kolitis durch Clostridium difficile im Kindesalter-2 Fallberichte. Monatsschr Kinderheilkd 147: 811–813, 1999.

6.37
Wie sieht die Behandlung einer pseudomembranösen Kolitis aus?

Neben dem symptomatischen Flüssigkeitsausgleich ist der erste Schritt in der Behandlung einer Antibiotika-assoziierten Diarrhoe immer das Absetzen aller nicht unbedingt benötigten Antibiotika. Bei leichten Verläufen ist diese Maßnahme meist ausreichend. Bei schwereren Verläufen stellt Metronidazol per os oder intravenös das Mittel der ersten Wahl dar. Bei therapierefraktären Fällen kann auch Vancomycin per os eingesetzt werden. Einige Autoren empfehlen auch die Gabe von Cholestyramin um die von Clostridium difficile gebildeten Enterotoxine zu binden.

6.38
Wie aussagekräftig ist eine Eosinophilie als diagnostischer Hinweis auf eine parasitäre Erkrankung?

Normalerweise ist der Anteil der Eosinophilen an den Leukozyten relativ gering. Die Anzahl der Eosinophilen beträgt meist weniger als 500/µl oder entsprechend ca. 2 bis 5 % der Leukozyten. Bei Säuglingen kann der Anteil etwas höher sein. Als Screening-Test bei Verdacht auf eine parasitäre Erkrankung (z. B. bei symptomatischen Patienten nach einer Auslandsreise) haben die Eosinophilen einen geringen positiven prädiktiven Wert (15 bis 55 %). Der negative prädiktive Wert ist deutlich aussagekräftiger (73 bis 96 %) insbesondere wenn im Verlauf mehrere Blutbilder beurteilt werden.

Mawhorter SD: Eosinohilia caused by parasites. Pediatr Ann 23:405–413, 1994.

6.39
Wie manifestiert sich eine Lambliasis?

Eine Infektion mit Giardia lamblia kann vollkommen **asymptomatisch** verlaufen, so dass ein beschwerdefreier Carrierstatus besteht. Die **akute Erkrankung** manifestiert sich als akute Gastroenteritis mit Durchfall, Übelkeit, Erbrechen, Bauchkrämpfen, Blähungen und Gewichtverlust. Die akute Lambliasis verläuft meist selbstlimitierend und ist klinisch nicht von anderen Gastroenteritiden zu unterscheiden und wird dementsprechend selten als solche erkannt. Die chronische Lambliasis äußert sich als chronischer Durchfall mit Steatorrhoe, sekundärem Disaccharidase-Mangel sowie Malabsorption und kann in Folge dessen mit einer Gedeihstörung einhergehen.

6.40
Wie zuverlässig sind die verschiedenen Testverfahren um eine Lambliasis nachzuweisen?

- In einer einzelnen frischen Stuhlprobe finden sich lediglich bei 50 bis 75 % der Fälle Zysten oder Trophozoiten von Giardia lamblia.
- Durch die Untersuchung von 3 Stuhlproben an aufeinander folgenden Tagen finden sich bei 95 % der Fälle Zysten oder Trophozoiten.

- Durch eine einmalige Stuhluntersuchung mit Giardia-Antigen-ELISA können mehr als 95 % der Fälle nachgewiesen werden.
- Im Duodenalaspirat lassen sich ebenfalls 95 % der Fälle nachweisen
- Im histologischen Schnitt einer Dünndarmbiopsie lässt sich Giardia lamblia in annähernd 100 % der Fälle darstellen.

6.41
Welche Kinder sind besonders anfällig für eine Lambliasis?

Ein besonderes Risiko für eine Infektion mit Giardia lamblia besteht bei Kindern mit Immundefekten, insbesondere einem sekretorischen IgA-Mangel, einer Mukoviszidose, einer chronischen Pankreasinsuffizienz oder verminderter Magensäureproduktion.

6.42
Welche Komplikationen können bei einer Amöbenruhr auftreten?

Eine Protozoeninfektion mit Entamoeba histolytica kann zu Durchfall (Amöbenruhr) führen. Als Komplikation kann durch hämatogene Verschleppung eine extraintestinale Amöbiasis entstehen. Bei bis zu 10 % der Fälle entwickelt sich ein Amöbenleberabszess, der unter Umständen erst nach Jahren symptomatische wird. Selten durchwandern die Amöben bis in die Pleura oder bilden Hirnabszesse.

Haque R et al: Amebiasis. N Engl J Med 348: 1565–1573, 2003.

6.43
Welche Symptomtrias ist typisch für eine Acrodermatitis enteropathica?

Die typischen Symptome einer Akrodermatitis enteropathica sind Diarrhoe, Dermatitis und Haarausfall. Die Erkrankung ist sehr selten und wird autosomal-rezessiv vererbt. Der Name beschreibt das Krankheitsbild sehr bildlich. Die häufig ekzematöse, eventuell auch vesikuläre oder pustulöse Dermatitis ist meist im Bereich der Hände und Füße, sowie im Bereich der Körperöffnungen von Mund, Nase und Anus lokalisiert. Der Pathomechanismus ist noch nicht vollständig verstanden. Eine intestinale Zinkresorptionsstörung führt auf jeden Fall zu einer niedrigen Zinkkonzentration im Serum. Auch ein Zinkmangel kann gleichartige Symptome hervorrufen, wie es unter Umständen im Rahmen einer Fehlernährung oder nach längerer parenteraler Ernährung, insbesondere bei Frühgeborenen mit geringen Zinkspeichern und hohem Bedarf vorkommen kann.

6.44
Wodurch ist ein irritables Kolon im Kleinkindesalter charakterisiert?

Das irritable Kolon, auch als chronische unspezifische Diarrhoe, funktionelle Diarrhoe oder «toddler's diarrhea» bezeichnet, ist ein Krankheitsbild dessen Ursache unklar ist und im Alter zwischen 6 Monaten und dem 3. Lebensjahr für mehr als 4 Wochen auftritt. Gelegentlich wird über eine vorangegangene Gastroenteritis oder eine antibiotische Behandlung berichtet. Charakteristisch sind mehr als 3 weichbreiige voluminöse Stühle pro Tag. Die Durchfälle enthalten häufig unverdaute Nahrung und treten ausschließlich tagsüber auf. Weitere Symptome wie Fieber, Blut im Stuhl oder Gedeihstörung sind nicht vorhanden.

Die Diagnose ist eine Ausschlussdiagnose, die aufgrund einer typischen Anamnese, einem unauffälligem klinischem Befund und normalem Wachstum gestellt werden kann. Bei zweifelhaften Fällen müssen differenzialdiagnostisch andere Ursachen durch entsprechende Untersuchungen ausgeschlossen werden. Zu den wichtigsten Differenzialdiagnosen zählen Fruktose- oder Laktoseunverträglichkeit, Nahrungsmittelallergien, Zöliakie, infektiöse Diarrhoen, zystische Fibrose und chronisch entzündliche Darmerkrankungen. Hilfreich kann hierbei ein Ernährungsprotokoll über mehrere Tage sein.

Als Ursachen vermutet man eine Störung der intestinalen Motilität. Eventuell spielen bestimmte Nahrungsmittel auch eine gewisse Rolle, wie z. B. eine hohe Fruktosezufuhr durch inadäquaten Fruchtsaftkonsum (Apfel- oder Birnensaft).

Es besteht keine kausale Behandlung des irritablen Kolons. Wichtig ist es die Eltern über die Harmlosigkeit der Erkrankung aufzuklären und unnötige Nahrungseinschränkungen zu vermeiden, die eventuell sogar zu einer Mangelernährung führen können. Die Kinder sollten regelmäßig bezüglich einer Gedeihstörung oder zusätzlicher Symptome kontrolliert werden, bis die Erkrankung meist noch im Kindesalter oder spätestens im Schulalter von alleine persistiert.

Rasquin-Weber A, et al: Childhood functional gastrointestinal disorders. Gut 45, 1160–1168, 1999.
Moukarzel AA, et al: Irritable bowel syndrome and nonspecific diarrhea in infancy and childhood – relationship with juice carbohydrate malabsorption. Clin Pediatr 41: 145–150, 2002.

6.45
Wie schätzt man klinisch den Grad einer Dehydratation im Kindesalter ab?

Siehe **Tabelle 6-3**.

6.46
Wie schätzt man laborchemisch den Grad einer Dehydratation ab?

Durch die Untersuchung des Hämatokrits und der Blutgase lässt sich das Ausmaß einer Dehydratation abschätzen. Es entwickelt sich bei zunehmender Dehydratation eine metabolische Azidose mit vermindertem Standardbikarbonat. Auch die Urinanalyse ist hilfreich. Die **Tabelle 6-4** gibt grobe Richtwerte an.

6.47
Wie aussagekräftig ist die Bestimmung des Harnstoffs im Blut zur Beurteilung einer Dehydratation im Kindesalter?

Die Abschätzung einer Dehydratation über die Harnstoffkonzentration im Blut ist sehr unzuverlässig, da die Ausscheidung von Harnstoff über die Nieren erst eingeschränkt ist, wenn die glomeruläre Filtrationsrate um mehr als die

Tabelle 6-3

Symptom	leichte Dehydratation	mittlere Dehydratation	schwere Dehydratation
• Flüssigkeitsverlust	bis 50 ml/kg KG	50 bis 100 ml/kg KG	mehr als 100 ml/kg KG
• Gewichtsverlust	bis 5 %	5 bis 10 %	mehr als 10 %
• Allgemeinzustand	durstig, wach, unruhig	durstig, sehr unruhig, berührungsempfindlich aber auch schläfrig bis lethargisch	schläfrig, matt, somnolent, schwitzig, ältere Kinder evtl. ängstlich, kalte Peripherie, evtl. Fieber
• Schockgefahr	drohend	noch ausgeglichen	dekompensiert
• Blutdruck	normal	im Liegen normal	niedrig oder nicht messbar
• Puls	normofrequent, deutlich tastbar	leichte Tachykardie, abgeschwächt	Tachykardie, schwach oder nicht tastbar
• Atmung	normal	tiefe Atmung, evtl. Tachypnoe	tiefe Atmung, Tachypnoe
• kapillärer Refill	weniger als 2 s	2 bis 3 s	mehr als 3 s
• Hautturgor	normal	Hautfalten verstreichen langsam	stehende Hautfalten
• Hautkolorit	Blass	Gräulich	marmoriert
• vordere Fontanelle	im Schädelniveau	eingesunken	tief eingesunken
• Schleimhäute	Feucht	Trocken	sehr trocken, rissig
• Tränen	Normal	Fehlend	Fehlend
• Urinproduktion	normal bis leicht vermindert (weniger als 3 ml/kg KG/Stunde)	Oligurie (weniger als 1 ml/kg KG/ Stunde)	Oligurie

Nach Shaw KN: Dehydration. In Fleisher GR, Ludwig S (eds): Textbook of Pediatric Emergency Medicine, ed. Baltimore, Lippincott Williams & Wilkins, 2000, S. 198.

Tabelle 6-4

	Leichte Dehydratation	mittlere Dehydratation	schwere Dehydratation
Osmolarität in mOsm/l	600	800	Maximal
Spez. Gewicht in mg/ml	1,010	1,025	Maximal
PH im Blut	7,40 bis 7,22	7,30 bis 6,92	7,10 bis 6,80
Standardbikarbonat in mmol/l	normal (21 bis 25) oder niedrignormal	vermindert (16 bis 19)	deutlich vermindert (weniger als 16)

Nach Shaw KN: Dehydration. In Fleisher GR, Ludwig S (eds): Textbook of Pediatric Emergency Medicine, ed. Baltimore, Lippinscott Williams & Wilkins, 2000, S. 198.

Hälfte reduziert ist. Ungefähr 80 % der Kinder mit einer klinisch mittleren bis schweren Dehydratation (5 bis 10 %) haben normale Harnstoffwerte. Zur Abschätzung einer Dehydratation eignen sich neben der rein klinischen Beurteilung insbesondere Hämatokrit, Blutgasanalyse und das spezifische Gewicht des Urins.

Bonadio WA, et al: Efficacy of measuring BUN in assessing children with dehydration due to gastroenteritis. Ann Emerg Med 18:755–757,1989.

6.48
Welche Richtlinien gibt es zur Realimentierung bei einer milden bis mäßigen Dehydratation bei akuter Gastroenteritis?

Die WHO und die Europäische Gesellschaft für Pädiatrische Gastroenterologie, Hepatologie und Ernährung (ESPGHAN) empfehlen eine schnelle orale Rehydrierung innerhalb von 3 bis 4 Stunden, gefolgt von einer schnellen Realimentation mit normaler Nahrung. Bei gestillten Säuglingen wird schon währen der Rehydratation weiter gestillt, und bei nicht gestillten Kindern soll die übliche Milchfertignahrung unverdünnt weiter gegeben werden. Ab dem Beikostalter kann altersentsprechende kohlenhydrat- und proteinreiche Kost verabreicht werden, wie z.B. Brot, Reis, Kartoffelpüree, Banane, Huhn oder Pute. Zur Rehydratation sollte in den entwickelten Ländern eine orale Rehydratationslösung (ORL) mit im Vergleich zur standardisierten WHO-ORL reduzierten Osmolarität benutzt werden. Da es sich in den entwickelten Ländern nicht um die Cholera handelt, sind die in ihrer Osmolarität reduzierten ORL (50 bis 60 mmol Natrium/l) besser an das Erregerspektrum angepasst. Getränke wie Tee, Cola, Fruchtsäfte und Hühnerbrühe sind aufgrund der inadäquaten Elektrolyt- und Glukosekonzentration zur Rehydrierung nicht geeignet.

Diese Empfehlungen kann man als die «9 Säulen der guten Behandlung» bei akuter Gastroenteritis zusammenfassen:

- Verwendung von ORL
- Hypotone Lösung (Natrium: 60 Mmol/l, Glukose 74 bis 111 mmol/l)
- Schnelle orale Rehydratation
- Anschließend schnelle Realimentation mit normaler Nahrung (einschließlich Beikost)
- Verwendung von Spezialnahrung nicht gerechtfertigt
- Verwendung von verdünnter Milchnahrung nicht gerechtfertigt
- Weiterstillen (zu jedem Zeitpunkt der Erkrankung)
- Flüssigkeitsersatz mit ORL
- Keine unnötige Medikation

Diese Empfehlungen stehen etwas im Gegensatz zu den traditionellen Empfehlungen mit «Teepause», verdünnter Milch und langsamem Nahrungsaufbau. Es konnte jedoch gezeigt werden, dass die schnelle orale Rehydratation mit ORL und die unmittelbare Realimentierung gut verträglich sind, und eine günstige Wirkung auf den klinischen Verlauf und die Erkrankungsdauer haben. Durch eine «Teepause» kann es zu einer Verzögerung der Regeneration der Darmschleimhaut kommen.

Walker-Smith JA, et al: recommendations for feeding on childhood gastroenteritis: guidelines prepared by the ESPGHAN working group on acute diarrhoea. J Pediatr Gastroenterol Nutr 24: 619–620, 1997.

Sandhu BK, et al: Early feeding in childhood gastroenteritis. J Pediatr Gastroenterol Nutr 24: 522–527, 1997.

Hauer AC, et al: Behandlung der akuten Gastroenteritis in Österreich im europaweiten Vergleich. Ergebnisse im Rahmen einer multizentrischen Studie der ESPGHAN. Monatsschr Kinderheilkd 151, 532–538, 2003.

Goriup U, et al: Therapie akuter Durchfallerkrankungen bei Kindern. Empfehlungen der Gesellschaft für Pädiatrische Gastroenterologie und Ernährung. Monatsschr Kinderheilkd 142, 126–130, 1994.

6.49
Welcher physiologische Gedanke liegt dem Einsatz von oralen Rehydrierungslösungen (ORS) zu Grunde?

Die orale Rehydrierung mittels ORS nutzt den transepithelialen Zuckertransport im Darm mittels des Natrium-Glucose-Kotransportersystems aus. Die Natrium-Kalium-ATPase baut aktiv einen Natriumgradienten auf, so dass in der Zelle eine niedrige Natriumkonzentration entsteht. Entlang des Konzentrationsgefälles wird mittels des Natrium-Glucose-Kotransportersystems Natrium und Glucose in die Zelle geschafft. Dem Transport von Natrium und Glucose folgt Wasser passiv nach, so dass sowohl Glucose wie auch Volumen aus dem Darmlumen erst in die Zellen des Darmes und von dort aus ins Blut gelangen. Die Zusammensetzungen der ORS sind so gewählt, dass dieser Kotransport maximal ausgenutzt wird ohne dass es zu einer exzessiven Natriumaufnahme kommt.

6.50
Wie unterscheiden sich die verschiedenen handelsüblichen oralen Rehydratationslösungen in ihrer Zusammensetzung?

Die Zusammensetzung der oralen Rehydratationslösung (ORL) richtet sich nach den Empfehlungen der WHO, bzw. der Europäischen Gesellschaft für Pädiatrische Gastroenterologie, Hepatologie und Ernährung (ESPGHAN). Die WHO empfiehlt eine ORL mit einem hohen Natriumgehalt von 90 mmol/l, der sich speziell auf den hohen Natriumverlusten (90 mmol/l Stuhl) bei Kindern mit Cholera ausgelegt ist. In Europa überwiegen jedoch Rotavirusenteritiden sowie andere virale und bakterielle Enteritiden, deren Natriumverlust deutlich geringer ist. Der Natriumverlust liegt meist zwischen 35 bis 60 mmol/l Stuhl, so dass eine ORL mit einem Natriumgehalt von in etwa 60 mmol/l empfohlen wird.

Im Handel befinden sich unterschiedliche Präparate, die entweder auf Glukose basieren oder aus polymeren Kohlenhydraten zusammengesetzt sind. Die Präparate aus polymeren Kohlenhydraten haben einen höheren Kaloriengehalt und eine geringere osmotische Wirkung. Die Zusammensetzung einiger handelsüblicher ORL ist in der **Tabelle 6-5** dargestellt.

6.51
Wie kann man im Notfall eine orale Rehydratationslösung selbst herstellen?

Grundsätzlich ist festzuhalten, dass selbst hergestellte ORL nicht zu empfehlen sind, da Fehlermöglichkeiten in Hinblick auf Zusammensetzung und Osmolarität bestehen und es dadurch z. B. zu einer Kochsalz-Intoxikation mit schwerer hypertoner Dehydratation kommen kann. Um im Notfall, eventuell auf Reisen, eine der WHO-Lösung annähernd entsprechende ORL herzustellen, mischt man 1 Liter sauberes Wasser mit einem 3/4 Teelöffel Kochsalz, 1 Teelöffel Backpulver, einem Glas Orangensaft (Kalium) und 8 Teelöffel Zucker.

Ladinsky M, et al: The World Health Organization oral rehydration solution in US pediatric practice: randomised trial to evaluate parent satisfaction. Arch Pediatr Adolesc Med 154: 700–705, 2000.

Santosham M, et al: Outpatient use of oral rehydration solutions in an Apache population: effect of instructions on preparation and contamination. J Pediatr Gastroenterol Nutr 3: 687–691, 1984.

6.52
Wie berechnet man den täglichen Flüssigkeitsbedarf eines dehydrierten Kindes?

Der Flüssigkeitsbedarf eines dehydrierten Kindes errechnet sich aus dem täglichen **Tagesgrundbedarf**, dem bereits verlorenen **Defizit** und den **anhaltenden Verlusten**.
- Den Tagesbedarf schätzt man ab, oder berechnet ihn mit einer einfachen Merkregel: Pro Stunde gibt man 4 ml für die ersten 10 kg KG, 2 ml für jedes weitere kg KG bis 20 kg KG. Für jedes weitere kg KG gibt man noch 1 ml. (z. B.

Tabelle 6-5

	Natrium in mmol/l	Kalium in mmol/l	Chlorid in mmol/l	Hydrogencarbonat in mmol/l	Zitrat in mmol/l	Glukose in mmol/l	Kohlenhydrate gesamt in g/l	Osmolarität in mOsm/l
ESPGAN Empfehlung	60	20	≥25	0	10	74 bis 111		200 bis 250
Präparate auf Glukosebasis								
Elotrans (Fresenius)	90	20	80	0	10	111		311
GES 60 (Milupa)	60	20	50	30	0	110		270
GES 45 (Milupa)	49	25	25	23	9	109		298
Humana Elektrolyt (Humana)	46	35	45	0	12	100		215
Normolyt (Gebro)	60	20	50	0	10	111		251
Oralpädon 240 (Fresenius)	60	20	60	0	0	90		240
Saltadol (Lindopharm)	90	20	80	0	10	111		331
Santalyt (Asche)	60	20	60	0	10	90		240
Präparate mit polymeren Kohlenhydraten								
ORS 200 Karotten-Reisschleim (Hipp)	57	22	45	0	5	78	42	265
Reisschleim-Elektrolyt-Diät (Töpfer)	55	30	60	25	0	28	46	220
RES 55 (Milupa)	55	35	55	0	10	60	51	210

Goriup U, et al: Therapie akuter Durchfallerkrankungen bei Kindern. Empfehlungen der Gesellschaft für Pädiatrische Gastroenterologie und Ernährung. Monatsschr Kinderheilkd 142: 126–130, 1994.

ein Kind mit 22 kg KG hat einen Tagesgrundbedarf von 10 × 4 ml + 10 × 2 ml + 2 × 1 ml = 62 ml/Stunde, d.h. ~ 1500 ml/24 Stunden)
- Das Defizit schätzt man aus dem Gewichtsverlust ab, oder anhand der klinischen Dehydratationszeichen. Eine mittlere Dehydratation mit 5% Gewichtsverlust entspricht einem Flüssigkeitsverlust von 50 ml/kg KG. Eine schwere Dehydratation von 10% bedeutet entsprechend einen Flüssigkeitsverlust von 100 ml/kg KG.
- Bei anhaltendem Durchfall, Erbrechen oder sonstigen Flüssigkeitsverlusten werden die anhaltenden Verluste entweder durch Messen der Ausscheidung bestimmt, oder grob geschätzt.

Die initiale orale Rehydrierung sollte bei einer leichten Dehydratation mit ungefähr 50 ml/kg KG über 6 Stunden und bei schwerer Dehydratation mit ungefähr 100 ml/kg KG über 6 Stunden und zusätzlichem Ausgleich der anhaltenden Verluste begonnen werden.

6.53
Wann benötigen Kinder mit akuter Diarrhoe eine medikamentöse Therapie?

Nach den «9 Säulen der guten Behandlung» bei akuter Gastroenteritis sollte keine unnötige Medikation eingesetzt werden. Die meisten Fälle einer akuten Gastroenteritis verlaufen selbstlimitierend und können rein symptomatisch durch Rehydratation ausreichend behandelt werden. Der Großteil der Gastroenteritiden im Kindesalter ist viral verursacht, und selbst bei Verdacht auf eine bakteriellen Genese wirkt eine inadäquate antibiotische Behandlung eher verlängernd als verkürzend auf die Durchfalldauer, da es zu einer Störung der intestinalen Mikroflora, oder sogar zu Antibiotika-assoziierter Kolitis kommen kann. Bei unkomplizierter Salmonellenenteritis kann die Gabe von Antibiotika den Carrierstatus sogar verlängern. Lediglich bei einer systemischen bakteriellen Infektion, kleinen Säuglingen oder pseudomembranöser Kolitis oder parasitären Erkrankungen sind Antibiotika indiziert. Der Einsatz von bindenden Substanzen wie z.B. Carbo medicinalis und Smektit, oder die gastrointestinale Motilität beeinflussenden Substanzen, wie z.B. Loperamid oder Kaolin und Pectin sollten im Kindesalter nicht angewandt werden. Auch der Einsatz von Antiemetika (z.B. Dimenhydrinat) sollte restriktiv gehandhabt werden, da unter Umständen wichtige Differenzialdiagnosen wie eine Appendizitis verschleiert werden. Häufig werden Homöopathika oder Probiotika eingesetzt, die in Studien einen positiven Einfluss auf die Dauer der Diarrhoe zeigten.

Hauer AC, et al: Behandlung der akuten Gastroenteritis in Österreich im europaweiten Vergleich. Ergebnisse im Rahmen einer multizentrischen Studie der ESPGHAN. Monatsschr Kinderheilkd 151, 532–538, 2003.

6.54
Welche Rolle spielen Probiotika in der Behandlung der akuten Gastroenteritis?

Probiotika sind lebende Mikroorganismen wie Laktobazillen, Bifidobakterien oder Hefepilze, welche der Nahrung zugesetzt werden und eine gesundheitsfördernde Wirkung haben. Insbesondere für Lactobacillus GG konnte gezeigt werden, dass durch Probiotika die Dauer der Diarrhoe und auch die Stuhlfrequenz reduziert werden kann. Dieser Effekt war bei Gastroenteritiden durch Rotaviren am ausgeprägtesten. Der Wirkmechanismus der Probiotika ist noch ungenügend untersucht und es gibt noch keine generelle Empfehlung welches Probiotika in welcher Dosierung eingesetzt werden soll. Es wird auch diskutiert, ob der kombinierte Einsatz von Probiotika und Präbiotika (nicht verdauliche Lebensmittel, die das Wachstum von Probiotika fördern) als so genannte Symbiontika sinnvoll ist.

Die Reduktion einer Antibiotika-induzierten Diarrhoe durch den prophylaktischen Einsatz von Probiotika bei Kindern, die mit Breitspektrumantibiotika behandelt werden, konnte gezeigt werden. Die Prävention von allergischen Erkrankungen und die Prävention einer NEC beim Neugeborenen sind weitere Einsatzgebiete, in denen Probiotika zukünftig wahrscheinlich eine Rolle spielen werden.

Schulz S, Kunz C: Probiotika, Präbiotika, Colonic food. Definitionen und mögliche Einsatzgebiete. Monatsschr Kinderheilkd 150: 808–816, 2002.
Braegger CP: Probiotika in der Prävention und Behandlung der akuten Gastroenteritis bei Kindern. Monatsschr Kinderheilkd 150: 824–828, 2002.
Arvola T, et al: Prophylactic Lactobacillus GG reduces antibiotic-associated diarrhea in children with respiratory infections: A randomized study. Pediatrics 104: e64, 1999.

6.55
Wann dürfen Kinder nach einer infektiösen Gastroenteritis wieder in die Schule, bzw. an Gemeinschaftsveranstaltungen teilnehmen?

Um das Ausbreiten der Infektion durch Schmierinfektion auf Kontaktpersonen zu vermeiden müssen gewisse Hygienemaßnahmen (Handdesinfektion nach Toilettenbesuch, Benutzung von Einmalhandtüchern) eingehalten werden, solange der Erreger möglicherweise noch ausgeschieden wird. Schulkinder ab dem vollendeten 6. Lebensjahr, die diese einfachen Hygieneregeln einhalten können, müssen aus diesem Grund nach einer unspezifischen Durchfallerkrankung nicht zu Hause bleiben, sobald die **Durchfälle persistieren** und **kein Erbrechen** mehr auftritt. Bei jüngeren Kindern sind diese Hygienemaßnahmen nicht zuverlässig durchsetzbar, weswegen in diesem Fall abgewartet werden sollte, bis keine Erreger mehr ausgeschieden werden. Dies trifft für die meisten Erreger von Gastroenteritiden im Kindesalter wie z.B. Rota-, Adeno- und Norwalk-Viren, sowie Salmonellen, Campylobacter, Yersinien und bestimmte Staphylokokkenstämme zu. Da kontaminierte Nahrung (Geflügel) die Hauptinfektionsquelle von Salmonellen darstellt und nicht die Schmierinfektion, ist es auch bei einer Samonellenenteritis nicht gerechtfertigt Salmonellen-negative Stuhlkulturen vor der Wiederzulassung abzuwarten. Besondere Maßnahmen müssen bei Paratyphus und Typhus abdominalis beachtet werden.

Robert-Koch-Institut: Empfehlungen für die Wiederzulassung in Schulen und sonstigen Gemeinschaftseinrichtungen. Bundesgesundheitsblatt 44: 830–843, 2001.

Das Wichtigste in Kürze: Durchfall

- Die Anamnese mit der Frage nach Umgebungsinfekten, Reisen, kürzlich gegessenen Speisen und eingenommenen Medikamenten ist der Schlüssel zu Diagnose einer Durchfallerkrankung.
- Zur Beurteilung der Dehydratation sind der Hautturgor, der kapilläre Refill und das Atemmuster entscheidend.
- Die Therapie der Wahl bei leichter bis mittlerer Dehydratation bei einer Gastroenteritis besteht in einer oralen Rehydrierung mit ORS.
- Bei Säuglingen ist eine Salmonelleninfektion kritisch zu beurteilen, da das Risiko einer Keimsstreuung mit septischem Verlauf oder Keimabsiedlung (Osteomyelitis, Meningitis) erhöht ist.
- Eine «toddler's diarrhea» ist eine häufige Ursache chronischer Durchfälle bei Kleinkindern.

Maldigestion und Malabsorption

6.56
Gibt es ethnische Unterschiede in der Prävalenz des primären Laktasemangels?

Die Aktivität des intestinalen Enzyms Laktase ist stark altersabhängig. Im Säuglings- und Kleinkindalter findet sich eine hohe Laktase-Aktivität, die dann allmählich abnimmt und nach dem fünften Lebensjahr noch ca. 10 % der ursprünglichen Enzymaktivität beträgt. Bei ca. 10 % der weißen Bevölkerung findet sich nach dem ersten Lebensjahr eine so niedrige Laktase-Aktivität, dass es nach Milchzufuhr zu Bauchschmerzen, Blähungen, Koliken und Durchfall kommt. In anderen Bevölkerungsgruppen ist der Laktasemangel wesentlich häufiger, so geht man davon aus, dass ca. 75 % der Patienten afrikanischer Herkunft und eine noch größere Anzahl asiatischer Patienten einen Laktasemangel haben.

Kolho KL, Savilahti E: Ethnic differences in intestinal disaccharidase values in children in Finland. J Pediatr Gastroenterol Nutr 30: 283–7, 2000.

6.57
Im Rahmen welcher Erkrankungen kommt es zu einer sekundären Laktoseunverträglichkeit?

Jede Art von Mukosaschädigung und Zottenatrophie im proximalen Dünndarm kann zu einem sekundären Laktasemangel führen. Aus diesem Grund kann man den Laktose-Belastungstest, z. B. als H2-Exhalationstest, als Screening zur Beurteilung der intestinalen Integrität verwenden. Jedoch wird man dabei auch eine große Anzahl an Patienten erfassen, die einen primären Laktasemangel haben. Obwohl häufig wohl mehrere Faktoren zusammenspielen, kann man die sekundäre Laktoseunverträglichkeit grob nach der Art der Dünndarmschädigung einteilen:

- Eine Schädigung der Mikrovilli und des intestinalen Bürstensaumes findet sich im Rahmen eines **Postenteritis-Syndroms**, durch **bakterielle Überwucherung** oder bei chronisch entzündlichen Mukosaveränderungen (z. B. **M. Crohn**).
- Zu einer Zottenatrophie kommt es bei Zöliakie, Nahrungsmittelallergien und eosinophiler Gastroenteropathie.
- Die Verminderung der intestinalen Resorptionsfläche bewirkt beim **Kurzdarmsyndrom** die sekundäre Laktoseunverträglichkeit.
- Ein schneller intestinaler Transport, wie z. B. im Rahmen einer **Hyperthyreose** oder einem **Dumping-Syndrom**, oder ein zu schneller Eintritt der Laktose in den Dickdarm z. B. durch eine **Fiste**l, können ebenfalls zu einer mangelhaften Laktoseaufspaltung führen.

6.58
Was ist Gluten und was ist Gliadin, und wo spielen diese Stoffe eine wichtige Rolle?

Um die Pathophysiologie der **Zöliakie** zu verstehen, muss man sich ein wenig mit dem biochemischen Aufbau von Getreide auseinandersetzen. Am Beispiel des Weizens lässt sich dies sehr gut darstellen. **Gluten** ist das Klebereiweiß des Weizens, das für die Backfähigkeit des Mehls wichtig ist. Nachdem man aus Weizenmehl die Stärke extrahiert hat, bleibt Gluten übrig. Die Immunreaktion der Zöliakie wird durch den alkohollöslichen Proteinanteil des Glutens, das so genannte **Gliadin** ausgelöst. Gliadin enthält für den Zöliakie-Patienten toxische Aminosäuresequenzen, die insbesondere aus Prolin und Glutamin bestehen. Aus diesem Grund nennt man die alkohollösliche Proteinfraktion von Getreide auch **Prolamine**. Entsprechende Prolamine anderer Getreidesorten sind Secalin (Roggen), Hordein (Gerste) und Avenin (Hafer).

6.59
Warum kommt es im Rahmen der Zöliakie zu einer Dünndarmzottenatrophie?

Der Zusammenhang zwischen der Zöliakie und einer Zottenatrophie ist klar belegt, jedoch pathogenetisch noch nicht vollständig verstanden. Die Gewebstransglutaminase (tTG: tissue transglutaminase) als Autoantigen der Zöliakie ist das molekulare Bindeglied zwischen den toxischen Aminosäuresequenzen der Prolamine und HLA-Antigenen. HLA-DQ2- bzw. HLA-DQ8 ist bei mehr als 95 % der Zöliakie-Patienten nachweisbar. Die Gewebstransglutaminase wandelt Glutamin in Glutaminsäure um, welche aufgrund der negativen Ladungen besser an HLA-DQ2-Moleküle binden kann. Dieser Schritt löst eine Kaskade humoraler und zellulärer immunologischer Vorgänge aus, die schließlich zu einer Aktivierung des Komplementsystems, zur Produktion von Endomysium-Antikörpern sowie zur Produktion von Interferon-γ, Il-2 und TNF-alpha durch CD4-positive Lymphozyten führen. Dadurch kommt es zu einer verstärkten Apoptose der Enterozyten, was sich mikroskopisch als Dünndarmzottenatrophie zeigt. Unklar ist jedoch weiterhin, warum der Großteil (98%) der HLA-DQ2-positiven Bevölkerung einen Toleranzmechanismus entwickelt und nicht an einer Zöliakie erkrankt.

Zimmer KP: Pathophysiologie der Zöliakie. Monatsschr Kinderheilkd 151: 698–705, 2003.

6.60
Welche klinischen Symptome weisen auf eine Zöliakie hin?

Die Zöliakie ist eine häufige Ursache von chronischen Durchfällen und Malabsorption im Kindesalter. Die Kinder fallen ca. 1 bis 6 Monate nach dem Beginn mit glutenhaltiger Nahrung auf, also meist zwischen dem 9. und dem 24. Lebensmonat. Die klassischen Symptome sind massige übel riechende Stühle, Gedeihstörung, geblähtes Abdomen und Anämie. Typischerweise beginnt der Gewichtsverlust vor dem Minderwuchs. Auch Bauchschmerzen, Allgemeinveränderungen, Inappetenz und eine Übellaunigkeit der Kinder gehören zum Vollbild der Krankheit mit dazu. Aufgrund der diätetischen Therapiemöglichkeiten findet man heutzutage Verläufe mit muskulärer Hypotonie, Tabaksbeutelgesäß oder hypoproteinämischen Ödemen nur noch äußerst selten. Man vermutet, dass die Fälle mit klassischer Symptomatik nur einen kleinen Anteil an der Gesamtprävalenz der Zöliakie stellen. Die Zöliakie verläuft relativ häufig oligosymptomatisch oder extraintestinal, d.h. gastrointestinale Symptome können minimal sein (z.B. Blähungen) oder ganz fehlen, und extraintestinale Manifestationen an Haut und Gelenken oder Assoziationen mit Autoimmunerkrankungen (Diabetes mellitus Typ 1, Thyreoiditis) können als Leitsymptome auftreten. Bei älteren Kindern ist sogar eine Obstipation möglich. Bei Säuglingen kann auch Erbrechen im Vordergrund stehen. Man muss bei der Abklärung einer Gedeihstörung also immer auch eine Zöliakie ausschließen.

Keller KM: Klinische Symptomatik: «Zöliakie, ein Eisberg». Monatsschr Kinderheilkd 151: 706–714, 2003.
Mäki M, et al: Prevalence of celiac disease among children in Finland. N Engl J Med 348: 2517–24, 2003.

6.61
Wie kann man die Diagnose einer Zöliakie bestätigen?

Früher waren zur Diagnostik einer Zöliakie drei Dünndarmbiopsien notwendig. Die erste Biopsie wurde zum Zeitpunkt der Manifestation durchgeführt, um eine Zottenatrophie nachzuweisen, die zweite nach klinischer Erholung unter glutenfreier Diät, um die Normalisierung der Darmschleimhaut zu zeigen. Anschließend sollte in der dritten Biopsie nach einer erneuten Glutenbelastung erneut eine Zottenatrophie nachzuweisen sein.

Dank der serologischen Diagnostik ist gegenwärtig nur noch eine **Biopsie** mit typischer Dünndarmpathologie zum Zeitpunkt der Diagnose notwenig. Die Bestimmung von **IgA-Gliadinantikörpern**, **IgG-Gliadinantikörpern**, **Endomysium-Antikörpern (EMA)** und **Gewebstransglutaminase (tTG)-Antikörpern** erlauben ein gutes Screening. Die aussagekräftigsten Antikörper sind die tTG-Antikörper mit einer Sensitivität von 98,1% und einer Spezifität von 94,7%. Wenn sich in der Serologie der Verdacht auf eine Zöliakie erhärtet, sollte eine Dünndarmschleimhautbiopsie zur Diagnosesicherung erfolgen. Die Serologie eignet sich auch zur Verlaufskontrolle, da die Antikörper unter glutenfreier Ernährung absinken und schließlich negativ werden.

Buderus S, Lentze MJ: Serologische Diagnostik der Zöliakie. Monatsschr Kinderheilkd 151: 715–718, 2003.

6.62
Warum könnte ein 2-jähriges Kind mit typischen Symptomen einer Zöliakie und einer Zottenatrophie in der Dünndarmschleimhautbiopsie trotzdem negative Zöliakie-Antikörper haben?

Die im Rahmen der Zöliakie-Diagnostik durchgeführten Anikörpersuchtests weisen üblicherweise IgA-Antikörper nach. Sowohl IgA-Gliadinantikörper als auch Endomysium-Antikörper (EMA) und Gewebstransglutaminase (tTG)-Antikörper werden normalerweise als IgA-Antikörper bestimmt. Der selektive IgA-Mangel ist der häufigste primäre Immundefekt mit einer Prävalenz von ca. 1:600 in der gesunden Normalbevölkerung, und ist bei Patienten mit Zöliakie noch häufiger zu finden. Daraus ergibt sich eine relevante Schwäche der serologischen Zöliakie-Diagnostik, denn bei selektivem IgA-Mangel können die bestimmten Antikörper negativ bleiben auch wenn eine Zöliakie vorliegt. Aus diesem Grund gehört zur Zöliakie-Diagnostik immer auch die Bestimmung des Gesamt-IgA. Bei Verdachtsfällen mit niedrigem Gesamt-IgA und negativen IgA-Gliadinantikörpern, EMA und tTG-Antikörpern können eventuell die IgG-Gliadinantikörper hilfreich sein, die jedoch eine relativ geringe Spezifität aufweisen. In letzter Zeit ist auch die Bestimmung von EMA-IgG und tTG-IgG möglich geworden.

Bei gestillten Kindern kommt es zu einem verspäteten Anstieg des IgA, darum sollte die Diagnose eines IgA-Mangels nicht vor dem zweiten Lebensjahr gestellt werden.

Buderus S, Lentze MJ: Serologische Diagnostik der Zöliakie. Monatsschr Kinderheilkd 151: 715–718, 2003.

6.63
Wie lange sollte eine Gluten-freie Diät durchgeführt werden?

Es gibt einige Fallberichte, die von einer normalisierten Darmschleimhaut auch nach Wiedereinführung von Gluten in die Ernährung berichten. Die Langzeiterfahrung zeigt jedoch, dass es bei unbehandelter Zöliakie einerseits zu einer erhöhten Rate an T-Zell-Lymphomen des Magen-Darm-Traktes kommt, und dass andererseits extraintestinale Manifestationen wie Haut- und Gelenkbeschwerden, oder eine Skelett- oder Zahnbeteiligung auch ohne gastrointestinale Symptome vorkommen. Das Risiko an Komplikationen auch bei asymptomatischer Zöliakie hat zur Konsequenz, dass die Gluten-freie Ernährung lebenslang eingehalten werden muss.

Chartrand LJ, Seidmann EG: Celiacis a lifelong disorder. Clin Invest Med 19: 357–361, 1996.

6.64
Welche Krankheiten außer der Zöliakie gehen mit einer Abflachung der Dünndarmzotten einher?

• akute Enteritis:	bakterielle, virale, parasitäre Infektionen oder Strahlenenteritis
• allergische Enteropathien:	Kuhmilchproteinallergie Sojamilchproteinallergie Zöliakie Eosinophile Gastroenteritis
• immunregulatorische Erkrankungen:	Immundefekte Graft-versus-Host-Disease
• chronische Enteritis:	lang anhaltende/rezidivierende Kolitis Tropische Sprue M. Whipple Lymphome
• Mangelernährung:	Protein- Kalorien-Mangel Eisenmangel
• kongenital:	kongenitale Zottenatrophie

6.65
Wie weist man eine Fettmalabsorption nach?

Der Goldstandard ist eine Bilanzierung der zugeführten und ausgeschiedenen Fettmenge über einen Zeitraum von 72 Stunden. Dieser quantitative Test ist jedoch sehr aufwendig und besonders bei kleineren Kindern schwierig durchzuführen. Einen qualitativen Test, der lediglich eine ausgeprägte Fettmalabsorption nachweisen kann, stellt die mikroskopische Betrachtung einer mit Sudanfärbung angefärbten Stuhlprobe dar. Weitere Nachweisverfahren sind die Messung des Steatokrits oder die Bestimmung aufgenommener Lipide nach einer standardisierten Testmahlzeit. Ein weiteres viel versprechendes Verfahren zum Nachweis einer Fettmalabsorption ist in den letzten Jahren mit dem 13C-Exhalationstest entwickelt worden, der ähnlich wie die Exhalationtests zum Nachweis von Kohlenhydratmalabsorption funktioniert.

Kalivianakis M, et al: Validation in an animal model of the carbon 13-labeled mixed triglyceride breath test for the detection of intestinal fat malabsorption. J Pediatr 135: 444–450, 1999.

Van Dijk-van Aalst K, et al: 13C mixed triglyceride breath test: a noninvasive method to asses lipase activity in children. J Pediatr Gastroenterol Nutr 32: 579–85, 2001.

6.66
Was ist der Steatokrit und wie wird er gemessen?

Unter dem Steatokrit versteht man, vergleichbar mit dem Hämatokrit, eine gravimetrische Methode um den Anteil an Fett in einer Stuhlprobe zu bestimmen. Eine mit Sand und Wasser homogenisierte Stuhlprobe wird in einem Röhrchen zentrifugiert. Der Fettanteil steigt hierbei nach oben und kann so bestimmt werden. Der Stuhl von Neugeborenen enthält bis zu 15 % Fette. Der Fettanteil sinkt langsam mit dem Alter ab, und ab dem Alter von 3 Jahren gelten Werte von mehr als 5 % als erhöht. Die Aussagekraft des Steatokrit ist sehr eingeschränkt, da die Testergebnisse sehr unpräzise sind und mit den Befunden in der Bilanzierung über 72 Stunden häufig nicht übereinstimmen.

Addison GM, et al: Acid steatocrit. J Pediatr Gastroenterol Nutr 22: 227, 1996.

Columbo C, et al: The steatocrit: a simple method for monitoring fat malabsorption in patients with cystic fibrosis. J Pediatr Gastroenterol Nutr 6: 926–930, 1987.

Wagner MH, et al: Comparison of steatocrit and fat absorption in persons with cystic fibrosis. J Pediatr Gastroenterol Nutr 35: 202–5, 2002.

Nahrungsmittelallergien

6.67
Welche Nahrungsmittel lösen im Kindesalter am häufigsten Nahrungsmittelallergien aus?

Kuhmilch, **Hühnerei** und **Erdnüsse** sind die häufigsten Auslöser und verursachen zusammen ungefähr 75 % der Nahrungsmittelallergien. Weitere Nahrungsmittelallergene sind Soja, Weizen, Nüsse, Fisch und Hühnchen.

Niggemann B: Diagnostik und Therapie der Nahrungsmittelallergie im Kindesalter. Monatsschr Kinderheilkd 151 (Suppl 1): S39–S46, 2003.

6.68
Sind Nahrungsmittelallergien im Kindesalter selten oder häufig?

Auf diese Frage wird man je nachdem wen man fragt sehr unterschiedliche Antworten erhalten. Fast ein Drittel der Eltern gibt auf Befragen an, dass ihr Kind auf bestimmte Nahrungsmittel «allergisch» reagiert. In pädiatrischen Fachkreisen überwiegt jedoch die Beobachtung, dass wirkliche Nahrungsmittelallergien relativ selten sind. Realistische Zahlen beziffern die Prävalenz im Kindesalter mit 2 bis 6 %. Dabei ist zu berücksichtigen ist, dass bei fast 90 % der Kinder bis zum 3. Lebensjahr keine Symptome einer Nahrungsmittelallergie mehr bestehen. In einer prospektiven Studie aus Dänemark mit annähernd 1800 Kindern wurde eine Prävalenz der Kuhmilchproteinallergie von 2,2 % gefunden. Die Prävalenz der allergischen Reaktionen hat in den letzten Jahrzehnten wohl zugenommen.

Host A, Halken S: A prospective study of cow's milk allergy in Danish infants during the first three years of life. Allergy 45: 587–596, 1990.
von Mutius E. The rising trends in asthma and allergic disease. Clin Exp Allergy 28 (Suppl 5): 45–49, 1998.

6.69
Wodurch unterscheidet sich eine Nahrungsmittelintoleranz von einer Nahrungsmittelallergie?

Bei einer **Nahrungsmittelallergie** wird durch einen immunologischen Vorgang eine Reaktion ausgelöst. Bereits durch kleine Mengen bestimmter Nahrungsmittel, auf die andere Personen nicht reagieren, kann entweder eine typische IgE-vermittelte allergische Frühreaktion oder eine bislang wenig verstandene allergische Spätreaktion ausgelöst werden.

Bei einer **Nahrungsmittelintoleranz** werden die Symptome nichtimmunologisch hervorgerufen. Verschiedene Ursachen kommen hierfür in Betracht, z. B. Toxine in Nahrungsmitteln, histaminhaltige Nahrungsmittel, pharmakologische Wirkungen eines Nahrungsmittels (z. B. Tyramin in altem Käse) oder Besonderheiten des Magen-Darm-Traktes (z. B. Laktase-Mangel).

Niggemann B: Diagnostik und Therapie der Nahrungsmittelallergie im Kindesalter. Monatsschr Kinderheilkd 151 (Suppl 1): S39–S46, 2003.

6.70
Wie sieht das klinische Bild einer Kuhmilchproteinallergie aus?

Die klinischen Symptome einer Kuhmilchproteinallergie sind äußerst variabel. Man unterscheidet eine frühe Reaktion innerhalb von 2 Stunden von einer späten Reaktion, die noch bis zu 48 Stunden nach einer Milchmahlzeit auftreten kann. Auch Kombinationen von Früh- und Spätreaktion kommen sind häufig. Bei der Kuhmilchproteinallergie reichen schon geringe Mengen Milch um Symptome an der Haut, am Gastrointestinaltrakt oder am Respirationstrakt auszulösen. Differenzialdiagnostisch muss man einen Laktasemangel abgrenzen, welcher ebenfalls zu gastrointestinalen Symptomen nach Zufuhr von Milch führt. Durchfälle von unterschiedlichem Schweregrad sind die häufigste Manifestation einer Kuhmilchproteinallergie.

Frühreaktion
- Urtikaria, Juckreiz
- akutes Erbrechen oder Durchfall
- gastrointestinale Blutung
- Bronchiale Obstruktion, Larynxödem
- periorale Schwellung, Quinke-Ödem
- anaphylaktischer Schock

Spätreaktion
- anhaltendes Erbrechen und Durchfall
- Malabsorption

- Proteinverlust-Enteropathie
- Hypoproteinämie mit Ödemen
- gastrointestinale Blutung
- Hämoptyse
- Blähungen, Bauchkoliken, Obstipation
- Darmverschluss
- Verschlechterung eines atopischen Ekzems
- Nahrungsverweigerung, Gedeihstörung

Vorgehen bei Säuglingen mit Verdacht auf Kuhmilchproteinallergie. Positionspapier der Gesellschaft für Pädiatrische Allergologie und Umweltmedizin (GPA), der Gesellschaft für Pädiatrische Gastroenterologie und Ernährung (GPGE) und Ernährungskommission der Deutschen Gesellschaft für Kinderheilkunde und Jugendmedizin. Monatsschr Kinderheild 151: 1207–1210, 2003.

Sicherer SH: Clinical aspects of gastrointestinal food allergies in childhood. Pediatrics 111: 1609–1616, 2003.

6.71
Wie sollte bei Verdacht auf eine Nahrungsmittelallergie diagnostisch vorgegangen werden?

Bei der Diagnostik einer Nahrungsmittelallergie sollte stufenweise vorgegangen werden. Den ersten und wichtigsten Schritt stellt immer eine ausführliche **Anamnese**, die eventuell durch ein über 2 Wochen geführtes Nahrungsmittel-Tagebuch ergänzt werden kann. Als nächste Stufe sollte eine **In-vitro-Untersuchung** erfolgen. Neben dem Gesamt IgE, welches lediglich Aussagen über eine gewisse Disposition zur Atopie erlaubt, kann spezifisches IgE gegen einzelne Nahrungsmittel bestimmt werden. Der Nachweis von spezifischem IgE weist eine gewisse Sensibilisierung nach, ist jedoch nicht beweisend für eine Nahrungsmittelallergie. Zur weiteren Diagnostik werden **In-vivo-Untersuchungen** wie der Pricktest und der Atopie-Patch-Test durchgeführt. Den Goldstandard der Nahrungsmittelallergiediagnostik stellt die doppelblind, plazebokontrolliert durchgeführte orale Nahrungsmittelprovokation (**DBPCFC**) dar. Nur mit der DBPCFC lassen sich fragliche Symptome eindeutig als Nahrungsmittelunverträglichkeit sichern und in Zusammenhang mit einer spezifischen Sensibilisierung als Nahrungsmittelallergie verstehen.

Bei Verdacht auf eine bestimmte Nahrungsmittelallergie, z. B. bei hinweisender Anamnese, Symptomen oder Nachweis von spezifischem IgE, werden eines oder mehrere Nahrungsmittel gezielt für 5 bis 7 Tage aus dem Speiseplan gestrichen. Im Anschluss daran werden dann DBP-CFC durchgeführt und bei bestätigtem Verdacht ist die Diagnose gesichert und das auslösende Nahrungsmittel muss weggelassen werden. Besteht kein konkreter Verdacht, sondern eher eine vage Vermutung, so wird das Kind vorübergehend mit einer oligoallergenen Basisdiät ernährt, z. B. extensiv hydrolysierte Formulanahrung oder selten Allergie auslösende Nahrungsmittel bei älteren Kindern. Tritt unter dieser Diät keine Besserung der Symptome auf, so ist eine Nahrungsmittelallergie sehr unwahrscheinlich und weitere diätetische Einschränkungen sind nicht notwendig. Ziel der Diagnostik ist es, dass lediglich gezielt Nahrungsmittel, die sich als allergierelevant herausgestellt haben, aus der Diät gestrichen werden müssen. Unspezifische und unnötige, eventuell zu Mangelernährung führende Diäten können somit vermieden werden. Die Empfehlung für eine Eliminationsdiät ist im Kindesalter jeweils nur für ungefähr 1 bis 2 Jahre gültig, danach muss erneut eine Allergietestung erfolgen, da die meisten Kinder innerhalb weniger Jahre eine Toleranz entwickeln.

Niggemann B: Diagnostik und Therapie der Nahrungsmittelallergie im Kindesalter. Monatsschr Kinderheilkd 151 (Suppl 1): S39–S46, 2003.

6.72
Warum können Kinder, die auf Nüsse allergisch reagieren, normalerweise Erdnüsse ohne Probleme essen?

Zu den Baumnüssen zählen Mandeln, Brazils, Hasselnüsse, Cashewnüsse, Paranüsse, Pecans, Macadamianüsse, Pistazien und Walnüsse. Baumnüsse sind im Erwachsenenalter häufig die Ursache einer Nahrungsmittelallergie, im Kindesalter hingegen relativ selten. Erdnüsse sind trotz des irreführenden Namens keine Nüsse, sondern Hülsenfrüchte. Das englische Wort Peanuts drückt dies botanisch gesehen richtiger aus. Es besteht keine Kreuzreaktivität zwischen Erdnüssen und Baumnüssen.

6.73
Welche Ernährungsempfehlungen gibt es zur Allergieprävention bei Säuglingen in den ersten 4 bis 6 Monaten?

Das Thema der Allergieprävention wird relativ kontrovers diskutiert. Die Empfehlung für den Ernährungsplan im 1. Lebensjahr setzt sich aus drei ernährungs- und entwicklungsphysiologisch begründete Phasen zusammen.

- Ausschließliche Milchernährung in den ersten 4 bis 6 Lebensmonaten,
- Einführung von Beikost ab dem 5. bis 7. Monat,
- Einführung von Familienkost ab dem 10. Lebensmonat.

Zur Allergieprävention wird insbesondere für Säuglinge mit familiärer Atopiebelastung das ausschließliche Stillen mit Muttermilch für 4 bis 6 Monate empfohlen. Falls keine Muttermilch in ausreichender Menge vorhanden ist, konnte eine allergiepräventive Wirkung für Hydrolysatnahrung gezeigt werden. Es konnte sowohl für Muttermilch, wie auch für Hydrolysatnahrung ein vermindertes Risiko für atopische Dermatitis im frühen Kindesalter gezeigt werden. Ein Schwachpunkt der für diese Empfehlungen vorliegenden Studien liegt in der Kürze der Studiendauer. Eine langfristige Longitudinalstudie aus Neuseeland stellt den Nutzen von Muttermilch zur Allergieprävention stark in Frage.

Ab dem 4. bis 5. Monat bereits ist eine Löffelfütterung von der neurophysiologischen Entwicklung aus möglich. Als theoretischer Grund für die Einführung von Beikost ab dem 4. bis 6. Lebensmonat wird die Reifung der intestinalen Integrität mit verminderter Durchlässigkeit für Allergene und daraus resultierender Immunreaktion genannt. Besonders allergene Nahrungsmittel (Kuhmilch, Eier) werden erst am Ende des ersten Lebensjahres in die Ernährung eingeführt.

Kersting M: Ernährung des gesunden Säuglings – Lebensmittel und mahlzeitenbezogene Empfehlungen. Monatsschr Kinderheilkd 149: 4–10, 2001.
von Berg A, et al: The effect of hydrolized cow's milk formula for allergy prevention in the first year of life: The german Infant Nutritional Intervention Study, a randomized double-blind trial. J Allergy Clin Immunol 111: 533–540, 2003.
Sears R, et al: Long-term relation between breastfeeding and development of atopy and asthma in children and young adults: a longitudianl study. Lancet 360: 901–907, 2002.

Gastroösophagealer Reflux (GÖR)

6.74
Welche Formen des Gastroösophagealen Reflux (GÖR) unterscheidet man?

Man unterscheidet den **unkomplizierten GÖR** vom **komplizierten GÖR**. Der unkomplizierte GÖR mit häufigen Regurgitationen, Unruhe und Spucken nach den Mahlzeiten ohne weitere Symptome ist im Säuglingsalter sehr häufig und hat keinen Krankheitswert. Als komplizierten GÖR oder GÖR-Krankheit bezeichnet man einen Gastroösophagealen Reflux mit weiteren Symptomen wie z. B. Trinkschwäche, Nahrungsverweigerung, Ösophagitis, Hämatinerbrechen, Gedeihstörung, rezidivierende obstruktive Bronchitiden, Asthma bronchiale, Aspirationen mit Apnoen, Bradykardien und Pneumonien und anscheinend lebenbedrohliche Ereignisse (ALE).

Behrens R: Die gastroösophageale Refluxkrankheit. Pädiatr Prax 68: 215–228, 2006.

6.75
Wie ist die Prognose eines unkomplizierten Gastroösophagealen Reflux (GÖR) zu beurteilen?

Je nach Lebensalter ist ein gastroösophagealer Reflux unterschiedlich häufig und kann bei Säuglingen bis zu einem gewissen Grad als physiologisch auftretendes Phänomen verstanden werden. Als grobe Anhaltspunkte kann man sich merken, dass bei unkompliziertem GÖR ungefähr 50 % bis zum 6. Lebensmonat, ungefähr 75 % bis zum 12. Lebensmonat und fast 95 % bis zum 18. Lebensmonat beschwerdefrei werden. Vermutlich wird die Anzahl des GÖR bei älteren Kindern und Jugendlichen unterschätzt. Saures Aufstoßen und retrosternales Brennen wird von 2 bis 8 % der Patienten angegeben.

Nelson SP, et al: Prevalence of gastroesophageal reflux during childhood. Arch Pediatr Adolesc Med 154:150–154, 2000.
Orenstein SR: Gastroesophageal reflux. Pediatr Rev 20: 24–28, 1999.
Gold BD: Outcomes of pediatric gastroesophageal reflux disease: inthe first year of life, in childhood, and in adults ... oh, and should we really leave Helicobacter pylori alone? J Pediatr Gastroenterol Nutr 37 (Suppl 1), 33–39, 2003.

6.76
Wie erklärt man sich die Pathogenese des Gastroösophagealen Reflux?

Als gastroösophagealen Reflux bezeichnet man den Rückfluss von Mageninhalt in den Ösophagus. Zu einem Reflux kommt es, wenn der untere Ösophagussphinkter erschlafft. In aufrechter Position entweicht Gas, verschluckte Luft, was man als Aufstoßen kennt. Im Liegen ist der untere Ösophagussphinkter jedoch «unter Wasser», so dass Mageninhalt in den Ösophagus gelangt. Die Menge des Reflux hängt von der Flüssigkeitsmenge im Magen ab. Säuglinge nehmen im Verhältnis zum Körpergewicht enorm große Flüssigkeitsmengen zu sich (180 ml/kgKG/Tag entsprechen ungefähr 14 Liter Flüssigkeit bei einem Erwachsenen mit 80 kgKG) und liegen die meiste Zeit auf dem Rücken. Kinder in dieser Altersgruppe sind also dazu prädisponiert einen GÖR zu haben, welcher als normales Phänomen ohne Krankheitswert verstanden werden darf. Ob ein Kind klinisch symptomatisch wird, hängt von der Refluxmenge und vom pH-Wert ab. Sicherlich spielt es auch eine Rolle wie weit der Mageninhalt proximal in den Ösophagus vordringt.

Zu einer Verstärkung des gastroösophagealen Reflux kommt es einerseits bei Störungen des unteren Ösophagussphinkters, z. B. bei einer Hiatushernie, oder andererseits bei verzögerter Magenentleerung durch Motilitätsstörungen, hypertropher Pylorusstenose oder anderen anatomischen Abnormalitäten distal des Magens. Weitere begünstigende Ursachen für einen GÖR liegen in einer gestörten Ösophagusmotilität mit verminderter Säure-Clearance, erhöhtem intraabdominellem Druck, vermehrten Magensäureproduktion oder andauernder Rückenlage, z. B. im Rahmen von ZNS-Läsionen (infantile Zerebralparese, etc.)

Poets CF: Gastroesophageal Reflux: A critical review of ist role in peterm infants. Pediatrics 113: 128–132, 2004.
Omari TI, et al: Mechanisms of gastroesophageal reflux in preterm and term infants with reflux disease. Gut 51: 475–479, 2002.

6.77
Wie diagnostiziert man einen GÖR?

Der klinische Verdacht ergibt sich aus der Symptomatik mit häufigem Aufstoßen und schlaffem Erbrechen nach den Mahlzeiten. Bei Verdacht auf unkomplizierten GÖR kann die Diagnose klinisch gestellt werden. Mit Hilfe der Sonographie lassen sich einzelne Refluxepisoden, eine Hiatushernie und die Magenentleerung beurteilen. Der Goldstandard ist jedoch die 24-Stunden-ph-Metrie, die als langfristige Messung Aussagen über die Häufigkeit von sauren GÖR-Episoden auch während des Schlafes zulässt. Ein relativ neues Verfahren zur Beurteilung eines GÖR ist die intraluminale elektrische Impedanzmessung. Bei kompliziertem GÖR (GÖR-Krankheit) mit zusätzlichen Symptomen wie Gedeihstörung oder gastrointestinaler Blutung sollte bereits initial eine Gastroduodenoskopie zur Beurteilung von Schleimhautveränderungen durchgeführt werden, was therapeutische Konsequenzen hat. Bei Verdacht auf anatomische Veränderungen oder Passagestörungen kann eine obere Magen-Darm-Passage mit Kontrastmittel sinnvoll sein, mit der sich anatomische Stenosen auch distal des Magens nachweisen lassen.

Wenzl TG: Diagostik des gastroösophagealen Refluxes. Monatsschrift Kinderheild 152: 952–958, 2004.

6.78
Wie sieht die Behandlung eines GÖR aus?

Eine kausale Therapie ist außer bei anatomischen Stenosen meist nicht möglich, so dass die Behandlung rein symptomatisch ist. Bei **unkompliziertem GÖR** besteht die Therapie aus der Aufklärung der Eltern über den meist günstigen Verlauf der Beschwerden und der Empfehlung symptomatischer Maßnahmen wie **Andicken der Nahrung** mit Reisschleim oder Johannisbrotmehl, **häufige kleine Mahlzeiten** und **Lagerungstherapie** (Oberkörperhochlagerung um ca. 30°). Diese Maßnahmen können auch ohne vorausgegangene Diagnostik probatorisch empfohlen werden. Der Einsatz von **Prokinetika** (Domperidon) zur Besserung der Magenentleerung wird unterschiedlich beurteilt und gelegentlich versuchsweise für 1 bis 3 Wochen eingesetzt. Es konnte jedoch kein signifikant positiver Effekt nachgewiesen werden. Bei kompliziertem GÖR mit Nachweis von Ösophagusschleimhautveränderungen können zur Aziditätsreduktion H2-Rezeptor-Antagonisten (Cimetidin, Ranitidin) oder Protonenpumpenblocker (Omeprazol) eingesetzt werden. Für die Anwendung von Omeprazol liegen inzwischen ausreichende Erfahrungen über gute Verträglichkeit und Wirksamkeit bei Kindern vor, so dass Protonenpumpenblocker die Therapie der 1. Wahl darstellen und H2-Rezeptor-Antagonisten nur noch eine untergeordnete Rolle spielen. Antazida, Sucralfat und Erythromycin werden in der GÖR-Behandlung bei Kindern nicht empfohlen. Bei therapieresistentem kompliziertem GÖR werden unter Umständen weitere Maßnahmen wie Sondenernährung bei Gedeihstörung, Monitorüberwachung bei rezidivierender Apnoe oder schlussendlich eine chirurgische Therapie notwendig.

Koletzko S, Buderus S: Medikamentöse Therapie der gastroösophagealen Refluxkrankheit. Monatsschrift Kinderheilkd 152:963–972, 2004.
Moore, DJ, et al: Double-blind placebo-controlled trial of omeprazol in irritable infants with gastroesophageal reflux. J Pediatr 143: 219–223, 2003.
Shalaby TM, Orenstein SR: Efficacy of Telephone teaching of conservative therapy for infants with asymptomatic gastroesophageal reflux referred by pediatricians to pediatric gastroenterologists. J Pediatr 142: 57–61, 2003.

6.79
Wie sehen die endoskopischen und histologischen Veränderungen bei GÖR aus?

Bei einem unkomplizierten GÖR finden sich keine Schleimhautveränderungen. Bei kompliziertem GÖR finden sich erythematöse Schleimhautveränderungen mit neutrophiler oder eosinophiler Infiltration im Ösophagus die nach Savary und Miller eingeteilt werden kann:

- Grad 0: normale Schleimhaut
- Grad 1: umschriebene, nicht konfluierende Erosionen, Schleimhauterythem
- Grad 2: konfluierende Erosionen, die nicht die gesamte Zirkumferenz einnehmen
- Grad 3: zirkuläre konfluierende Schleimhautläsionen

- Grad 4: Ulkus, peptische Stenosen oder Barett-Ösophagus

Behrens R: Endoskopische Diagnostik bei gastroösophagealer Refluxkrankheit. Monatsschrift Kinderheilkd 152: 959–962, 2004.

6.80
Bei einem Säugling mit bekanntem GÖR treten eine opisthotone Haltung des Rumpfes und dystone Bewegungen des Halses auf. Was ist Ihre Verdachtsdiagnose?

Die Verdachtsdiagnose lautet Sandifer-Syndrom. Bei dieser auch Torticollis-Hiatushernien-Syndrom genannten Erkrankung unklarer Ätiologie kommt es zu paroxysmalen dystonen Bewegungen mit Torticollis, Opisthotonus und typischer GÖR-Symptomatik. Meist lässt sich eine Hiatushernie nachweisen.

6.81
Wie effektiv ist das Andicken der Nahrung zur Behandlung eines GÖR?

Obwohl das Andicken der Nahrung, z.B. mit Reisschleim, nicht so effektiv ist, wie man ursprünglich annahm, kommt es doch bei bis zu 50 % der Säuglinge zu einer Besserung der Symptomatik. Besonders ausgeprägt ist die Wirkung in Kombination mit Oberkörperhochlagerung um 30° in Bauchlage.

Wenzl TG, et al: Effects of thickened feeding on gastroesophageal reflux in infants: a placebo-controlled crossover study using intraluminal impedance. Pediatrics 111: 355–359, 2003
Hassal E: Decisions in diagnosing and managing chronic gastroesophageal reflux disease in children. J Pediatric 146: S3–S12, 2005.

6.82
Sollte man Antazida bzw. Protonenpumpenblocker vor, während oder nach den Mahlzeiten verabreichen?

Antazida sollten 60 bis 90 Minuten nach der Mahlzeit und vor der Schlafenszeit verabreicht werden. Antazida puffern die Magensäure für ungefähr eine Stunde. Auch die Mahlzeit selbst puffert die Magensäure, so dass es nur einen geringen Effekt hat, wenn man Antazida zu den Mahlzeiten gibt.

Durch die **Protonenpumpenblocker** (z.B. Omeprazol) kommt es zu einer langanhaltenden Unterdrückung der Säuresekretion. Die Protonenpumpenblocker haben eine sehr viel stärker säurehemmende Wirkung als H2-Rezeptor. Antagonisten (Cimetidin, Ranitidin). Aufgrund der guten Erfahrungen wird Omeprazol im Kindesalter zunehmend zur Säuresekretionshemmung eingesetzt. Der optimale Zeitpunkt für die Omeprazoleinnahme ist morgens vor oder mit dem Frühstück.

Jesch I, Koletzko S: Omeprazol in der Kinderheilkunde. Monatsschr Kinderheilkd 148:113–117, 2000.

6.83
Was versteht man unter der Fundoplicatio nach Nissen?

Unter der Fundoplicatio nach Nissen versteht man ein Operationsverfahren, welches bei therapierefraktärem kompliziertem GÖR mit rezidivierenden Aspirationen, schwerer Ösophagitis, Apnoe-Episoden und Gedeihstörung angewendet werden kann. Es wird dabei der Magenfundus manschettenförmig um den distalen Ösophagus geschlungen und fixiert. Es wird somit der gastroösophageale Übergang verstärkt und die Kontraktilität des unteren Ösophagussphinkters gesteigert.

Von Schweinitz D, Till H: Chirurgie des gastroösophagealen Refluxes im Kindesalter. Monatsschrift Kinderheilkd 152: 973–980, 2004.

Das Wichtigste in Kürze: GÖR
- Ein unkomplizierter GÖR mit gelegentlichem Regurgitieren und Spucken hat im Säuglingsalter keinen weiteren Krankheitswert.
- Bis zum Alter von 18 Monaten besteht bei 95 % der Kinder, die einen GÖR hatten, kein GÖR mehr.
- Neben der 24-Stunden-pH-Metrie und der Sonographie lässt sich ein GÖR auch in einer oberen Magen-Darm-Passage mit Kontrastmittel darstellen.

Gastritis und Ulkus

6.84
Mit welchen klinischen Symptomen äußert sich eine Gastritis bzw. ein Ulkus?

Rezidivierende Bauchschmerzen kommen bei ca. 90 % der Kinder mit Gastritis bzw. Ulkus vor und sind somit das häufigste Symptom. Bei älteren Kindern ist die Schmerzlokalisation typischerweise epigastrisch, von jüngeren Kindern wird der Schmerz jedoch häufig im Bereich des Nabels abgegeben. Der Schmerzcharakter ist sehr variabel und kann als dumpf, stechend oder auch kolikartig beschrieben werden. Aufgrund der Schwere kann man keine Rückschlüsse ziehen, ob es sich um eine Gastritis oder ein Ulkus handelt. Klassischerweise geht der Ulkusschmerz mit den Mahlzeiten einher. Dies wird jedoch nur von ungefähr der Hälfte der Kinder anamnestisch so angegeben. Anamnestisch ist es wichtig zu fragen, ob die Schmerzen auch nachts auftreten (ca. 60 %), da man somit organische Schmerzen von den funktionellen, nicht-organischen Beschwerden abgrenzen kann, die normalerweise nachts nicht auftreten. Neben den Bauchschmerzen können auch **Übelkeit, Sodbrennen** und **Erbrechen** und **Nahrungsverweigerung** als weitere Symptome auftreten. **Teerstühle** (Meläna) oder **Hämatemesis** oder bei Perforation eines Ulkus auch eine **Peritonismus** auf.

6.85
Wodurch unterscheiden sich die primäre von der sekundären Form der Gastritis und des Ulkus?

Neben der Klassifikation in akut oder chronisch unterteilt man die Gastritis noch in eine primäre oder sekundäre Form. Bei der primären Form findet sich keine assoziierte Erkrankung, und die Beschwerden (Bauchschmerzen, Übelkeit, Erbrechen) sind oft rezidivierend und langwierig, so dass teilweise Jahre vergehen bis die Diagnose gestellt wird. Bei der sekundären Form liegt eine andere Erkrankung als Ursache zugrunde. Die sekundäre Form verläuft häufig über lange Zeit asymptomatisch, bis es plötzlich zu einer Blutung kommt. Nur bei ungefähr 25 % der Patienten treten Bauschmerzen auf. Ungefähr 80 % entwickelt jedoch Meläna, und bei ungefähr 60 % kommt es zu Hämatemesis. Bei bis zu 30 % tritt eine Perforation auf, die zu einer Peritonitis oder zu massivem Blutverlust mit Blutungsschock führen kann. Sekundäre Ulzera gehen mit einer höheren Mortalität und Morbidität einher und ein chirurgisches Vorgehen ist häufiger notwendig.

6.86
Welche Erkrankungen können einer sekundären chronischen Gastritis oder Ulkus zugrunde liegen?

- **Systemische Erkrankungen:** Sepsis, Azidose, chronisch-entzündliche Darmerkrankungen, Nierenversagen, systemischer Lupus erythematodes, Purpura Schönlein-Henoch, Sichelzellanämie, zystische Fibrose, Hypoglykämie
- **Verätzungen:** Laugen- und Säureingestion
- **Stressulkus:** Schädel-Hirn-Trauma, große operative Eingriffe, Verbrennung, Hospitalistion auf Intensivstation
- **medikamentös-toxisch:** Steroide, nichtsteroidale Antiphlogistika incl. Aspirin, Theophyllin, u. a.

Blecker U, Gold BD: Gastritis and peptic ulcer disease in childhood. Eur. J Pediatr 158:541–546, 1999.

6.87
Welche Medikamente stehen für die Behandlung von chronischer Gastritis und Ulkus zur Verfügung?

Ziel der medikamentösen Therapie ist es die Sekretion der Magensäure zu hemmen, bzw. die Schleimhaut zu schützen, so dass es zu einer Abheilung einer chronischen Gastritis oder eines Ulkus kommen kann.

- **Antazida** werden nur kurzfristig z. B. bei akuter Stresssituation zur symptomatischen Behandlung eingesetzt, da das Nebenwirkungsspektrum (Durchfälle und Diarrhoe) bei längerer Anwendung zu einer sehr schlechten Compliance führt.
- **H2-Rezeptor-Antagonisten** (Cimetidin, Ranitidin, Famotidin) sind gut verträgliche Me-

dikamente, die sowohl zur Prophylaxe, z.B. bei systemischen Erkrankungen oder großen Operationen, als auch zur Abheilung eingesetzt werden können. Zu beachten sind die Altersbeschränkungen im Kindesalter.

- **Protonenpumpeninhibitoren** (z.B. Omeprazol, Pantoprazol) sind potente Hemmer der Magensäuresekretion.
- **Sucralfat** adsorbiert Pepsin und neutralisiert Wasserstoff-Ionen und bildet somit eine Art prophylaktische «Schutzschicht» für die Magenschleimhaut.
- **Antibiotika** werden zur Eradikationstherapie bei nachgewiesener Helicobacter pylori-Infektion eingesetzt. Die Therapie erfolgt als Tripletherapie, also die Kombination von Omeprazol mit Amoxicillin und Clarithromycin bzw. Metronidazol, für 7 Tage. Bei Erregerresistenz kann unter Umständen eine so genannte Quadrupeltherapie indiziert sein, d.h. die Tripletherapie wird durch Wismuthsubsalizylat ergänzt.

Neben der Eradikationstherapie werden im Kindesalter fast ausschließlich H_2-Rezepzor-Antagonisten und der Protonenpumpeninhibitor Omeprazol zur Prophylaxe und zur Therapie eingesetzt. Die restlichen Medikamente spielen im Kindesalter nur eine untergeordnete Rolle.

6.88
Welche Rolle spielt Helicobacter pylori bei der chronischen Gastritis, bei der Ulkuskrankheit und bei rezidivierenden Bauchschmerzen im Kindesalter?

Eine Infektion mit Helicobacter pylori wird meist im Kindesalter durch intrafamiliäre oral-orale oder fäkal-orale Übertragung erworben. In einer Querschnittstudie konnte gezeigt werden, dass in Süddeutschland ca. 13% der Kinder zum Zeitpunkt der Einschulung infiziert sind. Auffällig ist hierbei, dass lediglich 5% der deutschen Kinder und fast die Hälfte der türkischen Kinder Helicobacter pylori positiv sind. Die Herkunft ist hier also ein aussagekräftiger prädiktiver Wert. Da die alleinige Infektion mit Helicobacter pylori keine Beschwerden verursacht, sind die meisten der infizierten Kinder asymptomatisch.

Durch Helicobacter pylori kann jedoch eine chronische Gastritis verursacht werden und bei einem Teil der Patienten auch ein peptisches Ulkus entstehen. Lediglich die Ulkuskrankheit gilt als einzige gesicherte Indikation für eine Eradikationstherapie. Aus diesem Grund ist der nichtinvasive Nachweis (^{13}C-Harnstoff-Atemtest, H. pylori-Antigen im Stuhl) nur sinnvoll, wenn die Schwere der Beschwerden auch eine Ösophagogastroduodenoskopie rechtfertigt, so dass eine Gastritis oder ein Ulkus nachgewiesen werden kann und eventuell eine Eradikationstherapie eingeleitet wird. Schwierig wird die Entscheidung bei nachgewiesener Infektion ohne Pathologika in der Endoskopie. Eigentlich ist die Eradikation nicht indiziert, doch verursacht das Wissen über die Infektion bei den Patienten und den Eltern Ängste, und man kann bei bestehenden Beschwerden nie ausschließen, dass sich ein Ulkus entwickelt hat. Aus diesem Grund wird man auch in diesem Fall eine Eradikationstherapie anbieten. Weitere Ausnahmen sind ein bekanntes Ulkusleiden oder ein Magenkarzinom in der Familie, da pathogenetische Beziehungen zwischen der chronischen Helicobacter pylori-Infektion und Adenokarzinomen und B-MALT-Lymphomen bestehen. Die Infektion mit Helicobacter pylori ist die häufigste Ursache eines Magen- oder Duodenalulkus im Kindesalter.

Koletzko S: Helicobacter-pylori-Infektion im Kindes- und Jugendalter. Wen und wie diagnostizieren und therapieren? Monatsschr Kinderheilkd 149: 588–592, 2001.

Bode G, et al: Helicobacter pylori and abdominal symptoms: a population-based study among preschool children in southern Germany. Pediatrics 101: 634–637, 1998.

Czinn SJ: Helicobacter pylori infection: Detection, investigation, management. J Pediatr 146: S21–S26, 2005.

6.89
Welche Methoden stehen zum Nachweis von Helicobacter pylori zur Verfügung?

Man unterscheidet zwischen **invasiven** und **nicht-invasiven** Nachweisverfahren. Zu den nicht-invasiven Methoden zählt der ^{13}C-Harnstoff-Atemtest, der serologische Nachweis von H. pylori-IgG oder IgA-Antikörpern, H. pylori-Antigen im Stuhl und H. pylori-spezifische IgG-

Antikörper im Urin. Das Nachweisprinzip beim ^{13}C-Harnstoff-Atemtest beruht auf der Ureaseaktivität von Helicobacter pylori. Mit einer Testmahlzeit wird Harnstoff oral zugeführt, der mit dem stabilen Kohlenstoffatom ^{13}C-markiert ist. Helicobacter pylori produziert im Magen Urease, die den Harnstoff in Ammoniak und $^{13}CO_2$ spaltet. Durch Diffusion gelangt das markierte Kohlendioxid über die Blutbahn in die Lungen und kann gaschromatographisch bzw. massenspektrometrisch bestimmt werden. Ein viel versprechendes, zuverlässiges und einfach durchzuführendes Verfahren ist der Nachweis von H. pylori-Antigen im Stuhl. Der Nachweis von H. pylori-spezifischen IgG-Antikörpern im Urin und der serologische Nachweis einer Helicobacter pylori-Infektion sind zur Diagnose nicht geeignet, da diese Verfahren nicht über den aktuellen Status einer Besiedlung informieren.

Die definitive Diagnose und die Indikation zur Eradikationstherapie kann jedoch nur durch die Endoskopie gestellt werden. Neben der makroskopischen Beurteilung werden im Rahmen der Ösophagogastroduodenoskopie Biopsien aus dem Magenkorpus- und antrum entnommen und histologisch beurteilt. Mittels eines Urease-Schnelltests (HUT-Test) oder der Polymerase-Kettenreaktion (PCR) wird Helicobacter pylori nachgewiesen, und aus der Biopsie wird eine Kultur zur Bestimmung der Resistenzlage angelegt.

Ni YH, et al: Accurate diagnosis of Helicobacter pylori infection by stool antigen test and 6 other currently available tests in children. J Pediatr 136:823–827, 2000.

6.90
Wann sollte bei einem Kind an ein Zollinger-Ellison-Syndrom gedacht werden?

Das Zollinger-Ellison-Syndrom ist ein seltenes Krankheitsbild im Kindesalter. Durch gastrinproduzierende Zellen (Gastrinom), die meist im Pankreas oder im Duodenum gelegen sind, kommt es zu einer Magensäurehypersekretion und zu **rezidivierenden**, **therapierefraktären** oder **multiplen Ulzera**. Die Patienten fallen fast immer (95%) durch peptische Ulzera auf, die auch im Jejunum gelegen sein können. In ca. einem Drittel der Fälle kommt es durch die freigesetzte Magensäure zur Denaturierung von Proteinen (unter anderem Lipase) und zu einer partiellen Zottenatrophie, so dass die Patienten auch **Durchfälle** haben. Bei Hinweisen auf das Vorliegen eines Zollinger-Ellison-Syndroms sollte der Gastrinwert nüchtern und ohne säurehemmende Medikation bestimmt werden. Es finden sich meist mindestens dreifach erhöhte Werte. Zur weiteren Diagnostik kann ein Sekretinprovokationstest (vermehrte Gastrinsekretion durch Sekretin) durchgeführt werden. Schlussendlich muss durch bildgebende Verfahren die Lokalisation eines Gastrinoms gefunden werden, um den Tumor einer eventuell kurativen chirurgischen Therapie zuzuführen.

Gastrointestinale Blutung

6.91
Welche klinischen Untersuchungsbefunde können hilfreich sein die Ursache einer gastrointestinalen Blutung herauszufinden?

Haut:
- Petechien, Purpura als Zeichen der Koagulopathie
- Leberhautzeichen (Spidernävi, Caput medusae, Palmarerythem, Ikterus, Ödeme) als Zeichen der chronischen Leberschädigung
- Gefäßmalformationen (Teleangiektasien, Hämangiome) evtl. auch im GI-Trakt
- vaskulitische palpable Purpura der unteren Extremität bei Purpura Schönlein-Henoch
- Roseolen bei Typhus und schwerer Salmonellenenteritis

Kopf-Hals-Bereich:
- Blutkrusten in der Nase nach Epistaxis
- Mundaphten bei M. Crohn
- hyperpigmentierte Makulae an den Lippen und am Zahnfleisch sind assoziiert mit multiplen intestinalen Polypen (Peutz-Jeghers-Syndrom)
- Pterygium colli als Hinweis auf Turner-Syndrom, welches mit intestinalen vaskulären Malformationen und chronisch entzündlichen Darmerkrankungen assoziiert ist

Abdomen:
- Hepatosplenomegalie (Speicherkrankheit, portale Hypertension, Varizenblutung)
- Aszites bei Leberinsuffizienz evtl. mit portaler Hypertension und Varizenblutung
- palpable Resistenz (Stuhlwalze, terminales Ileum)
- Druckschmerz bei Invagination, Volvulus, Meckel-Divertikel, Ulkus

Rektalbefund:
- Fissuren als Hinweis für Obstipation
- Perianale Entzündung, Mariksen, Ulzera, Fisteln bei M. Crohn
- Nachweis von Polypen, Meläna, Hämatochezie bei der rektalen Untersuchung

Mezoff AG, Preud'homme DL: How serious is that GI-bleed? Contemp Pediatr 11: 60–92, 1994.

6.92
Wie kann man über die Vitalparameter ungefähr den Blutverlust abschätzen?

Man muss sich unbedingt merken, dass bei einer akuten Blutung die Abschätzung des Blutverlustes über den Hämoglobinwert erst nach 12 bis 72 Stunden aussagekräftig ist. Aus diesem Grund sind in der Akutphase die Vitalparameter wesentlich hilfreicher (s. **Tab. 6-6**).

6.93
Wie kann auf einfachste Art und Weise eine obere von einer unteren gastrointestinalen Blutung unterschieden werden?

Man gibt durch eine nasogastrale Sonde isotone Kochsalzlösung (3 bis 5 ml/kg KG) in den Magen und aspiriert die Flüssigkeit. Die Lavageflüssigkeit sollte Zimmertemperatur haben. Ein hellrotes oder kaffeesatzartiges Aspirat spricht für eine obere gastrointestinale Blutung. Ein nur leicht hellrot tingiertes Aspirat beweist noch keine aktive Blutung, da dies auch durch Auflösen eines Koagels verursacht sein kann. Definitionsgemäß gelten Blutungen proximal des Treitz'schen Bandes, als obere gastrointestinale Blutungen. Bei negativem Aspirationsbefund ist eine obere gastrointestinale Blutung unwahrscheinlich und stammt sicherlich nicht aus der Nase, dem Ösophagus oder dem Magen. Blutungen im Bereich des Duodenums (Ulcus duodeni, Duplikaturen) werden gelegentlich durch diese Methode nicht erfasst.

Tabelle 6-6

Vitalparameter	Blutverlust
isolierte Tachykardie	5 bis 10 %
Tachykardie (um ~ 20 Schläge/Minute erhöht) Blutdruck erniedrigt (um ~ 10mmHg) Rekapillarisierungszeit evtl. verlängert	mehr als 10 %
Tachykardie, Hypotension, Rekapillarisierungszeit verlängert, Somnolenz	~ 30 %
Tachykardie oder Bradykardie, Pulse nicht tastbar, Hypotension, Blässe, Koma	40 bis 50 %

Mezoff AG, Preud'homme DL: How serious is that GI-bleed? Contemp Pediatr 11: 60–92, 1994.

6.94
Welche differenzialdiagnostischen Hinweise liefern die verschiedenen Arten von blutigem Stuhl?

Hämatochezie (Beimengung von hellrotem frischem Blut) spricht entweder für große Blutmengen einer oberen GI-Blutung, oder eine distal gelegenen Blutungsquelle. Bei Blutungsquellen im Rektum ist das hellrote Blut häufig dem Stuhl nur aufgelagert. Zeigt sich lediglich beim Abwischen am Toilettenpapier hellrotes Blut, so ist meist eine Blutungsquelle im Analkanal (Fissur) oder der perianalen Haut die Ursache. Hellrotes Blut, welches mit schleimig-breiigem Stuhl vermischt ist, stammt meist aus dem terminalen Ileum oder Kolon und kommt bei Ischämie, Invagination oder Kolitis vor.

Meläna (dunkler Teerstuhl) kommt durch die Denaturierung des Blutes bei Kontakt mit Magensäure zustande. Teerstuhl spricht also für eine Blutungsquelle oberhalb des Treitz'schen Bandes. Bei extrem langsamer Passagezeit oder einem Meckel-Divertikel, die Magenschleimhaut enthalten können, kann es unter Umständen auch bei unteren GI-Blutungen zu Teerstuhl kommen. Blut wirkt im Allgemeinen abführend, so dass die Passagezeit deutlich beschleunigt ist und die Beurteilung der Blutungsquelle durch Menge und Farbe des Blutes im Stuhl schwierig ist. Aus diesem Grund ist die Untersuchung des Mageninhaltes auf Blut wichtig, um eine obere GI-Blutung sicher auszuschließen.

6.95
Was kann falsch-negative bzw. falsch-positive Resultate beim Test auf Blut im Stuhl verursachen?

Durch die peroxidatische Wirkung von Hämoglobin und seine Derivaten (z.B. Oxyhämoglobin, reduziertes Hämoglobin. Methämoglobin, Carboxyhämoglobin) kommt es zu einer Oxidation von Gujak (Hämoccult) oder Benzidin (Hämatest), was zu einem Farbumschlag im Testfeld führt.

Zu **falsch-negativen Ergebnissen** kommt es bei inhomogener Verteilung des Blutes im Stuhl, Aufnahme von großen Mengen Ascorbinsäure, bakterieller Darmüberwucherung oder verlängerter Passagezeit, was die Umwandlung von Hämoglobin zu Porphyrin begünstigt.

Zu **falsch-positiven Ergebnissen** kommt es bei Verzehr von noch blutigem Fleisch oder Peroxidase-haltigen Nahrungsmitteln, wie z.B. Broccoli, Rettich, Blumenkohl, Steckrüben oder Honigmelonen.

6.96
Was sind die häufigsten Ursachen einer unteren gastrointestinalen Blutung in den verschiedenen Altersgruppen?

In den verschiedenen Altersgruppen sind verschiedene Ursachen häufige Ursachen einer unteren gastrointestinalen Blutung. In der **Tabelle 6-7** sind einige häufige Ursachen entsprechend der Häufigkeit aufgelistet.

6.97
Ein zuvor gesundes 18 Monate altes Kind hat plötzlich schmerzlosen rektalen Blutabgang (große Mengen an rotem, teilweise koaguliertem Blut). Wie lautet die wahrscheinliche Diagnose?

Wahrscheinlich handelt es sich um eine Blutung aus einem Meckel-Divertikel. Durch unvollständige Rückbildung des embryonalen Ductus omphaloentericus bleibt bei ungefähr 2 % der Menschen ein Meckel-Divertikel bestehen. Knaben sind doppelt so häufig betroffen wie Mädchen. Die Hälfte der Meckel-Divertikel enthält heterotope Magenschleimhaut und es kann zu einem Ulkus oder einer Blutung kommen. Das Meckel-Divertikel kann auch als Leitstruktur für eine Invagination oder einen Volvulus verantwortlich sein, oder eine Meckel-Divertikulitis verursachen, welche häufig von einer Appendizitis nicht zu unterscheiden ist. Meist sind Meckel-Divertikel das gesamte Leben asymptomatisch, wenn es zu Beschwerden kommt dann meist in den ersten beiden Lebensjahren. Typisch ist schmerzloser Blutabgang mit rotem oder kastanienbraunem Stuhl oder in ca. 10 % auch Teerstuhl. Gelegentlich lassen sich anamnestisch vorausgegangene ähnliche Episoden herausfinden.

Tabelle 6-7

Neugeborene	Säuglinge	ältere Kinder
• Analfissur	• Analfissur	• Analfissur
• allergische Proktokolitis (KMPI)	• infektiöse Diarrhoe	• Hämorrhoiden
• infektiöse Diarrhoe	• allergische Proktokolitis (KMPI)	• juvenile Polypen/Polyposis-Syndrome
• M. Hirschsprung	• Meckel-Divertikel	• infektiöse Diarrhoe
• nekrotisierende Enterokolitis	• Invagination/Volvulus	• chronisch entzündliche Darmerkrankungen
• Volvulus/Invagination	• gastrointestinale Duplikatur	• Purpura Schönlein-Henoch
• Stressulkus	• peptisches Ulkus	• Meckel-Divertikel
• vaskuläre Malformation (Hämangiome/Teleangiektasien)	• Fremdkörperingestion	• peptisches Ulkus
• gastrointestinale Duplikatur	• Manipulation/Münchhausen-by-proxy-Syndrom	• Hämolytisch-urämisches-Syndrom
• Manipulation/Münchhausen-by-proxy-Syndrom		• vaskuläre Malformation (Hämangiome/Teleangiektasien)

Mezoff AG, Preud'homme DL: How serious is that GI bleed? Contemp Pediatr 11: 82, 1994
Rayhorn N, et al: A review of the causes of lower gastrointestinal tract bleeding in children. Gastroenterol Nurs 24: 77–82, 2001.

6.98
Wie wird die Diagnose eines Meckel-Divertikels bestätigt?

Als bildgebendes Verfahren steht die Technetiumszintigraphie zur Verfügung. Jedoch haben bis zu 45% eine falsch-negative Technetiumszintigraphie, da sich das ^{99m}Tc-Pertechnat in der heterotopen Magenschleimhaut anreichert. Bei bestehendem klinischem Verdacht kann durch nuklearmedizinisch markierte Erythrozyten, oder durch Laparoskopie bzw. Laparatomie die Diagnose gesichert werden.

Teitelbaum DH, et al: Laparoscopic diagnosis and excision of Meckel's civerticulum. J Pediatr Surg 29: 495–497, 1994.

6.99
Wie häufig sind Polyposis-Syndrome bei Kindern die einen juvenilen Polyp haben?

Juvenile Polypen sind die häufigsten intestinalen Tumoren im Kindesalter und fallen meist durch Blut im Stuhl auf. Bis zu einem Drittel der Kinder haben eine okkulte Blutung mit chronischem Blutverlust, was sich in einer mikrozytären hypochromen Anämie zeigt. Bei Kindern mit symptomatischen Polypen ist ein Polyposis-Syndrom relativ häufig (bis zu 12%). Es ist wichtig die Diagnose eines Polyposis Syndroms zu stellen, da im Gegensatz zu solitären juvenilen Polypen bei multiplen Polypen (z.B. Peutz-Jeghers-Syndrom, FAP, Turcot-Syndrom und juveniles Polyposis-Syndrom) ein erhöhtes Risiko einer karzinomatösen Entartung besteht. Bis zu 30% entwickeln Adenokarzinome bereits in relativ jungem Alter (eventuell schon bis zum 10. Lebensjahr).

Hoffenberg EJ, et al: Symptomatic colonic polyps in childhood. Not so benign. J Pediatr Gastroenterol Nutr 28: 175–181, 1999.
Erdman SH, Barnard JA: Gastrointestinal polyps and polyposis syndromes in children. Curr Opin Pediatr 14: 576–82, 2002.

6.100
Wie geht man bei einer akuten oberen gastrointestinalen Blutung vor?

Eine massive obere gastrointestinale Blutung ist ein lebensbedrohliches Krankheitsbild und, man beginnt mit der Behandlung noch bevor die exakte Ursache der Blutung herausgefunden wurde. Folgende Schritte beschreiben das Vorgehen:

• Kurze Erfassung der Anamnese (frühere Episoden, Blutungsneigung, Trauma)
• Vitalparameter (Puls, Blutdruck, Bewusstseinszustand)
• Großvolumigen venösen Zugang legen und Blutabnahme (Blutbild, Gerinnungsparame-

ter, Leberwerte, Elektrolyte, Kreatinin, Blutgruppe und Kreuzblut)
- Legen einer nasogastralen Sonde
- Volumensubstitution und Schocktherapie
- Vervollständigen der Anamnese und der körperlichen Untersuchung
- Weitere Abklärung der wahrscheinlichen Blutungsursache und Therapie durch endoskopische Blutstillung, Sengstaken-Sonde, Operation, etc.

6.101
Was sind die häufigsten Ursachen einer oberen gastrointestinalen Blutung in den verschiedenen Altersgruppen?

Siehe **Tabelle 6-8**.

6.102
Aus welchem Grund puffert man die Magensäure bei einer oberen gastrointestinalen Blutung?

Langfristig wirkt die Magensäure ulzerogen und kann ein eventuell blutendes Ulkus am Abheilen hindern oder weitere Erosionen hervorrufen. Eine akute Wirkung der Magensäurepufferung besteht jedoch darin, dass die Blutgerinnung in einem pH-neutralen Milieu besser funktioniert als im sauren Magenmilieu. Durch Pepsin, welches sich in der Magensäure befindet, werden Thrombozytenaggregate gespalten und dadurch die primäre Blutstillung gestört. Pepsine haben im neutralen oder alkalischen Bereich ein geringeres Wirkmaximum.

Mezoff AG, Preud'homme DL: How serious ist hat GI bleed? Contemp Pediatr 11: 60–92, 1994.

6.103
Nennen Sie die 6 häufigsten Ursachen einer massiven gastrointestinalen Blutung im Kindesalter?

- Ösophagusvarizen bei portaler Hypertension
- Hämorrhagische Gastritis
- Peptische Ulzera (meist Ulcus duodeni)
- Meckel-Divertikel
- M. Crohn mit Ulkus des terminalen Ileum
- Arteriovenöse Malformationen

Treem WR: Gastrointestinal bleeding in children. Gastrointest Endosc Clin North Am 5: 78, 1994.

> **Das Wichtigste in Kürze: Gastrointestinale Blutungen**
>
> - Die Beurteilung der Vitalparameter ist initial wesentlich aussagekräftiger bezüglich des Ausmaßes einer gastrointestinalen Blutung als der Hb-Wert.
> - Eine Magenlavage mit isotoner Kochsalzlösung über eine nasogastrale Sonde ist zur Unterscheidung einer oberen von einer unteren gastrointestinalen Blutung hilfreich und sollte bei allen Patienten durchgeführt werden bei denen man eine größere Blutung vermutet.
> - Die häufigsten Ursachen für eine schmerzlose rektale Blutung sind juvenile Polypen und ein Meckel-Divertikel.

Tabelle 6-8

Neugeborene	Säuglinge	ältere Kinder
Verschlucktes mütterliches Blut	Epistaxis	Epistaxis
Hämorrhagische Gastritis	Gastritis	Tonsillitis/Sinusitis
Stressulkus	Ösophagitis (GÖR)	Gastritis
M. hemorrhagicus neonatorum	Stressulkus	Ulcus ventriculi/duodeni
Magenausgangsstenose/hypertrophe Pylorusstenose	Ulcus ventriculi/duodeni	medikamentös/Verätzungen
Volvulus des Magens	Fremdkörperingestion	Mallory-Weiss-Syndrom nach Erbrechen
Duplikaturen	Volvulus des Magens	Tumoren
	Ösophagusvarizen bei portaler Hypertension	Koagulopathien
		Ösophagusvarizen bei portaler Hypertension
		Manipulation/Münchhausen-by-proxy-Syndrom

Mezoff AG, Preud'homme DL: How serious is hat GI bleed? Contemp Pediatr 11: 60–92, 1994.
Rayhorn N, et al: A review of the causes of upper gastrointestinal tract bleeding in children. Gastroenterol Nurs 24: 23–27, 2001.

Hepatische und biliäre Erkrankungen

6.104
Welche Laborparameter geben Auskunft über die Leberfunktion?

Hinweise auf eine Schädigung der Leber ergeben sich meist durch eine Erhöhung der **Transaminasen** (GPT, GOT) oder des **Bilirubins**. Um die Funktion der Leber abzuschätzen werden so genannte Lebersyntheseparameter im Serum bestimmt. Die am häufigsten bestimmten Syntheseparameter sind das **Serumalbumin**, **Gerinnungsfaktoren** (Quick-Wert), **AT3**, **CHE** oder **Harnstoff**. Die Bestimmung der **Gallensäuren** im Serum ist ebenfalls ein sehr sensitiver Test. Die meisten der Parameter sind nicht leberspezifisch, so dass lediglich bei Veränderungen von mehreren dieser Syntheseparameter sicher auf eine Leberfunktionseinschränkung geschlossen werden kann. Das **Gesamtbilirubin** und das **direkte Bilirubin**, die **alkalische Phosphatase** und die **gamma-GT** sind Indikatoren der biliären Exkretion und der Gallengänge. Sie sind typischerweise bei einer Cholestase erhöht. Zur Beurteilung der Entgiftungsfunktion der Leber kann man neben **Bilirubin** und **Gallensäuren** auch die **Ammoniakkonzentration** im Plasma bestimmen.

Pineiro-Carrero V, Pineiro EO: Liver. Pediatrics 113: 1097–1106, 2004.
Rodeck B: Differentialdiagnose der Transaminasenerhöhung. Monatsschr Kinderheilkd 153: 917–931, 2004.

6.105
Welche Erkrankungen gehen typischerweise mit einer Transaminasenerhöhung einher?

Die Transamninasen (GPT und GOT) können sowohl aus dem Skelettmuskel, wie auch aus der Leberzelle bei entsprechenden Erkrankungen freigesetzt werden. Als hepatische Ursache sind die folgenden zu nennen:

- Hepatitis (Virushepatitis, TORCH, Autoimmunhepatitis)
- Cholestase (Gallengangsatresie, Alagille-Syndrom, Cholelithiasis, etc.)
- Stoffwechselerkrankungen (M. Wilson, Hämochromatose, Alpha-1-Antitrypsinmangel, Speicherkrankheiten, Dubin-Johnson-Syndrom, Rotor-Syndrom, etc.)
- Leberschädigung durch Medikamente oder Toxine (z. B. Paracetamol, Aflatoxine, parenterale Ernährung)
- Herz-Kreislauferkrankungen (Rechtsherzinsuffizienz, Budd-Chiari-Syndrom, konstriktive Perikarditis)
- Tumorerkrankungen

Rodeck B: Differentialdiagnosen der Transaminasenerhöhung. Monatsschrift Kinderheilkd 152: 917–931, 2004.

6.106
Wodurch unterscheiden sich direktes und indirektes Bilirubin?

Bilirubin ensteht beim Abbau des Hämoglobins. Man unterscheidet direktes (konjugiertes) und indirektes (unkonjuguiertes) Bilirubin. Das schlecht wasserlösliche indirekte Bilirubin wird im Blut an Albumin gebunden und in der Leberzelle durch die Glukuronyltransferase zu direktem Bilirubin konjugiert. Das direkte Bilirubin ist gut wasserlöslich und kann aktiv in die Galle freigesetzt und ausgeschieden werden.

6.107
Welche Abklärung sollte bei einem bisher gesunden Kind mit isolierter Hepatomegalie veranlasst werden?

Normaleweise ist die Leber bei älteren Kindern bis zu 1 cm unter dem Rippenbogen (in der rechten MCL) tastbar, bei Kleinkindern bis zu 2 cm und bei Neugeborenen und jungen Säuglingen eventuell auch bis 3,5 cm unter dem Rippenbogen. Eine tastbare Leber links der Mittellinie ist fast immer eine pathologische Lebervergrößerung.

Der erste Schritt sollte eine exakte **Anamneseerhebung** sein. Besonderes Augenmerk sollte dabei auf Lebererkrankungen in der Familie, Kontakt zu Hepatitis Erkrankten, Auslandsreisen, Bluttransfusionen und Medikamenten- bzw. Drogeneinnahme gelegt werden. der zweite

Schritt besteht aus der **klinischen Untersuchung**, wobei sichergestellt werden sollte, dass die Leber tatsächlich vergrößert ist und nicht durch tief stehende Zwerchfelle vorgetäuscht wird. Durch Perkussion lässt sich der obere Leberrand normalerweise im Bereich des 5. ICR lokalisieren. Die Konsistenz und Oberflächenstruktur der Leber wird beurteilt und auch die Milz sollte versucht werden zu palpieren. Eventuell lässt sich Aszites feststellen. An den Skleren und der Haut achtet man auf einen Ikterus, sowie auf Spider nävi, Palmarerythem und Umgehungskreisläufe bei portaler Hypertension. Außerdem ist bei der klinischen Untersuchung auf Lymphadenopathien, Dysmorphiezeichen, retinale Veränderungen und Herzgeräusche zu achten.

Als weiterführende Diagnostik stehen die **sonographische Beurteilung** von Leber, Milz, Pfortader und Aszites zu Verfügung. Schließlich wird **laborchemisch** die Leberfunktion beurteilt und im Blut nach möglichen **metabolischen Ursachen**, sowie **serologisch** nach möglichen infektiösen Ursachen der Hepatomegalie gesucht. Eine **Leberbiopsie** ist nur selten indiziert, wenn sich die Ursache mit nicht invasiven Methoden nicht finden lässt.

6.108
Was sind die häufigsten Differenzialdiagnosen der Hepatomegalie?

Entzündung der Hepatozyten:
- infektiös (hepatotrope Viren, Bakterien, Mykobakterien, Pilze, Parasiten, Abszesse)
- nicht-infektiös (toxisch, medikamentös, autoimmun)

Leberstauung:
- Herzinsuffizienz, Perikardtamponade, Pericarditis constrictiva, Budd-Chiari-Syndrom, Sichelzellanämie, vaskuläre Tumoren

Infiltration:
- neoplastisch (Metastasen, Leukämie, Lymphome, Hepatoblastom, Hepatozelluläres Karzinom, Langerhanszell-Histiozytose)
- nicht-neoplastisch (extramedulläre Hämatopoese, Zysten, benigne Tumoren)

Speicherkrankheiten:
- Glykogen-Speicherkrankheiten, Mukopolysaccharidosen, Lipidosen, Gangliosodosen

Stoffwechselerkrankungen:
- Alpha-1-Antitrypsinmangel, Galaktosämie, hereditäre Fruktoseintoleranz, hereditäre Tyrosinämie, M. Wilson, Hämochromatose, Reye-Syndrom)

Leberverfettung:
- Fehlernährung, Adipositas, Refeeding-Syndrom, Steroide)

narbig-bindegewebige Leberveränderungen:
- Kongenitale Leberfibrose, idiopathische Zirrhose

Gallengangsanomalien:
- Arteriohepatische Dysplasie (Alagille-Syndrom), Gallengangsatresie, Gallengangsobstruktion, sklerosierende Cholangitis

Weitere Ursachen:
- juvenile rheumatoide Arthritis, systemischer Lupus erythematodes, hepatozerebrorenales-Syndrom (Zellweger-Syndrom), Mukoviszidose, endokrin (Hypopituitarismus, Hypothyreose, Hypocortisolismus)

6.109
Was sind die Differenzialdiagnosen der chronischen Hepatitis im Kindesalter?

Virale Hepatitis:
- Hepatitis B, Hepatitis C und weitere Hepatitis-Viren, CMV, EBV

Metabolische und genetische Ursachen:
- M. Wilson, Alpha-1-Antitrypsinmangel, Mukoviszidose, Speicherkrankheiten, Hämochromatose, Diabetes mellitus

Autoimmunhepatitis:
- Einteilung in 2 Hauptgruppen der Autoimmunhepatitis durch Nachweis von ANA (anti-nukleäre Antikörper) und Sm-Antikörpern (smooth-muscle), oder LKM-Antikörper-positive (mikrosomale Leber-Nieren-Antikörper)

Toxische Hepatitis:
* Medikamente (z. B. Sulfonamide, Paracetamol), Hepatotoxine (Pilze), Bestrahlung

Mews C, Sinatra F: Chronic liver disease in children. Pediatr Rev 14: 427, 1993.

6.110
Welches Organ wird bei Kindern mit Alpha-1-Antirrypsinmangel zuerst betroffen, die Leber oder die Lunge?

Alpha-1-Antitrypsinmangel wird in der Leber produziert und inaktiviert Proteasen, die im Rahmen eines Entzündungsgeschehens aktiviert werden. Beim Alpha-1-Antitrypsinmangel kommt es also zu einer vermehrten Proteolyse, z. B. durch die nicht adäquat inaktivierte Leukozytenelastase, was zu einer Zerstörung des Lungengerüstes mit Entwicklung eines progredienten panazinären Lungenemphysems führt. Da die Entstehung eines Lungenemphysems meist bis ins Erwachsenenalter dauert, fallen die Kinder meist nicht durch ein Lungenemphysem auf. Im Kindesalter fällt ein Alpha-1-Antitrypsinmangel durch einen prolongierten Ikterus mit erhöhtem direktem (konjugiertem) Bilirubin, eine Hepatomegalie, eine chronische Hepatitis und selten auch durch eine Zirrhose mit Leberversagen auf. Die Leberbeteiligung erklärt man sich durch eine gestörte Sekretion von Alpha-1-Antitrypsin aus den Hepatozyten und intrazellulärer Aggregation, was zu einer progredienten Leberschädigung führt. Zu einer leberschädigenden intrazellulären Aggregation von Alpha-1-Antitrysin kommt es nur bei der homozygoten Form (Phänotyp PiZZ) und bei einigen seltenen Varianten. Bei den heterozygoten Formen (Phänotyp PiSZ, PiMZ und PiMS) besteht lediglich eine verminderte Alpha-1-Antitrypsinsekretion, so dass sich im Kindesalter noch keine Leberschädigung zeigt, und ein Lungenemphysem sich meist erst im Erwachsenenalter manifestiert.

Primhak RA, Tanner MS: Alpha-1-antitrypsin deficiency. Arch Dis Child 85: 2–5, 2001.
Carrell RW, Lomas DA: Alpha-1-antitrypsin deficiency – a model for conformational diseases. N Engl J Med 346: 45–53, 2002.

6.111
Was bedeutet Pi-Typisierung im Rahmen der Diagnostik eines Alpha-1-Antitrypsinmangels?

Neben einer Verminderung der alpha-1-Zacke in der Eiweißelektrophorese durch eine verminderte Konzentration von Alpha-1-Antitrypsin im Serum, kann die Pi-Typisierung (Protease-Inhibitor-Typisierung) diagnostisch genutzt werden, um durch Elektrophorese pathologische Phänotypen des Alpha-1-Antitrypsins zu identifizieren. Die Allele (M, S, Z, u. a.) für das Alpha-1-Antitrypsin werden kodominant vererbt, so dass von jedem Elternteil ein Allel an das Kind weitergegeben wird. Der normale Phänotyp ist PiMM. Der homozygote pathologische Phänotyp PiZZ geht mit der geringsten Alpha-1-Antitrysin-Aktivität einher und verursacht eine Leberschädigung. Heterozygote pathologische Phänotypen (PiSZ, PiMZ, PiMS) fallen meist erst im Erwachsenenalter durch Lungenemphysem und Leberschädigung auf. Die Prävalenz der verschiedenen Phänotypen liegt nach Schätzungen bei 87 % für PiMM, 8 % für PiMS, 2 % für PiMZ, 0,2 % für PiSZ und 0,2 % für PiZZ. Lediglich bei **PiZZ** und **PiSZ** liegt die Aktivität des Alpha-1-Antitrypsins unter 40 %, so dass die Patienten symptomatisch werden.

Zur weiteren Diagnostik kann in der Leberbiopsie eine als Einschlusskörperchen imponierende Aggregation von Alpha-1-Antitrypsin bei Phänotyp PiZZ bereits im Kindesalter nachgewiesen werden.

Biedermann A, Köhnlein T: Alpha-1-antitrypsin-Mangel – eine versteckte Ursache der COPD. Überblick über Pathogenese, Diagnostik, Klinik und Therapie. Dtsch Arztebl 103(26): A 1828–1832, 2006.

6.112
Welche metabolische Störung liegt dem Morbus Wilson zugrunde?

Der Morbus Wilson ist eine autosomal-rezessive Störung des Kupferstoffwechsels. Es kommt zur Speicherung von Kupfer insbesondere in den Leberzellen, aber auch im ZNS (Basalganglien) und der Kornea (Kayser-Fleischer-Ring). Charakteristische Befunde beim Morbus Wilson sind erniedrigte Coeruloplasminspiegel im Serum, vermehrte Kupferausscheidung im 24-Stunden-Sammelurin und ein vermehrter Kupfergehalt der Leber (Leberbiopsie).

6.113
Welche Therapie schlage Sie bei einem Patienten mit Morbus Wilson vor?

Neben einer kupferarmen Ernährung, z. B. Schokolade, Erdnüsse, Pilze und Krustentiere sollten gemieden werden, werden zur Therapie Chelatbildner (**D-Penicillamin**) eingesetzt, die die Kupferausscheidung durch Bildung von Chelatkomplexen erhöhen. Alternativ werden Zinkpräparate und Triene empfohlen.

6.114
Ein Säugling wird wegen einer Cholestase vorgestellt. Ihnen fällt eine auffällige Gesichtsform mit prominenter Stirn, großen tief liegenden Augen, breiter Nasenwurzel und einem relativ kleinen spitzen Kinn auf. Außerdem hören Sie ein Stenosegeräusch über der Pulmonalklappe. Um welches Krankheitsbild handelt es sich?

Wahrscheinlich handelt es sich um eine arteriohepatische Dysplasie, auch als Alagille-Syndrom bezeichnet. Das Alagille-Syndrom ist eine der häufigsten Ursachen einer Cholestase bereits im Neugeborenenalter. Neben einer Gallengangshypoplasie, die zur Cholestase und teilweise starkem Juckreiz führt, ist das Syndrom durch die typische Fazies und eine Stenose der Pulmonalklappe oder der Pulmonalarterien charakterisiert. Begleitend können auch Wirbelkörperanomalien und durch eine teilweise erhebliche Hypercholesterinämie Veränderungen am Auge (Embryotoxon) und der Haut (Xanthome) auftreten. Das Krankheitsbild wird meist autosomal-dominant vererbt und hat eine relativ gute Prognose, da sich selten eine Leberzirrhose entwickelt.

6.115
Ein Junge im Schulkindalter stellt sich mit intermittierend auftretendem Sklerenikterus vor. Der Onkel des Kindes weist eine ähnliche Symptomatik auf. Um welches Krankheitsbild handelt es sich wahrscheinlich?

Wahrscheinlich handelt es sich um ein Gilbert-Meulengracht-Syndrom. Bei diesen sonst asymptomatischen Patienten kommt es intermittierend bei Anstrengung, Stress, Infektionen oder Fasten zu leicht erhöhten Serumwerten des unkonjugierten (indirekten) Bilirubins. Die Ursache ist nicht vollständig geklärt, eine verminderte Aktivität der Bilirubin-UDP-Glucuronyltransferase auf 60–70 % des Normalwertes findet sich jedoch bei allen Patienten. Da das Syndrom familiär gehäuft auftritt, wird eine Vererbung z. B. ein autosomal-dominanter Erbgang vermutet. Es handelt sich um ein sehr häufiges Krankheitsbild mit einer Prävalenz von 2–7 % und ist bei männlichen Kindern viermal häufiger als bei Mädchen.

6.116
Wie manifestiert sich eine portale Hypertension klinisch?

Eine portale Hypertension entsteht durch eine Kombination von erhöhtem Gefäßwiderstand im Pfortaderstrombereich und einem erhöhten portalen Blutfluss. Die Symptome entstehen infolge eines Versuchs einer Druckentlastung des Portalsystems über Kollateralkreisläufe. In der klinischen Untersuchung fallen rektale Varizen, eine verstärkte Bauchvenenzeichnung (Caput medusae), eine Splenomegalie und eventuell Aszites auf. Gelegentlich hört man subxiphoidal ein venöses Strömungsgeräusch durch Varizen im Ligamentum falciforme. Endoskopisch kann man Ösophagusvarizen feststellen. Als Folge der Splenomegalie entwickelt sich ein Hyperspleniesyndrom mit Thrombopenie und Leukopenie. Die bedrohlichste klinische Manifestation einer portalen Hypertension ist die gastrointestinale Blutung, die sich je nach Blutungsausmaß als Hämatemesis, Meläna oder hypovolämischer Schock auftritt.

Rodeck B: Portale Hypertension und Ösophagusvarizen. Monatsschr Kinderheilkd 150: 40–46, 2002.

6.117
Wie unterscheidet sich die klinische Manifestation eines akuten Leberversagens von einem chronischen Leberversagen?

Ein Leberversagen kann entweder akut und fulminant innerhalb weniger Wochen verlaufen, oder sich chronisch über einen längeren Zeitraum entwickeln. Beim fulminanten Leberversagen entwickeln sich rasch eine Hyperbilirubinämie und eine Störung der Lebersynthese, was durch eine Verminderung des Quick-Werts, Fibrinogen, Harnstoff und Serumalbumin auffällt. Bei einem Anstieg des Serumammoniaks entwickelt sich eine hepatische Enzephalopathie bis hin zum Coma hepaticum. Da die Leberzellmasse beim fulminanten Versagen abnimmt, können sich die Lebertransaminasen (GPT, GOT) als Marker einer Leberschädigung paradoxerweise normalisieren. Bei Patienten mit akutem Leberversagen besteht ein Hypoglykämierisiko. Beim chronischen Leberversagen entwickelt sich ebenfalls ein Ikterus und im Laufe der Zeit entstehen die so genannten Leberhautzeichen (Spider nävi, Palmarerythem), sowie eventuell die Zeichen einer portalen Hypertension mit Kollateralkreisläufen, Splenomegalie. Zusätzlich können Flüssigkeitsretention, Ödeme, Aszites, renale Minderdurchblutung und eine metabolische Azidose auftreten. Als neurologische Symptome eines chronischen Leberversagens können sich Asterixis und mentale Veränderungen entwickeln. Als Symptome mit schlechter Prognose gelten das Auftreten einer gastrointestinalen Blutung, Nierenversagen, Hirnödem oder hepatischem Koma.

6.118
Warum ist eine neu aufgetretene Desorientiertheit bei einem Patient mit Leberversagen besorgniserregend?

Im Rahmen eines Leberversagens kann es zu einer hepatischen Enzephalopathie kommen, die entweder rasch bis zum Coma hepaticum voranschreitet, oder als geringe Desorientiertheit, Schläfrigkeit und Tremor über längere Zeit anhalten kann. Die genaue Ursache der hepatischen Enzephalopathie ist nicht geklärt, ein Anstieg von Ammoniak und anderen Neurotoxinen, sowie eine vermehrte GABA-Aktivität scheinen jedoch pathophysiologisch eine wichtige Rolle zu spielen. Bei hepatischer Enzephalopathie sollten folgende Maßnahmen veranlasst werden:

- Behandlung der auslösenden Faktoren (z. B. Infektion, gastrointestinale Blutung)
- Nahrungspause bzw. Proteinrestriktion, restriktive Flüssigkeitszufuhr
- Parenterale Ernährung mit höherprozentiger Glukoselösung und speziellen Aminosäuregemischen
- Gabe von Laktulose bis weichbreiiger Stuhl abgesetzt wird
- Gabe von Antibiotika (Neomycin) zur Reduktion der intestinalen Ammoniakproduktion
- Bei Ödemen evtl. natriumarme Diät, Diuretika (Furosemid) und Albumininfusion bei Hypalbuminämie
- Bei Aszites evtl. Gabe von Spironolacton und Betablockern bei portaler Hypertension
- Bei Hepatorenalem-Syndrom Behandlung der Niereninsuffizienz
- Hirndrucküberwachung
- rechtzeitige Planung einer Lebertransplantation einleiten

6.119
Wie wird bei Kindern mit Leberversagen eine gastrointestinale Blutung behandelt?

Neben der Gefahr eines Blutungsschocks kann eine gastrointestinale Blutung durch den vermehrten intestinalen Anfall von Ammoniak ein häufiger Auslöser einer hepatischen Enzephalopathie sein und sollte dementsprechend aggressiv behandelt werden.

- Sichern der Vitalparameter, Volumensubstitution, Schocktherapie
- Legen einer nasogastralen Ablaufsonde zur Überwachung einer möglichen weiteren Blutung
- Behandlung der Blutungsursache (Endoskopie, Sengstaken-Sonde)
- Gabe von Vitamin K intravenös über mindestens 3 Tage
- Stabilisierung der Gerinnung durch Verabreichung von Fresh-Frozen-Plasma, Gerinnungsfaktorkonzentrat oder AT3

- Erythrozytenkonzentrate und Thrombozytenkonzentrate bereithalten
- Magen-pH über 5 halten, eventuell Antazida, H2-Rezeptorantagonisten oder Protonenpumpenblocker einsetzen

6.120
Was ist die häufigste Indikation für eine Lebertransplantation im Kindesalter?

Die häufigste Ursache ist das chronische Leberversagen bei biliärer Cholestase z. B. nach einer biliodigestiven Anastomose (Kasai-Operation) bei einer Gallengangsatresie. Andere Indikationen für eine Lebertransplantation im Kindesalter sind angeborene Stoffwechselstörungen (z. B. Alpha-1-Antitrypsinmangel, M. Wilson, hereditäre Tyrosinämie, etc.) und ein idiopathisches fulminantes Leberversagen.

6.121
Welche Patienten haben ein erhöhtes Risiko für eine Cholelithiasis?

Bei Konkrementen in der Gallenblase unterscheidet man zwischen Pigmentsteinen und Cholesterinsteinen. Ein erhöhtes Risiko für Pigmentsteine (meist Bilirubinsteine) haben Kinder, die parenteral ernährt werden und Kinder mit einer hämolytischen Erkrankung (z. B. hereditäre Sphärozytose, Sichelzellanämie, Thalassämie). Bei den Cholesterinsteinen gelten wie im Erwachsenenalter auch Adipositas, weibliches Geschlecht und Schwangerschaft als Risikofaktoren. Außerdem besteht ein erhöhtes Risiko bei Kindern mit zystischer Fibrose, Erkrankungen des Ileums (enterohepatischer Kreislauf), Störungen der Gallensäureproduktion, Hypercholesterinämie und Diabetes mellitus.

Shaffer EA: Gallbladder disease. In Walker WA, Watkins JB (eds): Pediatric Gastrointestinal Disease. Philadelphia, B.C. Decker, 1991, S. 1154.

Das Wichtigste in Kürze: Hepatische und Biliäre Erkrankungen

- Eine portale Hypertension zeigt sich klinisch in einer Splenomegalie und porto-systemischen Umgehungskreisläufen.
- Eine Erhöhung des direkten Bilirubins muss bei jedem Kind weiter abgeklärt werden.
- Die Gallengangsatresie ist die häufigste Ursache für eine Lebertransplantation im Kindesalter.
- Je jünger der Patient mit einer akuten Hepatitis B erkrankt, desto höher ist das Risiko einer chronischen Verlaufsform.

Chronisch entzündliche Darmerkrankungen (CED)

6.122
Wie stellt man die Diagnose einer chronisch-entzündlichen Darmerkrankung?

Meist fallen die Kinder durch die Symptomtrias Bauchschmerzen, Gedeihstörung und chronische Durchfälle auf. In der **Anamnese** sollte neben den Leitsymptomen explizit nach dem Wachstum und der Pubertätsentwicklung, sowie nach möglicherweise aufgetretenen Hautveränderungen (Erythema nodosum, Pyoderma gangränosum), Gelenkbeschwerden, Visusveränderungen und Fieber gefragt werden. in der **klinischen Untersuchung** fallen eventuell orale Aphten oder perianale Veränderungen (Rötung, Mariksen, Fissuren außerhalb der Mittellinie, Fisteln) auf. Das Pubertätsstadium und der Ernährungszustand sollten bestimmt werden. **Laborchemisch** sind die Entzündungsparameter (BSG, CRP) und das Blutbild (Anämie, Thrombozytose) hilfreich. Außerdem sollte eine Eiweißelektrophorese und bestimmte serologische Marker bestimmt werden. Antisaccharomyces-Antikörper finden sich eher bei M. Crohn, p-ANCA eher bei Colitis ulcerosa. Laktoferrin im Stuhl ist ein sensitiver und spezifischer Marker für eine intestinale Entzündung. Weitere Untersuchungen sollten die möglichen Differenzialdiagnosen der CED ausschließen, wie Zöliakie (Zöliakie-Antikörper), gastrointestinale Infektionen (Stuhluntersuchung), Kohlenhydratmalabsorption (Wasserstoffatemtests), Mukoviszidose (Schweißtest), Schilddrüsenfunktion (TSH) und Tuberkulose (GT-10-Test). Als erste aparative Untersuchung sollte eine **Abdomensonographie** durchgeführt werden, in der man die Darmwand und intraabdominelle Lymphknoten beurteilen kann. Als nächste Untersuchung sollte eine **endoskopische Beurteilung** mit Biopsieentnahme des unteren Gastrointestinaltraktes und bei Verdacht auf M. Crohn auch des oberen Gastrointestinaltraktes erfolgen. Bei Verdacht auf M. Crohn muss der Dünndarm komplett dargestellt werden, was durch eine **Röntgendoppelkontrastdarstellung** gelingt. Alternativ kann hierzu auch die **Magnetresonanztomographie** eingesetzt werden.

Keller KM, Diagnostik der chronisch-entzündlichen Darmerkrankungen. Monatsschr Kinderheilkd 152: 122–132, 2004.

6.123
Inwiefern unterscheiden sich M. Crohn und Colitis ulcerosa in ihrem intestinalen Verteilungsmuster?

Das klassische Verteilungsmuster der **Colitis ulcerosa** ist ein distal betonter Befall, der fast immer das Rektum mit einschließt und **kontinuierlich** nach proximal unterschiedlich weit in das Kolon hineinreicht. Mit Ausnahme einer «Backwash»-Ileitis ist lediglich das Kolon erkrankt. Makroskopisch erscheint die Kolonschleimhaut bei aktiver entzündlicher Aktivität gerötet und diffus blutig schleimig belegt, und nach längerem entzündlichem Krankheitsverlauf tritt ein Fehlen der Haustrierung auf, so dass sich ein so genanntes «starres Rohr» entwickelt. In der histologi-

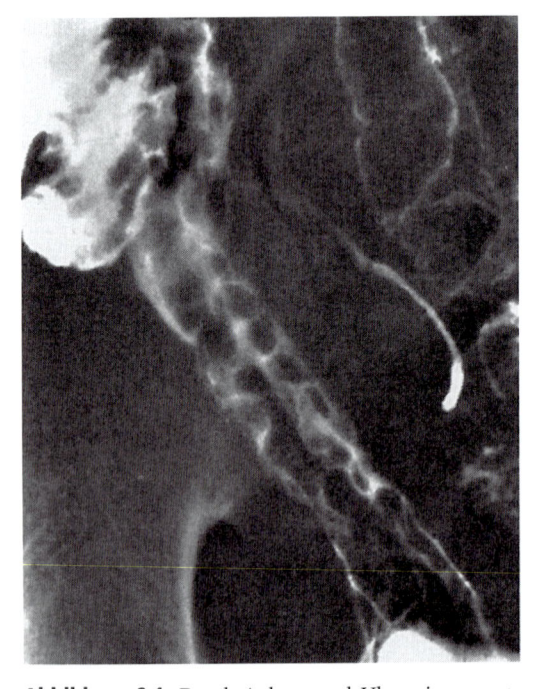

Abbildung 6-1: Durch Aphten und Ulzerationen entsteht beim M. Crohn das so genannte Pflastersteinrelief (aus Katz DS et al: Radiology Secrets S. 150. Philadelphia, Hanley & Belfus, 1998)

schen Biopsiebeurteilung zeigt sich die Entzündung auf die Mukosa beschränkt.

Beim **M. Crohn** hingegen kann die ganze Darmwand betroffen sein, was die häufige Fistel- und Abszessbildung erklärt. Makroskopisch imponiert der M. Crohn durch Aphten und längliche Ulzera, das so genannte Pflastersteinrelief, sowie narbige Verwachsungen. Das typische Verteilungsmuster des M. Crohn ist **segmental**, d.h. jeder Teil des Magen-Darm-Traktes vom Mund bis zum Anus kann befallen sein (skip lesions), und dazwischen liegen gesunde Abschnitte. Gelegentlich (ca. 15%) ist es selbst mit Hilfe der Histologie äußerst schwierig einen M. Crohn, der auf das Kolon limitiert ist, von einer Colitis ulcerosa zu unterscheiden. Man bezeichnet das Krankheitsbild dann als nicht-klassifizierbare Kolitis (s **Abb. 6-1**).

6.124
Welche Unterschiede zwischen M. Crohn und Colitis ulcerosa kennen Sie?

Siehe **Tabelle 6-9**.

Tabelle 6-9

	Colitis ulcerosa	M. Crohn
Inzidenz (bei Jugendlichen)	ca. 2/100 000	Ca. 4,5/100 000
Anstieg der Inzidenz	gleich bleibend	deutliche Zunahme in den letzten Jahren (bis zu 8,4/100 000)
Beginn währen der Kindheit	15 bis 20%	20 bis 25%
klinische Symptome	Diarrhoe bei ca. 50%	Diarrhoe bei ca. 80%
	Blut im Stuhl bei ca. 90%	Blut im Stuhl bei ca. 50%
	Gewichtsverlust bei ca. 65%	Gewichtsverlust bei ca. 85%
	Minderwuchs bei ca. 10%	Minderwuchs bei ca. 35%
	häufige Tenesmen	eher unspezifische Bauchschmerzen
	selten perianale Auffälligkeiten	häufig perianale Auffälligkeiten
	keine tastbare Resistenz	Walze im rechten Unterbauch
extraintestinale Symptome	selten, aber häufiger primär sklerosierende Cholangitis	häufig z. B. Arthritis, Erythema nodosum, Pyoderma gangränosum, Iridozyklitis
Fieberschübe	Selten	Häufig
Befallsmuster	kontinuierlich Rektum bei fast 100% Colon descendens bei 50 bis 60% Pankolitis bei ca. 10%	segmental Ileum und Kolon bei 50 bis 70% nur Kolon bei 10 bis 20% proximaler Dünndarm 10 bis 15% Magen und Duodenum ca. 5%
Strikturen, Fisteln	Untypisch	Häufig
Histologie	isolierter Mukosabefall Kryptenabszesse Epithelveränderungen, selten auch Dysplasie	transmurale Entzündung epitheoidzellige Granulome
Entartungsrisiko	stark erhöhtes Risiko für Kolonkarzinom, insbesondere nach mehr als 10-jährigem Verlauf	leicht erhöhtes Risiko für Kolonkarzinom

Aus Hofley PM, Piccoli DA: Inflammatory bowel disease in children. Med Clin North Am 78: 1283, 1994 mit Genehmigung.
Hildebrand H, et al: Changing pattern of paediatric inflammatory bowel disease in northern Stockholm 1990–2001. Gut 52: 1432–1434, 2003.

6.125
Welche Medikamente werden in der Behandlung einer CED eingesetzt?

Das Ziel der Behandlung einer CED ist eine möglichst rasche Erkrankungsremission und langfristige Erhaltungstherapie, die dem Kind ein normales Wachstum und eine normale Pubertätsentwicklung ermöglicht. Grundsätzlich werden für M. Crohn und Colitis ulcerosa die gleichen Substanzen eingesetzt, jedoch unterscheidet sich die Therapie nach Lokalisation und schwere des Verlaufs und nach dem Ansprechen auf verschiedene Medikamente:

- **Steroide** (Prednison, Prednisolon, Methylprednisolon) werden bei Colitis ulcerosa und M. Crohn im akuten Schub je nach Krankheitsaktivität oral oder intravenös eingesetzt (1 bis 2 mg/kg KG/Tag, maximal 60 mg/Tag). Eine Besserung tritt meist (60 bis 85%) innerhalb von 5 bis 7 Tagen ein und die Steroiddosis wird dann stufenweise ausgeschlichen. Eine besondere Rolle spielt Budesonid als **lokales Steroid**, welches entweder als Klysma bei rektalem Befall, oder mikroverkapselt bzw. pH-abhängig oral zugeführt wird und bei Befall des terminalen Ileums, Zökum oder Colon ascendens seine Wirkung lokal entfaltet. Aufgrund des hepatischen First-pass-Effekts treten weniger systemische Nebenwirkungen auf als bei der konventionellen Steroidtherapie. Niedrig dosierte Steroiden kann man unter Umständen auch zur Erhaltungstherapie einsetzen
- Die **5-Aminosalizylate** (Sulfasalazin, Mesalazin und Olsalazin) hemmen die Leukotriensynthese und werden beim leicht bis mittelgradigen M. Crohn im akuten Schub, und bei der Colitis ulcerosa im akuten Schub und auch zur Erhaltungstherapie eingesetzt. Aufgrund unterschiedlicher Freisetzungsmechanismen wird der eigentliche Wirkstoff 5-Aminosalizylsäure (5-ASA) aus den verschiedenen Präparaten an unterschiedlichen Orten im Intestinum freigesetzt. Durch bakterielle Spaltung wird aus Sulfasalazin und Olsalazin im Kolon 5-ASA freigesetzt. Bei Mesalazin, welches ein reines 5-ASA-Präparat ist entscheidet die Mikroverkapselung, wo der Wirkstoff freigesetzt wird. So wirken die Mesalazin-Präparate Salofalk® und Claversal® im terminalen Ileum und im Kolon, Pentasa® hingegen im gesamten Dünndarm.
- **Immunsuppressiva** werden bei Colitis ulcerosa und bei M. Crohn eingesetzt, wenn sich mit einer Steroidtherapie keine Remission oder Erhaltung erzielen lässt, oder bei steroidabhängiger Erkrankung um die Steroiddosis zu reduzieren. Am häufigsten wird **Azathioprin** eingesetzt, welches seine Wirkung langsam über mehrere Wochen entfalten und aus diesem Grund im akuten Schub nur zusätzlich zu Steroiden, Infliximab oder Cyclosporin A verwendet werden sollte. Sowohl bei Colitis ulcerosa, wie auch bei M. Crohn lässt sich mit Azathioprin eine langfristige Remission und eine Reduktion der Steroidmedikation erreichen. **Cyclosporin A** wird meist bei schweren Verläufen der Colitis ulcerosa eingesetzt. Seltener eingesetzte Immunsuppressiva, z.B. bei Azathioprin-Unverträglichkeit, sind **Methotrexat** und **Tacrolimus** (FK 506).
- **Infliximab** als Substanz aus der Gruppe der so genannten «biological response modifiers» wird speziell beim therapierefraktären M. Crohn angewandt. Es lassen sich sehr gute Remissionsraten erzielen und auch eine Erhaltungstherapie ist mit Infliximab möglich.
- **Antibiotika** (Metronidazol) werden sowohl bei Colitis ulcerosa und auch beim M. Crohn zur Modulation der vermutlich krankheitsfördernden bakteriellen Darmflora eingesetzt. Insbesondere bei Fisteln, Abszessen oder einer Pouchitis finden Antibiotika Verwendung.
- Eine **Ernährungstherapie** mit mit enteral (bzw. über eine Magensonde) applizierter Elementardiät über 4 bis 8 Wochen ist ein derzeit viel untersuchter und erfolgversprechender Therapieansatz.
- **Probiotika** wie Lactobacillus GG, E. coli Nissle 1917 oder Saccharomyces boulardii haben einen positiven Einfluss auf die Darmflora und sollen die komplexen immunologischen Prozesse günstig beeinflussen, die zur Schädigung der Darmschleimhaut führen.

Buderus S: Chronisch-entzündliche Darmerkrankungen. Medikamentöse Therapie im Kindes- und Jugendalter. Monatsschr Kinderheilkd 152: 133–144, 2004.

6.126
Welche Rolle spielt die Ernährungstherapie bei CED im Kindesalter?

Wichtiges Ziel der Therapie ist es eine normale körperliche und psychosoziale des Kindes zu gewährleisten. Die Ursachen einer möglichen Mangelernährung sind vielfältig. Einerseits besteht häufig ein verminderter Appetit (Wirkung von Entzündungsmediatoren oder Medikamenten) und die Nahrungsaufnahme bereitet Bauchschmerzen durch die einsetzende Darmperistaltik, so dass die Kinder die Nahrungsaufnahme meiden. Andererseits kommt es durch die entzündliche Schleimhautveränderung zu einer Resorptionsstörung, die durch bakterielle Fehlbesiedlung, Durchfälle, Darmresektion und enteroenterale Fisteln verstärkt wird. Insgesamt besteht durch die bestehende Entzündung und eventuell durch begleitendes Fieber ein erhöhter Grundbedarf (ca. 140 bis 180%). Bei CED-Patienten, die sich noch im Wachstum befinden, sollte regelmäßig Wachstum, Gewicht und Pubertätsstadium bestimmt werden. Zur Erfassung des Ernährungszustands empfiehlt sich die Kontrolle von Albumin, Eisen und Zink, sowie bei gefährdeten Kindern die Bestimmung von Folsäure, Vitamin B12 und Selen.

Grundsätzlich sollten bei Kindern mit CED unnötige Restriktionen vermieden werden und eine gesunde, ausgewogene Ernährung angestrebt werden. Eventuell müssen Vitamin, Mineralstoffe und Spurenelemente supplementiert werden.

Einen derzeit viel untersuchten Ansatz stellt die ausschließliche enterale Sonden- oder Trinknahrung mit **Elementardiät** über mehrere Wochen bei Patienten mit M. Crohn dar. Der genaue Wirkmechanismus ist noch unverstanden, es konnte jedoch eine deutliche Verminderung der Krankheitsaktivität gezeigt werden, und auch im Vergleich zu einer Steroidtherapie war die Elementardiät gleichwertig um eine Remission zu erreichen und deutlich nebenwirkungsärmer. Auch zur Erhaltungstherapie erscheint die zusätzliche Gabe von Elementardiät zur normalen Ernährung viel versprechend. Ein Behandlungsversuch mit einer Elementardiät sollte insbesondere bei Erstdiagnose mit Befall des Dünndarms, bei Gedeihstörung oder bei länger bestehendem Verlauf mit schlechtem Ansprechen auf Steroide auf jeden Fall in Betracht gezogen werden. Im Handel sind unterschiedliche Elementarnahrungen erhältlich, darunter auch das speziell an Kinder mit CED angepasste Modulen®, welches bei Kindern bereits mit Erfolg eingesetzt wurde.

Koletzko, S, Siegert T: Ernährungstherapie der chronisch-entzündlichen Darmerkrankungen. Monatsschr Kinderheilkd 152:145–152, 2004.

6.127
Mit welchen langfristigen Komplikationen ist bei einem Kind, welches an einer CED erkrankt ist zu rechnen?

Die Komplikationen der Colitis ulcerosa und des M. Crohn überschneiden sich teilweise, manche Komplikationen sind jedoch bei einem der Krankheitsbilder häufiger:

- Perianale Veränderungen, die häufiger beim M. Crohn vorkommen, können deutlich einschränkende Komplikationen darstellen. Die Symptomatik reicht von geringer perianaler Rötung und Mariskien bis hin zu einer völligen Zerstörung der Dammregion durch perianale Abszesse und Fistelbildung in die Vagina, die Harnblase oder in die Haut. Schmerzhafte Abszesse können die Patienten am Sitzen und Gehen hindern und häufig wird eine Abszessspaltung notwendig. Durch die chirurgische Intervention kann es zu einer Sphinkterschädigung mit anschließender Inkontinenz kommen.
- Beim M. Crohn können enteroenterale Fisteln und somit Kurzschlussverbindungen entstehen, die eine Malabsorption begünstigen. Durch die Verdickung der Darmwand kann es zu Stenosen oder Perforationen kommen, was schlussendlich einen operativen Eingriff erfordert. Häufig ist mehr als ein operativer Eingriff notwendig, denn es kann zu Adhäsionen oder Rezidiveingriffe kommen, was unter Umständen zu einem Kurzdarmsyndrom führen kann. Häufig können kontinenzerhaltende Verfahren wie ileoanale Pouchbildung angewendet werden, gelegentlich lässt sich jedoch eine Anus-praeter-Anlage nicht vermeiden.

- Bei schweren Verlaufsformen der Colitis ulcerosa kann eine Proktokolektomie oder eine ileoanale Pouchoperation indiziert sein. Diese Operationsverfahren erlauben zwar meist die Kontinenz zu erhalten, jedoch ist die Stuhlgangfrequenz erhöht.
- Ein toxisches Megakolon kommt häufiger bei Colitis ulcerosa vor und geht mit Fieber, weniger Durchfall und schließlich einem meteoristischem Abdomen mit tympanitischem Kopfschall einher. Die Dilatation des Kolons führt zu einer Dehydratation, eventuell zu massiver intestinaler Blutung oder sogar zu einer Perforation. Die Mortalität ist hoch, wenn ein toxisches Megakolon nicht erkannt und entsprechend behandelt wird.
- Insbesondere beim M. Crohn kommt es zu einer Gedeihstörung und einer verzögerten Pubertät. Die Gedeihstörung bleibt unter Umständen über Jahre unerkannt, und kann auch nach adäquater Behandlung unter Umständen nicht mehr aufgeholt werden, wenn die Epiphysenfugen bereits geschlossen sind.
- Eine Leberbeteiligung als Primär sklerosierende Cholangitis kommt häufiger bei einer Colitis ulcerosa vor.
- Bei Patienten nach operativen Eingriffen kann es zu einem Kurzdarmsyndrom mit Malabsorption kommen. Auch das Risiko einer Nephrolithiasis ist bei diesen Patienten aufgrund einer vermehrten Resorption von Oxalat erhöht.
- Ein erhöhtes Karzinomrisiko besteht insbesondere bei der Colitis ulcerosa mit einer Pankolitis. Nach mehr als 10-jährigem Krankheitsverlauf steigt das Entartungsrisiko um 1 bis 2 % pro Jahr. Es entstehen wenig differenzierte Kolonkarzinome, die frühzeitig metastasieren. Beim M. Crohn ist das Kolonkarzinomrisiko lediglich leicht erhöht. Im Rahmen einer immunsuppressiven Therapie ist das Lymphomrisiko fraglich erhöht.
- Häufig kommt es zu Arthralgien, jedoch nur selten zu destruierenden Gelenkveränderungen.

6.128
Wann ist ein chirurgisches Vorgehen bei CED indiziert?

Siehe **Tabelle 6-10**.

6.129
Welche Erkrankung hat die bessere Prognose, M. Crohn oder Colitis ulcerosa?

Trotz der Gefahr eines toxischen Megakolons und des größeren Entartungsrisikos hat die Colitis ulcerosa die bessere Prognose. Eine Proktokolektomie ist bei dieser Erkrankung kurativ, und bei rechtzeitigem Operationszeitpunkt setzt ein Aufholwachstum bei den meisten Kindern ein. Ungefähr 93 % der Kinder erreichen nach Proktokolektomie eine normale Lebensqualität mit uneingeschränkter Schul- und Arbeitsfähigkeit. Auch bei Patienten mit M. Crohn lässt sich eine gute Lebensqualität erreichen, jedoch können erneute Schübe der Erkrankung jederzeit auftreten, und es kann zu Abszessen und Fistelbildung kommen. Ungefähr drei Viertel der Pa-

Tabelle 6-10

	M. Crohn	Colitis ulcerosa
absolute Operationsindikation:	• Darmperforation • Abszessbildung • intestinale Stenose mit Ileussymptomatik • massive Blutung • toxisches Megakolon	• Darmperforation • massive Kolonblutung • toxisches Megakolon • Dysplasien bzw. V. a. Kolonkarzinom
relative Operationsindikation:	• Versagen der medikamentösen Therapie • Wachstums-/Pubertätsretardierung bei segmentalem Befall • Fistelbildung	• Versagen der medikamentösen Therapie • Wachstumsretardierung

tienten benötigen innerhalb von 5 Jahren einen chirurgischen Eingriff und bei Kindern mit Wachstumsretardierung setzt auch bei adäquater Therapie nur bei der Hälfte ein Aufholwachstum ein.

> **Das Wichtigste in Kürze: CED**
>
> - Die Colitis ulcerosa ist auf die Mukosa des Kolons beschränkt, das Rektum ist immer mitbefallen und die Ausbreitung ist kontinuierlich.
> - Der M. Crohn kann überall im Bereich des Magen-Darm-Traktes auftreten (vom Mund bis zum Anus) und betrifft nur einzelne Segmente («skip lesions»). Die entzündlichen Veränderungen betreffen die gesamte Darmwand und mikroskopisch kann man epitheloidzellige Granulome sehen.
> - Langzeitkomplikationen bei CED sind Gedeihstörungen, Abszesse, Fisteln, Nephrolithiasis und möglicherweise ein toxisches Megakolon.
> - Bei Patienten mit CED besteht ein erhöhtes Entartungsrisiko.

Fettstoffwechselstörungen

6.130
Welche Lipoproteinfraktionen unterscheidet man?

Anhand der unterschiedlichen Dichte lassen sich elektrophoretisch verschiedene Lipoproteinfraktionen unterscheiden. **VLDL** steht für «very-low-density lipoproteins», **LDL** für «low-density lipoproteins», **IDL** für «intermediate-density lipoproteins» und **HDL** für «high-density lipoproteins». Des Weiteren unterscheidet man noch **Chylomikronen**.

6.131
Kennen Sie die normalen Cholesterinwerte im Kindes- und Jugendalter?

Ein Cholesterinwert von über 200 mg/dl sollte in allen Altersgruppen zu einer weiteren Diagnostik mit Nüchternkontrolle des Cholesterins und Bestimmung von HDL- und LDL-Cholesterin führen. Ab einem Wert von über 130 mg/dl gilt das atherogene LDL-Cholesterin als erhöht.

American Academy of Pediatric. Committee on Nutrition in childhood. Pediatric 101: 141–147, 1998.

6.132
Wie wird das LDL-Cholesterin berechnet?

LDL-Cholesterin in mg/dl = Gesamtcholesterin − (HDL-Cholesterin + Triglyceride/5)

6.133
Was halten Sie von einem Cholesterin-Screening im Kindesalter?

Da Kinder mit Hypercholesterinämie in der körperlichen Untersuchung in aller Regel keine Auffälligkeiten zeigen wird über ein allgemeines Cholesterin-Screening derzeit kontrovers diskutiert. Nach den Empfehlungen der American Academy of Pediatrics wird bei Kindern nach dem 2. Lebensjahr ein Screening empfohlen, wenn eines der folgenden Kriterien zutrifft:

- positive Familienanamnese bezüglich einer koronaren Herzkrankung vor dem 55. Lebensjahr bei Verwandten 1. und 2. Grades
- bekannte familiäre Hypercholesterinämie
- ungewisse Familienanamnese (z.B. Adoptivkinder)

Da mittels dieses Cholesterin-Screenings bis zu 50 % der Kinder mit schwerer Hypercholesterinämie nicht erfasst werden, befürwortet die Arbeitsgemeinschaft für Pädiatrische Stoffwechselstörungen (APS) ein Cholesterin-Screening bei allen Kindern vor dem Schulalter. Dies kann durch eine Bestimmung des Cholesterins unabhängig von der Nahrungszufuhr aus Kapillarblut erfolgen. Derzeit wird in Deutschland aus Kostenübernahmegründen das Cholesterin-Screening lediglich im Rahmen der U10 beziehungsweise J1 durchgeführt.

O'Loughlin et al: Usefulness of the American Academy of Pediatrics recommendations for identifying youths with hypercholesterolemia. Pediatrics 113: 1723–1727, 2004.
http://www.aps-med.de/hyper.htm

6.134
Welche Formen der primären Hyperlipidämien unterscheidet man?

Nach Frederickson kann man anhand der Liproteinelektrophorese folgende Formen der Hyperlipidämien unterscheiden (s. **Tab. 6-11**).

6.135
Welches ist die häufigste Form der Hyperlipoproteinämien?

Die familiäre Hyperlipoproteinämie (Typ IIa) mit erhöhtem Cholesterin und erhöhtem LDL ist die häufigste Form. Ursache der Erkrankung sind genetische Defekte von LDL-Rezeptoren. Es wird dadurch die zelluläre Aufnahme von LDL verhindert, was das Serumcholesterin erhöht. Zudem synthetisieren extrahepatische Gewebe vermehrt Cholesterin, weil wegen der verminderten LDL-Aufnahme die 3-HMG-CoA-Reduktase nicht gehemmt wird. Dieses Enzym steuert normalerweise die Cholesterinsynthese. Bei der homozygoten Form der Hyperlipoproteinämie IIa entstehen bereits in der ersten Lebensdekade Xanthome an Sehnen und Extremitätenstreckseiten. Symptome einer koronaren Herzkrankung können sich schon vor dem

Tabelle 6-11

Klassifikation nach Frederickson	Erhöhte Serumlipide	Erhöhte Lipoproteinfraktion	Häufigkeit	Klinische Befunde
Typ I	Triglyceride	Chylomikronen	selten	Eruptive Xanthome Pankreatitis Bauchkoliken, Retinaeinlagerungen Hepatomegalie
Typ IIa	Cholesterin	LDL	häufig	Xanthome an Sehnen und Extremitätenstreckseiten Arteriosklerose
Typ IIb	Cholesterin, Triglyceride	LDL und VLDL	häufig	Arteriosklerose
Typ III	Cholesterin, Triglyceride	VLDL	selten	Arteriosklerose Xanthome
Typ IV	Triglyceride	VLDL	selten	Arteriosklerose Xanthome
Typ V	Triglyceride, Cholesterin	VLDL und Chylomikronen	sehr selten	Pankreatitis Retinaeinlagerungen Xanthome Arteriosklerose

20. Lebensjahr manifestieren. Die homozygote Form ist jedoch sehr selten (Inzidenz 1:1 000 000). Die heterozygote Form ist mit einer Inzidenz von 1:500 wesentlich häufiger, verursacht jedoch im Kindesalter nur sehr selten Symptome.

6.136
Welche Therapie empfehlen Sie bei Kindern mit Hypercholesterinämie?

- Wichtigster Baustein der Therapie ist eine **Ernährungsänderung**. Die Cholesterinzufuhr sollte unter 100 mg/Tag liegen. Die Ernährung sollte kindgerecht sein und die Nährstoffzufuhr gewährleisten. Gesättigte Fettsäuren (Milch und Fleisch) sollten nicht mehr als 10 % der Energiezufuhr ausmachen und besser durch einfach ungesättigte Fettsäuren (z. B. Olivenöl) ersetzt werden. Antioxidative Vitamin (Vitamin A, C, E, beta-Carotin) scheinen eine protektive Wirkung zu haben.
- Falls sich mittels Ernährungsänderung über mindestens 6 Monate keine Senkung des LDL-Cholesterins erreichen lässt, sollte bei Kindern ab dem 7. Lebensjahr zusätzlich eine **medikamentöse Therapie** begonnen werden. Empfohlen werden hauptsächlich Anionenaustauschharze wie Cholestyramin und Cholestipol, die Cholesterin dem enterohepatischen Kreislauf entziehen. Als Reservemedikamente kommen Sitosterin, Fibrate und HMG-CoA-Reduktasehemmer zum Exinsatz.

http://www.aps-med.de/hyper.htm
Obarzanek E et al: DISC Collaborative Research Group: Long-term safety and efficacy of a cholesterol-lowering diet in children with elevated low-density lipoprotein cholesterol: seven year result of the Dietary Intervention Study in Children (DISC). Pediatrics 107: 256–264, 2001.

Ernährung

6.137
Aus welchen Bestandteilen sollte sich eine ausgewogene Ernährung im Schulkind- und Jugendalter zusammensetzen, und wo weichen die heutigen Ernährungsgewohnheiten von den Empfehlungen ab?

Die Ernährung von Kindern und Jugendlichen muss ausreichend Energie und Nährstoffe für Wachstum und körperliche Aktivität zur Verfügung stellen. Die empfohlene Energiemenge ist also altersabhängig.

Neben der reinen Energiezufuhr muss die Nahrung auch die Versorgung mit ausreichenden Mengen an Kohlenhydraten, Proteinen, Fetten, Mineralstoffen, Spurenelementen und Vitaminen gewährleisten. Essentiellen Aminosäuren und essentielle Fettsäuren müssen in der Nahrung ausreichend enthalten sein. Außerdem sollten Ballaststoffe und Wasser in ausreichenden Mengen zugeführt werden. Eine ausgewogene Ernährung setzt sich bezogen auf die Energiezufuhr zu 12 bis 13 % aus Protein, zu 30 bis 35 % aus Fetten und zu mehr als 50 % aus Kohlenhydraten zusammen. Untersuchungen über die Ernährungsgewohnheiten und den Ernährungszustand von Kindern und Jugendlichen haben gezeigt, dass deutliche Abweichungen gegenüber den Empfehlungen bestehen. So ist die Eiweiß- und Fettzufuhr mengenmäßig zu hoch, und bei den Fetten werden zu viele tierische Fette und damit gesättigte Fettsäuren aufgenommen. Die Kohlenhydratzufuhr liegt unter der Empfehlung von mehr als 50 %, insbesondere werden zu wenig komplexe Kohlenhydrate gegessen. Auch die Kalziumaufnahme und Versorgung mit Eisen ist teilweise deutlich unter den empfohlenen Werten. Als weiterer wichtiger Punkt ist die zu geringe Einnahme von Ballaststoffen festzuhalten. Auch sollten Kinder und Jugendliche zu vermehrtem Trinken angehalten werden, da nur etwa 70 % der Kinder den Richtwert an Flüssigkeit von 1 ml/kcal/Tag erreichen.

Baerlocher K, Laimbacher J: Ernährung von Schulkindern und Jugendlichen. Monatsschr Kinderheilkd 149: 25–34, 2001.

6.138
Wie groß ist der empfohlene tägliche Energiebedarf in unterschiedlichen Altersgruppen, und mit wie viel Gewichtszunahme ist pro Tag zu rechnen?

Siehe **Tabelle 6-12**.

6.139
Warum ist Honig in der Ernährung von Säuglingen nicht zu empfehlen?

Seit den späten 1970er Jahren kennt man die Assoziation zwischen Honig und dem infantilen Botulismus. Sporen von Clostridium botulinum sind als Kontamination häufig in Honig zu finden. Nach der Nahrungsaufnahme vermehrt sich der Keim im kindlichen Dünndarm und produziert Botulinustoxine. Als Symptome des infantilen Botulismus fallen neben Obstipation und Erbrechen hauptsächlich Abgeschlagenheit oder motorische und vegetative Störungen auf.

Tabelle 6-12

Lebensalter	Empfohlene Energiezufuhr (kcal/kg KG/Tag)	Gewichtszunahme (in g pro Tag)
Geburt bis 3. Lebensmonat	100 bis 120	26 bis 31 (~1 % des Körpergewichts)
3. bis 6. Lebensmonat	105 bis 115	17 bis 18
6. bis 9. Lebensmonat	100 bis 105	12 bis 13
9. bis 12. Lebensmonat	100 bis 105	9
1 bis 3 Jahre	100	7 bis 9
4 bis 6 Jahre	90	6

Bei Kleinkindern lässt sich der Energiebedarf grob überschlagen, indem man 100 kcal je kg bis 10 kg KG, 50 kcal je kg bis 20 kg KG und für jedes weitere kg über 20 kg KG noch 25 kcal berechnet. (z. B. ein Kind mit 16 kg KG hat einen Energiebedarf von 10×100 kcal + 6×50 kcal = ~1300 kcal/Tag). Bei älteren Kindern sinkt der tägliche Energiebedarf, so benötigen 6 bis 10-jährige Kinder ungefähr 80 bis 90 kcal/kg KG/Tag, 11 bis 14-jährige benötigen ca. 50 bis 60 kcal/Tag.

Dewey KG, et al: Growth of breast-fed and formula-fed infants from 0 bis 18 months: the DARLING Study. Pediatrics 89: 1035–1041, 1992.

Tanzi MG, Gabay MP: Association between honey consumption and infant botulism. Pharmacotherapy 22: 1479–83, 2003.

6.140
Wie bestimmt man den Ernährungszustand eines Kindes?

- Eine einfache und wichtige Informationsquelle sind die **Perzentilenkurven**, z. B. im Vorsorgeheft. Man erhält daraus Informationen über die Entwicklung von Körperlänge, Körpergewicht und Kopfumfang. Man beurteilt diese anthropometrischen Werte im Vergleich mit dem aktuellen Stand und im Vergleich zur Normalbevölkerung. Normalerweise wächst ein Kind in etwa entlang seiner angestammten Perzentile. Ein anhaltendes deutliches «Herausfallen» aus der Perzentilenkurve nach unten, oder ein «Hinausschießen» über die Perzentilenkurve ist auffällig. Neben einer systemischen oder konsumierenden Erkrankung muss auch an eine Ernährungsstörung gedacht werden.
- Ein in der Erwachsenenmedizin schon lange etablierter Index ist der **Body-Mass-Index** (BMI). Bei der Beurteilung von Kindern und Jugendlichen müssen die alters- und geschlechtsspezifischen Veränderungen des BMI berücksichtigt werden, die durch altersphysiologische Veränderungen der Körperfett- und Muskelmasse verursacht werden. Im Erwachsenenalter gibt es feste Grenzwerte zur Definitionen von Über- und Untergewicht. In der Pädiatrie sollte die Beurteilung jedoch anhand von geschlechts- und altersspezifischen Perzentilenkurven für den BMI erfolgen. Eine BMI-Perzentilenkurve für Kinder und Jugendliche in Deutschland wurde von der Arbeitsgemeinschaft «Adipositas im Kindes- und Jugendalter» (AGA) vorgestellt. Die AGA empfiehlt, dass über der 90. Perzentile Übergewicht und über der 97. Perzentile eine Adipositas vorliegt. Untergewicht liegt unter der 10. Perzentile und ausgeprägtes Untergewicht unterhalb der 3. Perzentile vor.
- Ein weiterer Index beschreibt den Vergleich des aktuellen Gewichts mit dem **Idealgewicht** (durchschnittliches Gewicht des größenentsprechenden Alters). Das Idealgewicht bestimmt man, indem man in einer Perzentilenkurve die aktuelle Größe des Kindes so einträgt, dass die aktuelle Größe auf der 50. Perzentile liegt. Dies entspricht einer Altersangabe, die nicht mit dem wirklichen Alter des Kindes übereinstimmen muss. Man bestimmt dann welches Gewicht für dieses Alter der 50. Perzentile entspricht. Dieses ideale Gewicht dividiert man nun durch das aktuelle Gewicht des Kindes. Das Ergebnis drückt nun als Prozentangabe das Verhältnis von aktuellem Gewicht zu Idealgewicht aus. Bei mehr als 120 % des Idealgewichts spricht man von Adipositas, bei 110 bis 120 % von Übergewicht, bei 90 bis 110 % von Normalgewicht, bei 80 bis 90 % von leichtem Untergewicht, bei 70 bis 80 % von mäßigem Untergewicht und bei weniger als 70 % von ausgeprägtem Untergewicht.
- Weitere Methoden zur Klassifizierung des Ernährungszustands bestehen in der Messung des Oberarmumfangs und der Messung der Hautfaltendicke. Die subskapuläre Hautfaltendicke ist eigentlich ein guter Indikator für die Gesamtkörperfettmasse. Dieser Test ist jedoch nicht praktikabel, da die Reproduzierbarkeit der Ergebnisse stark von der Messstelle und der Erfahrung des Untersuchers abhängt. Verfälschend können sich auch der Hydrierungszustand, eine ausgeprägte Adipositas, muskuloskelettale Erkrankungen und eine deutliche motorische Retardierung auswirken.
- Objektive Informationen über den Ernährungszustand kann man auch durch laborchemische Untersuchungen gewinnen. Vitamine und Spurenelemente kann man direkt im Serum bestimmen. Durch die Bestimmung von Albumin (HWZ 14 bis 20 Tage), Transferrin (HWZ 8 bis 10 Tage) und Präalbumin (HWZ 2 bis 3 Tage) kann man Aussagen über die Proteinsynthese machen, jedoch können die Werte auch durch andere Krankheiten beeinflusst sein. Hilfreich kann hierbei die Albumin-Globulin-Ratio sein, die bei Proteinmangelernährung vermindert ist. Die Höhe des Kreatininwerts im Serum hängt von der Filtrationsrate der Niere und von der Muskel-

masse ab und sinkt, wenn Muskelprotein zur Energiegewinnung abgebaut wird. Außerdem gibt die Bestimmung des Harnstoffs im Serum noch Auskunft darüber, ob eine anabole oder katabole Stoffwechsellage vorliegt.

Krohmeyer-Hauschild K, et al: Perzentilenkurven für den Body-mass-Index für das Kindes- und Jugendalter unter Heranziehung verschiedener deutscher Stichproben. Monatsschr Kinderheilkd 149: 807–818, 2001.

6.141
Welche Hinweise über den Ernährungszustand eines Kindes kann man allein aus der Inspektion des Kopfes gewinnen

Siehe **Tabelle 6-13**.

6.142
Welche medizinischen Auswirkungen kann die Adipositas bei Kindern und Jugendlichen haben?

Neben Störungen von Wachstum und Entwicklung, sowie kardiovaskulären Komplikationen und Spätfolgen im Erwachsenenalter sind hauptsächlich auch psychologische Aspekte im langfristigen Verlauf bedeutsam:

- überdurchschnittliches Längenwachstum (Adiposogigantismus)
- beschleunigtes Knochenalter
- verfrühte Menarche
- Gelenkbeschwerden
- kindliche Fettleber
- arterielle Hypertonie
- Diabetes mellitus Typ 2
- Hypercholesterinämie
- Cholelithiasis
- Schlafapnoe-Syndrom
- Stigmatisierung und psychologische Auffälligkeit.

Holub M, Götz M: Ursachen und Folgen von Adipositas im Kindes- und Jugendalter. Monatsschr Kinderheilkd 151: 227–236, 2003.
Dietz WH, Roberinson TN: Overweight in children and adolescents. N Engl J Med 352: 2100–2109, 2005.

6.143
Wodurch unterscheiden sich Marasmus und Kwashiorkor?

Marasmus und Kwashiorkor sind zwei verschiedene Erscheinungsformen des Protein-Energie-Mangels. Die Krankheitsbilder können sich deutlich unterscheiden, jedoch gibt es auch Mischformen, wo es schwierig ist das Krankheitsbild eindeutig als Marasmus oder Kwashiorkor zu benennen. Möglicherweise handelt es sich beim Marasmus lediglich um eine besser an den Protein-Energie-Mangel adaptierte Form des Kwashiorkor. Bei Kwashiorkor stehen aufgrund des verminderten onkotischen Druckes zuerst Ödeme an Händen und Füßen im Vordergrund. Bei Kwashiorkor ist die Proteinzufuhr auch im Verhältnis zur geringen zugeführten Energiemenge vermindert. Verminderte Serumproteine und ein daraus resultierender onkotischer Druck sind die Folgen. Die Kinder wirken abgeschlagen und können psychisch auffällig sein. Klinisch finden sich Ödeme, Hyperkeratose, sprödes Haar, und trockene glanzlose Haut. Alle Formen der der Unterernährung führen früher oder später zu einer Schwächung der inneren Organe und des Immunsystems. Durch Infektionen und eine Abnahme der Aktivität der Verdauungsenzyme kann es zu Durchfällen kommen. Die Kinder können deutlichen dystroph sein und unter Umständen eine Herzinsuffizienz entwickeln. Auch der Marasmus ist durch einen Protein-Energie-Mangel verursacht, jedoch kommt es bei diesem Krankheitsbild nicht zu Ödemen. Das Gesamteiweiß und das Albumin im Serum sind meist normal, da es ausgleichend zum Abbau von Muskelproteinen kommt. Die Kinder werden massiv dystroph und Muskelmasse und Körperfett sind deutlich vermindert. Die übrigen Symptome sind ähnlich einer Hypothyreose mit Kälteintoleranz, Teilnahmslosigkeit, dünnem spröden Haar, trockener Haut, vermindertem Hautturgor und Hypotonie. Auch beim Marasmus kann es zu Diarrhöe, Erbrechen und rezidivierenden Infekten kommen.

Tabelle 6-13

Inspektionsbefund	Mangelnder Nahrungsbestandteil
• Haut	
Xerosis (trockene, schuppende Haut)	essenzielle Fettsäuren
Hyperkeratose, Plaque um die Haarfollikel	Vitamin A
Petechien, Ekchymosen	Vitamin K
• Haare	
glanzloses Haar, Pigmentstörungen, leicht auszureißende Haare	Protein-Energie-Mangel
• Schleimhäute	
Stomatitis angularis (Entzündung der Mundwinkel)	Vitamin B2 (Riboflavin)
Cheilosis (gerötete Lippen mit Mundwinkelrhagaden)	Vitamin B2 oder B6 (Pyridoxin)
Glossitis (Entzündung der Zunge)	Vitamin B2, B6 oder B3 (Niacin)
Magenta-Zunge (hochrot, schmerzhaft, ohne Papillen, rauh)	Vitamin B2
geschwollene Zunge, Zungenfissur	Vitamin B3
weiches, leicht blutendes Zahnfleisch	Vitamin C
• Augen	
blasse Konjunktiven	Eisen, Vitamin B12, Folsäure, Vitamin E (bei Frühgeborenen)
Bitot-Flecke (mattweiße Flecke an der Konjunktiva und der Hornhaut)	Vitamin A
Keratomalazie (Einschmelzungsvorgang an der Hornhaut)	Vitamin A
periorbitale Ödeme	Proteinmangel

6.144
Welche Laborkontrollen führen Sie während des parenteralen Nahrungsaufbaus durch?

- Zu Beginn sollte **täglich** eine Laborkontrolle erfolgen, mit der folgende Blutwerte erfasst werden: Blutzucker, Natrium, Kalium, Chlorid, Kalzium, Phosphat, Magnesium, Kreatinin, Harnstoff, Albumin, Triglyceride und eine Blutgasanalyse. Außerdem sollten die Kinder bilanziert werden und das spezifische Gewicht im Urin überwacht werden. Nach Stabilisierung des Krankheitszustandes sollten diese Werte **zweimal pro Woche** gemessen werden.
- Zu Beginn einmal und dann in **wöchentlichen** Abständen sollte man folgende Laborwerte kontrollieren: Blutbild, Leberwerte (GOT, GPT, CHE, gamma-GT, AP, Bilirubin), Lipase, Amylase, Cholesterin, Triglyceride, Albumin, Gesamteiweiß und die Gerinnungswerte. Auch das Gedeihen sollte anhand von Perzentilenkurven engmaschig kontrolliert werden.
- Je nach klinischem Verlauf sollten monatlich oder in größeren Intervalles weitere Laborwerte mitbestimmt werden, wie z.B. Zink, Kupfer, Coeruloplasmin, Eisen, Ferritin, fettlösliche Vitamine, Vitamin B12, Carnitin, Spurenelemente oder Serumaminosäuren.

Koletzko B et al: Guidelines on Paediatric Parenteral Nutrition of the ESPGHAN and the ESPEN. J Pediatr Gastroenterol Nutr 41: 1–87, 2005.

6.145
Was sind die Hauptkomplikationen der parenteralen Ernährung?

Mögliche Komplikationen der parenteralen Ernährung sind entweder durch den peripher- oder zentralvenösen Zugang oder metabolisch bedingt.

- **Katheter-assoziierte mechanische Komplikationen:** Je nach Art des venösen Zugangs und dem Inhalt der Infusion kann es zu unterschiedliche Komplikationen kommen. Bei den peripheren Zugängen besteht neben dem Thrombophlebitisrisiko hauptsächlich die Gefahr eines Paravasats, was bei agilen Kindern, die sich viel bewegen, recht häufig vorkommt. Die Infusion sollte dann sofort gestoppt werden, am besten mit einer bereitliegenden Notfallklemme. Durch einen dislozierten Zugang kann unter Umständen eine Hautnekrose entstehen. Bei zentralvenösen Zugängen kann es zu einer Verletzung der Gefäße oder auch der Herzwand kommen, was zu schwerwiegenden Komplikationen führen kann wie z. B. Infusothorax, Hämatothorax oder Perikarderguss mit Perikardtamponade. Auch das Risiko einer Thrombose ist besonders bei zentralvenösen Zugängen erhöht.
- **Katheter-assoziierte infektiöse Komplikationen:** Durch mangelnde aseptische Maßnahmen kann eine lebensbedrohliches Kathetersepsis entstehen. Wenn Patienten mit einem zentralvenösen Zugang Fieber entwickeln, sollten umgehend Blutkulturen abgenommen werden und der Katheter, das Infusionssystem und die Infusionslösung mikrobiologisch untersucht werden. Das komplette Infusionssystem muss ausgewechselt werden. Eine kalkulierte antibiotische Therapie muss rasch begonnen werden und eventuell nach Erhalt der mikrobiologischen Ergebnisse umgestellt werden.
- **Metabolische Komplikationen** der parenteralen Ernährung können durch regelmäßige Laborkontrollen recht gut überwacht werden. Die metabolischen Komplikationen sind vielfältig, die wichtigsten davon sind in der **Tabelle 6-14** aufgeführt.

Tabelle 6-14

Herzinsuffizienz und Lungenödem durch zu große Infusionsmenge
Hyper- und Hypoglykämien
Elektrolytstörungen
Störungen im Vitamin- und Mineralstoffhaushalt
Hyperlipidämie
metabolische Azidose
Hyperammonämie
Leberfunktionsstörung (z. B. Cholestase, Cholelithiasis, Hepatitis)
Demineralisation der Knochen (z. B. Rachitis)
Anämie
Eosinophilie (unklare Ursache)

Chirurgische Krankheitsbilder

6.146
Wie sieht der normale Verlauf einer Nabelhernie aus?

Nabelhernien sind häufig und finden sich insbesondere Bei Frühgeborenen. Durch Kräftigung der Bauchmuskulatur kommt es meist zu einem spontanen Verschluss. Die meisten kleinen Nabelhernien (kleiner als 0,5 cm) verschließen sich spontan bis zum Ende des zweiten Lebensjahres. Größere Nabelhernien (0,5 bis 1,5 cm) brauchen länger um sich zu verschließen, bis zum vierten Lebensjahr sind jedoch auch die meisten dieser Hernien ohne chirurgische Intervention verschlossen. Bei großen Nabelhernien besteht ebenfalls die Möglichkeit eines Spontanverschlusses, was jedoch sechs Jahre oder mehr dauern kann. Im Gegensatz zu den Inguinalhernien ist die Einklemmungsgefahr bei den Nabelhernien sehr gering.

Yazbeck S: Abdominal wall developmental defects and omphalomesenteric remnants. In Roy CC, et al (eds): Pediatric Clinical Gastroenterology, 4 th ed. St louis, Mosby-Year Book, 1995, S. 134–135.

6.147
Welche Nabelhernien sollten einer chirurgischen Behandlung zugeführt werden?

Aufgrund der hohen Rate an spontanen Verschlüssen wird die Frage, welche umbilikale Hernie man operieren muss, unterschiedlich beurteilt. Manche Chirurgen empfehlen bei größeren Nabelhernien (größer als 1,5 cm) nach dem zweiten Lebensjahr einen operativen Verschluss, da diese großen Hernien häufig über Jahre persistieren können. Andere wiederum empfehlen ein zuwartendes Verhalten, da die Einklemmungsgefahr sehr gering ist. Ein chirurgischer Verschluss vor der Pubertät wird nur bei persistierenden Schmerzen oder aus psychologischen Gründen angestrebt. Eine Inkarzeration ist jedoch eine absolute Operationsindikation.

6.148
Wann sollte eine Leistenhernie bei einem Kind elektiv operiert werden?

Wenn die Diagnose einer Leistenhernie gestellt wird, sollte sobald wie möglich der operative Verschluss angegangen werden. In einer großen Studie über Kinder mit Inkarzeration einer Leistenhernie konnte gezeigt werden, dass bei 40 % der Fälle der Leistenbruch bereits bekannt war. Von diesen Patienten war bei 80 % der elekive Verschluss bereits geplant. Je jünger die Kinder sind, desto häufiger kommt es zu einer Einklemmung. Insbesondere bei Kindern im ersten Lebensjahr sollte aus diesen Gründen die Zeit bis zum Operationstermin möglichst kurz gehalten werden.

Stylianos S, et al: Incarceration of inguinal hernia in infants prior to elective repair. J Pediatr Surg 18: 582–583, 1993.

6.149
Sollte intraoperativ bei einer Leistenhernien-OP auch die kontralaterale Seite exploriert werden?

Auch zu diesem Thema gibt es unterschiedliche Empfehlungen. Viele Chirurgen stellen routinemäßig intraoperativ bei einer einseitigen Leistenhernie auch die Gegenseite dar, da häufig eine klinisch unauffällige kontralaterale Hernie besteht. Neuere Untersuchungen zeigen, dass bei ca. 10 % der Kinder mit Leistenhernie tatsächlich meist in den ersten beiden postoperativen Jahren eine Inguinalhernie der Gegenseite auftritt. Der Streitpunkt der Diskussion ist, ob es gerechtfertigt ist wegen dieser Fälle bei allen Kindern eine kontralaterale Exploration durchzuführen und eine große Anzahl «negativer» Untersuchungen in Kauf zu nehmen. Manche Autoren empfehlen daher nur bei Kindern für die ein zweiter Eingriff ein großes Risiko bedeutet eine kontralaterale Exploration.

Neuere Überlegen zielen darauf ab das Risiko für eine kontralaterale Hernie abzuschätzen. Ein besonders hohes Risiko haben Kinder, bei denen sich initial eine linksseitige Leistenhernie manifestiert, und Kinder in den ersten beiden Lebensjahren. Mit Hilfe der präoperativen sonographischen Untersuchung der Leistengegend kann eine klinisch unauffällige kontralaterale Hernie relativ zuverlässig festgestellt werden. Diese Kinder sollten dann intraoperativ auch kontralateral untersucht und eventuell behandelt werden.

Tackett LD, et al: Incidence of contralateral inguinal hernia: A prospective analysis. J Pediatr Surg 34: 684–688, 1999.

Toki A, et al: Ultrasonographic diagnosis for potential contralaterally inguinal hernia in children. J Pediatr Surg 38: 224–226, 2003.

6.150
Wie reponiert man eine inkarzerierte Leistenhernie?

Zu einer Einklemmung kommt es am häufigsten im ersten Lebensjahr. Da eventuell ein operatives Vorgehen nicht zu vermeiden sein wird, sollte das Kind auf jeden Fall nüchtern gelassen werden. Eine manuelle Reposition wird am besten durchgeführt, wenn das Kind ruhig oder schläfrig ist, was unter Umständen eine Analgesie und eine Sedierung notwendig macht. Man wählt eine umgekehrte Trendelenburg-Lagerung zur Entspannung der Leistenregion und führt die Reposition eventuell in einem warmen Wasserbad durch. Mit einer Hand stabilisiert man die Basis des Bruchsacks am Leistenring, und mit der anderen Hand wird vorsichtig von distal die Flüssigkeit oder das Gas aus dem Bruchsack «herausgemolken». Wenn der Bruchsack zunehmend leerer wird, lässt er sich unter Umständen komplett reponieren. Falls die manuelle Reposition nicht gelingen sollte, ist eine umgehende operative Intervention indiziert.

6.151
Wann sollte man einen manuellen Repositionsversuch einer inkarzerierten Leistenhernie besser unterlassen?

In fortgeschrittenen Stadien, wenn das Kind klinische Zeichen eines Schocks, einer Perforation, Peritonitis, gastrointestinaler Blutung oder Obstruktion, sowie einer Darmgangrän (bläuliche Verfärbung der Bauchwand) zeigt, sollte auf eine manuelle Reposition verzichtet werden, da ein operatives Vorgehen nicht mehr zu vermeiden ist.

6.152
Wie unterscheiden sich die Ursachen eines Darmverschlusses in den verschiedenen Altersgruppen?

- Neugeborene und Säuglinge:
  Pylorusstenose
  Duodenalatresie
  Pankreas annulare
  Duodenalmembran/Duplikatur
  inkarzerierte Leistenhernie
  Dünndarmatresie oder Dünndarmstenose
  Malrotation/Volvulus
  Invagination
  Mekoniumileus
  Briden/Adhäsionen
  M. Hirschsprung
  Analatresie

- ältere Kinder:
  perforierte Appendizitis
  Briden/Adhäsionen
  inkarzerierte Leistenhernie
  chronisch entzündliche Darmerkrankungen
  Invagination
  Malrotation/Volvulus

Caty MG, Azizhan RG: Acute surgical condition of the abdomen. Pediatr Ann 23: 194, 1994.

6.153
Welche Bedeutung hat galliges Erbrechen bei einem Neugeborenen?

Bei einem Neugeborenen sollte galliges Erbrechen bis zum Beweis des Gegenteils als Symptom einer intestinalen Obstruktion betrachtet werden, was unter Umständen ein chirurgisches Vorgehen erfordert. Die Differenzialdiagnose des galligen Erbrechens bei Neugebornen umfasst chirurgische Krankheitsbilder (20 bis 30%) wie **Malrotation, Dünndarmatresie, M. Hischsprung, Mekoniumileus** oder **Kolonatresie** und Krankheitsbilder, die konservativ behandelt werden können wie z. B. ein **gastroösophagealer Reflux**, das **adrenogenitale Syndrom**, eine **Sepsis** oder ein **Mekoniumpfropfsyndrom.** Bei der Mehrzahl (60 bis 70%) der Kinder findet sich jedoch keine Ursache und das gallige Erbrechen sistiert mit der Zeit von alleine. Da die Abdomenleeraufnahme bei mehr als der Hälfte der

Neugeborenen mit chirurgisch zu behandelndem galligen Erbrechen unauffällig ist, sollte eine Magen-Darm-Passage mit Kontrastmittel durchgeführt werden um die Neugeborenen mit intestinaler Obstruktion zu erfassen.

Lilien LD, et al: Green vomiting in the first 72 hours in normal infants. Am J Dis Child 140: 662–664, 1986.
Godbole P, Stringer MD: Bilious vomiting in the newborn: how often is it pathologic? J Pediatr Surg 37: 909–911, 2002.

6.154
Was sind die klinischen Symptome einer Malrotation des Darmes?

Zu einer Malrotation des Darmes kommt es aufgrund einer Störung der physiologischen embryonalen Drehung des primitiven Darmrohres um die Arteria mesenterica superior. Die Drehung gegen den Uhrzeigersinn kann in jedem Stadium sistieren, so dass es unterschiedliche Formen der Malrotation gibt. Dass Zökum und Dünndarm liegen meist im Bereich des rechten Oberbauches. Das klinische Erscheinungsbild ist weit gefächert, so dass sich die Malrotation bereits intrauterin manifestieren kann, oder während des gesamten Lebens asymptomatisch bleiben kann. Die Kinder fallen meist durch intermittierendes Erbrechen oder durch eine Ileussymptomatik auf. Bei Kindern mit galligem Erbrechen sollte unverzüglich an eine Malrotation oder eine andere Ursache einer intestinalen Obstruktion gedacht werden und die entsprechende Diagnostik veranlasst werden. Eine akute abdominelle Symptomatik mit rezidivierenden Bauchschmerzen, vorgewölbtem Abdomen und Blut im Stuhl können auf einen intermittierenden Volvulus hinweisen. Beim kompletten Volvulus werden die Mesenterialgefäße komprimiert und es droht eine Darmgangrän mit Peritonitis, Perforation und sehr hohen Mortalität. Ein Volvulus ist eine dringliche OP-Indikation. Je nach Ausbreitung der Darmschädigung kommt es nach einer notwendigen Resektion zu einem Kurzdarmsyndrom.

Millar AA, et al: Malrotation and volvulus in infancy and childhood. Semin Pediatr Surg 12: 229–36, 2003.

6.155
Welche radiologischen Auffälligkeiten kann man bei einer Malrotation oder einem Volvulus finden?

In der Abdomenleeraufnahme im Hängen kann man eventuell eine Spiegelbildung als Zeichen der Obstruktion und gastroduodenalen Blähung sehen. Jedoch kann die Abdomenleeraufnahme bei einer Malrotation und auch beim Volvulus vollkommen unauffällig sein. Sonographisch kann man untr Umständen eine Lageinversion der Mesenterialgefäße darstellen. In der Magen-Darm-Passage mit Kontrastmittel (Barium) bzw. im Kolonkontrasteinlauf können sich eine abnormale Lage und fehlende Fixation des Treitz'schen Bandes und des Zökums zeigen. Der proximale Dünndarm kann sich im rechten oberen Quadranten des Abdomens darstellen. Beim Volvulus kann sich am gastroduodenalen Übergang eine verdreht wirkende Obstruktion zeigen.

Mithilfe der Sonographie mit Doppler kann man bei Verdacht auf einen akuten Volvulus den Fluss in der A. mesenterica superior prüfen.

6.156
Welche Konsequenzen hat es, wenn bei einem asymptomatischen Kind als Zufallsbefund eine Malrotation festgestellt wird?

Da bei jeder Malrotation die Gefahr eines Volvulus mit Verschluss der Mesenterialgefäße und daraus resultierender Darmgangrän besteht, ist bei jeder diagnostizierten Malrotation eine chirurgische Korrektur indiziert.

Prasil P, et al: Should Malrotation in children be treated differently according to age? J Pediatr Surg 35: 756–758, 2000.

6.157
Wann muss man unbedingt den Verdacht auf eine Invagination äußern?

Zu einer Invagination kommt es meist in den ersten beiden Lebensjahren mit einer Häufung zwischen dem 3. und dem 9. Lebensmonat (50 % der Fälle). Die ileokolische Invagination ist bei Jungen doppelt so häufig wie bei Mädchen. Bei den meisten Fällen lässt sich keine eindeutige Ursache für die Invagination feststellen. Auffallend ist eine jahreszeitliche Häufung im Frühjahr und Herbst, vermutlich aufgrund von gastrointestinalen Infekten mit begleitender intraintestinaler Lymphknotenschwellung. Das klinische Bild wird geprägt von intermittierenden kolikartigen Bauchschmerzen (80 %), die für ca. 15 bis 30 Minuten anhalten. Die Schmerzen setzen plötzlich ein, und die Kinder schreien und weinen dabei meist. Erbrechen und das Anziehen der Beine können die Schmerzattacken begleiten. Gelegentlich ist das Invaginat im rechten unteren Quadranten tastbar oder die Region fühlt sich erstaunlich leer an. Auch Meteorismus und spärliche Darmgeräusche können auffallen. In den schmerzfreien Zwischenphasen wirken die Kinder angespannt und eher apathisch. Als Spätsymptome treten blutig-schleimiger Stuhl oder massiver Blutabgang, Blässe, Darmgangrän, Peritonitis und Schockzeichen auf. In der Abdomenleeraufnahme sieht man eventuell eine Spiegelbildung als Ausdruck der Dünndarmobstruktion. Der Abdomen-Ultraschall ist eine wichtige diagnostische Untersuchung. Unter Umständen lässt sich eine Kokardenstruktur im rechten Unterbauch darstellen. Früher war der Kolonkontrasteinlauf mit Barium der Goldstandard der Diagnostik und der Therapie. Eine Reposition sollte bei allen Kindern, bei denen die Symptomatik weniger als 48 Stunden besteht, versucht werden. In ca. 80 % der Fälle wirkt der Einlauf therapeutisch, so dass die Invagination durch den hydrostatischen Druck gelöst werden kann. Ähnlich der hydrostatischen Einläufe kann auch eine pneumatische Reposition versucht werden. Ein Repositionsversuch kann sowohl unter Durchleuchtung wie auch unter sonographischer Kontrolle durchgeführt werden. Gelingt dies nicht ist eine chirurgische Reposition oder Resektion unumgänglich.

Daneman A, Navarro O: Intussusception part 1: A review of diagnostic approaches. Pediatric Radiology 33: 79–85, 2003.
Hörmann M, et al: Das akute Abdomen beim Kind. Monatsschr Kinderheilkd 150: 1044–1053, 2002.

6.158
Wie häufig präsentiert sich eine Invagination mit den klassischen Symptomen?

Die klassische Symptomtrias der Invagination besteht aus kolikartigen Bauschmerzen, Erbrechen und schleimig-blutigen Stühlen. Mit dieser klassischen Symptomatik präsentiert sich eine Invagination jedoch nur in Ausnahmefällen. Blutige Stühle finden sich nur bei etwa einem Drittel der Patienten und nur als Spätsymptom. Bauchschmerzen und Erbrechen kommen auch bei anderen Krankheitsbildern vor, so dass man die Invagination als Differenzialdiagnose häufig als Verdachtsdiagnose in Betracht ziehen muss. Eine tastbare Resistenz im rechten Unterbauch und ein hoher Grad an Aufmerksamkeit sind der Schlüssel zur richtigen Verdachtsdiagnose einer Invagination.

Klein EJ et al: The diagnosis of intussusception. Clin Pediatr 43: 343–347, 2004.

6.159
Was sind die Ursachen einer Invagination?

Eine Invagination entsteht durch eine Einstülpung eines proximalen Darmanteils in einen weiter distal gelegenen Darmanteil. Durch die Peristaltik wird das invaginierte Darmsegment langsam weiter nach distal transportiert. Dies führt zu einem Darmverschluss und kann zu einer Störung der Blutversorgung im invaginierten Darmanteil führen. Meist findet sich keine Ursache, weswegen es zu einer Invagination kommt. Gelegentlich findet sich jedoch eine Leitstruktur, die dann von der Peristaltik voran transportiert werden. Infrage kommen Darmpolypen, intestinale Lymphknoten, hypertrophe Peyer'sche Plaques, ein Meckel-Divertikel, eosinophile Granulome des Ileums, Lymphome, andere intestinale Tumoren, Duplikationszysten, ektopes Pankreasgewebe, Hämatome, eine Purpura Schönlein-Henoch, Wurmerkrankungen, Fremdkörper und eine Appendizitis.

6.160
Was ist die häufigste Form der Invagination?

Die häufigste Form ist die ileokolische Invagination. Dies ist insgesamt auch die häufigste Ursache eines Darmverschlusses im Kindesalter. Seltenere Formen sind die zökozökale und die kolokolische Invagination. Eine gastroduodenale Invagination ist sehr selten und meist mit einer Raumforderung im Magen, wie z. B. einem Magenpolypen oder einem Leiomyom assoziiert. Eine enteroenterale Invagination findet sich gelegentlich nach chirurgischen Eingriffen oder bei einer Purpura Schönlein-Henoch.

6.161
Wie hoch ist die Rezidivgefahr bei einer Invagination?

Bei bis zu 10 % der Fälle kann es nach erfolgreicher Reposition mit hydrostatischem Kontrastmitteleinlauf zu einer erneuten Invagination kommen. Insbesondere Fälle mit einer zugrunde liegenden Leitstruktur neigen zum Rezidiv. Besonders bei älteren Kindern kommt es häufiger zu einem Rezidiv, wenn die ursächliche Leitstruktur nicht mitbehandelt wurde. Bei rezidivierender Invagination sollte unbedingt nach einer Leitstruktur gesucht werden. Da die meisten Rezidive in den ersten 48 Stunden nach Reposition auftreten, ist eine Nachüberwachung sinnvoll.

Daneman A, et al: Patterns of recurrence of intussusception in children: A 17-year review. Pediatr Radiol 28: 913–919, 1998.

6.162
Besteht ein Zusammenhang zwischen der Impfung gegen Rota-Virus und dem Auftreten einer Invagination?

Der orale Impfstoff gegen Rota-Virus, der 1998 in den USA auf den Markt kam, wurde 1999 wieder vom Markt genommen, da es bei den geimpften Kindern zu einer deutlich erhöhten Rate an Invaginationen gekommen ist. Der kausale Pathomechanismus ist noch nicht verstanden.

Murphy TV, et al: Intussusception among infants given an oral rotavirus vaccine. N Engl J Med 344: 564–572, 2001.

6.163
Warum bestehen bei einer Duodenalatresie häufig Begleitfehlbildungen und bei einer Jejunalatresie im Normalfall nicht?

Bei einer Duodenalatresie handelt es sich um eine Hemmungsfehlbildung. Während der embryonalen Darmentwicklung proliferiert und obliteriert der Duodenalkanal physiologischerweise. Zu einer Duodenalatresie kommt es, wenn die Rekanalisierung des Duodenalkanals gestört ist. Störungen der frühen embryonalen Entwicklung betreffen häufig auch andere Organsysteme, die sich im gleichen Zeitraum entwickeln. Bei ca. zwei Drittel der Patienten mit Duodenalatresie finden sich Begleitfehlbildungen wie Analatresie, Ösophagusatresie, Herzfehler (VACTERL-Assoziation). Bei Patienten mit Trisomie 21 kommt eine Duodenalatresie auch gehäuft vor. Die Jejunalatresie hingegen entwickelt sich erst, nachdem die Durchgängigkeit des Darmes wieder hergestellt ist, was sich dadurch nachweisen lässt, dass man auch distal der Stenose Mekonium findet. Als Ursache der Jejunalatresie vermutet man eine intrauterine Störung der Blutversorgung oder einen Volvulus Die Jejunalatresie beruht also auf einem isolierten Ereignis zu einem entwicklungsgeschichtlich späteren Zeitpunkt und ist daher normalerweise nicht mit anderen Fehlbildungen assoziiert.

6.164
Kennen Sie den typischen radiologischen Befund einer Duodenalatresie?

Durch verschluckte Luft werden sowohl der Magen, wie auch das proximale Duodenum aufgedehnt, so dass in der Abdomenleeraufnahme das so genannte «double-bubble»-Zeichen zu sehen ist (s. **Abb. 6-2**).

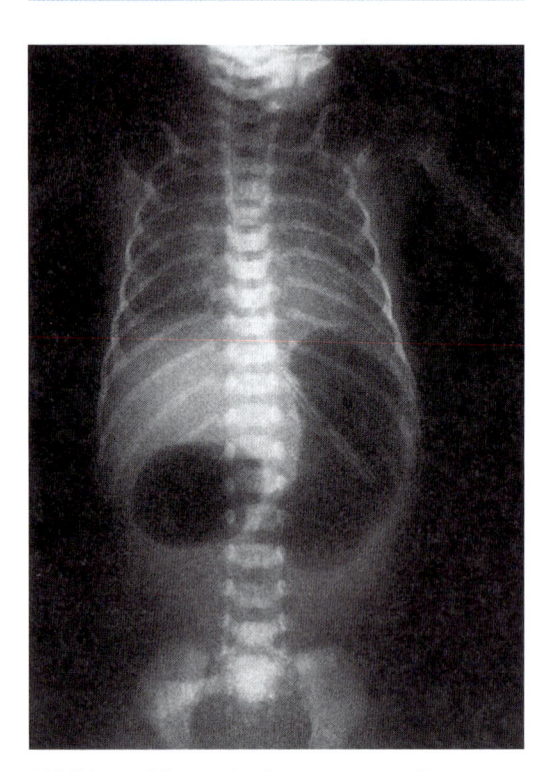

Abbildung 6-2: Duodenalatresie. Aus Zitelli BJ Davis HW: Atlas of Pediatric Physical Diagnosis, 4th ed. St. Louis, Mosby, S. 573, 2002

6.165
Wodurch fallen Kinder mit Gallengangsatresie auf?

Das wichtigste Symptom ist der deutliche **Ikterus**, der in den ersten fünf Lebenswochen auffällt. Manchmal fallen die Kinder auch durch einen prolongierten Neugeborenenikterus mit erhöhtem konjugiertem Bilirubin auf. Das Hautkolorit kann gelb-grünlich erscheinen. Als weitere Symptome kommen zunehmend **dunkler Urin** und **acholische Stühle** hinzu. Meist sind die Neugeborenen in gutem Allgemeinzustand und gedeihen gut. Im Verlauf entwickelt sich recht schnell eine biliäre Zirrhose was zu einer großen verhärteten Leber führt. Nach 3 bis 4 Wochen wird auch die Milz tastbar. Es besteht eine Assoziation zwischen dem Polysplenie-Syndrom und der Gallengangsatresie.

Davenport, M et al: The spectrum of surgical jaundice in infancy. J Pediatr Sur 38: 1471–1479, 2003.

6.166
Was versteht man unter einer biliodigestiven Anastomose nach Kasai?

Die Kasai-Operation ist eine Hepatoportoenterostomie, die bei einer Gallengangsatresie durchgeführt wird. Es wird dabei eine Anastomose zwischen der Leberpforte und einer Roux-Y-Schlinge des Dünndarms hergestellt, um einen Abfluss für die Galle herzustellen. Als postoperative Komplikationen sind Darmverschlüsse, aufsteigende Cholangitiden und eine Anastomoseninsuffizienz zu nennen. Bei fast der Hälfte der Patienten schafft die biliodigestive Anastomose keinen ausreichenden Gallenfluss und die Entzündungsreaktion schreitet weiter voran. Auch eine portale Hypertension kann sich entwickeln.

Narkewicz MR: Biliary atresia: an update on our understanding of the disorder. Curr Opin Pediatr 13: 435–40, 2001.

6.167
Wann sollte eine biliodigestive Anastomose nach Kasai durchgeführt werden?

Die biliodigestive Anastomose sollte so früh wie möglich durchgeführt werden, da eine frühere Operation die Prognose der Kinder deutlich verbessert. Die Operation sollte vor der 6. Lebenswoche erfolgen, d. h. bei der Diagnosestellung einer Gallengangsatresie ist keine Zeit zu verlieren. Einige Chirurgen empfehlen bei spät im Verlauf diagnostizierten Kindern direkt eine Lebertransplantation statt einer Kasai-Operation durchzuführen.

Nio M, Ohi R: Biliary atresia. Semin Pediatr Surg 9: 177–86, 2000.

6.168
Weswegen ist die Unterscheidung zwischen einer hohen und einer tiefen Analatresie wichtig?

Die Unterscheidung basiert darauf, ob das blind endende Rektum über- oder unterhalb der Beckenbodenmuskulatur endet. Bei einer hohen Analatresie bestehen häufig ektope Fisteln (rektovesikal, rektovaginal), andere urologische

Fehlbildungen und lumbosakrale Wirbeldefekte (Sakralagenesie, Hemivertebrae). Die chirurgische Korrektur ist bei einer hohen Analatresie wesentlich komplexer, und Langzeitfolgen wie Inkontinenz und Strikturen sind deutlich häufiger.

6.169
Wie sieht das typische klinische Erscheinungsbild der hypertrophen Pylorusstenose aus?

In der 3. bis 6. Lebenswoche fallen die Kinder durch zunehmendes Erbrechen auf. Typischerweise handelt es sich um ein nicht-galliges Erbrechen im Schwall, das zu einer Dehydrierung mit hypochlorämischer hypokaliämischer Alkalose führt. Bei der klinischen Untersuchung sieht man eventuell die peristaltischen Wellen des Magens und kann eine «Pylorusolive» tasten.

6.170
Wie stellt man die Diagnose einer hypertrophen Pylorusstenose?

Wenn die klassischen klinischen Symptome in Verbindung mit den entsprechenden laborchemischen Veränderungen (hypochlorämische hypokaliämische Alkalose) vorliegen, kann die Diagnose rein klinisch gestellt werden. In unklaren Fällen oder zur Bestätigung der Diagnose kann sonographisch die hypertrophe Pylorusmuskulatur und der verlängerte Pyloruskanal dargestellt werden. In Zweifelsfällen kann zusätzlich eine Magen-Passage mit Kontrastmittel zur Klärung beitragen (s. **Abb. 6-3**).

Hörmann M, et al: Das akute Abdomen beim Kind. Monatsschr Kinderheilkd 150: 1044–1053, 2002

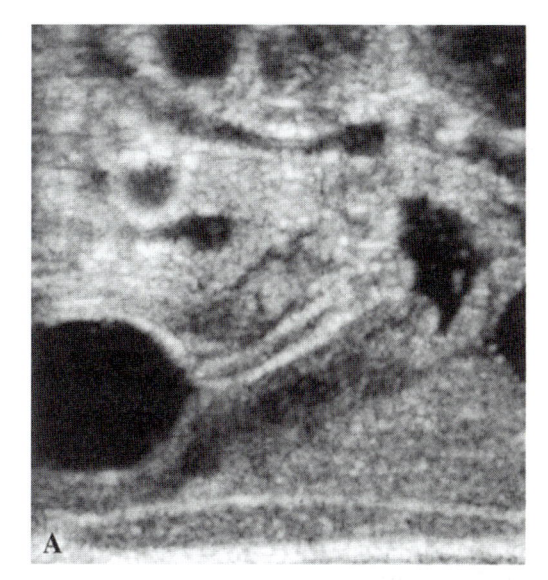

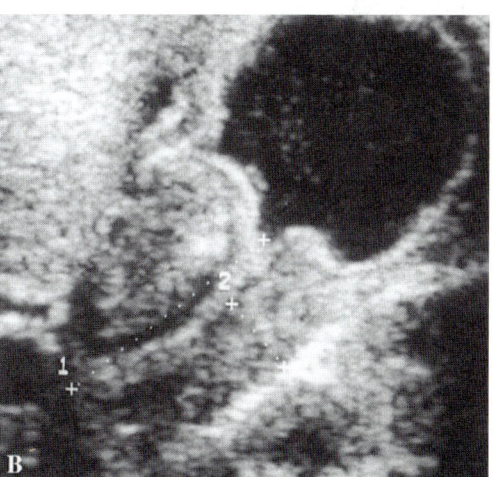

Abbildung 6-3: Sonographische Darstellung einer hypertrophen Pylorusstenose. Man sieht einen langen und verdickten Pylorus. Der Pyloruskanal ist mehr als 1,6 cm lang und die Wand mehr als 4 bis 5 mm dick. Aus Glick PL et al: Pediatric Surgery Secrets. Philadelpia, Hanley & Belfus, S 203, 2001

6.171
Wie erklärt man sich, dass Kinder mit hypertropher Pylorusstenose gehäuft eine Hyperbilirubinämie entwickeln?

Bei Kindern mit hypertropher Pylorusstenose kann man in bis zu einem Viertel der Fälle einen Ikterus mit erhöhtem unkonjugierten Bilirubin beobachten. Neben einer vermehrten enterohepatischen Zirkulation des Bilirubins, spielt eine deutlich verminderte Aktivität der Glukuronyltransferase in der Leber pathogenetisch eine Rolle. Der genaue Pathomechanismus weswegen es zu einer verminderten Aktivität der Glukuronyltransferase kommt ist noch unbekannt. Man vermutet jedoch eine inhibitorische Wirkung von intestinalen Hormonen auf die Glukuronyltransferase. In Fallberichten sind auch molekulare Defekte in der Promotorregion des für die Glukuronyltransferase-codierenden Gens beschrieben. Diese Untersuchung legen den Verdacht nahe, dass es sich bei einer Hyperbilirubinämie im Rahmen einer hypertrophen Pylorusstenose um eine frühe Manifestation eines M. Gilbert-Meulengracht handeln könnte.

Trioche P, et al: Jaundice with hypertrophic pyloric stenosis as an early manifestation og Gilbert syndrome. Arch Dis Child 81, 301–3, 1999.

6.172
Warum ist ein azidotischer Urin bei einem Kind mit hypertropher Pylorusstenose besorgniserregend?

Bei anhaltendem Erbrechen kommt es durch den Verlust von Magensaft zu einem Verlust von Natrium, Chlorid, Magensäure und Flüssigkeit. Es resultieren daraus eine hypochlorämische Alkalose und ein Volumenmangel. Kompensatorisch kommt es zu vermehrter Ausschüttung von Aldosteron, was in der Niere zu einer vermehrten Rückresorption von Natrium führt. Im distalen Tubulus der Niere erfolgt die Rückresortion von Natrium im Austausch gegen Kalium oder H^+-Ionen. Bei niedrigem Kalium werden vermehrt H^+-Ionen ausgeschieden, und es entwickelt sich ein paradoxer saurer Urin bei alkalischer Stoffwechsellage. Der saure Urin zeigt also an, dass ein Ausgleich des Volumenmangels und der Elektrolytentgleisung umgehend erfolgen sollte.

6.173
Worin besteht der Zusammenhang zwischen einer hypertrophen Pylorusstenose und Erythromycin?

Bei Säuglingen die Erythromycin zur Prophylaxe nach Kontakt zu Pertussis-Erkrankten hatten, wurde eine signifikant höhere Rate an Pylorusstenosen beobachtet.

Honein MA, et al: Infantile hypertrophic pyloric stenosis after pertussis prophylaxis with erythromycin: a case review and cohort study. Lancet 354: 2102–2105, 1999.

6.174
Was ist das Kurzdarm-Syndrom?

Durch Resektion von Dünndarm kann es zum Kurzdarm-Syndrom kommen. Neben der Restdarmlänge spielt auch die Lokalisation der Resektion eine entscheidende Rolle. Normalerweise wird der Großteil der Kohlenhydrate, Proteine, Fette und Vitamine im Jejunum und proximalen Ileum aufgenommen. Im terminalen Ileum werden Gallensäuren und Vitamin-B12 resorbiert. Bei Resektion im oberen Dünndarm kann das Ileum die Nährstoffresorption übernehmen. Eine Resektion des Dünndarms um 50 % wird in aller Regel durch eine Adaptation des Restdarmes ausgeglichen. Eine Resektion des terminalen Ileum kann jedoch nicht durch den oberen Dünndarm ausgeglichen werden. Ein Kurzdarmsyndrom äußert sich als Gedeihstörung, Malabsorption, Durchfälle, Vitaminmangel, bakterielle Überwucherung und Hypersekretion des Magens.

6.175
Warum neigen Kinder mit Kurzdarm-Syndrom dazu Nierensteine zu entwickeln?

Bei einer Resektion des terminalen Ileus gehen vermehrt Gallensäuren mit dem Stuhl verloren. In den daraus resultierenden Fettstühlen werden vermehrt Kalkseifen gebildet, was zur Folge hat, dass aus Oxalsäure und Kalzium weniger nichtresobierbares Kalziumoxalat gebildet wird. Die freie Oxalsäure wird resorbiert und mit dem Urin wieder ausgeschieden, was eine enterale Hyperoxalurie und damit ein erhöhtes Risiko für Nierensteine zur Folge hat.

6.176
Wie viel Dünndarm muss bei einer ausgedehnten Darmresektion unbedingt erhalten werden?

Kinder mit 20 cm erhaltenem Dünndarm, gemessen vom Treitz'schen Band aus, können enteral ernährt werden und überleben, solange die Ileozökalklappe intakt ist. Wenn die Ileozökalklappe entfernt werden musste, werden mindestens 40 cm Dünndarm zum Überleben benötigt. Die Bedeutung der Ileozökalklappe besteht wohl darin, dass die Transitzeit des Darminhalts verlangsamt wird, und eine bakterielle Überwucherung des Dünndarms verhindert wird.

6.177
Was sind die wichtigsten Differenzialdiagnosen der Appendizitis?

- akute Gastroenteritis
- Obstipation
- Lymphadenitis mesenterica
- Harnwegsinfekt/Pyelonephritis
- chronisch entzündliche Darmerkrankungen (M. Crohn)
- basale Pneumonie
- Adnexitis/rupturierte Ovarialzyste/Ovarialtorsion
- Purpura Schönlein-Henoch
- Invagination
- Pseudoperitonitis diabetica
- entzündetes Meckel-Divertikel
- Pankreatitis
- Cholezystitis
- perforiertes peptisches Ulkus
- Harnwegskonkremente
- Hoden-/Hydatidentorsion
- andere pädiatrische Erkrankungen wie z. B. Pharyngitis, Meningitis (fehlendes Körperschema bei Kleinkindern)

Catsy MG, Azizhan RG: Acute surgical conditions of the abdomen. Pediatr Ann 23: 193, 1994.
Koloske AM, et al: The diagnosis of appendicitis in children: outcome of a strategy based on pediatric surgical evaluation. Pediatrics 113: 29–34, 2004.

6.178
Welche Diagnostik veranlassen Sie bei einem Kind mit Verdacht auf Appendizitis?

Die Diagnose einer Appendizitis wird klassischerweise rein klinisch gestellt. Nach einer Phase der Appetitlosigkeit und Nahrungsverweigerung setzen Übelkeit, Erbrechen, Bauchschmerzen und begleitendes Fieber ein. Der Bauchschmerz beginnt meist periumbilikal oder diffus und wandert dann nach ca. 4 bis 6 Stunden in den rechten Unterbauch. Bei der klinischen Untersuchung fallen ein Druck- und Loslassschmerz, sowie eventuell eine lokale Abwehrspannung im rechten Unterbauch auf. Gelegentlich ist im rechten Unterbauch auch eine Resistenz tastbar. Wenn die Symptomatik sich so eindeutig präsentiert, sind bei guter klinischer Erfahrung keine weiteren Untersuchungen notwendig.

Die Laborbefunde und Veränderungen im Blutbild sind unspezifisch. Die Leukozyten sind bei umkomplizierten Fällen meist moderat erhöht mit geringer Linksverschiebung. Sehr hohe Werte sprechen eher für eine Perforation der Appendix, eine bakterielle Gastroenteritis oder eine septisches Entzündung. Ein Urinstatus sollte immer abgenommen werden, um einen Harnwegsinfekt auszuschließen.

Zur weiteren Diagnostik ist die Sonographie des Abdomens die Methode der Wahl. Viele der Differenzialdiagnosen der Appendizitis können mittels der Sonographie ausgeschlossen werden. Bei einer Appendizitis zeigt sich im Ultraschall eine vom Zökalpol ausgehende blind endende tubuläre Darmstruktur ohne Peristaltik, die sich nicht komprimieren lässt. Die Appendix ist typischerweise verdickt und periappendikulär findet sich freie Flüssigkeit. Gelegentlich lässt sich auch ein Appendikolith als echoharter intraluminaler Schallkomplex mit dorsaler Schallauslöschung darstellen. Die Abdomenleeraufnahme ist von geringerem Wert in der Diagnostik einer Appendizitis. Eventuell lässt sich ein Masseneffekt im rechten Unterbauch oder ein verkalkter Appendikolith darstellen. In unklaren Fällen kann auch ein MRT durchgeführt werden. Im amerikanischen Raum wird trotz der Strahlenbelastung in unklaren Fällen ein CT des Beckens mit Kontrastmittel empfohlen.

Hörmann M, et al: Das akute Abdomen beim Kind. Monatsschr Kinderheilkd 150: 1044–1053, 2002.
Garcia Pena BM, et al: Ultrasonography and limited computed tomography in the diagnosis and managemnet of appendicitis in children. JAMA 1041–1046, 1999.
Kwok MY et al: Evidence-based approach to the diagnosis of appendicitis in children. Pediatr Emerg Care 20: 690–698, 2004.

6.179
Welche Aussagekraft hat ein Appendikolith, der sich in der Abdomenleeraufnahme darstellt?

Obwohl eine Assoziation zwischen dem Vorkommen eines Appendikolith (oder auch Fäkolith) und dem Auftreten einer Appendizitis besteht, ist der Nachweis eines Appendikolith nicht ausreichend spezifisch um daraus die Diagnose einer Appendizitis zu stellen. Im CT fand man bei 65 % der Patienten mit Appendizitis einen Appendikolith, jedoch auch bei 15 % der Patienten, die keine Appendizitis hatten.

Lowe LH, et al: Appendicolith revealed on CT in children with suspected appendicitis: How often is it in the diagnosis of appendicitis? Am J Roentgenol 175: 981–984, 2000.

6.180
Sollte bei Verdacht auf Appendizitis bei jedem Kind rektal untersucht werden?

Die traditionelle Lehrmeinung ist, dass zur Abklärung eines akuten Abdomens eine vollständige körperliche Untersuchung mit rektaler Untersuchung dazugehört. Neuere Studien zeigen jedoch, dass die rektale Untersuchung für Kinder sowohl körperlich wie auch emotional traumatisierend sein kann, und dass es eine hohe Rate an falsch-positiven Befunden gibt. Hilfreich kann die rektale Untersuchung in unklaren Fällen sein um Entzündungsprozesse im kleinen Becken, eine Abszessbildung, die Adnexen oder eine retrozökale Appendix (bei ca. ein Drittel) festzustellen. Aus diesem Grund wird die rektale Untersuchung heute von vielen Klinikern nicht mehr routinemäßig durchgeführt, sondern lediglich als zusätzliche Untersuchung, wenn sich daraus Änderungen für das weitere Vorgehen ergeben.

Brewster GS, Herbert ME: Medical myth: a digital rectal examination should be performed on all individuals with possible appendicitis. West J Med 173: 207–208, 2000.

6.181
Wie häufig findet sich im Rahmen der Appendektomie eine perforierte Appendizitis?

Die Perforationsrate hängt stark vom Alter des Kindes und dem frühzeitigen Erkennen der Appendizitis ab. Leider präsentiert sich eine Appendizitis wegen der Lagevariabilität der Appendix häufig ganz anders als das klassische Krankheitsbild. Je jünger das Kind ist, desto schwieriger ist es die Diagnose frühzeitig zu stellen. Bei Säuglingen im ersten Lebensjahr haben fast 100 % eine perforierte Appendizitis zum Zeitpunkt der Operation. Aufgrund der relativ großen Öffnung am Übergang des Zökums in die Appendix ist eine Appendizitis in diesem Lebensalter jedoch glücklicherweise sehr selten. Bei Kindern im zweiten Lebensjahr findet sich bei 70 bis 80 % eine Perforation, und bei Kindern bis zum fünften Lebensjahr in 50 % der Fälle eine perforierte Appendizitis.

Das Wichtigste in Kürze: Chirurgische Krankheitsbilder

- Galliges Erbrechen bei Neugeborenen ist ein Notfall, da es Ausdruck eines Darmverschlusses sein kann.
- Eine Malrotation wird entweder sonographisch anhand der Lage der Mesenterialgefäße oder anhand der Lage des Treitz'schen Bandes in der Magen-Darm-Passage mit Kontrastmittel diagnostiziert. Da eine Malrotation zum Volvulus führen kann, sollte immer eine chirurgische Korrektur durchgeführt werden.
- Die klassischen Symptome eine Invagination sind intermittierend auftretende kolikartige Bauchschmerzen, Erbrechen, himbeergeleeartiger Stuhl. Jedoch manifestieren sich lediglich 20 % der Fälle mit den klassischen Symptomen.
- Eine hypertrophe Pylorusstenose beginnt typischerweise in der 3. bis 6. Lebenswoche mit zunehmendem nicht-galligem Erbrechen im Schwall. Dies führt zu einer hypokaliämischen metabolischen Alkalose.
- Die Symptomatik einer akuten Appendizitis beginnt meist mit Bauchschmerzen, die in den rechten Unterbauch wandern und nachfolgender Übelkeit mit Erbrechen. Insbesondere bei kleinen Kindern ist die Symptomatik jedoch äußerst variabel.

7 Nephrologie

Säure-Basen-Haushalt, Flüssigkeit und Elektrolyte

7.1
Unter welchen Umständen kann ein Kind hyponatriämisch, aber nicht hypotonisch sein?

- Durch eine Erhöhung der extrazellulären osmotisch aktiven Substanzen wird das extrazelluläre Volumen erhöht und Wasser durch den osmotischen Gradienten von intra- nach extrazellulär verschoben. Dies führt zu einer Verdünnung der Natriumkonzentration im Serum (Hyponatriämie). Als osmotisch aktive Substanzen kommen z.B. Glukose, Mannitol oder Glycerol in Frage.
- Durch erhöhte Plasmalipide und Plasmaproteine kann es zur Bestimmung einer verminderten Natriumkonzentration kommen. Von 100 ml Serum sind normalerweise ungefähr 93 ml Wasser und lediglich 7 ml Plasmalipide und Plasmaproteine. Bei erhöhten Plasmalipiden oder Plasmaproteinen ist also der Wasser- und Natriumanteil in einem bestimmten Volumen vermindert, und somit ist die Natriumkonzentration pro gemessenes Volumen vermindert

Ichikawa I: A bridge over troubled water ... mixed water and electrolyte disorders. Pediatr Nephrol 12: 160–167, 1998.

7.2
Wie klären Sie die Ursache einer Hyponatriämie ab?

Anamnestisch sollten Sie nach Symptomen einer Gastroenteritis, bekannten Vorerkrankungen und einer Wasser-Intoxikation fragen (z.B. inadäquate intravenöse Flüssigkeitszufuhr, orale Aufnahme von freiem Wasser, Gabe von Einläufen/Darmspülungen mit Leitungswasser und auch einem pathologischem Trinkverhalten z.B. bei psychiatrischen Patienten). Bei einem spezifischen Gewicht von < 1003 ist eine Wasser-Intoxikation wahrscheinlich. Auch an eine artefizielle Hyponatriämie durch Verdünnung muss gedacht werden. Finden sich anamnestisch keine Hinweise auf eine Wasser-Intoxikation kann man sich durch die Unterscheidung in eine Hyponatriämie bei Hypo-, Eu-, und Hypervolämie und durch Bestimmung des Natriums im Urin der Ursache nähern.

1. Bei **hypovolämischen** Patienten, bestimmt man das Natrium im Urin. Findet man Natrium im Urin von < 20 mmol/l deutet dies auf eine extrarenale Ursache der Hyponatriämie hin (mehr Natriumverlust als Wasserverlust):

- **gastrointestinale** Ursachen (Erbrechen, Durchfälle, Drainagen, Fisteln, etc.). Eine Dehydratation bei akuter Gastroenteritis ist die häufigste Ursache der Hyponatriämie im Kindesalter.
- Verluste über die **Haut** wie z.B. zystische Fibrose oder ein Hitzschlag.
- Verschiebungen in den **dritten Raum** wie z.B. Verbrennungen, Pankreatitis, Ergüsse, Aszites, Peritonitis, etc.)

Wenn bei **hypovolämischen** Patienten das Natrium im Urin > 20 mmol/l ist, bestehen renale Natriumverluste:

- durch **Diuretika** verursachte Natriumverluste
- Salzverlust bei Nephritis
- vermehrte **Bikarbonatausscheidung** (renal tubuläre Azidose, metabolische Alkalose)

- Mineralokortikoidmangel
- Pseudohypoaldosteronismus

2. Bei **euvolämischen** Patienten ist das Natrium im Urin meist > 20 mmol/l und man muss folgende Ursachen in Betracht ziehen:

- Störungen im Glukokortikoid- oder Schilddrüsenstoffwechsel
- erhöhtes antidiuretisches Hormon (ADH)

3. Bei **hypervolämischen** Patienten, bestimmt man ebenfalls das Natrium im Urin. Wenn das Natrium im Urin < 20 mmol/l ist, kommen hydropische Erkrankungen, die zu Ödemen führen als Ursache in Frage (vermehrte Wassereinlagerung bei geringerer Natriumretention):

- Nephrotisches Syndrom
- Herzinsuffizienz
- Leberzirrhose

Wenn bei **hypervolämischen** Patienten das Natrium im Urin > 20 mmol/l beträgt muss an ein akutes oder chronisches **Nierenversagen** gedacht werden.

Avner ED: Clinical disorders of water metabolism: hyponatriemia and hypernatriemia. Pediatr Ann 24: 23-30, 1995.

7.3
Beschreiben Sie die klinischen Symptome einer Hyponatriämie?

Eine leichte Hyponatriämie ist meist symptomlos. Durch die Hyponatriämie kommt es jedoch zu einer Verschiebung von freiem Wasser nach intrazellulär. Dies kann zu einer intrazellulären Hirndrucksteigerung führen. Neben gastrointestinalen Symptomen (Übelkeit, Erbrechen) treten folglich ZNS-Symptome (Kopfschmerzen, Irritabilität, Bewusstseinveränderung, Krampfanfälle, Koma) bis hin zum Tod auf. Normalerweise treten Symptome einer Hyponatriämie erst ab Natriumwerten von < 120 mmol/l auf. Bei rasch aufgetretener Hyponatriämie sind jedoch auch schon bei höheren Natriumwerten Symptome möglich.

7.4
Welche Maßnahmen ergreifen Sie notfallmäßig bei einer symptomatischen Hyponatriämie?

Man muss unterscheiden zwischen einer Verdünnungshyponatriämie und einem echten Natriummangel. Bei einer Verdünnungshyponatriämie besteht eine Hypervolämie, so dass eine Wasser- und Natriumrestriktion und gegebenenfalls Schleifendiuretika (Furosemid) zum Einsatz kommen. Bei einer symptomatischen Hyponatriämie durch einen Natriummangel und einen Flüssigkeitsmangel hingegen muss dass fehlende Natrium durch eine hypertone NaCl 3%-Lösung (1 ml entspricht 0,513 mmol Natrium) ausgeglichen werden. Mit 1 ml/kgKG der NaCl 3%-Lösung erhöht man den Natriumwert im Serum um ungefähr 1 mmol/l. Eine Hyponatriämie sollte langsam ausgeglichen werden (maximal 12 mmol/l/Tag), lediglich bei symptomatischer Hyponatriämie (z. B. Krampfanfall) kann initial der Ausgleich schneller erfolgen. Eine Erhöhung des Serumnatriums um 5 bis 10 mmol/l reicht meist aus um Krampfanfälle bei Hyponatriämie zu beenden. Eine Infusion mit NaCl 3%-Lösung und einer Flussgeschwindigkeit von 3 ml/kgKG über 10 bis 20 Minuten ist normalerweise sicher. Die Gefahr eines zu schnellen Ausgleichs des Natriumdefizits besteht in der Entstehung einer zentralen pontinen Myelinolyse. Beim Ausgleich einer Elektrolyentgleisung sind engmaschige Elektrolykontrollen zu empfehlen.

7.5
Wie klären Sie die Ursache einer Hypernatriämie ab?

Durch die anamnestischen Angaben, den Hydrierungszustand des Patienten und die Bestimmung des Natriums im Urin lässt sich die Ursache einer Hypernatriämie in verschiedene Kategorien einteilen:

1. Bei **hypovolämischen** Patienten bestimmt man das Natrium im Urin. Findet man Natrium im Urin von < 20 mmol/l deutet dies auf extrarenale Verluste hin (Wasserverlust stärker als Natiumverlust):

- **gastrointestinale Verluste** (zugeführte Kohlenhydrate (z. B. Milch) können bei schwerer Gastroenteritis nicht resorbiert werden und wirken im Kolon osmotisch, d. h. zusätzlicher Flüssigkeitsverlust in den Darm)
- exzessives Schwitzen

Wenn bei **hypovolämischen** Patienten das Natrium im Urin > 20 mmol/l ist, bestehen renale Natriumverluste und vermehrte Wasserverluste:

- renale Dysplasie
- obstruktive Uropathie
- osmotische Diurese

2. Bei **euvolämischen** Patienten kann das Natrium variabel sein und man muss an folgende Ursachen denken:

- **extrarenale Verluste** (Perspiration insensibilis, über die Haut, pulmonal)
- **renale Verluste** (zentraler Diabetes insipidus, renaler Diabetes insipidus)

3. Bei **hypervolämischen** Patienten ist das Natrium im Urin meist > 20 mmol/l und man muss an folgende Ursachen denken:

- inadäquat zubereitete Nahrung (z. B. bei Sondenernährung)
- Zufuhr von Natriumbikarbonat
- **NaCl-Zufuhr** (Salzvergiftung, Ertrinken in Salzwasser)
- primärer Hyperaldosteronismus (sehr selten)

Avner ED: Clinical disorders of water metabolism: hyponatriemia and hypernatriemia. Pediatr Ann 24: 23–30, 1995.

7.6
Warum kann es bei zu schneller Korrektur einer Hypernatriämie zu Krampfanfällen kommen?

Bei Kindern mit schwerer **Hyponatriämie** treten meist vor Therapiebeginn bereits Krampfanfälle auf, wohingegen bei Kindern mit **Hypernatriämie** Krampfanfälle durch die Therapie ausgelöst werden können. Durch die erhöhte extrazelluläre Osmolalität bei Hypernatriämie wird Flüssigkeit von intra- nach extrazellulär verschoben. Dadurch «schrumpfen» die Zellen. Wenn eine Hypernatriämie länger besteht werden im Gehirn intrazelluläre Osmolyte (z. B. Taurin, Glutamin, Myoinositol) gebildet, die einen intrazellulären Flüssigkeitsverlust im Gehirn verhindern sollen. Die Bildung dieser Osmolyte setzt bereits nach ungefähr 24 Stunden ein. Bei einer chronischen Hypernatriämie ist die Größe des Gehirns daher beinahe normal. Im Rahmen der Rehydrierung kann nun Wasser in die Hirnzellen einströmen, so dass es zu einem Hirnödem, Krampfanfällen, Hirnblutungen bis hin zum Tode kommen kann. Aus diesem Grund muss eine Hypernatriämie sehr langsam ausgeglichen werden. Das Serumnatrium sollte um maximal 0,5 mmol/l/Stunde bzw. maximal 12 bis 15 mmol/l/Tag gesenkt werden. Bei hohen Natriumwerten im Serum braucht man für den Ausgleich also 48 bis 72 Stunden. Die Elektrolyte müssen hierbei engmaschig kontrolliert werden.

Konrad M, von Vigier RO: Elektrolytentgleisungen im Säuglings- und Kindesalter. Therapeutische Rundschau 62(8): 557–564, 2005.

7.7
Welcher Zusammenhang besteht zwischen der Kaliumkonzentration im Serum und dem pH-Wert?

Zum Ausgleich einer Alkalose werden Kaliumionen nach intrazellulär und im Austausch Wasserstoffionen nach extrazellulär transportiert. Das Gegenteil geschieht bei einer Azidose. Eine pH-Veränderung in Richtung Alkalose/Azidose um 0,1 führt zu einer Änderung der extrazellulären Kaliumkonzentration um 0,3 bis 0,6 mmol/l in die entgegengesetzte Richtung, d. h. ein niedrigerer pH führt zu einer höheren Kaliumkonzentration. Dies kann laborchemisch bei Azidosen durch Salzsäure oder Ammoniumchlorid gezeigt werden, bei Azidose durch organische Säuren ist der Effekt auf die Kaliumkonzentration wesentlich schlechter vorherzusagen.

7.8
Welche klinischen Symptome können bei einer Hypokaliämie auftreten?

- Adynamie, Somnolenz, Koma
- Muskelschwäche und Paralyse bis hin zu Atemstörungen und Apnoe
- Verstopfung, Ileus
- Herzrhythmusstörungen, Digitalisempfindlichkeit, EKG-Veränderungen (ST-Senkung, T-Abflachung)
- Polyurie durch Konzentrierungsstörung der Niere

7.9
Kennen Sie die maximale Konzentration und Flussgeschwindigkeit von Kalium, die Sie über eine Infusion verabreichen können?

Wenn eine Kalium-Substitution notwendig ist, sollte idealerweise die Konzentration bei Gabe über eine periphere Vene nicht mehr als 40 mmol/l, beziehungsweise 80 mmol/l über einen zentralen Zugang betragen. Die Flussgeschwindigkeit sollte nicht höher als 0,3 mmol K^+/kgKG/Stunde sein. Höhere Konzentrationen und höhere Flussgeschwindigkeiten führen zu lokalen Reizungen und durch Änderungen des Membranpotentials zu Parästhesien, Schwäche bis hin zum Herzstillstand. Bei Lebensbedrohlichen Ereignissen aufgrund einer Hypokaliämie (z. B. Herzrhythmusstörungen, Atemlähmung) kann man die Flussgeschwindigkeit auf bis zu 1 mmol/kgKG/Stunde jedoch nur über einen zentralen Zugang erhöhen. Eine kontinuierliche EKG-Überwachung ist bei Kindern mit symptomatischer Hypokaliämie während der parenteralen Kaliumsubstitution notwendig.

Cronan KM, Norman ME: Renal and electrolyte emergencies. In Fleisher GR, Ludwig S (Hrsg.): Textbook of Pediatric Emergency Medicine, 4. Auflage. Baltimore, Lippinsott Williams & Wilkins, S. 819–820, 2001.

7.10
Nennen Sie die häufigen Ursachen einer Hypokaliämie.

Man unterscheidet bei den Ursachen einer Hypokaliämie zwischen vermehrten Verlusten, verminderter Zufuhr und Verschiebung von extra- nach intrazellulär.

- Diuretika, gelegentlich auch Laxantien
- Durchfall mit Volumenverlust (Aktivierung des Renin-Angiotensin-Systems)
- Verminderte Zufuhr (Diät, Anorexia nervosa)
- metabolische Alkalose (z. B. bei Patienten mit hypertropher Pylorusstenose)
- diabetische Ketoazidose mit Volumenverlust
- renal tubuläre Azidose (RTA Typ 1 und RTA Typ 2)
- Fanconi-Syndrom
- Bartter-Syndrom/Gitelmann-Syndrom
- Mineralokortikoidwirkung (primärer Hyperaldosteronismus, Cushing-Syndrom, Nebennierentumor, AGS, seltene Formen einer kongenitalen adrenalen Hyperplasie)
- Hypophysentumor mit ACTH-Produktion
- erhöhte Reninausschüttung

7.11
Welche Nahrungsmittel enthalten viel Kalium?

Siehe **Tabelle 7-1**.

7.12
Nennen Sie die Ursachen einer Hyperkaliämie?

Man unterscheidet bei den Ursachen einer Hyperkaliämie zwischen vermehrter Zufuhr, verminderter Ausscheidung und Verschiebung von intra- nach extrazellulär.

Tabelle 7-1

Nahrungsmittel	Menge	Kaliumgehalt in mg
Rosinen	²/₃ Tasse	751
Kartoffel	100 g (entspricht einer mittleren Kartoffel)	411
Kakao	1 Tasse	480
Orangensaft	1 Tasse	474
Bananen	100 g	393
Pommes Frites	100 g	926
Karotten	100 g	290

vermehrte Zufuhr:

- durch Diät
- durch Infusion
- durch Bluttransfusion (ältere, falsch gelagerte, ungewaschene Erythrozytenkonzentrate)

verminderte renale Ausscheidung:

- akutes oligurisches Nierenversagen (akute GN, akute Tubulusnekrose)
- terminale oligurische Niereninsuffizienz
- Diuretika (Spironolacton, Amilorid, Triamteren)
- Hypoaldosteronismus (AGS, M. Addison, RTA Typ 4)

Verschiebung von intra- nach extrazellulär:

- metabolische und akute respiratorische Azidose
- Insulinmangel (z. B. Hyperglykämie bei Diabetes mellitus)
- Zellzerfall (Trauma, Chemotherapie, Hämolyse, Rhabdomyolyse)
- starke Anstrengung/Stress (führt zu Insulinmangel)
- medikamentös (β-Blocker, Digitalispräparate, Succinylcholin, Diuretika, ACE-Hemmer)
- familiäre hyperkaliämische periodische Paralyse

Pseudohyperkaliämie

- Hypovolämie
- Abnahmefehler durch starke Stauung bei Blutentnahme (Hämolyse)
- Thrombozytose, Leukozytose, abnormal durchlässige Erythrozytenmembran

Mc Donald RA: Disorders of potassium balance. Pediatr Ann 24: 31–37, 1995.

7.13
Wann halten Sie die Gabe von intravenösem Kalzium bei Patienten mit Hyperkaliämie für notwendig?

Bei Patienten mit Hyperkaliämie besteht das Risiko von Herzrhythmusstörungen. Deshalb müssen Patienten mit hohen Kaliumwerten auf jeden Fall mittels eines EKG-Monitors überwacht werden. Bei Kaliumwerten >8 mmol/l oder Herzrhythmusstörungen ist die langsam Gabe von intravenösem Kalziumglukonat 10 % (0,5 ml/kgKG) eine bewährte Methode um Herzrhythmusstörungen zu behandeln. Kalzium stabilisiert das Membranpotential der Zellen, was die Wahrscheinlichkeit einer Herzrhythmusstörung vermindert. Die Wirkung der Kalziumgabe ist jedoch transient (30 bis 60 Minuten) und hat keinen Einfluss auf die Hyperkaliämie. Man gewinnt dadurch jedoch Zeit um die Hyperkaliämie zu behandeln.

7.14
Wie behandeln Sie eine Hyperkaliämie?

Bei jeder Form der Hyperkaliämie muss sofort die weitere Kaliumzufuhr gestoppt werden. Die therapeutischen Maßnahmen richten sich nach dem Ausmaß der Hyperkaliämie.

- **Stabilisierung des Membranpotenzials** mit intravenösem Kalziumglukonat 10 % (0,5 ml/kgKG) über 2 bis 5 Minuten bei hohen Kaliumwerten oder Herzrhythmusstörungen. Der Effekt setzt innerhalb weniger Minuten ein, hält jedoch nur 30 bis 60 Minuten an. Patienten mit hohen Kaliumwerten sollten mittels EKG-Monitor überwacht werden.
- **Verschiebung von Kalium nach intrazellulär** mittels **Natriumbikarbonat 8,4 %** (1 mmol entspricht 1 ml). Man verabreicht 1 bis 2 mmol/kgKG (in Aqua destillata 1 : 1 gemischt). Die Gabe von Natriumbikarbonat ist auch möglich, wenn keine Azidose besteht. Man kann Kalium auch nach intrazellulär verschieben durch Gabe von **Glukose 20 %** 5 ml/kgKG (entspricht 1 g/kgKG) und **Normalinsulin** 4 IE/kgKG über 1 Stunde. Die Wirkung setzt innerhalb von 30 Minuten ein und hält 1 bis 4 Stunden an. Der Blutzucker sollte hierbei kontrolliert werden.
- **Vermehrte Kaliumausscheidung** durch Bindung an **Kationenaustauscherharze** wie z. B. Resonium®A wirkt langsam und die Dauer der Wirkung ist variabel. Man kann Resonium®A oral oder rektal alle 4 bis 6 Stunden verabreichen. In einer Dosis von 1 g/kgKG/Dosis po senkt Resonium®A die Kaliumkonzentration um 1 mmol/l.

Fliser D: Symptomatische Hyperkaliämie: Was notfallmäßig zu tun ist. Dtsch Arztbl 100 (24): A1657–1659, 2003.

Cronan KM, Norman ME: Renal and electrolyte emergencies. In Fleisher GR, Ludwig S (Hrsg.): Textbook of Pediatric Emergency Medicine, 4. Auflage. Baltimore, Lippinsott Williams & Wilkins, S. 822, 2001.

7.15
Was ist die Anionenlücke?

Die Anionenlücke ist bei der Beurteilung einer Azidose hilfreich. Das Prinzip der Anionenlücke basiert darauf, dass sich positive und negative Ladungen stets ausgleichen müssen, d. h. Kationen wie Na^+, K^+, Ca^{2+}, Mg^{2+} und Anionen wie HPO_4^-, SO_4^-, organische Säuren und Proteine. Vereinfacht berechnet man die Anionenlücke wie folgt:

$$\text{Anionenlücke} = Na^+ - (Cl^- + HCO_3^-)$$

Man kann damit die nicht gemessenen Ionen wie organische Säuren (Laktat, Ketonkörper), Sulfat und Phosphat abschätzen. Normalerweise beträgt die Anionenlücke bei Kindern und Jugendlichen ab dem 9. Lebensmonat 8 +/− 2 mmol/l, bzw. 11 +/− 2 mmol/l wenn das Blut erst nach einer gewissen Zeit (4 Stunden) analysiert wird. Bei Erwachsenen gelten 12 +/− 2 mmol/l als Normwert. Praktisch gilt die Anionenlücke als vergrößert, wenn die Differenz > 16 mmol/l beträgt.

7.16
Kennen Sie die Ursachen einer vergrößerten Anionenlücke?

Eine Vielzahl von metabolischen Azidosen geht mit einer vergrößerten Anionenlücke einher. Findet sich bei Patienten mit metabolischer Azidose eine vergrößerte Anionenlücke ist differenzialdiagnostisch an folgende Krankheitsbilder zu denken:

- Diabetische Ketoazidose
- Urämische Azidose (Nierenversagen)
- Laktatazidose (metabolische Störungen, Hypoxie, kardiopulmonale Reanimation, Schock, längerer Krampfanfall)
- Vergiftungen mit Methanol, Ethanol, Ethylenglykol, Salicylaten, Ibuprofen, Isoniazid oder Paraldehyd.
- Hungerazidose

7.17
Wo liegen die Grenzen der respiratorischen Kompensation bei einer metabolischen Alkalose?

Bei einer metabolischen Alkalose ist der pH-Wertes und die Bikarbonatkonzentration im Serum erhöht. Als Ursachen kommen sowohl ein vermehrter Verlust von Säuren wie auch ein Anstieg der Basen im Serum (vermehrte Zufuhr) in Frage. Wie auch bei einer metabolischen Azidose versucht der Körper bei einer metabolischen Alkalose über die Atmung die Verschiebung des pH-Wertes auszugleichen. Bei einer metabolischen Alkalose versucht der Körper durch eine alveoläre Hypoventilation das Abatmen von CO_2 zu vermindern. Dies zeigt sich in einer flachen Atmung. Dieser Kompensationsmechanismus ist jedoch dadurch limitiert, dass die adäquate Sauerstoffversorgung gewährleistet sein muss. Aus diesem Grund steigt der pCO_2 meist nur bis 50 bis 55 mmHg. Lediglich bei sehr schwerer Alkalose können auch höhere Werte erreicht werden.

7.18
Kennen Sie die Differenzialdiagnosen der metabolischen Alkalose?

Man kann eine metabolische Alkalose anhand der Cl^--Konzentration im Urin und dem Ansprechen auf eine NaCl 0,9 % – Infusion beurteilen. Bei metabolischen Alkalosen, die gut auf eine NaCl 0,9 %-Infusion ansprechen, ist meist die Cl^--Konzentration im Urin < 10 mmol/l und es besteht ein Volumenmangel. Durch die NaCl 0,9 %-Infusion wird die Alkalose bereits ausgeglichen. Ein typisches Beispiel hierfür ist die hypertrophe Pylorusstenose. Eine metabolische Alkalose, die nicht auf eine NaCl 0,9 %-Infusion anspricht, oder die Alkalose sogar verstärkt, geht oft mit einer hohen Cl^--Konzentration im Urin und einer arteriellen Hypertonie einher. Hierbei besteht häufig eine Hyperaldosteronismus, der für die Verschiebung des Säure-Basen-Haushalts ursächlich ist. Durch einen Kaliummangel im Serum kommt es zu einer Verschiebung von Kalium von intrazellulär nach extrazellulär und damit einhergehend einer Verschiebung von Wasserstoffionen nach intrazellulär, was die Alkalose verursacht (s. **Tab. 7-2**).

Tabelle 7-2

metabolische Alkalose **mit** gutem Ansprechen auf NaCl 0,9 %-Infusion	metabolische Alkalose **ohne** Ansprechen auf NaCl 0,9 %-Infusion
• hypertrophe Pylorusstenose	• primärer Hyperaldosteronismus (selten)
• rezidivierendes Erbrechen, Ileus	• reninproduzierender Tumor
• Magenablaufsonde	• Nierenarterienstenose
• kongenitale Chloriddiarrhoe	• 17-Hydroxylasemangel
• Diuretikaabusus	• 11β-Hydroxylasemangel
• zystische Fibrose (Schweißverlust)	• übermäßiger Lakritzverzehr
• Chloridmangel bei Säuglingsnahrung	• Pseudohyperaldosteronismus (Liddle-Syndrom)
• Posthyperkapnie-Syndrom	• Bartter-Syndrom, Gitelmann-Syndrom
• überschießende Behandlung mit Bikarbonat	• schwere Hypokaliämie

Schäfer RM: Störungen des Säure-Basen-Haushalts: Rationale Diagnostik und ökonomische Therapie. Dtsch Arztbl 102 (26): A 1896–1899, 2005.

7.19
Was versteht man unter einer Kontraktionsalkalose? Beschreiben Sie die Pathophysiologie.

Im Rahmen einer Dehydratation kommt es zu einer erhöhten Bikarbonat-Reabsorption in der Niere, was zu einer metabolischen Alkalose führt und auch als Kontraktionsalkalose bezeichnet wird. Zu einer erhöhten Bikarbonatkonzentration im Serum kommt es als Ausgleich wenn im Rahmen einer Dehydratation Chloridverluste aufgetreten sind. Häufige Ursachen sind der Verlust von säurehaltigem Magensekret (z. B. Magenablaufsonde, hypertrophe Pylorusstenose) oder bei einem intravasalen Volumenmangel (z. B. Durchfall, Diuretikamißbrauch). Bei Volumen- und Chloridmangel wird vermehrt Natrium reabsorbiert und auch das gesamte Bikarbonat wird renal wieder reabsorbiert, so dass mit dem Urin kein Bikarbonat ausgeschieden wird. Außerdem kommt es durch den Salz und Volumenmangel zu einem Anstieg von Aldosteron, so dass im Tubulus Natrium (zusammen mit Bikarbonat) reabsorbiert wird und Kalium und Wasserstoffionen sezerniert werden. Es kann also bei einer systemischen Alkalose eine paradoxe Azidurie auftreten.

Die Behandlung besteht in einer ausreichenden Flüssigkeits- und Chloridversorgung des Patienten. Wenn die Kaliumverluste nicht zu ausgeprägt sind, reicht es NaCl 0,9 %-Lösung als Infusion zu verabreichen um die Alkalose auszugleichen. Bei ausgeprägter Hypokaliämie muss auch Kalium (am besten als Kaliumchlorid) substituiert werden, da eine Hypokaliämie eine unabhängige Ursache einer Alkalose sein kann.

Vermischtes

7.20
Welche verschiedenen Formen der Enuresis unterscheidet man?

Bei der Einteilung der Enuresis bestehen unterschiedliche Klassifikationen. Ein Versuch einer einheitlichen Einteilung ist folgender:

- Als **Enuresis** bezeichnet man eine normale Blasenentleerung an einem sozial inakzeptablen Ort oder Zeitpunkt bei Kindern über 5 Jahren.
- Als **Enuresis nocturna** bezeichnet man das isolierte Auftreten von Einnässen während des nächtlichen Schlafes, was keine Krankheit ist, jedoch störend für das Kind und für die Familie ist. Im Gegensatz dazu bezeichnet man das Auftreten von Einnässen auch im Wachzustand, also am Tage, als **Enuresis diurna** bzw. **Enuresis diurna et nocturna**, was einer weiteren Diagnostik bedarf.
- Als **primäre Enuresis** bezeichnet man Einnässen bei Kindern, die noch nie trocken waren. Als **sekundäre Enuresis** bezeichnet man Einnässen bei Kindern, die zuvor bereits während mindestens 6 Monaten sauber waren.
- Als **Blasenkontrollstörung** bezeichnet man eine funktionelle Störung der Detrusoraktivität, was zu imperativem Harndrang, Einnässen auch tagsüber, Blasenwandverdickung mit Restharn, Pollakissurie und Miktion in Portionen führen kann.

Norgaard JP et al: Standardization and definitions in lower urinary tract dysfunction in children. International Children's Continence Society. Br J Urol 81 Suppl 3: 1–16, 1998.

7.21
Wie häufig ist eine primäre Enuresis nocturna?

Meist sind Kinder tagsüber früher trocken als nachts. Im Alter von 5 Jahren nässen ungefähr 20% der Kinder (Jungen häufiger als Mädchen) mindestens einmal pro Monat nachts ein. Nur 5% der Kinder nässen in diesem Alter noch jede Nacht ein. Im Alter von 7 Jahren nässen nur noch 10%, und mit 10 Jahren nur noch 5% nachts ein. Bei ungefähr 1 bis 2% der Jugendlichen und Erwachsenen bleibt eine gelegentliche primäre Enuresis nocturna bestehen.

Girardin E: Enuresis und Miktionsstörungen beim Kind. Schweiz Med Forum 26: 631–636, 2002.

7.22
Warum persistiert das nächtliche Einnässen bei manchen Kindern?

Bei der isolierten Enuresis nocturna handelt es sich nicht um eine Krankheit. Je älter das Kind wird, umso störender wird das nächtliche Einnässen jedoch. Bei mehr als 97% der Kinder finden sich keine pathologischen Ursachen. Als Erklärung bestehen verschiedene Theorien. Neben einer unreifen Blase (Blasenfüllung wird registriert, die kortikale Hemmung des Blasenhyperaktivität ist jedoch noch nicht entwickelt), einer geringe Blasenkapazität, Aufwachschwierigkeiten (Hypothalamus) und einem nächtlichen ADH-Mangel scheint vor allem ein genetischer Einfluss zu bestehen. Wenn ein Elternteil ebenfalls von einer Enuresis betroffen war, ist die Wahrscheinlichkeit beim Kind ungefähr 50%, bei zwei betroffenen Elternteilen sogar 75%. Psychologische Ursachen sind bei Kindern mit isolierter Enuresis nocturna selten. Diese Kinder nässen meist auch tagsüber ein. Zur Abklärung einer isolierten Enuresis nocturna sollte lediglich ein Urinstix, ein Urinsediment und ein spezifisches Gewicht untersucht werden.

Thiedke CC: Nocturnal enuresis. Am Fam Physician 67: 1499–1510, 2003.

7.23
Wann sollten Sie bei einer Enuresis eine ernste medizinische oder chirurgische Ursache in Betracht ziehen?

An medizinischen Ursachen für eine Enuresis kommt neben einem Harnwegsinfekt auch ein neu aufgetretener Diabetes mellitus, ein Diabetes insipidus oder eine chronische Obstipation in Frage. Als Warnsignale sollten intermittierende Enuresis während des Tages, Polydipsie, Polyurie, Symptome einer Verstopfung oder auch ein vorangegangenes Schädel-Hirn-Trauma zu einer weiteren Abklärung Anlass sein. Als chirurgische Ursache kommen ein ektoper Ureter, eine Obstruktion der Urethra (Urethralklappen, Uretherozele, Fremdkörper, Steine) und eine neurogene Blasenentleerungsstörung (Spina bifida occulta, Tethered-Cord-Syndrom) in Frage. Anamnestisch sollte man nach Harnträufeln (Windel ist «immer» feucht), und einem unterbrochenen oder tröpfelnden Harnstrahl, sowie nach Auffälligkeiten des Gangbildes fragen und das äußere Genital, die Lumbosakralregion und den Neurostatus der unteren Extremitäten überprüfen. Fraglich besteht auch ein Zusammenhang zwischen Enuresis und adenoiden Vegatationen («Polypen»). Man sollte auch nach einer obstruktiven Schlafapnoe und nächtlichem Schnarchen fragen. Durch eine gezielte Anamnese, eine körperliche Untersuchung und eine Urinuntersuchung (Urinstatus, spezifisches Gewicht, ggf. Urinkultur, Kalzium-Kreatininratio) lassen sich die meisten Fälle klären. Selten sind urodynamische Untersuchungen oder ein MCU bei Verdacht auf Harnröhrenklappen notwendig. Bei neurologischen Auffälligkeiten oder therapieresistenten Fällen ist unter Umständen ein MRT der Wirbelsäule diagnostische wegweisend.

Girardin E: Enuresis und Miktionsstörungen beim Kind. Schweiz Med Forum 26: 631–636, 2002.

7.24
Welche Behandlungsmaßnahmen für die Enuresis nocturna sind Ihnen bekannt?

Bei der Therapie der Enuresis nocturna spielt das Alter des Patienten eine große Rolle, denn bei vielen Kindern kommt es zu einer spontanen Normalisierung mit der Zeit. Im Alter von 5 Jahren sind noch 20% betroffen, mit 7 Jahren nur noch 10% und mit 10 Jahren nur noch 5%. Lediglich bei 1% persistiert die Symptomatik.

- Neben der **Aufklärung** der Eltern über die normale Blasenreifung und die Sauberkeitsentwicklung im frühen Kindesalter sollten als **Verhaltensänderungen** regelmäßiges Essen und Trinken, Reduktion der abendlichen Trinkmenge, eventuell nächtliches Wecken zur gezielten Harnentleerung, sowie allgemein regelmäßige Blasen- und Stuhlentleerung beachtet werden.
- Die **apparative Konditionierung** mittels Weckapparaten (z.B. Klingelhose) ist sehr effektiv. Die Klingelhose klingelt, sobald ein Sensor im Schlafanzug des Kindes nass wird und weckt das Kind auf. Die Konditionierung erfordert Geduld und Motivation von Seiten der Eltern und des Kindes, ist jedoch in mehr als 70% der Fälle erfolgreich.
- Die medikamentöse Therapie mit nasal oder oral verabreichtem **Desmopressin** (Minirin®), einem Vasopressinanalogon, welches im distalen Tubulus die Flüssigkeitsrückresorption steigert und somit die nächtliche Harnmenge vermindert, führt ebenfalls bei 70% der Kinder zu einer Besserung der Symptomatik. Die Rückfallrate ist mit ungefähr 20% jedoch sehr hoch und es kann zu unerwünschten Irritationen der Nasenschleimhaut kommen. Außerdem ist die Therapie teuer.
- **Anticholinergika** wie Oxybutinin kommen bei Urge-Symptomatik zum Einsatz und reduzieren die unkontrollierte Blasendetrusoraktivität. Es können anticholinerge Nebenwirkungen auftreten (z.B. trockener Mund, Schläfrigkeit, Flush, Verstopfung).

Largo RH et al: Does a profound change in toilet-training affect developement of bowel and bladder control? DMCN 38:1106–1116, 1996.
Silverstein DM: Enuresis in children: Diagnosis and management. Clin Pediatr 43: 317–221, 2004.
Nield LS, Kamat D: Enuresis: How to evaluate and treat. Clin Pediatr 43: 409–415,2004.

7.25
Welche Ursachen für eine Enuresis diurna kennen Sie?

Organische oder **morphologische** Ursachen sind bei weniger als 5% der Fälle die Ursache für die Symptomatik. Bei den organischen Ursachen ist sicherlich eine Harnwegsinfektion die häufigste Ursache. Bei Kindern mit ständig feuchter Windel muss auch an einen ektop mündenden Ureter gedacht werden, seltener verursacht eine neurogene Blasenentleerungstörung eine Enuresis diurna. Durch eine Verlegung der unteren Harnwege kann es zu einer Blasendehnung und zu einer Überlaufinkontinenz kommen. Durch eine Raumforderung im kleinen Becken (z. B. chronische Obstipation, präsakrales Teratom, etc.) kann der Druck auf die Harnblase erhöht sein, was zu einer Stressinkontinenz beim Rennen, Lachen oder Husten führen kann.

Meist handelt es sich jedoch **physiologische** Ursachen, wie eine unreife oder instabile Blase, wobei die Kinder häufig überstarken Harndrang durch eine hyperaktive Blase haben und durch einen Detrusorspasmus unkontrolliert Urin verlieren. Durch Kitzeln, Lachen und Aufregung kann die Symptomatik verstärkt werden. Auch an einen vaginalen Reflux muss gedacht werden. Nach einer normalen Miktion kann es bei Mädchen dazu kommen, dass etwas Urin in die Vagina zurückläuft und beim aufstehen nachläuft, so dass die Unterhose feucht wird.

Als **psychologische** Ursachen kann es im Rahmen einer Angstreaktion zu ungewolltem Urinabgang kommen, aber auch bei chronischen Stresssituationen (z. B. familiäre Belastungssituation, Krankenhausaufenthalt) kann es zu einer neu aufgetretenen Enuresis diurna kommen. Bei Kindern, die von ihren Eltern sehr früh zur Sauberkeitserziehung angehalten werden, tritt häufig genau das Gegenteil der gewünschten Sauberkeit auf. Die meisten Eltern beginnen im 2. Lebensjahr mit der Sauberkeitserziehung. Aufgrund der physiologischen Reifung der Blasen- und auch Darmentleerung ist die Sauberkeitserziehung jedoch erst Erfolg versprechend, wenn dem Kind der Harndrang bewusst ist. Die meisten Kinder signalisieren dies durch ihr Verhalten oder sagen es sogar. Die Eltern können den Kindern dabei lediglich ein Vorbild sein und durch praktische Hilfe (Aus- und Anziehhilfe, Angst vor der Toilette nehmen) die Eigeninitiative des Kindes abwarten. Ein früh begonnenes Toilettentraining führt nicht zu einer früheren Blasenkontrolle des Kindes.

7.26
Welche Rolle spielt Beckenbodengymnastik im Rahmen der Enuresis?

Bereit in den 60er Jahren wurde über den Nutzen der Beckenbodengymnastik bei Stressinkontinenz und als Rückbildungsgymnastik nach Schwangerschaft berichtet. Physiotherapeutische Übungen, z. B. willentliche Unterbrechung der Miktion durch Kontraktion der Beckenbodenmuskulatur und Durchführen der Übung auch ohne Miktion, eventuell auch mit Biofeedback-Methoden, kann dem Kind helfen die Sphinkteren, die Beckenbodenmuskulatur und die Bauchmuskulatur besser zu kontrollieren. Durch die Kontraktion der Beckenbodenmuskeln kommt es reflexiv zu einer Entspannung des Blasendetrusors. Diese Übungen können bei Kindern mit Enuresis während des Tages hilfreich sein.

Schneider MS et al: Kegel exercises and childhood incontinence: A new role for an old treatment? J Pediatr 124:91–92, 1994.

7.27
Was sind Labiensynechien und welche Behandlung schlagen Sie vor?

Labiensynechien sind ein recht häufiger Befund bei Mädchen zwischen 4 Monaten und 6 Jahren. Es handelt sich hierbei lediglich um eine Verklebung der kleinen Schamlippen, die meist in Folge einer Vulvovaginitis auftritt. Manche Eltern sind jedoch sehr beunruhigt, weil sie eine Fehlbildung vermuten. Es kann durch die Labiensynechien zu einer gestörten Miktion und einem vaginalen Reflux kommen, was sich als Harnträufeln manifestiert. Die Therapie besteht neben der Behandlung der möglicherweise noch bestehenden Infektion in der lokalen Applikation von 1 %-iger Östrogencreme mehrfach täglich, Sitzbädern und einer guten Genitoanalhygiene. Eine Therapie mit Östrogencreme über 3 Wochen führt in 80 bis 90 % zu einer Lösung der Adhäsionen. Eine chirurgische Spaltung der Labiensynechien sollte vermieden werden.

Leung AKC et al: Treatment of labial fusion with topical estrogen therapy. Clin Pediatr 44: 245–247, 2005.

Das Wichtigste in Kürze: Enuresis

- Es besteht eine familiäre Häufung. Bei 70 % der Kinder mit Enuresis war auch mindestens ein Elternteil als Kind davon betroffen.
- Bei der Enuresis nocturna kommt es häufig zu einer spontanen Normalisierung mit dem Alter. Im Alter von 5 Jahren sind noch 20 % betroffen, mit 7 Jahren nur noch 10 % und mit 10 Jahren nur noch 5 %. Lediglich bei 1 % persistiert die Symptomatik.
- Bei einer isolierten Enuresis nocturna lässt sich meist keine organische Ursache finden.
- Bei der medikamentösen Behandlung ist die Rückfallrate sehr hoch.
- Die Konditionierung mittels Weckapparaten ist die erfolgreichste und kostengünstigste Therapie. Die Behandlung dauert jedoch mehrere Wochen.

Hämaturie

7.28
Welche unterschiedlichen Formen der Hämaturie unterscheiden Sie?

Man unterscheidet zwischen **Mikro- und Makrohämaturie**. Bei einer **Mikrohämaturie** sieht der Urin mit bloßem Auge unauffällig aus. Zur Diagnostik werden mindestens 3 positive Urinanalysen in einem Zeitraum von 2 bis 3 Wochen gefordert. Im Harnstreifentest (Urinstix) führen auch freies Hämoglobin und Myoglobin zu einem Farbumschlag und zu einem positiven Testergebnis. Deshalb ist das entscheidende Kriterium der mikroskopische Nachweis von > 5 Erythrozyten/µl. Bei einer **Makrohämaturie** ist der Urin durch Beimengung von Erythrozyten mit bloßem Auge dunkel verfärbt. Als Faustregel kann man sagen, dass bereits 1 ml Blut in 1 l Urin zu einer Makrohämaturie führt. Hellrotes Blut im Urin deutet auf eine Blutung im unteren Bereich des Harntraktes (postrenal) hin. Durch Oxidation verfärbt sich das Blut aus dem oberen Harntrakt (renal), weswegen der Urin bei einer Makrohämaturie meist eine Tee- oder Colafarbe aufweist. Man unterscheidet, ob eine **glomeruläre** oder eine **nichtglomeruläre Blutung** vorliegt. Bei einer glomerulären Blutung sind die Erythrozyten häufig klein und dysmorph (Akanthozyten) und man kann unter Umständen Erythrozytenzylinder finden, welche pathognomonisch sind. Eine glomeruläre Ursache einer Hämaturie kann auch mit einer Proteinurie einhergehen.

Patel HP, Bissler JJ: Hematuria in children. Ped Clin North Am 48: 1519–1537, 2001
Benz MR et al: Hämaturie und Proteinurie im Kindesalter. Vom Symptom zur Diagnose. Monatsschr Kinderheilkd 152: 238–247, 2004.

7.29
Bei einem gesunden 5-jährigen Kind fällt am Ende einer ansonsten unauffälligen Miktion hellroter Urin auf. Haben Sie eine Verdachtsdiagnose?

Hellrotes Blut deutet auf eine Blutung im unteren (postrenalen) Bereich des Harntraktes hin. Dass der Urin zu Beginn der Miktion unauffällig war weist darauf hin, dass ein Problem im Bereich des Blasenhalses oder des Blasengrundes (Trigonum vesicae) vorliegt. Wahrscheinlich liegt eine benigne hämorrhagische Zystitis z.B. durch Adenoviren vor. Diese verläuft innerhalb weniger Tage selbstlimitierend. Fehlende Schmerzen sprechen gegen ein differenzialdiagnostisch in Erwägung zu ziehendes Steinleiden und ein Blasenhämangiom ist eine absolute Rarität.

7.30
Wie häufig ist eine asymptomatische Mikrohämaturie?

Je nach geforderter Anzahl der positiven Urinuntersuchungen schwanken die Angaben in der Literatur. Bis zu 3 % aller Mädchen und 1,5 % aller Knaben haben im Alter zwischen 6 und 12 Jahren mehr als 5 Erythrozyten/µl in 2 Urinproben. Fordert man hingegen den Erythrozytennachweis in 3 aufeinander folgenden Urinproben, so findet sich nur bei 0,8 % der Mädchen und 0,5 % der Knaben eine asymptomatische Hämaturie. Eine Makrohämaturie ist wesentlich seltener.

7.31
Bei welchen Kindern mit Hämaturie veranlassen Sie eine weitere Diagnostik?

Eine Makrohämaturie und auch eine Mikrohämaturie mit begleitender Proteinurie sollten umgehend weiter abgeklärt werden. Bei einer isolierten Mikrohämaturie kann abgewartet und der Verlauf beobachtet werden. Bei persistierender Mikrohämaturie, anamnestischen Hinweisen oder Begleitsymptomen sollte weitere Diagnostik veranlasst werden. Folgende Hinweise gelten als Warnzeichen, die Sie aufmerksam machen sollten:

- familiäre Häufung (z.B. familiäre benigne Hämaturie, Alport-Syndrom)
- vorausgegangener Infekt (Poststreptokokken-Glomerulonephritis, IgA-Nephritis, HUS)
- Trauma (z.B. Nierenruptur, Urethralabriß, Münchhausen-by-proxi-Syndrom)
- Herkunft (Schistosomiasis, Malaria)
- Fieber/Dysurie (HWI)
- Bauch-/Flankenschmerz (HWI, Nephrolithiasis, Wilms-Tumor, GN)

- Schwerhörigkeit (Alport-Syndrom)
- Sehstörungen (Alport-Syndrom, TINU-Syndrom)
- Gerinnungsstörung (Antikoagulantien, Thrombozytopenie, Nierenvenenthrombose)
- arterielle Hypertonie (GN)
- Ödeme (GN, nephrotisches Syndrom)
- Hauteffloreszenzen (z. B. Purpura Schönlein-Henoch, Schmetterlingserythem bei SLE)
- Arthritis (z. B. Purpura Schönlein-Henoch, SLE)
- Entzündung des Genitales
- palpable Resistenz (z. B. Wilms-Tumor)
- Shunt-versorgter Hydrocephalus (Shunt-Nephritis)

Vester U, Hoyer PF: Diagnostik der Mikrohämaturie im Kindesalter. Monatsschr Kinderheilkd 149: 770–773, 2001.

Benz MR et al: Hämaturie und Proteinurie im Kindesalter. Vom Symptom zur Diagnose. Monatsschr Kinderheilkd 152: 238–247, 2004.

7.32
Welche Untersuchungen veranlassen Sie zur Abklärung einer Hämaturie?

- ausführliche Anamnese und körperliche Untersuchung (Blutdruck!)
- Laboruntersuchungen (Blutbild, Entzündungswerte, Elektrolyte inklusive Kalzium und Phosphat, Kreatinin, Harnstoff, LDH, Harnsäure, Albumin, Blutgasanalyse)
- Gerinnungsdiagnostik
- Streptokokkenantikörpertiter (AST, Antistreptodornase, Antihyaluronidase)
- Lupus-Serologie (ANA, C3, C4), ggf. p- und c-ANCA, Antibasalmembranantikörper
- Urin (Status, Kalzium-/Kreatininratio, Eiweiß-/Kreatininratio, Kultur)
- Sonographie der Nieren und ableitenden Harnwege (Nierengröße, Echogenität, Harntransportstörung, Konkremente, Zystennieren, Raumforderung)
- ggf. Nierenbiopsie (bei Persistenz oder Rezidiv mit Proteinurie, eingeschränkter Nierenfunktion, bei Verdacht auf Systemerkrankungen)
- ggf. Tonschwellenaudiogramm (bei Verdacht auf Alport-Syndrom)
- ggf. Röntgen-Thorax mit der Frage nach Infiltraten (M. Wegener), Pleuraerguss (SLE), Blutungen (Goodpasture-Syndrom)
- ggf. Parathormon und Vitamin-D-Metabolite bei Verdacht auf Hyperkalziurie
- ggf. EKG, Herzecho (Hypertrophiezeichen bei Hypertonie, Perikarderguss bei SLE)
- Augenärztliche Untersuchung (retinale Veränderungen, Hypertoniezeichen, Keratokonus)

Vester U, Hoyer PF: Diagnostik der Mikrohämaturie im Kindesalter. Monatsschr Kinderheilkd 149: 770–773, 2001.

7.33
Welche anderen Ursachen können einen dunklen Urin verursachen und zu einer Verwechslung mit einer Hämaturie führen?

- Medikamente (Rifampicin, Nitrofurantoin, Ibuprofen, u. a.)
- Nahrungsmittel (Rote Beete, Brombeeren, Rhabarber, Lebensmittelfarbstoffe)
- Ziegelmehl (amorphe Urate) im Urin
- Porphyrie, Alkaptonurie

Benz MR et al: Hämaturie und Proteinurie im Kindesalter. Vom Symptom zur Diagnose. Monatsschr Kinderheilkd 152: 238–247, 2004.

7.34
Wie häufig ist eine Hyperkalziurie die Ursache einer Hämaturie?

In der Literatur wird bei bis zu 35 % aller Kinder mit Mikrohämaturie eine erhöhte Kalziumausscheidung beschrieben. Jedoch bestehen wohl starke regionale Unterschiede. Als Pathomechanismus vermutet man eine Reizung des Urothels durch Mikrokristalle, was zu geringen Blutungen führt. Bei einem Teil dieser Patienten kommt es durch weitere Aggregation von Kalzium zu einer Nephrolithiasis, so dass man die Hämaturie als Vorboten einer Steinentwicklung sehen kann. Bei Patienten mit Hämaturie und anamnestischen oder aktuellen Hinweisen auf eine Nephrolithiasis oder eine Nephrokalzinose werden eine vermehrte Flüssigkeitszufuhr und eine Einschränkung der Natriumzufuhr empfohlen.

Stapleton FB, et al: Hypercalciuria in children with hematuria. N Engl J Med 310: 1345–1348, 1984.

Das Wichtigste in Kürze: Hämaturie

- Eine asymptomatische Mikrohämaturie ist sehr häufig (bis zu 3 % der Kinder).
- In den meisten Fällen findet man keine zugrunde liegende nephrologische oder urologische Erkrankung und es besteht meist eine sehr gute Prognose.
- Eine Hyperkalziurie findet man bei einer beträchtlichen Anzahl der Kinder mit Hämaturie.
- Patienten mit Hämaturie und Proteinurie müssen unbedingt weiter abgeklärt werden.
- Wenn der Urinstix einen positiven Befund ergibt, sich mikroskopisch jedoch keine Erythrozyten finden, muss an eine Hämolyse (Hämoglobin) oder eine Rhabdomyolyse (Myoglobin) gedacht werden.

Glomerulonephritis (GN)

7.35
Welche Symptome und Auffälligkeiten im Urin oder Blut weisen Sie auf eine Glomerulonephritis hin?

Man unterscheidet die akute GN und die chronische GN, davon abzugrenzen ist das nephrotische Syndrom.

- Bei der **akuten GN** stehen arterielle Hypertonie, evtl. Ödeme, Oligurie und Hämaturie im Vordergrund. Im Urin kann man dysmorphe Erythrozyten (Akanthozyten) und Erythrozytenzylinder finden. Ansteigende Nierenretentionswerte weisen auf ein akutes Nierenversagen hin.
- Bei der **chronischen GN** sind die Symptome eher unspezifisch und weniger akut. Arterielle Hypertonie, Abgeschlagenheit, Gedeihstörung oder eine Anämie können auf eine chronische GN hinweisen. Im Urin kann man ebenfalls dysmorphe Erythrozyten (Akanthozyten) und Erythrozytenzylinder finden. Als Zeichen der chronischen Niereninsuffizienz finden erhöhte Retentionswerte und eine Azidose im Blut.
- Beim **nephrotischen Syndrom** fallen Ödeme und evtl. Aszites auf. Man findet eine große Proteinurie und im Blut fallen eine Hypoproteinämie und eine Hyperlididämie auf.

Hricik DE et al: Glomerulonephritis. N Eng J Med 339: 888–899, 1998.

7.36
Welche Laboruntersuchungen veranlassen Sie bei Verdacht auf eine GN?

- Blutbild (renale Anämie, Fragmentozyten bei HUS)
- Elektrolyte (Natrium, Kalium, Kalzium, Phosphat)
- Nierenretentionswerte (Kreatinin, Harnstoff)
- Eiweiß, Albumin (Eiweißverlust)
- Cholesterin, Triglyceride (Hyperlipidämie bei nephrotischem Syndrom)
- Streptokokken-Antikörper (AST, Antistreptodornase, Antihyaluronidase)
- C3- und C4-Komplement
- ANA-Screening, ggf. Doppelstrangantikörper (bei Verdacht auf SLE)
- p- und c-ANCA (bei Verdacht auf rapid-progressive GN oder Vaskulitis)
- Hepatitis B und C-Serologie
- Rachenabstrich/Hautabstrich bei Läsionen (Streptokokkennachweis)

7.37
Welche Formen der GN gehen mit erniedrigten Werten für die Komplementfaktoren C3 und C4 einher?

- Poststreptokokken-GN
- andere postinfektiöse GN
- membranoproliferative GN
- Systemischer Lupus erythematodes (SLE)
- Shunt-Nephritis
- Endokarditis-assoziierte GN (z.B. S. viridans)

7.38
Kann durch eine rechtzeitige antibiotische Behandlung einer Streptokokkeninfektion (GABS) die Entstehung einer Poststreptokokken-GN verhindert werden?

Bislang konnte nicht nachgewiesen werden, dass die antibiotische Behandlung einer Streptokokken-Tonsillitis oder einer Hautinfektion die Entstehung einer Poststreptokokken-GN verhindern kann. Es wird jedoch empfohlen Patienten mit einer Poststreptokokken-GN für 10 Tage mit Penicillin zu behandeln um eine Übertragung auf die Umgebung zu verhindern. Um einen Infekt durch β-hämolysierende Streptokokken der Gruppe A (GABS) nachzuweisen nimmt man einen Rachenabstrich oder einen Hautabstrich (Impetigo) ab. Serologisch kann man nach einer Streptokokkeninfektion Marker bestimmen. Der **Antistreptolysintiter** (AST) ist nach einer Streptokokken-Tonsillitis erhöht. Nach einer Hautinfektion durch Streptokokken können die Titer für **Antistreptodornase** und **Antihyaluronidase** ansteigen. Eine Poststreptokokken-GN kann sich nur nach einer Infektion mit bestimmten Serotypen (M-Typen 49, 55, 57 und 60) entwickeln. Zu einem rheumatischen Fieber kann es nur nach einer Streptokokken-Tonsillitis kommen und nicht nach einer Hautinfektion.

Franke D et al: Nierenbeteiligung bei Streptokokken-Infektionen unter besonderer Berücksichtigung der Poststreptokokken-Glomerulonephritis. Kinder- und Jugendmedizin 5: 111–117, 2005.

7.39
Wie verläuft eine unkomplizierte Poststreptokokken-GN?

Durchschnittlich 10 Tage (6 bis 21 Tage) nach einer Tonsillitis durch β-hämolysierende Streptokokken der Gruppe A (GABS) und bis zu 6 Wochen nach einer Hautinfektion durch GABS treten Symptome einer GN (Hämaturie, Ödeme, arterielle Hypertonie, Oligurie, akutes Nierenversagen) auf. Diese akute Phase kann 3 bis 6 Wochen andauern. Die Symptome bilden sich normalerweise langsam zurück. Die Hypokomplementämie normalisiert sich innerhalb von 3 Monaten. Falls weiterhin eine Erniedrigung der Komplementfaktoren besteht, muss differenzialdiagnostisch an eine membranoproliferative GN oder einen SLE gedacht werden. Eine mikroskopische Hämaturie kann noch bis zu 18 Monate bestehen bleiben. Bei Kindern kann man eine vollständige Erholung erwarten. Ein Voranschreiten der GN bis hin zur chronischen Niereninsuffizienz ist sehr selten.

7.40
Welche Aussagekraft haben die Streptokokken-Antikörper bei Verdacht auf eine Poststreptokokken-GN?

Als Goldstandard zum Nachweis einer Streptokokkeninfektion gilt die kulturelle Anzüchtung aus dem Rachen-/Hautabstrich. Nach einer Tonsillitis durch GABS entwickeln bis zu 85 % einen positiven **Antistreptolysintiter (AST/ASO)**. Der Nachweis von Antikörpern gegen Streptolysin O gelingt bei Kindern mit Impetigo durch GABS nur wesentlich seltener, weil Streptolysin O in der Haut an Lipide gebunden wird. Ein negativer Antistreptolysintiter (ASO/AST) schließt also eine Infektion mit GABS nicht sicher aus. Durch die Bestimmung von **Antihyaluronidase** und **Antistreptodornase** (Anti-Streptokokken-DNase-B-Titer) kann insbesondere bei Hautinfektionen die Sensitivität für einen abgelaufenen Streptokokkeninfekt erhöht werden.

7.41
An welches Krankheitsbild denken Sie bei einem 9-jährigen Jungen mit intermittierender Makrohämaturie vor oder während Infekten der oberen Atemwege oder gelegentlich nach sportlicher Betätigung?

Die Verdachtsdiagnose lautet IgA-Nephritis (M. Berger). Bei diesem Krankheitsbild kommt es wahrscheinlich im Rahmen von banalen Infekten zur Ablagerung von IgA-Komplexen im Mesangium der Glomeruli. Bei ungefähr 50 % der Patienten finden sich erhöhte Serumwerte für IgA. Auch bei der Nephritis im Rahmen einer Purpura Schönlein-Henoch finden sich die gleichen IgA-Ablagerungen, so dass man eine gemeinsame Pathogenese vermutet. Meist besteht eine asymptomatische Hämaturie und im Rahmen von Infekten tritt eine Makrohämaturie und unter Umständen eine passagere Niereninsuffizienz auf. Weitere «renale» Symptome wie z. B. arterielle Hypertonie finden sich nur selten. Bei rasch progredientem Verlauf (arterielle Hypertonie, persistierende Proteinurie, Kreatininanstieg) sollte eine Nierenbiopsie durchgeführt werden, um gegebenenfalls eine Therapie einzuleiten. Man hat inzwischen festgestellt hat, dass ungefähr ein Drittel der Patienten schleichend im Laufe von Jahrzehnten eine terminale Niereninsuffizienz entwickeln. Die IgA-Nephritis gilt als die häufigste chronische GN.

Kemper MJ: Primäre IgA-Nephropathie und Purpura Schönlein-Henoch-Nephritis. Monatsschr Kinderheilkd 152: 257–264, 2004.

7.42
Kennen Sie die häufigsten Ursachen einer chronischen GN im Kindes- und Jugendalter?

- IgA-Nephritis (M. Berger)
- membranoproliferative GN
- Alport-Syndrom
- GN bei Purpura Schönlein-Henoch
- rapid-progressive GN
- GN bei systemischem Lupus erythematodes

Arterielle Hypertonie

7.43
Wie ist eine arterielle Hypertonie im Kindes- und Jugendalter definiert?

Im Kindesalter vergleicht man die gemessenen Blutdruckwerte mit den Normwerten von Kindern mit gleichem Alter, Geschlecht und Größe. Es gibt Perzentilenkurven des Blutdruckes, die den Vergleich vereinfachen.

Für die Diagnostik einer arteriellen Hypertonie werden mindestens 3 Messungen an 2 verschiedenen Tagen mit systolischen und/oder diastolischen Blutdruckwerten über der 95. Perzentile gefordert. Als Grenzbereich bezeichnet man den Bereich zwischen der 90. und der 95. Perzentile. Bei Jugendlichen sollte ein Blutdruck über 120/80 mmHg wie bei Erwachsenen als hochnormal angesehen werden.

National High Blood Pressure Education Program Working Group on High Blood Pressure in Children and Adolescents: The fourth report on the diagnosis, evaluation, and treatment of high blood pressure in children and adolescents. Pediatrics 114: 555–576, 2004.

> **Das Wichtigste in Kürze: Arterielle Hypertonie**
> - Häufige Ursache von zu hohen Blutdrücken ist das Messen mit einer zu kleinen Blutdruckmanschette.
> - Bei der primären (essentiellen) arteriellen Hypertonie findet sich anamnestisch oft eine familiäre Häufung.
> - Je kleiner das Kind und je höher der Blutdruck ist, umso wahrscheinlicher ist eine sekundäre Ursache der arteriellen Hypertonie.
> - Meist findet sich eine renale Ursache (Nierenparenchymerkrankungen, Nierenfehlbildungen, GN, Niereninsuffizienz, renovaskuläre Ursache) bei den sekundären arteriellen Hypertonien.

7.44
Wie bestimmen Sie die optimale Größe der Blutdruckmanschette?

Die Blutdruckmanschette sollte den Oberarm von der Axilla bis zum Ellbogen bedecken. Man wählt die breiteste Manschette, die bequem am Oberarm angelegt werden kann. Eine zu kleine Manschette misst zu hohe Blutdruckwerte, eine zu große Manschette misst zu niedrige Werte. Der aufblasbare Gummibalg in der Blutdruckmanschette sollte den Oberarm möglichst vollständig umschließen und zwei Drittel des Oberarms bedecken. Ein zu kurzer Gummibalg misst ebenfalls zu hohe Blutdruckwerte. Bei Säuglingen benötigt man eine Manschettegröße von ca. 3 bis 5 cm, bei Kleinkindern ca. 5 bis 6 cm, bei Schulkindern ca. 8 bis 9 cm und bei Jugendlichen ca. 12 bis 14 cm.

Dötsch J et al: Arterielle Hypertonie im Kindes- und Jugendalter. Pädiatr Prax 68: 411–426, 2006.

7.45
Welcher Korotkoff-Ton entspricht am ehesten dem diastolischen Blutdruck bei der Blutdruckmessung?

Die Korotkoff-Töne sind pulssynchrone Strömungsgeräusche, die durch die Komprimierung der Arterie beim langsamen Ablassen der Luft aus der Blutdruckmanschette entstehen. Man unterscheidet 5 Phasen von Korotkoff-Tönen. Die ersten deutlich pochenden Geräusche bezeichnet man als Phase 1, die dem systolischen Blutdruck entspricht. Wenn man nun weiter Luft aus der Blutdruckmanschette ablässt hört man zuerst leise, weiche Geräusche (Phase 2), die langsam lauter werden (Phase 3) sobald mehr Blut durch die komprimierte Arterie fließt. In Phase 4 werden die Töne rasche gedämpft und verschwinden dann vollständig (Phase 5). In Untersuchungen konnte herausgefunden werden, dass der intraarteriell gemessene diastolische Druck am besten mit der Phase 5 korreliert. Bei kleinen Kindern sind jedoch häufig bis zum vollständigen Ablassen der Blutdruckmanschette gedämpfte Geräusche zu hören, was natürlich nicht dem diastolischen Druck entspricht. In diesen Fällen empfiehlt es sich sowohl die Phase 4, wie auch die Phase 5 zu notieren (z. B. 80/45/0 mmHg)

7.46
Wann sollte eine arterielle Hypertonie bei Neugeborenen abgeklärt und gegebenenfalls behandelt werden?

Bei Neugeborenen, die zum Termin geboren wurden, gilt ein Blutdruck von über 90/60 mmHg als arterielle Hypertonie. Bei Frühgeborenen liegen die Werte je nach Gestationsalter deutlich niedriger.

> **Das Wichtigste in Kürze: Maßnahmen, um die Fehldiagnose einer arteriellen Hypertonie zu vermeiden**
> - geeignete Blutdruckmanschette verwenden
> - ruhige Umgebung und ruhiges Kind
> - mehrmalige Messungen (Vergleich mit Normwerten)
> - Weißkittel-/Praxishypertonie vermeiden, ggf. ambulant mit 24-Stunden Blutdruckmessung

7.47
Welche Indikationen für eine medikamentöse Behandlung einer arteriellen Hypertonie bei älteren Kindern sind Ihnen bekannt?

- symptomatische arterielle Hypertonie (z. B. Kopfschmerzen, Schwindel, Sehstörungen etc.)
- persistierende arterielle Hypertonie trotz Modifikation des Lebensstils (Gewichtsabnahme, körperliche Betätigung, Einschränkung der Kochsalzzufuhr, …)
- Schädigung eines Organs durch die arterielle Hypertonie (z. B. linksventrikuläre Hypertrophie, Nierenschädigung)
- Diabetes mellitus

National High Blood Pressure Education Program Working Group on High Blood Pressure in Children and Adolescents: The fourth report on the diagnosis, evaluation, and treatment of high blood pressure in children and adolescents. Pediatrics 114: 555–576, 2004.

7.48
Auf welche anamnestischen Risikofaktoren achten Sie im Rahmen der Abklärung von erhöhtem Blutdruck?

In der Anamnese sollten Sie nach einer **familiären Häufung** fragen. Bei einem betroffenen Elternteil liegt das Risiko eine arterielle Hypertonie zu entwickeln bei 25 %, bei beiden Elternteilen liegt das Risiko sogar bei 45 %. Fragen nach der **Ernährung** (Salzkonsum, Hyperlipidämie, Übergewicht) und dem **Lebensstil** (sportliche Betätigung, Tabakkonsum) sowie **Medikamenteneinnahme** (Steroide, Kontrazeptiva)

dürfen nicht fehlen. In der Krankengeschichte sollten frühere oder bestehende **Nierenerkrankungen** (HWI, GN, Fehlbildungen), **kardiale Erkrankungen** (Aortenisthmusstenose), ein **Diabetes mellitus**, Symptome einer **Schilddrüsenüberfunktion** oder eine **Frühgeburtlichkeit** (Nabelarterienkatheter) erfragt werden.

7.49
Kenn Sie die häufigsten Ursachen einer arteriellen Hypertonie im Kindes- und Jugendalter?

- Im **Neugeborenenalter** muss man an eine Nierenarterienthrombose durch einen Nabelarterienkatheter und angeborene Nierenmissbildungen sowie an Aortenisthmusstenose denken.
- Bei **Kleinkindern** und **Schulkindern** stehen renale Ursachen wie GN, Nierenparenchymschäden nach Pyelonephritis, Zystennieren und andere Nierenfehlbildungen im Vordergrund.
- Bei **Jugendlichen** sind renale Erkrankungen ebenfalls häufig zu finden, doch am häufigsten findet sich eine primäre (essentielle) arterielle Hypertonie.

7.50
Kennen Sie weitere Ursachen einer sekundären arteriellen Hypertonie?

Weitere Ursachen einer sekundären arteriellen Hypertonie im Kindes- und Jugendalter sind in **Tabelle 7-3** aufgeführt.

7.51
Welche anamnestischen Angaben weisen auf eine sekundäre Ursache einer arteriellen Hypertonie hin?

Siehe **Tabelle 7-4**.

7.52
Welche Symptome weisen auf eine sekundäre Ursache einer arteriellen Hypertonie hin?

Siehe **Tabelle 7-5**.

7.53
Kennen Sie einen Zusammenhang zwischen Lakritze und arterieller Hypertonie?

Echte Lakritze enthält Glycirrhizinsäure, welche die renale 11β-Hydroxysteroid-Dehydrogenase hemmt, so dass Cortisol in der Niere nicht verstoffwechselt werden kann und stattdessen eine mineralokortikoide Wirkung entfaltet. Daraus resultiert eine Natriumretention, was eine arterielle Hypertonie begünstigt. Diese Wirkung tritt jedoch nur bei großem Konsum von echter Lakritze auf. Die meisten Lakritzeprodukte enthalten heutzutage jedoch nur einen Lakritzgeschmackstoff und entfalten keine mineralokortikoide Wirkung.

Tabelle 7-3

Ursache	
Renal	GN, Nierenversagen, Hämolytisch-urämisches Syndrom, Pyelonephritis, Zystennieren, hypoplastische Nieren, Hydronephrose, Vaskulitis, Nierenarterienstenose (z. B. fibromuskuläre Dysplasie), Nierenvenenthrombose, renale arteriovenöse Fistel, renovaskuläres Trauma Nierentumor
Endokrin	Phäochromozytom, Neuroblastom, Cushing-Syndrom, Hyperaldosteronismus, reninproduzierende Tumore, Hyperthyreose
kardiovaskulär	Aortenisthmusstenose, Nierenarterienstenose, Takayasu-Arteriitis, Neurofibromatose, tuberöse Sklerose
neurogen	intrakranielle Störung (Hirndruck, Trauma, Tumor, Hypoxie), vegetative Störung, Guillan-Barré-Syndrom
metabolisch	Hyperkalziämie, Hypernatriämie
medikamentös/toxisch	Steroide, Anabolika, orale Kontrazeptiva, Sympathomimetika, NSAID, Alkohol, Amphetamine, Kokain, Schwermetallintoxikation, Lakritzabusus
Sonstige	Verbrennungen

Nach Daniels SR, Loggie JM: Essential hypertension. Adolesc Med State Art Rev 2: 555, 1991.

Tabelle 7-4

anamnestische Angabe	Verdachtsdiagnose
HWI, rezidivierender Flankenschmerz, Dysurie, sekundäre Enuresis	renale Ursache
Gelenkschmerzen, Hautausschlag, Fieber, Ödeme	Vaskulitis, renale Ursache
Frühgeburtlichkeit mit Nabelarterienkatheter	Nierenarterienthrombose, Stenose
Trauma mit Nierenverletzung	Nierenarterienstenose
Medikamenteneinnahme	z. B. Sympathomimetika, Steroide, Anabolika, orale Kontrazeptiva, etc.
Auffälligkeit der sekundären Geschlechtsentwicklung, Virilisierung	Nebennierenrindenstörung (AGS)
Muskelkrämpfe, Obstipation, Schwäche	Hyperaldosteronismus
exzessives Schwitzen, Flush, Blässe	Phäochromozytom

Nach Hiner LB, Falkner B: Renovascular hypertension in children. Pediatr Clin North Am 40: 128–129, 1993.

Tabelle 7-5

Symptom	Verdachtsdiagnose
Je höher der Blutdruck (>140/100 mmHg) und je jünger das Kind, desto eher besteht eine sekundäre Ursache	verschiedene sekundäre Ursachen
Blutdruckdifferenz (obere Extremität > untere Extremität	Aortenisthmusstenose
Gedeihstörung	chronische Nierenerkrankung
Minderwuchs, Stigmata des Turner-Syndroms	Aortenisthmusstenose
Café-au-lait-Flecken, Neurofibrome	Neurofibromatose (Nierenarterienstenose, Phäochromozytom)
fehlende oder schwache Femoralispulse	Aortenisthmusstenose
Strömungsgeräusch über den großen Arterien	Arteritis, Aortenisthmusstenose
Strömungsgeräusch über der Flanke, Oberbauch	Nierenarterienstenose
Resistenz im Bereich der Flanke oder im Abdomen	Nierenfehlbildung, Nierentumor, Nebennierentumor
Auffälligkeit der sekundären Geschlechtsentwicklung, Virilisierung	Nebennierenrindenstörung
Ödeme	renale Ursache (GN, Niereninsuffizienz)
exzessives Schwitzen	Phäochromozytom

Nach Hiner LB, Falkner B: Renovascular hypertension in children. Pediatr Clin North Am 40: 128–129, 1993.

Nephrotisches Syndrom

7.54
Wie kann man Eiweiß im Urin nachweisen?

Man kann mit Hilfe von Teststreifen halbquantitativ Protein (Albumin) nachweisen. Auf dem Harnstreifentest (z.B. Albustix®) reagiert Tetraphenolblau mit Albumin und zeigt durch Farbumschlag halbquantitativ eine Proteinurie an. Man quantifiziert den Farbumschlag als + (1-fach positiv) bis ++++ (4-fach positiv), was einer Spanne von 30–2000 mg/dl Albumin im Urin entspricht. Zu falsch-positiven Reaktionen kann es kommen, wenn der Urin alkalisch ist, oder der Teststreifen zu lange in den Urin gehalten wird. Positive Befunde müssen nachkontrolliert werden und gegebenenfalls quantitativ bestimmt werden, da es durch die unterschiedliche Konzentration des Urins zu einem unterschiedlich starken Farbumschlag kommen kann. Um die Proteinurie quantitativ zu bestimmen wird der Urin elektrophoretisch oder nephelometrisch untersucht. Man bestimmt die Eiweiß-/Kreatininratio aus einer Urinprobe oder die gesamte Eiweißausscheidung im 24-Stunden-Sammelurin.

7.55
Bei einem ansonsten unauffälligen 7-jährigen Jungen stellen Sie im Urinstix 1-fach positiv Eiweiß fest. Welches weitere Vorgehen halten Sie für sinnvoll?

Bei einem ansonsten gesunden Kind, ohne Hinweise auf eine renale Erkrankung (Blutdruck, Ödeme, Blässe, Gedeihstörung, etc.) und einer isolierten Proteinurie muss als erstes festgestellt werden, ob es sich um eine passagere oder eine persistierende Proteinurie handelt. Auch falsch-positive Urinstix-Befunde sind möglich. Man sollte den Urin des Kindes innerhalb von 2 bis 3 Wochen mindestens dreimal kontrollieren. Wenn man eine der Urinkontrollen aus einer Morgenurinprobe gewinnt, kann man auch eine orthostatische Proteinurie gleichzeitig abklären. Nur eine persistierende Proteinurie muss weiter abgeklärt werden. Eine passagere Proteinurie ist immer ungefährlich und bedarf keiner weiteren Abklärung. Zu einer passageren Proteinurie kann es im Rahmen von Fieber, starker körperlicher Betätigung, Dehydratation, Kälteexposition oder nach Krampfanfällen kommen.

Benz MR et al: Hämaturie und Proteinurie im Kindesalter. Vom Symptom zur Diagnose. Monatsschr Kinderheilkd 152: 238–247, 2004.

7.56
Welche Alternative zum 24-Stunden-Sammelurin kennen Sie um die Proteinausscheidung im Urin quantitativ zu bestimmen?

Da das Gewinnen eines 24-h-Sammelurins im Kindesalter schwierig ist, kann man mit Hilfe der Eiweiß-/Kreatininratio (mg/dl/mg/dl) das quantitative Ausmaß einer Proteinurie bestimmen. Die Eiweiß-/Kreatininratio korreliert hierbei sehr gut mit dem 24-Stunden-Sammelurin. Eine Eiweiß-/Kreatininratio < 0,5 bei Kindern unter 2 Jahren beziehungsweise < 0,2 bei älteren Kindern gilt noch als normal. Bei einem nephrotischen Syndrom ist die Eiweiß-/Kreatininratio meist > 3. Die Eiweiß-/Kreatininratio eignet sich auch hervorragend zur Verlaufbeurteilung eines nephrotischen Syndroms. Bei Kindern mit geringer Muskelmasse (geringere Kreatininausscheidung) führt diese Methode jedoch zu fälschlicherweise hohen Werten für die Proteinausscheidung.

Benz MR et al: Hämaturie und Proteinurie im Kindesalter. Vom Symptom zur Diagnose. Monatsschr Kinderheilkd 152: 238–247, 2004.

7.57
Wie stellen Sie die Diagnose einer orthostatischen Proteinurie?

Patienten mit einer orthostatischen Proteinurie haben im Liegen eine normale Proteinausscheidung, im Stehen jedoch eine vermehrte Proteinausscheidung im Urin. Eine geringe Menge Protein wird normalerweise im Stehen immer ausgeschieden, bei manchen Menschen besteht jedoch eine gesteigerte Proteinausscheidung, so dass bis zu 1 g pro Tag mit dem Urin ausgeschieden wird. Um eine orthostatische Proteinurie nachzuweisen untersucht man den Morgenurin direkt nach dem Aufstehen entweder mittels eines Teststreifens oder quantitativ mittels der Eiweiß-/Kreatininratio. Auch bei anderen Proteinurien, z. B. bei Glomerulopathien verstärkt sich die Proteinurie bei aufrechter Körperhaltung. Ein unauffälliger Harnstreifentest oder eine Eiweiß-/Kreatininratio < 0,25 $\frac{mg/dl}{mg/dl}$ aus Morgenurin wird noch als normal betrachtet und weist auf eine orthostatische Proteinurie hin. Der Schlüssel zur Abklärung bei Verdacht auf orthostatische Proteinurie liegt also darin, dass die Patienten im Liegen eine normale Proteinausscheidung haben und keine weiteren Symptome zeigen, die auf eine renale Erkrankung hinweist.

7.58
Welche weitere Diagnostik veranlassen Sie bei einer persistierenden Proteinurie?

Die Diagnostik zur Abklärung einer Proteinurie entspricht der Diagnostik bei Verdacht auf Glomerulonephritis. Neben der Urindiagnostik zur Quantifizierung und Verlaufskontrolle der Proteinurie, sollten Sie folgende Laborwerte bestimmen und Untersuchungen veranlassen:

- Blutbild (renale Anämie?)
- BSG, CRP (Entzündungswerte?)
- Kreatinin, Harnstoff (Nierenretentionswerte?)
- Albumin, Gesamteiweiß, Eiweißelektrophorese (Hypoalbuminämie?)
- Cholesterin, Triglyceride (Hypercholesterinämie?)
- Serumelektrolyte
- Blutzucker
- ANA-Screening, C3-Komplement, Streptokokken-Antikörper, Hepatitis-Serologie
- tägliche Gewichtskontrollen
- tägliche Blutdruckkontrollen
- Sonographie der Nieren
- Nierenbiopsie bei therapieresistentem nephrotischem Syndrom und in speziellen Fällen

Ehrich JH, et al: Highlights zur aktuellen Labor-Diagnostik bei Nierenerkrankungen im Kindesalter. Kinder- und Jugendarzt 9, 583–599, 2005.

7.59
Wie schätzen Sie die Prognose einer orthostatischen Proteinurie ein?

Obwohl nur wenige Daten in der Literatur zu finden sind, gilt die Langzeitprognose der orthostatischen Proteinurie als exzellent. Die genaue Ursache der orthostatischen Proteinurie ist jedoch unklar.

7.60
Was versteht man unter einer «großen» Proteinurie?

Eine Proteinausscheidung von mehr als 4 mg/m² KOF/h gilt als zu hoch. Von einer «großen» Proteinurie spricht man, wenn mehr als 40 mg//h Urin ausgeschieden werden. Dies entspricht im 24-Stunden-Sammelurin einer Proteinmenge von 1 g/beziehungsweise einer Eiweiß-/Kreatininratio von > 3.

7.61
Welche Menge Protein im Urin betrachten Sie im Rahmen einer Makrohämaturie als zu hoch?

Im Rahmen einer Makrohämaturie gilt eine Proteinurie von mehr als 500 mg/m² KOF/Tag als zu hoch.

7.62
Kennen Sie die Symptome des nephrotischen Syndroms?

Durch den **Proteinverlust** kommt es laborchemisch zu einer **Hypoalbuminämie** (< 2,5 g/dl) und einer sekundären **Hyperlipidämie** (Hypertriglyzeridämie und Hypercholesterinämie). Durch den Proteinmangel im Blut entstehen **Ödeme** (Gesicht, Unterschenkel, Skrotum) und gegebenenfalls auch Aszites oder ein Lungenödem. Gelegentlich fallen die Patienten auch durch Müdigkeit, Inappetenz (Darmwandödem), Oligurie, Hämaturie, erhöhten Blutdruck oder akutes Nierenversagen auf. Bei Kindern mit nephrotischem Syndrom besteht ein erhöhtes Risiko für Thrombosen. Gelegentlich findet sich bei Kindern nur eine leicht Hyperlipidämie und nur geringe Ödeme, obwohl eine ausgeprägte Proteinurie und auch eine Hypoalbuminämie besteht.

Ehrich et al: Steroidtherapie der nephrotischen Syndrome. Kinder- und Jugendmedizin 5: 120–130, 2005.

Dötsch J et al: Therapie des idiopathischen nephrotischen Syndroms im Kindesalter. Monatsschr Kinderheilkd 152: 265–272, 2004.

7.63
Was ist der Unterschied zwischen einer Nephritis und einer Nephrose?

Bei einer Nephritis weist die Endung «-itis» auf ein entzündliches Geschehen hin. Bei einer Glomerulonephritis findet man in der Nierenbiopsie typische entzündliche Veränderungen im Bereich der Gomeruli. Es kann zu einer Schädigung der Basalmemran kommen, was zu einer Hämaturie und Proteinurie führt. Die Proteinurie und auch die Hämaturie können je nach Art der Nephritis gering oder auch ausgeprägt sein. Im Urinstatus findet sich ein so genanntes «aktives» Sediment mit dysmorphen Erythrozyten, Erythrozytenzylindern, meist gering ausgeprägter Proteinurie. Erythrozytenzylinder sind quasi pathognomonisch für eine Glomerulonephritis (s. **Abb. 7-1**).

Der Begriff Nephrose ist ein älterer Sammelbegriff unterschiedliche Nierenerkrankungen, der heute nur noch im Sinne eines nephrotischen Syndroms gebraucht wird. Beim nephrotischen Syndrom steht der renale Proteinverlust im Vordergrund, so dass sich eine Hypoalbuminämie mit sekundären Hyperlipidämie und Ödemen entwickelt. Unterschiedliche Nierenerkrankungen können zu einem nephrotischen Syndrom führen. Bei einigen Erkrankungen finden sich glomerulär entzündliche Veränderungen im Sinne einer Nephritis, bei anderen findet sich kein entzündliches Geschehen. Man kann also sagen, dass einige Glomerulonephritiden mit einem nephrotischen Syndrom einhergehen und dass umgekehrt einige Patienten mit nephrotischem Syndrom im Urin oder in der Nierenbiopsie Hinweise auf eine Nephritis aufweisen.

Hubmann et al: Mikroskopische Harndiagnostik. Pädiat. Prax. 66, 639–647, 2005.

7.64
Welche Erkrankungen manifestieren sich als Glomerulonephritis, welche als nephrotisches Syndrom?

Die meisten Krankheitsbilder zeigen entweder Symptome eines nephrotischen Syndroms oder einer Glomerulonephritis. Gelegentlich bestehen jedoch Überlappungen.

Tabelle 7-6 zeigt Krankheitsbilder, die sich mit den Symptomen einer Glomerulonephritis oder eines nephrotischen Syndroms manifestieren.

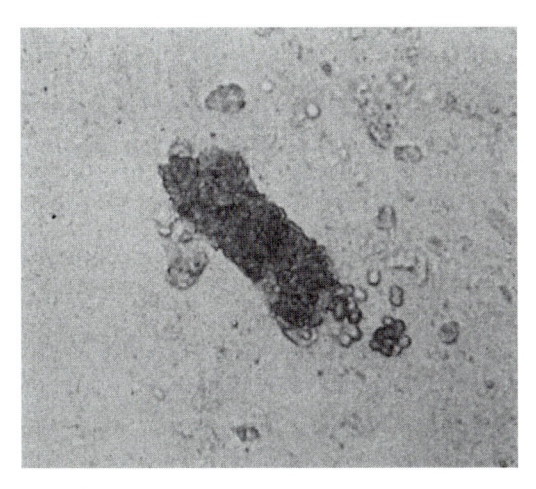

Abbildung 7-1: Erythrozytenzylinder eines Patienten mit Poststreptokokken-GN. Erythrozytenzylinder weisen fast immer auf eine Glomerulonephritis hin.

Tabelle 7-6

Glomerulonephritis	nephrotisches Syndrom
Poststreptokokken-GN (auch andere postinfektiöse GN)	Minimal-Change-Glomerulonephritis (Lipoidnephrose)
Purpura Schönlein-Henoch	fokal segmentale Glomerulosklerose
IgA-Nephritis (M. Berger)	membranöse GN, membranoproliferative GN
Memranoproliferative GN	kongenitales nephrotisches Syndrom
familiäre GN, Alport-Syndrom	systemischer Lupus erythematodes (SLE)
systemischer Lupus erythematodes (SLE)	Purpura Schönlein-Henoch
Shunt-Nephritis, Endokarditis-assoziierte GN	IgA-Nephritis (M- Berger)
rapid-progressive GN (M. Wegener, Polyarteritis nodosa)	

7.65
Ab welchen Albuminwerten im Blut entwickeln sich Ödeme?

Ab Albuminwerten unter 2,5 g/dl entstehen meist Ödeme. Bei Albuminwerten unter 1,8 g/dl sind bei fast allen Kindern Ödeme vorhanden, außer wenn bereits eine Ausschwemmung mit Diuretika begonnen wurde.

7.66
Warum führt eine erhöhte Eiweißzufuhr mit der Nahrung nicht zu einer Normalisierung der erniedrigten Albuminwerte bei Patienten mit nephrotischem Syndrom?

In den Glomeruli wird auch bei gesunden Nieren eine gewisse Menge Albumin filtriert und zu einem hohen Prozentsatz in den Zellen des proximalen Tubulus verstoffwechselt. Die daraus entstehenden Aminosäuren werden in der Leber erneut zur Albuminsynthese verwendet. Bei Patienten mit nephrotischem Syndrom wird vermehrt Albumin in den Glomeruli filtriert und im proximalen Tubulus verstoffwechselt. Selbst durch eine vermehrte Rückresorption der im proximalen Tubulus entstehenden Aminosäuren kann nicht vermehrt Albumin synthetisiert werden, weil die Synthesekapazität der Leber den limitierenden Faktor darstellt. Auch durch eine vermehrte Proteinzufuhr mit der Nahrung kann in der Leber nicht mehr Albumin synthetisiert werden und der Albuminspiegel wird weiter sinken.

7.67
Welches ist die häufigste Form des nephrotischen Syndroms im Kindesalter?

Die häufigste Form des nephrotischen Syndroms ist die so genannte Minimal-Change-Glomerulonephritis. Es handelt sich dabei um ein primäres nephrotisches Syndrom (90%) mit einem guten Ansprechen auf die Therapie und einer guten Prognose. Die Ätiologie ist unbekannt, man vermutet eine Störung der T-Lymphozytenfunktion. Gelegentlich geht ein Infekt der Minimal-Change-Glomerulonephritis voraus. Weitere Formen eines primären nephrotischen Syndroms sind die segmentale Glomerulosklerose, die membranöse oder die membranoproliferative Glomerulonephritis. Bei einem sekundären nephrotischen Syndrom (10%) ist die Ursache bekannt. Mögliche Ursachen sind z. B. Infektionen (Streptokokken), Medikamente (Gold, D-Penicillamin) oder rheumatologische Erkrankungen.

7.68
Was sind die wichtigsten anamnestischen Angaben, wenn man bei einem Patienten den Verdacht auf eine Minimal-Change-Glomerulonephritis hat?

Der einzige Weg um eine Minimal-Change-Glomerulonephritis zu beweisen ist die Nierenbiopsie. Diese ist jedoch initial nicht notwendig, da die Minimal-Change-Glomerulonephritis eine meist charakteristisches gutes Ansprechen auf die Therapie zeigt. Häufig geht ein Infekt voraus. Das Alter des Patienten ist ein entscheidender Hinweis. Zwischen 75 und 80% der Kinder mit nephrotischem Syndrom haben eine Minimal-Change-Glomerulonephritis, und wiederum 80% davon treten in den ersten 8 Lebensjahren auf. Ein nephrotisches Syndrom im ersten Lebensjahr sollte an ein kongenitales oder infantiles nephrotisches Syndrom denken lassen oder auch an eine sekundäre Ursache wie z. B. eine konnatale Syphilis.

7.69
Beschreiben Sie die typische klinische Manifestation einer Minimal-Change-Glomerulonephritis. Welchen typischen Verlauf erwarten Sie bei einer behandelten Minimal-Change-Glomerulonephritis?

Typischerweise stellen sich die Kinder wegen Ödemen vor. Der Blutdruck ist meist normal und im Urin wird Protein ausgeschieden. Nur bei einem Drittel besteht eine Mikrohämaturie. Eine Makrohämaturie wird jedoch nicht beobachtet und Erythrozytenzylinder im Urin sprechen gegen eine Minimal-Change-Glomerulonephritis. So lange das intravaskuläre Volumen ausreichend ist, sind die Nierenretentionswerte (Kreatinin, Harnstoff) typischerweise nicht erhöht und die Elektrolyte nicht derangiert. Albumin ist erniedrigt. Bei Kindern im passenden Alter (zwischen 1 und 8 Jahren) mit entsprechender Klinik wird eine Prednisontherapie begonnen und der weitere Verlauf beobachtet. Diese Behandlung bezeichnet man auch als «konservative Biopsie», da die Minimal-Change-Glomerulonephritis typischerweise gut darauf anspricht. Man behandelt mit Prednison 60 mg/m² KOF/Tag, maximal 80 mg/Tag, als Einmalgabe am Morgen oder in 3 Gaben über den Tag verteilt über 6 Wochen. Meist kommt es innerhalb von 4 Wochen (im Mittel 10 bis 13 Tage) zu einer Remission, d. h. keine Proteinnachweis im Urinstreifentest für 3 aufeinanderfolgende Tage und ein Serumalbumin von mehr als 3,5 g/dl. Wenn der Patient in Remission ist wird nach 6 Wochen die Prednisontherapie mit 40 mg/m² KOF/Tag, maximal 60 mg/Tag als Intervallbehandlung fortgesetzt, d. h. nur jeden zweiten Tag für weitere 6 Wochen. Anschließend wird Prednison langsam reduziert. Rezidive werden ebenfalls mit einer Prednisontherapie behandelt, jedoch wird bereits nach Remission die Prednisondosis reduziert. Ungefähr 93 % der Patienten sprechen auf diese Therapie innerhalb eines Monats an und kommen in Remission, nach zwei Monaten sprechen weiter 4 % an. Lediglich 3 % der Kinder mit Minimal-Change-Glomerulonephritis sprechen nicht auf eine Prednisontherapie an. Man bezeichnet dies als Steroid-resistentes nephrotisches Syndrom. Begleitend zur Prednisontherapie erfolgen ausschwemmende Maßnahmen mit Furosemid und Substitution von Albumin.

Ehrich et al: Steroidtherapie der nephrotischen Syndrome. Kinder- und Jugendmedizin 5: 120–130, 2005.

7.70
Wann sollten Sie weitere Therapiemöglichkeiten bei Kindern mit nephrotischem Syndrom in betracht ziehen?

- bei Patienten mit Steroid-resistentem nephrotischem Syndrom
- bei Patienten mit Rezidiven, die nicht auf die Prednisontherapie ansprechen
- bei Patienten mit häufigen Rezidiven
- bei Steroidnebenwirkungen

7.71
Was bewirkt eine Albumin-/Furosemidtherapie bei Patienten mit nephrotischem Syndrom?

Zur Ausschwemmung von Ödemen gibt man entweder Diuretika (Furosemid 2 bis 10 mg/kgKG/Tag in 3 bis 4 ED) oder bei schweren Ödemen (Anasarka, Aszites, Pleuraerguss) und intravasalem Volumenmangel (z. B. Anstieg der Retentionswerte aufgrund einer verminderten Nierenperfusion nach Diuretikagabe) die Kombination von Humanalbumin und Furosemid. Man verabreicht intravenös Humanalbumin 20 % (1 g/kgKG) über 2 Stunden und bringt mit Furosemid (1 mg/kgKG) nach einer Stunde die Diurese in Gang. Dabei muss im Anschluss an die Albumin-/Furosemidtherapie das Kalium im Serum kontrolliert werden. Die Gabe von Albumin bewirkt lediglich eine vorübergehende Erhöhung des Albuminwertes, da das Albumin wieder vermehrt über die Niere ausgeschieden wird. Von ständigen Albumininfusionen ist abzuraten, da dadurch die Progression der Nierenerkrankung negativ beeinflusst werden kann und es durch das zunehmende intravasale Volumen zu einer arteriellen Hypertonie kommen kann.

Dötsch J et al: Therapie des idiopathischen nephrotischen Syndroms im Kindesalter. Monatsschr Kinderheilkd 152: 265–272, 2004.

7.72
Welche Risiken bestehen bei einer Albumin-/Furosemidtherapie zur Ausschwemmung von Ödemen bei nephrotischem Syndrom?

Die Gabe von Humanalbumin mit nachfolgender Furosemidgabe birgt für den Patienten gewisse Risiken. Die Wirkung der Therapie besteht darin, dass durch die Albumingabe Flüssigkeit nach intravasal verschoben wird. Dies kann zu hohen Blutdruckwerten führen. Die vermehrte intravasale Flüssigkeit soll dann nach Furosemidgabe über die Nieren ausgeschieden werden. Bei eingeschränkter Nierenfunktion, z. B. im Rahmen einer Glomerulonephritis, kann unter Umständen die Flüssigkeit nicht ausgeschieden werden, was zu einer intravasalen Überflutung führen kann (Lungenödem). Durch die Furosemidgabe wird renal viel Kalium ausgeschieden und es kann zur Hypokaliämie kommen.

7.73
Wodurch kommt es im Rahmen des nephrotischen Syndroms zu einem erhöhten Thromboserisiko?

Verschiedene Ursachen führen zu einem erhöhten Thromboserisiko, weswegen Patienten mit nephrotischen Syndrom auf keinen Fall Bettruhe halten sollten. Neben der Hyperviskosiät durch die Hyperlipidämie und die intravasale Hypovolämie spielt auch eine vermehrte Thrombozytenagreggation eine Rolle. Durch den renalen Proteinverlust wird vermehrt Antithrombin III ausgeschieden und kompensatorisch vermehrt Fibrinogen und andere Gerinnungsfaktoren gebildet, was insgesamt das Gleichgewicht zugunsten einer vermehrten Gerinnung verschiebt.

Mehls O et al: Hemostasis and thromboembolism in children with nephrotic syndrome: differences from adults. J Pediatr 110:862–867, 1987.

7.74
Welche Erreger sind für die Peritonitis bei Kindern mit nephrotischem Syndrom verantwortlich?

Kindern mit nephrotischem Syndrom neigen zu Infektionen. Ursachen hierfür sind im Verlust von Komplementfaktoren, Immunglobulinen und in der immunsupressiven Therapie zu sehen. Eine seltene, aber gefürchtete Komplikation ist die Peritonitis. Die häufigsten Erreger sind Pneumokokken, aber auch Streptokokken, Staphylokokken und gram-negative Erreger (E. coli) spielen eine Rolle.

7.75
Welche Ursachen eines nephrotischen Syndroms führen häufiger zu einer progressiven Beeinträchtigung der Nierenfunktion bis hin zur chronischen Niereninsuffizienz?

- Bei einer Minimal-Change-Glomerulonephritis nimmt man an, dass es nicht zu einer Beeinträchtigung der Nierenfunktion kommt. Da bei der Minimal-Change-Glomerulonephritis keine Nierenbiopsie durchgeführt wird hängt eine Verschlechterung der Nierenfunktion mit der unterdiagnostizierten fokal segmentalen Glomerulosklerose zusammen.
- Bei der fokal segmentalen Glomerulosklerose kommt es in 30 bis 50 % zu einer Beeinträchtigung der Nierenfunktion.
- Bei der membranoproliferativen GN entwickeln 90 % eine Beeinträchtigung der Nierenfunktion. Unter Therapie scheint die Rate niedriger zu sein, es fehlen hierzu jedoch noch Langzeituntersuchungen.
- Bei der membranösen GN kommt es bei 30 % zu einer beeinträchtigten Nierenfunktion.
- Bei zugrunde liegendem SLE entwickeln 30 bis 40 % eine Beeinträchtigung der Nierenfunktion.
- Bei einem nephrotischen Syndrom im Rahmen einer Purpura Schönlein-Henoch entsteht bei 1 bis 5 % eine Beeinträchtigung der Nierenfunktion.
- Bei einem nephrotischen Syndrom aufgrund eines Diabetes mellitus kommt es bei 100 % zu einer Beeinträchtigung der Nierenfunktion.
- Im Rahmen der AIDS-Nephropathie kommt es auch in 100 % der Fälle zu einer beeinträchtigten Nierenfunktion.

7.76
Welche Hinweise deuten auf eine günstige oder eine ungünstige Prognose beim nephrotischen Syndrom hin?

Die beste Prognose beim nephrotischen Syndrom hat die Minimal-Change-Glomerulonephritis, die gut auf die Prednisontherapie anspricht und deswegen auch als «konservative

Biopsie» bezeichnet wird. Bei allen anderen Ursachen des nephrotischen Syndroms gelten eine große Proteinmenge im Urin und das Auftreten einer arteriellen Hypertonie als prognostisch ungünstig. Angiotensin-Converting-Enzyme-Hemmer (ACE-Hemmer) werden zur Blutdrucknormalisierung bei Kindern mit nephrotischem Syndrom gerne eingesetzt, da sie zusätzlich einen antiproteinurischen Effekt haben.

7.77
Wann halten Sie eine Nierenbiopsie beim nephrotischen Syndrom für indiziert?

Da bei älteren Kindern andere Ursachen (z.B. fokal segmentale Glomerulosklerose, membranoproliferative GN) außer der Minimal-Change-Glomerulonephritis häufig sind, raten die meisten pädiatrischen Nephrologen beim Auftreten eines nephrotischen Syndroms nach dem 8. Lebensjahr zu einer Nierenbiopsie bevor man mit einer Prednisontherapie beginnt. Auch eine arterielle Hypertonie, eine eingeschränkte Nierenfunktion, Erythrozytenzylinder im Urin, Multiorganbeteiligung oder ein erniedrigtes C3 sprechen gegen das Vorliegen einer Minimal-Change-Glomerulonephritis und sollten Anlass zu einer Nierenbiopsie sein. Kinder jeden Alters, die nach 4 Wochen auf eine Prednisontherapie nicht ansprechen, werden als «early non responder» bezeichnet, und die meisten pädiatrischen Nephrologen werden eine Nierenbiopsie durchführen. Bei Rezidiven, die nicht auf Prednison ansprechen, ist ebenfalls eine Nierenbiopsie notwendig.

Nierenversagen

7.78
Welche verschiedenen Formen des Nierenversagens gibt es und wie können Sie diese klinisch und laborchemisch unterscheiden?

Man unterscheidet ein prärenales (Flüssigkeitsverlust, Hypotonie, Schock, Sepsis), ein renales (Glomerulonephritis, toxisch-medikamentös, Nierenvenenthrombose, etc.) und ein postrenales (Harnabflussstörung) Nierenversagen. Neben den anamnestischen Angaben ist in der Untersuchung insbesondere der Flüssigkeitshaushalt zu beurteilen. Zeichen eines Volumenmangels finden sich beim prärenalen Nierenversagen. Beim renalen Nierenversagen bestehen häufig Ödeme. Laborchemisch kann die Urinuntersuchung bei der Unterscheidung zwischen prärenalem und renalem Nierenversagen hilfreich sein (s. **Tab. 7-7**).

7.79
Kennen Sie die häufigsten Ursachen des akuten Nierenversagens im Kindesalter?

Als häufigste Ursache des akuten Nierenversagens wird meist das Hämolytisch-urämische Syndrom (HUS) genannt. Meist geht den HUS eine Gastroenteritis durch Verotoxin-produzierende E. coli, insbesondere der Stamm O157:H7, voraus. Wenn man jedoch alle Fälle einer akuten tubulären Nekrose berücksichtigt, wie sie z.B. bei einer Asphyxie, arterieller Hypotonie, Volumenmangel, Schock, Infarkt oder auch medikamentös-bedingt auftreten kann, dann kann man auch dieses Krankheitsbild als die häufigste Ursachen ansehen. Es haben wohl beide Antworten ihre Berechtigung.

7.80
Halten Sie eine antibiotische Behandlung bei Kindern mit einer Durchfallerkrankung durch E. coli (Stamm O157:H7) sinnvoll zur Prophylaxe eines Hämolytisch-urämischen Syndroms (HUS)?

Laut epidemiologischen Studien sind E. coli vom Stamm O157:H7 eher seltene Erreger einer Durchfallerkrankung im Kindesalter. Eine gefürchtete Komplikation dieser Infektionen ist jedoch das Hämolytisch-urämische Syndrom. Über den Nutzen einer antibiotischen Therapie wird kontrovers diskutiert. In der Literatur findet man Daten, dass die Antibiotikagabe das Risiko eines HUS erhöht. In anderen Studien besteht jedoch kein Zusammenhang oder sogar ein protektiver Effekt. Eine Antibiotikatherapie wird derzeit nicht empfohlen. Da es keine etablierten prophylaktischen Maßnahmen gegen das Auftreten eines HUS gibt, wird auch nicht systematisch nach E. coli (Stamm O157:H7) in der Stuhlkultur gesucht.

Safdar N et al: Risk of hemolytic-uremic syndrome after antibiotic treatment of Escherichia coli O157:H7 enteritis: A meta-analysis. JAMA 288: 996–1001, 2002.

Wong C et al: The risk of hemolytic-uremic syndrome after antibiotic treatment of Escherichia coli O157:H7 infections. N Engl J Med 342:1930–1936, 2000.

7.81
Durch welche Befundtrias ist das Hämolytisch-urämische Syndrom (HUS) gekennzeichnet?

- **akutes Nierenversagen** (meist oligurisch)
- **hämolytische Anämie** (typisch sind eierschalenförmige Erythrozyten, so genannte Fragmentozyten im Blutausstrich)
- **Thrombozytopenie** (unterschiedlich stark ausgeprägt)

Tabelle 7-7

Test	prärenales Nierenversagen	renales Nierenversagen
Urinnatrium in mmol/l	< 20	< 40 bis 60
Fraktionierte Natriumexkretion (FE_{Na})*	< 1 %	> 2 %
Urinosmolalität (mOsm/l)	< 500	< 300

* Die fraktionierte Natriumexkretion (FE_{Na}) berechnet sich wie folgt aus einer spontan gewonnen Urinportion und einer Blutentnahme:

FE_{Na} = (Natrium$_{Urin}$ × Kreatinin$_{Serum}$ / Natrium$_{Serum}$ × Kreatinin$_{Urin}$) × 100 %

7.82
Kennen Sie die Pathogenese der renalen Osteodystrophie?

Die renale Osteodystrophie, die auch als Rachitis renalis bezeichnet wird, ist eine metabolische Knochenerkrankung, die bei Patienten mit chronischer Niereninsuffizienz auftritt. In der Pathogenese spielen mehrere Faktoren eine Rolle, die zu einer Hypokalziämie führen. Einerseits kommt es durch die verminderte GFR zu einer Phosphatretention mit Hyperphosphatämie, andererseits wird in der geschädigten Niere weniger 1,25-$(OH)_2$-Cholelziferol gebildet. Dies führt zu einer verminderten Kalziumaufnahme aus dem Darm und zu einem verminderten Ansprechen des Knochenstoffwechsels auf Parathormon. Durch die Hypokalzämie kommt es kompensatorisch zu einer vermehrten Freisetzung von Parathormon aus den Nebenschilddrüsen, was eine Aktivierung der Osteoklasten zur Folge hat. Es wird Kalzium und Phosphat aus dem Knochen abgebaut. Besteht dieser Zustand länger, dann entwickelt sich ein sekundärer Hyperparathyreoidismus und eine Knochenmarksfibrose (Osteitis fibrosis cystica). Das frühe Erkennen einer Osteodystrophie, häufig beginnt sie schon bevor die GFR auf die Hälfte reduziert ist, ist entscheidend, weil ein rechtzeitiger Therapiebeginn mit Vitamin D_3 oder Phosphatbindern die Krankheit verhindern oder zurückbilden kann. Trotz der Behandlung ist das Wachstum häufig vermindert. Auch eine chronische Azidose verstärkt die Osteodystrophie, da aus dem Knochen als Säure-Basen-Puffer Kalzium freigesetzt wird.

7.83
Gibt es klare Grenzen, wann eine Dialyse im Rahmen eines Nierenversagens begonnen werden sollte?

Es gibt keine klaren Grenzen der Nierenretentionswerte (Kreatinin oder Harnstoff), ab der man unbedingt mit einem Nierenersatzverfahren beginnen sollte. Bei deutlich erhöhten Kreatininwerten (> 10 mg/dl) oder erhöhten Harnstoffwerten ist jedoch die glomeruläre Filtrationsrate (GFR) so sehr eingeschränkt, dass Komplikationen des Nierenversagens auftreten, die ein Nierenersatzverfahren erfordern:

- Bei einer **Hyperkaliämie** drohen Herzrhythmusstörungen, wenn sich die Hyperkaliämie mit medikamentösen Maßnahmen nicht beherrschen lässt, rasch ansteigt oder bei gefährlich hohen Werten stabil ist.
- Andere klinisch relevante Elektrolytentgleisungen sind **Hyponatriämie**, **Hyperphosphatämie** und **Hypokalzämie**.
- Durch eine **Überwässerung**, die mit Diuretika nicht zu beherrschen ist, kann es zur arteriellen Hypertonie mit Lungenödem und Herzversagen kommen.
- Es kann sich eine schwere **metabolische Azidose** entwickeln, die mit Natriumbikarbonat nicht zu kontrollieren ist.
- Mögliche Folgen der sich entwickelnden **Urämie** sind urämische Ergüsse, Enzephalopathie, Krampfanfälle, Koma, urämische Gastritis, Inappetenz, Anorexie und Juckreiz.

7.84
Welches sind die häufigsten zur Nierentransplantation führenden Ursachen einer chronischen Niereninsuffizienz?

- obstruktive Uropathie
- aplastische/hypoplastische/dysplastische Nieren
- fokal segmentale Glomerulosklerose

Chan JC et al: Kidney failure in infants and children. Pediatr Rev 23: 47–60, 2002.

Nierenfunktionstests und Urinanalyse

7.85
Welche Methode zur Einschätzung der Nierenfunktion gelingt ohne einen Sammelurin?

Mittels der **Schwartz-Formel** kann man aus der Körperlänge und dem Kreatinin im Serum die glomeruläre Filtrationsrate (GFR) abschätzen. Man benötigt hierzu keinen Sammelurin und auch keinen Spontanurin. Da der Kreatininwert von der Muskelmasse abhängt muss je nach Altersgruppe mit einem anderen Korrekturfaktor multipliziert werden.

$$GFR = \frac{\text{Körperlänge in cm} \times \text{Korrekturfaktor K}}{\text{Kreatinin}_{\text{Serum}} \text{ (mg/dl)}}$$

Der Korrekturfaktor K beträgt bei Frühgeborenen mir geringem Geburtsgewicht 0,33, bei Säuglingen 0,45, bei Kindern bis 13 Jahren und älteren Mädchen 0,55 und bei männlichen Jugendlichen 0,7.

Ehrich JHH et al: Highlights zur aktuellen Labor-Diagnostik bei Nierenerkrankungen im Kindesalter. Kinder- und Jugendarzt 36 (9): 583–599, 2005.

7.86
Wie können Sie sicher sein, dass ein 24-Stunden-Sammelurin vollständig gesammelt wurde?

Das Sammeln eines 24-Stunden-Urins im Kindesalter ist zeitaufwendig und gestaltet sich häufig schwierig. Um abzuschätzen, ob wirklich aller Urin innerhalb von 24 Stunden gesammelt wurde kann man die ausgeschiedene Kreatininmenge beurteilen. Kreatinin wird kontinuierlich gebildet und nur über die Nieren, unabhängig von der Nierenfunktion, ausgeschieden. Die ausgeschieden Kreatininmenge hängt von der Muskelmasse ab. Man kann somit anhand der Kreatininmenge im Urin abschätzen, ob der abgegebene Urin aller Urin der 24-stündigen Sammelperiode ist. Als zu erwartende Kreatininausscheidung pro Tag gelten folgende Richtwerte: für männliche Kinder und Jugendliche 15 bis 25 mg/kg KG/Tag, für weibliche Kinder und Jugendliche 10 bis 20 mg/kg KG/Tag.

7.87
Was halten Sie davon einen Urinstatus als Screeningmethode im Kindesalter einzusetzen?

Die Urinuntersuchung als routinemäßige Untersuchung wird unterschiedlich beurteilt. Die Urinuntersuchung ist einfach, nicht-invasiv, relativ günstig und hat eine gute Sensitivität und Spezifität. Dennoch ist die Wahrscheinlichkeit eine bis dahin nicht erkannte Nierenerkrankung in der Routineurinuntersuchung zu diagnostizieren sehr niedrig. Es gibt jedoch viele Fälle von Nierenerkrankungen, die durch eine routinemäßige Urinuntersuchung aufgefallen sind. Derzeit wird im Rahmen der Vorsorgeuntersuchungen lediglich bei der U8 (43. bis 48. Lebensmonat) und bei der U9 (60. bis 64. Lebensmonat) eine Urinuntersuchung durchgeführt.

7.88
Wodurch unterscheiden sich der Uristix® und der Clinitest® in der Bestimmung einer Glukosurie?

Der Clinitest® (eine bereits 1941 entwickelte Testtablette) bestimmt reduzierende Substanzen im Urin. Dazu zählen reduzierende Zucker (z. B. Glukose, Galaktose, Laktose, Pentose, Fruktose), aber auch große Mengen von Aminosäuren, Oxalaten, Ketonen und Harnsäure. Auch durch viele Medikamente, wie z. B. Ascorbinsäure, Penicillin, Cephalosporine, Nitrofurantoin, Sulfonamide und Tetrazykline reagiert der Test positiv. Im Uristix® hingegen ist das Glukose-Oxidase Reagenz sehr spezifisch für Glukose. Der Clinitest® kann als Screeninguntersuchung bei Kindern mit Verdacht auf Galaktosämie, oder zur Bestimmung von reduzierenden Substanzen im Stuhl bei Kindern mit Verdacht auf Kohlenhydratmalabsorption eingesetzt werden.

Liao JC, Churchill BM: Pediatric urine testing. Pediatr Clin North Am 48: 1425–1440, 2001.

7.89
Kennen Sie die maximale und die minimale Urinkonzentrierungsfähigkeit (spezifisches Gewicht) der Nieren?

Das spezifische Gewicht des Urins gibt an wie konzentriert der Urin ist. Sehr verdünnter Urin hat ein spezifisches Gewicht von minimal 1,001 und eine Osmolalität von 50 mOsm/l. Maximal konzentrierter Urin hat ein spezifisches Gewicht von 1,032 und eine Osmolalität von ungefähr 1200 mOsm/l. Der normale Urin, der weder besonders verdünnt noch konzentriert ist hat ein spezifisches Gewicht von ungefähr 1,010 und einer entsprechenden Osmolalität von ungefähr 300 mOsm/l.

7.90
Was ist der Unterschied zwischen dem spezifischen Gewicht und der Osmolalität?

Sowohl das spezifische Gewicht, wie auch die Osmolalität messen die Verdünnung oder Konzentrierung des Urins. Die Beziehung zwischen den beiden verläuft linear. Das spezifische Gewicht wird durch die Dichte bestimmt, d.h. durch die Größe und das Gewicht der im Urin gelösten Stoffe. Die Osmolalität hingegen ist nur abhängig von der Anzahl der in einer Lösung vorhandener Teilchen und dem dadurch veränderten Gefrierpunkt. Sie ist unabhängig von Größe, Gewicht oder Ladung der Teilchen. Aus diesem Grund wird das spezifische Gewicht überproportional ansteigen, wenn im Urin Stoffe mit großem Molekulargewicht (z.B. Glukose, Albumin, Kontrastmittel) gelöst sind. In diesem Fall ist die Osmolalität der zuverlässigere Marker. Ein Urin mit spezifischem Gewicht von 1,040 kann von der menschlichen Niere nicht produziert werde, bei Kindern mit nephrotischem Syndrom kommen als Artefakt jedoch Werte in diesem Bereich vor, was dann jedoch Ausdruck der Proteinurie ist und nicht auf einen besonders konzentrierten Urin hinweist.

7.91
Welche Kristalle sind im Urinsediment immer pathologisch?

Im normalen Urinsediment können verschieden Kristalle vorkommen, Cystinkristalle sind jedoch stets pathologisch und weisen auf die Aminosäuretransportstörung Cystinurie hin. Bei dieser Stoffwechselstörung ist der Transport der dibasischen Aminosäuren (Cystin, Lysin, Ornithin und Arginin) im Darm und im Nierentubulus gestört. Cystin ist schlecht löslich im Urin, weswegen es zu einer Nephrolithiasis mit Cystinsteinen kommen kann.

Chirurgische Krankheitsbilder

7.92
Was sind die Risiken einer Beschneidung?

Eine Zirkumzision ist ein operativer Eingriff, so dass eine postoperative Blutung und eine Wundinfektion die häufigsten Komplikationen sind. Die Häufigkeit von Komplikationen wird mit etwa 2 % angegeben. Als typische Komplikation bei unerfahrenen Operateuren kommt es durch zu ausgiebige Blutstillung (Koagulation) zu lokalen Wundheilungsstörungen bis hin zu Meatusstenosen oder Glansnekrosen.

Stark E, Steffens J: Fehler und Gefahren bei ambulanten Operationen: Zirkumzision. Urologe 42: 1035–1038, 2003.

7.93
Welche Indikationen für eine Beschneidung kennen Sie?

Neben der Beschneidung auf Wunsch der Eltern aus rituellen Gründen, stellt die Vorhautenge (Phimose) eine medizinische Indikation dar. Die Frage wann eine Phimose als operationswürdig eingeschätzt wird, wird noch diskutiert. Von einigen Vertretern wird eine Beschneidung bereits im Neugeborenenalter favorisiert. Als Gründe hierfür werden eine bessere Genitalhygiene, geringeres Risiko für Harnwegsinfekte, sexuell übertragbare Erkrankungen und Peniskarzinome im weiteren Lebensverlauf genannt. Die Datenlage hierzu ist jedoch nicht sehr kräftig und meist ist eine Phimose physiologisch. Nach dem ersten Lebensjahr ist die Vorhaut bei 50 % der Jungen hinter die Eichel retrahierbar, bis zum Ende des dritten Lebensjahres sogar in 90 % der Fälle. Als medizinische Indikationen gelten rezidivierende lokale Entzündungen, eine massive Ballonierung der Vorhaut während der Miktion und rezidivierende Harnwegsinfekte ohne andere Ursachen. Bevor man eine operative Beschneidung durchführt, sollten jedoch konservative Maßnahmen (lokale Steroidbehandlung) ausgereizt werden, da bis zu 80 % der Kinder damit erfolgreich behandelt werden können. Die Deutsche Gesellschaft für Urologie empfiehlt die Zirkumzision nicht vor Abschluss des zweiten Lebensjahres.

Alanis MC, Lucidi RS: Neonatal circumcision: A review of the world's oldest and most controversial operation. Obstet Gynecol Surv 59:379–395, 2004.

Deutsche Gesellschaft für Urologie. Leitlinie zur Phimose. Urologe A 6: 664, 1998.

7.94
Welche Anästhesieform empfehlen Sie für die Zirkumzision?

Die Zirkumzision ist weltweit sicherlich die am häufigsten durchgeführte Operation. In den USA werden z. B. bis zu 85 % der Kinder bereits meist als Neugeborene beschnitten und weltweit werden viele Kinder aus rituellen Gründen beschnitten. In Europa wird die Beschneidung wesentlich seltener durchgeführt. Weltweit wird dieser Eingriff häufig ohne Anästhesie oder Analgesie durchgeführt. Um Kindern diese schmerzvolle Erfahrung zu ersparen sollte eine Zirkumzision entweder in Vollnarkose oder zumindest mit Hilfe von lokalanästhetischen Verfahren, wie z. B. eine Peniswurzelblockade durchgeführt werden. Postoperativ ist auf eine ausreichende Analgesie zu achten.

Litman RS: Anesthesia and analgesia for newborn circumcision. Obstet Gynecol Surv 56:114–117, 2001.

7.95
Was versteht man unter einer Hypospadie?

Eine Hypospadie ist eine anatomische Anomalie des Penis mit dystoper ventraler Harnröhrenmündung (Meatus urethrae) und häufiger Verkrümmung des Penis nach ventral. Die Inzidenz wird mit 4,7 bis 8 pro 1000 Lebendgeburten angegeben. Embryologisch handelt es sich um eine Störung der Entwicklung der Harnröhre und des Corpus spongiosums während der Fusion der medialen Ränder der endodermalen Urethralfalten in den ersten 12 Schwangerschaftswochen. Die ventrale Penisverkrümmung entsteht durch die Chorda des Corpus spongiosum distal des dystopen Meatus urethrae. Die Chorda ist wenig elastisch und verkrümmt den Penisschaft nach ventral. Insbesondere bei einer Erektion ist die Verkrümmung des Penis ausgeprägt und führt unbehandelt zu soziokulturellen und sexuellen Schwierigkeiten. Je nach Lokalisation des Meatus unterscheidet man eine anteriore, eine mittlere und eine posteriore Hypospadie. Die Hypospadiekorrektur wird meist als einzeitiger, gelegentlich auch als zweizeitiger operativer Eingriff, meist in der zweiten Hälfte des ersten Lebensjahrs durchgeführt.

Stehr M et al: Hypospadie – häufigste Fehlbildung des Knaben. Ätiologie, Therapie und Ergebnisse. Monatsschr Kinderheilkd 152: 789–800, 2004.

7.96
Kennen Sie die Klassifikation der Hypospadie?

Je nach Lage der Harnröhrenmündung wird die Hypospadie in verschiedenen Schweregrade eingeteilt. Die leichteste Form ist die **anteriore (oder distale) Hypospadie** (75%) mit dem Meatus im Bereich der Glans, des Sulcus coronarius oder des distalen Penisschafts (s. **Abb. 7-2**). Als **mittlere Hypospadie** (13%) bezeichnet man eine Hypospadie mit der Harnröhrenmündung im Bereich des mittleren oder proximalen Penisschafts. Als schwerste Form findet sich der Meatus bei der **proximalen Hypospadie** (12%) im Bereich des Skrotums oder perineal.

7.97
Welche Fehlbildungen sind mit der Hypospadie assoziiert?

Eine Reihe von Genital- oder Harnwegsfehlbildungen wurden im Zusammenhang mit einer Hypospadie beschrieben. Häufig ist der dystope Meatus stenotisch, seltener sind Leistenhernien, Hodenhochstand, Ureterabgangsstenosen, VUR, Nierendystopie oder Nierenagenesie mit einer Hypospadie assoziiert. Bei den leichten Formen der Hypospadie ist außer einer Sonographie der Harnwege keine weitere Diagnostik notwendig. Bei schweren Formen einer Hypospadie mit Hodenhochstand sollte jedoch eine endokrinologische und genetische Abklärung zum Ausschluss eines intersexuellen Genitales erfolgen.

7.98
Was ist der Unterschied zwischen einer Phimose und einer Paraphimose?

Unter einer Phimose versteht man eine Verengung der distalen Vorhaut, die sich nicht hinter die Eichel streifen lässt. In den ersten beiden Lebensjahren bestehen physiologischerweise Verklebungen zwischen dem inneren Blatt der Vorhaut und der Eichel, so dass eine funktionelle Phimose besteht. Diese Adhäsionen lösen sich meist bis zum Abschluss des 2. Lebensjahres. Durch Manipulation oder Entzündungen im Bereich der Penisspitze (Balanitis) kann es zu narbigen Veränderungen kommen, die dann über das zweite Lebensjahr hinaus bestehen und eine echte Phimose darstellen. Im Gegensatz hierzu versteht man unter einer Paraphimose eine strangulierende Abschnürung zu er es kommen kann, wenn man die zu enge Vorhaut in den Sulcus coronarius zurückstreift. Die Vorhaut schwillt ödematös an und es kann zu Zirkulationsstörungen bis hin zur Nekrose der Eichel kommen, wenn die Paraphimose nicht rechtzeitig reponiert wird. Meist reichen kühlende Maßnahmen und Lokalanästhesie aus um die Vorhaut wieder vor die Eichel zu reponieren. Gelegentlich ist jedoch eine chirurgische Intervention nicht zu vermeiden. Man bezeichnet die Paraphimose auch als «spanischen Kragen».

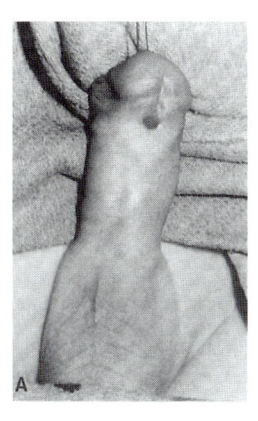

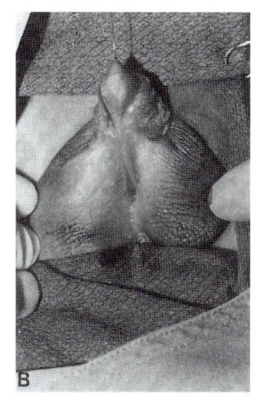

Abbildung 7-2: A: distale Hypospadie. B: ausgeprägte proximale (skrotale) Hypospadie. Aus Kay R: Hypospadias. In Resnick MI, Novick AC (eds): Urology Secrets, 3rd ed. Philadelphia, Henley & Belfus, 2003, S. 188

7.99
Was ist die häufigste Ursache einer Harnwegsobstruktion beim Neugeborenen?

Die häufigste Ursache einer Harnwegsobstruktion sind posteriore Urethralklappen, die man meist bei männlichen Neugeborenen findet. Durch die Harnabflussstörung steigt der Blaseninnendruck, was ohne Behandlung zu muskulärer Hypertrophie (Balkenblase), VUR, Megaureter und Hydronephrose mit Nierenschädigung führen kann. Durch die ungünstigen Harnabflussverhältnisse kann es bereits intrauterin zu einer Nierendysplasie kommen, so dass es selbst bei umgehend behandelten Urethralklappen zu einer Niereninsuffizienz kommen kann.

7.100
Welche Formen einer Hydrozele sind Ihnen bekannt und welche therapeutischen Maßnahmen erachten Sie als notwendig?

Bei einer Hydrozele kommt es zur Flüssigkeitsansammlung im Bereich des Samenleiters (**Hydrocele funiculi spermatici**) oder im Bereich der Hodens (**Hydrocele testis**). Kleine Hydrozelen ohne Herniation resorbieren sich im Säuglingsalter meist von selbst, so dass abgewartet werden kann. Große Hydrozelen resorbieren sich meist nicht und können zu Durchblutungsstörungen mit der Gefahr einer Hodenatrophie führen, weswegen ein operatives Vorgehen indiziert ist. Eine kommunizierende Hydrozele, die in ihrer Größe variiert, deutet auf einen offenen Processus vaginalis hin, was das Risiko einer Leistenhernie in sich birgt, weswegen diese Form der Hydrozele ebenfalls chirurgisch behandelt werden sollte. Häufig berichten die Eltern über eine Zunahme der Schwellung im Bereich des Hodens am Abend im Vergleich zum Morgen. Dies ist durch den Fluss der peritonealen Flüssigkeit durch den offenen Processus vaginalis in den unterschiedlichen Körperlagen (Stehen/Liegen) zu erklären.

Riccabona M et al: Leitlinien Kinderurologie. J Urogynäkol. Sonderheft 4, 2003.

7.101
Wie gehen Sie bei einem Hodenhochstand vor?

Bei 1 bis 3 % der reif geborenen Jungen und bei bis zu 30 % der Frühgeborenen liegen zum Zeitpunkt der Geburt die Hoden nicht im Skrotum. Entgegen früherer Lehrmeinung findet ein spontaner Descencus testis innerhalb des 1. Lebensjahres wesentlich seltener statt (7 %). Ein spontaner Descencus im 2. Lebensjahr ist unwahrscheinlich. Spätestens zur U6 (10. bis 12. Lebensmonat) sollte ein Maldescensus testis diagnostiziert werden und die entsprechende Therapie eingeleitet werden um degenerative Veränderungen in den Hoden mit Folgen für die Vermehrungsfähigkeit oder erhöhtem Hodenkrebsrisiko zu vermeiden. Je nach Art des Maldescensus testis wird ein unterschiedliches Vorgehen empfohlen:

- **Pendelhoden** deszendieren z. B. in warmer Umgebung zeitweise spontan in den Hoden und benötigen keine Therapie, lediglich eine Überwachung bis zur Pubertät.
- **Gleithoden** lassen sich manuell in das Skrotum herabziehen, verbleiben jedoch nicht dort und kehren spontan in den Leistenkanal zurück. Spätestens nach dem 1. Lebensjahr sollte eine konservative Therapie (LHRH-Nasenspray oder HCG-Injektionen) begonnen werden um bei ausbleibendem Erfolg (bei 80 %) noch rechtzeitig, d. h. um das 1. Lebensjahr, jedoch spätestens vor Ende des 2. Lebensjahres die Hoden durch eine Orchidopexie operativ in das Skrotum zu verlagern.
- **Bauchhoden**, auch als **Kryptorchismus** bezeichnet, lassen sich nicht tasten. Zur Diagnostik kommen Sonographie und gegebenenfalls MRT oder Laparoskopie zum Einsatz. Zur Bestimmung, ob überhaupt Hodenengewebe vorhanden ist, kann man den HCG-Test (Stimulation der Leydig-Zellen führt zu vermehrter Testosteronausschüttung) oder die Bestimmung von Inhibin B (Marker für Sertoli-Zellen) durchführen. Da die Erfolgsaussichten einer konservativen Therapie bei Kryptorchismus gering sind, wird häufig eine primäre chirurgische Orchidopexie durchgeführt. Bei assoziierten Auffälligkeiten wie z. B. einer Hypospadie sollte eine endokrinologische und chromosomale Abklärung erfolgen, da eine Intersexualität vorliegen kann.

Hiort O et al: Differentialdiagnostische Überlegungen beim Hodenhochstand. Monatsschr Kinderheilkd 153:430–435, 2005.

Albers N: konservative Therapie des Hodenhochstandes. Analyse der medizinischen und ökonomischen Aspekte. Monatsschr Kinderheilkd 153: 436–443, 2005.

Wenzler DL et al: What is the rate of spontaneaous testicular descent in infants with cryptorchidism? J Urol 171: 849–851, 2004.

7.102
Was ist die häufigste Harnwegsanomalie, die bereits in der pränatalen Sonographie auffällt?

In der pränatalen Sonographie kann man eine Hydronephrose sehen. Eine Hydronephrose beschreibt eine Aufweitung des Nierenbeckens und der Nierenkelche, was häufig auf eine zugrunde liegende Harnwegsobstruktion hinweist. Jedoch kann man auch im Rahmen eines VUR eine Hydronephrose sehen.

7.103
Welche Differenzialdiagnosen der pränatalen Hydronephrose kennen Sie?

- Ureterabgangsstenose/Ureterostiumsstenose
- posteriore Urethralklappen
- VUR
- Prune-belly-Syndrom
- Multizystische Nierendysplasie
- Ureterfehlanlage/Ureterozele
- Megaureter
- Urethralatresie

Riccabona M et al: Leitlinien Kinderurologie. J Urogynäkol. Sonderheft 4, 2003.

Ringert RH, Kallerhoff M im Auftrag der Deutschen Gesellschaft für Urologie und in Kooperation mit der Arbeitsgemeinschaft der Wissenschaftlichen Medizinischen Fachgesellschaften (AWWF): Leitlinie zur Diagnostik der Harntransportstörungen in der Kinderurologie. Urologe (A)37: 573–574, 1998.

7.104
Wie klären Sie eine pränatal festgestellte Hydronephrose weiter ab?

Bei pränatal festgestelltem Verdacht auf eine Hydronephrose sollte ab dem 3. Lebenstag eine Sonographie der ableitenden Harnwege durchgeführt werden. Wegen der postnatal bestehenden physiologischen Oligurie werden bei einem früheren Untersuchungszeitpunkt unter Umständen pathologische Befunde übersehen. Eine Ausnahme stellen die beidseitige Hydronephrose (Grad IV) und beidseitiger Megaureter (Grad IV) dar, da hier der Verdacht auf Urethralklappen besteht und in diesen Fällen unmittelbar nach Geburt eine Sonographie und auch eine Miktionszysturethrographie (MCU) durchgeführt werden sollte. Bei unauffälligem sonographischem Befund am 3. oder 4. Lebenstag sollte eine Antibiotikaprophylaxe begonnen werden und die Sonographie nach 4 bis 6 Wochen wiederholt werden. Bei unauffälligem Befund kann die Prophylaxe gestoppt werden. Bei geringer Hydronephrose (Grad I) wird unter antibiotischer Prophylaxe regelmäßig sonographisch nachkontrolliert. Besteht die Hydronephrose weiterhin, oder besteht eine ausgeprägtere Hydronephrose (Grad II) sollte nach 4 bis 6 Wochen eine MCU durchgeführt werden. Bei deutlicher Hydronephrose (Grad III) sollte zusätzlich zwischen der 4. und 6. Lebenswoche ein seitengetrenntes Diureserenogramm (Mag 3-Clearance) durchgeführt werden.

Während des 1. Lebensjahres normalisiert sich eine Hydronephrose häufig, wenn keine Obstruktion nachweisbar ist. Solange die Nierenfunktion in Ordnung ist kann man unter antibiotischer Abdeckung abwarten. Kommt es zu einer Einschränkung der Nierenfunktion unter 40% auf einer Seite oder rezidivierenden Durchbruchsinfekten ist die Indikation zur Nierenbeckenplastik gegeben. Lediglich bei hochgradiger Hydronephrose und Urosepsis oder Anurie sollte eine perkutane Nephrostomie angelegt werden.

Riccabona M et al: Leitlinien Kinderurologie. J Urogynäkol. Sonderheft 4, 2003.

7.105
Welche Befunde in der körperlichen Untersuchung sollten Sie an eine zugrunde liegende Nierenerkrankung denken lassen?

- abdominelle Raumforderung
- Aszites in der Neugeborenenperiode
- hoch sitzender Anus
- Oligohydramnion (intrauterin)
- proximale Hypospadie

- Anurie/Oligurie
- Blasenekstrophie/Prune-belly-Syndrom
- Aniridie, Hemihypertrophie (assoziiert mit einem Wilms-Tumor)
- intersexuelle Genitale
- schwacher Harnstrahl
- Harnträufeln

7.106
Kennen Sie die Differenzialdiagnosen einer abdominellen Raumforderung bei Neugeborenen, Säuglingen und Kindern?

Während des Neugeborenenalters sind zwei Drittel der abdominellen Raumforderungen renalen Ursprungs, insbesondere Hydronephrosen und polyzystische Nierenerkrankungen. In der **Tabelle 7-8** sind die Differenzialdiagnosen nach ihrer Lokalisation aufgeführt.

Tabelle 7-8

Raumforderung im Bereich der Leber	• Choledochuszyste • benigner Lebertumor • maligner Lebertumor
Raumforderung im rechten unteren Quadrant	• perforierte Appendix (Abszess) • M. Crohn • ileozökale Invagination • Lymphom • ektope Nierenlage • ovarielle oder testikuläre Raumforderung
Raumforderung im Bereich der unteren Mittellinie	• zystisches Ovar • Teratom • Raumforderung des Uterus
Raumforderung im linken unteren Quadrant	• Stuhlwalze (Skybala) • ovarielle oder testikuläre Raumforderung
Raumforderung im Bereich der Flanke	• multizystische-dysplastische Niere • Hydronephrose • Nierenvenenthrombose • Neuroblastom • Wilms-Tumor • Nebennierenblutung
Raumforderung im Bereich Mittellinie	• gastrointestinale Duplikatur • hypertrophe Pylorusstenose (auch rechter Oberbauch) • Mesenterialzyste • Zyste im Omentum majus • Urachuszyste • Pankreaspseudozyste

Rudolph CD: Gastroenterology and nutrition. In Rudolph CD, Rudolph AM (Hrsg): Rudolph's Pediatrics 21. Auflage, New York, McGraw-Hill, S. 1375, 2003.

Tubulopathien

7.107
Kennen Sie die 4 verschiedenen Formen der renal tubulären Azidose (RTA)?

Unter einer renal tubulären Azidose versteht man eine Erkrankung mit angeborener oder erworbener Störung der Tubulusfunktion. Typischerweise geht eine RTA mit einer hyperchlorämischen metabolischen Azidose und normaler Anionenlücke einher. Pathophysiologisch, lokalisatorisch und genetisch lassen sich 4 verschiedene Formen unterscheiden.

- **Typ 1** ist durch eine gestörte Harnansäuerung (H^+-Ionenausscheidung) im distalen Tubulus gekennzeichnet.
- **Typ 2** ist durch eine Störung der Bikarbonatrückresorbtion im proximalen Tubulus gekennzeichnet.
- **Typ 3** ist eine Mischform aus Typ 1 und Typ 2.
- **Typ 4** wird auch als hyperkaliämische renal tubuläre Azidose bezeichnet. Es handelt sich hierbei um eine ungenügende NH_4^+-Bildung und Ausscheidung, sowie einen Mangel oder vermindertes Ansprechen auf Aldosteron (Pseudohypoaldosteronismus).

Karet FE: Inherited distal renal tubular acidosis. J Am Soc Nephrol 13: 2178–2184, 2002.

7.108
Beschreiben Sie die klinischen Symptome und die laborchemischen Auffälligkeiten der verschiedenen renal tubulären Azidosen (RTA).

Zusätzlich zu einer hyperchlorämischen Azidose gehen die RTA Typ 1, 2 du 3 mit einer Hypokaliämie einher. Typ 4 hingegen ist durch eine Hyperkaliämie gekennzeichnet. Bei der RTA Typ 1 besteht häufig eine Hyperkalziurie, die zusammen mit einer verminderten Zitratausscheidung zu einer Nephrokalzinose und zur Nephrolithiasis bis hin zur Niereninsuffizienz führt. Eine RTA Typ 2 ist häufig Teil einer komplexeren Störung der proximalen Tubulusfunktion, dem so genannten DeToni-Debré-Fanconi-Syndrom. Neben dem renalen Bikarbonatverlust besteht auch eine Hyperphosphaturie, Glukosurie, Aminoazidurie und kann zu den Symptomen einer Rachitis führen. Eine RTA Typ 4 wird häufig bei Kindern mit obstruktiver Uropathie beobachtet. Es besteht ein vermindertes Ansprechen des Tubulus auf Aldosteron (Pseudohypoaldosteronismus) oder eine verminderte Aldosteronausschüttung (Hypoaldosteronismus). Bei dieser häufig passageren Störung stehen Natriumverlust und Hyperkaliämie im Vordergrund. Bei allen Formen der RTA kommt es häufig zu Gedeihstörung, Polyurie, Polydipsie, rezidivierenden Dehydratationszuständen und Erbrechen. (vgl. **Tab. 7-9**)

7.109
Inwiefern kann die Bestimmung der Anionenlücke im Urin bei der Diagnostik einer RTA hilfreich sein?

Bei Kindern mit persistierender metabolischer Azidose muss eine RTA als Differenzialdiagnose in Betracht gezogen werden. Die Bestimmung der Anionenlücke im Urin dient hierbei zur indirekten Abschätzung der NH_4^+-Ausscheidung (Ammonium) und somit der Säureausscheidung im Urin. Im Nierentubuluslumen dient die Bildung von Ammonium der Neutralisation überschüssiger Wasserstoffionen (H^+-Ausscheidung als wasserlösliches NH_4^+) Die physiologische Grundlage der Berechnung besteht darin, dass die Summe der Anionen im Urin (Cl^-, HCO_3^-, Sulphat, Phosphat und organische Anionen) der Summe der Kationen im Urin (Na^+, K^+, NH_4^+, Ca^{2+}, Mg^{2+}) entspricht. Die Ausscheidung von Ca^{2+} und Mg^{2+} kann vernachlässigt werden, weil sie normalerweise gering ist und die Ausscheidung von Phosphat, Sulphat und organischen Säuren ist relativ gleich bleibend, so dass die Anionenlücke der NH_4^+-Ausscheidung minus den nicht gemessenen Ionen entspricht. Da der Anstieg der NH_4^+-Ionen mit einem Anstieg der Cl^--Ionen einhergeht, kann man durch Bestimmung weniger Elektrolyte im Urin die Anionenlücke abschätzen:

$$\text{Anionenlücke}_{\text{Urin}} = Na^+_{\text{Urin}} + K^+_{\text{Urin}} - Cl^-_{\text{Urin}}$$

Die Anionenlücke ist negativ, wenn eine große Menge Cl^- und somit eine entsprechende Menge

Tabelle 7-9

	Typ 1 (distal)	Typ 2 (proximal)	Typ 3 (kombiniert)	Typ 4 (hyperkaliämisch)
Gedeihstörung	+++	++	++	+++
hypokaliämische Muskelschwäche	++	+	+	Hyperkaliämie
Nephrokalzinose	Häufig	Selten	+/–	Selten
verminderte Zitratausscheidung	+++	+/–	+/–	+/–
fraktionierte HCO_3-Ausscheidung bei normalem HCO_3 im Serum	< 5 %	> 15%	5 bis 15%	< 15%
täglicher Bikarbonatbedarf (mmol/kg KG/Tag)	1 bis 10	5 bis 20	1 bis 10	1 bis 5
täglicher Kaliumbedarf (mmol/kg KG/Tag)	nimmt unter Therapie ab	nimmt unter Therapie zu	+/–	
pH im Urin	> 5,5	< 5,5	> 5,5	< 5,5
weitere tubuläre Störungen	selten	Häufig	selten	selten
metabolische Knochenerkrankung (Osteomalazie)	selten	Häufig	selten	selten
Anionenlücke im Urin	+	–	+	+

+ = vorhanden, ++ = häufig, +++ = sehr häufig, +/– = variabel
Chan JC: Renal tubular acidosis. J Pediatr 102: 327–340, 1983.
Zelikovic I: Renal tubular acidosis. Pediatr Ann 24: 48–54, 1995.

NH_4^+ im Urin ausgeschieden wird, wie z. B. bei der proximalen RTA (Typ 2) oder auch bei Durchfällen. Bei der distalen RTA (Typ 1) wird weniger H^+ und NH_4^+ ausgeschieden, weswegen die Anionenlücke im Urin positiv ist. Zu Fehlern bei der Bestimmung der Anionenlücke im Urin kann es kommen, wenn vermehrt organische Säuren, Ketonkörper, Penicillin oder Salizylate wie z. B. Acetylsalizylsäure ausgeschieden werden.

7.110
Welche Störung liegt bei der distalen RTA (Typ 1) vor?

Bei der distalen RTA (Typ 1) besteht eine Störung in der Ausscheidung von Wasserstoffionen (H^+), so dass selbst bei extremer Azidose kein Urin pH < 5,5 erreicht werden kann. Durch die geringe Ausscheidung wird wenig NH_4^+ und titrierbare Säure im Urin ausgeschieden. Der Defekt kann sporadisch und familiär gehäuft (autosomal-rezessiv) auftreten. Man kennt inzwischen einige Gendefekte, die für einen Anionentauscher oder eine H^+-ATPase kodieren.

7.111
Wie stellen Sie die Diagnose einer distalen RTA (Typ1)?

Der Schlüssel zur Diagnose liegt im Nachweis der Unfähigkeit des distalen Tubulus H^+-Ionen als wasserlösliches NH_4^+ auszuscheiden, obwohl eine metabolische Azidose (Blutgasanalyse) vorliegt. Bei Patienten mit metabolischer Azidose sind folgende Urinbefunde charakteristisch für eine distale RTA:

- Urin-pH > 5,5
- geringe oder fehlende NH_4^+-Ausscheidung (z. B. positive Anionenlücke im Urin)

Eine weitere Methode zum Nachweis der verminderten H^+-Ionen-Ausscheidung besteht darin den Patienten mit ausreichend Bikarbonat zu versorgen. Normalerweise verbinden sich distal sezernierte H^+-Ionen mit Bikarbonat, so dass Kohlensäure entsteht, die wiederum zu Kohlendioxid (CO_2) und Wasser katalysiert wird. Bei Patienten mit distaler RTA wird weniger Kohlensäure und folglich weniger CO_2 produziert. Eine Differenz von weniger als 20 mmHg zwischen der CO_2-Konzentration im Urin und im Blut deutet auf eine verminderte H^+-Ionen-Ausscheidung hin, was eine distale RTA wahrscheinlich macht.

7.112
Welche Störung liegt bei der proximalen RTA (Typ 2) vor?

Bei der proximalen RTA (Typ 2) besteht eine Störung der renalen Bikarbonatausscheidung mit gestörter Rückresorption von Bikarbonat (HCO_3) im proximalen Tubulus. Bei Patienten mit proximaler RTA besteht typischerweise eine hyperchlorämische metabolische Azidose, ein saurer Urin (pH < 5,5) und eine niedrige fraktionierte Bikarbonatausscheidung (FE < 5 %). Normalisiert man das Bikarbonat im Blut wird durch den renalen Bikarbonatverlust (FE > 15 %) ein stark alkalischer Urin abgesetzt wird.

7.113
Welche Therapie wird zur Behandlung einer RTA angewandt?

Das Ziel der Therapie einer RTA besteht darin der Gedeihstörung entgegenzuwirken und die Entwicklung einer Osteomalazie und einer Nephrokalzinose/Nephrolithiasis zu verhindern. Die Therapie basiert auf zwei Prinzipien:

- **Alkalisierung** mit Natrium- oder Kaliumbikarbonat und Natrium- oder Kaliumzitrat. Bei allen Typen der RTA sollte angestrebt werden das Bikarbonat im Blut zu normalisieren. Patienten mit **distaler RTA** benötigen normalerweise 2 bis 3 mmol/kg KG/Tag, bei einigen Kindern kann es jedoch zu einem vermehrten renalen Bikarbonatverlust kommen, so dass bis zu 10 mmol/kg KG/Tag notwendig sind. Bei Patienten mit proximaler RTA werden häufig große Mengen (5 bis 10 mmol/kg KG/Tag) benötigt. Bei Patienten mit einer **RTA Typ 4** reichen meist geringe Mengen (1 bis 3 mmol/kg KG/Tag) aus, jedoch ist auf eine kaliumarme Ernährung zu achten und bei Hypoaldosteronismus muss eine Mineralokortikoid-Substitution erfolgen.
- **Kaliumsubstitution** (Kaliumzitrat) ist bei der **distalen** und insbesondere bei der **proximalen RTA** notwendig.

7.114
Wie gehen Sie diagnostisch vor bei einem Patienten mit hyperchlorämischer metabolischer Azidose und normaler Anionenlücke im Serum?

Siehe **Abbildung 7-3**.

Nach Lash JP, Arruda JA: Labratory evaluation of renal tubular acidosis. Clin Lab Med 13: 117–129, 1993.

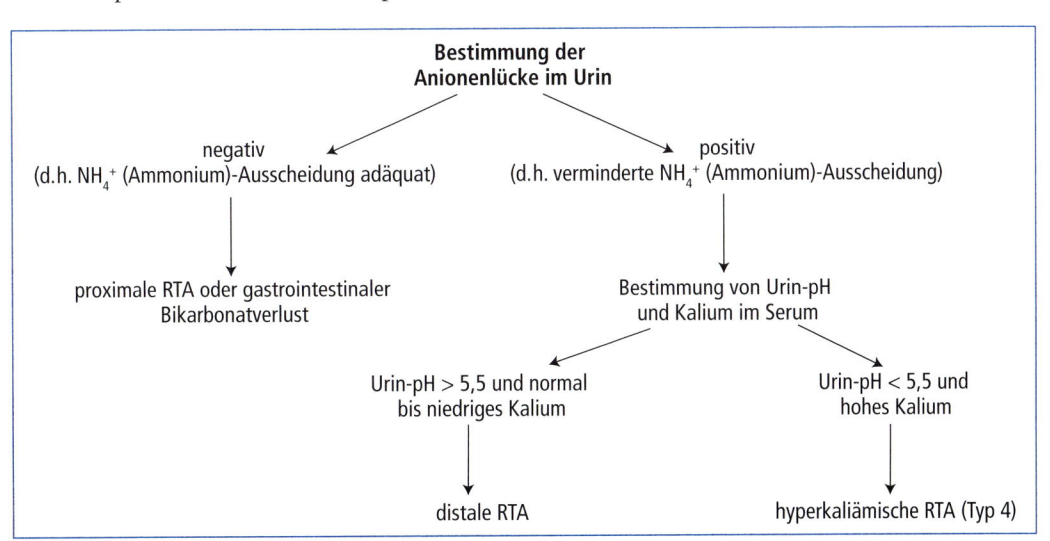

Abbildung 7-3: Diagnostik der renal tubulären Azidose bei Patienten mit hyperchlorämischer metabolischer Azidose und normaler Serumanionenlücke

```
                    Bestimmung der
                  Anionenlücke im Urin
                  /                  \
              negativ              positiv
   (d.h. NH4+ (Ammonium)-    (d.h. verminderte NH4+ (Ammonium)-Ausscheidung)
      Ausscheidung adäquat)
              |                        |
   proximale RTA oder         Bestimmung von Urin-pH
   gastrointestinaler          und Kalium im Serum
   Bikarbonatverlust           /                  \
                    Urin-pH > 5,5 und normal   Urin-pH < 5,5 und
                    bis niedriges Kalium       hohes Kalium
                            |                        |
                       distale RTA         hyperkaliämische RTA (Typ 4)
```

7.115
Wie manifestiert sich eine akute interstitielle Nephritis?

Bei einer akuten interstitiellen Nephritis kommt es zu einer Entzündungsreaktion, die initial das Niereninterstitium und die Nierentubuli befällt, die Glomeruli und die Gefäße sind normalerweise nicht beteiligt. Die klinische Symptomatik ist sehr variabel und kann von Störungen der Tubulusfunktion (Hämaturie, Glukosurie, Proteinurie, Hyperaminoazidurie, Fanconi-Syndrom) bis hin zum akuten Nierenversagen reichen. Gelegentlich finden sich Symptome, die auf eine immunallergische Ursache hindeuten, wie z.B. Fieber, Hautausschlag oder Gelenkschmerzen). Gelegentlich ist auch eine Uveitis mit einer akuten interstitiellen Nephritis assoziiert, man sprich dann von einer **T**ubulo-**i**nterstitiellen-**N**ephritis mit **U**veitis-Syndrom (TINU).

7.116
Welche Medikamente sind bekannt dafür, dass sie eine akute interstitielle Nephritis verursachen können?

Grundsätzlich kann wohl jedes Medikament durch eine Immunreaktion eine akute interstitielle Nephritis auslösen. Durch T-Zell-Aktivierung kann eine Hypersensitivitätsreaktion vom verzögerten Typ, oder durch eine B-Zell-Aktivierung eine humorale Antwort ausgelöst werden. Es kann zu einer Kreuzreaktion der Antikörper mit Tubulusstrukturen. Bekannte Medikamente sind:

- **Antibiotika** (Penicillin, Cephalosporine, Sulfonamide, Rifampicin, etc.)
- **Nichtsteroidale Antiphlogistika (NSAID)**
- **Diuretika** (insbesondere Thiazide und Furosemid)

7.117
Welche laborchemischen Auffälligkeiten finden Sie bei Patienten mit akuter interstitieller Nephritis?

- **Urin:** sterile Leukozyturie (Eosinophile), Leukozytenzylinder, Erythrozytenzylinder
- **tubuläre Proteinurie:** < 1 g/Tag, bei NSAID-Gebrauch auch > 1 g/Tag
- **fraktionierte Natriumexkretion (FENa):** normalerweise > 1 %
- **Störung der proximalen Tubulusfunktion:** Glukosurie, Bikarbonatverlust, Phosphaturie, Hyperaminoazidurie, proximale RTA
- **Störung der distalen Tubulusfunktion:** Hyperkaliämie, Natriumverlust, distale RTA
- Störung der Urinkonzentrierungsfähigkeit

Meyers CM: Acute interstitial nephritis. In Greenberg A (Hrsg.): Primer on Kidney Diseases. National Kidney Foundation, Academic Press, San Diego, 1998, S. 278.

Harnwegsinfekte

7.118
Welche Rolle spielen der Urinstix (Streifchentest) und die mikroskopische Untersuchung des Urins bei Verdacht auf einen HWI im Kindesalter?

Bei Verdacht auf einen HWI wird bei Kindern häufig Beutelurin mittels Urinstix und Mikroskopie untersucht. Dies stellt lediglich eine Screeninguntersuchung dar, da ein normaler Befund einen HWI weitgehend ausschließt. Bei auffälligen Befunden muss jedoch ein steriler Urin (durch Blasenpunktion oder Katheterisierung, bei älteren Kindern auch durch geputzten Mittelstrahlurin) gewonnen und untersucht werden (Urinkultur). Einige typischen HWI-Erreger wandeln Nitrat zu **Nitrit** um, welches im Urinstix als Farbumschlag angezeigt wird. Die **Leukozytendiesterase** als Marker für die Anwesenheit von Leukozyten im Urin wird ebenfalls als Farbumschlag angezeigt. Mikroskopisch kann man **Leukozyten**, Leukozytenzylinder, Erythrozyten, Epithelien und **Bakterien** sehen. Die folgende Übersicht gibt mit Sensitivität und Spezifität an, wie aussagekräftig Urinstix und Mikroskopie zur Diagnostik eines HWI sind (s. **Tab. 7-10**).

13.119
Kann man allein durch den Urinstatus die Diagnose eines HWI stellen?

Der Urinstatus alleine ist nicht ausreichend um die Diagnose eines HWI zu sichern. Man benötigt eine Urinkultur um die Diagnose zu beweisen. Der Urinstatus dient lediglich dazu einen HWI frühzeitig zu erkennen um bei kleinen Kindern mit Status febrilis umgehend mit der Behandlung beginnen zu können, während man das Ergebnis der Urinkultur abwartet. Bei älteren Kindern kann man bei negativem Nitrit, negativer Leukozytendiesterase und fehlender klinischer Symptomatik einen HWI weitgehend ausschließen. Bei Säuglingen ist jedoch eine sterile Urinkultur zum sicheren Ausschluss eines HWI erforderlich.

Prelog M et al: Harnwegsinfektionen im Kindesalter. Monatsschr Kinderheilkd 152:331–334, 2004

7.120
Wie gewinnen Sie den Urin für eine Urinkultur bei einem Säugling oder bei einem Kleinkind ohne ausreichende willentliche Miktionskontrolle?

Die suprapubische Blasenpunktion gilt als der Goldstandard, stellt jedoch auch die invasivste Maßnahme dar. Unter sonographischer Kontrolle lässt sich in über 90% der Fälle Urin auf diese Weise gewinnen. Als Alternative kommt die transurethrale Einmalkatheterisierung in Betracht, was jedoch das Risiko für Urethralläsionen bei Knaben erhöht. Das Sammeln von Urin in Urinklebebeuteln ist wegen Verunreinigungen aus dem unteren Harnwegen und dem Genitaltrakt für die Urinkultur nicht geeignet. Insbesondere bei fiebernden kranken Kindern muss vor Beginn einer antibiotischen Therapie ein steriler Urin gewonnen werden.

Tabelle 7-10

Test	Sensitivität	Spezifität
Leukozytendiesterase positiv	83% (67 bis 94%)	78% (64 bis 92%)
Nitrit positiv	53% (15 bis 82%)	98% (90 bis 100%)
Leukozytendiesterase oder Nitrit positiv	93% (90 bis 100%)	72% (58 bis 91%)
Mikroskopischer Nachweis von Leukozyten	73% (32 bis 100%)	81% (45 bis 98%)
Mikroskopischer Nachweis von Bakterien	81% (16 bis 99%)	83% (11 bis 100%)
Leukozytendiesterase oder Nitrit oder Mikroskopie positiv	99,8% (99 bis 100%)	70% (60 bis 92%)

Aus American Academy of Pediatrics, Committee on Quality Improvement, Subcommittee on Urinary Tract Infections: Practice Parameter: The diagnosis, treatment, and evaluation of the initial urinary tract infection in febrile infants and young children. Pediatrics 103: 843–852, 1999.

Eine weitere Alternative stellt das Warten und Auffangen von geputztem Mittelstrahlurin in einem sterilen Gefäß dar. Die Ergebnisse korrelieren recht gut mit den Ergebnissen der suprapubischen oder transurethralen sterilen Uringewinnung. Diese Methode ist jedoch zeitaufwendig, da man hierzu auf die Miktion des Kindes warten, und den Urin im entscheidenden Augenblick auffangen muss.

Ramage IJ et al: Accuracy of clean-catch urine collection in infancy. J Pediatr 135:765–767, 1999.
Wald ER: To bag or not to bag. J Pediatr 147:418–419, 2005.

7.121
Wie führen Sie eine suprapubische Blasenpunktion durch (s. Abb. 7-4)?

- Das Kind sollte mindestens 1 Stunde vor der Blasenpunktion nicht gepinkelt haben. Gegebenfalls kann man eine NaCl 0,9 %-Challange intravenös verabreichen um die Blase zu füllen. Sonographisch kann man den Füllungszustand und die Lokalisation der Blase kontrollieren.
- Das Kind liegt in Rückenlage, Arme und Beine werden durch eine zweite Person gut fixiert.
- Die Punktionsstelle befindet sich in der Mittellinie etwa 1 cm oberhalb des Symphysenoberrandes.
- Die Haut im suprapubischen Bereich wird desinfiziert.
- Mit einer 5 bis 10 ml Spritze und aufgesetzter Kanüle wird in einem leicht nach kranial geneigtem Winkel von ca. 70° abpunktiert. Nach kaudal sollte eher nicht punktiert werden um eine Verletzung im Bereich des Blasenhalses zu vermeiden.

7.122
Welche Keimzahl in der Urinkultur halten Sie für signifikant für einen HWI?

In der Urinkultur wird angegeben wie viele Kolonie bildende Einheiten (KBE) pro ml gewachsen sind. Auch der Erreger kann in der Urinkultur bestimmt werden. Außerdem wird angegeben ob es sich um eine Monokultur oder um eine Mischkultur handelt. Mischkulturen sind immer verdächtig auf eine Kontamination. Der Urin ist in der Harnblase normalerweise steril, in der distalen Urethra besteht jedoch auch physiologisch ein gewisses Keimwachstum. Aus diesem Grund gilt im Urin, der durch suprapubische Blasenpunktion gewonnen wurde, jeder Keimnachweis als pathologisch. Im Katheterurin werden $>10^2$ bis 10^3 bereits als signifikante Bakteriurie gewertet. Im Mittelstrahlurin gilt ein Keimwachstum von $>10^5$ KBE/ml als signifikante Bakteriurie. Aufgrund der häufigeren Miktion kann bei kleinen Kindern und passenden klinischen Symptomen sowie laborchemischen Befunden auch ein Keimwachstum von 10^4 KBE/ml bereits signifikant für einen HWI sein. Im Klebebeutelurin ist lediglich eine negative Urinkultur aussagekräftig, denn durch Kontamination liegt auch bei mehr als 10^5 KBE/ml in 85 % ein falsch-positiver Befund vor.

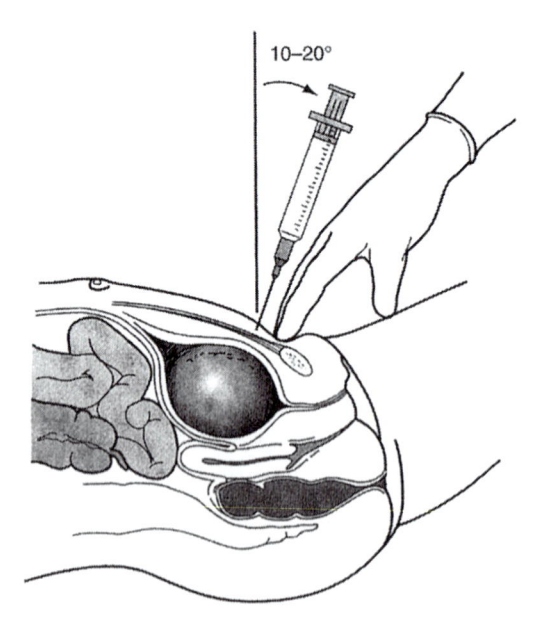

Abbildung 7-4: Suprapubische Blasenpunktion (Aus Wald E: Cystitis and pyelonephritis. In Feigin RD, Cherry JD, Demmler GJ, Kaplan S (eds): Textbook of Pediatrics, 5th ed. Philadelphia, W. B. Saunders, 2004, S. 546

7.123
Welche Umstände können zu einer geringen Keimzahl in der Urinkultur führen, obwohl ein HWI vorliegt?

- große Urinmenge und häufige Blasenentleerung
- kürzliche antibiotische Behandlung
- anspruchsvolle oder langsam wachsende Erreger (z.B. Enterokokken oder Koagulase-negativen Staphylokokken)
- niedriger Urin pH-Wert (<5) hemmt Keimwachstum, und niedriges spezifisches Gewicht des Urins (Spüleffekt)
- bakteriostatische Detergentien im Urin
- vollständige Obstruktion eines Ureters
- chronische Harnwegsinfektionen
- falsche Bebrütung und Bearbeitung der Urinkultur

Bock GH: Urinary tract infections. In Hoekelman RA, Adam HM, Nelson HM, et al (eds.): Primary Pediatric Care, 4 th ed. St.Louis, Mosby, 2001, S. 1896.

7.124
Warum muss ein Urin für eine Urinkultur gekühlt werden, wenn er nicht umgehend im Labor weiterverarbeitet werden kann?

Die Lagerung bei Raumtemperatur ist einer der häufigsten Ursachen für eine falsch-positive Urinkultur. Bei Raumtemperatur haben die Keime der Darmflora, die als Verunreinigung im Urin sein können, eine rasche Verdopplungszeit von 12,5 Minuten, was die Interpretation der Keimzahl (KBE) unzuverlässig macht. Urin sollte idealerweise sofort, innerhalb von 15 Minuten, ins Labor gebracht werden um dort die Kultur anzusetzen. Wenn dies nicht möglich ist muss der Urin bei 4 bis 8°C gekühlt aufbewahrt werden um die In-vitro-Vermehrung zu unterbinden.

7.125
Welche Kinder haben ein erhöhtes Risiko für eine Bakteriurie oder einen HWI?

- Frühgeborene nach Entlassung von Neugeborenenintensivstationen
- Immunschwäche oder systemische Grunderkrankung
- Fehlbildungen des Harntraktes
- Nierensteine
- neurogene Blasenentleerungsstörung, Restharn
- chronische Obstipation (Stuhlschmieren in der Unterhose, seltene Miktion)
- ungenügende Hygiene (falsche «Putzrichtung» mit Toilettenpapier)
- geringe Trinkmenge
- positive Familienanamnese bezüglich HWI, renalen Fehlbildungen oder VUR
- Mädchen unter 5 Jahren mit bereits durchgemachtem HWI

7.126
Nennen Sie die Symptome eines HWI bei Säuglingen und jungen Kleinkindern?

Die Symptome eines HWI können sehr unspezifisch sein. Fieber, verändertes Hautkolorit, Erbrechen, weichere Stühle, Irritabilität, Apathie und Trinkunlust können auffallen. Alle diese Symptome können jedoch auch bei Kindern ohne HWI auftreten, weswegen die Urinkultur bei fiebernden Säuglingen so wichtig ist.

7.127
Wie häufig sind HWI bei fiebernden jungen Kleinkindern?

HWI kommen im Kindesalter häufig vor. Bei Kindern ohne erkennbaren Fieberfokus im Alter zwischen 2 und 24 Monaten nimmt man eine Prävalenz von 5% an. Mädchen erkranken in dieser Altersgruppe mehr als doppelt so häufig wie Knaben. Bei älteren Kindern und Jugendliche sind Mädchen im Verhältnis noch häufiger betroffen. Bei beschnittenen Knaben treten HWI selten auf (0,2 bis 0,4%). Bei Neugeborenen bis zum Alter von 2 Monaten sind HWI sehr häufig (7,5%). In dieser Altersgruppe sind die männlichen Säuglinge häufiger von HWI betroffen.

Schlager TA: Urinary tract infection in infants and children. Infect Dis Clin North Am 17:353–365, 2003.

7.128
Welche Erreger findet man bei einem HWI?

Meist werden Erreger aus dem eigenen Magen-Darm-Trakt gefunden. Häufigster Erreger ist E.

coli, der bei 80 bis 90 % der HWI im Kindesalter nachgewiesen werden kann. Weitere HWI-Erreger sind Proteus, Klebsiellen, Pseudomonaden, Enterokokken und einige Staphylokokken. Pilzinfektionen und virale Infektionen sind sehr selten.

7.129
Was versteht man unter dem Begriff eines komplizierten HWI?

Der Begriff eines komplizierten HWI verwendet man um auszudrücken, dass entweder eine anatomische Fehlbildung (z. B. VUR, Harnabflussstörung durch Obstruktion, Harnwegskonkremente), eine Entleerungsstörung (z. B. neurogene Blasenfunktionsstörung) oder eine Abwehrschwäche vorliegt, die einen HWI begünstigen. Patienten mit kompliziertem HWI zeigen häufiger die typischen Symptome einer Pyelonephritis und meist sind virulentere Erreger zu finden (z. B. Proteus, Pseudomonaden).

7.130
Wie kann man einen oberen HWI von einem unteren HWI unterscheiden?

Häufig ist es nicht einfach einen oberen HWI von einem unteren HWI sicher zu unterscheiden. Bei einem oberen HWI mit Beteiligung des Nierenparenchyms (Pyelonephritis) treten meist Fieber und Flanken- bzw. Rückenschmerzen als Hauptsymptom auf. Ein unterer HWI (Zystitis) geht meist ohne Fieber (evtl. subfebril) und mit eher lokalen Blasensymptomen einher. Dysurie wie Algurie, Pollakissurie oder Enuresis und lokaler Schmerz im Bereich der Blase treten auf. Im Urinstatus weisen Leukozytenzylinder und ein niedriges spezifisches Gewicht auf eine Nierenparenchymbeteiligung, also einen oberen HWI, hin. Laborchemisch sind bei einem oberen HWI die Entzündungsparameter meist deutlich ausgeprägt (Leukozytose mit Linksverschiebung, hohe Blutsenkungsgeschwindigkeit, hohes CRP). Sonographisch sieht man bei einer Pyelonephritis ein vergrößertes Nierenvolumen. Auch szintigraphisch (DMSA) kann man eine Nierenbeteiligung darstellen. Die Unterscheidung zwischen oberem und unterem HWI ist insofern relevant, da beim oberen HWI das Risiko einer Narbenbildung in der Niere und ein höheres Risiko für eine Urosepsis bestehen. Eine Pyelonephritis muss also rasch antibiotisch behandelt werden.

7.131
Welche Patienten mit HWI behandeln Sie stationär (intravenöse Antibiotikagabe)?

- Neugeborene und junge Säuglinge haben ein höheres Risiko für eine Urosepsis und sollten deshalb auf jeden Fall intravenös antibiotisch behandelt werden.
- Je kleiner und je kränker das Kind ist, desto eher sollte zumindest initial eine intravenöse Antibiotikagabe und eine ausreichende Flüssigkeitsversorgung (Spüleffekt) erfolgen. Insbesondere bei dehydrierten Kindern mit Nahrungsverweigerung empfiehlt sich eine stationäre Aufnahme, bis die orale Flüssigkeits- und Medikamentenaufnahme gewährleistet ist.
- Grundsätzlich kann man einen HWI jedoch auch ambulant behandeln. Es ist hierbei jedoch die Compliance bezüglich Medikamenteneinnahme und Nachsorge sicherzustellen.

Hoberman A et al: Oral versus initial intravenous therapy for urinary tract infections in young febrile children. Pediatrics 104: 79–86, 1999.

7.132
Wie lange behandeln Sie einen HWI antibiotisch?

Zur Behandlung eines HWI wird die Gabe von Antibiotika über mindestens 7 bis 14 Tage je nach schwere des Krankheitsbildes und Erreger empfohlen. Nach initialer parenteraler Therapie kann nach klinischer Besserung, Entfieberung und steriler Kontollurinkultur meist nach 48 Stunden auf ein orales Antibiotikum umgestellt werden. Bei einem unkomplizierten unteren HWI ist eine ausschließlich orale Antibiotikagabe über 7 Tage ausreichend.

Keren R, Chan E: A meta-analysis of randomized, controlled trials comparing short- and long-course antibiotic therapy for urinary tract infections in children. Pediatrics 109: E70–E80, 2002.

7.133
Bei welchen Kindern mit einem HWI halten Sie eine Low-dose-Antibiotikaprophylaxe für indiziert?

Unter einer Low-dose-Antibiotikaprophylaxe versteht man eine tägliche Gabe eines oralen Antibiotikums in geringer Dosierung zur Vermeidung eines HWI-Rezidivs. Die Patienten müssen zu einer guten Compliance motiviert werden, da bereits die Nichteinnahme des Antibiotikums für 1 bis 2 Tage das Risiko für einen HWI erhöht. In folgenden Situationen ist ein Low-dose-Antibiotikaprophylaxe indiziert:

- Säuglinge und Kinder, die ihren ersten HWI durchgemacht haben, sollten direkt im Anschluss an die therapeutische Antibiotikagabe eine Low-dose-Antibiotikaprophylaxe erhalten. Diese sollte durchgeführt werden, bis die bildgebende Diagnostik (Sono-Niere, Miktionszysturethrographie, Szintigraphie) zum Ausschluss einer Fehlbildung oder eines VUR erfolgt ist.
- Patienten mit Fehlbildungen, die zu einem erhöhten Risiko für rezidivierende HWI und renaler Narbenbildung (VUR, Dilatation des oberen Harntraktes, Urethralklappen, Restharn) führen, sollten auf jeden Fall eine Low-dose-Antibiotikaprophylaxe erhalten.
- Auch bei Kindern und Jugendlichen mit rezidivierenden HWI und normaler Anatomie der Niere und ableitenden Harnwege kann eine Low-dose-Antibiotikaprophylaxe über 6 bis 12 Monate sinnvoll sein.

Prelog M et al: Harnwegsinfektionen im Kindesalter. Monatsschr Kinderheilkd 152:331–334, 2004.

7.134
Welche Antibiotika werden für die orale Low-dose-Prophylaxe empfohlen?

Siehe **Tabelle 7-11**.

Tabelle 7-11

Antibiotikum	Dosierung
Trimethoprim (TMP)	2 mg/kgKG/Tag als ED abends
TMP und SMX	TMP 2 mg/kgKG/Tag + SMX 10 mg/kgKG/Tag als ED abends
Nitrofurantoin	1 bis 2 mg/kgKG/Tag als ED abends
Cefaclor	10 mg/kgKG/Tag als ED abends
Cefalexin	5 bis 15 mg/kgKG/Tag als ED abends

Aus American Academy of Pediatrics, Committee on Quality Improvement, Subcommittee on Urinary Tract Infections: Practice Parameter: The diagnosis, treatment, and evaluation of the initial urinary tract infection in febrile infants and young children. Pediatrics 103: 847, 1999.

7.135
Welche Rolle spielt der 99 m-Technetium-DMSA-Scan im Rahmen der Abklärung eines HWI?

Die renalen Tubuluszellen nehmen 99 m-Technetium auf und man kann mit dem DMSA-Scan Aussagen über Parenchymdefekte treffen. Lokale Infektionen und Parenchymnarben erscheinen als signalarme Bereiche. Zum Zeitpunkt des akuten HWI kann man somit eine Parenchymbeteiligung (Pyelonephritis) nachweisen. In der Verlaufskontrolle nach einem HWI sind Aussagen über das Vorhandensein von irreversiblen renalen Parenchymnarben möglich. Die Indikation zum DMSA-Scan sollte jedoch speziellen Fragestellungen vorbehalten bleiben.

7.136
Bei welchen Patienten veranlassen Sie nach einem HWI eine weiterführende bildgebende Diagnostik?

- Bei Kindern mit einer Pyelonephritis (oberer HWI)
- Bei männlichen Patienten mit erstem HWI
- Bei weiblichen Patienten unter 3 Jahren mit ersten HWI
- Bei weiblichen Patienten über 3 Jahren mit mehr als einem HWI
- Bei weiblichen Patienten über 3 Jahren mit erstem HWI und auffälliger Familienanam-

nese, Miktionsstörungen, Gedeihstörung, Bluthochdruck, Verdacht auf Fehlbildungen des Harntraktes oder fehlendes Ansprechen auf die antibiotische Therapie.

Wals E: Cystitis and pyelonephritis. In Feigin RD, Cherry JD, Demmler GJ, Kaplan S (Hrsg): Textbook of Pediatric Infectious Disease, 5 th ed. Philadelphia, 2004, S 547.

7.137
Welche bildgebenden Verfahren kommen in der Abklärung eines HWI zum Einsatz?

Eine sonographische Untersuchung sollte zum frühest möglichen Zeitpunkt durchgeführt werden, also noch während des akuten HWI. Durch die **Sonographie** der Nieren und der ableitenden Harnwege lassen sich Aussagen über Fehlbildungen, Nierengröße, Erweiterungen des Nierenbeckens und der ableitenden Harnwege, Konkremente, sowie über Restharn machen. Ungefähr 2 bis 6 Wochen nach dem HWI sollte eine **Miktionzysturethrographie** (MCUG) durchgeführt werden. In der MCUG lässt sich ein vesikoureteraler Reflux darstellen und auch Aussagen über die Blasenentleerung und die Urethra sind möglich. Man empfiehlt die MCUG mit zeitlichem Abstand zum akuten HWI durchzuführen, um falsch positive Befunde durch einen passageren VUR zu vermeiden. Durch entzündliche Veränderungen an den Uretermündungen kann es zu einem Reflux kommen. Andere Untersuchungen wie der 99 m-Technetium-DMSA-Scan bleiben speziellen Fragestellungen vorbehalten.

Prelog M et al: Harnwegsinfektionen im Kindesalter. Monatsschr Kinderheilkd 152:331–334, 2004
McDonald A et al: Voiding cystourethrograms and urinary tract infections: How long to wait? Pediatrics 105: E5, 2000.

7.138
Wie häufig entstehen Narben im Nierenparenchym nach einer Pyelonephritis?

Wenn man mit dem 99 m-Technetium-DMSA-Scan 6 Monate nach einem oberen HWI nachuntersucht findet man relativ selten eine Narbenbildung im Nierenparenchym (weniger als 10% bei Kindern unter 2 Jahren mit normaler Harntraktanatomie und ohne Blasenfunktion) Kinder mit rezidivierenden HWI oder VUR haben ein höheres Risiko. Insbesondere Kinder mit höhergradigem VUR haben ein hohes Risiko Narben im Nierenparenchym zu entwickeln. Ungefähr 40 bis 70% dieser Kinder zeigen bereits Narben im Nierengewebe beim ersten 99 m-Technetium-DMSA-Scan. Auch Kinder mit hypo- oder dyplastischen Anomalien stellen eine Risikogruppe für das Entstehen von Parenchymnarben dar. Bei einseitiger renaler Narbenbildung kommt es zu einer kompensatorischen Hypertrophie der kontralateralen Niere. Bei beidseitiger Narbenbildung kann es zu einer Einschränkung der glomerulären Filtrationsrate (GFR) und zur Entwicklung einer arteriellen Hypertonie kommen.

Hellerstein S: Long-term consequences of urinary tract infections. Curr Opin Pediatr 12:125–128, 2000.
Wennerstrom M et al: Primary and renal scarring in boys and girls with urinary tract infections. J Pediatr 136: 30–34, 2000.
Wennerstrom M et al: Renal function 16 to 26 years after the first urinary tract infection in children. Arch Pediatr Adolesc Med 154:339–345, 2000.

7.139
Welche Risikofaktoren für eine bleibende Schädigung der Nieren im Rahmen eines HWI kennen Sie?

- junges Alter
- Harntransportstörung
- Vesikorureteraler Reflux (VUR)
- rezidivierende HWI
- Pyelonephritis
- Nephrolithiasis
- verspätete Diagnose und Behandlungsbeginn

7.140
Was halten Sie von einer Screening-Untersuchung auf eine asymptomatische Bakteriurie?

Unter einer amyptomatischen Bakteriurie versteht man eine signifikante Keimzahl im Urin ohne Leukozyturie und ohne klinische Symptome eines HWI. Ungefähr 1 bis 2% der über 5-jährigen Mädchen haben eine persistierende asymptomatische Bakteriurie. Ein Screening auf eine asymptomaische Bakteriurie ist jedoch nicht notwendig, da die meisten älteren Kinder mit normalem Harntrakt keine Nierenschädigung erleiden, auch wenn die asymptomatische Bakteriurie unentdeckt und unbehandelt bleibt. Bei Kindern mit Fehlbildungen des Harntraktes entstehen Nierenschäden bereits im Säuglings- oder Kleinkindalter und schreiten dann meist nicht mehr fort. Lediglich bei Säuglingen und Kindern mit hohem Risiko für Nierenschäden sollte ein Screening auf asymptomatische Bakteriurie in Betracht gezogen werden. Man kontrolliert mehrfach den Urin (Urinkultur) und die Entzündungswerte.

Das Wichtigste in Kürze: HWI

- Escherichia coli verursacht mehr als 90 % der HWI.
- Eine antibiotische Resistenztestung ist notwendig, da die Resistenz von E. coli gegen Ampicillin zunimmt.
- Die meisten HWI sind aszendierende Infektionen aus der Urethra, lediglich bei Neugeborenen überwiegen hämatogene Infektionen.
- Urinkulturen aus Beutelurin sind aufgrund der hohen Kontaminationsrate für die Diagnostik eines HWI unzuverlässig.
- Unbeschnittene Jungen haben ein 10-fach höheres Risiko, einen HWI zu erleiden, als beschnittene Jungen.

Harnsteinleiden (Urolithiasis)

7.141
Kennen Sie die Zusammensetzung von Harnsteinen im Kindesalter?

In der Zusammensetzung von Harnsteinen bestehen geographische Unterschiede. Harnsteine können durch metabolische Störungen (z.B. Kalziumstoffwechsel, Zystinurie, Hyperurikämie) oder im Rahmen von rezidivierenden Infekten (Struvitsteine) entstehen. Die **Tabelle 7-12** zeigt die häufigsten Harnsteine des Kindesalters in Nordamerika und in Europa auf.

7.142
Was ist die häufigste metabolische Ursache für Harnsteine im Kindesalter?

Die häufigste metabolische Störung, die einem Harnsteinleiden zugrunde liegt, ist die **Hyperkalziurie**. Gelegentlich handelt es sich um eine sekundäre Hyperkalziurie im Rahmen einer Grunderkrankung, am häufigsten handelt es sich jedoch um die **familiäre idiopathische Hyperkalziurie**. Bei der primären oder idiopathischen Hyperkalziurie besteht eine erhöhte Kalziumausscheidung im Urin bei normalen Kalziumwerten im Blut und fehlenden Hinweisen auf eine zugrunde liegende Erkrankung. Als Grunderkrankung einer sekundären Hyperkalziurie muss man an folgende Krankheitsbilder denken:

- vermehrte Kalziumaufnahme durch den Darm (Hypervitaminose, Vitamin D-Überdosierung)
- renal tubuläre Azidose
- endokrine Störungen (Hyperthyreose, Cushing-Syndrom, Nebennierenrindeninsuffizienz, primärer Hyperparathyreoidismus)
- Knochenstoffwechselstörung (Immobilisation, Rachitis, Knochenmetastasen, Juvenile idiopathische Arthritis)
- Medikamenteneinnahme (Diuretika, Glukokortikoide)
- Sonstige (HWI, Williams-Beuren-Syndrom, M. Wilson, Sarkoidose, etc.)

Gillespie RS, Stapleton FB: Nephrolithiasis in children. Pediatr Rev: 25:131–138, 2004

Rönnefarth G, Misselwitz J: Idiopathische Hyperkalziurie im Kindesalter. Monatsschr Kinderheilkd 144: 1054–1062, 1996.

7.143
Wodurch ist eine Hyperkalziurie definiert?

Als Hyperkalziurie bezeichnet man eine pathologisch erhöhte Kalzium-Ausscheidung im Urin bei altersentsprechend normaler Ernährung. Im Kindesalter gilt eine Ausscheidung von mehr als 4 mg/kgKG/Tag (entspricht mehr als 0,1 mmol/kgKG/Tag) als Grenzwert. Da das Sammeln von 24-h-Sammelurin bei kleinen Kindern problematisch sein kann, wird bei diesen häufig lediglich eine Morgenurinprobe als Screening untersucht. Man berechnet das Verhältnis zwischen der Kalzium- und der Kreatininausscheidung (Kalzium im Urin in mmol × 4/Kreatinin im Urin in mg), so dass man einen Kalzium-/Kreatininratio erhält. Dieser Kalzium-/Kreatininratio korreliert mit der Kalzium-Ausscheidung im 24-h-Sammelurin, und ist wesentlich einfacher zu bestimmen. Der Kalzium-/Kreatininratio ist altersabhängig. Die Angaben für den oberen Grenzwert schwanken in der Literatur erheblich. Folgende obere Grenzwerte erscheinen sinnvoll:

Tabelle 7-12

Steinzusammensetzung	Nordamerika	Europa
Kalzium	58%	37%
Struvit	25%	54%
Zystin	6%	3%
Harnsäure	9%	2%
Sonstige	2%	4%

Polinsky MS et al: Urolithiasis in childhood. Pediatr Clin North Am 34: 683–710, 1987.

Tabelle 7-13

Alter des Patienten	Kalzium-/Kreatininratio (mmol × 4/mg)
> 7 Jahre	> 0,24
5 bis 7 Jahre	> 0,30
3 bis 5 Jahre	> 0,41
1 bis 2 Jahre	> 0,56
< 1 Jahr	> 0,81

7.144
Welche laborchemischen Untersuchungen und weitere Diagnostik veranlassen Sie zur Abklärung eines Kindes mit Verdacht auf ein Harnsteinleiden?

- Kalzium, Phosphat, Magnesium, Chlorid, Natrium, Kalium, Harnsäure, Kreatinin im Serum, Blutgasanalyse
- Urinsediment, Urin-pH, Urinstatus, Urinkultur (bei Verdacht auf HWI)
- 24-h-Sammelurin (Volumen, pH, Kalzium, Magnesium, Harnsäure, Kreatinin, Oxalat, Citrat, anorg. Phosphat, Zystin) bzw. Kalzium-/Kreatininratio im Morgenurin
- Urin sieben (abgegangene Konkremente zur Harnsteinanalyse mittels Infrarotspektroskopie oder Röntgendiffraktion)
- Sonographie der Nieren und der ableitenden Harnwege
- Abdomenleeraufnahme
- i.v.-Pyelogramm

Riccabona M et al: Leitlinien Kinderurologie. J Urol Urogynäkol Sonderheft 4, 2003.

7.145
Welche Maßnahmen zur Prophylaxe/Metaphylaxe bei einem Harnsteinleiden sind Ihnen bekannt?

- reichliche **Flüssigkeitszufuhr** (verteilt über den Tag und auch nachts)
- **Korrektur** anatomischer Fehlbildungen/Harnabflussstörungen
- konsequente **Antibiose**, ggf. Langzeitprophylaxe bei Infektsteinen (Struvit)
- **Urinalkalisierung** bei Kalziumphosphatsteinen (distale renale tubuläre Azidose) und bei Harnsäuresteinen (pH > 6,5) oder Zystinsteinen
- **Urinansäuerung** vermindert die Bildung von Infektsteinen
- **Thiaziddiuretika** bei Kalziumphosphatsteinen (renale Kalziumreabsorption wird gesteigert, strenge Indikationsstellung)
- **Kaliumcitrat** (z. B. Brausetabletten) bei Kalziumsteinen und niedriger Citratausscheidung im Urin (Citrat bildet mit Kalzium lösliche Komplexe im Urin)
- **Purinarme Ernährung** bei Harnsäuresteinen (ggf. Allopurinol)

7.146
Beschreiben Sie die Therapie eines Harnsteinleidens?

Die meisten Harnsteine gehen unter ausreichender Flüssigkeitszufuhr spontan ab. Bei Koliken werden häufig Spasmolytika (z. B. Buscopan) eingesetzt. Steine, die nicht spontan abgehen können zertrümmert werden (Lithotripsie). Mit der extrakorporellen (berührungsfreien) Stoßwellentherapie (ESWL) lassen sich auch bei kleinen Kindern gute Ergebnisse erzielen, so dass die Steinfragmente abgehen. Selten ist eine perkutane Nephrolithotripsie notwendig, bei der über einen invasiven Zugang ins Nierenbecken über ein so genanntes Nephroskop Stoßwellen zur Zertrümmerung appliziert werden. Bei prävesikal gelegenen Harnsteinen kann eine Ureteroskopie hilfreich. Steine können entweder mechanisch zerkleinert und extrahiert werden, oder durch Ultraschall bzw. Laser zertrümmert werden. Ein chirurgisches Vorgehen mit offener Steinoperation ist nur bei therapierefraktären Fällen oder bei gleichzeitiger Korrektur von anatomischen Fehlbildungen (Harntransportstörung) notwendig. Zystinsteine lassen sich durch Lithotripsie meist nicht zertrümmern.

Cohen TD et al: Pediatric urolithiasis: medical and surgical management. Urology 47: 292–303, 1996.
Riccabona M et al: Leitlinien Kinderurologie. J Urol Urogynäkol Sonderheft 4, 2003.
Latta K: Nephrolithiasis-Strategien für eine dauerhafte Steinfreiheit. Pädiatrie hautnah 16 (6): 318–323, 2004.

Vesikoureteraler Reflux

7.147
Kennen Sie die Schweregradeinteilung des vesikoureteralen Reflux (VUR)?

Den Schweregrad eines vesikoureteralen Reflux teilt man nach der retrograden Kontrastmittelfüllung in der Miktionszysturethrographie (MCUG) ein (s. **Tab. 7-14** und **Abb. 7-5**).

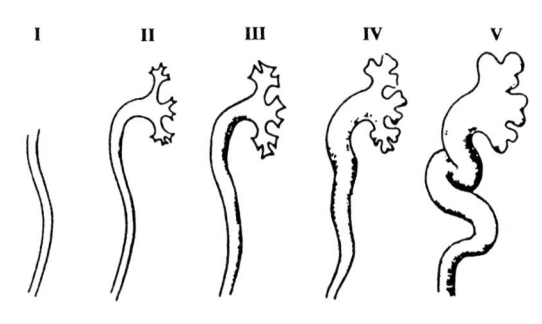

Abbildung 7-5: Die 5 Grade des VUR

Zieger B: Bildgebung bei Nierenerkrankungen im Kindesalter. Teil 1: Bildgebende Verfahren, Erkrankungen der Nieren und ableitenden Harnwege. Monatsschr Kinderheilkd 148: 924–938, 2000.

7.148
Welche Auffälligkeiten des Harntraktes neben einem VUR kann man während einer MCUG noch beurteilen?

Eine Miktionszysturethrographie (MCUG) ist eine radiologische Untersuchung des Harntraktes unter Durchleuchtung. Die Blase wird mit einem wasserlöslichen Röntgenkontrastmittel entweder über eine suprapubische Blasenpunktion oder einen Blasenkatheter gefüllt wird. Bei der anschließenden Miktion wird ein möglicher Reflux dargestellt. Es lassen sich zusätzlich Aussagen zur Blasenmorphologie (Volumen, Divertikel, Ureterozele, Hypertrophie der Blasenwand im Sinne einer Balkenblase, Restharnbestimmung, etc) und auch zur Urethra (hintere Urethralklappen, Strikturen) treffen.

7.149
Welches Volumen fasst die Blase im Kindesalter?

Das Fassungsvolumen der Blase ist natürlich altersabhängig. Beim Erwachsenen beträgt das maximale Volumen der Blase normalerweise 350 bis 500 ml. Mit der folgenden Formel kann man das Volumen bei Kindern grob abschätzen:

Blasenvolumen in ml = Alter in Jahren × 30 + 60 ml

7.150
Welche Vor- und Nachteile hat die Radionuklidzystographie (RNCG) im Vergleich zur Miktionszysturehrographie (MCUG) bei der Abklärung eines VUR?

- Bei beiden Untersuchungen ist eine invasive Füllung der Harnblase mit einer Flüssigkeit (nuklearmedizinischer Tracer, wie z.B. 99mTechnetium-Pertechnat bzw. wasserlösliches Kontrastmittel) erforderlich.
- Bei der RNCG lässt sich die Füllung und Entleerung der Harnblase kontinuierlich darstellen, wohingegen die MCUG mittels Durchleuchtung nur eine intermittierende Darstellung erlaubt.
- Die Strahlenbelastung ist bei der RNCG deutlich geringer als bei der MCUG (ungefähr Faktor 100 weniger), weswegen die RNCG zum Screening z.B. von Geschwisterkindern empfohlen wird.

Tabelle 7-14

Grad I	Reflux nur in den Ureter
Grad II	Reflux bis ins Nierenbecken, keine Dilatation des Nierenbeckens
Grad III	milde bis mäßige Dilatation des Ureters und milde Dilatation des Nierenbeckens, allenfalls leichte Verplumpung der Nierenkelche
Grad IV	mäßige Dilatation des Ureters mit Schlängelung, mäßige Dilatation des Nierenbeckens und der Kelche, Kelche plump, Impressionen der Nierenpapillen noch erkennbar
Grad V	starke Dilatation und Schlängelung des Ureters, Nierenbecken und Kelche stark dilatiert, Impressionen der Nierenpapillen in den meisten Kelchen aufgehoben

Lebowitz RL et al: International system of radiographic grading of vesicoureteric reflux. Pediatr Radiol 15: 105–109, 1985.

- Die MCUG hat eine deutlich bessere Ortsauflösung zur Beurteilung der Anatomie von Blase und der Urethra und ermöglicht genauere Aussagen zu Blasenentleerungsstörungen im Vergleich zur RNCG.
- Der Schweregrad des VUR lässt sich mit der MCUG eindeutiger beurteilen.
- Meistens wir zur Abklärung nach einem HWI eine MCUG durchgeführt.

7.151
Welche Prognose hat ein VUR?

Man unterscheidet beim VUR einen primären Reflux, bei dem es durch eine anatomische Anlagestörung zu einem Reflux in den Ureter kommt, von einem sekundären Reflux, der sich im Rahmen einer Blasenentleerungsstörung oder einer Harnabflussbehinderung in der Urethra entwickelt. Man nimmt an, dass der VUR für sich keine Nierenschädigung bewirkt. Im Rahmen eines VUR treten jedoch Pyelonephritiden gehäuft auf, was zu Nierenparenchymschäden führen kann. Beim primären Reflux ist die Prognose abhängig vom Schweregrad des VUR. Bei einem VUR Grad I-II kommt es in 80 bis 90 %, bei Grad III bei in 45 % und bei Grad IV in 25 % der Fälle zu einer spontanen Ausheilung innerhalb von 5 Jahren. Bei einem VUR Grad V ist immer einer operative Antirefluxplastik notwendig. Kinder mit einem unilateralen Reflux haben eine höhere Wahrscheinlichkeit einer spontanen Ausheilung als Kinder mit bilateralem VUR.

7.152
Wie behandeln Sie einen VUR, konservativ oder chirurgisch?

- Einen VUR der Schweregrade I und II behandelt man gewöhnlich konservativ (prophylaktische Antibiotikagabe) und wartet die spontane Ausheilung ab. Hierzu sind eine zuverlässige Mitarbeit von Patient und Eltern und regelmäßige Nachsorgeuntersuchungen (Urinkultur, Nierensonographie, MCUG) notwendig.
- Einen VUR der Schweregrade III und IV kann man ebenfalls konservativ behandeln und eine spontane Ausheilung abwarten. Pro Jahr kann mit einer Spontanmaturation von ungefähr 10 % gerechnet werden. Falls doch ein chirurgisches Vorgehen angewandt wird, kann der Reflux in 95 % der Fälle behoben werden. Die Langzeitfolgen (Nierenparenchymnarben, arterielle Hypertonie, eingeschränkte Nierenfunktion) unterscheiden sich bei beiden Vorgehensweisen nicht signifikant.
- Einen VUR des Schweregrades V erfordert immer ein chirurgisches Vorgehen (Antirefluxplastik oder endoskopische Kollagenunterspritzung des Ureterostiums).

Wheeler et al: Antibiotics and surgery for vesicoureteric reflux: A meta-analysis of randomized controlled trials. Arch Dis Child 88:688–694, 2003.

7.153
Beschreiben Sie die konservativen Maßnahmen zur Behandlung eines VUR?

- Eine konsequente abendliche prophylaktische Antibiotikagabe sollte bis zur spontanen Ausreifung des VUR durchgeführt werden. Über die Dauer der prophylaktischen Antibiotikagabe wird jedoch kontrovers diskutiert. Teilweise wird empfohlen die Prophylaxe nach einigen Jahren ohne HWI zu stoppen, obwohl noch ein VUR besteht.
- Der Urin sollte regelmäßig (ungefähr alle 3 Monate) und bei Verdacht auf einen HWI mittels Urinstatus und Urinkultur untersucht werden.
- Solange der VUR persistiert müssen wenigstens jährlich regelmäßige Kontrollen mittels Nierensonographie und MCUG bzw. RNCG erfolgen.

7.154
Wann sollten Kinder mit VUR unbedingt einem Kindernephrologen oder Urologen vorgestellt werden?

- rezidivierende Durchbruchsinfektionen trotz adäquater antibiotischer HWI-Prophylaxe.
- schlechte Compliance (prophylaktische Antibiotikagabe)
- persistierender Reflux bei Mädchen im Pubertätsalter
- Zunahme des VUR

- Blasenentleerungsstörung
- Zunahme der Nierenparenchymschädigung oder Einschränkung der Nierenfunktion

Garin et al: Primary vesicoureteral reflux in childhood. Adv Pediatr 49:341–357, 2002.

7.155
Sollte man bei asymptomatischen Geschwisterkindern von Patienten mit VUR ein Screening auf VUR durchführen?

Bei gesunden Kindern liegt die Inzidenz eines VUR bei ungefähr 1%. In Untersuchungen konnte jedoch gezeigt werden, dass ungefähr ein Drittel der Geschwisterkinder ebenfalls einen VUR haben. Bei eineiigen Zwillingen liegt die Konkordanz sogar bei 80%. Aus diesem Grund wird bei asymptomatischen Geschwisterkindern unter 7 Jahren ein Screening mittels RNCG empfohlen. Bei Geschwistern, die älter als 7 Jahre sind, die jedoch bereits früher an einem HWI erkrankt waren, sollte auch dann noch nach einem VUR gesucht werden. Obwohl die Inzidenz eines VUR bei Geschwisterkindern deutlich höher ist, gibt es bislang keine Untersuchungen, die beweisen, dass durch das Screening und die Behandlung von asymptomatischen Geschwistern die Rate von Nierenparenchymschäden vermindert werden kann.

Hollowell JG, Greenfield SP: Screening siblings for vesicoureteral reflux. J Urol 168:2138–2141, 2002.

Das Wichtigste in Kürze: Vesikouretaler Reflux

- Eine spontane Ausheilung kommt beim VUR der Schweregrade I bis III häufig vor (mehr als 80%).
- Es gibt eine erbliche Komponente beim VUR. Ungefähr ein Drittel der Geschwisterkinder und ungefähr zwei Drittel der Nachkommen haben ebenfalls einen VUR.
- Bei 30 bis 50% der Kinder mit einem HWI besteht ein VUR.
- Eine prophylaktische Antibiotikagabe ist zur Vermeidung von Pyelonephritiden und daraus resultierenden Nierenparenchymschäden und arterieller Hypertonie sinnvoll.

8 Endokrinologie

Unterfunktion der Nebennierenrinde (NNR)

8.1
Was sind die Symptome einer NNR-Insuffizienz?

Neugeborene: Unspezifische Symptome wie Erbrechen, Irritabilität und schlechte Gewichtszunahme; Entwicklung von Herz-Kreislauf-Versagen ist möglich.

Kinder: Lethargie, Adynamie, rasche Ermüdung, Appetitlosigkeit, Gewichtsverlust, niedriger Blutdruck und unspezifische abdominelle Beschwerden; Hyperpigmentierung der Haut (primäre Insuffizienz); Zeichen der Hypoglykämie (sekundäre Insuffizienz).

8.2
Was ist der Unterschied zwischen primärer und sekundärer NNR-Insuffizienz?

Primär: Störung der Nebennierenrinde (= M. Addison)

Sekundär: Hypothalamische oder hypophysäre Störung

8.3
Was sind die Differenzialdiagnosen einer NNR-Insuffizienz?

- **Angeborene Enzymdefekte:** Adrenogenitales Syndrom
- **Autoimmunkrankheiten:** isoliert oder im Rahmen eines APS Typ I oder II (autoimmunes polyglanduläres Syndrom), Schmidt-Syndrom
- **Infektionen:** Tuberkulose, Meningokokken-Sepsis, disseminierte Pilz-Infektionen
- **Trauma:** bilaterale Einblutung in die Nebennieren

8.4
Was sind die häufigsten Ursachen einer sekundären Nebenniereninsuffizienz?

Die sekundäre Nebenniereninsuffizienz ist Folge einer verminderten ACTH-Sekretion. Meist ist eine **langdauernde Glukokortikoid-Einnahme** Ursache der Störung, seltener finden sich Störungen der hypothalamischen oder hypophysären Achse durch Tumore, SHT, Bestrahlung, Infektionen oder chirurgische Eingriffe.

8.5
Kann aufgrund der klinischen Symptomatik eine primäre von einer sekundären NNR-Insuffizienz unterschieden werden?

- **Primäre NNR-Insuffizienz:** Durch den gestörten Feedback-Mechanismus wird bei primärer NNR-Insuffizienz die ACTH-Sekretion gesteigert. Das mit dem ACTH ko-sezernierte Melanotropin (Melanozyten-stimulierendes Hormon) führt zu einer direkten Stimulation der Melanozyten und damit zu einer Hyperpigmentierung der Haut. Dies fällt besonders deutlich an Sonnenbeschienenen Hautflächen und Arealen mit hoher Druckbelastung (Ellenbogen, Knie) sowie an Narben und Handinnenlinien auf. Aufgrund des begleitenden Mineralokortikoidmangels kommt es häufig zu Salzhunger, Hyperkaliämie, Hyponatriämie und Hypotension.
- **Sekundäre NNR-Insuffizienz:** Aufgrund der niedrigen ACTH-Konzentration fehlt die Hyperpigmentierung. Zudem bleibt bei se-

kundärer NNR-Insuffizienz die Mineralokortikoid-sezernierende Zona glomerulosa funktionsfähig, so dass Hyperkaliämie und/oder Volumenmangel selten sind. Eine Hyponatriämie ist aufgrund der verminderten Kapazität, Wasser auszuscheiden, möglich. Bei Raumforderungen im Bereich der Adenohypophyse mit sekundärer NNR-Insuffizienz liegen meist bereits Zeichen des Ausfalls anderer Hormonachsen vor, da die Glukokortikoidachse die resistenteste hypophysäre Funktion darstellt.

8.6
Was ist die häufigste Form des adrenogenitalen Syndroms (AGS)?

Das AGS beschreibt eine Gruppe von autosomal-rezessiven Erkrankungen, die Folge von verschiedenen Enzymdefekten in der Kortisol-Biosynthese ist. Abhängig vom betroffenen Enzym kommt es darüber hinaus zu Störungen der Mineralokortikoid- und Androgen-Synthese. Der **21-Hydroxylase-Mangel** ist für > 90 % der Fälle mit AGS verantwortlich. Die Inzidenz der kompletten (mit Salzverlust) und partiellen (nur Virilisierung) Formen wird mit ca. 1 : 12 000 Lebendgeburten angegeben und es besteht eine gleichmäßige Geschlechtsverteilung. Late-onset-Formen (mit mittelschwerem Mangel) können sich bei jugendlichen Mädchen mit Hirsutismus und Menstruationsstörungen manifestieren.

Speiser PW, White PC: Cogenital adrenal hyperplasia. N Engl J Med 349:776–788, 2003.

8.7
Warum wird die Diagnose eines AGS im Neugeborenenalter bei Mädchen früher als bei Jungen gestellt?

Das am deutlichsten sichtbare klinische Zeichen eines AGS beim Neugeborenen ist das intersexuelle Genitale beim betroffenen Mädchen, was auf die gesteigerte Androgen-Sekretion zurückzuführen ist. Beim Knaben führt der Androgen-Exzess zu keiner sichtbaren Veränderung des äußeren Genitale (evtl. Makrogenitosomie). Jedes intersexuelle Genitale stellt bei der Geburt einen abklärungsbedürftigen Notfall dar und ein AGS sollte v. a. bei genetisch weiblichen Neugeborenen als Ursache in Betracht gezogen werden.

8.8
Wie verhalten sich die wichtigsten Steroidpräparate in ihrer Glukokortikoid- und Mineralokortikoid-Wirkung zueinander?

Siehe **Tabelle 8-1**.

8.9
Wie hoch ist die Dosis von Hydrokortison als physiologische Dosis, Stressdosis und bei Dosierungen zu therapeutischen Zwecken?

- **Physiologische Dosis:** Sorgfältig durchgeführte Studien konnten zeigen, dass die adrenale Glukokortikoid-Produktion eines Individuums bei ca. 7 bis 8 mg/m²/24 h liegt. Da nur 50 bis 60 % des oral verabreichten Hydro-

Tabelle 8-1: Relative Wirksamkeit der Glukokortikoide

Präparat	Relative Glukokortikoid-Wirkung	Relative Dosis (mg)	Relative Mineralokortikoid-Wirkung
Kortison	1	100	+
Hydrokortison	1,25	80	++
Prednison	5	20	+
Prednisolon	5	20	+
Methylprednison	6	16	0
9α-Fludrokortison	20	5	+++++
Dexamethason	50	1	0

Modifiziert nach Donohoue PA: The adrenal cortex. Aus McMillan JA, DeAngelis CF, Feigin RD, Warshaw JB (Hrsg): Oski's Pediatrics, Principles and Practice, 3rd ed. Philadelphia, J. B. Lippincott, 1999, S. 1814.

kortisons aufgenommen wird, beträgt die empfohlene Menge bei physiologischer Dosierung ca. 12 bis 15 mg/m²/24 h.

- **Stressdosis:** Anhand von Studien, die vor der Entwicklung hochqualitativer Radioimmunoassays durchgeführt wurden, bestand die Vorstellung, dass die Glukokortikoid-Produktion im Rahmen von Stress auf das ungefähr 3fache ansteigt. Mit dem Begriff Stressdosis ist im Allgemeinen eine Dosis von 50 mg/m²/24 h Hydrokortison gemeint.
- **Therapeutische Dosis:** Glukokortikoide werden umfangreich mit therapeutischer Intention bei der Behandlung von Entzündungsprozessen und in der Chirurgie oder posttraumatisch zur Reduktion bzw. Prävention der Schwellung und Inflammation gebraucht. Die dabei eingesetzten Dosen sind abhängig von der Grundproblematik, liegen aber häufig > 50 mg/m²/24 h Hydrokortison.

8.10
Wann kommt es bei langdauernder Glukokortikoid-Therapie zur Suppression in der Achse von Hypophyse und Nebennierenrinde?

Als allgemeine Regel gilt, dass je länger die Therapie und je höher die Dosis, desto größer das Risiko einer NNR-Atrophie mit der Gefahr einer sekundären NNR-Insuffizienz nach Absetzen des Medikaments. Bei Gabe einer therapeutischen Dosis über weniger als 10 Tage besteht ein sehr kleines Risiko einer bleibenden NNR-Insuffizienz, während die tägliche Anwendung über mehr als 30 Tage mit einem hohen Risiko einer vorübergehenden oder bleibenden NNR-Suppression verbunden ist.

Der Kalzium-Haushalt und seine Störungen

8.11
Was sind das Chvostek- und das Trousseau-Zeichen?

Beides sind klinische Manifestationen einer Hypokalzämie oder Hypomagnesiämie, die aufgrund einer neuromuskulären Irritabilität auftreten.

Chvostek-Zeichen: Beklopfen des N. facialis vor dem Kiefergelenk führt zu Muskelzuckungen.

Trousseau-Zeichen: Durch Aufblasen einer Blutdruck-Manschette auf arteriellen Mitteldruck für ca. 3 Minuten wird eine Pfötchenstellung der Hand provoziert.

8.12
Was sind die Ursachen einer Hyperkalzämie?

Merken Sie sich die Regel der «High 5-Is»: Hyperparathyreoidismus plus 5 **I** (**i**diopathisch, **i**nfantil, **I**nfektion, **I**nfiltration und **I**ngestion) plus **s**kelettale Pathologien.

Hyperparathyreoidismus
    familiär
    isoliert
    Syndrom-assoziiert
Idiopathisch
    Williams-Beuren-Syndrom
Infantil
    Subkutane Fettnekrosen
    Sekundär durch mütterlichen Hyperparathyreoidismus
Infektionen
    Tuberkulose
Infiltration
    maligner Tumor
    Sarkoidose
Ingestion
    Milch-Alkali-Syndrom
    Thiazid-Diuretika
    Vitamin A-Intoxikation
    Vitamin D-Intoxikation
Skelettale Pathologien
    Hypophosphatasie
    Immobilisation
    Skelettdysplasien

8.13
Ein 8-jähriges Kind im Beckenspreizgips nach Hüftoperation entwickelt Erbrechen bei einem Gesamt-Kalzium im Serum von 3,8 mmol/l. Wie ist Ihre Einschätzung der Lage?

Bei einem Gesamt-Kalzium im Serum von > 3,75 mmol/l (15 mg/dl) oder bei einer symptomatischen Hyperkalzämie (mit z. B. Erbrechen, Hypertension) handelt es sich um einen **medizinischen Notfall** und eine sofortige Reduktion des Kalziumspiegels ist erforderlich. Die wichtigste Maßnahme der initialen Therapie beinhaltet die forcierte Diurese durch Gabe von isotoner Kochsalzlösung (2 bis 4 fache Erhaltungsmenge) und Furosemid (1 mg/kg i. v. über 6 Stunden). Furosemid wirkt diuretisch und gleichzeitig kalziuretisch. Des weiteren ist eine sorgfältige Kontrolle der Ein- und Ausfuhr sowie der Serum- und Urinelektrolyte (inklusive Serum-Magnesium) unerlässlich. Da eine Hyperkalzämie kardiale Überleitungsstörungen (ventrikuläre Extrasystolen, ventrikuläre Tachykardie, verlängertes PR-Intervall, verlängertes QRS und AV-Blockbildung) auslösen kann, muss ein EKG durchgeführt werden. In Ausnahmefällen ist eine medikamentöse Senkung des Kalziumspiegels notwendig, was durch die Gabe von Glukokortikoiden (erhöhen Kalziumausscheidung und vermindern intestinale Kalziumresorption) oder anderen antihyperkalzämischen Substanzen erreicht werden kann.

8.14
Worum handelt es sich bei einem Hypoparathyreoidismus?

Die wesentlichen Wirkungen des Parathormons (PTH) sind eine Mobilisierung von Kalzium und Phosphat aus den Knochen sowie eine Steigerung der Kalzium-Reabsorption und Calcitriol-Synthese in den Nieren. Der Hypoparathyreoidismus ist eine Nebenschilddrüsenunterfunktion mit einer im Verhältnis zum Serum-Kalzium inadäquat niedrigen Parathormon-Sekretion. Die Erkrankung ist selten. Die charakteristische Befundkonstellation ist die Hypokalzämie bei niedrigem oder normalem PTH. Ein Hypoparathyreoidismus findet sich postoperativ, bei Autoimmunprozessen (im Rahmen eines APS Typ I), bei kongenitalen Hypo- oder Aplasien der Nebenschilddrüsen (z. B. DiGeorge-Syndrom), bei einer peripheren PTH-Resistenz (Pseudohypoparathyreoidismus, z. B. im Rahmen einer hereditären Albright-Osteodystophie) sowie sehr selten bei einer langandauernden, schweren Hypomagnesiämie.

8.15
Bei welchen klinischen Zeichen sollte an einen Hypoparathyreoidismus gedacht werden?

- Symptomatische Hypokalzämien (z. B. karpopedale Spasmen, Bronchospasmus, Tetanie, Krampfanfälle)
- Linsentrübung (Katarakt; kann auch bei anderen Ursachen mit chronischer Hypokalzämie auftreten)
- Psychische Veränderungen, von Depression bis Psychose reichend
- Mukokutane Candidiasis (häufig Erstsymptom im Rahmen eines APS Typ I)
- Trockene und schuppige Haut, Psoriasis und Alopecia areata
- spröde Haare und brüchige Fingernägel
- Schmelzdefekte, verzögerte Dentition

8.16
Was sind die Hauptursachen einer Hypokalzämie im Kindesalter?

Eine Hypokalzämie ist definiert durch ein Gesamt-Kalzium im Serum < 2,1 mmol/l (8,4 mg/dl) bei normalem Serumalbumin (z. B. Abfall des Gesamt-Kalzium durch Hypalbuminämie) oder ein ionisiertes Kalzium < 1,1 mmol/l (4,4 mg/dl) bei normalem pH-Wert (z. B. Anstieg des ionisierten Kalziums bei Azidose).

- **Alimentär:** Ungenügende Aufnahme von Vitamin D und/oder Kalzium.
- **Niereninsuffizienz:** (1) Phosphatretention, was aufgrund des konstanten Löslichkeitsprodukt zu einer Verminderung des ionisierten Kalziums führt; (2) Mangel an Calcitriol (durch eine verminderte Aktivität der renalen α-Hydroxylase, die Calcidiol in das wirksamere Calcitriol umwandelt).
- **Nephrotisches Syndrom:** Die Hypalbuminämie führt zu einer Reduktion des Gesamt-Kalziums im Serum. Zudem kommt es zu einer verminderten intestinalen Resorption von Kalzium, zu einem renalen Verlust von Cholecalciferol-bindenden Proteinen und zu einer Kalziurie im Rahmen einer Steroidtherapie.
- **Hypoparathyreoidismus:** Im Säuglingsalter durch Aplasie oder Hypoplasie der Nebenschilddrüsen (z. B. DiGeorge-Syndrom), bei älteren Kindern durch APS Typ I oder mitochondriale Myopathie-Syndrome (z. B. Kearns-Sayre-Syndrom).
- **Pseudohypoparathyreoidismus:** Periphere Parathormon-Resistenz bei normaler Nierenfunktion (erhöhter PTH-Spiegel im Blut).
- **Störungen des Kalzium-Sensing-Rezeptor-Gens:** (z. B. familiäre hyperkalziurische Hypokalzämie)

Umpaichitra V, Bastian W, Castells S: Hypocalcemia in children: Pathogenesis and management. Clin Pediatr 40:305–312, 2001.

8.17
Bei welchem Hypokalzämie-Syndrom besteht zudem eine Verkürzung des Metacarpale IV?

Bei der hereditären Albright-Osteodystrophie, einer Form des Pseudohypoparathyreoidismus mit Kleinwuchs, rundem Gesicht, kurzem Hals, gedrungenem Körperbau, Übergewicht, geistiger Retardierung, Brachydaktylie und subkutanen, gelenknahen Verkalkungen.

SIADH und Diabetes insipidus

8.18
Was ist das Syndrom der inadäquaten ADH-Sekretion (SIADH)?

Das antidiuretische Hormon (ADH, Vasopressin) wird von der Neurohypophyse ausgeschüttet und dient der Regulation des Extrazellularvolumens. Die Steuerung der ADH-Sekretion erfolgt durch Veränderungen der im Hypothalamus gemessenen Osmolalität und durch Änderungen des Blutvolumens, die in Barorezeptoren der Karotis und im linken Vorhof gemessen werden. Das SIADH (Schwartz-Bartter-Syndrom) als isolierte Vasopressin-induzierte Wasserretention bei normalem Extrazellularvolumen ist im Kindesalter eine Rarität. Eine zentrale Stimulation der Vasopressinfreisetzung ist bei Kindern mit intrakraniellen Pathologien (z. B. bakterielle Meningitis) möglich. Bei schweren Lungenerkrankungen kommt es aufgrund der erhöhten intrathorakalen Drücke und des verminderten venösen Rückstroms zum Herzen zu einem Abfall des effektiven arteriellen Blutvolumens mit nichtosmotischer Freisetzung von Vasopressin und nachfolgender Wasserretention. Da andere Hormonsysteme wie das Renin-Angiotensin-System und das atriale natriuretische Peptid durch den intrathorakalen Volumenmangel aktiviert werden, liegt hier jedoch per definitionem kein SIADH vor. Die Symptomatik des SIADH ist durch die (meist spät auftretende) Hyponatriämie bedingt und äußert sich in Übelkeit und Erbrechen, Irritabilität, Wesensveränderung, Bewusstseinsstörungen und zerebralen Krampfanfällen.

Rascher W: Hyponatriämie. Aus Michalk D, Schönau E (Hrsg.): Differentialdiagnose Pädiatrie. 2. Aufl. München, 2005, S. 587.

8.19
Was sind die fünf Kriterien zur Diagnosestellung eines SIADH (Schwartz-Bartter-Syndrom)?

Die Kriterien eines SIADH beinhalten, dass die Plasma-Konzentration von ADH in Relation zur Plasmaosmolalität und zum Volumenstatus eines Patienten inadäquat hoch sein muss.

1. Hyponatriämie mit Verminderung der Serum-Osmolalität
2. Urin-Osmolalität im Vergleich zur Serum-Osmolalität erhöht (bei einer Urin-Osmolalität < 100 mOsm/kg ist in der Regel ein SIADH ausgeschlossen)
3. Natrium-Konzentration im Urin zu hoch im Vergleich zum Ausmaß der Hyponatriämie (häufig > 20 mmol/l)
4. Normale Funktion von Nieren, Nebennieren und Schilddrüse
5. Fehlen von Volumenmangel

8.20
Welche klinischen Merkmale deuten auf einen Diabetes insipidus hin?

Ein Diabetes insipidus wird entweder durch eine mangelnde zentrale ADH-Sekretion (Diabetes insipidus centralis) oder durch ein vermindertes Ansprechen der Niere auf ADH ausgelöst. Ein ausgeprägter Flüssigkeitsverlust ist möglich, damit verbunden sind Elektrolytentgleisungen, insbesondere Hypernatriämien. Das klinische Spektrum der möglichen vorhandenen Symptome ist vom Alter des Kindes abhängig. Säuglinge präsentieren sich möglicherweise mit einer Gedeihstörung als Folge der chronischen Dehydratation. Anamnestische Hinweise können häufige Hospitalisationen aufgrund von Dehydratation oder intermittierend mäßig ausgeprägte Fieberepisoden sein.

Die Eltern berichten meist über eine Polyurie und Polydipsie aufgrund der mangelnden Fähigkeit, den Urin zu konzentrieren. Bei Kleinkindern kann sich ein Diabetes insipidus durch ein frustranes Toilettentraining bemerkbar machen. Bei älteren Kindern sind Zeichen eines Diabetes insipidus das (Wieder-)Auftreten von Enuresis, häufiges Wasserlassen, Nykturie oder eine ausgeprägte Trinkmenge. Vor allem häufiges Wasserlassen großer Urinmengen sollte den Verdacht auf einen Diabetes insipidus lenken. Zum Ausschluss eines Diabetes mellitus ist das Fehlen einer Glukosurie ausreichend.

Ursachen eines zentralen Diabetes insipidus sind eine Reihe angeborener autosomal-dominanter Gendefekte, sowie das Schädelhirntrauma oder Operationen im Gebiet von Hypothalamus oder Hypophyse sowie selten Sarkoidose, Autoimmunerkrankungen oder Infektionen. Der erworbene zentrale Diabetes insipidus ist nicht selten durch ein Kraniopharyngeom oder eine Langerhanszell-Histiozytose bedingt. Der renale Diabetes insipidus wird meist bei Knaben durch eine X-chromosomal vererbte Mutation im Vasopressin-V2-Rezeptor verursacht.

8.21
Wie wird die Diagnose eines Diabetes insipidus gestellt?

Die Diagnose eines Diabetes insipidus wird mittels Durstversuch (Wasserdeprivationstest) gestellt. Eine 7-stündige Durstperiode erlaubt eine gute Überprüfung der Hypothalamus-Hypophysen-Nieren-Achse bezüglich Wasserretention. Meist gelingt durch den Test die Differenzierung von Diabetes insipidus centralis bzw. renalis und psychogener Polydipsie. Anhand folgender Kriterien kann die Diagnose gestellt werden: (1) inadäquat verdünnter Urin bei gleichzeitig ansteigender oder erhöhter Serum-Osmolalität; (2) gleich bleibend hohe Urinmenge trotz fehlender oraler Flüssigkeitsaufnahme (Abbruch des Durstversuchs, falls kumulative Urinmenge 5 bis 10 % des Körpergewicht übersteigt); (3) Veränderungen der klinischen Parameter mit Zeichen einer Dehydratation (Gewichtsverlust, Tachykardie, erniedrigter Hautturgor, trockene Schleimhäute). Bei einem Kind, dass während des Durstversuchs ein Anstieg der Urin-Osmolalität (> 800 mOsm/kg) oder eine gleich bleibende Serum-Osmolalität (< 290 mOsm/kg) zeigt, ist ein Diabetes insipidus unwahrscheinlich.

Falls die Kriterien eines Diabetes insipidus erfüllt sind, wird der Durstversuch meist mit dem DDAVP-Test beendet: Nach intranasaler Verabreichung von Desmopressin (Minirin®) kann durch einen Anstieg der Urinosmolalität (> 300 mOsm/kg) die Diagnose eines Diabetes insipidus centralis gestellt werden, während ein fehlender Anstieg für einen Diabetes insipidus renalis spricht.

Cheetham T, Baylis PH: Diabetes insipidus. Paeditr Drugs 4:785–796, 2002.

Diabetische Ketoazidose

8.22
Was ist eine diabetische Ketoazidose?

Stoffwechselentgleisung als Folge eines Insulinmangels und einer Erhöhung der gegenregulatorischen Hormone (Katecholamine, Glukagon, Kortisol und Wachstumshormon), die mit einer Hyperglykämie (Blutzucker meist > 300 mg/dl = ca. 16,7 mmol/l), Glukosurie, einer Ketose (Ketonkörper im Blut > 3 mmol/l, Ketonurie) und mit einer metabolischen Azidose (pH < 7,25; Bikarbonat < 15 mmol/l) einhergeht.

8.23
Wie hoch ist der Prozentsatz neu entdeckter Patienten mit Diabetes, die als Erstmanifestation eine diabetische Ketoazidose aufzeigen?

30 %. Bei Kindern unter 5 Jahren ist dieser Prozentsatz höher.

8.24
Was sind die Hauptpfeiler der Therapie einer diabetischen Ketoazidose?

- Ausreichende initiale **Supportivtherapie** (Sicherung der Atemwege, Sauerstoff-Zufuhr falls nötig)
- **Flüssigkeitszufuhr**, v. a. beim Vorliegen eines Schockzustandes (mit Vorsicht, um eine zu schnelle Korrektur der Hyperosmolalität zu vermeiden)
- **Insulin-Gabe**
- **Häufige Kontrollen** der Vitalparameter, Elektrolyte, Glukose und des Säure-Base-Status.

8.25
Wie hat sich das Vorgehen bezüglich Flüssigkeitstherapie bei der diabetischen Ketoazidose im letzten Jahrzehnt verändern?

Die Blut-Hirn-Schranke ist frei permeabel für Wasser. Wenn beim dekompensierten Diabetes mellitus mit massiver, bereits länger bestehender Hyperosmolalität zusätzlich freies Wasser (p. o. oder i. v.) gegeben wird, führt dies unweigerlich zur Hirnschwellung entlang des osmotischen Gradienten. Sofern sich der Patient nicht im Schock befindet, sollte deshalb initial idealerweise nicht mehr als 10 bis 20 ml/kg Körpergewicht einer isotonen Flüssigkeit (NaCl 0,9%) über 1 bis 2 Stunden gegeben werden. Nach dem Ausgleich eines akuten Volumenmangels soll das geschätzte Defizit möglichst langsam (über 48 h) ausgeglichen werden, um eine Volumenüberladung zu verhindern. Ab einer Glukosekonzentration von unter 250 bis 300 mg/dl (12 bis 16 mmol/l) wird eine weitere Flüssigkeitssubstitution mit 0,45%iger NaCl-Lösung (halbisoton) und 5 % Glukose empfohlen. Patienten mit einer diabetischen Ketoazidose haben Durst. Die Getränke sind erst nach der Schocktherapie erlaubt und sollen einer Diabetesernährung angepasst sein. Sie müssen in die Gesamtflüssigkeit eingerechnet werden. Da praktisch alle Getränke hypotone Flüssigkeiten sind, soll deren Menge v. a. in den ersten 24 Stunden knapp gehalten werden. Die Gesamtflüssigkeit in den ersten 24 Stunden sollte 3,5 bis 4 l/m^2 nicht überschreiten.

Dunger DB, Sperling MA, Acerini CL, et al: European Society of Paediatric Endocrinology/Lawson Wilkins Pediatric Endocrine Society consensus statement on diabetic ketoacidosis in children and adolescents. Pediatrics 113:e133–e140, 2004.

Mullis PE, Meinhardt U: Ketoazidose. Aus Krämer R, Schöni MH (Hrsg.): Berner Datenbuch Pädiatrie, 6. Auflage, 2005, S. 361–363.

8.26
Warum sollte unter der Behandlung einer diabetischen Ketoazidose auf eine sinkende Natrium-Konzentration geachtet werden?

Die meisten Patienten mit diabetischer Ketoazidose haben ein ausgeprägtes Natrium-Defizit von ca. 8 bis 10 mmol/kg, welches ausgeglichen werden muss. Im Allgemeinen ist das initiale Serumnatrium tief und steigt im Verlauf unter Flüssigkeitssubstitution an. Eine Natriumkonzentration von > 145 mmol/l vor Beginn der Therapie weist auf eine schwere Dehydratation oder Hyperosmolalität hin. Einem initial niedrigen oder normwertigen Natrium, das unter Therapie abfällt, muss höchste Beachtung geschenkt werden, da es entweder das Zeichen einer ungenügenden Flüssigkeitszufuhr oder den Beginn eines SIADH aufgrund des drohenden Hirnödems darstellt.

8.27
Welche Kalium-Werte weisen typischerweise Patienten mit diabetischer Ketoazidose auf?

Bei den meisten Patienten mit diabetischer Ketoazidose besteht ein erhebliches Kaliumdefizit von ca. 6 bis 10 mmol/kg, obwohl der initial gemessene Serum-Kaliumwert häufig normal oder erhöht ist. Bei initialem Serum-Kalium <3,5 mmol/l sollte der Infusion 60 mmol Kalium/l beigefügt und ein EKG-Monitoring eingerichtet werden. Bei Kaliumwerten zwischen 3,5 bis 5,5 mmol/l sollten 40 mmol Kalium/l in die Infusion gegeben werden. Bei Kaliumwerten >5,5 mmol/l wird ein Kalium-Zusatz von 20 mmol/l empfohlen. Bei Werten >6 mmol/l sollte ein EKG durchgeführt und erst nach Miktion und Abfall der Kaliumwerte unter 5,5 mmol/l ein Kaliumzusatz erfolgen.

8.28
Warum fällt das Kalium bei Therapie einer diabetischen Ketoazidose?

- Verdünnungseffekt der Rehydratation
- Korrektur der Azidose (Shift des extrazellulären Kaliums über das K^+/H^+-Antiport-System nach intrazellulär)
- Insulin-Substitution (Aktivierung des K^+-gekoppelten Glukoseeinstroms)
- Anhaltende renale Verluste

Die meisten Patienten haben trotz normalen oder erhöhten Werten ein Kaliumdefizit. Eine initial niedrige Kaliumkonzentration ist Besorgnis erregend, da sie auf einen schweren Kaliummangel hinweist.

8.29
Was sind Indikationen für den Einsatz von Bikarbonat?

Bei der diabetischen Ketoazidose korrigiert sich der pH-Wert vor allem mittels einer frühzeitigen und adäquaten Volumen- und Insulintherapie. Die Azidosekorrektur mit Bikarbonat ist normalerweise weder nötig noch nützlich (Gefahr der paradoxen Hirnazidose, Hypokaliämie, Gewebehypoxie, Hyperosmolalität und Erhöhung der hepatischen Ketonkörper-Produktion). Bei persistierender Azidose muss die Effizienz der Insulin- und Flüssigkeitstherapie in Frage gestellt und nach anderen Ursachen einer Azidose gesucht werden. Die Entscheidung einer Bikarbonat-Therapie sollte auf arteriell (und nicht venös) gemessenen pH-Werten basieren. Die Indikationen für den Einsatz von Bikarbonat sind unklar, in folgenden Situationen ist jedoch von einem Nutzen auszugehen:

- symptomatische, lebensbedrohliche Hyperkaliämie
- schwere Azidose (pH <6,9) mit verminderter kardialer Kontraktilität (pH-Steigerung verbessert die myokardiale Kontraktilität und die inotrope Antwort auf Katecholamine) und peripherer Vasodilatation, die zu einer Beeinträchtigung der Gewebeperfusion führen.

Jeder dieser Zustände bedingen die Überwachung auf einer Intensivstation, wo ein ausreichendes Monitoring durchgeführt und – falls nötig – eine mechanische Atemunterstützung erfolgen kann.

Dunger DB, Sperling MA, Acerini CL, et al: European Society of Paediatric Endocrinology/Lawson Wilkins Pediatric Endocrine Society consensus statement on diabetic ketoacidosis in children and adolescents. Pediatrics 113:e133–e140, 2004.

8.30
Wann sollte bei Patienten mit diabetischer Ketoazidose Glukose in der Infusion hinzu gegeben werden?

Bei Glukosewerten zwischen 250 bis 300 mg/dl (12 bis 16 mmol/l) kann die initial verwendete isotone Lösung (i.d.R. NaCl 0,9%) auf eine halbistone Mischinfusion (z.B. NaCl 0,45% + Glukose 5%) umgestellt werden, um einer Hypoglykämie vorzubeugen. Die Infusionsgeschwindigkeit der mit Glukose versetzten Lösung richtet sich nach den Blutzuckerwerten.

> **Das Wichtigste in Kürze: Diabetische Ketoazidose**
>
> - Trias der metabolischen Veränderungen: Hyperglykämie, Ketose und Azidose
> - Erstmanifestation mit diabetischer Ketoazidose bei etwa einem Drittel der Patienten
> - Abdominelle Beschwerden können einer Appendizitis gleichen; Hyperventilation kann als Pneumonie fehlinterpretiert werden
> - Frühe Insulin-Substitution, um eine weitere Ketonkörper- und Säureproduktion zu unterbinden
> - Gesamt-Kalium in der Regel stark vermindert
> - Die häufigste Todesursache ist das Hirnödem
> - Bei Sinken eines ausgangs normalen oder tiefen Natriums unter Flüssigkeitssubstitution an mögliches Hirnödem mit verminderter ADH-Sekretion (SIADH) denken
> - Übertriebene Flüssigkeitszufuhr sollte aufgrund des Risikos eines Hirnödems vermieden werden

8.31
Wird das Insulin in der Therapie einer diabetischen Ketoazidose besser kontinuierlich als Infusion oder intermittierend (Bolus-Prinzip) verabreicht?

In den meisten Zentren wird eine kontinuierliche Insulingabe bevorzugt. Ziel der Insulintherapie bei einer akuten Ketoazidose ist primär die Blockierung von Ketogenese, Lipolyse, Glukoneogenese und Glykogenolyse. Diese Effekte werden bereits ausreichend mit einer intravenösen Insulindauerinfusion von 0,1 IE/kg/h erreicht, so dass höhere Infusionsraten oder auch ein initialer Insulinbolus nicht mehr empfohlen werden. Bei kleinen Kindern oder wenig ausgeprägter Azidose sind oft auch 0,05 IE/kg/h Insulin ausreichend. Die Steuerung erfolgt nach Blutzuckerwert, der anfangs stündlich gemessen werden muss. Ziel ist ein Blutzuckerabfall nicht über 100 mg/dl/h (ca. 5 mmol/l/h), ein langsamerer Abfall ist eher erwünscht als unerwünscht. Es sollte nur Normalinsulin verwendet werden, Insulin Lispro (ultraraschwirkendes Insulinanalogon) wurde im Rahmen einer diabetischen Ketoazidose nicht evaluiert. Verzögerungsinsuline sollten zur Therapie einer diabetischen Ketoazidose nicht eingesetzt werden.

Als Alternative zur Dauerinfusion sind stündliche intramuskuläre Injektionen möglich. Mit einer Infusion lässt die Insulindosis besser dem Blutzucker anzupassen, wobei dies im klinischen Alltag nicht unbedingt von Bedeutung ist. Die subkutane Gabe von Insulin ist jedoch auf jeden Fall ungeeignet und darf nicht vor Rehydratation und Korrektur der Ketoazidose (Bikarbonat > 15 mmol/l) eingesetzt werden.

8.32
Wie wird nach einer Ketoazidose die Umstellung auf eine intermittierende subkutane Insulintherapie durchgeführt?

Der Wechsel auf subkutanes Insulin kann begonnen werden bei folgenden Bedingungen:

- **Normalisierung der Laborparameter** (Erreichen des metabolischen Gleichgewichts): Blutzucker < 300 mg/dl (ca. 16 mmol/l), pH-Wert > 7,3 und Bikarbonat > 15 mmol/l. Mit Rücksicht auf die subkutane Resorptionsgeschwindigkeit soll die kontinuierliche Insulininfusion erst etwa 60 min nach der ersten Insulininjektion abgestellt werden.
- **Wiederaufnahme der oralen Ernährung:** Solange der Patient nichts isst und eine intravenöse kontinuierliche Glukosezufuhr erhält, ist es einfacher, den Blutzucker mittels Insulininfusion als mit subkutanen Injektionen stabil zu halten. Bei Beginn einer oralen Ernährung wird das Essen im Sinne eines Bolus-Prinzips gegeben, so dass eine intermittierende Insulingabe ebenfalls vernünftig ist.
- **Zweckmäßigkeit/Aufbau eines Schemas:** Nach Korrektur der Ketoazidose erfolgt die Umstellung auf eine Kombination von rasch- und mittellangwirkendem Insulin (2-, 3- oder 4-Spritzen-Schema). Vor den Mahlzeiten wird kurzwirksames Insulin verabreicht und das Verzögerungsinsulin wird in 2 bis 4 Gaben pro Tag aufgeteilt.

8.33
Was sind Risikofaktoren für die Entwicklung eines Hirnödems?

Das akute Hirnödem ist die schwerste Komplikation einer diabetischen Ketoazidose und ist immer noch die führende Ursache (1 bis 2 %

aller Kinder mit diabetischer Ketoazidose) für schwere neurologische Schäden und Tod bei diabetischen Kindern und Jugendlichen. Es kann nicht vorhergesehen werden und tritt meist nach der ersten Besserung der laborchemischen Parameter auf. Am häufigsten treten Symptome eines Hirnödems nach einem Intervall von 4 bis 12 Stunden nach Therapiebeginn auf, seltener bestehen klinische Zeichen eines Hirnödems bereits vor Therapiebeginn.

Risikofaktoren für die Entstehung eines Hirnödems sind:

- Alter < 5 Jahre
- neu entdeckter Diabetes mellitus
- schwere Ketoazidose
- hoher initialer Harnstoff im Serum (mit dem Ausmaß der Dehydratation assoziiert)
- niedriger initialer pCO_2
- geringer Anstieg der Natriumkonzentration unter Therapie
- Pufferung mit intravenösem Bikarbonat

Weiter werden die Rehydrierung mit großen Flüssigkeitsmengen (> 4 l/m²/24 h), mit hypotoner Flüssigkeit und hohe initiale Insulindosen mit der Ausbildung eines Hirnödems in Verbindung gebracht.

Glaser N, Barnett P, McCaslin I, et al; Pediatric Emergency Medicine Collaborative Research Committee of the American Academy of Pediatrics: Risk factors for cerebral edema in children with diabetic ketoacidosis. N Engl J Med 344:264–269, 2001.
Marcin JP, Glaser N, Barnett P, et al; American Academy of Pediatrics; The Pediatric Emergency Medicine Collaborative Research Committee: Factors associated with adverse outcomes in children with diabetic ketoacidosis-related cerebral edema. J Pediatr 141:793–797, 2002.
Dunger DB, Sperling MA, Acerini CL, et al: European Society of Paediatric Endocrinology/Lawson Wilkins Pediatric Endocrine Society consensus statement on diabetic ketoacidosis in children and adolescents. Pediatrics 113:e133–e140, 2004.

8.34
Welche klinischen Zeichen und Symptome lassen auf eine Verschlechterung des Hirnödems bei Therapie einer diabetischen Ketoazidose schließen?

- zunehmende Bewusstseinstrübung
- Streitlust, Desorientierung, vermehrte Unruhe, Irritabilität
- plötzlich auftretende starke Kopfschmerzen
- Hirnnerven-Lähmungen
- Anisokorie und träger Lichtreflex
- Inkontinenz
- Erbrechen
- Papillenödem
- (relative) Bradykardie und arterielle Hypertonie
- Krampfanfälle

Das frühe Erkennen eines Hirnödems ist von größter Bedeutung, da durch die Einleitung einer Therapie in der Hälfte der Patienten eine Prognoseverbesserung erreicht werden kann.

Maloney CP, Vicek BW, DelAguila M: Risk factors for developing brain herniation during diabetic ketoacidosis. Pediatr Neurol 21:721–727, 1999.
Rosenbloom AL, Schatz DA, Krischer JP, et al: Therapeutic controversy: Prevention and treatment of diabetes in children. J Clin Endo Metab 84:494–522, 2000.

Diabetes mellitus

8.35
Wie hoch ist das Risiko für die Entwicklung eines insulinpflichtigen Diabetes mellitus (Typ I), wenn ein Geschwisterkind betroffen ist?

- Eineiige Zwillinge: > 50 %
- HLA-identische Geschwister: 20 %
- Geschwister mit 1 gemeinsamen HLA-Antigen: 5 %
- keine gemeinsamen HLA-Antigene: 1 %

Plotnick L: Insulin-dependent diabetes mellitus. Pediatr Rev 15:137–148, 1994.

8.36
Kann die Entstehung eines Diabetes bei Kindern mit betroffenen Geschwistern vorausgesagt werden?

In einer finnischen Studie an 661 Kindern, deren Geschwister bereits an Diabetes mellitus erkrankten, entwickelten 49 Kinder einen Diabetes mellitus Typ I. Nur 6 dieser Fälle konnten auf der Grundlage von Inselzell-Autoantikörpern und einer pathologischen frühen Insulinausschüttung (in der intravenösen Glukosebelastung) vorausgesagt werden. Ist die Insulinausschüttung bei Personen mit vielfachen Insel-Autoantikörpern beeinträchtigt, so besteht ein besonders hohes Risiko, innerhalb eines kurzen Zeitraums einen Diabetes Typ I zu entwickeln (> 80 % innerhalb von 5 Jahren). Mehrere Zentren haben bislang ohne durchschlagenden Erfolg versucht, bei diesen Hochrisikopatienten die Entstehung eines Diabetes zu verhindern oder zu verzögern, indem in das Immunsystem eingegriffen wird (z. B. Gabe von Cyclosporin A) oder bereits «prophylaktisch» Insulin verabreicht wird. Ein generelles Screening auf einen Typ I Diabetes wird aktuell weder für die Allgemeinbevölkerung noch für Hochrisikogruppen unter Kindern und Jugendlichen empfohlen.

American Diabetes Association: www.diabetes.org
Mrena S, Savola K, Kumala P, et al: Staging of preclinical type 1 diabetes in siblings of affected children. Childhood Diabetes in Finland Study Group. Pediatrics 104:925–930, 1999.

8.37
Wie lange dauert die «Honeymoon-Phase» bei Patienten mit neu diagnostiziertem insulinpflichtigen Diabetes?

Die so genannte «Honeymoon-Phase» beginnt ca. 1 bis 2 Wochen nach Beginn der Insulin-Therapie. Es handelt sich dabei um einen Periode mit sinkendem bzw. minimalem exogenen Insulinbedarf und spiegelt eine vorübergehende Erholung der insulinproduzierenden Zellen wider. Die Dauer dieser Remissionsphase beträgt in der Regel wenige Wochen bis Monate und ist nicht vorhersehbar. Es bestehen jedoch Hinweise, dass sie durch eine optimale Blutzuckereinstellung verlängert werden kann. Das Ende dieser Phase kündigt sich meist mit einer Erhöhung der Nüchternblutzuckerwerte am Morgen oder einem ansteigenden Insulinbedarf an.

8.38
Wie unterscheiden sich die verschiedenen Insuline in Wirkungseintritt, Wirkungsmaximum und -dauer?

Siehe **Tabelle 8-2**.

8.39
Wie hoch ist der typische Insulinbedarf bei Kindern nach der Remissionsphase?

Präpubertäre Kinder benötigen in der Regel ca. 0,5 IE/kg/Tag. Während der Pubertät steigt der Bedarf häufig auf über 1 IE/kg/Tag an und postpubertäre Kinder brauchen ca. 0,75 bis 1 IE/kg/Tag, bei regelmäßiger sportlicher Aktivität auch weniger. Es existiert eine Reihe von Strategien zur Therapie mit Insulin. Der Trend geht zu drei oder mehr Dosen Insulin pro Tag und bei älteren Kindern zur funktionellen Insulintherapie (FIT) oder zur Insulinpumpe.

DeWitt DE, Dugdale CD: Using new insulin strategies in the outpatient treatment of diabetes. JAMA 289:2265–2269, 2003.

Tabelle 8-2

Insulin-Art	Wirkungseintritt*	Maximum**	Wirkungsdauer*
Ultraschnellwirkend	5 bis 15 min	30 bis 90 min	3 bis 5 h
Lispro (Humalog®)			
Aspart (Novorapid®)			
Schnellwirkend	30 bis 60 min	2 bis 3 h	4 bis 8 h
Normalinsulin (Actrapid®, Huminsulin Normal®)			
Velosulin (Pumpeninsulin)			
Mittellangwirkend			
Isophan (NPH, Insuman®, Huminsulin®, Insulatard®)	2 bis 4 h	4 bis 10 h	10 bis 16 h
Zink (Monotard HM®)	2 bis 4 h	4 bis 12 h	12 bis 18 h
Langwirkend			
Zink (Ultratard® HM)	6 bis 10 h	10 bis 16 h	18 bis 24 h
Glargin (Lantus®)	2 bis 4 h	–	20 bis 24 h
Detemir (Levemir®)	2 bis 4 h	–	20 bis 24 h

NPH = Neutral-Protamin-Hagedorn

* in der Annahme einer Gabe von 0,1 bis 0,2 IE/kg pro Injektion. Der Wirkungseintritt und die -dauer kann wesentlich in Abhängigkeit der Injektionsstelle variieren.
** Zeit bis zum Eintritt des steady state

8.40
In welcher Situation besteht der Verdacht auf das Somogyi-Phänomen?

Der Somogyi-Effekt beschreibt einen Anstieg des Blutzuckers nach vorangehender Hypoglykämie. Durch eine zu hohe Insulindosis fällt zunächst der Blutzucker, worauf der Körper sekundär gegenregulatorische Hormone ausschüttet, die einen Blutzuckeranstieg zur Folge haben. Bei knapper Blutzuckereinstellung besteht ein höheres Risiko einer Hypoglykämie und somit auch des Somogyi-Phänomens. Wird die Hypoglykämie erkannt und adäquat behandelt, tritt die Rebound-Hyperglykämie weniger wahrscheinlich auf. Aus diesem Grund kommt der Effekt häufiger nachts bei schlafendem Kind vor, da dort die Wahrscheinlichkeit einer unbemerkten und unbehandelten Hypoglykämie am größten ist. Hinweis auf ein Somogyi-Phänomen ist das Auftreten morgendlich hoher Blutzuckerwerte bei zuvor exzellent eingestellten Kindern. In diesem Fall kann der Blutzucker während mehrerer Nächte zwischen 2 und 3 Uhr bestimmt werden, um mögliche Hypoglykämien zu erkennen. Beim Nachweis nächtlicher Hypoglykämien sollte die Dosis, die Art oder der Zeitpunkt des abendlichen Insulins angepasst werden.

8.41
Was verursacht das «Dawn-Phänomen» (Phänomen der Morgenröte)?

Der Begriff Dawn-Phänomen (dawn = Morgenröte) beschreibt einen Blutzuckeranstieg am frühen Morgen in der Zeit von ca. 4 bis 8 Uhr. Dieser Effekt kommt v. a. bei Patienten mit ansonsten normalen nächtlichen Blutzuckerwerten vor. Der Anstieg des Blutzuckers beruht dabei auf mehreren Faktoren:

- physiologischer Anstieg des Kortisols am Morgen
- kumulativer Effekt des in der Nacht erhöhten Wachstumshormons
- Mangel an Insulin aufgrund eines größeren Abstands zur letzten Injektion

Bei Vorliegen eines relevanten Dawn-Phänomens kann die abendliche Dosis an mittellang wirkendem Insulin auf einen späteren Zeitpunkt verschoben werden, auf ein langwirksames Insulinpräparat gewechselt oder mit einer Insulinpumpen-Therapie begonnen werden.

> **Das Wichtigste in Kürze: Diabetes mellitus Typ I**
> - Die Zerstörung pankreatischer Inselzellen verursacht einen absoluten Insulinmangel.
> - Klassische Symptomen-Trias: Polyurie, Polydipsie und Polyphagie.
> - Eine gute Blutzuckereinstellung bewirkt eine deutliche Verminderung der Komplikationsraten von Retinopathie, Nephropathie und Neuropathie.
> - Die Bestimmung des HbA$_{1c}$ (glykolisiertes Hämoglobin) verschafft einen Überblick über die Qualität der Diabetes-Einstellung der letzten 2 bis 3 Monate.
> - Die Pubertät stellt eine Phase erhöhter Insulinresistenz dar, weshalb der Insulinbedarf in dieser Zeit ansteigt.

8.42
Wie schnell kann nach Auftreten eines Diabetes mellitus ein Nierenschaden auftreten?

Mikroskopisch sichtbare Veränderungen in der glomerulären Basalmembran können bereits 2 Jahre nach der Diagnosestellung eines Diabetes mellitus vorhanden sein. Eine Mikroalbuminurie (30 bis 299 mg/24h) tritt meist im Alter von 10 bis 15 Jahren auf. Ohne spezifische Intervention entwickeln bis zu 80 Prozent der Typ I Diabetiker mit Mikroalbuminurie innerhalb von 10 bis 15 Jahren eine Makroalbuminurie (≥ 300 mg/24h), von denen etwa die Hälfte innerhalb von 10 Jahren eine terminale Niereninsuffizienz aufweist. Zumindest in nordeuropäischen Ländern scheint in den letzten 2 bis 3 Jahrzehnten die Inzidenz der Mikroalbuminurie und Nephropathie bei Typ I Diabetes aufgrund einer verbesserten Behandlung (HbA$_{1c}$, Blutdruck) rückläufig zu sein. Patienten mit diabetischer Nephropathie machen etwa 25 % aller Langzeitdialyse-Patienten aus.

Deutsche Diabetes Gesellschaft: www.deutsche-diabetes-gesellschaft.de
Joslin Diabetes Center: www.joslin.org

8.43
Wie wird das HbA$_{1c}$ zum Monitoring der Diabeteseinstellung benutzt?

Glukose lagert sich während der gesamten Lebensdauer der Erythrozyten an das Hämoglobin (Hb) an, hierdurch entsteht glykosyliertes Hämoglobin, dessen stabile Unterfraktion (HbA$_{1c}$) gemessen werden kann. Die Verbindung zwischen Glukose und Hämoglobin ist anfangs instabil und erst mit der Zeit entsteht eine kovalente, stabile Verbindung. Bei hohen Blutzuckerwerten kommt es zu einer raschen Zunahme instabiler Verbindungen, während sich die stabile Unterfraktion HbA$_{1c}$ nur langsam verändert. Somit repräsentiert das HbA$_{1c}$ die Blutglukose-Konzentration über den Zeitraum der Erythrozyten-Lebensdauer (120 Tage) und verschafft einen Überblick über die Qualität der Diabetes-Einstellung der letzten 2 bis 3 Monate. Nach europäischen Empfehlungen ist für das HbA$_{1c}$ ein Zielwert von $\leq 6,5\%$ anzustreben.

8.44
Ist die intensivierte Insulintherapie einer konventionellen Therapie bei Diabetes mellitus Typ I vorzuziehen?

Eine intensivierte Insulintherapie beinhaltet die Gabe von (mittel)langwirkendem Insulin als Basis sowie von (ultra-)schnellwirkendem Insulin (Dosierung je nach Blutzucker und Kohlenhydrataufnahme) zu jeder Mahlzeit. Wie bei Erwachsenen ist die intensivierte Insulintherapie Behandlungsstandard bei Jugendlichen mit Diabetes mellitus Typ I. Epidemiologische Untersuchungen konnten den generellen Vorteil dieser Behandlungsform für alle Altersgruppen im Kindesalter nicht belegen. Es sollte jedoch mit der intensivierten Therapie begonnen werden, sobald die Ressourcen der Familie und des Kindes dies zulassen. Die kontinuierliche subkutane Insulininfusionstherapie (CSII) kann bei bestimmten Fragestellungen (z.B. ausgeprägtes Dawn-Phänomen) in allen Altersstufen vorteilhaft gegenüber einer Therapie mit multiplen Injektionen sein. Die Evidenz bezüglich der Bedeutung einer intensivierten Insulintherapie auf die Langzeitstoffwechselkontrolle stammt aus der DCCT-Studie. Bei gleichem mittleren HbA$_{1c}$ war das Retinopathierisiko und das Risiko für die Entwicklung einer Mikroalbuminurie in der intensiviert behandelten Gruppe niedriger. Kinder unter 13 Jahren wurden nicht untersucht. Jede intensivierte Insulintherapie sollte im Rahmen einer umfassenden Diabetesbetreuung und mit Unterstützung der Familie durchgeführt werden. Das Risiko, Hypoglykämien zu erleiden, ist bei jüngeren Kindern höher und steigt mit der Intensität der Therapieziele. Multidisziplinäre Schulungsprogramme bei Manifestation, Schulungen zum Umgang mit Hypoglykämien und wiederholende Schulungen können das Hypoglykämierisiko senken. Möglicherweise kann die Behandlung durch schnellwirksame Insulinanaloga als Teil einer Strategie mit drei, vier oder mehr Insulininjektionen pro Tag das Hypoglykämierisiko ebenfalls senken. Insbesondere die CSII kann die Hypoglykämierate bei Kindern und Jugendlichen durch physiologischere, situationsgerechte Insulingabe reduzieren. Als Grundsatz gilt, dass die Insulintherapie für jedes Kind individuell ausgerichtet sein soll.

Deutsche Diabetes Gesellschaft: www.deutsche-diabetes-gesellschaft.de

DCCT Research Group: Retinopathy and nephropathy in patients with type 1 diabetes four years after a trial of intensive therapy. N Engl J Med 342:381–389, 2000.

Writing Team for the DCCT: Sustained effect of intensive treatment of type 1 diabetes mellitus on development and progression of diabetic nephropathy. JAMA 290:2159–2167, 2003.

8.45
Welche pathophysiologischen Prozesse charakterisieren Typ II Diabetes?

Der Pathomechanismus für die Entstehung des Typ II Diabetes beruht auf einer gestörten Insulinsekretion und/oder einer peripheren Insulinresistenz.

8.46
Steigt die Inzidenz des Diabetes mellitus Typ II an?

Die Häufigkeit des Diabetes mellitus (DM) Typ II nimmt weltweit dramatisch zu und betrifft zunehmend auch Kinder und Jugendliche. Bis zu einem Drittel der Jugendlichen mit neu entdecktem Diabetes mellitus haben einen DM Typ II. Neben einer genetischen Disposition ist der Anstieg an DM Typ II bei Kindern und Jugendlichen wahrscheinlich auf die aktuelle Entwicklung mit zunehmender Adipositas im Kindesalter, Über- und Fehlernährung sowie die Bewegungsarmut zurückzuführen.

8.47
Welche anamnestischen und klinischen Hinweise lassen eher auf einen Diabetes Typ II als auf einen Typ I schließen?

Siehe **Tabelle 8-3**.

8.48
Was ist eine Acanthosis nigricans?

Bei der Acanthosis nigricans handelt es sich um ein hyperpigmentiertes, schwärzlich gefärbtes Areal, das sich besonders im Bereich intertriginöser Hautareale wie Nacken oder Achselbereich findet. Die Acanthosis nigricans dient als Marker einer Insulinresistenz (s. **Abb. 8-1**).

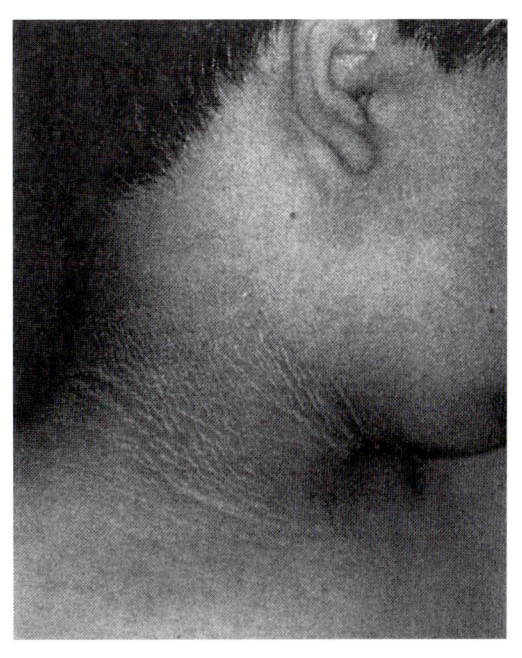

Abbildung 8-1: Acanthosis nigricans bei einem Jugendlichen. (Aus Schachner LA, Hansen RC (eds.): Pediatric Dermatology, 3rd ed. Edinburgh, Mosby, 2003, S. 915.)

Tabelle 8-3: Differenzialdiagnostische Kriterien für Typ I und Typ II Diabetes bei Diagnosestellung

	Typ I Diabetes	Typ II Diabetes
Auftreten/Beginn	akut bis subakut	meist schleichend
Symptome	häufig Polyurie, Polydipsie, Gewichtsverlust, Müdigkeit	häufig keine Beschwerden, Acanthosis nigricans > 90 %
Körpergewicht	meist normalgewichtig	meist übergewichtig
Ketoseneigung	ausgeprägt	fehlend oder nur gering
Insulinsekretion	vermindert bis fehlend	subnormal bis hoch, qualitativ immer gestört
Insulinresistenz	keine (oder nur gering)	oft ausgeprägt
Familiäre Häufung	gering	typisch
Konkordanz bei eineiigen Zwillingen	30 bis 50 %	über 50 %
Erbgang	multifaktoriell (polygen)	multifaktoriell (sehr whs. polygen, genetische Heterogenie möglich)
HLA-Assoziation	vorhanden	nicht vorhanden
Diabetesassoziierte Antikörper	ca. 90 bis 95 % bei Manifestation	fehlen
Stoffwechsel	labil	stabil
Ansprechen auf ß-zytotrope Antidiabetika	meist fehlend	zunächst meist gut
Insulintherapie	erforderlich	meist erst nach jahrelangem Verlauf der Erkrankung mit Nachlassen der Insulinsekretion

Modifiziert nach Tillil H, Nick O, Köbberling J: Moderne Diagnostik und Klassifikation des Diabetes mellitus. Z Arztl Fortbildung Qualitätssich, 92: 456–466, 1998

8.49
Wie wird die Diagnose eines Typ II Diabetes gestellt?

- zufälliger Plasmaglukose-Spiegel ≥ 200 mg/dl (11,1 mmol/l)
- Nüchtern-Blutzucker (nüchtern ist definiert durch eine Fastenperiode von mindestens 8 Stunden) ≥ 126 mg/dl (7 mmol/l)
- Pathologischer Glukosetoleranz-Test mit 2-Stunden-Wert ≥ 200 mg/dl (11,1 mmol/l)

Obwohl die Einteilung in Typ I oder II meist anhand der klinischen Charakteristika gemacht werden kann, kann die Bestimmung des Nüchtern-Insulins und C-Peptids (tief bei Typ I; normal oder erhöht bei Typ II) und der Nachweis von Inselzell-Autoantikörpern (vorhanden bei Typ I, meist nicht vorhanden bei Typ II) hilfreich sein.

American Diabetes Association. Type 2 diabetes in children and adolescents. Pediatrics 105: 671–680, 2000.

8.50
Welche pädiatrischen Patienten sollten auf einen Typ II Diabetes gescreent werden?

Ab einem Alter von 10 Jahren (oder früher, wenn die Pubertät bereits eingesetzt hat) sollte bei Vorliegen folgender Kriterien die Bestimmung eines Nüchtern-Blutzuckers erfolgen, da ein erhöhtes Risiko für die Entwicklung eines Diabetes mellitus Typ II besteht.

- Übergewicht mit Body Mass Index (BMI) > 85. Perzentile für Alter und Geschlecht
- 2 der folgenden Risikofaktoren:
  - Positive Familienanamnese für Diabetes mellitus Typ II

- Zugehörigkeit zu einer ethnischen Gruppe mit erhöhtem Typ II Diabetesrisiko
- Vorliegen assoziierter Pathologien (Acanthosis nigricans, arterielle Hypertonie, Dyslipidämie, ungeklärte Albuminurie, polyzystisches Ovarsyndrom)

American Diabetes Association: Typ 2 diabetes in children and adolescents. Diabetes Care 23:381–389, 2000.

> **Das Wichtigste in Kürze: Diabetes mellitus Typ II**
>
> - Periphere Insulinresistenz (und/oder gestörte Insulinsekretion)
> - Inzidenz: deutlich ansteigend als Folge der weltweiten Zunahme an adipösen Kindern
> - Acanthosis nigricans: liegt in 90 % der Fälle vor
> - Diagnosestellung durch Nachweis einer Hyperglykämie: Nüchtern-BZ ≥126 mg/dl (7 mmol/l), Zufalls-BZ ≥200 mg/dl (11,1 mmol/l), 2-h-Wert im OGTT ≥200 mg/dl
> - Patienten-Screening bei Vorliegen von Risikofaktoren (Adipositas, ethnische Gruppe, Familienanamnese)

8.51
Wann sollten orale Antidiabetika als Teil der Therapie eines Typ II Diabetes eingesetzt werden?

Sollte die Blutzuckereinstellung mittels Ernährungsumstellung und Steigerung der körperlichen Betätigung innerhalb 2 bis 3 Monate nicht erreicht werden, so sollte der Einsatz oraler Antidiabetika in Betracht gezogen werden. Es sind hierfür keine ausreichenden Daten im Kindes- und Jugendalter vorhanden. Das Mittel der ersten Wahl in der medikamentösen Therapie ist Metformin.

Liu L, Hironaka K, Pihoker C: Type 2 diabetes in youth. Curr Probl Pediatr Adolesc Health Care 34:254–272, 2004.

Kleinwuchs/Wachstumsstörungen

8.52
Wie unterscheidet sich die Wachstumsgeschwindigkeit von Jungen und Mädchen?

Sowohl bei Jungen als auch bei Mädchen sinkt die Wachstumsgeschwindigkeit ab einem Alter von ca. 2 Jahren deutlich ab. Bei Mädchen hält diese Verlangsamung bis zum Alter von ca. 9 bis 10 Jahren an, anschließend beginnt der pubertäre Wachstumsschub. Bei Jungen sinkt die Wachstumsgeschwindigkeit bis zu einem Alter von ca. 11 Jahren, während das Maximum mit etwa 14 Jahren erreicht wird.

8.53
Was ist der beste Vorhersagewert zur Abschätzung der Zielgröße eines Kindes?

Die **mittlere familiäre Zielgröße** (genetische Zielgröße). Dabei handelt es sich um eine Schätzung des genetischen Wachstumspotentials, die anhand der (gemessenen) elterlichen Körpergröße (KG) berechnet wird.

- für Mädchen:
  (KG des Vaters + KG der Mutter)/2 – 6,5 cm
- für Jungen:
  (KG des Vaters + KG der Mutter)/2 + 6,5 cm

Diese Berechnung ergibt einen groben Anhaltspunkt der zu erwartenden Erwachsenengröße (familiärer Zielbereich = genetische Zielgröße ± 8,5 cm). Durch Vergleich der berechneten mit der tatsächlichen Perzentile können pathologische Wachstumsmuster erkannt werden. Man muss jedoch daran denken, dass einige Formen des Wachstumshormonsmangels vererbt werden und in diesem Fall der Kleinwuchs des Kindes aufgrund des elterlichen Kleinwuchses nicht als familiärer Kleinwuchs fehlinterpretiert werden darf.

8.54
Wann haben die meisten Kinder ihre Körpergrößen-Perzentile erreicht, die mit der genetischen Zielgröße übereinstimmt?

Im Alter von ca. 2 Jahren. Ein grober Schätzwert der zu erwartenden Erwachsenengröße ergibt sich durch Verdopplung der Körpergröße im Alter von 2 Jahren (Jungen) bzw. im Alter von 18 Monaten (Mädchen).

8.55
Nennen Sie die Hauptursachen für Kleinwuchs.

Ein Kleinwuchs besteht, wenn die Körpergröße, d.h. die im Stehen gemessene Körperhöhe, bezogen auf das Lebensalter, unter der 3. Perzentile (bzw. < Mittelwert minus 2 Standardabweichungen) liegt (vor dem 2. Lebensjahr wird die Körperlänge im Liegen gemessen).

primärer Kleinwuchs
- idiopathischer Kleinwuchs (familiärer Kleinwuchs, konstitutionelle Entwicklungsverzögerung)*
- intrauterin erworbener Kleinwuchs (fetale Infektionen, Mangelernährung)*
- Chromosomenanomalien (Ullrich-Turner-Syndrom, Down-Syndrom)*
- Skelettanomalien (Myelozele, Blockwirbel)
- Skelettdysplasien (Achondroplasie, Osteogenesis imperfecta)
- Kleinwuchssyndrome (Silver-Russell-Syndrom)*
- Knochenstoffwechselstörungen (Mukopolysaccharidosen)

sekundärer Kleinwuchs
- Mangel- und Fehlernährung
- hormonelle Störungen (Wachstumshormonmangel, Hypothyreose, Glukokortikoidexzeß)*
- chronische Organerkrankungen (chronisch entzündliche Darmerkrankung, chronische Niereninsuffizienz, renal-tubuläre Azidose, kongenitales zyanotisches Herzvitium)*
- psychosoziale Deprivation*
- metabolische Störungen des Kohlenhydrat-, Fett- und Eiweißstoffwechsels

* = meist proportionierter Kleinwuchs

Der familiäre Kleinwuchs und die konstitutionelle Verzögerung von Wachstum und Entwicklung sind der bei weitem häufigste Grund für Kleinwuchs bei Kindern und Jugendlichen.

Ranke MB: Proportionierter Kleinwuchs. Aus Michalk D, Schönau E (Hrsg.): Differentialdiagnose Pädiatrie. 2. Aufl. München, 2005, S. 497.

8.56
Bei welcher Wachstumsgeschwindigkeit ist eine endokrinologische Pathologie als Ursache eines Kleinwuchses unwahrscheinlich?

Die Wachstumsgeschwindigkeit (WG) ist altersabhängig. Im Allgemeinen ist eine WG ≥6 cm/Jahr zwischen 2 bis 5 Jahren und eine WG ≥5 cm/Jahr zwischen 5 Jahren und dem pubertären Wachstumsschub wenig wahrscheinlich mit einer zugrunde liegenden endokrinologischen Pathologie vereinbar. Die Wichtigkeit sequentieller Messungen mit Eintragen in die Wachstumskurve darf nicht unterschätzt werden. Ein Wachstum < P3, eine Perzentilenflüchtigkeit oder eine WG < 4 cm/Jahr muss weiter abgeklärt werden.

8.57
Warum sollte bei der Abklärung eines Kindes mit Kleinwuchs nach dem Pubertätseintritt der Eltern gefragt werden?

Der Pubertätseintritt von anderen Familienmitgliedern ist eine Hilfe zur Identifizierung von Kindern mit konstitutioneller Entwicklungsverzögerung, da diese Entität familiär gehäuft vorkommt. Die meisten Frauen erinnern sich an den Zeitpunkt ihrer Menarche und dieses Alter kann als Referenzalter für andere pubertäre Ereignissen benutzt werden. Der größte Zusammenhang einer Entwicklungsverzögerung findet sich bei Vater und Sohn. Bei Männern stellt der Zeitpunkt des Erreichens der Endgröße den wichtigsten Referenzpunkt dar, da nahezu alle «normalen» Jungen mit 17 Jahren ausgewachsen sind. Ein bedeutsames Wachstum nach diesem Alter ist ein starker Hinweis auf eine Entwicklungsverzögerung.

8.58
Wann beginnt der pubertäre Wachstumsschub?

Bei Kindern mit durchschnittlicher Wachstumsgeschwindigkeit beginnt der Wachstumsschub von Mädchen früher und zwar im Alter von 9 bis 10 Jahren und bei Jungen im Alter von 11 Jahren. Die höchste Wachstumsgeschwindigkeit ist bei Mädchen im Alter von 12 Jahren (Tanner-Stadium B2 bis 3) und bei Jungen im Alter von 14 Jahren (Tanner-Stadium G3 bis 4) erreicht. Das Wachstum ist bei Mädchen in der Regel mit 14 bis 15 Jahren abgeschlossen, während Jungen bis zum Alter von 16 bis 17 Jahren weiter wachsen.

Rogol AD, Roemmich JN, Clark PA: Growth at puberty. J Adolesc Health 31(6 Suppl):192–200, 2002.

8.59
Sind Bestimmungen des Verhältnisses von oberem zu unterem Körper hilfreich bei der Diagnose von Wachstumsstörungen?

Der **disproportionierte Kleinwuchs** zeigt sich in einem unnatürlichen Verhältnis zwischen Rumpflänge und Beinlänge (Verhältnis Ober- zu Unterlänge). Eine Rumpfverkürzung ist klinisch schwer zu erkennen, zur Objektivierung eignet sich die Bestimmung der Sitzhöhe (Sitzfläche bis Scheitel), welche dann mit der Differenz von Körperhöhe und Sitzhöhe (subischiale Beinhöhe) in Beziehung gesetzt werden kann. Etwa gleichwertig ist das Verhältnis von Oberlänge (Oberkante Symphysis pubis bis Scheitel) zur Unterlänge (Oberkante Symphysis pubis bis Boden). Die Ratio oben/unten (Sitzhöhe/subischiale Beinlänge bzw. Ober-/Unterlänge) ändert sich stark altersabhängig und beträgt bei Geburt 1,7, geht gegen 1,0 bei Pubertätsbeginn und beträgt postpubertär etwa 0,89 bis 0,95.

Eine erhöhte Ratio (d.h. verkürzte Extremitäten) wird im Rahmen von Osteochondrodysplasien (z.B. Achondroplasie, Hypochondroplasie), Hypothyreose, Gonadendysgenesie und beim Klinefelter-Syndrom gesehen. Eine verminderte Ratio tritt bei bestimmten Syndromen (z.B. Marfan-Syndrom), Wirbelsäulenfehlbildungen (z.B. Skoliose) und nach bestimmten Therapien (z.B. Bestrahlung der Wirbelsäule) auf.

Halac I, Zimmerman D: Evaluating short stature in children. Pediatr Ann 33:170–176, 2004.
Schwahn B, Schönau E: Dysproportionierung und Kleinwuchs. Aus Michalk D, Schönau E (Hrsg.): Differentialdiagnose Pädiatrie. 2. Aufl. München, 2005, S. 636.

8.60
Welche Laboruntersuchungen sollten bei der Abklärung eines Kleinwuchses durchgeführt werden?

Ausgedehnte Laboruntersuchungen sind in der Regel nicht erforderlich, sofern die Wachstumsgeschwindigkeit nicht abnormal tief ist. Laborchemische Untersuchungen beinhalten in der Regel: großes Blutbild, Urinstatus, Chemie (Elektrolyte, Kreatinin, Transaminasen, alk. Phosphatase), Schilddrüsenparameter (fT3, fT4, TSH), Wachstumshormonstatus (IGF-I, IGFBP-3, evtl. Wachstumshormon) und evtl. eine Zöliakie-Diagnostik.

Ein zufällig bestimmter Wachstumshormon-Spiegel ist meist von geringem Nutzen, da er eine zirkadiane Rhythmik aufweist und selbst bei Kindern mit normalem Wachstum tagsüber tiefe Werte aufweist. IGF-I (Somatomedin C) vermittelt die anabolischen Effekte des Wachstumshormons und sein Blutspiegel korreliert gut mit dem Wachstumshormonstatus. IGF-I kann jedoch auch bei nicht-endokrinologischen Ursachen eines Kleinwuchses (z. B. Mangelernährung, Lebererkrankung) vermindert sein.

IGFBP-3 als hauptsächliches Bindungsprotein von IGF-I im Serum wird ebenfalls vom Wachstumshormon reguliert. Der Spiegel von IGFBP-3 spiegelt generell den Wachstumshormonstatus wieder und wird weniger durch die Ernährung beeinflusst. Viele Endokrinologen bestimmen IGF-I und IGFBP-3 als Screeningtest für einen Wachstumshormon-Mangel.

Dattani M, Preece M: Growth hormone deficiency and related disorders: Insights into causation, diagnosis, and treatment. Lancet 363:1977–1987, 2004.

8.61
Wie kann die Bestimmung der Körpergröße bei adipösen Kindern helfen, um die Frage nach einer Endokrinopathie zu beantworten?

Bei Kindern mit alimentärer Adipositas findet sich neben einer deutlichen Gewichtszunahme häufig auch eine Beschleunigung der Wachstumsgeschwindigkeit, während sie bei Kindern mit endokrinologischen Störungen in der Regel vermindert ist. Liegt die gemessene Körpergröße auf oder über der Perzentile, die der berechneten genetischen Zielgröße entspricht, so ist eine endokrinologische Ursache der Adipositas eher unwahrscheinlich. Eine Ausnahme bilden Patienten mit Cushing-Syndrom, bei denen keine Wachstumsstörung vorliegen muss.

8.62
Wie kann die Perzentilenkurve zur Diagnosestellung einer Gedeihstörung benutzt werden?

Bei abknickender Wachstumskurve oder einem Wachstum unterhalb der Norm können die Perzentilenkurven von Kopfumfang, Gewicht und Körpergröße zur Hilfe genommen werden, um die Diagnose einzugrenzen.

Es gibt drei Haupttypen des Wachstumsverlaufs bei Kleinwuchs (s. **Abb. 8-2**):

- **Typ I:** Wachstumsverlangsamung mit annähernd normalen oder leicht verminderten Werten für Kopfumfang und Gewicht; am häufigsten im Rahmen einer Mangelernährung.
- **Typ II:** Annähernd proportionale Verminderung von Körpergröße und Gewicht bei normalem Kopfumfang; am häufigsten bei Patienten mit konstitutioneller Entwicklungsverzögerung, familiärem Kleinwuchs, Endokrinopathien oder strukturellem Kleinwuchs.
- **Typ III:** Gleichzeitige Verminderung von Gewicht, Körpergröße und Kopfumfang; bei Patienten mit prä- und perinatalen Ereignissen, chromosomalen Anomalien oder Erkrankungen des ZNS.

8.63
Was ist das Knochenalter?

Die Bestimmung des Knochenalters dient zur Abschätzung der somatischen Reife und des Wachstumspotentials. Dazu erfolgt eine Röntgen-Aufnahme ap der linken Hand und des Handgelenks. Es existieren Atlanten mit Standard-Röntgenbilder, welche auf der mit dem Alter auftretenden Entwicklung von Knochenkernen beruhen. Durch Vergleich der ossären

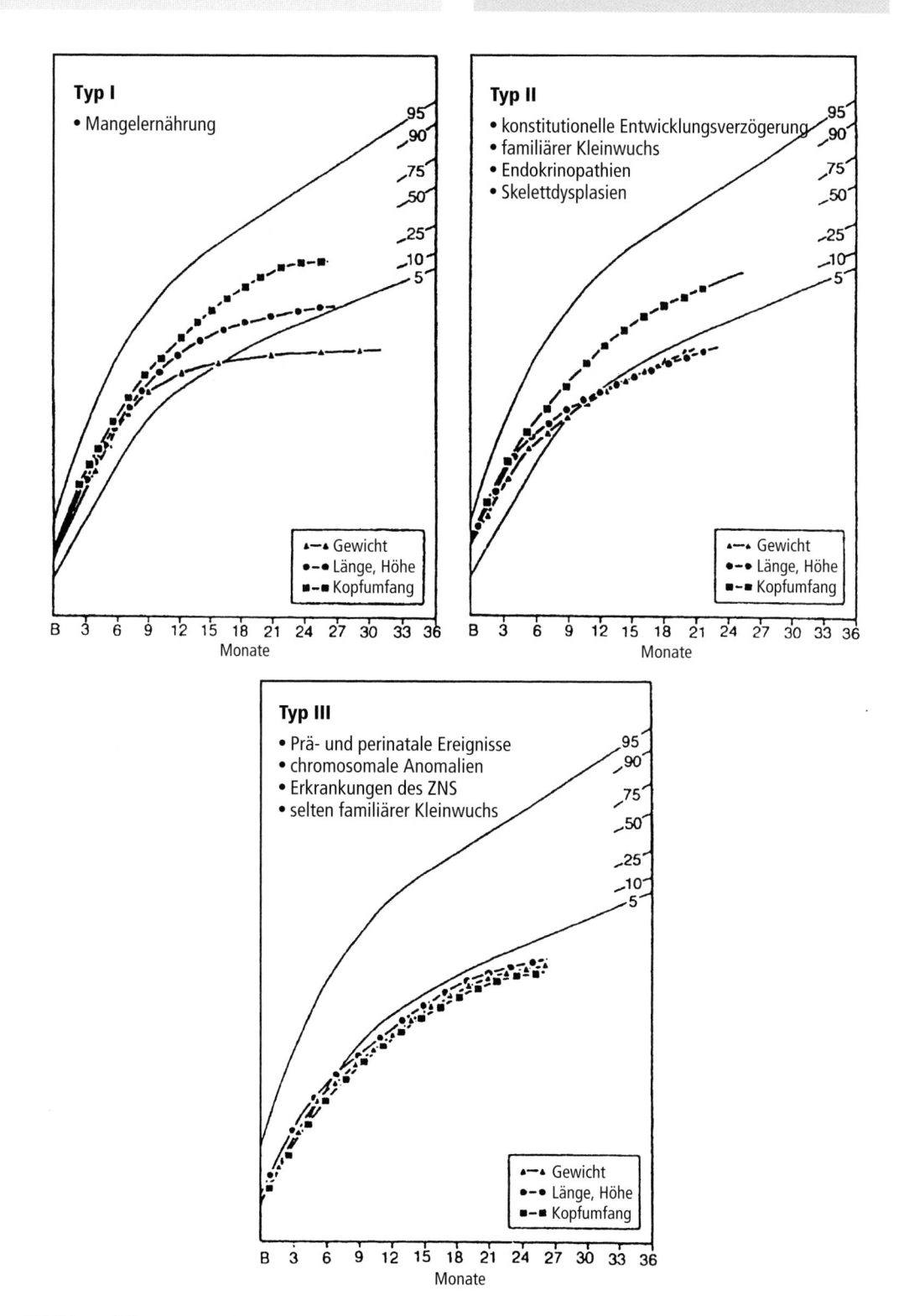

Abbildung 8-2: Typ I, II und III einer Gedeihstörung. (Aus Roy CC, Silverman A, Alagille DA: Pediatric Gastroenterology, 4th ed. St. Louis, Mosby, 1995, S. 4–8)

Entwicklung eines Patienten mit den Standardbildern kann das **biologische Alter** bestimmt werden. Und durch einen Vergleich des biologischen Alters mit dem chronologischen Alter kann eine Aussage über ein beschleunigtes (z. B. Pubertas praecox centralis) oder verzögertes (z. B. Wachstumshormonmangel) Körperwachstum getroffen werden sowie das Wachstumspotential abgeschätzt werden.

8.64
Warum wird die Bestimmung des Knochenalters in der Diagnostik von Kleinwuchs eingesetzt?

Das Knochenalter wird in der Praxis dazu gebraucht, um den familiären Kleinwuchs und genetische Erkrankungen (mit normalem Knochenalter) von anderen Ursachen eines Kleinwuchses abzugrenzen. Ein **verzögertes Knochenalter** (> 2 Standardabweichungen unterhalb der Norm), das mit dem kindlichen Größenalter (d. h. Alter auf der Perzentilenkurve, bei der die kindliche Größe auf P50 wäre) übereinstimmt, ist hinweisend auf eine konstitutionelle Entwicklungsverzögerung, während ein **deutlich verzögertes Knochenalter** Merkmal einer endokrinologischen Erkrankung ist. Oft sind serielle Bestimmungen des Knochenalters alle 6 bis 12 Monate von Nutzen, da sowohl Kinder mit normalem Wachstum als auch diejenigen mit Entwicklungsverzögerung eine parallele Veränderung von Knochenalter und chronologischem Alter zeigen. Endokrinologische Erkrankungen führen in der Regel zu einem im Verlauf zunehmenden Hinterherhinken des Knochenalters. Bei Patienten mit chronischer Erkrankung kann das Knochenalter normal oder verzögert sein, abhängig vom Schweregrad und der Dauer der Erkrankung sowie von der eingesetzten Therapie.

8.65
Welche Merkmale sind typisch für eine konstitutionelle Entwicklungsverzögerung als Ursache eines Kleinwuchses?

Der idiopathische Kleinwuchs stellt eine Ausschlussdiagnose dar und zeigt folgende Minimalkriterien:

- Normale Geburtsmasse
- Normale Proportionen
- Normale Ernährung
- Normale emotionale Situation
- Keine organische Erkrankung
- Keine hormonelle Störung

Die konstitutionelle Entwicklungsverzögerung ist eine Sonderform des idiopathischen Kleinwuchses, die allerdings vor dem Pubertätsalter nur vermutet werden kann und folgende Merkmale aufweist:

- Knochenalter um 2 bis 4 Jahre verzögert, aber vereinbar mit Größenalter
- Phase geringsten Wachstums häufig im Alter zwischen 18 und 30 Monaten, mit anschließend kontinuierlich linearem Wachstum (d. h. normale Wachstumsrate in Bezug auf das Knochenalter)
- Positive Familienanamnese (Eltern, Geschwister) bezüglich Entwicklungsverzögerung
- Prospektive Endgröße mit Familiencharakteristika vereinbar

> **Das Wichtigste in Kürze: Kleinwuchs**
> - Knochenalter als diagnostisches Hilfsmittel: Genetisch determinierter Kleinwuchs (Knochenalter = chronologisches Alter) gegenüber konstitutioneller Entwicklungsverzögerung (Knochenalter < chronologisches Alter).
> - Ein Kleinwuchs kombiniert mit Mitteliniendefekten (z. B. einzelner maxillärer Schneidezahn, Lippen-(Kiefer-)Gaumenspalte) weisen auf einen Hypopituitarismus hin.
> - Die Bestimmung von Wachstumshormon allein ist nicht sinnvoll und nur zusammen mit IGF-I und IGFBP-3 Werten hilfreich; Wachstumshormon-Provokationstests führen zur Diagnose eines Wachstumshormon-Mangels.
> - Die Familienanamnese ist entscheidend. Wachstumsdaten der Familienmitglieder (v. a. der Geschwister) können Hinweise auf das familientypische Entwicklungstempo geben.
> - Ein Kleinwuchs kombiniert mit einer Adipositas ist hinweisend auf eine Endokrinopathie (Nebenniere, Schilddrüse) oder einen Wachstumshormon-Mangel.
> - Der im 1. Lebensjahr auftretende Wachstumshormonmangel ist mit Hypoglykämien assoziiert; ab dem 5. Lebensjahr ist er mit Kleinwuchs assoziiert.

8.66
Wie wird das Management bei V.a. eine konstitutionelle Entwicklungsverzögerung durchgeführt?

Ein kleinwüchsiges Kind, dessen Anamnese, körperliche Untersuchung und Laborwerte unauffällig sind, sollte alle 3 bis 6 Monate zur Bestimmung der genauen Körpergröße und der Wachstumsgeschwindigkeit gesehen werden. Eine jährliche Bestimmung des Knochenalters kann zur Abschätzung der Knochenreifung durchgeführt werden. Bei Kindern mit konstitutioneller Entwicklungsverzögerung sollte die Skelettreifung mit dem chronologischen Alter Schritt halten. Bei Kindern, die sich im (späten) Pubertätsalter (Mädchen > 13 Jahre; Jungen > 14 Jahre) befinden, aber noch kaum oder keine Pubertätszeichen zeigen, kann der gezielte Einsatz von Östrogen und Testosteron zur Pubertätseinleitung diskutiert werden.

8.67
Sollte eine Wachstumshormontherapie bei Kindern mit idiopathischem Kleinwuchs durchgeführt werden?

Dabei handelt es sich um eines der heiß diskutierten Themen in der pädiatrischen Endokrinologie. Gegner einer Therapie mit Wachstumshormon (WH) argumentieren, dass Kleinwuchs keine eigentliche Krankheit darstellt, dass eine momentan bestimmte Wachstumsgeschwindigkeit keinen Vorhersagewert hat und dass keine klare Definition einer ausreichenden oder ungenügenden WH-Produktion existiert. Zudem sind die Langzeit-Effekte einer Therapie mit WH noch unbekannt und neuere Studien lassen eine Beeinträchtigung der testikulären Funktion unter den behandelten Jungen vermuten. Befürworter der Therapie begründen ihre Haltung damit, dass es sich um eine sichere Therapie handelt und dass bei 50 % der behandelten Patienten ein Körpergrößen-Zuwachs von ≥ 5 cm im Vergleich zu den Vorhersagen vor Therapiebeginn erreicht werden konnte. Befragungen unter pädiatrischen Endokrinologen zur Folge unterstützen die meisten Experten eine WH-Therapie bei Patienten mit Kleinwuchs, normalen WH-Provokationstests, und subnormaler Wachstumsgeschwindigkeit.

Miller BS, Zimmerman D: Idiopathic short stature. Pediatr Ann 33:177–181, 2004.
Saenger PJ: The case in support of growth hormone therapy. J Pediatr 136:106–109, 2000.
Voss LD: Growth hormone therapy for the normal child: Who needs it and who wants it? The case against growth hormone therapy. J Pediatr 136:103–106, 2000.

8.68
Was sind die klinischen Merkmale einer Überproduktion an Wachstumshormon?

Vor der Pubertät (vor Schluss der Epiphysenfugen) zeigt sich ein so genannter **hypophysärer Riesenwuchs** mit beschleunigter Wachstumsgeschwindigkeit, minimaler Knochendeformität und Weichteilschwellung. Zudem findet sich häufig ein hypogonadotroper Hypogonadismus sowie ein Ausbleiben der Pubertät und die betroffenen Kinder weisen eunuchoide Körperproportionen auf. Bei Auftreten einer Überproduktion an Wachstumshormon nach der Pubertät (Epiphysenfugen verschlossen) zeigen sich die typischen Merkmale einer **Akromegalie** mit Vergrößerung der Gesichtszüge und Weichteilschwellung der Hände und Füße. Eine Überproduktion an Wachstumshormon ist im Kindesalter sehr selten.

Hypoglykämie

8.69
Was ist die Definition einer Hypoglykämie?

Unter welcher Blutzucker-Konzentration eine Hypoglykämie vorliegt, ist nicht einheitlich definiert. Vorgeschlagene Grenzwerte schwanken für alle Altersgruppen zwischen 40 mg/dl (ca. 2,2 mmol/l) und 50 mg/dl (ca. 2,8 mmol/l). Eine Hypoglykämie stellt einen Laborbefund dar, nach dessen zu Grunde liegender Ursache immer sorgfältig gesucht werden sollte.

8.70
Beschreiben Sie die klinischen Zeichen einer Hypoglykämie.

Neuroglykopenische Symptome (durch Energiemangel des Gehirns) beinhalten Irritabilität, Kopfschmerzen, Verwirrtheitszustände, Bewusstlosigkeit und Krampfanfälle. **Adrenerge** Zeichen (reaktive Katecholaminausschüttung) beinhalten Tachykardie, Zittern, Schwitzen und Hunger.

Bei jungen Säuglingen können Hypoglykämien hinter unspezifischen Zeichen wie Fütterungsschwierigkeiten, Muskelhypotonie, Zyanose, Tachypnoe oder Hypothermie verborgen sein. Mit der Manifestation durch einen plötzlichen Krampfanfall muss jedoch vor allem im Neugeborenen- und frühen Säuglingsalter gerechnet werden.

8.71
Was sind die Ursachen einer Hypoglykämie im Kindesalter?

Es gibt keine eigentliche altersabhängig vorherrschende Ursache einer Hypoglykämie. Deshalb muss bei jedem Kind, das Symptome einer Hypoglykämie zeigt, die komplette Liste aller Differenzialdiagnosen in Betracht gezogen werden.

Einige Hypoglykämieformen manifestieren sich jedoch in fest umrissenen zeitlichen Bereichen, weshalb als Leitlinie gelten kann:

- *Säuglingsalter:* Stress, Hyperinsulinismus
- *frühes Kleinkindesalter:* hypoadrenerge Hypoglykämie, Störungen des Intermediärstoffwechsels
- *Kleinkindesalter:* ketotische Hypoglykämie

Eine Hypoglykämie tritt meist als Folge einer Kombination aus den im folgenden genannten Ursachen auf (z. B. längere Nahrungskarenz während eines fieberhaften Infekts bei einem Kind mit mittelkettigem Acyl-CoA-Dehydrogenase-Mangel):

Differenzialdiagnose der Hypoglykämie im Kindesalter:
Vermehrter Glukoseverbrauch
- Hyperinsulinismus: Inselzell-Adenom oder -Hyperplasie (Nesidioblastose), orale hypoglykäm wirkende Substanzen, exogen verabreichtes Insulin

Verminderte Glukoseproduktion
- Inadäquate Glykogenspeicher: Enzymdefekte in der Glykogensynthese und Glykogenolyse
- Ineffektive Glukoneogenese: Substratmangel (z. B. ketotische Hypoglykämie), Enzymdefekte

Verminderte Verfügbarkeit freier Fettsäuren
- Entleerte Fettspeicher
- Unvermögen freie Fettsäuren zu mobilisieren (z. B. Hyperinsulinismus)
- Gestörter Fettabbau: enzymatische Defekte in der Fettsäure-Oxidation (z. B. mittelkettiger Acyl-CoA-Dehydrogenase-Mangel)

Entleerte Energiespeicher
- Nahrungskarenz, Mangelernährung, länger anhaltende Erkrankung, Malabsorption

Erhöhter Energieverbrauch
- Fieber, körperliche Anstrengung

Mangel gegenregulatorischer Hormone
- Mangel an Wachstumshormon oder Kortisol, Hypopituitarismus

8.72
Ein bewusstloses 3-jähriges Kind mit einem Blutzucker von 26 mg/dl (ca. 1,4 mmol/l) wird zu Ihnen auf die Notfallambulanz gebracht. Welche Laboruntersuchungen sollten veranlasst werden?

Die wichtigsten Laboruntersuchungen, die in einem solchen Fall durchgeführt werden sollten, beinhalten (1) mit der Nüchternadaptation assoziierte metabolische Verbindungen; (2) Hormone, die diese Prozesse regulieren; und (3) Medikamente, die in die Glukoseregulation eingreifen:

Blut
- Marker der hauptsächlichen Regulationshormone: Insulin, Wachstumshormon, Kortisol
- Marker des Fettsäure-Metabolismus: Ketonkörper (β-OH-Buttersäure, Azetoazetat), freie Fettsäuren, und totales und freies Carnitin
- Marker der Glukoneogenese: Laktat, Pyruvat und Alanin.

Urin
- Ketonkörper
- metabolische Nebenprodukte, die bei Hypoglykämie verändert sein können (z. B. organische Säuren, Aminosäuren)
- toxikologisches Screening, v. a. auf Alkohol und Salicylate

Diese Tests geben im Gesamten wertvolle Hinweise auf die zu Grunde liegende Ursache. Zum Beispiel sprechen tiefe Werte für Ketonkörper und freie Fettsäuren für das Unvermögen, Fett zu mobilisieren, was eine verminderte Ketonkörper-Produktion in der Leber zur Folge hat. Diese biochemischen Veränderungen werden im Rahmen eines Hyperinsulinismus gesehen und können durch eine Bestimmung der Plasmainsulinkonzentration (im Vergleich zur Blutzuckerkonzentration) bewiesen werden. Tiefe Ketonkörper im Urin sind ein Hinweis auf einen enzymatischen Defekt in der Fettsäure-Oxidation.

Pershad J, Monroe K, Atchison J: Childhood hypoglycemia in an urban emergency department: Epidemiology and diagnostic approach to the problem. Pediatr Emerg Care 14:268–271, 1998.

8.73
Wie sollte die Therapie bei Patienten mit akuter Hypoglykämie durchgeführt werden?

Die wichtigste Maßnahme bei akuter Hypoglykämie ist die orale oder intravenöse Glukosegabe. Einem wachen Patienten können 150 bis 250 ml einer gezuckerten Lösung (z. B. Orangensaft, Cola) gegeben werden. Bei bewusstlosen Patienten sollte so schnell wie möglich intravenös Glukose (2 bis 3 ml/kg einer G10 oder 1 ml/kg einer G25) verabreicht werden. Sollte ein venöser Zugang nicht rasch verfügbar sein, so kann Glukose via Magensonde verabreicht werden, da Glukose sehr schnell aus dem Darm resorbiert wird. Das Risiko einer länger andauernden Hypoglykämie wiegt deutlich schwerer als das Risiko einer Magensonden-Einlage beim bewusstlosen Patienten. Im Verlauf sollte der Blutzucker engmaschig kontrolliert werden und bei Bedarf eine Dauerinfusion (6 bis 8 mg/kg/min) eingerichtet werden. Eine Elektrolytlösung mit 10% Glukosezusatz, die in ungefähr 1,5facher Erhaltungs-Geschwindigkeit laufen gelassen wird, entspricht in etwa dieser Glukosezufuhr. Es können jedoch auch größere Menge nötig sein, weshalb der Blutzucker weiterhin engmaschig kontrolliert werden muss. Glukagon führt zu einem Abbau von Glykogen. In Situationen mit vollen Glykogenspeichern (z. B. Insulin-Überdosierung) kann die intramuskuläre oder subkutane Gabe von 1 mg Glukagon die Blutzucker-Konzentration ansteigen lassen.

Glukokortikoide sollten nicht routinemäßig verabreicht werden. Ihre einzig eindeutige Indikation besteht bei primärer oder sekundärer Nebennierenrinden-Insuffizienz. In anderen Situationen haben sie einen geringen akuten Effekt und können zudem die weitere Diagnostik verschleiern. Die Entscheidung für oder gegen eine Glukokortikoid-Gabe ist von der Anamnese des Kindes abhängig (z. B. ist die Gabe vernünftig bei einer Vorgeschichte mit Schädelbestrahlung).

Hypothalamische/hypophysäre Funktionsstörungen

8.74
Welche klinischen Zeichen oder Symptome sind hinweisend auf eine hypothalamische Funktionsstörung?

Die Zeichen und Symptome einer hypothalamischen Dysfunktion können genauso variabel sein, wie es die durch den Hypothalamus kontrollierten Prozesse sind. Sie reichen von Störungen in der Hormonproduktion bis zu Beeinträchtigung der Thermoregulation. Eine vorzeitige oder verspätete sexuelle Entwicklung ist die häufigste Form einer hypothalamisch endokrinen Störung im Kindesalter. Ein Drittel aller Patienten mit hypothalamischer Funktionsstörung haben einen Diabetes insipidus, psychische Veränderungen oder eine exzessive Schläfrigkeit, was Erstmanifestationen der Erkrankung darstellen können. Essstörungen (Adipositas, Anorexie, Bulimie) und Krampfanfälle können ebenfalls auftreten. Gelegentlich zeigen sich Störungen der Sphinkterkontrolle oder eine Dyshidrosis.

8.75
Welche intrakraniellen Prozesse können Auswirkungen auf die hypothalamisch-hypophysäre Funktion haben?

- **Kongenital:** angeborener Mangel von Gonodotropin-Releasing Hormon oder Wachstumshormon-Releasing Hormon; syndromal (Laurence-Moon- und Prader-Willi-Syndrom); strukturell (Kraniopharyngeom, Rathke-Zyste, Hämangiom, Hamartom)
- **Infektbedingt:** Meningitis und Enzephalitis
- **Tumorbedingt:** Gliome, Dysgerminome und Ependymome
- **Idiopathisch**

8.76
Was ist die Bedeutung einer vergrößerten Sella turcica im konventionellen Röntgenbild?

Die Sella turcica (lat. = Türkensattel) ist ein Knochenvorsprung auf der Innenseite des Os sphenoidale (Keilbein) in der mittleren Schädelgrube und beherbergt in einer kleinen Vertiefung (Fossa hypophysalis) die Hypophyse. Zu einer radiologisch sichtbaren Vergrößerung der Sella turcica können eine Reihe von Ursachen führen, inklusive Hypophysentumoren oder eine funktionelle Hypertrophie der Hypophyse, welche bei primärer Hypothyreose oder primärem Hypogonadismus auftreten kann. Moderne bildgebende Verfahren haben das konventionelle Röntgenbild zur Suche nach hypothalamischen oder hypophysären Störungen verdrängt. Trotzdem kann auch heute noch eine vergrößerte Sella turcica bei Kindern gefunden werden, die im Rahmen einer anderen Fragestellung ein Schädelröntgenbild erhalten (z. B. Schädel-Hirn-Trauma).

8.77
Welche Tests sind hilfreich, um die hypothalamische und hypophysäre Funktion zu überprüfen?

Vor der Durchführung funktioneller Tests ist eine Kernspintomographie oder Computertomographie zum Ausschluss einer strukturellen Pathologie erforderlich.

Hormonelle Untersuchungen zur Überprüfung des Hypothalamus-Hypophysen-Systems beinhalten:

- **Prolaktin:** Bei hypothalamischen Läsionen kann der Prolaktin-Spiegel erhöht sein. Anhand eines normalen Spiegels kann jedoch eine strukturelle Pathologie nicht ausgeschlossen werden. Zudem kann eine hypothalamische Funktionsstörung durch einer Hyperprolaktinämie vorgetäuscht werden. Durch die Hyperprolaktinämie wird die GnRH-Sekretion unterdrückt, es entwickelt sich eine «pseudotertiäre» Hormonstörung. Vor der Diagnose eines hypothalamischen Hypogonadismus muss deshalb stets der Prolaktinspiegel kontrolliert werden.
- **TRH-Test:** Prüfung der hypophysären TSH-Sekretion mittels Thyreotropin-Releasing-Hormon (TRH); normalerweise sorgt TRH für eine schnelle Ausschüttung von TSH aus der Hypophyse. Bei hypothalamischer oder hyphophysärer Dysfunktion kommt es häufig zu einer fehlenden oder verzögerten TSH-

Ausschüttung. TRH fördert zudem die Ausschüttung von Prolaktin. Bei Patienten mit hypothalamischer Dysfunktion ist häufig auch die Prolaktin-Antwort beeinträchtigt.
- **GHRH-Test:** Dieser Test wird in der Regel nur bei Kindern mit subnormaler Wachstumsgeschwindigkeit eingesetzt. Mittels Gabe von GHRH (growth hormone releasing hormone) wird die hypophysäre Antwort überprüft. In bestimmten Situationen kann damit eine hypophysäre Wachstumshormon-Unterfunktion von einer hypothalamischen Störung abgegrenzt werden.
- **GnRH-Test/LHRH-Test:** Gondotropin-Releasing-Hormon hat einen dem Entwicklungsstadium entsprechenden Anstieg der LH- und FSH-Konzentration zur Folge. Bislang steht nur LHRH für die Testung zur Verfügung. Anhand des Anstiegs von LH und FSH im LHRH-Test kann häufig eine Unterscheidung zwischen hypophysärer und hypothalamischer Funktionsstörung gemacht werden und vor allem ein hypogondadotroper Hypogonadismus von einem hypergonadotropen Hypogonadismus abgegrenzt werden.
- **Gleichzeitige Bestimmung von Urin- und Serum-Osmolalität:** Eine normale Serumosmolalität in Zusammenhang mit einem konzentrierten Urin macht einen Diabetes insipidus eher unwahrscheinlich. Bei zweifelhaften Ergebnissen muss ein Durstversuch durchgeführt werden.

Sexuelle Differenzierung und Reifung

8.78
Ein Kind wird mit intersexuellem Genitale geboren. Welche Hinweise in der Anamnese und Merkmale der körperlichen Untersuchung sind besonders von Bedeutung?

Anamnese: Vom adrenogenitalen Syndrom abzugrenzen sind transplazentare Virilisierungen weiblicher Feten durch exogene oder endogene mütterliche Androgene während der Schwangerschaft (durch Medikamente, Zysten, Tumoren). In diesen Fällen sind die kindlichen Hormone unauffällig, und die Virilisierung ist im weiteren klinischen Verlauf nicht progredient.

Des Weiteren sollte in einer Anamnese nach Alkoholabusus in der Schwangerschaft, Konsanguinität der Eltern, früheren Aborten oder nach einer positiven Familienanamnese bezüglich Kinder mit gleicher Symptomatik gefragt werden.

Körperliche Untersuchung: Das Vorliegen gonadaler Strukturen in der labioskrotalen Falte ist stark hinweisend auf die Anwesenheit von Y-chromosomalem Gewebe. Keimdrüsen, die sowohl ovarielle als auch testikuläre Anteile beinhalten (Ovotestes) können im Leistenkanal vorhanden sein. Es kommt jedoch selten vor, dass Ovarien im Leistenkanal gefunden werden. Bei Fehlen von palpablen Keimdrüsen kann keine Aussage über das chromosomale Geschlecht gemacht werden. Die Größe des Penis und die Lokalisation des Meatus externus lassen nicht auf die genetische oder chromosomale Veranlagung schließen. Die Größe des Penis und dessen Funktion sind jedoch wichtige Gesichtspunkte zur Festlegung, mit welchem Geschlecht das Kind großgezogen werden soll.

Das Vorliegen von **Mittelliniendefekten** (z. B. eine Lippen-Kiefer-Gaumen-Spalte) ist hinweisend auf eine hypophysäre oder hypothalamische Störung, während kongenitale Anomalien (z. B. Anus imperforatus) auf eine Gonadendysgenesie verdächtig sind. Mittels digital rektaler Untersuchung kann die Durchgängigkeit des Anus bestätigt und eine Palpation des Uterus möglich gemacht werden. Nach sonstigen Anomalien sollte ebenfalls gesucht werden, da ein intersexuelles Genitale ein Merkmal zahlreicher Syndrome sein kann.

Sultan C, Paris F, Jeandel C, et al: Ambiguous genitalia in the newborn: Diagnosis, etiology and sex assignment. Endocr Dev 7:23–38, 2004.

8.79
Was sind die Ursachen eines intersexuellen Genitales?

Untervirilisierter Junge (Karyotyp XY) = männlicher Pseudohermaphroditismus
- *Androgenresistenz:* komplett (testikuläre Feminisierung), partiell
- *Störungen der Androgen-Biosynthese:* adrenogenitales Syndrom (3β-Hydroxysteroid-Dehydrogenase-Mangel), 5α-Reduktase-2-Defekt, StAR-Protein-Defekt, 17α-Hydroxylase-Defekt, 17,20 Lyase-Defekt, 17β-Hydroxysteroid-Dehydrogenase-Defekt, Leydig-Zell-Hypoplasie
- *Gonadendysgenesie* (komplett oder partiell)

Virilisiertes Mädchen (Karyotyp XX) = weiblicher Pseudohermaphroditismus
- *Androgen-Überproduktion:* adrenogenitales Syndrom (21-Hydroxylase-Mangel, 11β-Hydroxylase-Defekt, 3β-Hydroxysteroid-Dehydrogenase-Mangel)
- *Exposition von mütterlichen Androgenen:* Medikamente, virilisierender Tumor der Nebennierenrinde

Echter Hermaphroditismus (häufig Mosaik-Karyotyp, z. B. XO/XY)

MacLaughlin DT, Donahoe PK: Sex determination and differentiation. N Engl J Med 350:367–378, 2004.
Sinnecker GHG: Intersexualität. Aus Michalk D, Schönau E (Hrsg.): Differentialdiagnose Pädiatrie. 2. Aufl. München, 2005, S. 444–452.

8.80
Welche Untersuchungen sind bei Vorliegen eines intersexuellen Genitales notwendig?

- **Sonographie:** Das innere Genitale, v. a. der Uterus und gelegentlich auch die Ovarien,

können am besten mittels Sonographie beurteilt werden. Das Fehlen eines Uterus weist darauf hin, dass in der frühen Schwangerschaft Hodengewebe vorhanden war, welches Anti-Müller-Hormon produzierte und somit zu einer Rückbildung der Müller-Strukturen (Uterus, Tuben, oberer Anteil der Vagina) führte. Mittels Injektion von Kontrastmittel in die urethrovaginale Öffnung kann häufig eine hinter den fusionierten Labioskrotalfalten gelegene Tasche (Sinus urogenitalis) sichtbar gemacht werden. Gelegentlich kann so auch die Zervix und der Zervikalkanal hervorgehoben werden.
- **Chromosomenanalyse:** Durch die Interphasendiagnostik sollten zunächst nur die Geschlechtschromosomen bestimmt werden, da die Ergebnisse dieses Tests innerhalb eines Tages verfügbar sind.
- **Bestimmung der Steroidhormone** (17-OH-Progesteron, 11-Desoxycortisol, 17-OH-Pregnenolon): 17-OH-Progesteron ist eine Vorstufe, die bei der häufigsten Ursache eines adrenogenitalen Syndroms (21-Hydroxylasemangel) erhöht ist.
- **Bestimmung von Testosteron, Dihydrotestosteron, Östradiol und Gonadotropine**

Diese Untersuchungen sind zwar wichtig, es ist jedoch bei der Abklärung einer Intersexualität immer hilfreich, die Erfahrungen eines Teams aus Genetikern, pädiatrischen Endokrinologen und pädiatrischen Urologen einzuholen. Es ist weiterhin grundlegend, dass nach Erhalt aller Resultate die Informationen zusammengestellt und durch eine einzelne Vertrauensperson den Eltern mitgeteilt werden.

American Academy of Pediatrics, Committee on Genetics, Section on Endocrinology and Section on Urology: Developmental anomalies of the external genitalia in the newborn. Pediatrics 106:138–142, 2000.

Rangecroft L; British Association of Paediatric Surgeons Working Party on the Surgical Management of Children Born with Ambiguous Genitalia: Surgical management of ambiguous genitalia. Arch Dis Child 88:799–801, 2003.

8.81
Durch welche Kriterien wird ein Mikropenis definiert?

Für die Diagnose eines Mikropenis müssen 2 Hauptkriterien erfüllt sein:

1. Der Penis muss eine normale Form mit einem an der Spitze der Glans lokalisierten Meatus externus besitzen. Zudem muss der Penis in einem angemessenen Verhältnis zum Skrotum und den umliegenden pelvinen Strukturen positioniert sein. Falls diese Merkmale nicht vorhanden sind, sollte der Begriff Mikropenis nicht gebraucht werden.
2. Die Penislänge sollte > 2,5 Standardabweichungen unterhalb der mittleren Norm für das Alter liegen. Für ein reifes Neugeborenes bedeutet dies, dass eine gestreckte Penislänge < 2 cm als Mikropenis klassifiziert wird.

Besonders wichtig ist die richtige Messung des Penis. Sie wird durchgeführt, indem ein starrer Messstab fest gegen die Symphysis pubis gedrückt wird, um so das suprapubische Fettgewebe so gut wie möglich wegzudrücken. Der Penis wird dann behutsam von beiden Seiten gegriffen und in die Länge gezogen. Die Messung erfolgt an der Dorsalseite des Penis. Es sollte zudem der Durchmesser der Glans penis gemessen werden. Ein Mikropenis sollte so früh wie möglich erkannt werden, damit die erforderliche Diagnostik durchgeführt werden kann.

Lee PA, Mazur T, Danish R, et al. Micropenis. I. Criteria, etiologies and classification. Johns Hopkins Med J 146:156–163, 1980.

8.82
Was sind die Ursachen eines Mikropenis?

Die Rückbildung der Müller-Strukturen, Fusion der labioskrotalen Falten und die Migration des Meatus externus erfolgt im ersten Trimester der Schwangerschaft. Das weitere Wachstum des Penis im zweiten und dritten Trimester hängt von der Testosteronproduktion der fetalen Hoden als Antwort auf hypophysär ausgeschüttetes LH ab. Auch Wachstumshormon stimuliert in utero das Peniswachstum. Demnach können folgende Störungen einen Mikropenis zur Folge haben:

- **Hypothalamische/hypophysäre Funktionsstörung** (hypogonadotroper Hypogonadismus): isoliert, Kallmann-Syndrom, Prader-Willi-Syndrom, septo-optische Dysplasie
- **Testikuläre Funktionsstörung:** bilaterale intrauterine Hodentorsion (Anorchie; Vanishing-Testes-Syndrom), Hodendysplasie
- **Komplexe Funktionsstörung** (testikulär und/oder hypophysär) **oder idiopathisch:** Robinow-Syndrom, Klinefelter-Syndrom, andere Polysomien des X-Chromosoms
- **Partielle Androgenresistenz**

8.83
Nennen Sie die drei Hauptfragen, die bei der Abklärung eines 1-monatigen Kindes mit Mikropenis gestellt werden sollten?

1. **Besteht ein Defekt der Hypothalamus-Hypophyse-Gonaden-Achse?** Spezifische Tests beinhalten die Bestimmung von Testosteron, Dihydrotestosteron, LH und FSH. Da die Spiegel dieser Hormone in der Neonatalperiode gewöhnlich recht hoch sind, kann deren Bestimmung in den ersten 2 Lebensmonaten hilfreich sein, um Störungen von Hoden und Hypophyse aufzudecken. Nach dem 3. Lebensmonat sind diese Tests nicht mehr brauchbar, da die gesamte Hormonachse ihre Aktivität vermindert und so bis zum späteren Kindesalter verbleibt. Je nach Alter können Stimulationstests notwendig sein und beinhalten: (1) repetitive Testosteron-Injektionen, um die hormonelle Stimulationsfähigkeit des Penis zu testen; (2) die Gabe von humanem Choriongonadotropin als Stimulus der testikulären Testosteron-Produktion; (3) LHRH-Test zur Beurteilung der Hypophysenantwort auf die Stimulation. Der Versuch einer Testosterontherapie ist von großer Bedeutung, da damit eine Aussage darüber getroffen werden kann, ob ein Peniswachstum überhaupt möglich ist.
2. **Betrifft eine mögliche Hypophysen-Insuffizienz auch andere Hormone?** Ein isolierter Wachstumshormonmangel, ein Gonadotropin-Mangel und ein Panhypopituitarismus können mit einem Mikropenis assoziiert sein. Das Vorliegen von Hypoglykämie, Hypothermie oder Hyperbilirubinämie (z. B. assoziiert mit Hypothyreose) bei einem Kind mit Mikropenis sollte eine Suche nach anderen hypophysären Hormonstörungen und strukturellen Pathologien des zentralen Nervensystems (z. B. septo-optische Dysplasie) zur Folge haben.
3. **Besteht eine Fehlbildung der Nieren?** Aufgrund der Assoziation von genitalen und renalen Pathologien und der unzähligen Variationen der Natur, kann es in einigen Fällen von Bedeutung sein, mittels Sonographie von Abdomen und Becken eine genauere Kenntnis der inneren Anatomie zu erhalten.

8.84
Ein 7 2/12 Jahre altes Mädchen fängt an, Brustknospen und Schamhaare zu entwickeln. Ist das normal oder handelt es sich dabei um eine vorzeitige Pubertätsentwicklung?

Mit **Pubertas praecox** wird ein Symptom oder eine Kombination aus Symptomen bezeichnet, die durch das verfrühte Auftreten von Pubertätszeichen gekennzeichnet ist. Als vorzeitige Pubertät wird bei Mädchen das Auftreten von sekundären Geschlechtsmerkmalen vor dem 8. Geburtstag und bei Jungen vor dem 9. Geburtstag definiert. Bei Mädchen gilt zusätzlich das Auftreten der Menarche vor dem 9. Geburtstag als Zeichen für eine Pubertas praecox. Man unterscheidet die *zentrale Pubertas praecox* (echte Pubertas praecox), bei der die Pubertät auf dem physiologischen Weg der Hypothalamus-Hypophysen-Gonaden-Achse durch vermehrte pulsatile GnRH-Sekretion, als gonadotropinabhängig, ausgelöst wird, von der *peripheren Pubertas praecox* (Pseudopubertas praecox), bei der die Pubertät durch eine periphere oder exogene Hormonquelle, also gonadotropinunabhängig, ausgelöst wird. Das Vorliegen von Virilisierungszeichen (z. B. Hirsutismus) beim Mädchen oder von Feminisierungszeichen (z. B. Gynäkomastie) beim Jungen deutet auf eine heterosexuelle Pubertas praecox hin, die immer eine periphere Pubertas praecox ist.

8.85
Bei einem 2-jährigen Mädchen fallen Ihnen Brustknospen auf. Ist das Besorgnis erregend?

Eine **prämature Thelarche**, d. h. eine vorzeitige isolierte Brustdrüsenentwicklung ist die häufigste Normvariante der normalen Pubertätsentwicklung. Die Pathophysiologie ist unbekannt; spekuliert wird eine erhöhte Sensitivität der Brustdrüse gegenüber Östrogenen oder auch eine transitorische Wirkung der in diesem Lebensalter noch erhöhten Östrogene. Sie tritt typischerweise im Alter zwischen 1 und 3 Jahren auf, ist in der Regel harmlos und darf definitionsgemäß nicht mit anderen Pubertätsmerkmalen assoziiert sein. Sie kann jedoch das erste Zeichen einer Pubertas praecox sein, besonders bei dem Vorliegen folgender Befunde:

- Brustdrüse, Brustwarze und Warzenhof erreichen Tanner-Stadium III
- Einsetzen von Pubarche und/oder Adrenarche
- Wachstumsakzeleration

Bei Vorliegen einer prämaturen Thelarche kann ohne Zeichen eines Fortschreitens zugewartet werden und es sollten neben einer laufenden Beobachtung durch die Eltern gelegentliche körperliche Untersuchungen durchgeführt werden.

8.86
Welche Aspekte der körperlichen Untersuchung sind bei Patienten mit Pubertas praecox besonders von Bedeutung?

- **Vorliegen eines Hirntumors:** Fundoskopie mit der Frage nach Hirndruck; Gesichtsfelduntersuchung mit der Frage nach Kompression des N. opticus durch ein Tumor im Hypothalamus oder in der Hypophyse
- **Zeichen eines Androgeneinflusses:** Vorliegen von Akne, Gesichts- und Achselbehaarung; vermehrte Muskelmasse; Ausmaß der Körper- und Schambehaarung; bei Jungen: vermehrte Furchung und Pigmentierung des Skrotums sowie Längenwachstum des Penis; bei Mädchen: Klitorishypertrophie
- **Zeichen eines Östrogeneinflusses:** Größe des Brustdrüsengewebes und der Warze bzw. des Warzenhofs; Farbe der vaginalen Schleimhaut (vermehrter Östrogeneffekt verursacht eine Verhornung des vaginalen Epithels mit einem Farbenwechsel von präpubertärem glänzendem Rot zu einem mehr schimmernden Rosa); kleine Schamlippen (werden unter Östrogeneinfluss größer und zwischen den großen Schamlippen sichtbar)
- **Zeichen einer Stimulation durch Gonadtropine:** Hodenvergrößerung > 2,5 cm in der Länge oder > 4 ml im Volumen (mittels Orchidometer bestimmt); eine Pubertätsentwicklung ohne Hodenvergrößerung ist hinweisend auf eine Pathologie der Nebennierenrinde
- **Vorliegen eines außerhalb des ZNS gelegenen Tumors:** asymmetrische Hodenvergrößerung; Hepatomegalie; Tumoren im Bauchraum

8.87
Welche radiologischen und laborchemischen Untersuchungen sollten bei Abklärung einer Pubertas praecox durchgeführt werden?

Bildgebende Diagnostik
- *Knochenalter:* Damit kann eine Aussage über die Dauer der Einwirkung erhöhter Sexualhormon-Spiegel gemacht werden. Ein deutlich beschleunigtes Knochenalter spricht für eine länger bestehende Einwirkung.
- *Sonographie des inneren Genitales, der Nebennierenregion und des gesamten Bauchraums:* Beim Mädchen erlaubt sie die Beurteilung von Form, Größe und Struktur von Ovarialzysten oder -tumoren. Eine Vergrößerung des Uterus mit Echogenitätsvermehrung spricht für eine Proliferation des Endometriums als Folge von vermehrt zirkulierendem Östrogen. Ferner ist sie bei beiden Geschlechtern für die Tumorsuche geeignet. Beim Jungen können mittels Sonographie die Testesvolumina bestimmt und Hodentumoren nachgewiesen werden.
- bei Verdacht auf Hirntumor: MRT des ZNS, evtl. augenärztliche Untersuchung (Visus, Gesichtsfeld)
- evtl. EEG: unabdingbar bei Mädchen mit Pubertas praecox und Lachanfällen

Laboruntersuchungen
- *Östrogen, Testosteron*
- *GnRH-Test:* LH und FSH werden basal und nach GnRH-Stimulation bestimmt.
- *adrenale Steroide:* Prolaktin, 17-Hydroxy-Progesteron, DHEA (Dehydroepiandrosteron) und DHEAS (Dehydroepiandrosteronsulfat)
- bei Verdacht auf Hypothyreose: TSH, fT4
- bei Verdacht auf hormonproduzierenden Tumor: Tumormarker β-HCG und AFP

8.88
Ist es bei Jungen oder bei Mädchen wahrscheinlicher, dass die Ursache einer Pubertas praecox gefunden wird?

Obwohl eine Pubertas praecox zu 80 % bei Mädchen auftritt, lässt sich bei Jungen häufiger eine Ursache identifizieren. Als Faustregel gilt, dass je jünger das Kind und je schneller das Auftreten der Erkrankung, desto größer die Wahrscheinlichkeit einer identifizierbaren Pathologie.

8.89
Welche Begriffe werden zur Beschreibung der unterschiedlichen Aspekte einer vorzeitigen sexuellen Entwicklung gebraucht?

Die Begriffe zur Beschreibung einer Pubertas praecox spiegeln die Tatsache wieder, dass die normale Pubertät ein ordnungsgemäßer Prozess ist, in dem Mädchen weiblich und Jungen männlich gemacht werden. Eine vorzeitige Entwicklung des Brustgewebes ohne Schambehaarung nennt man eine *prämature Thelarche*. Bei anschließendem Auftreten einer Schambehaarung spricht man von einer *Pubertas praecox*. Bei Vorliegen einer Schambehaarung ohne Brustentwicklung handelt es sich um eine *prämature Pubarche*. Da die Entwicklung der Schambehaarung als Einwirkung adrenaler Androgene angesehen wird, benützt man in der Regel den Begriff *prämature Adrenarche*. Bei Auftreten vorzeitiger Pubertätsveränderungen, die in der regelrechten Reihenfolge stattfinden mit Brustknospung, Entwicklung einer Schambehaarung, Wachstumsschub und schließlich Menstruation spricht man von einer *echten (zentralen) Pubertas praecox*. Sind Pubertätsveränderungen vorhanden, ihr Auftreten jedoch isoliert oder außerhalb der regelrechten Reihenfolge (z.B. Menarche ohne Brustentwicklung), so wird der Begriff *Pseudopubertas praecox* (periphere Pubertas praecox) gebraucht. Pubertätsveränderungen, die vereinbar mit dem Geschlecht des Kindes sind, nennt man isosexuell und im gegenteiligen Fall heterosexuell (z.B. Virilisierungszeichen beim Mädchen bzw. Feminisierungszeichen beim Jungen).

8.90
In welcher Phase der Pubertät tritt bei Jungen der Stimmbruch auf?

Der Stimmbruch wurde traditionell als Vorbote der Pubertät angesehen. Sequentielle Stimmanalysen konnten jedoch zeigen, dass er normalerweise erst spät in der Pubertätsentwicklung auftritt (Tanner-Stadium G3 bis 4).

Harries ML, Walker JM, Williams DM, et al: Changes in the male voice at puberty. Arch Dis Child 77:445–447, 1997.

Schilddrüsen-Erkrankungen

8.91
Was sind «standardmäßige» Laboruntersuchungen zur Abklärung der Schilddrüsen-Funktion?

Schilddrüsen-Erkrankungen stellen eine heterogene Gruppe von Funktionsstörungen dar. Aus diesem Grund existiert auch kein standardmäßiges Abklärungsschema, das bei allen Kindern mit vermuteter Schilddrüsenerkrankung eingesetzt werden kann. Die Wahl der Laboruntersuchungen richtet sich nach den Befunden aus einer ausführlichen Anamnese und körperlichen Untersuchung:

Klinische Zeichen einer Hyperthyreose: Bestimmung von TSH als Screeningtest und anschließende Bestimmung der freien Schilddrüsenhormone. Eine TSH-Suppression stellt den empfindlichsten Parameter eines hyperthyreoten Zustands dar. Bei vermindertem TSH-Spiegel ist eine Bestimmung des fT3 gegenüber einer Bestimmung von fT4 sensitiver, da insbesondere bei begleitendem Jodmangel eine isolierte T3-Hyperthyreose bestehen kann.

Klinische Zeichen einer Hypothyreose: Die Feststellung der Stoffwechsellage gelingt durch die Bestimmung des TSH und der peripheren Schilddrüsenwerte. Ein niedriges fT4 zusammen mit einer TSH-Erhöhung beweist eine (primäre) Hypothyreose. T3 kann bei einer Hypothyreose wegen der kompensatorisch gesteigerten Konversion von T4 zu T3 erniedrigt oder normal sein. Bei Verdacht auf eine sekundäre (hypophysäre) oder tertiäre (hypothalamische) Hypothyreose kann der TRH-Stimulationstest hilfreich sein.

8.92
Welche Bedeutung haben Schilddrüsen-Autoantikörper im Kindesalter?

Im Kindesalter ist die **Hashimoto-Thyreoiditis** (chronische lymphozytäre Thyreoiditis) die häufigste Ursache einer Hypothyreose. Der M. Basedow gilt als die häufigste Ursache einer Hyperthyreose im Kindesalter, während eine Immunthyreoiditis mit Hyperthyreose als selten oder transient angesehen wird. Verfügbare Antikörper zur Diagnostik von Autoimmunthyreopathien beinhalten Autoantikörper gegen thyreoidale Peroxidase (TPO-AK), Thyreoglobulin-Antikörper (Tg-AK) und TSH-Rezeptor-Antikörper (TSH-R-AK). Eine Erhöhung der Tg-AK ist recht unspezifisch und findet sich meist bei einer Hashimoto-Thyreoiditis. TPO-AK sind in den meisten Fällen einer Hashimoto-Thyreoiditis nachweisbar, gelegentlich auch beim M. Basedow. TSH-R-AK sind typischerweise beim M. Basedow vorhanden, seltener bei einer Autoimmunthyreoiditis. Negative Antikörper machen eine Autoimmunthyreoiditis unwahrscheinlich, schließen sie jedoch nicht völlig aus. Die Analyse der Schilddrüsen-Antikörper erlaubt nicht immer eine sichere Unterscheidung zwischen einem M. Basedow und einer Autoimmunthyreoiditis. Eine Differenzierung kann aber meist durch die Gesamtheit der Befunde inklusive Schilddrüsensonographie, evtl. quantitativer Szintigraphie und in speziellen Fällen einer Zytologie oder Histologie gemacht werden.

8.93
Welche klinischen Zeichen und Symptome sind bei einem Säugling Hinweis auf eine kongenitale Hypothyreose?

Als angeborene Hypothyreose bezeichnet man die mangelnde Versorgung des Organismus mit Schilddrüsenhormonen. In den meisten Fällen beruht die Hypothyreose auf einer Entwicklungsstörung der Schilddrüse, seltener liegt ein Defekt der Schilddrüsenhormon-Biosynthese vor.

Klinische Zeichen und Symptome beinhalten:

- Lethargie, Muskelhypotonie, Reflexarmut
- Fütterungsprobleme, mangelnde Gewichtszunahme
- Hyperbilirubinämie, Ikterus prolongatus
- Obstipation, ausladendes Abdomen
- Kalte Extremitäten, marmorierte Haut, Akrozyanose
- Grobe Gesichtszüge
- Offene Fontanellen, weite Schädelnähte
- Heiseres Schreien
- Struma

8.94
Was sind die Ursachen einer kongenitalen Hypothyreose?

- **Primäre Hypothyreose** (primäre Störung der Schilddrüsenfunktion): Agenesie, Ektopie, orthotope Dysplasie, Hormonsynthesestörung
- **zentrale Hypothyreose:** hypophysäre (sekundäre Form) oder hypothalamische (tertiäre Form) Störung
- **Sonstige:** transient, mütterliche Faktoren (z. B. Jodexzess, Jodmangel, Thyreostatika)

8.95
Wie häufig ist eine Struma bei Kindern mit kongenitaler Hypothyreose?

Eine angeborene Struma wird nur bei etwa 20 % der Neugeborenen mit kongenitaler Hypothyreose gesehen. Häufiger ist eine Assoziation der palpablen Schilddrüsenvergrößerung mit mütterlicher Einnahme von Thyreostatika, Jodid oder strumigener Substanzen; kongenitalem Synthesedefekt; und der kongenitalen Hyperthyreose. Eine Struma ist nach der Geburt ausgesprochen schwer zu tasten, da Neugeborene physiologischerweise einen relativ kurzen Hals und vermehrtes subkutanes Fettgewebe aufweisen. Eine Palpation des Halses wird jedoch im Rahmen der Neugeborenen-Untersuchung häufig gar nicht erst durchgeführt.

8.96
Wie effektiv sind Screening-Programme zur Erkennung einer kongenitalen Hypothyreose?

Mittels TSH-Screening können 90 bis 95 % aller Kinder mit kongenitaler Hypothyreose erfasst werden. Nicht diagnostiziert werden am wahrscheinlichsten Kinder mit großen ektopischen Drüsenanteilen, diejenigen mit partiellem Defekt in der Schilddrüsenhormon-Biosynthese und solche mit einer hypothalamischen oder hypophysären (zentralen) Hypothyreose. Deshalb sollte bei Kindern mit klinischen Zeichen oder Symptomen einer Hypothyreose unverzüglich eine Diagnostik der Schilddrüsenfunktion eingeleitet werden.

8.97
Was sind die Risiken der verzögerten Therapieeinleitung einer kongenitalen Hypothyreose?

Da die Schilddrüsenhormone eine wesentliche Rolle bei der Entwicklung des Zentralnervensystems spielen, führt die nicht oder zu spät behandelte angeborene Hypothyreose zur mentalen Retardierung. Dabei ist die Prognose direkt von der Zeitdauer der Geburt bis zum Therapiebeginn abhängig. Weniger als 20 % der Patienten treten bereits in den ersten 3 bis 4 Lebenswochen klinisch in Erscheinung und in der Regel wird die Diagnose durch das bei allen Neugeborenen durchgeführte Screening gestellt. So kann bei den meisten Kindern eine Therapie vor Ende des ersten Lebensmonats begonnen werden, was einen normalen mittleren Intelligenzquotienten (IQ) zur Folge hat. Betroffene Kinder, deren Substitutionstherapie erst im Alter von 3 bis 6 Monaten begonnen wurde, erreichen nur einen mittleren IQ von 70.

8.98
Bei einem klinisch gesunden Kind fällt Ihnen in der körperlichen Routineuntersuchung eine Schilddrüsenvergrößerung auf. Wie gehen Sie weiter vor?

Normalerweise ist die Abklärung einer Struma im Kindsalter relativ einfach. Eine Vergrößerung der Schilddrüse tritt bei unterschiedlichen Schilddrüsenerkrankungen auf. Sie kann mit Hypo-, Hyper- oder Euthyreose einhergehen. Wichtig in der Abklärung einer Schilddrüsenvergrößerung sind eine ausführliche Eigenanamnese (Symptome einer Hypo- oder Hyperthyreose, Jodexposition), Familienanamnese (familiäre Häufung von Thyreoiditis und jodmangelbedingter Struma) und Ernährungsanamnese (Anwendung von Jodsalz, Jodprophylaxe, Ernährungsbesonderheiten). Bei klinisch asymptomatischen Patienten sollte die Initialdiagnostik die Bestimmung von TSH und fT4 (evtl. auch fT3 und Tg-AK) beinhalten. Eine zentrale Bedeutung in der Diagnostik kommt der Schilddrüsensonographie zu. Sie erlaubt einerseits die genaue Volumenbestimmung des

Organs und bietet zusätzlich die Darstellung der Echotextur und von Schilddrüsenknoten oder Zysten. Das weitere Vorgehen richtet sich im Sinne einer Stufendiagnostik nach den Befunden. Eine durch Autoimmunthyreoiditis oder M. Basedow vergrößerte Schilddrüse ist derzeit nur selten Ursache einer Schilddrüsenvergrößerung. Eine euthyreote Jodmangelstruma stellt die häufigste Ursache im Kindes- und Jugendalter dar. Ein solitärer Knoten (z. B. im Rahmen eines autonomen Adenoms) muss immer weiter abgeklärt werden. Parathyreoidale Vergrößerungen oder Lymphome können in Ausnahmefällen als Struma fehldiagnostiziert werden.

8.99
Was sind Ursachen einer erworbenen Hypothyreose im Kindesalter?

Die häufigste Ursache ist die **Hashimoto-Thyreoiditis** (chronische lymphozytäre Thyreoiditis).

8.100
Wie präsentieren sich typischerweise Patienten mit einer Hashimoto-Thyreoiditis?

Nach der Jodmangelstruma stellt die Hashimoto-Thyreoiditis die häufigste Schilddrüsen-Erkrankung im Kindesalter dar. Obwohl sowohl eine hypo- als auch hyperthyreote Stoffwechsellage vorliegen kann, sind die meisten betroffenen Kinder klinisch asymptomatisch und die Erkrankung wird aufgrund einer Schilddrüsenvergrößerung diagnostiziert.

Pearce EN, Farwell AP, Braverman LE: Thyreoiditis. N Engl J Med 348:2646–2655, 2003.

8.101
Wie ist die Prognose eines Kindes mit euthyreoter Struma, die durch eine Hashimoto-Thyreoiditis verursacht ist?

Bei etwa 50 % der Kinder mit euthyreoter Struma verschwindet die Schilddrüsenvergrößerung im Laufe mehrerer Jahre, und zwar unabhängig davon, ob eine Thyroxin-Substitution gegeben wird oder nicht. Es kann jedoch nicht vorhergesagt werden, welche Kinder eine vollständige Restitution erlangen, bei welchen Kindern die euthyreote Struma persistiert und welche schließlich hypothyreot werden. Aus diesem Grund sollte bei jedem Kind mit einer Schilddrüsenerkrankung alle 4 bis 6 Monate das TSH und die peripheren Schilddrüsenhormonen bestimmt werden.

8.102
Welche anderen Autoimmunerkrankungen sind mit einer Hashimoto-Thyreoiditis assoziiert?

Schmidt-Syndrom (M. Addison + Hashimoto-Thyreoiditis), Diabetes mellitus Typ I und autoimmune polyglanduläre Syndrome.

8.103
Was bedeutet ein normaler Wert der peripheren Schilddrüsenhormone in Kombination mit einem erhöhten TSH-Spiegel?

Die Diagnose einer Hypothyreose wird anhand eines erhöhten TSH-Wertes und einer Erniedrigung der peripheren Schilddrüsenhormone gestellt. Gelegentlich kann der Spiegel von T3 und T4 aufgrund einer vermehrten Stimulation der Schilddrüse durch TSH im Normbereich liegen. Diese Laborkonstellation ist Ausdruck einer **latenten (kompensierten) Hypothyreose**, die ebenfalls symptomatisch sein kann. Die Höhe des TSH-Spiegels stellt den nützlichsten physiologischen Parameter dar, um zu beurteilen, ob die zirkulierende Menge an Schilddrüsenhormonen ausreichend ist. Deshalb besteht bei einer TSH-Erhöhung die Indikation einer Substitutionstherapie. Bei nur minimal erhöhtem TSH-Spiegel und asymptomatischem Kind ist es lohnenswert, vor Therapieeinleitung 4 bis 6 Wochen zu warten und dann die Laborwerte erneut zu bestimmen.

Bei Kindern mit bekannter Hypothyreose unter Substitutionstherapie, die eine solche Laborkonstellation aufweisen, ist entweder die Substitutionsdosis zu niedrig gewählt oder aber es besteht eine Non-Compliance mit Einnahme der Medikamente erst kurz vor dem Kontrolltermin.

8.104
Was ist die häufigste Ursache einer Hyperthyreose im Kindesalter?

Beim **M. Basedow** handelt es sich um eine Multisystemerkrankung mit Hyperthyreose, infiltrativer Ophtalmopathie (Exophtalmus) und gelegentlich Dermopathie (prätibiales Myxödem). Die Symptome dieser Erkrankung können einzeln oder in jeglicher Kombination auftreten. Ein Exophtalmus ist bei Kindern seltener als bei Erwachsenen und nur selten sind Hautveränderungen vorhanden. Der M. Basedow manifestiert sich im Kindesalter in der Regel um den Zeitpunkt der Pubertät.

8.105
Was sind neben dem M. Basedow weitere Ursachen einer Hyperthyreose?

- **Pathologische Stimulation der Schilddrüse:** TSH-Rezeptor-Antikörper (M. Basedow)
- **Funktionelle Autonomie der Schilddrüse:** autonomes Adenom, Struma nodosa
- **Schilddrüsen-Entzündung:** subakute Thyreoiditis (de Quervain), Hashimoto-Thyreoiditis
- **TSH-Überproduktion:** TSH-produzierender Tumor
- **Sonstiges:** Ingestion, Thyroxin-Überdosierung, ektopes Schilddrüsengewebe

8.106
Beschreiben Sie die typischen Kennzeichen einer Hyperthyreose durch einen M. Basedow.

Anamnese: Die Symptome treten in der Regel schrittweise auf, mit zunehmender emotionaler Labilität und sich verschlechternden Schulleistungen. Weitere Symptome sind Schlafstörungen, Nervosität, Gewichtsverlust, schnelle Ermüdbarkeit und Hitzeintoleranz. Eine Beobachtung des Kindes während der Befragung der Eltern ist häufig aufschlussreich.

Körperliche Untersuchung: Die betroffenen Kinder sind häufig untergewichtig und zu groß für ihr Alter und das genetische Potential. Bei einigen Kindern zeigte sich zur gleichen Zeit wie der Beginn der Verhaltensauffälligkeiten eine Steigerung der Wachstumsgeschwindigkeit. Häufig besteht eine deutlich erhöhte Herzfrequenz bei guter Tastbarkeit der Pulse (trotz der hohen Frequenz) aufgrund einer erhöhten Blutdruckamplitude. Weitere klinische Zeichen sind arterielle Hypertonie, Ruhetremor, gesteigerte Muskeleigenreflexe, Hautrötung, v.a. im Gesichtsbereich mit Überwärmung und Schweißneigung und selten ein tastbares Schwirren des Schilddrüsengewebes und ein über der Schilddrüse auskultierbares Strömungsgeräusch (bei vergrößertem Herzzeitvolumen). Es ist auch auf Augensymptome, insbesondere eine Protrusio bulbi und einen seltenen Lidschlag, zu achten.

8.107
Was verursacht einen M. Basedow?

Bei einem M. Basedow binden TSH-Rezeptor-Antikörper an den TSH-Rezeptor, was eine autoimmune Stimulation der Schilddrüsenhormon-Produktion und schließlich Hyperthyreose zur Folge hat. Die meisten Antikörper sind vom Typ IgG.

8.108
Wie kann bei Hyperthyreose ein M. Basedow gegenüber einer Hashimoto-Thyreoiditis abgegrenzt werden, bei der ebenfalls gelegentlich eine Hyperthyreose vorliegt?

Patienten mit hyperthyreoter Hashimoto-Thyreoiditis sind nicht immer von Patienten mit M. Basedow abgrenzbar. Das Vorliegen von Augensymptomen spricht für einen M. Basedow, deren Fehlen schließt diese Erkrankung jedoch nicht aus. TSH-R-AK sind meist bei einem M. Basedow vorhanden, selten aber auch bei einer Autoimmunthyreoiditis. Die beste Unterscheidung dieser beiden Entitäten gelingt anhand der quantitativen Szintigraphie, bei der 6 und 24 Stunden nach Gabe eines Radionuklids dessen Aufnahme in die Schilddrüse gemessen werden kann. Eine verminderte oder normale Radionuklidaufnahme ist hinweisend auf eine Hashimoto-Thyreoiditis, während beim M. Basedow häufig eine exzessive Speicherung gesehen wird.

> **Das Wichtigste in Kürze: Schilddrüsen-Erkrankungen**
>
> - Mediane Raumforderungen im Halsbereich enthalten meist die Schilddrüse oder Schilddrüsenreste, wie die mediane Halszyste (Rest des Ductus thyreoglossus).
> - Ein leichtes Zurückbeugen des Kopfes verbessert die Bedingungen bei der Schilddrüsenuntersuchung (besser sichtbar und tastbar), v. a. beim Schluckvorgang.
> - Etwa 20 bis 40 % der solitären Schilddrüsenknoten bei Jugendlichen sind malignen Ursprungs; eine umfassende Diagnostik ist deshalb erforderlich.
> - Die häufigste Ursache einer Schilddrüsenvergrößerung ist immer noch eine euthyreote Jodmangelstruma (in Deutschland).
> - Die Hashimoto-Thyreoiditis manifestiert sich am häufigsten als Struma bei einem asymptomatischen Patienten. Deshalb sollte die Palpation der Schilddrüse Teil jeder körperlichen Untersuchung sein.
> - Die beste Screening-Untersuchung bei möglicher Hypo- oder Hyperthyreose ist die Bestimmung von TSH und den peripheren Schilddrüsenhormonen.

8.109
Wie kommt es beim M. Basedow zu einem Exophtalmus?

Der genaue pathophysiologische Mechanismus ist unverstanden, eine Reihe von Tatsachen weist jedoch auf einen autoimmunen Prozess hin:

- In der Histologie findet sich eine lymphozytäre Infiltration der retrobulbären Muskeln.
- Zirkulierende Lymphozyten sind sensibilisiert auf ein im Retrobulbärgewebe spezifisch vorhandenes Antigen.
- Der Thyreoglobulin-Antithyreoglobulin-Komplex, der bei Patienten mit M. Basedow gefunden wird, bindet spezifisch an extraorbitale Muskulatur.

8.110
Welche Behandlungsmöglichkeiten bestehen für Kinder mit M. Basedow?

Die drei Behandlungsmöglichkeiten eines M. Basedow beinhalten den Einsatz von Thyreostatika, die Radiojodtherapie mit ^{131}J und die chirurgische subtotale Thyreoidektomie.

Cheetham TD, Hughes IA, Barnes ND, Wraight EP: Treatment of hyperthyroidism in young people. Arch Dis Child 78:207–209, 1998.

8.111
Beschreiben Sie die Wirkungsprinzipien und Nebenwirkungen der Medikamente, die bei M. Basedow eingesetzt werden.

Thionamid-Derivate (Methimazol, Carbimazol und Propylthiouracil) werden vor allem in der Langzeittherapie des M. Basedow eingesetzt. Da Thionamide lediglich die Synthese, nicht jedoch die Freisetzung der Schilddrüsenhormone hemmen, tritt ihr Effekt mit einer Zeitverzögerung ein. Propanolol (ein β-Blocker) wird zur symptomatischen Therapie der β-adrenergen Effekte bei Hyperthyreose verwendet und wird vor allem in der Akutphase eines M. Basedow eingesetzt, sollte dann aber nach Erreichen einer euthyreoten Stoffwechsellage abgesetzt werden. Jodid (welches vorübergehend die Freisetzung von Schilddrüsenhormonen blockieren kann) und Glukokortikoide sind nützliche provisorische Medikamente, die bis zum Wirkungseintritt der Thionamide gegeben werden können; sie werden in der Regel nur eingesetzt, wenn der Patient akut symptomatisch ist (d. h. in einer thyreotoxischen Krise).

Dotsch J, Rascher W, Dorr HG: Graves' disease in childhood: A review of the options for diagnosis and treatment. Paediatr Drugs 5:95–102, 2003.

8.112
Wird die Radiojodtherapie bei Patienten mit M. Basedow heutzutage überhaupt noch eingesetzt?

Die Radiojodtherapie mit ^{131}J nimmt wieder an Popularität zu. Die Bedenken über mögliche Risiken (Entstehung von Schilddrüsenkarzinomen, Leukämie, Schilddrüsenknoten oder genetischen Mutationen) konnten im Rahmen von Langzeitbeobachtungsstudien bei Patienten, die in der Kindheit mit einer Radiojodtherapie behandelt wurden, nicht bestätigt werden.

Rivkees SA, Sklar C, Freemark M: The management of Graves' disease in children, with special emphasis on radioiodine treatment. J Clin Endocrinol Metab 83:3767–3776, 1998.

8.113
Bei einem 10 Jahre alten Kind wird in einer Routineuntersuchung ein solitärer Schilddrüsenknoten festgestellt. Kann damit zugewartet werden?

Nein. Von Kindern, die einen solitären Schilddrüsenknoten aufweisen, haben 30 bis 40 % ein Karzinom, 20 bis 30 % ein Adenom und die restlichen Kinder haben Abszesse, Zysten, eine Struma nodosa, Hashimoto-Thyreoiditis, subakute Thyreoiditis oder nicht-thyreoidale Raumforderungen. Aufgrund der hohen Inzidenz eines Karzinoms müssen Schilddrüsenknoten umgehend weiter abgeklärt werden. Eine frühere Bestrahlung von Kopf oder Hals ist mit einer signifikant höheren Inzidenz für das Vorliegen eines Karzinoms assoziiert. Eine positive Familienanamnese bezügliche Schilddrüsenerkrankungen erhöht die Wahrscheinlichkeit einer euthyreoten Struma oder einer Hashimoto-Thyreoiditis sowie eines M. Basedow. Eine bei Palpation schmerzhafte Schilddrüse oder der Nachweis von Tg-AK spricht gegen einen malignen Prozess. In jedem Fall muss jedoch bei Nachweis eines solitären Schilddrüsenknotens eine Bildgebung durchgeführt werden, in vielen Fällen ist auch ein chirurgisches Vorgehen indiziert.

8.114
Wie erfolgt die Abklärung eines solitären Schilddrüsenknotens?

Die prinzipiellen Untersuchungen beinhalten die Durchführung einer Szintigraphie sowie einer Sonographie. Mittels **Sonographie** kann die Größe des Knotens, deren anatomische Beziehung zu den umgebenden Strukturen beurteilt und mögliche zystische Strukturen abgegrenzt werden. Ein in der **Szintigraphie** «kalter» Knoten (keine Radionuklidaufnahme), der sonographisch nicht echofrei (d.h. zystisch) ist, ist malignitätsverdächtig und muss chirurgisch weiter abgeklärt werden. Eine ungleichmäßige Speicherung ist charakteristisch für eine Hashimoto-Thyreoiditis, während eine verminderte Aufnahme des Radionuklids in einem Schilddrüsenlappen bei einer subakuten Thyreoiditis vorkommen kann.

8.115
Was ist ein Low-T3-Syndrom?

Dieses Syndrom stellte eine adaptive Antwort auf einen verlangsamten Metabolismus des Körpers dar. Es tritt im Rahmen von schweren Allgemeinerkrankungen auf und zeigt sich in einer Erniedrigung des T3-Serum-Spiegels. Reverse T3, ein biologisch inaktiver Metabolit, ist gleichzeitig erhöht. Die Werte für T4 und Thyroxin bindendes Globulin (TBG) können normal oder erniedrigt sein. Freies T4 und TSH sind normal. Bei Frühgeborenen ist dieses klinische Bild häufig verwirrend, da die Werte für T4, fT4 und T3 natürlicherweise niedrig sind. Nach Erholung der auslösenden Erkrankung kommt es bei den betroffenen Säuglingen und Kindern in der Regel zu einer Normalisierung der Schilddrüsenparameter.

9 Hämatologie

Knochenmarksversagen

9.1
Welche Arten von Knochenmarksversagen gibt es?

Knochenmarksversagen manifestiert sich als Panzytopenie oder als Zytopenie einer einzelnen Zellreihe. Es kann erworben oder angeboren (z.B. Fanconi Anämie, Kostmann Syndrom Diamond-Blackfan Anämie, Dyskeratosis congenita) sein.

Alter BP: Bone marrow failure syndroms in children. Pediatr Clin North Am 49:973–988, 2002.

9.2
Welche Ursachen der erworbenen aplastischen Anämie gibt es?

Über 80% der Fälle sind ideopathisch, die Ursache bleibt hier also unbekannt. Dabei gilt es jedoch die folgenden Ursachen auszuschließen:

- Ionisierte Strahlen
- Medikamente: Chloramphenicol, Nichtsteroidale Antiphlogistika, Antiepileptika, Gold,
- Toxische Stoffe: Benzol
- Virusinfekte: EBV, Hepatitisviren, Parvovirus, HIV
- Immunologische Erkrankungen: Hypogammaglobulinämie
- Thymom
- Schwangerschaft
- Paroxysmale nächtliche Hämoglobinurie

Shimamura A, Guinana EC: Aquired aplastic anemia. In Nathan DG, Orkin SD, Ginsburg D, Look AT (eds.): nathan and Oki's Hematology of Infancy in Childhood, 6th ed. Philadelphia, W.B. Saunders, 2003, S. 257.

9.3
Wie ist eine schwere aplastische Anämie definiert?

Eine schwere Form der Erkrankung beinhaltet eine zellarme Knochenmarksbiopsie (weniger als 30% der normalen hämatopoetischen Zelldichte für das jeweilige Alter) und ein Abfall von mindestens zwei der drei peripheren Blutzellreihen:

Granulozyten < 500/µl, Thrombozyten < 20 000/µl oder Retikulozyten < 1%.

9.4
Wie wird die aplastische Anämie bei Kindern therapiert und wie ist die Prognose?

Für die Behandlung der aplastischen Anämie stehen zwei Behandlungsverfahren zur Verfügung: die allogene Stammzelltransplantation (SZT) aus Blut oder Knochenmark oder eine immunsuppressive Therapie (IST). Die Auswahl der beiden Verfahren richtet sich ausschließlich nach dem Vorhandensein eines HLA-identischen Geschwisterspenders. Die SZT ist die einzige kurative Behandlung.

Zu Beginn der Behandlung und während der Latenz bis zum Ansprechen auf die IST bzw. bis zum Anwachsen des KM stellt die supportive Therapie die entscheidende lebenserhaltende Maßnahme dar: Substitution von Blutbestandteilen, Infektionsprophylaxe und Therapie von Infektionen. Die IST wird mit Antilymphozytenglobulin und Cyclosporin A, sowie einem hämatopoetischen Wachstumsfaktor durchgeführt. Mit dieser Therapie kann ein 5-Jahres Überleben von über 80% erreicht werden. Ohne Therapie ist die 2-Jahres Überlebensrate bei Patienten mit schwerer aplastischer Anämie < 20 %.

AWMF online Leitlinien
Trigg ME: Hematopoetic stem cells. Pediatrics 113: S1051–S1057, 2004.

9.5
Ein 6-jähriges Kind stellt sich mit Panzytopenie, kleiner Statur, Fehlbildungen am Daumen und Hyperpigmentierungen der Haut vor. Was ist eine mögliche Diagnose?

Fanconi-Anämie. Dies ist eine autosomal und X-chromosomal rezessiv vererbte Erkrankung, die sich in klinischer Hinsicht durch eine progrediente Knochenmarksaplasie, angeborene Fehlbildungen und ein hohes Risiko für Leukämien und solide Tumoren (v. a. Schleimhautkarzinome) auszeichnet. Typische Fehlbildungen sind: Hyperpigmentierungen, Anomalitäten am Daumen und Radius, kleine Statur, Mikrocephalie, Nierenanomalien. Die Fehlbildungen zeigen sich von Geburt an, die aplastische Anämie tritt im Alter von 5 Jahren auf. In zytogenetischer Hinsicht bestehen eine Chromosomeninstabilität und eine extreme Empfindlichkeit gegenüber polyfunktionellen Alkylantien.

9.6
Wie wird die Fanconi Anämie diagnostiziert?

Durch eine Chromosomenbruchanalyse oder eine Durchflusszytometrie können die Chromosomeninstabilität, die Überempfindlichkeit gegen zytostatische Wirkstoffe sowie die eingeschränkte Teilungsfähigkeit der Zellen überprüft werden. In Lymphozyten aus dem peripheren Blut können charakteristische Chromosomenbrüche beobachtet werden.

Tischkowitz M, Dokal I: Fanconi anemia and leukemia-clinical and molecular aspects. Br J Haematol 126: 176–191, 2004.

9.7
Was ist eine Diamond-Blackfan Anämie und was versteht man unter einer transienten Erythroblastopenie des Kindesalters?

Es sind beides Erkrankungen mit einem Defekt bei der Bildung der roten Blutzellen im Knochenmark. Sie manifestieren sich meist im frühen Kindesalter und sind charakterisiert durch einen niedrigen Hämoglobinwert und durch unpassend niedrige Retikulozyten. Bei der Diamond-Blackfan Anämie sind ca. 50 % der Patienten kleinwüchsig, ca. 40 % haben kleinere oder größere Fehlbildungen vor allem im Kopf- und Halsbereich. Die Diagnose wird durch eine Knochenmarkpunktion bestätigt: dort findet man keine oder nur wenig heranreifende Vorläuferzellen der roten Blutkörperchen.

9.8
Warum ist es sehr wichtig, zwischen diesen beiden Erkrankungen zu differenzieren?

Die transiente Erythroblastopenie ist selbstlimitierend, während Patienten mit dem Diamond-Blackfan Syndrom lebenslange Therapie benötigen.

9.9
Wie werden die beiden Krankheitsbilder diagnostiziert?

Die Diamond-Blackfan Anämie manifestiert sich meist in den ersten 6 Lebensmonaten, wohingegen die Erythroblastopenie eher nach dem ersten Lebensjahr diagnostiziert wird. Bei Patienten mit Diamond-Blackfan Anämie weisen die roten Blutzellen fetale Charakteristika auf: Makrozytose der Erythrozyten, Erhöhung des Hämoglobin F, Erhöhung der erythrozytären Adenosin-Desaminase, Persistenz des erythrozytären i-Antigens. Außerdem konnte bei 25 % der Patienten mit sporadischen Erkrankungen Mutationen in dem ribosomalen Protein S19 auf Chromosom 19q nachgewiesen werden. Dies kann zur Abgrenzung der transienten Erythroblastopenie sehr hilfreich sein.

Drpatchinskaia N, Gustavsson P, Andersson B, et al: The gene encoding ribosomal protein S 19 is mutated in Diamond-Blackfan anemia. Nat Genet 21:169–175, 1999. Rundschreiben DGHO 01/2000.

9.10
Was ist das Kostmann-Syndrom?

Das Kostmann-Syndrom ist eine schwere kongenitale Neutropenie, die schon bei der Geburt besteht. Sie wird oft bei schweren bakteriellen Infektionen (z.B. Pneumonie, Sepsis, Hautabszesse) festgestellt. Das Knochenmark zeigt typischerweise einen Ausreifungsstop der frühen Vorstufen der Granulozytopoese. Therapeutisch kommt eine Langzeittherapie mit dem Granulozyten Stimulationsfaktor (G-CSF) oder eine Knochenmarktransplantation in Frage. Bevor die Therapie mit G-CSF eingeführt wurde, verstarben die meisten Kinder an ihren schweren Infektionen.

Vermischtes

9.11
Ab welchem Hämoglobinwert spricht man bei Kindern unterschiedlichen Alters von Anämie?

- Reifes Neugeborenes: 13,0 mg/dl
- 3 Monate alt: 9,5 mg/dl
- 1 bis 3 Jahre alt: 11,0 mg/dl
- 4 bis 6 Jahre alt: 11,5 mg/dl
- 8 bis 12 Jahre alt: 11,5 mg/dl
- 12 bis 16 Jahre alt: 12,0 mg/dl

Dallman P, Siimens MA: Percentile curves for hemoglobin and red-cell volume in infancy and childhood. J Pediatr 94:26–31, 1979.

9.12
Wie schnell kann bei Patienten mit schwerer chronischer Anämie eine Bluttransfusion gegeben werden?

Bei chronischer Anämie hat sich das Herz-Kreislauf-System angepasst, und das Blutvolumen hat sich normalisiert. Sehr schnell verabreichte Transfusionen können zu kongestiver Herzinsuffizienz führen. Bei Patienten mit einem Hämoglobinwert >5mg/dl, die keine Anzeichen einer Herzinsuffizienz ausweisen, können Erythrozytenkonzentrate mit 1 bis 2 ml/kg pro Stunde über eine kontinuierliche Infusion gegeben werden. Durch 1 ml/kg EK steigt der Hämatokritwert bei den meisten Patienten um 1 %.

Jayabose S, Tugal O, Ruddy R, et al: Transfusion therapy for severe anemia. Am J Pediatr Hematol Oncol 15: 324–327, 1993.

9.13
Wann tritt die physiologische Anämie bei Säuglingen auf?

Die physiologische postnatale Anämie tritt bei reifen Neugeborenen nach ca. 8 bis 12 Wochen auf, bei Frühgeborenen schon nach 6 bis 8 Wochen. Der Hämoglobinwert kann zu dieser Zeit unter 9 mg/dl sinken.

9.14
Was ist die Ursache der physiologischen Anämie?

Nach der Geburt besteht zunächst eine transitorische Polyglobulie. Durch einen abrupten Abfall der Erythropoetinproduktion, der verkürzten Lebensdauer fetaler Erythrozyten und einer wachstumsbedingten Zunahme des Blutvolumens fallen nach der zweiten Lebenswoche die Werte für Hämoglobin, Hämatokrit und Erythrozytenzahl bis zum 3. Lebensmonat kontinuierlich ab (Trimenonreduktion). Bei Frühgeborenen treten diese Veränderungen früher und stärker auf und die altersentsprechenden Referenzwerte werden unterschritten.

9.15
Wie kann man Anämien einteilen?

1. Anämie durch Blutbildungsstörungen: Aplastische Anämie, Myelodysplastisches Sndrom, Megaloblastäre Anämie durch Mangel an Vitamin B12 oder Folsäure, Eisenmangelanämie, Renale Anämie, Tumor/Infektanämie

2. Anämie durch gesteigerten Erythrozytenabbau:

- Korpuskuläre hämolytische Anämie: Membrandefekte (z.B. Sphärozytose), Enzymdefekte (z.B. G6PD-Mangel), Hämoglobindefekte (z.B. Hämoglobin S, Thallasämien)
- Extrakorpukuläre hämolytische Anämien: Alloimmunhämolytische Anämien, Autoimmunhämolytische Anämien (Wärme/Kälteantikörper), durch Medikamente (z.B. Penicillin, Phenacetin), Infektionen, Physikalische/chemische Schäden, bei Stoffwechselstörungen (z.B. Zieve-Syndrom).

3. Anämien durch Erythrozytenverlust: Blutungsanämie

Herold G: Innere Medizin: eine vorlesungsorientierte Darstellung, 2004, S. 22.

9.16
Bei welchen Anämien ist sowohl die Überlebensdauer der Erythrozyten als auch die Anzahl der Retikulozyten vermindert?

Retikulozyten sind Vorläuferzellen der Erythrozyten. Sie geben Auskunft über die Aktivität des Knochenmarks. Ihre Anzahl ist bei verkürzter Lebensdauer der Erythrozyten bzw. einer gesteigerten Erythropoese erhöht (z. B. Blutverlust, Hypoxie, Hämolyse). Eine verminderte Retikulozytenkonzentration findet man bei Blutbildungsstörungen (z. B. Eisenmangelanämie, megaloblastäre Anämie, aplastische Anämie). Es gibt aber auch Konstellationen mit verkürzter Lebensdauer der Erythrozyten, bei denen die Retikulozytenkonzentration eher erniedrigt ist:

- Wenn bei der Autoimmunhämolyse die Antikörper mit Antigenen reagieren, die auf Retikulozyten präsentiert werden. Dies führt zu einem vermehrten Abbau der Retikulozyten.
- Wenn die hypoplastische Krise bei Patienten mit einer Parvovirus B 19 Infektion auftritt.
- bei Patienten mit chronischer Hämolyse

9.17
Wie unterscheidet sich die Pathogenese der Anämie bei akuter und bei chronischen Infektionen?

Bei chronischen Infektionen, aber auch anderen Entzündungen oder Tumoren ist die Abgabe des Eisens aus dem retikulohistiozytären System (RHS) gestört. Es steht somit für die Blutbildung nicht zur Verfügung. Im Blutbild findet sich eine Anämie, die sich nur geringgradig hypochrom und mikrozytär darstellt. Außerdem ist der Eisenspiegel erniedrigt, das Transferrin erniedrigt, aber das Ferritin erhöht. Die Gabe von zusätzlichem Eisen ist hier nicht sinnvoll. Verantwortlich hierfür scheinen proinflammatorische Zytokine (z. B. IL-1, TNF-alpha) zu sein.

Die Anämie bei akuten Infektionen hat mehrere Ursachen: Knochenmarkssuppression, verminderte Lebenszeit der Erythrozyten, fragmentierte Erythrozyten, Zerstörung der Erythrozyten durch Autoantikörper.

9.18
Was sind die Differenzialdiagnosen von Splenomegalie und Anämie bei Kindern?

- Anämie, die eine Splenomegalie verursacht: Membrandefekte der Erythrozyten (z. B. Spärozytose), Hämoglobinopathien (z. B. Thalassämie), Enzymdefekte der Erythrozyten (z. B. Glucose-6-Phosphat-Dehydrogenasemangel), Immunhämolytische Anämien (z. B. Wärme/Kälteantikörper)
- Splenomegalie, die eine Anämie verursacht: Pfortaderhochdruck (z. B. bei Leberzirrhose, kavernöse Transformation der Pfortader), persistierende virale Infektionen (z. B. EBV), Speichererkrankungen

9.19
Ein 14 Monate altes Kind präsentiert sich mit Zyanose, Somnolenz und normaler Sauerstoffsättigung am Pulsoximeter, nachdem es vom Brunnen des Nachbarn getrunken hat. Was ist die wahrscheinlichste Diagnose?

Methämoglobinämie. Darunter versteht man eine erhöhte Konzentration von Methämoglobin im Blut. Das Methämoglobin oder Hämiglobin enthällt Eisen in III-wertiger Form und kann daher Sauerstoff nicht binden. Der physiologische Met-Hb-Gehalt des Blutes liegt bei < 1,5 % des Gesamthämoglobins. Eine Hämiglobinzyanose wird klinisch sichtbar ab einem Met-Hb-Gehalt von > 10 %.

Die Erkrankung ist selten angeboren (z. B. bei Hb-M, Glucose-6-Phosphat-Dehydrogenasemangel). Neugeborene sind jedoch infolge verminderter Aktivität der Met-Hb-Reduktase kaum in der Lage, entstehendes Methämoglobin selbst zu reduzieren. Trinkwasser mit erhöhtem Nitritgehalt kann bei Säuglingen bereits eine Met-Hb-Vergiftung verursachen. Die Ursachen sind meist Substanzen, die zu einer Oxidation des Hämoglobins führen: Medikamente (z. B. Intoxikation mit Sulfonamiden, Phenacetin), Gewerbliche Gifte (Nitro -und Aminoverbindungen).

Die Symptome unterscheiden sich je nach Methämoglobinkonzentration: ab ca. 15 % tritt eine Zyanose (v. a. der Lippen), Kopfschmerzen,

Übelkeit und Schwindel auf. Bei höherer Konzentration kommt es zu einer bräunlichen Verfärbung des Blutes, schwerer Zyanose, Somnolenz, Erbrechen. Met-Hb-Konzentrationen über 70 % sind tödlich.

9.20
Wie kann die Diagnose eine Methämoglobinämie direkt am Krankenbett gestellt werden?

Das Eisen im Met-Hb kann Sauerstoff nicht binden. Wenn man einen Tropfen Blut eines Patienten mit Methämoglobinämie auf einem Tupfer gibt, hat er eine braune Farbe. Durch Luftbeimischung bleibt die braune Farbe bestehen, da das Hämiglobin den Sauerstoff nicht bindet. Blut eines Gesunden hat zu Beginn auch eine braune Farbe, wird aber durch die Luft rot.

9.21
Wie wird eine Methämoglobinämie therapiert?

Die auslösenden Substanzen müssen abgesetzt werden. In akuten Situationen mit einer Met-Hb-Konzentration $>30\%$ sollte 1 bis 2 mg/kg Methylenblau 1 % intravenös über 5 Minuten gegeben werden. Alternativ kann auch Ascorbinsäure verabreicht werden. Bei ausbleibendem Ansprechen der Therapie kann eine hyperbare Sauerstofftherapie indiziert sein.

Gerinnungsstörungen

9.22
Auf welche Details der Anamnese oder körperlichen Untersuchung muss man achten, um die Ursache einer Blutungsstörung einzugrenzen?

Auch wenn dies nicht für jeden Einzelfall gilt, manifestieren sich thrombozytäre Blutungsstörungen doch meist in Form von Petechien. Diese treten vor allem an den Beinen oder den Schleimhäuten auf. Weitere Symptome von Thrombozytopenien sind Nasenbluten Hämaturie, Menorrhagie und gastrointestinale Blutungen. Großflächige Blutungen oder ausgedehnte Blutungen in Gelenken oder nach Impfungen deuten eher auf eine Koagulopathie hin. Diese können folgendermaßen eingeteilt werden:

- Defektkoagulopathien: sind zu 90% angeboren (Hämophilie, von-Willebrand-Syndrom), selten erworben (Mangel an Protein C/S, Mangel an Vit. K abhängigen Gerinnungsfaktoren z.B. durch Synthesestörungen in der Leber oder Malabsorption)
- Immunkoagulopathien: Antikörper gegen Gerinnungsfaktoren
- Verbrauchskoagulopathien und DIC: kombinierte Hämostasestörung mit petechialen und großflächigen Blutungen (z.B. bei fulminanter Meningokokkensepsis)
- Hyperfibrinolyse, z.B. durch genetischen alpha2-Antiplasminmangel

Bei schwer kranken Patienten mit großflächigen Blutungen und Petechien am ganzen Körper, muss immer an eine disseminierte intravasale Gerinnung (DIC) gedacht werden. Wenn Patienten in der Vergangenheit eine Tonsillektomie, eine Adenoidektomie oder Zahnextraktionen ohne große Blutung überstanden haben, ist eine angeborene Gerinnungsstörung sehr unwahrscheinlich.

9.23
Wozu wird die PTT und der Quick bestimmt?

Die PTT oder partielle Thromboplastinzeit ist ein Parameter zum Nachweis von Störungen im intrinsischen Gerinnungssystem. Normalwert: bis zu 40s. Eine isolierte Verlängerung spricht für eine Störung der Gerinnungsfaktoren VIII, IX, XI, XII oder ist Ausdruck einer Heparintherapie.

Der Quickwert (Synonym: Prothrombinzeit, Thromboplastinzeit) wird zur Ermittlung der Funktionsleistung des extrinsischen Gerinnungssystem benutzt. Die Prothrombinzeit wird in Prozent zu einem Normalplasma angegeben, der Referenzwert ist 70 bis 120%. Aufgrund der fehlenden Standarisierung von Labor zu Labor, wurde der INR-Wert (international normalized ratio) eingeführt. Sein Normalwert beträgt bei einem Gesunden 1,0. Eine isolierte Verminderung des Quickwertes geht häufig mit einem Faktor VII Mangel (Hämophilie A) einher, bzw. spiegelt eine Marcuartherapie wider.

9.24
Nennen Sie die häufigen Gerinnungsstörungen. Wie werden sie vererbt?

- **Von-Willebrand-Syndrom** ist die häufigste angeborene Gerinnungsstörung (Prävalenz 1%). Der Gerinnungsfaktor VIII besteht aus zwei Untereinheiten: Faktor VIII C und dem von Willebrand Faktor (vWF). Beim häufigsten Typ (vWS Typ 1) sind beide Untereinheiten vermindert und er wird autosomal dominant vererbt. Patienten neigen weniger häufig zu spontanen Blutungen wie bei der Hämophilie, auch Petechien können vorkommen. Es ist oft eine Zufallsdiagnose.
- **Hämophilie A:** Fehlen oder Inaktivität von Faktor VIII C, sie kommt häufiger vor als **Hämophilie B:** Fehlen oder Inaktivität von Faktor IX (Christmas Faktor). Sie werden X-chromosomal rezessiv vererbt: Frauen sind Konduktorinnen und Männer sind oft betroffen. Heterozygote Frauen (Konduktorinnen) sind meist beschwerdefrei. Symptome sind: großflächige Blutungen, Muskelblutungen, Gelenkblutungen, keine Petechien. Die primäre Blutstillung ist normal, typisch sind Nachblutungen. Der Schweregrad hängt von dem Spiegel der Faktoren ab (schwer <1%, moderate 1 bis 5%, leicht 5 bis 25%).

- **Faktor V Leiden (APC-Resistenz):** Punktmutation im Gerinnungsfaktor V, er kann somit von Protein C nicht mehr inaktiviert werden. Die Erkrankung wird autosomal dominant vererbt, heterozygote Anlageträger haben jedoch auch ein erhöhtes Thromboserisiko.
- **Protein C/S Mangel:** Protein C und S sind Vitamin K abhängige Inhibitoren des Gerinnungssystems. Ein Mangel führt zu erhöhtem Thromboserisiko. Die Ursache kann angeboren oder erworben sein.
- **Antithrombin III Mangel:** Antithrombin III ist ein Inhibitor des Gerinnungssystems. bei einem Mangel besteht ein erhöhtes Thromboserisiko. Die Erkrankung wird autosomal dominant vererbt, oder kann z.B. bei einer Leberzirrhose erworben werden.

9.25
Warum ist eine fehlende Familienanamnese bezüglich Gerinnungsstörungen kein eindeutiger Beweis gegen das Auftreten einer Hämophilie A?

Ca. 30 % der Fälle von Hämophilie A treten sporadisch infolge von Spontanmutationen am X-Chromosom auf. Dies kann sowohl bei der Mutter als Überträgerin, als auch bei dem erkrankten Sohn auftreten.

> **Das Wichtigste in Kürze: Hämophilie**
> - X-chromosomal rezessiv vererbte Erkrankung
> - Hämophilie A: Faktor VIII-Mangel (75 bis 85 % der Fälle)
> - Hämophilie B: Faktor IX Mangel
> - Der Schweregrad der Erkrankung hängt von dem Spiegel der Faktoren ab:
>   schwer < 1 %, moderate 1 bis 5 %, leicht 5 bis 25 %
> - Häufige Erstmanifestation: Blutung bei der Zirkumzision

9.26
In welcher Dosierung wird der zu ersetzende Gerinnungsfaktor bei Hämophilie substituiert?

Bei moderater bis schwerer Hämophilie ist die Gabe von rekombiniertem Faktor VIII oder IX Therapie der Wahl. Jede Einheit des Faktor VIII/IX entspricht der Aktivität in 1 ml normalen Plasmas. 1 Einheit/kgKG erhöht im Normalfall den Faktor VIII Spiegel um 1,5 bis 2 % und den Faktor IX Spiegel um 1 %. Wenn Autoantikörper gegen den Faktor VIII oder Faktor IX vorhanden sind (Hemmkörperhämophilie) sind häufig alternative Therapien nötig: Gabe von aktivierten PPSB-Präparaten, oder porcines Faktor-VIII-Konzentrat.

Bei kleineren Blutungen sollte der Faktorenspiegel auf 20 bis 30 % des Normalwertes angehoben werden, bei großen Blutungen (z. B. Hüftgelenk, intrakranielle Blutungen) auf 70 bis 100 %.

Kelly KM, Butler RB, Farace L, et al: Superior in vivo responce of recombinant factor VIII concentrate in children with hemophilia A. J Pediatr 130:537–540, 1997. Recombinant clotting factors in treatment of hemophilia. Thromb Haemostasis 82:516–524, 1999.

9.27
Was sind die Halbwertszeiten von exogen zugeführtem Faktor VIII und IX?

Die Halbwertszeit von Faktor VIII liegt bei der ersten Dosierung bei 6 bis 8 Stunden, die nachfolgenden Gaben haben eine HWZ von 8 bis 12 Stunden. Bei großen Blutungen sollte die zweite Gabe des Faktor VIII also nach 6 bis 8 Stunden erfolgen, alle weiteren Gaben jeweils nach 12 Stunden.

Die Halbwertszeit von Faktor IX liegt bei der ersten Dosierung bei 4 bis 6 Stunden, die nachfolgenden Gaben haben eine HWZ von 18 bis 24 Stunden. Bei großen Blutungen sollte die zweite Gabe des Faktor IX also nach 4 bis 6 Stunden erfolgen, alle weiteren Gaben im Abstand von 24 Stunden.

In lebensbedrohlichen Situationen sollte der Spiegel der Gerinnungsfaktoren regelmäßig kontrolliert werden.

Gill JC: Transfusion pricipals for congenital coagulation disorders. in Hoffman R, Benz EJ, Shattil SJ, et al (eds.): Hematology: Basic principals and Practice, 3rd ed. New York, Churchill Livingstone, 2000, S. 2282–2290.

9.28
Kann ein Patient mit isoliertem Faktor XII Mangel und einer verlängerten PTT operiert werden?

Zur Bestimmung der PTT benötigt man einen funktionsfähigen Faktor XII, damit er den Faktor XI aktivieren kann. Aus diesem Grund ist bei Patienten mit isoliertem Faktor XII Mangel die PTT verlängert. Im Körper gibt es jedoch alternative Wege, um den Faktor XI zu aktivieren (Faktor VII, extrinsisches System). Das Risiko einer perioperativen Blutung ist also nicht erhöht. Bei einer verlängerten PTT ist es jedoch wichtig die Patienten- und Familienanamnese gut zu kennen, um den Mangel an anderen Faktoren ausschließen zu können.

9.29
Welche Erkrankung kann zu einer isolierten Verlängerung der Prothrombinzeit führen?

Faktor VII Mangel. Die Prothrombinzeit (Quick) gibt die Funktion der Gerinnungsfaktoren des extrinsischen Weges (Faktor VII, tissue factor) und des gemeinsamen Weges (Faktor V, II, Fibrinogen) an. Die partielle Thromboplastinzeit (PTT) misst die Funktionsfähigkeit des gemeinsamen Weges und des intrinsischen Weges (VIII, IX, XI, XII). Ein isolierter Faktor VII Mangel verlängert also die Prothrombinzeit.

Aber auch Lebererkrankungen, Vitamin K Mangel oder Marcumartherapie können den Quickwert verändern.

9.30
Was versteht man unter Hämophilie C?

Hämophilie C ist eine sehr seltene Form der Hämophilie, hier fehlt der Faktor XI. Im Gegensatz zu Hämophilie A und B wird sie autosomal rezessiv vererbt. Die Erkrankung tritt gehäuft bei Ashkenazi Juden auf. Spontane Blutungen sind eher selten, chirurgische Eingriffe können jedoch starken Blutverlust verursachen und bedürfen deswegen besonderer Vorbereitung.

Asadai R, et al: Faktor XI deficiency in Ashkanazi Jews in Israel. N Engl J Med 325:153–158, 1991.

9.31
Was ist der von Willebrand Faktor (vWF)

Der von Willebrand Faktor ist ein Protein, das in den megakaryozyten und den Endothelzellen hergestellt wird. Kommt es zu einem Riss am Endothel, so liegen bestimmte Proteine in der Gefäßwand frei, u. a. Kollagene. An diese kann der von-Willebrand-Faktor binden. Thrombozyten wiederum verfügen auf ihrer Oberfläche über ein weiteres Protein, das an den von-Willebrand-Faktor binden kann. Er schafft also eine Brücke zwischen den Thrombozyten und der verletzten Gefäßwand.

Außerdem ist der vWF Teil des Faktor VIII. Dieser besteht aus zwei Teilen: der Faktor VIIIC und der vWF. Der vWF schützt den Faktor VIIIC vor proteolytischem Abbau und dient als Carrierprotein.

9.32
Was ist das von Willebrand Syndrom?

Es handelt sich dabei um eine Gruppe von hämorrhagischen Diathesen, deren gemeinsames Merkmal eine quantitative oder qualitative Abweichung des von-Willebrand-Faktors ist. Sie ist die häufigste angeborene Krankheit mit erhöhter Blutungsneigung. Charakteristische Laborbefunde sind: verlängerte PTT, verlängerte Blutungszeit, erniedrigtes Faktor VIII-assoziiertes Antigen, erniedrigte F VIII und vWF-Aktivität.

Ristocetin kann den Plasma-vWF so modifizieren, dass Thrombozyten agglutinieren können. Mit diesem Test kann also eine funktionelle Eigenschaft des vWF ermittelt werden. Bei Patienten mit von Willebrand Syndrom ist diese Eigenschaft vermindert.

9.33
Welche Formen des von Willebrand Syndroms gibt es?

- Typ 1: Dies ist mit 65 bis 80 % der häufigste Typ. Es liegt ein quantitativer Mangel des vWF und des F VIIIC vor. Vererbung: autosomal dominant. Klinisch zeigen die meisten Patienten jedoch eine milde Symptomatik. Auffälligkeiten entstehen durch die Neigung der Betroffenen zu langanhaltenden Blutungen

und Nachblutungen nach operativen Eingriffen, die Ausbildung großflächiger Hämatome und gehäufte Menorrhagien bei weiblichen Betroffenen.
- Typ 2: 10 bis 15 % der Betroffenen, Vererbung: autosomal dominant. Charakteristisch ist dabei das Vorhandensein qualitativer Defekte des Willebrand-Faktors durch das Fehlen von Multimeren. Es werden die fünf Unterformen 2A, 2B, 2C, 2 m, 2N des Typ 2 unterschieden. Typ 2A ist darunter am häufigsten anzutreffen. Beim Typ 2B zeigt der defekte vWF eine erhöhte Affinität zum Plättchenglykoproteinrezeptor Ib.
- Typ 3: klinisch am schwersten verlaufende, jedoch auch seltenste Form des von Willebrand-Jürgens-Syndroms. Die Erkrankten haben einen homozygoten Mangel für das betreffende Gen, so dass der von-Willebrand-Faktor völlig fehlt, F VIIIC ist stark vermindert. Vererbung: autosomal-rezessiv.

9.34
Mit welchen Screeningtests kann man das von Willebrand Syndroms am besten diagnostizieren?

- PTT
- Blutungszeit
- Ristocetin-Cofaktor Test

Bei mehr als 90 % der Patienten ist einer der drei Tests pathologisch. Diese Diagnose zu stellen kann jedoch schwierig sein, da die Werte verschiedener Patienten deutlich voneinander abweichen können. Bei Schwangerschaft, Stress oder Einnahme von Medikamenten können die Parameter sogar bei jedem Einzelnen zu verschiedenen Zeiten variieren. Aufwendigere Tests wie z. B. die Bestimmung von F VIII und vWF-Aktivität, vWF Antigen und Multimer Analyse können zur Bestimmung des Subtyps oder bei anhaltendem klinischem Verdacht herangezogen werden.

9.35
Wie wird das von Willebrand Syndrom therapiert?

Wenn ein quantitativer Mangel des Willebrand-Faktors vorliegt, kann Desmopressin gegeben werden, um die endogene Freisetzung zu stimulieren. Eine Dauertherapie ist meist nicht erforderlich.

Bei qualitativen Defekten des Willebrand-Faktors, aber nur leichter Blutungsneigung, kann auch Desmopressin eingesetzt werden. Bei Typ 2 B wirkt Desmopressin nicht. In diesen und anderen Fällen mit fehlender Wirkung kommt die Substitution des Von-Willebrand-Faktors und in akuten Fällen die Gabe von aktiviertem Faktor VII oder Faktor VIII in Frage.

Mannucci PM: Treatment of von Willebrand's disease. N Engl J Med 351:683–694, 2004.

9.36
Was für eine Rolle spielt Vitamin K bei der Gerinnung?

Vitamin K gehört zu den fettlöslichen Vitaminen und in die Gruppe der Phyllochinone. Es ist für die Synthese der Gerinnungsfaktoren II, VII, IX, X, sowie der Inhibitoren des Gerinnungssystems Protein C und S in der Leber notwendig.

Die wesentliche Bedeutung von Vitamin K liegt in seinem Beitrag zur posttranslationalen Einführung einer Carboxylgruppe in die γ-Position von Glutamylresten spezifischer Proteine (z. B. funktionsuntüchtige Vorstufen der Gerinnungsfaktoren), wodurch sich deren Eigenschaften ändern.

Es gibt drei verschiedene Vitamin K-Derivate, die von Bedeutung sind: Vitamin K1 (Phyllochinon) kommt in Obst und Gemüse vor, Vitamin K2 (Menachinon) wird von der Darmflora synthetisiert, und Vitamin K3 (Menadion) wird ausschließlich künstlich hergestellt.

9.37
Unter welchen Umständen können Störungen des Vitamin K-Haushaltes auch außerhalb der Neugeborenenperiode zur Blutungsneigung führen?

- Erkrankungen, die mit intestinaler Malsbsorption einhergehen: z. B. Cystische Fibrose, M. Crohn, Kurzdarmsyndrom
- anhaltende Antibiotikatherapie
- Mangelernährung

- Chronischen Lebererkrankungen (z.B. Hepatitis, Alpha1-Antitrypsin-Mangel) führen sowohl zu einer reduzierten Vitamin K-Aufnahme, als auch zu verminderten Bildung Vitamin K-abhängiger Gerinnungsfaktoren.
- Medikamente wie z.B. Phenobarbital, Phenytoin, Marcumar haben Einfluss auf den Vitamin K-Zyklus.

9.38
Durch welchen Test kann als Ursache von Koagulopathien zwischen hepatischen Erkrankungen, disseminierter intravasaler Gerinnung (DIC) und Vitamin K-Mangel unterschieden werden?

Die Gerinnungsfaktoren II, V, VII, IX, X werden in der Leber gebildet. Davon ist nur der Faktor V nicht Vitamin K-abhängig. Die Bestimmung des Faktor V hilft also in der Unterscheidung zwischen Lebererkrankung und Vitamin K-Mangel.

Der Faktor VIII ist bei der DIC erniedrigt (im Rahmen des Verbrauchs von Gerinnungsfaktoren), bei Lebererkrankungen und Vitamin K-Mangel jedoch normal oder erhöht. Somit kann die Bestimmung des Faktor VIII bei der Differenzierung zwischen DIC und den anderen beiden Erkrankungen helfen (s. **Tab. 9-1**).

9.39
Was ist eine DIC?

Die disseminierte intravasale Gerinnung (DIC) ist eine lebensbedrohliche Erkrankung: durch verschiedene Grundkrankheiten kann es zu einer intravasalen Aktivierung des Gerinnungssystems kommen. Es bilden sich Mikrothromben in der Endstrombahn. Durch den hierbei stattfindenden verbrauch von Gerinnungsfaktoren und Thrombozyten kann es zu einer hämorrhagischen Diathese kommen (Verbrauchskoagulopathie). Meist kommt es zusätzlich zu einer sekundären Hyperfibrinolyse.

Ätiologie: Einschwemmung von Prothrombinaktivatoren in die Blutstrombahn (z.B. bei Geburtskomplikationen, Operationen v.a. an Lunge, Pankreas, Prostata, Hämolysen), indirekte Aktivierung der Gerinnung über Mediatoren (z.B. Bakterientoxine bei fulminanter Meningokokkensepsis = Waterhouse-Friedrichsen-Syndrom) oder Kontaktaktivierung des endogenen Gerinnungssystems beim Schock.

9.40
Welche Tests sind hilfreich bei der Diagnose einer DIC?

- Thrombozyten: erniedrigt
- PTT-Zeit: verlängert
- Quick: erniedrigt
- AT III: erniedrigt
- Fibrinogen: erniedrigt
- Fibrinmonomere: positiv
- D-Dimere: positiv bei reaktiver Hyperfibrinolyse

Der Schweregrad einer DIC wird am Ausmaß des Absinkens von Fibrinogen, AT III und den Thrombozyten gemessen.

Herold G: Innere Medizin: eine vorlesungsorientierte Darstellung, 2004, S. 109–110.

9.41
Wie wird eine DIC therapiert?

Meist tritt die DIC im Rahmen einer bakteriellen Sepsis mit Hypotonie auf. Am wichtigsten ist also die kausale Therapie der auslösenden Grundkrankheit, sowie eine Behandlung des Schocks mit ausreichender Flüssigkeitszufuhr und Blutdruckkontrolle. Bei manifester DIC werden Thrombozytenkonzentrate und FFP (fresh frozen plasma) gegeben, um den Verbrauch auszugleichen. Die AT III-Aktivität sollte mit Hilfe von AT III-Konzentraten auf >80% der Norm eingestellt werden. Heparin sollte in der Akut-

Tabelle 9-1: Veränderungen von Gerinnungsfaktoren bei Lebererkrankungen, DIC und Vitamin K-Mangel

	Faktor V	Faktor VII	Faktor VIII
Lebererkrankungen	erniedrigt	erniedrigt	normal/erhöht
Vitamin K-Mangel	normal	erniedrigt	normal
DIC	erniedrigt	erniedrigt	erniedrigt

phase nicht gegeben werden, sondern erst zur Unterdrückung der reaktiven Hyperkoagulabilität oder zur weiteren Prophylaxe.

9.42
Was sind die häufigsten angeborenen Erkrankungen bei Kindern, die zu einem erhöhten Thromboserisiko führen?

- Faktor V Leiden: Punktmutation im Gerinnungsfaktor V, Protein C kann ihn nicht mehr inaktivieren.
- Protein C- Mangel: Protein C inaktiviert die Faktoren V und VIII, stimuliert die Fibrinolyse
- Protein S- Mangel: Protein S verstärkt als Kofaktor die Wirkung von Protein C
- Antithrombin III Mangel: AT III inaktiviert Thrombin, Faktor X und XI
- Hyperhomocysteinämie
- Prothrombinmutation
- Antiphospholipid-Antikörper-Syndrom

Hoppe C, Matsunaga A: pediatric thrombosis. Pediatr Clin North Am 49:1257–1283, 2002.
Beck MJ, Berman B: Review of thrombophilic states. Clin Pediatr 44:193–199, 2005.

Hämatologische Laborparameter

9.43
Welche der sieben Parameter des roten Blutbildes sind bei der automatischen Bestimmung mit dem Coulter Counter gemessen und welche sind berechnet?

Der Coulter Counter ist der am häufigsten benutzte elektronische Zellmesser. Es handelt sich um eine Messung nach dem Widerstandsprinzip, bei dem zwei Elektrolytlösungen – eine davon die zu untersuchende verdünnte Blutprobe – über einen Messkanal in Verbindung stehen. Dieser Kanal wird einem elektrisch konstanten Gleichstrom ausgesetzt. Zellen stellen elektrisch betrachtet einen Isolator dar. Werden Zellen durch diesen Messkanal gespült, erhöht sich der Wiederstand in der Messöffnung. Über das Ohmsche Gesetz kann bei konstantem Strom die Spannungsänderung in direkte Korrelation zur Zellkonzentration gesetzt werden.

Gemessene Parameter: Erythrozytenzahl, Hämoglobin in g/dl, MCV (mean corpuscular volume) in fl.

Berechnete Parameter:
- MCH: mean corpuscular hemoglobin = 10 × Hb/Erythrozyten, in pg
- MCHC: mean corpuscular hemoglobin Concentration = Hb/Hk, in g/dl
- Hämatokrit = Erythrozyten × (MCV/10), in %
- RDW: red cell distribution width, zeigt die Verteilungshäufigkeit der Erythrozyten-Volumina auf

9.44
Welche Rückschlüsse auf die Ursache einer Anämie lässt die Kenntnis über das MCV zu?

- Mikrozytär: Eisenmangelanämie, Thalassämie, sideroblastische Anämie
- Normozytär: Hämolytische Anämie, Blutungsanämie, aplastische Anämie, renale Anämie, Entzündungs-/Infekt-/Tumoranämie
- Makrozytär: Vitamin B12- und Folsäuremangel, MDS

9.45
Nach welcher Regel kann man das zu erwartende MCV abschätzen?

70 + (Alter in Jahren). Diese Zahl gibt die untere Grenze des MCV bei Kindern unter 12 Jahren an. Bei Kindern über 12 Jahren liegt die untere Grenze des MCV bei 82 fl.

9.46
Welche Laborparameter weisen bei einer Anämie mit vermehrten Retikulozyten auf einen erhöhten Abbau der Erythrozyten als Ursache hin?

- Erhöhte Laktatdehydrogenase (LDH) im Serum: tritt meist bei einer Hämolyse auf, kann jedoch auch bei einer ineffektiven Erythropoese vorkommen (z. B. megaloblastäre Anämie).
- Vermindertes Haptoglobin im Serum: beim Abbau von Erythrozyten wird Hämoglobin an Haptoglobin gebunden. Selten ist ein angeborener Mangel an Haptoglobin.
- Erhöhtes indirektes (unkonjugiertem) Bilirubin: Ist der Anfall von freiem unkonjugiertem Bilirubin gesteigert (z. B. bei Hämolyse), kann die Grenze der Leberleistung bei der Bilirubinglukuronidierung überschritten werden, und es kommt zur Hyperbilirubinämie. Bilirubin kann jedoch auch bei Patienten mit ineffektiver Erythropoese (z. B. megaloblastäre Anämie) erhöht sein.

Aus Herold G: Innere Medizin: eine vorlesungsorientierte Darstellung, 2004, S. 109–110.

9.47
Was ist der Unterschied zwischen direktem und indirektem Coombs Test?

Der Coombs-Test ist ein Antiglobulintest, bei dem inkomplette Antikörper (IgG) gegen Erythrozyten nachgewiesen werden. Dazu wird das Coombs-Serum verwendet: Serum von Kaninchen, die mit Humanglobulinen sensibilisiert worden sind.

- Direkter Coombs-Test: Nachweis von IgG-Antikörper, die an Erythrozyten haften. Zu

den Erythrozyten des Patienten wird das Coomb-Serum gegeben. Eine Agglutination ist ein Beweis für das Vorhandensein von an Erythrozyten gebundenen inkompletten Antikörpern, z. B. bei antikörperbedingten hämolytisch Anämien.
- Indirekter Coombs-Test: Nachweis von IgG-Ak gegen Erythrozyten, die frei im zu untersuchendem Serum vorhanden sind (z. B. zum Nachweis von Ak im Serum der Mutter bei Rhesusinkompatibilität, oder bei Blutgruppenbestimmung). Vor Zugabe des Coombs-Serums, muss man zum Serum des Patienten erst bekannte Test-Erythrozyten geben, an die die inkompletten IgG-Ak binden.

Herold G: Innere Medizin: eine vorlesungsorientierte Darstellung, 2004, S. 39.

9.48
Wie wird die korrigierte Retikulozytenzahl berechnet?

Retikulozyten sind jugendliche Erythrozyten und entstehen 1 bis 2 Tage nach der Entkernung aus den Normoblasten im Knochenmark. Sie werden in Prozent der gesamten Erythrozytenzahl angegeben. Ihr Anteil beträgt normalerweise 3 bis 18 Promille. Sie werden bei der Anämiediagnostik zur Beurteilung der Knochenmarkleistung herangezogen. Bei hyperregeneratorischem Knochenmark sind sie vermehrt, bei hypo/aregeneratorischem Knochenmark vermindert.

Die prozentuale Retikulozytenzahl kann jedoch durch eine echte Vermehrung der Retikulozyten im zirkulierenden Blut erhöht sein oder durch einen geringeren Anteil reifer Erythrozyten. Im Falle einer Anämie bedarf die Retikulozytenzahl einer Hämatokrit-abhängigen Korrektur: korrigierte Retikulozytenzahl = % Retikulozyten × (Hämatokrit Patient/Hämatokrit normal).

Beispiel: Ein 10jähriger Junge mit schwerer Anämie hat einen Hämatokrit von 7 % (erwarteter normaler Hämatokrit 36 %) und Retikulozyten von 5 %. Korrigierte Retikulozyten: 5 % × (7 %/36 %) = 1 %. Dies ist keine adäquate Erhöhung, wie man es bei einer schweren Eisenmangelanämie erwarten würde.

9.49
Wann treten Targetzellen auf?

Targetzellen oder Schießscheibenzellen sind hypochrome Erythrozyten mit abnormer Hämoglobinverteilung im Zentrum und im Randbereich mit dazwischenliegendem blassen Ring. Sie haben eine erhöhte osmotische Resistenz auf Grund ihres erhöhten Oberflächen-/Volumen-Verhältnisses. Sie kommen bei vermindertem intrazellulärem Hämoglobingehalt (z. B. bei schwerer Eisenmangelanämie, Thalassämie) vor. Sie können aber auch bei anderen Hämoglobinopathien (z. B. Hämoglobin S oder C) durch die Aggregation des abnormen Hämoglobins auftreten.

9.50
Wann findet man Howell-Jolly-Körperchen?

Howell-Jolly-Körperchen sind Kernreste in Erythrozyten bei Patienten mit Asplenie oder reduzierter Milzfunktion und bei Patienten mit megaloblastärer Anämie. Sie sind blau bis violett gefärbte runde Einschlüsse in den Erythrozyten. Durch ihr charakteristisches Aussehen kann man sie gut von anderen Einschlüssen oder überlagerten Thrombozyten unterscheiden.

9.51
Was sind Heinz-Innenkörperchen und wo kommen sie vor?

Heinz-Innenkörperchen repräsentieren oxidativ denaturiertes Hämoglobin in Erythrozyten. Sie können als dunkelblaue exzentrisch liegende Farbkugeln mit Spezialfärbungen sichtbar gemacht werden. Heinz-Innenkörperchen kommen bei Enzymdefekten der Erythrozyten (z. B. G6PD Mangel) und bei Hämoglobinopathien mit instabilem Hämoglobin (z. B. Hämoglobin-Köln-Krankheit) vor.

9.52
Welche klinische Bedeutung hat die Blutsenkungsgeschwindigkeit?

Die Blutsenkungsgeschwindigkeit (BSG) ist ein unspezifischer Suchtest bei Verdacht auf entzündliche Erkrankungen und deren Verlaufsbeurteilung. Referenzbereich des 1h-Wertes ist bei Männern bis 15 mm, bei Frauen bis 20 mm.

Erkrankungen mit erhöhter BSG: Entzündungen, Neoplasmen, Autoimmunerkrankungen (z. B. Polymyalgia rheumatica, Arteritis temporalis Horton), Plasmozytom, Bluterkrankungen (Leukämien, Anämien, Hämolysen), u. a.

Eine verlangsamte BSR tritt z. B. bei Polyglobulie oder Polyzythämie auf.

Die BSG wird auch genutzt, um das Ansprechen der Therapie, z. B. bei Infektionen zu kontrollieren. Eine fallende BSG ist ein zuverlässiger Indikator für den Rückgang eines entzündlichen Prozesses.

Hämolytische Anämie

9.53
Welche klinischen Parameter sind bei einer hämolytischen Anämie typisch?

- Veränderung der Urinfarbe (dunkel, braun, rot)
- Ikterus
- Tachykardie
- Blässe
- Hepato/Splenomegalie
- bei ausgeprägter Anämie: hypovolämischer Schock oder kongestive Herzinsuffizienz

9.54
Welche zwei Erythrozytenformen sieht man bei einer hämolytische Anämie häufig im Blutausstrich?

- Sphärozyten: kugelige Erythrozyten infolge eines Membrandefektes mit verminderter osmotischer Resistenz (z.B. bei hereditärer Spärozytose = Kugelzellanämie). Mikroskopie: kleine dichte Scheiben ohne zentrale Aufhellung.
- Schistozyten (= Fragmentozyten): diese kommen bei mikroangiopathischen hämolytischen Anämien vor, sowie bei mechanisch bedingter Erythrozytenschädiguing (z.B. durch künstliche Herzklappen)

Herold G: Innere Medizin: eine vorlesungsorientierte Darstellung, 2004, S. 32.

9.55
Nennen Sie die zwei häufigsten angeborenen Membrandefekte der Erythrozyten.

- Hereditäre Sphärozytose: Hier besteht ein quantitativer Defekt eines der beiden Hauptbestandteile der Erythrozytenmembran (Spektrin, Ankyrin). Dadurch ist die Ionenpermeabilität gestört, es kommt zum Natrium- und Wassereinstrom und die Erythrozyten bekommen eine Kugelform. Sie werden so in der Milz phagozytiert und haben eine verkürzte Lebenszeit. Symptome: Hämolytische Krisen mit Anämie, Retikulozytose, Ikterus, Splenomegalie und Spärozyten. Meist besteht eine positive Familienanamnese. Zu 75 % ist die Kugelzellanämie ein autosomal-dominanter Erbgang. Im Labor findet man Kugelzellen mit kleinem Durchmesser und verminderter osmotischer Resistenz.
- Hereditäre Elliptozytose: Hier liegt eine strukturelle Anomalie des Spektrins vor, die meist autosomal dominant vererbt wird. Es kommt nur selten zu hämolytischen Krisen. Im Blutausstrich findet man Elliptozyten

9.56
Welche Erkrankung ist häufig assoziiert mit einer erhöhten MCHC?

Hereditäre Spärozytose.

9.57
Wann wird osmotische Fragilitätsprüfung der Erythrozyten angewendet?

Die osmotische Fragilität wird zur Bestätigung der hereditären Sphärozytose getestet. Das Standardverfahren für die Messung der osmotischen Fragilität ist die Inkubation von Erythrozyten in verdünnten Salzlösungen. Der Hämolysebeginn bei normalen Erythrozyten liegt bei einer Verdünnung der NaCl-Lösung < 0,46 %. Tritt Hämolyse bereits vorher auf, also bei einer Verdünnung > 0,46 %, ist die osmotische Resistenz vermindert, bzw. die osmotische Fragilität erhöht (s. **Abb. 9-1**).

AWMF Online-Leitlinien
Herold G: Innere Medizin: eine vorlesungsorientierte Darstellung, 2004, S. 34.

9.58
Was ist der Unterschied zwischen autoimmunhämolytischen Anämien und hämolytischen Anämien durch Allo-Antikörper?

1. Hämolysen durch Allo-AK (= Iso-AK): die verantwortlichen Antikörper sind gegen die Erythrozyten eines anderen gerichtet. Z.B. bei hämolytische Transfusionsreaktion durch Fehltransfusionen im ABO-System, oder bei Morbus haemolyticus neonatorum.

2. Autoimmunhämolytische Anämien (AIHA): die Antikörper sind gegen die eigenen Erythrozyten gerichtet.

Diese können primär/idiopathisch auftreten oder sekundär durch:

- Infektionen: z. B. Mykoplasmen, EBV, Varicella zoster, virale Hepatitis
- Medikamente: z. B. Penicillin, Chinidin, Tetrazykline
- Non-Hodkin-Lymphome
- Autoimmunerkrankungen: SLE, Dermatomyositis

9.59
Unterscheidet sich die Ätiologie der AIHA in Abhängigkeit vom Alter?

Bei Kindern unter 10 Jahren handelt es sich eher um eine primäre AIHA. Bei Kindern über 10 Jahre tritt die AIHA meist als sekundäre Folge einer anderen Erkrankung auf.

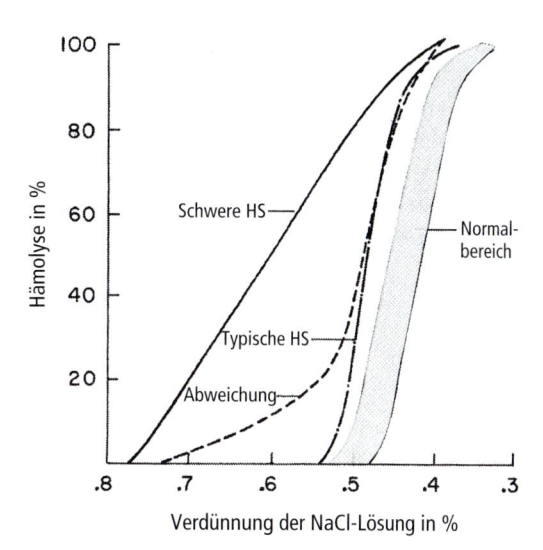

Abbildung 9-1: Kurve der osmotischen Fragilität bei hereditärer Spärozytose (HS). (Aus Nathan DG, Orkin SH, Ginsburg D, Look AT (eds.): Nathan and Oski's Hematology of Infancy and Childhood, 6th ed. Philadeöphia, W. B. Saunders, 2003, S. 610.)

9.60
Welches ist die wichtigste Untersuchung, um eine AIHA zu diagnostizieren?

Der Coombs-Test. Um die Diagnose einer AIHA zu stellen, müssen Autoantikörper vorhanden sein, die an Erythrozyten binden. Dennoch haben ca. 10 % der Patienten einen negativen Coombs-Test. Diese Patienten sollten bei dringendem Verdacht trotzdem auf AIHA behandelt werden.

9.61
Welche Formen der autoimmunhämolytischen Anämie gibt es?

- AIHA durch inkomplette Wärmeautoantikörper vom Typ IgG: diese binden bei Körpertemperatur an die Erythrozyten ohne eine Hämolyse auszulösen. Die mit Antikörpern beladenen Erythrozyten werden dann in der Milz und der Leber abgebaut. Eine Anämie wird bei chronischem Verlauf dann manifest, wenn die Erythropoese den Verlust nicht mehr kompensieren kann. Die Hämolyse findet also extravaskulär statt. Diese Erkrankung hat oft einen chronischen Verlauf und tritt sekundär als Folge anderer Grundkrankheiten (v. a. SLE bei Frauen) auf.
- Therapieoptionen: Kortikosteroide, Splenektomie, Immunsuppression
- AIHA durch Kälteagglutinine vom Typ IgM: Die Hämolyse wird durch IgM-Autoantikörper verursacht, die meistens gegen den Erythrozytenantigen-Komplex I/i gerichtet sind. In der Kälte führen sie zur Erythrozytenagglutination, bei Temperaturen über 10 °C zur Komplementaktivierung und intravasaler Hämolyse. Die Erkrankung tritt häufig im Anschluss an eine Mykoplasmen- Pneumonie oder Mononukleose und seltener nach anderen viralen Infektionen auf. Der Mechanismus der Kälteautoantikörperbildung ist nicht bekannt. Ein chronischer Krankheitsverlauf ist eher selten. Splenektomie oder Immunsuppressive als Therapie sind meist ineffektiv, man sollte sich jedoch vor Kälte schützen.

Herold G: Innere Medizin: eine vorlesungsorientierte Darstellung, 2004, S. 41–43.

9.62
Ein 8-jähriger dunkelhäutiger Junge nimmt bei einem HWI das Antibiotikum Nitrofurantoin ein. 24 bis 48 Stunden später entwickelt er einen Ikterus sowie eine Dunkelverfärbung des Urins. Was ist die wahrscheinlichste Diagnose?

Glukose-6-Phosphatdehydrogenase- (G6PD-) Mangel oder Favismus. Dies ist der häufigste angeborene Enzymdefekt der Erythrozyten. Die Vererbung findet X-chromosomal-rezessiv statt. Ein gehäuftes Auftreten findet man bei Afrikanern, Asiaten und Bewohner des Mittelmeerraumes. Die heterozygoten Anlageträger sind gegenüber Malariaplasmodien resistenter als die übrige Bevölkerung.

Durch den G6PD-Mangel kann nicht ausreichend NADPH zur Regenerierung des Glutathions bereitgestellt werden, welches die Erythrozyten normalerweise vor Oxidationsschäden schützt. Peroxidasen können so ungehindert die Membran und die SH-Gruppen der Proteine des Erythrozyten angreifen.

Hämolytische Krisen werden durch oxidativen Stress ausgelöst: Infektionen, Genuss von Favabohnen, Medikamente (Chinin, Chloroquin, Sulfonamide, Azetylsalizylsäure, u.a.). Typisch ist die Bildung von Heinz-Innenkörperchen.

Eine kausale Therapie gibt es nicht. Die Therapie besteht daher in der Vermeidung der Aufnahme auslösender Substanzen.

Herold G: Innere Medizin: eine vorlesungsorientierte Darstellung, 2004, S. 34–35.

9.63
Warum kann die Diagnosestellung eines G6PD-Mangels im akuten Stadium schwierig sein?

Die Glukose-6-Phosphatdehydrogenase Aktivität der Erythrozyten hängt von deren Alter ab. Ältere Erythrozyten haben die niedrigste, Retikulozyten die höchste. Um der Hämolyse entgegenzuwirken, werden im akuten Stadium in verstärktem Maß Retikulozyten ins Blut abgegeben, deren Glucose-6-Phosphat-Dehydrogenase noch Restaktivität zeigt. Wenn man zu diesem Zeitpunkt die G6PD-Aktivität bestimmt, können Normwerte gemessen werden. Bei anhaltendem klinischem Verdacht sollte diese Messung zu einem späteren Zeitpunkt bei reduzierter Retikulozytenzahl wiederholt werden.

Eisenmangelanämie

9.64
Ab welchem Alter kann es bei ausschließlich gestillten Säuglingen zu einem Eisenmangel kommen?

Reife Neugeborene, die ausschließlich gestillt werden, haben ab einem Alter von 6 Monaten ein erhöhtes Risiko für einen Eisenmangel. Vollgestillte Frühgeborene können schon früher einen Eisenmangel entwickeln, da die Eisenspeicher früher aufgebraucht sind.

Leung AK, Chan KW: Iron deficiency anemia. Adv Pediatr 48:385–408, 2001.

9.65
Warum sind Säuglinge, die sehr früh Kuhmilch erhalten, anfälliger für eine Eisenmangelanämie?

Obwohl Muttermilch und Kuhmilch ungefähr dieselbe Menge an Eisen enthalten (0,5 bis 1mg/l), liegt die Resorptionsrate von Nichthäm-Eisen von der Muttermilch bei 50% und von der Kuhmilch bei nur 10%. Zusätzlich kann Kuhmilch bei Säuglingen durch eine Schleimhautschädigung gastrointestinale Blutungen hervorrufen, wahrscheinlich durch eine Unverträglichkeit des Rinderalbumins. Bei älteren Kindern kann Kuhmilch die Resorption von Eisen aus anderen Nahrungsmitteln beeinträchtigen.

Sullivan P: Cow's milk-induced intestinal bleeding in infancy. Arch Dis Child 68:240–245, 1993.
Fuchs G, DeWier M, Hutchinson S, et al: Gastrointestinal blood loss in older infants: Impact of cow milk versus formula. J Pediat Gastroenterol Nutr 16:4–9, 1993.

9.66
Welche Kinder sollten auf Eisenmangelanämie gescreent werden?

- niedriges Geburtsgewicht
- Verzehr von Kuhmilch vor dem 7. Lebensmonat
- Verzehr von Säuglingsmilch, die nicht mit Eisen angereichert ist
- niedriger sozioökonomischer Status
- ausschließliches Stillen bei Kindern >6 Monate
- perinataler Blutverlust
- weibliche Teenager (bei starker Menstruation)

Oski F: Iron deficiency in infancy and childhood. N Engl J Med 329:190–193, 1993.

9.67
Ist eine Anämie bei jugendlichen Sportlern häufig?

Eine schwere Anämie ist eher ungewöhnlich. Eisenmangel ohne Anämie findet sich jedoch bei ca. 50% der weiblichen Athleten und bei ca. 15% der männlichen Sportler, v.a. bei Langstreckenläufern. Eisenmangel scheint außerdem mit Müdigkeit, Stimmungsschwenkungen und Konzentrationsstörungen assoziiert zu sein.

Rowland TW: Iron deficiency in young athlete. Pediatr Clin North Am 37:1153–1162, 1990.

9.68
Wie wirkt sich eine abnehmende Gesamtmenge des im Körper befindlichen Eisens auf die Laborwerte aus?

Das linke Ende des jeweils zu den Laborwerten gehörigen Pfeiles kennzeichnet den Punkt, an dem ein Absinken des Parameters von seinem Normwert festgestellt werden kann. Wie in **Abbildung 9-2** gezeigt, tritt zuerst eine Verringerung der Knochenmark, Leber und Milzreserven, die durch Ferritin repräsentiert werden, auf. Als nächster Schritt kann eine Abnahme von Transferrin und schließlich ein Abfall von Hämoglobin und MCV festgestellt werden. Die Grafik zeigt darüber hinaus, dass das Fehlen einer Anämie nicht die Möglichkeit eines Eisenmangels ausschließt, und dass ein Abbau der Eisenreserven deutlich vor dem Auftreten einer Anämie stattfindet.

9.69
Wie kann die Bestimmung des Retikulozytenhämoglobins bei der Diagnose einer Eisenmangelanämie helfen?

Das **Retikulozytenhämoglobin** ist ein früher Marker eines funktionellen Eisenmangels, und

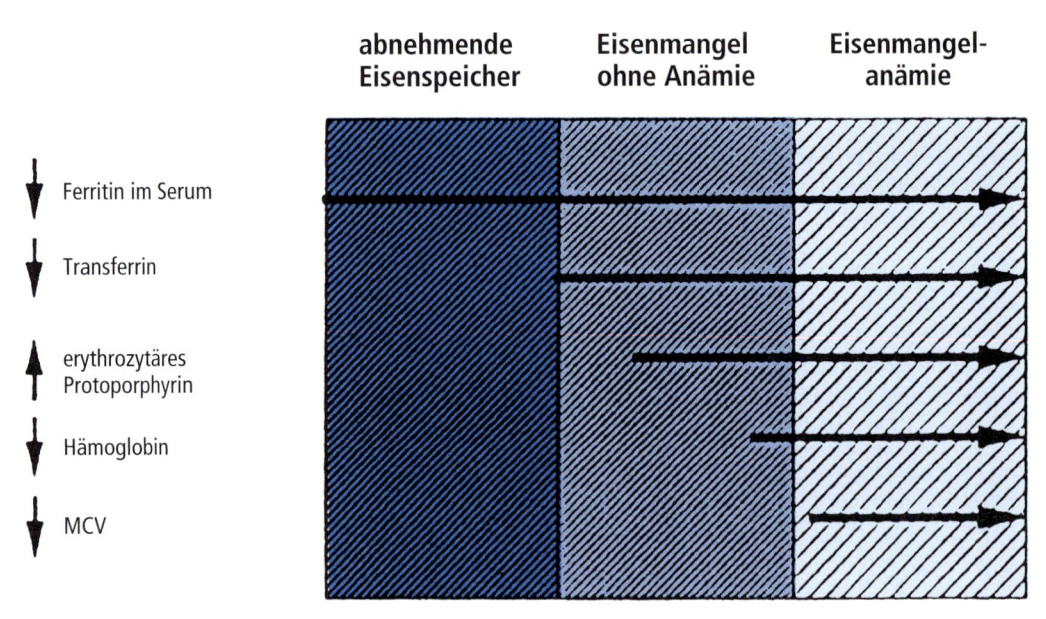

Abbildung 9-2: Auswirkungen abnehmender Eisenspeicher auf die Laborparameter. (Aus Dallman PR, Yip R, Oski FA: Iron deficiency and related nutritional anemias. In Nathan DG, Oski FA (eds.): hematology of Infancy and Childhood, 4th ed. Philadelphia, W. B. Saunders, 1993, S. 427.)

wird deshalb im Rahmen der Diagnostik von Eisenmangelanämien bestimmt. Es erlaubt eine relativ zeitnahe Betrachtung des Eisenmangels, da die Reifungszeit der Retikulozyten nur wenige Tage beträgt und sie nur kurze Zeit im peripheren Blut zirkulieren. Der Referenzbereich beträgt 28 bis 35 pg. Studien haben ergeben, dass Patienten mit einer **Retikulozytenhämoglobin**-Konzentration ≥ 30 pg nicht unter Eisenmangel leiden. Der Wert kann mit einem automatisierten Blutbildmessgerät bestimmt werden, und ist somit eine preiswerte Alternative zum Ferritin.

Brugnara C, Zurakowski D, DiCanzio J, et al: Reticulocyte hemoglobin content to diagnosi iron deficiency in children. JAMA 281:2225–2230, 1999.
Cohen AR: Choosing the best strategy to prevent childhood iron deficiency. JAMA 281:2247–2248, 1999.

9.70
Warum sind die Tests zur Beurteilung des Speichereisen bei akuten Entzündungen schwer zu interpretieren?

Die Ferritinkonzentration ist ein sehr aussagekräftiges Maß für den gesamten Eisenspeicher des Organismus. Ein beginnender Eisenmangel ist bereits lange vor einer Erschöpfung der Eisenspeicher durch eine verminderte Ferritinkonzentration erkennbar.

Ferritin ist jedoch auch ein Akute-Phase-Protein, das bei entzündlichen Prozessen ansteigt. Während einer Akut-Phase-Reaktion kommt es zusätzlich zu einer Umverteilung des Eisens in Makrophagen, ohne dass ein Eisendefizit vorliegt. Dies hat ein Anstieg des Ferritin und ein Abfall des Transferrin zur Folge.

Herold G: Innere Medizin: eine vorlesungsorientierte Darstellung, 2004, S. 23.

9.71
Was sagt der RDW-Wert aus?

Die Erythrozytenverteilungsbreite (RDW = red cell distribution width) ist ein Maß für die Anisozytose und errechnet sich aus der Formel: (Standardabweichung des MCV) × 100/ MCV. Sehr hohe RDW-Werte können ein Hinweis auf eine Retikulozytose sein und findet man bei Eisenmangelanämie, hämolytischen Anämien, perniziöse Anämie und Osteomyelofibrose.

Normwert: 11,5 bis 14,5 %.

9.72
Was ist der Mentzer Index?

Der Mentzer-Index hilft eine Thalassämie von einer Eisenmangelanämie anhand des Blutbildes zu differenzieren. Er wird folgendermaßen berechnet: MCV (fl)/Erythrozytenzahl (T/l). Ein Mentzer-Index < 13 spricht eher für das Vorliegen einer Thalassämie, während ein Wert über 13 auf einen Eisenmangel oder eine Anämie chronischer Erkrankungen hinweist.

9.73
Ist bei einem Kind mit Verdacht auf Eisenmangelanämie, die Gabe von Eisen ein zulässiger diagnostischer Ansatz?

Ja. Wenn ein Kind ansonsten gesund ist, kann ein Therapieversuch mit Eisen (4 bis 6 mg/kg/Tag) weitere diagnostische Tests (z. B. Bestimmung von Ferritin, Transferrin) ersetzen. Diätisch bedingter Eisenmangel ist der häufigste Grund einer mikrozytären Anämie. Wenn ein Eisenmangel vorliegt, das Eisen auch wirklich eingenommen wird und kein unentdeckter Blutverlust vorliegt, sollte das Hämoglobin innerhalb von 2 Wochen über 1 mg/dl ansteigen. Bei Anstieg des Hämoglobins, sollte die Eisentherapie über weitere zwei Monate fortgesetzt werden, um die Eisenspeicher aufzufüllen.

9.74
Wie schnell kann man nach Beginn einer Eisentherapie das Ansprechen feststellen?

Nach 2 bis 5 Tagen steigt die Retikulozytenzahl, nach 7 bis 10 Tagen der Hämoglobinwert an.
Bei Patienten mit leichter Eisenmangelanämie sollte das Hämoglobin nach einigen Wochen überprüft werden. Bei Patienten mit schwerer Anämie sollten die Retikulozyten und das Hämoglobin schon nach einigen Tagen überprüft werden, um sicher zu gehen, dass das Hämoglobin nicht noch weiter gesunken ist, und die Retikulozyten auf die Therapie ansprechen.

9.75
Welche Nahrungsmittel haben Einfluss auf die Bioverfügbarkeit von Nichthäm-Eisen?

Hemmstoffe der Eisenresorption: Phosphate (in Fleisch, Käse), Tannin (in Kaffee, schwarzem Tee), Oxalsäure (in Rabarber, Kakao, Spinat), Phytinsäure (in unfermentiertem Vollkorngetreide und manchen Hülsenfrüchten).

Förderstoffe der Eisenresorption: Vitamin C ist der wirksamste bekannte Förderstoff der Eisenresorption. Er vermag den eisenhemmenden Effekt vieler Hemmstoffe vollständig aufzuheben. Weitere Förderstoffe: organische Säuren wie Äpfelsäure, Weinsäure und Zitronensäure, sowie Fruktose. Allgemein also vor allem die Inhaltsstoffe von Früchten und Fruchtgemüsen sowie Kohlgemüse.
Es empfiehlt sich Kindern mit Eisenmangel ca. 30 Minuten vor dem Essen einen Vitamin C-haltigen Fruchtsaft zu geben.

9.76
Was versteht man unter dem Pica-Syndrom, der Geophagie und der Pagophagie?

Alle drei sind klinische Symptome, die auf einen Eisenmangel hindeuten. Beim Pica-Syndrom handelt es sich um eine Essstörung, bei der Menschen Dinge zu sich nehmen, die allgemein als ungenießbar oder auch ekelerregend angesehen werden. Als Geophagie bezeichnet man das Essen von Erde, als Pagophagie das exzessive Essen von Eis.

9.77
Gibt es einen Zusammenhang zwischen einem Eisenmangel und der Entwicklung von Säuglingen und Kleinkindern?

Viele Studien konnten einen Zusammenhang zwischen Eisenmangel bei Kindern zwischen 9 und 24 Monaten und verminderter motorischer und kognitiver Entwicklung zeigen. Einige Langzeitstudien deuten sogar darauf hin, dass die Entwicklungsverzögerung dauerhaft sein könnte. Es bleibt jedoch offen, ob dieser Zusammenhang kausal ist, und wenn ja, ob eine Substitutionstherapie diese Prozesse umkehren kann.

Buchanan GR: The tragedy of iron deficiancy during infancy and childhood. J Pediatr 135:413–413, 1999.

9.78
Warum haben Kinder mit Eisenmangel ein erhöhtes Risiko für eine Bleivergiftung?

- Das Pica-Syndrom bei Eisenmangelanämie erhöht die Wahrscheinlichkeit, mit Blei kontaminierte Substanzen zu essen.
- Die gastrointestinale Absorption von Blei kann bei Patienten mit verminderter Eisenzufuhr erhöht sein.

Watson WS, Morrison J, Bethel, MI, et al: Food iron and lead absorption in humans. Am J Clin Nutr 44: 248–256, 1986.

Megaloblastäre Anämie

9.79
Was ist eine megaloblastäre Anämie?

Die megaloblastäre Anämie ist eine makrozytäre Anämie, die durch einen Mangel an Vitamin B12 (Cobalamin) und/oder Folsäure verursacht wird. Sie geht mit DNS-Synthesestörung, Kernreifungsstörungen der Myelopoese und dem Auftreten von Megaloblasten einher.

- Klinik bei Folsäuremangel: megaloblastäre Anämie.
- Klinik bei Vitamin B12 Mangel: Hämatologische, neurologische (funikuläre Spinalerkrankung mit Markscheidenschwund der Hinterstränge und Pyramidenbahn) und gastrointestinale Störungen.

Herold G: Innere Medizin: eine vorlesungsorientierte Darstellung, 2004, S. 27–30.

9.80
Ist die megaloblastäre Anämie die häufigste Ursache einer makrozytären Anämie?

Nein. Hohe Retikulozytenzahlen (z. B. bei hämolytischer Anämie, Blutungen), Knochenmarksversagen (z. B. bei Fanconi-Anämie, aplastischer Anämie), Lebererkrankungen, Down-Syndrom und Hypothyreose können mit einer makrozytäre Anämie einhergehen.

9.81
Welche Veränderungen im Blutbild sprechen für eine megaloblastäre Anämie?

- Erhöhtes MCH und MCV: oft über 106 fl, normales MCHC, Anisozytose (ungleiche Größe der Erythrozyten ohne Formveränderung), Poikilozytose (ausgeprägte Formveränderung der Erythrozyten)
- Leukozyten: Hypersegmentation
- Thrombozyten: meist normal, Thrombozytopenie bei schwerer Anämie

9.82
Welche Ursachen von Vitamin B12 Mangel bei Kindern gibt es?

1. **Verminderte Aufnahme mit der Nahrung:**

- bei Veganern, die keine tierischen Produkte konsumieren
- bei ausschließlich gestillten Kindern, deren Mutter einen Vitamin B12 Mangel hat
- bei Mangelernährung

2. **Verminderte Absorption:** Normalerweise wird Vitamin B_{12} an das aus den Belegzellen des Magens stammende Glykoprotein intrinsic factor gebunden und im terminalen Ileum absorbiert.

- Erkrankungen die das teminalen Ileums betreffen: z. B. M.Crohn
- Chirurgische Resektion des terminalen Ileums
- Angeborene Anomalien des Rezeptors für den Vitamin B12-Intrinsic Faktor-Komplex
- Erkrankungen der Magenschleimhaut mit verminderter Sekretion des Intrinsic Faktors (chronisch-atrophische Gastritis), oder Magenresektion
- Fischbandwurmerkrankungen oder bakterielle Fehlbesiedlung des Darms

9.83
In welchen Nahrungsmitteln kommt Folsäure und Vitamin B12 vor?

- Folsäure ist in Leber, Vollkornprodukten, grünem Blattgemüse wie z. B. Spinat, Brokkoli, Karotten, Spargel, Rosenkohl, Tomaten, Eigelb und Nüssen enthalten. Auch in Obst, Fisch und Fleisch finden sich geringe Mengen davon. Pasteurisieren oder Kochen zerstört die Folsäure.
- Vitamin B12 wird ausschließlich von Mikroorganismen hergestellt. Diese kommen beim Menschen im Darm vor und produzieren Vitamin B12, das einen Großteil des Bedarfs deckt. Vitamin B12 wird sehr gut in der Leber gespeichert und ist in Nahrung tierischer Herkunft fast überall enthalten.

9.84
Was ist eine perniziöse Anämie?

Die perniziöse Anämie (M. Biermer) ist eine megaloblastäre Anämie, die auf einem Mangel an Vitamin B12 beruht. Die Ursache ist die Bildung von Auto-Antikörper gegen Parietalzellen und intrinsic factor im Rahmen einer atrophischen Autoimmungastritis vom Typ A und Achlorhydrie. Somit entsteht ein Mangel an intrinsic facor und Vitamin B12 kann im terminalen Ileum nicht resorbiert werden.

9.85
Ein 10 Monate altes Kind wurde ausschließlich mit Ziegelmilch gefüttert. Welche Art von Anämie wird es wahrscheinlich entwickeln?

Eine megaloblastäre Anämie als Resultat eines Folsäuremangels. Ziegenmilch enthält im Vergleich zur Kuhmilch nur sehr wenig Folsäure. Säuglinge, die große Mengen an Ziegenmilch trinken sind anfällig für diese Art der Anämie, vor allem wenn sie keine ergänzende feste Nahrung erhalten. Zusätzlich besteht in dieser Altersgruppe ein erhöhtes Risiko für eine Eisenmangelanämie.

Thrombozytenstörungen

9.86
Wie kann man die Thrombozytenzahl aus einem peripheren Ausstrich bestimmen?

Jeder Thrombozyt, der in einem mikroskopischen Feld (100 × Objektiv) sichtbar ist, repräsentiert 15 000 bis 20 000 Thrombozyten/µl. Wenn verklumpte Thrombozyten sichtbar sind, ist die Zahl üblicherweise über 100 000/µl.

9.87
Ein bisher gesunder 3-jähriger Junge entwickelt zwei Wochen nach einer Windpockeninfektion Petechien der Schleimhäute, multiple Hautblutungen und eine Thrombozytopenie von 20 000/µl. Was ist die wahrscheinlichste Diagnose?

Akute idiopathische thrombozytopenische Purpura (ITP). Die Immunthrombozytopenie ist die Folge eines Autoimmunprozesses, bei dem meist freie und thrombozytengebundene IgG-Antikörper nachweisbar sind und die Lebensdauer der Thrombozyten verkürzen. Die akute Form tritt häufig bei Kindern, hauptsächlich Mädchen, auf. Die chronische Form betrifft bevorzugt Erwachsene, auch hier zu 75 Prozent Frauen.

Die akute ITP ist eine der häufigsten Blutungsstörungen bei Kindern. Meist gehen respiratorische oder gastrointestinale Virusinfekte voraus.

Zu Blutungserscheinungen (Petechien, Epistaxis) kommt es bei funktionstüchtigen Thrombozyten meist erst bei Werten < 30 000/µl. Lymphknotenschwellungen und Splenomegalie gehören nicht zu den typischen Symptomen einer ITP.

Herold G: Innere Medizin: eine vorlesungsorientierte Darstellung, 2004, S. 115.

9.88
Wie ist der natürliche Verlauf einer akuten ITP im Kindesalter?

Mit oder ohne Therapie haben ca. 50 % der Patienten einer ITP innerhalb von 1 bis 3 Monaten nach Diagnosestellung wieder eine normale Thrombozytenzahl. Innerhalb von 6 Monaten sind 75 % der Patienten beschwerdefrei, und nach einem Jahr haben nur noch 10 % eine Thrombozytopenie. Bei Kindern mit chronischer ITP kann sich das Krankheitsbild sogar noch nach 5 bis 10 Jahren verbessern. Ungefähr 5 % der Patienten haben eine rezidivierende ITP.

Wegen des überwiegend gutartigen natürlichen Verlaufs der ITP, muss die zum Teil riskante und irreversible Therapie gut überdacht werden.

9.89
Wie muss eine tastbare Milz bei einem Kleinkind mit Verdacht auf ITP bewertet werden?

Bei Patienten mit ITP ist die Milz nur selten vergrößert. Eine Splenomegalie bei einem Patienten mit einer Thrombozytopenie deutet eher auf andere Erkrankungen wie zum Beispiel Kollagenosen, Vaskulitis oder Hypersplenismus hin.

9.90
Sollte bei Patienten mit Verdacht auf ITP das Knochenmark untersucht werden?

Dies wird kontrovers diskutiert: ohne Knochenmarkaspiration könnte die Diagnose einer Leukämie verzögert werden, oder der Zustand des Patienten könnte sich durch die eingeleitete ITP-Therapie (meist Kortikosteroide) verschlechtern. Allerdings präsentiert sich eine Leukämie nur sehr selten mit isolierter Thrombozytopenie.

Eine Knochenmarkspunktion bei einer akuten ITP mit «klassischer» Symptomatik ist somit eher fragwürdig, sollten jedoch folgende Symptome hinzukommen, ist diese Untersuchung empfehlenswert:

- auch andere Zellreihen sind betroffen
- Anamnese und körperliche Untersuchung zeigen atypische Symptome, z. B. Gewichtsverlust, Hepatosplenomegalie
- eine Steroidtherapie ist induziert

Blanchette VS, Carcao M: Childhood acute immune thrombozytopenic purpura: 20 years later. Semin Thromb Hemost 29:605–617, 2003.

9.91
Wann ist bei einer akuten ITP ohne Blutungen eine Therapie indiziert?

Die Langzeitprognose einer akuten ITP scheint von einer Therapie nicht beeinflusst zu werden. Die Vorgehensweise bei einem Kind mit neudiagnostizierter ITP ohne Blutungen wird somit kontrovers. Als gefürchtete Komplikation tritt bei < 1 % der Patienten eine intrakranielle Blutung auf, die Thrombozytenzahl ist dabei meist kleiner als 10 000/μl. Eine Therapie wird also bei einer Thrombozytenzahl < 10 000/μl und/oder Schleimhautblutungen empfohlen. Bei dieser Vorgehensweise wird das Risiko einer intrakraniellen Blutung minimiert.

9.92
Wie wird eine ITP therapiert?

- Abwarten, solange Thrombozyten > 30 000/μl und keine Blutungen bestehen. Die akute ITP hat einen selbstlimitierenden Verlauf und bedarf oft keine Therapie.
- Intravenöse Gabe von **Immunglobulinen**: durch 0,8 bis 1,0 mg/kg/Tag Immunglobuline steigen die Thrombozyten in 85 % der Fälle innerhalb von 48 Stunden an. Dieser Effekt hält 3 bis 4 Wochen an. Bei bis zu 75 % der Patienten treten dabei Nebenwirkungen wie Übelkeit, Kopfschmerzen und Fieber auf.
- **Kortikosteroide** sind bei der chronischen ITP ähnlich effektiv, jedoch sehr viel preiswerter. Bei akuter ITP ist die Wirksamkeit jedoch nicht gesichert. Bei oraler Verabreichung dauert es ca. 4 Tage bis die Thrombozyten steigen. Der Wirkmechanismus scheint multifaktoriell zu sein, denn die Blutungen sistieren, bevor die Thrombozyten ansteigen. Eine Anwendung über einen längeren Zeitraum hat viele Nebenwirkungen.
- Monoklonale Antikörper: z. B. **Rituximab** (CD-20-Antikörper)
- bei schweren Blutungen: Kortikosteroide hochdosiert i. v., Immunglobuline und Thrombozytenkonzentrate

- Eine **Splenektomie** verbessert in ca. 90 % der Fälle das Krankheitsbild. Sie ist indiziert bei chronischer ITP mit schwerer Thrombozytopenie, die über 6 Monate in Behandlung ist, oder bei lebensbedrohlichen Blutungen. Es ist ratsam vor der Splenektomie ein Szintigramm mit durch Radionuklide markierten Thrombozyten durchzuführen, um den Ort des Thrombozytenabbaus festzustellen.

9.93
Welche Erkrankungen im Kindesalter gehen häufig mit einer Thrombozytose einher?

- Akute Infektionen: z. B. respiratorische Virusinfekte
- Chronische Infektionen: z. B. Tuberkulose
- Eisenmangelanämie
- Hämolytische Anämie
- Entzündliche Erkrankungen: z. B. Kawasaki-Syndrom
- Maligne Erkrankungen: u. B. CML
- Medikamente: z. B. Kortikosteroide, Epinephrine, Vinca-Alkaloide (Vincristin)

Schafer AI: Thrombozytosis. N Engl J Med 350:1211–1219, 2004.

Yohannan MD, Higgy KE, al-Mashhadani SA, Santhosh-Kumar CR: Thrombozytosis. Etiologic analysis of 663 patients. Clin Pediatr 33:340–343, 1994.

9.94
Wann muss eine Thrombozytose therapiert werden?

Eine erhöhte Thrombozytenzahl bei Kindern ist meist sekundär und nur vorrübergehend. Sie verlaufen fast immer ohne Thrombose. Einige Zentren geben bei einer Thrombozytenzahl über 1 500 000 μl prophylaktisch Aspirin.

Der frühe Beginn einer Aspirintherapie ist vor allem wichtig bei Patienten, die andere Erkrankungen haben, die zu einer Hyperviskosität führen, wie z. B. Leukozytose oder ein hoher Hämoglobinspiegel.

Sichelzellkrankheit

9.95
Was versteht man unter Sichelzellkrankheit?

Unter dem Begriff der Sichelzellkrankheit werden alle Erkrankungen zusammengefasst, deren Manifestationen durch das pathologische HbS bedingt sind. Dazu zählen die homozygote Sichelzellkrankheit (HbSS) und die compound heterozygoten Formen Sichelzell-ß-Thalassämie (HbSß + Thal, HbSß0Thal), HbSC-, HbSD-, HbSOArab-, HbSLepore-Erkrankung.

Die Sichelzellkrankheit oder Sichelzellanämie ist eine erbliche Erkrankung mit qualitativer Hämoglobinveränderung. Eine Punktmutation im Beta-Globinlokus 11 führt zur Produktion eines abnormen Hämoglobins (HbS). Beim HbS ist in Position 6 der Betakette Glutaminsäure durch Valin ersetzt. Das Hämoglobin bei homozygoten HbS-Trägern besteht zu 80 % aus HbS und zu 20 % aus HbF.

Herold G: Innere Medizin: eine vorlesungsorientierte Darstellung, 2004, S. 35 – 36.
Deutsche Gesellschaft für Hämatologie und Onkologie: Sichelzellkrankheiten, Stand: April 2005.

9.96
Wie häufig kommt eine Sichelzellanämie vor?

20 bis 40 % der Bevölkerung im tropischen Afrika und 5 bis 10 % der dunkelhäutigen Bevölkerung Amerikas sind heterozygote Anlageträger.

Nur bei homozygoten Anlageträgern (HbSS) kommt es zu den typischen Symptomen, Hetrozygote sind meist asymptomatisch. Sie sind jedoch gegenüber Malariaplasmodien resistenter als die übrige Bevölkerung. Dieser Selektionsvorteil erklärt das gehäufte Auftreten des Sichelzellen-Allels in Malariagebieten.

9.97
Warum ist die Sichelzellanämie in den ersten Lebensmonaten oft asymptomatisch?

Homozygote sind in den ersten Lebensmonaten wegen des noch überwiegenden Anteils des fetalen Hämoglobins noch unauffällig. Dies reduziert den Anteil des HbS, und verbessert die Löslichkeit von HbS in den Erythrozyten. Ab dem 4. bis 6. Lebensmonat, wenn der Abbau des fetalen Hämoglobins bereits weit fortgeschritten ist, können erstmals Symptome auftreten: hämolytische Krisen und schmerzhafte vasookklusive Krisen mit Organinfarkten.

9.98
Was sind die pathophysiologischen Mechanismen der Sichelzellanämie, die zu den typischen Krankheitsbeschwerden führen?

- Hämolyse: Die Sichelzellen sind sowohl einer intravaskulären als auch einer extravaskulären Hämolyse ausgesetzt. Dies führt zu einer Anämie, Retikulozytose, Ikterus, Gallensteinen und gelegentlich auch zu einer aplastischen Krise.
- Vasookklusionen: Die Erythrozyten nehmen durch eine Aggregation des HbS eine Sichelform an, verlieren ihre normale Verformbarkeit und verlegen die Endstrombahn. Die akuten Krisen sind sehr schmerzhaft und führen zu Organinfarkten (z. B. Milz, Niere, Gehirn, Lunge, Knochen – z. B. Hand-Fuß-Syndrom). Chronische Manifestationen sind z. B. eine Retinopathie, Niereninsuffizienz.

9.99
Ein 6 Monate alter dunkelhäutiger Junge präsentiert sich mit einer Schwellung beider Hände. Was ist die wahrscheinlichste Diagnose?

Hand-Fuß-Syndrom oder Daktylitis als frühe Manifestation einer Sichelzellanämie. Es ist charkterisiert durch eine schmerzhafte Schwellung der Hände, Füße und proximalen Finger und Zehen, die durch symmetrische Infarkte der Mittelhand- und Mittelfußknochen verursacht wird **(Abb. 9-3)**.

9.100
Wann tritt eine funktionelle Asplenie bei Kindern mit Sichelzellanämie auf?

Die Entwicklung einer funktionellen Asplenie kann schon im Alter von 6 Monaten mit dem

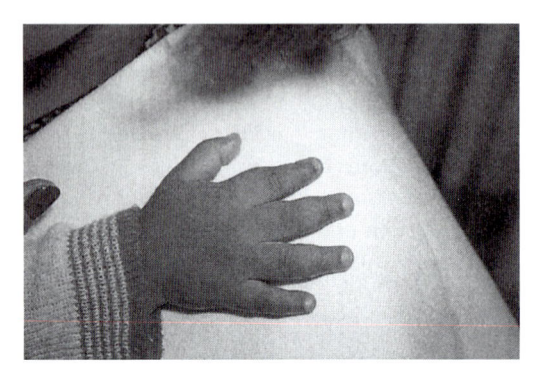

Abbildung 9-3: Schwellung der Finger bei Daktylitis. (Aus Lissauer T, Clayden G: Illustrated Textbook of Pediatrics. London, Mosby, 1997, p. 238.)

Claster S, Vichinsky EP: Managing sickle cell disease. BMJ 327:1151–1155, 2003.
Herold G: Innere Medizin: eine vorlesungsorientierte Darstellung, 2004, S. 35–36.

9.101
Welche drei Arten einer Krise kann ein Patient mit Sichelzellanämie entwickeln?

- Aplastische Krise: Das Hämoglobin fällt um 10 bis 15 % pro Tag, ohne Retikulozytose.
- Vasookklusive Krise: rezidivierenden Schmerzkrisen (am häufigsten), akutes Thorax-Syndrom, ZNS-Infarkte, Priapismus
- Akute Milzsequestration: Innerhalb von Stunden kommt es zum Versacken eines Anteils des Erythrozytenvolumens in den Sinus der Milz, mit ausgeprägter Anämie, Schock und nachfolgender Retikulozytose.

Dover GJ, Platt OS: Sickle cell disease. In Nathan DG, Orkin SH, Ginsburg D, Look AT (eds.): Nathan and Oski's Hematology in Infancy and Childhood. 6th ed. Philadelphia, W. B. Saunders, 2003, pp. 802–811.
AWMF online-Leitlinien

9.102
Was ist die häufigste Todesursache bei Kindern mit Sichelzellanämie?

Infektionen. Eine Atrophie der Milz führt zu einer gesteigerten Neigung zu bakteriellen Infektionen, wie Meningitis oder Sepsis (v. a. durch Pneumokokken).

9.103
Wie sollte ein Kind mit schmerzhafter vasookklusiver Krise behandelt werden?

Bei Schmerzkrisen sind Hydrierung, Sauerstoffgabe und Gabe ausreichend starker Analgetika die Therapie der Wahl. Bei ambulanten Patienten mit nur leichten Schmerzen ist die Gabe von Ibuprofen, Paracetamol oder Metamizol ausreichend. Bei mäßig starke Schmerzen ist die zusätzliche Gabe von Codein oder Tramadol indiziert. Bei Patienten mit sehr starken Schmerzen ist meist eine stationäre Aufnahme nötig zur intravenösen Gabe von Morphin jede 1 bis 2 Stunden oder als Dauerinfusion bzw. zur Patienten-kontrollierte Analgesie (PCA). Die PCA ermöglicht eine konstante Infusion des Schmerzmittels kombiniert mit zusätzlicher Bolusgabe.

Bei bakterieller Ursache sollten Pneumokokken-wirksameAntibiotika gegeben werden.

Hydroxyurea kann die Intensität der Schmerzkrisen und die Mortalität senken. Es wirkt über eine Steigerung der HbF-Produktion, eine Verringerung der Adhäsionsmoleküle auf den Retikulozyten, eine bessere Hydrierung der Erythrozyten und eine Steigerung der NO-Synthese.

Eine einmalige Bluttransfusion (ein Hkt von 33 % darf nicht überschritten werden) ist indiziert beim ATS, bei großer Milzsequestration, bei aplastischer Krise (Parvovirus B19 Infektion), vor größeren chirurgischen Eingriffen und in der Schwangerschaft bei symptomatischer Anämie.

AWMF online-Leitlinien
Jakob E, Miaskowski C, Savedra M, et al: Management of vaso-occlusive pain in children with sicule cell disease. J Ped Hematol Onco 25:307–311, 2003.
Melzer-Lange MD, Walsh-Kelly CM, Lea G, et al: Patient-controlled analgesia for sickle cell pain crisis in a pediatric emergency department. Pediatr Emerg Care 20:2–4, 2004.

9.104
Wie werden Kinder mit akuter Milzsequestration therapiert?

Eine akute Milzsequestration ist die zweithäufigste Todesursache bei Kindern mit Sichelzellanämie. Wegen der Umverteilung des Blutvolumens in die akut vergrößerte Milz entsteht ein hypovolämischer Schock. Das Hämoglobin kann rapide bis auf 1 bis 2 mg/dl abfallen. Es sollte zuerst ausreichend Flüssigkeit gegeben werden, bis Erythrozytenkonzentrate zur Verfügung stehen. Die akute Milzsequestration ist eine der wenigen Indikationen bei einer Sichelzellanämie, bei der Transfusionen nötig sind. Der Kreislauf muss sorgfältig überwacht werden, da unter Transfusion das in der Milz gepoolte Blut wieder mobilisiert wird.

9.105
Was versteht man unter dem Akuten Thorax-Syndrom (ATS) bei Patienten mit Sichelzellanämie?

Das ATS ist gekennzeichnet durch akute pulmonale Infiltrate (Sequestration von Blut in den pulmonalen Gefäßen), Thoraxschmerzen, Dyspnoe, Tachypnoe, Fieber und Hypoxie. Differenzialdiagnose ist eine Pneumonie oder Lungenembolie. Die genaue Ursache ist unklar, wahrscheinlich ist sie multifaktoriell. Es kann jedoch ausgelöst werden durch Fettembolien aus dem Knochenmark, Infektionen (z. B. viral, Clamydien, Mykoplasmen), Überwässerung und ist im Erwachsenenalter eine Komplikation mit hoher Mortalität.

AWMF online-Leitlinien
Zar HJ: Etiology of sickle cell chest. Pediatr Pulmon 26: S188–S190, 2004.

9.106
Wie wird das ATS therapiert?

- Aggressiv, denn das ATS kann schnell progredient werden mit Übergang zum ARDS
- Optimierung der Ventilation: Gabe von Sauerstoff, Analgesie, Spirometrie, Atemgymnastik, inhalative Bronchodilatatoren, NO-Inhalation (noch experimentell bei schwerem ATS mit Übergang in ARDS)
- Vorsichtige Hydrierung: eine Überwässerung kann zum Lungenödem führen
- Antibiotikatherapie, da eine bakterielle Ursache möglich ist. Sie sollte wirksam sein gegen Clamydien, Mykoplasmen, Pneumokokken
- Bluttransfusion sowie partielle Austauschtransfusionen bei sehr rasch entstehendem ATS, um kurzfristig den HbS-Anteil des Blutes zu senken.

Graham LM: sickle cell disease: Pulmonary management options. Pediatr Pulmon 26:S191–S193, 2004.
AWMF online-Leitlinien

9.107
Tritt ein Priapismus bei Kindern mit Sichelzellanämie häufig auf?

Als Priapismus wird eine schmerzhafte, ungewollte Erektion des Penis bezeichnet, ohne Bezug zu sexueller Aktivität. Es gibt rezidivierende, kurze Episoden (sog. «stuttering priapism») und langandauernde Priapismusepisoden (länger als 2 Stunden).

Es tritt gehäuft bei Heranwachsenden, meist um das 12. Lebensjahr, mit Sichelzellanämie auf.

Männliche Patienten bzw. deren Eltern müssen frühzeitig über die Möglichkeit des

Auftretens eines Priapismus informiert werden. Werden kurze, rezidivierende Episoden nicht behandelt, ist das Risiko einer lang andauernder Priapismus-Episode groß. Dies kann zu Dauerschäden wie Fibrose und Impotenz führen.

Kurze Episoden werden mit Etilefrin (Effortil: alpha-adrenerger Agonist) per os behandelt. Wenn es nach 2 bis 3 Stunden unter Hydrierung, Wärme, Analgetika, Blasenkatheter zu keiner Rückbildung kommt, wird folgendes empfohlen: Drainage der Corpora mit intracavernöse Injektion von Effortil oder Epinephrin.

AWMF online-Leitlinien
Maples BL, Hagemann TM: Treatment of priapism in pediatric patients with sickle cell disease. Am J health Sys Pharm 61:355–363, 2004.

9.108
Welche chronischen Organveränderungen können im Rahmen einer Sichelzellerkrankung auftreten?

- chronische Glomerulonephritis
- chronische pulmonale Insuffizienz mit pulmonalem Hypertonus
- kongestive Herzinsuffizienz
- Proliferative Retinopathie (vor allem bei HbSC)

- Unterschenkel-Ulzera
- Aseptische Nekrosen (Hüftkopf, Humeruskopf)
- Impotenz nach rezidivierenden Priapismus-Episoden
- Knochenmarkinsuffizienz nach ausgedehnten Marknekrosen
- Primär asymptomatische ZNS-Infarkte, die zu neuro-psychologischen Auffälligkeiten führen

AWMF online-Leitlinien

> **Das Wichtigste in Kürze: Sichelzellanämie**
> - Eine Punktmutation im Beta-Globinlokus führt zu einem abnormalen Hämoglobin (HbS)
> - Krisen: Hämolytisch, vasookklusiv, aplastisch, akute Milzsequestation
> - 8 % der dunkelhäutigen Bevölkerung Amerikas sind heterozygote Anlageträger
> - Die funktionelle Asplenie führt zu einer gesteigerten Neigung zu schweren bakteriellen Infektionen
> - Häufige Erstmanifestation: Daktylitis

9.109
Haben heterozygote Anlageträger des Sichelzellgens Krankheitssymptome?

Normalerweise nicht. Bei Hypoxie oder in großer Höhe (bei niedrigem Sauerstoffpartialdruck) kann sich jedoch die Sichelform der Erythrozyten bilden, weil dann Hämoglobin faserig ausfällt. Es können dann z. B. Milzinfarkte auftreten. Teile der Nieren können physiologischerweise eine niedrige Sauerstoffkonzentration haben, so dass es hier zu Problemen beim Konzentrieren von Urin und zu einer Hämaturie kommen kann.

9.110
Was ist die zweithäufigste qualitative Hämoglobinveränderung?

Hämoglobin E. Diese Variante kommt vor allem in Südostasien (Kambodscha, Vietnam, Thailand) vor. Beim HbE ist in der Betakette Glutaminsäure durch Lysin ersetzt. Heterozygote Anlageträger sind asymptomatisch, Homozygote haben eine leichte mikrozytäre Anämie. Im peripheren Blutausstrich findet man eine Mikrozytose und Target Zellen.

Thalassämie

9.111
Was sind Thalassämien?

Thalassämien bilden eine heterogene Gruppe genetisch bedingter Erkrankungen, bei denen die Bildung eines normalen Hämoglobins auf Grund einer defekten Synthese der Globinketten gestört ist. Es liegt eine quantitative Störung der Hämoglobinsynthese vor. Normalerweise besteht Hämoglobin aus vier Untereinheiten, wobei jede aus dem eisenbindenden Molekül Häm als prosthetische Gruppe und einem Proteinanteil, dem Globulin, besteht. Es gibt folgende Hämoglobine:

- Hämoglobin A ($\alpha_2\beta_2$): besteht aus 2 Alpha- und 2 Beta-Untereinheiten/Ketten, bei Erwachsenen 97 %
- Hämaglobin A_2 ($\alpha_2\delta_2$): 2,5 %, δ Synthese beginnt gegen Ende der Embryonalentwicklung
- Hämoglobin F ($\alpha_2\gamma_2$): Im Fötus das dominierende Hämoglobin, bei Erwachsenen 1 %

In Abhängigkeit der involvierten Globingenen wird die Erkrankung als Alpha- oder Beta-Thalassämie bezeichnet. Bei der Beta-Thalassämie ist die Synthese der β-Ketten (Untereinheiten) vermindert, bei der seltenen Alpha-Thalassämie die Synthese der α-Ketten. Wenn eine Kette vermindert gebildet wird, so werden kompensatorisch die anderen Ketten vermehrt produziert. Dies hat eine ineffektive Erythropoese mit intra- und extramedullärer Hämolyse zur Folge.

AWMF online-Leitlinien
Herold G: Innere Medizin: eine vorlesungsorientierte Darstellung, 2004, S. 36–37.
Kulozik AE. Thalassämien. In: Gadner H, Gaedicke G, Niemeyer C, Ritter J (Hrsg.): Pädiatrische Hämatologie und Onkologie. Heidelberg: Springer, 2005.

9.112
Warum ist die klinische Manifestation der Thalassämie so variabel?

Die molekulare Ursache ist meistens eine partielle oder totale Deletion eines oder mehrerer der insgesamt vier α-Globingene und zwei β-Globingene, welche die Ketten-Produktion regulieren. Die klinische Heterogenität resultiert aus der Vielzahl der möglichen Gendeletionen (v. a. bei der Alpha-Thalassämie). Der Schweregrad der hämatologischen und klinischen Krankheitsbilder der Thalassämie korreliert mit der Anzahl der deletierten Gene. Die klinische Manifestation wird zusätzlich durch die sogenannten Nicht-Deletionsformen beeinflußt, die durch Punktmutationen hervorgerufen werden.

Kulozik AE. Thalassämien. In: Gadner H, Gaedicke G, Niemeyer C, Ritter J (Hrsg.): Pädiatrische Hämatologie und Onkologie. Heidelberg: Springer, 2005.
AWMF online-Leitlinien

9.113
Wie manifestiert sich die Beta-Thalassämie?

Die Einteilung erfolgt nach klinischen Gesichtspunkten:

- Thalassaemia minor: heterozygote Form, nur leichte klinische Symptomatik mit mikrozytärer Anämie, ev. leichte Splenomegalie, oft Herkunft aus dem Mittelmeerraum
- Thalassaemia major: homozygote Form: Es kommt schon im Verlauf des ersten Lebensjahres zu den klinischen Symptomen mit Blässe, Ikterus, Gedeihstörung und Hepatosplenomegalie. Es kann zu Wachstumsretardierungen, häufigen Infektionen und Knochendeformierungen (Facies thalassaemica: hohe Stirn, Verbreiterung der Diploe, Prominenz von Jochbein und Oberkiefer) kommen. Hämatologisch dominiert die sehr schwere, mikrozytär-hypochrome und geringgradig hämolytische Anämie mit hochgradig ineffektiver Erythropoese. Die Patienten sind lebenslang transfusionsbedürftig, was zu einer Hämosiderose führt. Unbehandelt sterben sie in der frühen Kindheit.
- Thalassaemia intermedia: meist homozygote oder gemischt-heterozygote Beta-Thalassämie mit zusätzlichen genetischen Veränderungen, die zu einer Abmilderung der für die Thalassaemia major typischen Symptome führen.

9.114
Wie wird die Beta-Thalassämie diagnostiziert?

Eine Thalassaemia major ist wahrscheinlich bei einem 4 bis 12 Monate alten Kind mit mikrozytär-hypochromer und hämolytischer Anämie, Hepatosplenomegalie und mangelhafter körperlicher Entwicklung, dessen Eltern aus einem der Länder mit hoher Thalassämieprävalenz stammen. Dazu gehören neben den Mittelmeerländern (v.a. Italien, Griechenland, Türkei, Albanien) auch Staaten des Nahen und Mittleren Ostens (z. B. Iran, Irak, Afghanistan).

Die weitere Diagnostik umfasst obligat die hämatologischen Basisparameter, den klinisch-chemischen Nachweis der Eisenverwertungsstörung mit Erhöhung von Ferritin und Eisensättigung, sowie eine Hämoglobin-Analyse (Elektrophorese, HPLC). Gesichert wird die Diagnose durch die charakteristische thalassämische Erythrozytenmorphologie und den stark erhöhten HbF-Anteil in der Hämoglobinanalyse. Zum Nachweis der thalassämischen Mutation folgt eine DNA-Analyse.

Bei der homozygoten Beta-Thalassämie ist also HbA ($\alpha_2\beta_2$) reduziert oder kann gar nicht nachgewiesen werden, HbF ($\alpha_2\gamma_2$) und HbA2 ($\alpha_2\delta_2$) sind hingegen erhöht.

AWMF online-Leitlinien
Kohne E. Diagnostik von Hämoglobinopathien. J Lab Med 28: 400–409, 2004.

9.115
Was sind die klinischen Symptome einer Alpha-Thalassämie und wie wird sie diagnostiziert?

Bei der Alpha-Thalassämie liegt eine Störung der Synthese von α-Globinketten vor. Sie kommt in hoher Frequenz in den subtropischen Malaria-Endemiegebieten vor, d.h. in der Bevölkerung Asiens, Arabiens und Afrikas, weniger häufig im Mittelmeerraum.

Molekulare Ursache ist meistens eine partielle oder totale Deletion eines oder mehrerer der insgesamt vier α-Globingene, welche die α-Ketten-Produktion regulieren (normal: $\alpha\alpha/\alpha\alpha$, pathologisch: -$\alpha/\alpha\alpha$ bis --/--). Wenn alle vier α-Globingene fehlen kommt es zu schwerer intrauteriner Anämie mit Hb-Bart's Hydrops fetalis Syndrom. Die Kinder sterben unbehandelt intrauterin oder in wenigen Stunden postpartal an Hypoxie. Bei drei nicht funktionstüchtigen α-Globingenen kommt es zur HbH Erkrankung mit chronischer Anämie, Ikterus und Splenomegalie. Patienten mit der heterozygoten Form (ein oder zwei fehlende α-Globingene) sind meist asymptomatisch oder haben eine leichte mikrozytäre Anämie (s. **Tab. 9-2**).

Die typische Anamnese und eine stark hypochrome hämolytische Anämie ohne erkennbare Ursache führen zu der Verdachtsdiagnose. Das einzig sichere diagnostische Verfahren bei der Alpha-Thalassämie ist jedoch die DNA-Analyse mit Nachweis einer typischen Deletion. Bei der HbH-Krankheit und beim Hb-Bart's Hydrops fetalis Syndrom wird das Krankheitsgeschehen ebenso wie bei den Beta-Thalassämien durch Überschusshämoglobine bestimmt. Diese lassen sich als Homotetramere $\beta 4$ = HbH und $\gamma 4$ = Hb Bart's nachweisen. Bei Neugeborenen ergibt die Hämoglobinanalyse 20 bis 30 % Hb Bart's, das im Verlauf des ersten Lebenshalbjahres durch HbH ersetzt wird. Jenseits des Säuglings-

Tabelle 9-2: Einteilung der Alpha-Thalassämie

	Genotyp	Anzahl der α-Globingene	Klinik
Normal	$\alpha\alpha/\alpha\alpha$	4	Normal
Merkmalsträger	α–/$\alpha\alpha$	3	Normal
Heterozygote Alpha-Thalassämie	α–/α–	2	leicht mikrozytäre Anämie
HbH-Erkrankung	(--/$\alpha\alpha$)	1	Mikrozytäre Anämie, Splenomegalie, Ikterus
Homozygote Alpha-Thalassämie (Hb-Bart's Syndrom)	(--/--)	0	Hydrops fetalis als Folge einer schweren Anämie

alters basiert die Diagnose auf dem Nachweis von 10 bis 15 % HbH in der Elektrophorese.

Old JM. Screening and genetic diagnosis of haemoglobin disorders. Blood Rev 17: 43–53, 2003.
AWMF online-Leitlinien
Chui DHK, Fucharoen S, Chan V. Hemoglobin H disease: not necessarily a benign disorder. Blood 101:791–800, 2003.
Kulozik AE. Thalassämien. In: Gadner H, Gaedicke G, Niemeyer C, Ritter J (Hrsg.): Pädiatrische Hämatologie und Onkologie. Heidelberg: Springer, 2005.
Weatherall DJ, Clegg JB. The Thalassemia Syndromes: 4th Edition. Oxford: Blackwell Scientific Publications, 2001.

9.116
Warum wird bei einem gleichzeitig vorhandenen Eisenmangel die Diagnostik einer Beta-Thalassämie erschwert?

Merkmalsträger einer Beta-Thalassämie werden meist durch eine Hämoglobin-Elektrophorese diagnostiziert. Es finden sich erhöhte Werte für HbA2 und HbF. Ein Eisenmangel kann zu einem erniedrigten HbA2 Spiegel führen, was die Diagnose einer Beta-Thalassämie verschleiern kann. Bei Eisensubstitution wird das HbA2 dann auf die erhöhten Werte ansteigen.

9.117
Was sind die negativen Auswirkungen einer Eisenüberladung, die bei Kindern mit Thalassämie durch chronische Transfusionen hervorgerufen werden?

- Kardial: kongestive Herzinsuffizienz, Herzrhythmusstörungen, Perikarditis
- Endokrin: Wachstums- und Entwicklungsverzögerungen, Hypothyreose, Hypoparathyreoidismus, Diabetes
- Hepatisch: Leberfibrose, Leberzirrhose

> **Das Wichtigste in Kürze: Thalassämie**
> - Normales Hämoglobin (HbA): Tetramer aus 2 Alpha- und 2 Betaketten
> - Quantitative Störung der Hämoglobin-Synthese
> - Die homozygote Beta-Thalassämie ist eine sehr schwere Form mit Blässe, Ikterus, Hepatosplenomegalie, Wachstumsretardierung
> - Die Knochendeformierungen im Gesicht (Facies thalassaemica) entstehen durch extramedulläre Hämatopoese
> - Der Schweregrad der Alpha-Thalassämie hängt von der Anzahl der deletierten Gene ab
> - Alpha-Thalassämie: häufig bei Menschen aus Asien, Arabien und Afrika
> - Beta-Thalassämie: häufig bei Menschen aus den Mittelmeerländern

9.118
Welche Erkrankungen sind häufig assoziiert mit einer transfusionsbedingten Eisenüberladung?

Thalassämia major, Sichelzellerkrankung

9.119
Wie kann man die Eisenakkumulation bei Kindern mit chronischem Transfusionsbedarf reduzieren?

Der Beginn der Eiseneliminationstherapie ist indiziert, wenn die Serum-Ferritinkonzentration bei der regelmäßigen Bestimmung wiederholt oberhalb von 1000 ng/ml liegt.

- Chelattherapie: subkutane oder intravenöse Gabe von Deferoxamin ist die Standarttherapie bei transfusionsbedingten Eisenüberladung.
- Splenektomie ist indiziert bei Patienten mit Thalassämie, die zusätzlich eine Splenomegalie haben. Diese kann zu einer Zerstörung der Erythrozyten, und somit zu erhöhtem Transfusionsbedarf führen.
- Wenn man Tee zum Essen trinkt, wird die Absorption des Eisens aus der Nahrung reduziert.
- Erythrozytapherese: Die Erythrozytapheresetherapie kann bei Patienten mit Sichelzellanämie die transfusionsbedingte Eisenüberladung im Vergleich zu wiederholten Einzeltransfusionen reduzieren.

Lo L, Singer ST: Thalassemia: Current approach to an old disease. Pediatr Clin North Am 49:1165–1192, 2002.

10 Onkologie

Chemotherapie/Strahlentherapie

10.1
Welches war die erste zytotoxische chemotherapeutische Substanz, die bei Kindern für die Behandlung der Leukämie eingesetzt wurde?

1948 beschrieb Sidney Farber die erfolgreiche Behandlung von 16 Kindern mit akuter Leukämie mittels Aminopterin (4-Aminopteroyl-Glutaminsäure). Aminopterin war damit der Vorreiter des heutzutage üblicherweise verwendeten Folsäureantagonisten Methotrexat.

Faber S, Diamond LK, Mercer RD, et al. Temporary remissions in acute leukaemia in children produced by folic acid antagonist. 4-amino-pteroylglutamic acid (aminopterin). N Engl J Med 238:787–793, 1948.

10.2
Nennen Sie die meist verwendeten zytotoxischen chemotherapeutischen Substanzklassen.

Chemotherapeutika werden gewöhnlich anhand ihres primären Angriffsortes und dem Wirkmechanismus oder deren Quelle klassifiziert. Die am meisten eingesetzten Substanzen sind Alkylantien, Antimetaboliten, antitumoröse Antibiotika und pflanzliche Toxine.

10.3
Wo greifen die verschiedenen antitumorösen Medikamente an?

Siehe **Tabelle 10-1**.

10.4
Welche Chemotherapeutika sind vom Zellzyklus abhängig? In welcher Phase sind sie am meisten aktiv?

Siehe **Abbildung 10-1**.

10.5
Was ist der Unterschied zwischen einer adjuvanten und einer neoadjuvanten Chemotherapie?

Eine **adjuvante Chemotherapie** wird *nach* der primären Behandlung eines Tumors (chirurgische Entfernung oder Strahlentherapie) angewandt, um mögliche (nicht entdeckte) Mikrometastasen zu behandeln und so die Heilungschancen zu verbessern.

Eine **neoadjuvante Chemotherapie** wird *vor* dem Einsatz der definitiven lokalen Behandlung (Resektion, Bestrahlung) verabreicht und dann nach dieser Therapie als Adjuvans fortgeführt. Für Kinder mit soliden Tumoren werden häufig mehrere Zyklen einer neoadjuvanten Chemotherapie angewandt, um die Chancen einer vollständigen chirurgischen Resektion und die lokale Kontrolle des Primärtumors zu verbessern.

www.cancereducation.com
www.oncolink.upenn.edu

10.6
Warum werden die meisten Dosierungen für Zytostatika anhand der Körperoberfläche des Patienten berechnet?

Theoretisch korreliert die Körperoberfläche (KO) besser mit der kardialen Auswurfleistung und daher der hepatischen und renalen Durchblutung als das Körpergewicht (KG) alleine. Und da die meisten Medikamente über den hepa-

Tabelle 10-1: Wirkungsmechanismen von üblicherweise bei pädiatrischen Patienten eingesetzten chemotherapeutischen Medikamenten

Substanzklasse	Beispiele	Wirkungsmechanismus
Alkylantien		Vernetzung zweier DNA-Stränge, dadurch Verhinderung der DNA-Replikation und RNA-Transkription
	Mechlorethamin, Cyclophosphamid, Ifosfamid, Melphalan, Nitrogen Mustard	DNA-Vernetzung durch klassische kovalente Bindung einer Alkylgruppe an Nukleinsäuren
	Carmustin, lomustin (Nitrosoharnstoffe)	DNA-Vernetzung und Hemmung der DNA-Reparaturmechanismen
	Cisplatin, Carboplatin	DNA-Quervernetzung durch kovalente Bindung des Platinatoms an zwei Nukleinbasen
	Busulfan, Thiotepa, Dacarbazin, Procarbazin	DNA-Vernetzung
Antimetabolite		Strukturelle Analoga von Schlüsselmolekülen, die als falsche Bausteine in die DNA/RNA eingebaut werden und so die Zellteilung und den Stoffwechsel stören
	Methotrexat	Strukturelles Analogon der Folsäure; hemmt die Dihydrofolat-Reduktase, und damit die Purin- und Thymidin-Synthese
	6-Mercaptopurin, 6-Thioguanin	Purin-Analoga, welche mit endogenen Purinbasen konkurrieren
	Cytarabin	Pyrimidin-Analogon (Deoxycytosin); wird in die DNA eingebaut und hemmt die DNA-Polymerase, was zum Kettenabbruch führt
Antitumoröse Antibiotika		Natürlich vorkommende Substanzen mit verschiedenen Wirkmechanismen
	Doxorubicin, Daunomycin, Idarubicin (Anthracycline)	Nicht-kovalente Bindung an die DNA und Hemmung von Topoisomerasen, indem die dreidimensionale Struktur der DNA/RNA während der Replikation und Transkription verändert wird, was zu DNA-Unterbrüchen führt; Bildung von freien Radikalen; Interaktion mit der Zellmembran
	Dactinomycin	Nicht-kovalente Bindung an die DNA und Hemmung der Topoisomerase II
	Bleomycin	Induktion von Unterbrüchen der DNA-Stränge durch Bildung von freien Radikalen
Pflanzliche Alkaloide		aus pflanzlichen Extrakten gewonnen
	Vincristin, Vinblastin (Vinca-Alkaloide)	Mitosehemmer; binden an das Tubulin und interferieren mit dem Mikrotubuli-Aufbau und der Anordung der mitotischen Spindel
	Etoposid (Epipodophyllotoxin)	Topoisomerase II-Inhibitor
Sonstige	Prednison, Dexamethason (Kortikosteroide)	Lympholyse, möglicherweise duch Binden an den Steroid-Rezeptor-Komplex; wird auch als anti-inflammatorisch, immunsuppressiv und antiemetisch benutzt
	L-Asparaginase	Enzym, welches die Aminosäure L-Asparaginin abbaut; manche Leukämiezellen können diese Aminosäure nicht herstellen

Aus Weiner MA, Cairo MS: Pediatric Hematology/Oncology Secrets. Philadelphia, Hanley & Belfus, 2002, S. 95.

Abbildung 10-1: Phasen, in welchen die zellzyklusabhängigen Chemotherapeutika am aktivsten sind. G0-Phase = Ruhephase (keine Proliferation), G1-Phase = Produktion von mRNA und Proteinsynthese, S-Phase = DNA-Synthese, G2-Phase = Postsynthesephase, M-Phase = Mitosephase. (Aus Weiner MA, Cairo MS: Pediatric Hematology/Oncology Secrets. Philadelphia, Hanley & Belfus, 2000, S. 96)

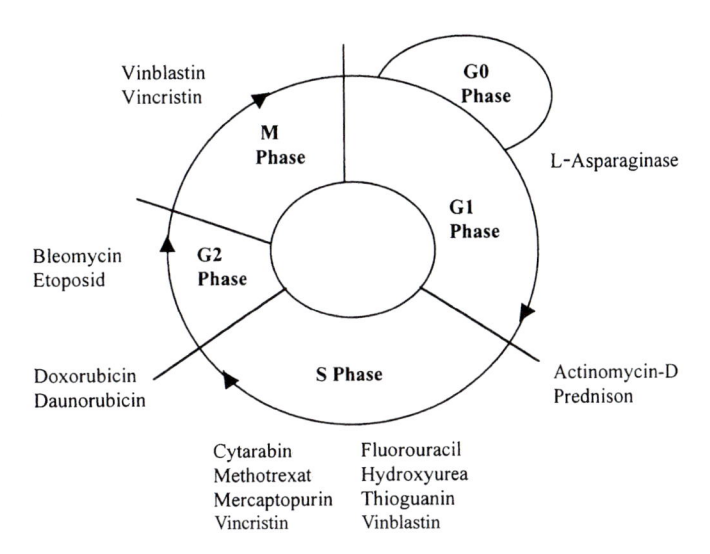

tischen und renalen Weg verstoffwechselt werden, werden Zytostatika mit engem therapeutischen Bereich normalerweise aufgrund der zugrunde liegenden KO dosiert. Die Ausnahme besteht bei Kindern, die ein sehr großes Verhältnis von Körperoberfläche zu Körpergewicht besitzen; bei diesen Kindern wird die Chemotherapie-Dosis anhand des KG berechnet. Die KO kann anhand der Körpergröße und des Gewichtes abgeschätzt und berechnet werden, dazu wird folgende Formel benutzt:

Körperoberfläche (m^2) = $\sqrt{[(\text{Körpergewicht} \times \text{Körpergröße})/3600]}$

10.7
Was wird als Zyklus einer Chemotherapie bezeichnet?

Ein Chemotherapie-Zyklus beginnt mit einer Phase der Medikamentengabe (meist 1 bis 5 Tage), die von einer zwei- bis dreiwöchigen Erholungsphase gefolgt ist. Die meisten Zyklen dauern ca. 3 bis 4 Wochen.

10.8
Was ist der Unterschied zwischen Pharmakokinetik und Pharmakodynamik?

Die **Pharmakokinetik** beschreibt den Einfluss des Organismus auf Arzneistoffe. Dabei handelt es sich um die Beobachtung der verschiedenen Vorgänge nach Verabreichung eines Medikaments, wie Resorption, Verteilung, Metabolisierung und Ausscheidung von (Arznei-) Substanzen. Wichtige beschreibende Parameter sind die Clearance, Verteilungsvolumen, Plasma-Eliminations-Halbwertszeit und Bioverfügbarkeit.

Die **Pharmakodynamik** bezeichnet die Wirkung von Arzneimitteln auf den Organismus. Bei einem pharmakodynamischen Effekt kann es sich z. B. um die Messung der Toxizität (Abfallen der Leukozytenzahl) oder einer zytostatischen Wirkung (Größenabnahme eines Tumors) nach Chemotherapie handeln.

10.9
Welches sind die Phasen einer klinischen Studie?

- **Phase I:** Die Dosis-Findungs-Phase. Diese Phase wird primär dazu verwendet, um eine Dosis – meistens die maximal tolerierte Dosis – für weitere Tests an Kindern zu empfehlen. Während Phase-I-Studien werden pharmakokinetische Studien durchgeführt, um zu erfahren, ob Kinder auf das untersuchte Medikament anders als Erwachsene reagieren. In Phase-I-Studien werden typischerweise 18 bis 30 Kinder eingeschlossen.
- **Phase II:** Phase des Wirkungsnachweises. Üblicherweise werden Kinder mit der gleichen

Diagnose untersucht und dann der Anteil der Kinder bestimmt, bei denen das Medikament eine Grössenregredienz des Tumors zur Folge hat. In dieser Phase werden ca. 30 bis 150 Kinder eingeschlossen, abhängig von der Anzahl der untersuchten Tumoren.
- **Phase III:** Die Vergleich-Phase. In dieser Phase werden die in Phase II als wirkungsvoll erachteten neuen Medikamente (oder neue Medikamenten-Kombinationen) auf ihr Verbesserungs-Potential im Verhältnis zur aktuell wirksamsten Therapie untersucht. Phase-III-Studien sind randomisiert und schließen hunderte bis tausende Patienten ein.

Shah S, Weitmann S, Langevin AM, et al: Phase I therapy trials in children with cancer. J Pediatr Hematol Oncol 20:431–438, 1998.

10.10
Was sind die wesentlichen Dosis-limitierenden Toxizitätseffekte von Alkylantien?

Myelosuppression. Alkylantien sind chemisch reagierende Verbindungen, die eine kovalente Bindung an die DNA eingehen und dabei eine Alkylgruppe abgeben; das ist besonders wichtig für Makromoleküle, die an der DNA-Synthese beteiligt sind, indem Vorstufen zerstört und damit die Synthese gehemmt wird. Substanzen sind Nitrogen Mustard, Oxazaphosphorine (einschließlich Cyclophosphamid und Ifosfamid), Busulfan und Cisplatin.

10.11
Was sind die häufigsten Nebenwirkungen von Methotrexat?

Myelosuppression und **Mukositis.** Methotrexat ist in hohen Dosen nephrotoxisch und löst eine Dermatitis, Hepatitis und Mukositis aus. Wichtig ist, dass die Toxizität zum größten Teil von der Expositionsdauer abhängig ist. Da Methotrexat in abgeschlossenen Flüssigkeits-Räumen (z. B. Pleuraerguss oder Aszites) kumuliert, sollte es bei Patienten mit großen Flüssigkeits-Ansammlungen im dritten Raum nicht gegeben werden.

10.12
Bei welchem Medikament wirkt Leukovorin als Rescue-Medikament?

Methotrexat. Leukovorin ist ein aktiver Metabolit der Folsäure und wird zur Verminderung bzw. Therapie der Methotrexat-Toxizität eingesetzt. Methotrexat führt durch ein höheres Bindungsvermögen an das Enzym Dihydrofolat-Reduktase zu einer Hemmung der Nukleinsäure-Synthese.

10.13
Wenn man sich für einen einzigen Laborparameter vor einer Hochdosistherapie mit Methotrexat entscheiden müsste, welchen müsste man wählen?

Die Bestimmung des Serum-Kreatinins ist vor Gabe einer Hochdosistherapie mit Methotrexat obligat, da es zu über 90 % über die Nieren ausgeschieden wird. Bei eingeschränkter Nierenfunktion besteht durch die Gabe von hochdosiertem Methotrexat ein hohes Risiko schwerer oder tödlicher Toxizitätserscheinungen.

10.14
Welche Substanzklasse der Zytostatika hat eine mögliche kardiale Langzeittoxizität?

Anthracycline. Doxorubicin (Adriamycin) und Daunorubicin (Daunomycin) sind antitumoröse Antibiotika und werden auch Anthracycline genannt. Hohe totale kumulative Anthracyclin-Dosen erhöhen das Risiko einer späteren Kardiotoxizität; um diese Komplikation zu vermeiden, sollte eine kumulative Anthracyclindosis von 450 mg/m^2 nicht überschritten werden.

10.15
Welche Zytostatika sind vesikant?

Vesikant bedeutet Blasen bildend. In der Onkologie sind damit Zytostatika gemeint, die bei Paravasation um den intravenösen Katheter eine schwere Gewebeschädigung verursachen. «Vesikanzien» sind **Anthracykline** (Doxorubicin, Daunorubicin), **Dactinomycin** und die **Vinca-Alkaloide** (Vincristin, Vinblastin). Bei diesen

Substanzen muss besonders darauf geachtet werden, dass sie entweder über einen zentralen Venenkatheter oder einen neu gelegten, nicht ein Gelenk kreuzenden, intravenösen Katheter verabreicht werden.

10.16
Welches – international bei der Therapie des M. Hodgkin eingesetzte Zytostatikum – verfügt über eine pulmonale Toxizität?

Bleomycin, ein Gemisch aus niedermolekularen Peptiden, welche aus dem Pilz Streptomyces verticillus isoliert werden und ein Teil des ABVD (Adriamycin, Bleomycin, Vinblastin, Dacarbazin) Regime darstellen, das für die Therapie des M. Hodgkin eingesetzt wird. Die primäre Toxizität von Bleomycin ist eine subakute oder chronische Pneumonitis, welche sich zu einer interstitiellen Fibrose weiterentwickeln kann. Hohe Sauerstoff-Konzentrationen (wie sie z. B. während Operationen gegeben werden) verstärken die pulmonale Toxizität von Bleomycin und sollen bei jedem Patienten, der diese Medikamente erhalten hat, vermieden werden.

10.17
Welche Medikamente der Leukämietherapie haben als Nebenwirkung eine Hyperglykämie?

Kortikosteroide und **Asparaginase** können beide eine Hyperglykämie auslösen. In der Induktionsphase werden die Medikamente jedoch auch bei hohen Blutzuckerwerten nicht sistiert, sondern Insulin verabreicht.

10.18
Welches sind die wirksamsten Antiemetika zur Prävention und Therapie des Zytostatika-induzierten Erbrechens?

Die Serotonin-Rezeptor-Antagonisten **Ondansetron** und **Granisetron** sind die wirksamsten Substanzen zur Therapie bzw. Prophylaxe der akuten Chemotherapie-induzierten Übelkeit. Weniger effektiv sind sie bei verzögerter Übelkeit und Erbrechen, wo eine Kombination aus Antihistaminika und Phenothiazinen (Neuroleptika) eingesetzt werden kann. Dexamethason ist als Adjuvans hilfreich, wenn eine stark emetogene Chemotherapie gegeben wird.

Dupuis LL, Nathan PC: Options for the prevention and management of acute chemotherapy-induced nausea and vomiting in children. Pediatr Drugs 5:597–613, 2003.

10.19
Welche Patienten entwickeln ein «Somnolenz-Syndrom»?

Gelegentlich tritt bei Kindern 6 bis 8 Wochen nach Ende einer Schädel-Bestrahlung (meist im Rahmen einer prophylaktischen Strahlentherapie bei ALL) das so genannte Somnolenz-Syndrom auf. Dabei bestehen über eine Dauer von ca. 2 Wochen vollständig reversible Symptome mit Apathie, Kopfschmerzen und Appetitlosigkeit. Im Schädel-CT und im Liquor lassen sich dabei keine Auffälligkeiten finden, während das EEG häufig eine unspezifische Verlangsamung zeigt und sich im Verlauf wieder normalisiert. Der Einsatz von Steroiden während der Bestrahlung scheint das Auftreten dieser Symptome zu vermindern.

10.20
Ein Patient erhält eine Radiotherapie mit 40 Gray (Gy). Was bedeutet Gray?

Gray ist die Energiedosis und beschreibt die pro Masse absorbierte Energie (1 Gy = 1 Joule/kg). In der Medizin wird damit die angewandte Strahlendosis bei der Strahlentherapie angegeben. Das Gray ist nach dem britischen Physiker L. H. Gray (1905 bis 1965) benannt. Die früher übliche Bezeichnung Rad (rd) entspricht 0,01 Gy.

10.21
Wobei handelt es sich bei einem «radiation recall»?

Beim so genannten «radiation recall» handelt es sich um eine Interaktion gewisser Zytostatika (v. a. Anthrazykline: Doxorubicin, Daunorubicin; Actinomycin D) mit der Bestrahlung. Dieser verzögert, sogar Monate nach Radiotherapie,

10.22
Was wird als Fraktion einer Bestrahlung bezeichnet?

Eine Bestrahlung ist generell so konzipiert, dass der Patient die maximal tolerierte Gesamtdosis in Gy erhält. Eine einmalige Bestrahlung mit einer hohen Energiedosis führt jedoch nicht unbedingt zu einer optimalen zellulären Destruktion und kann zudem ausgeprägte Nebenwirkungen haben. Aus diesem Grund wird die Gesamtdosis in mehrere in Abständen verabfolgte Teildosen unterteilt (Fraktionierung). Bei soliden Tumoren z. B. wird die Strahlentherapie über 2 bis 6 Wochen durchgeführt.

10.23
Warum werden Patienten häufig unter Strahlentherapie transfundiert?

Idealerweise sollten Patienten unter Strahlentherapie eine minimale Hämoglobin-Konzentration von 10 g/l aufweisen, um eine optimale Gewebeoxidation und Elektronen-Transformation zu gewährleisten.

10.24
Was sind die Langzeit-Folgen einer Radiotherapie und Chemotherapie?

Es kann eine Reihe von gesundheitlichen Problemen auftreten, abhängig vom Alter des Patienten und der Art der Behandlung. Die vier betroffenen Hauptgebiete beinhalten kognitive Defizite (v. a. bei Kindern unter 5 Jahren), Kardiomyopathien (v. a. bei hoher kumulativer Anthracyclin-Dosis), Endokrinopathien (v. a. Hypopituitarismus, Hypothyreose und Hypogonadismus) und das vermehrte Auftreten von Zweit-Malignomen.

Friedman DL, Meadows AT: Late effects of childhood cancer therapy. Pediatr Clin North Am 49:1083–1106, 2002.

Oberfield SE, Sklar CA: Endocrine sequelae in survivors of childhood cancer. Adolesc Med 13:161–169, 2002.

Vermischtes

10.25
Ein Patient mit zentralem Venenkatheter entwickelt Fieber. Wie sollte vorgegangen werden?

Bei Patienten mit zentralem Venenkatheter ist das Risiko für die Entwicklung einer Bakteriämie erhöht. Deshalb sollte jedem Patienten mit liegendem zentralem Venenkatheter und Fieber (meistens als $>38{,}5\,°C$ oder höher definiert) aus jedem Schenkel des Katheters eine Blutkultur entnommen werden und bis zum Erhalt negativer Blutkultur-Resultate intravenös Antibiotika verabreicht werden.

10.26
Ein Patient in Neutropenie entwickelt Fieber. Wie würden Sie vorgehen?

Patienten in Neutropenie (ANC = absolute neutrophile count <500 G/l oder <1000 g/l mit fallender Tendenz) weisen ein erhöhtes Risiko für invasive bakterielle Infektionen auf. Ohne Hinweise auf einen Fokus in der klinischen Untersuchung sollte Patienten in Neutropenie Blutkulturen abgenommen und Breitspektrum-Antibiotika verabreicht werden. Die angewendeten Antibiotika sollten sowohl gramnegative und grampositive Bakterien abdecken sowie gegen Pseudomonas aeruginosa wirksam sein. Die Antibiotika sollten solange gegeben werden, bis endgültige Zeichen einer Erholung der Neutrophilen-Zahl vorhanden sind.

10.27
Bei einem Patient persistiert das Fieber und die Neutropenie trotz adäquater antibakterieller Antibiotika-Therapie über mehrere Tage. An was müssen Sie denken?

Patienten mit persistierender Neutropenie haben ein erhöhtes Risiko für invasive Pilz-Infektionen. Sollte das Fieber trotz adäquater antibiotischen Therapie andauern oder unter Breitspektrum-Antibiotika, die länger als 5 bis 7 Tage gegeben wurden, neu auftreten, so muss an eine invasive Pilz-Infektion gedacht werden.

Diese Patienten sollten in dieser Situation empirisch mit Antimykotika therapiert werden.

10.28
Wann sollte die Entfernung eines zentralen Katheters in Erwägung gezogen werden?

Da mit Pilzen kolonisierte Katheter trotz antimykotischer Therapie nie vollständig pilzfrei werden, müssen diese Katheter entfernt werden. Ferner müssen auch diejenigen Katheter gezogen werden, die nach adäquater antibiotischer Therapie persistierend mit Bakterien besiedelt sind. Schlussendlich müssen gelegentlich auch Katheter in akuten Situationen entfernt werden, wenn ein Patient im Rahmen einer Sepsis und Bakteriämie kardiovaskulär dekompensiert (z. B. Patienten mit dem Verdacht einer Infektion des zentralen Katheters).

10.29
Wie sollte ein Patient mit oraler bzw. ösophagealer Candidiasis behandelt werden?

Candida species sind eine häufige Ursache oraler oder ösophagealer Infektionen bei immunsupprimierten Patienten. Bei einfacher oraler Candidiasis kann eine Therapie mit topischen Antimykotika (z. B. Nystatin) versucht werden, während eine ösophageale Candidiasis in der Regel systemisch behandelt werden muss. Medikament der Wahl ist Fluconazol zur Therapie von Schleimhautinfektionen durch Candida.

10.30
Nach Gabe eines Breitspektrum-Antibiotikums während 4 Tagen aufgrund von Fieber in Neutropenie entwickelt ein Patient erneut Fieber, zusammen mit Bauchkrämpfen und blutiger Diarrhoe. Was ist die wahrscheinlichste Diagnose?

Der Patient leidet wahrscheinlich unter eine pseudomembranösen Kolitis, welche durch Clostridium difficile verursacht ist. Breitspektrum-Antibiotika (gehäuftes Vorkommen der Erkrankung bei Therapie mit Clindamycin, Aminopenicillinen und Cephalosporinen) zerstören die physiologische Darmflora und begünstigen so eine Selektion dieses Bakteriums, wodurch toxinvermittelt (Enterotoxin und Zytotoxin) das klinische Bild mit Fieber, Diarrhoe und krampfartigen Bauchschmerzen entsteht. Die Diagnose wird durch den Nachweis des Zytotoxins im Stuhl gestellt, die Therapie erfolgt mit peroraler Gabe von Vancomycin oder Metronidazol.

10.31
Warum wird Patienten unter Chemotherapie Trimethoprim-Sulfamethoxazol verabreicht?

Trimethoprim-Sulfamethoxazol dient der Prophylaxe einer Pneumocystis jiroveci (frühere Bezeichnung: P. carinii) Pneumonie. Sie wird üblicherweise an 2 bis 3 aufeinander folgenden Tagen der Woche gegeben.

10.32
Welche Paraneoplasien treten im Kindesalter auf?

Unter paraneoplastischen Zeichen oder Symptomen versteht man Begleitsymptome eines neoplastischen Vorgangs, die ohne direkten Bezug zu einer Neoplasie auftreten und ihr sogar vorauseilen können. Im Erwachsenenalter treten sie häufiger auf als bei Kindern. Folgende Pathologien können jedoch auch bei Kindern mit einem malignen Prozess assoziiert sein: unerklärte Hyperkalzämie, wässrige Diarrhoe, Polymyositis, Dermatomyositis, unerklärte hohe Hämoglobin-Werte, arterielle Hypertension, Pubertas praecox und Opsoklonus/Myoklonus-Syndrom.

de Graaf JH, Tamminga RY, Kamps WA: Paraneoplastic manifestations in children. Eur J Pediatr 153:784–791, 1994.

10.33
Was ist die Trias eines Tumorlyse-Syndroms?

Hyperurikämie, **Hyperkaliämie** und **Hyperphosphatämie**. Diese metabolischen Komplikationen treten als Folge der schnellen Lyse großer Tumormassen auf, und dies v. a. beim Burkitt- bzw. T-Zell-Lymphom oder einer T-Zell-Leukämie. Komplikationen können ein sekundäres Nierenversagen oder eine symptomatische Hypokalzämie sein.

10.34
Welche Faktoren sind an der Entstehung des Nierenversagens beim Tumorlyse-Syndrom beteiligt?

- **Urat-Nephropathie:** Durch die Tumorlyse fallen vermehrt Purine an, durch deren Abbau eine Hyperurikämie entsteht. Harnsäure ist im physiologischen pH-Wert löslich, kann jedoch im sauren Milieu der Sammelrohre und des distalen Tubulus ausfallen und so zu einer Tubulusobstruktion führen.
- **Kalzium-Phosphat-Kristallisation:** Durch die Freisetzung von Phosphat aus Lymphoblasten (enthalten gegenüber Lymphozyten die vierfache Mengen an Phosphat) kann es zur Ausbildung von Kristallen im renalen Gefäßbett kommen, sobald das Kalzium-Phosphat-Produkt größer als 60 ist.
- **Tumor:** Durch die Infiltration des Parenchyms, eine obstruktive Uropathie oder eine Behinderung des venösen Abflusses kann der Tumor selbst zu bereits bestehenden Nieren-Problemen beitragen und die Entstehung eines Nierenversagens begünstigen.

10.35
Welche Patienten haben das höchste Risiko, ein Tumorlyse-Syndrom zu entwickeln?

Ein Tumorlyse-Syndrom tritt v. a. bei Patienten mit schnell wachsenden Neoplasien auf. Das größte Risiko haben Patienten mit Burkitt-Lymphom bzw. -Leukämie, gefolgt von akuten lymphoblastischen Leukämien der T-Zell-Linie und dem T-lymphoblastischen Lymphom.

10.36
Warum wird Bikarbonat in der initialen Therapie des Tumorlyse-Syndroms eingesetzt?

Die Prinzipien der Therapie bzw. Prophylaxe des Tumorlyse-Syndroms bestehen aus einer aggressiven Hydratation mit Alkalisierung des Harns. Im sauren Milieu des Urins ist Harnsäure relativ unlöslich, die Löslichkeit steigt jedoch mit Erhöhung des Urin-pHs. Bikarbonat erhöht den pH-Wert und somit auch die Löslichkeit der Harnsäure. Sobald sich der Harnsäure-Wert im Serum normalisiert hat und die Gabe von Allopurinol erfolgt ist, kann die Alkalisierung gestoppt werden.

10.37
Wie ist das Vorgehen bei einem Patienten unter Chemotherapie, dessen Schwester an Varizellen erkrankt?

Immunsupprimierte Patienten haben ein erhöhtes Risiko für die Entwicklung einer disseminierten Varizellen-Infektion. Exponierte seronegative Patienten (oder Patienten mit einem niedrigen Anti-Varizellen-Titer) sollten innerhalb der ersten 96 Stunden nach Exposition Varizella-Zoster-Immunglobulin (Varitect®) erhalten. Patienten, die bereits eine aktive Varizellen-Infektion entwickelt haben, werden intravenös mit Aciclovir behandelt. Alle exponierten Patienten müssen sich von anderen immunsupprimierten Patienten bis 28 Tage nach der Exposition fernhalten, auch wenn sie Varizella-Zoster-Immunglobulin erhalten.

10.38
Ein Kind mit Leukämie entwickelt unter Chemotherapie Schmerzen im rechten Unterbauch. Welche Diagnose muss in Betracht gezogen werden?

Typhlitis. Obwohl Krebs-Patienten bzw. Patienten unter Chemotherapie eine Appendizitis entwickeln können, so muss bei der beschriebenen Konstellation auch immer an eine Typhlitis gedacht werden, welche eine schwere nekrotisierende Infektion des Zökums darstellt und bei Patienten in Neutropenie auftritt.

10.39
Was sind die Ursachen eines fehlenden Anstiegs der Thrombozyten-Werte nach einer Thrombozyten-Transfusion?

Bei Patienten, die keinen Anstieg der Werte nach Transfusion aufweisen, haben sich möglicherweise Allo-Antikörper – häufig HLA-Antikörper – gegen Spender-Thrombozyten gebildet. Diese Antikörper binden an die transfundierten Thrombozyten und verursachen so deren Entfernung aus dem Kreislauf. Patienten mit venookklusiver Erkrankung der Leber nach Gabe bestimmter Zytostatika oder nach Knochenmarkstransplantation können ebenfalls ein fehlenden Ansprechen auf Thrombozyten-Transfusionen zeigen.

10.40
Was ist der Unterschied zwischen einem Broviac-Katheter und einem Port-a-Cath?

Bei Kindern, die häufige Blutentnahmen oder intravenöse Medikamenten-Gaben benötigen, wird häufig ein semipermanenter zentraler Venen-Katheter implantiert.

- Ein **Broviac-Katheter** ist ein dünner Plastik-Schlauch, welcher subkutan getunnelt im Brustkorb liegt und üblicherweise in Höhe der zweiten oder dritten Rippe aus der Haut austritt.
- Beim **Port-a-Cath**-System handelt es sich um ein subkutanes Reservoir, welches unter die Haut des Brustkorbs implantiert wird. Es ist von außen nicht oder nur durch die Erhebung der Kammer sichtbar und muss durch das transkutane Plazieren einer dünnen Nadel angestochen werden.

10.41
Was sind die Differenzialdiagnosen einer anterioren mediastinalen Raumforderung?

Die 5 T's können dazu verwendet werden, sich die Differenzialdiagnosen einer anterioren mediastinalen Raumforderung zu merken: **T**eratom (Keimzelltumor), **T**hymom, **T**hyroid-Tumor, **T**-Zell Leukämie und «**t**errible lymphoma».

10.42
Was ist ein Vena-cava-superior-Syndrom? Wie ist das Vorgehen?

Ein Vena-cava-superior-Syndrom ist die Folge eines anterioren Mediastinaltumors, der zu einer Kompression der Trachea und der V. cava superior führt. Die Patienten präsentieren sich mit Husten und Dyspnoe (v. a. in Rückenlage), und es kommt zu einer Schwellung des Kopfes und der oberen Extremitäten durch die venöse Kompression und obere Einfluss-Stauung. Patienten mit einem großen Mediastinaltumor dürfen keine Narkose erhalten, da sie ein hohes Risiko einer kompletten Atemwegsobstruktion und eines Kreislauf-Zusammenbruchs haben. Das optimale Vorgehen bei einem Mediastinaltumor beinhaltet die prompte Diagnosestellung und Einleitung der entsprechenden Therapie. Eine Strahlentherapie des Tumors kann bei Diagnosestellung für eine notfallmäßige Entlastung sorgen.

10.43
Welche Tumore führen am häufigsten zu einem Vena-cava-superior-Syndrom?

Die häufigste primäre Ursache im Kindesalter ist ein **Non-Hodgkin Lymphom**. Weniger häufig tritt es bei M. Hodgkin, Neuroblastomen oder Sarkomen auf. Nicht-maligne infektiöse Erkrankungen sind die Ausnahme, möglich ist es bei Histoplasmose oder Tuberkulose. Im Kindesalter entsteht eine obere Einflussstauung jedoch am häufigsten iatrogen und zwar als Resultat einer vaskulären Thrombose nach Herzoperationen, Shunt-Einlagen (bei Hydrozephalus) oder durch die Einlage eines zentralen Venenkatheters.

10.44
Warum ist eine beim Jugendlichen im Thorax-Röntgenbild sichtbare große mediastinale Verschattung Besorgnis erregender als beim Kleinkind?

Im Kleinkindesalter ist die Inzidenz des M. Hodgkin extrem niedrig. Der Thymus hat in diesem Alter typischerweise eine unverwechselbare Form mit breiter Basis und einer Einkerbung durch den Brustkorb («sail sign»), wodurch er auf einem Röntgenbild in der Regel gut abzugrenzen ist. Eine Thymusvergrößerung beim Jugendlichen ist hoch verdächtig auf eine maligne Erkrankung, v. a. auf einen M. Hodgkin mit gewöhnlich begleitender Lymphadenopathie anderer Regionen wie im Mediastinum und dort v. a. paratracheal, tracheobronchial und hilär.

10.45
Welche Neoplasien sind mit einer Hemihypertrophie vergesellschaftet?

Eine Assoziation mit Hemihypertrophie besteht bei **Wilms-Tumoren**, **Hepatoblastomen** und beim **Nebennierenrinden-Karzinom** und tritt entweder isoliert oder als Teil eines Beckwith-Wiedemann Syndroms auf. 1 bis 3 % aller Kinder mit Wilms-Tumor haben eine Hemihypertrophie.

10.46
Bei welchen Neoplasien findet sich häufig eine Splenomegalie?

Eine Splenomegalie tritt auf bei akuten Leukämien, chronisch myeloischen Leukämien, chronisch myelomonozytären Leukämien, M. Hodgkin und Non-Hodgkin Lymphomen. Solide Tumoren metastasieren selten in dem Ausmaß in die Milz, um eine Splenomegalie zu verursachen.

10.47
Was sind beim pädiatrischen Patienten Hinweise für das Vorliegen einer malignen Erkrankung bei peripherer Lymphadenopathie?

Ein häufig vorkommendes klinisches Problem ist die Bestimmung, bei welchen Patienten mit vergrößerten Lymphknoten eine Biopsie durchgeführt werden sollte. Das Risiko für eine maligne Erkrankung steigt an mit zunehmender Größe (>1 cm) der Lymphknoten, höherer Anzahl der betroffenen Lymphknoten-Stationen und mit einem Alter ≥8 Jahre. Supraklavikuläre Lokalisation, auffälliger Röntgen-Thorax sowie nicht-verschiebliche Lymphknoten mit harten Konsistenz und höckriger Oberfläche sind ebenfalls verdächtig auf ein malignes Geschehen.

Vorwerk P, Kluba U, Aumann V: Rationale Diagnostik bei peripheren Lymphknotenvergrößerungen im Kindesalter. Monatsschr Kinderheilkd 154:1133–1142, 2006.
Nield LS, Kamat D: Lymphadenopathy in children: When an how to evaluate. Clin Pediatr 43:25–33, 2004.

Soldes OS, Younger JG, Hirschl RB: Predictors of malignancy in childhood peripheral lymphadenopathy. J Pediatr Surg 34:1447–1452, 1999.

10.48
Wann sollte transfundiert werden?

Obwohl keine absoluten Kriterien existieren, werden doch in meisten Zentren Erythrozyten-Konzentrate bei einem Hämoglobinwert < 8 g/dl verabreicht. Thrombozyten werden meist empirisch bei ansonsten gesunden Patienten bei Werten < 10 000 bis 20 000/µl transfundiert. Bei aktiver Blutung, disseminierter intravasaler Gerinnung (DIC) oder vor Durchführung einer Intervention werden in der Regel höhere Grenzwerte gewählt. Granulozyten-Transfusionen können bei neutropenischen Patienten mit einer therapierefraktären Infektion durch gram-negative Bakterien erfolgreich eingesetzt werden. Plasma (FFP) kann im Rahmen von Koagulopathien infundiert werden.

10.49
Warum werden Blutprodukte leukozytendepletiert und bestrahlt?

Die **Bestrahlung** von Blutprodukten verhindert die Transfusion-assoziierte GvHD (Graft-versus-host disease), die auftritt, wenn eine geringe Anzahl von T-Zellen im Blutprodukt auf einen immunsupprimierten Patienten übertragen werden. Die **Leukozyten-Depletion** hat zum Ziel, dass andere Leukozyten aus dem Blutprodukt entfernt werden, die das Risiko von febrilen Transfusions-Reaktionen, Alloimmunisierung und die Übertragung von CMV erhöhen würden.

10.50
Was sind die am häufigsten auftretenden Symptome bei onkologischen Patienten in der finalen Phase einer palliativen Therapie?

Müdigkeit, Schmerzen und Atemnot. Eltern von betroffenen Kindern berichten, dass diese Symptome nur bei weniger als einem Drittel der Kinder ausreichend behandelt werden. Im Vergleich zu Erwachsenen sterben doppelt so viele Kinder in der finalen Phase ihrer Erkrankung im Krankenhaus und die Hälfte von ihnen wird maschinell beatmet. Die ungenügende Aufmerksamkeit bezüglich einer Palliativbehandlung stellt ein großes Problem dar.

Berde CB, Sethna NE: Analgetics for the treatment of pain in children. N Engl J Med 347:1094–1103, 2002.
Himelstein BP, Hilden JM, Blodt AM, et al. Pediatric palliative care. N Engl J Med 350:1752–1762, 2004.
Wolfe J, Grier HE, Klar N, et al: Symptoms and suffering at the end of life in children with cancer. N Engl J Med 342:326–333, 2000.

Epidemiologie

10.51
Was ist die relative Häufigkeit unterschiedlicher Krebserkrankungen bei Kindern in Deutschland?

Siehe **Tabelle 10-2**.

10.52
Wie hoch ist die Überlebenswahrscheinlichkeit für die häufigsten Neoplasien in Deutschland?

Siehe **Tabelle 10-3**.

10.53
Ist Krebs die häufigste Todesursache bei Kindern unter 15 Jahren?

Krebs steht an zweiter Stelle und ist für ca. 10 % der Todesursachen bei Kindern unter 15 Jahren verantwortlich. 45 % der Todesfälle in dieser Altersgruppe gehen auf Unfälle zurück. Kongenitale Anomalien stehen mit 8 % an dritter Stelle und Selbstmord mit 5 % an vierter Stelle.

10.54
Welches ist die häufigste Neoplasie im Kindesalter?

ALL. Ca. 4 von 100 000 Kindern unter 15 Jahren erkranken jedes Jahr an dieser Form der Leukämie.

Tabelle 10-2

Leukämien	35,2 %
Hirntumoren	18,7 %
Lymphome	12,6 %
Tumoren des sympathischen Nervensystems	8,2 %
Weichteilsarkome	6,6 %
Nierentumoren	6,4 %
Knochentumoren	5,0 %
Keimzelltumoren	2,8 %
Retinoblastome	2,3 %
Lebertumoren	1 %
Karzinome	0,9 %
Sonstige und Unspezifizierte	0,1 %

Kaatsch P: Das Deutsche Kinderkrebsregister 2 Jahrzehnte nach Beginn seiner Tätigkeit. Monatsschr Kinderheilk 150: 966–972, 2002.

Tabelle 10-3

Diagnose	Überleben (%)		
	3 Jahre	5 Jahre	10 Jahre
Retinoblastome	97	97	95
M. Hodgkin	96	94	93
Keimzelltumoren	89	87	85
Nephroblastome	87	86	85
Non-Hodgkin Lymphome	81	80	79
Lymphatische Leukämien	85	80	75
Astrozytome	77	76	73
Osteosarkome	75	66	61
Rhabdomyosarkome	69	64	61
Neuroblastome	68	64	61
Ewingsarkome	72	64	59
PNET	58	52	43
Akute nicht-lymphatische Leukämien	48	45	43
Alle Malignome	**77**	**73**	**69**

Kaatsch P: Das Deutsche Kinderkrebsregister 2 Jahrzehnte nach Beginn seiner Tätigkeit. Monatsschr Kinderheilk 150: 966–972, 2002.

Pui A-H: Acute lymphoblastic leukaemia. N Engl J Med 350:1535–1548, 2004.

10.55
Wie hoch ist das Risiko eines Kindes in Deutschland, an einer Leukämie zu erkranken?

Das Risiko (d.h. die kumulative Inzidenz) von Kindern in Deutschland, bis zum Alter von 15 Jahren an einer Leukämie zu erkranken, beträgt etwa 1:1400. Geschwister von Leukämiepatienten haben gegenüber der übrigen Bevölkerung ein vierfach höheres Risiko, auch an Leukämie zu erkranken; eineiige Zwillinge ein noch deutlich höheres Risiko. Gehäuft treten Leukämien auch bei Kindern mit verschiedenartigen genetisch fixierten Erkrankungen und chromosomalen Anomalien auf, wie Trisomie 21, Ataxia teleangiectatica, Bloom-Syndrom und Fanconi-Anämie. Weiterhin erhöht die Exposition gegenüber gewissen Substanzen (Benzol, Alkylantien) und ionisierender Strahlung das Risiko in unterschiedlichem Maße.

www.kinderkrebsregister.de

Mahoney DH, Jr.: Neoplastic diseases. Aus McMillan JA, DeAngelis CD, Felgin RD, Warshaw JB (eds.): Oski's Pediatrics, Principles and Practice, 3rd ed. Philadelphia, J.B. Lippincott, 1999, S. 1494.

10.56
Was sind die Risiken eines Li-Fraumeni-Syndroms?

Beim Li-Fraumeni-Syndrom handelt es sich um eine autosomal-dominant vererbbare Erkrankung, die mit multiplen Tumoren einhergeht. Grund dafür ist eine Mutation im p53 Tumor-Suppressor Gen. Das p53 Gen ist auf dem Chromosom 17 lokalisiert und spielt eine zentrale Rolle in der Regulation und Kontrolle des Zellzyklus. Patienten mit einer vererbten Mutation in einem p53 Allel haben ein sehr hohes Risiko, maligne Erkrankungen zu entwickeln, wenn es zu einer spontanen Mutation in zweiten Allel kommt. So kommt es bei diesen Menschen bereits in frühester Kindheit zu diversen Tumoren wie Rhabdomyosarkome, ZNS-Tumoren, akute Leukämie, Nebennierenrinden-Karzinome oder Brustkrebs. Die Wahrscheinlichkeit bis zum Alter von 30 Jahren eine invasive maligne Erkrankung zu entwickeln, liegt in den Familien mit p53-Mutation bei ca. 50%.

Padakasama S, Tomlinson GE: Genetic predisposition and screening in paediatric cancer. Pediatr Clin North Am 49:1393–1415, 2002.

10.57
Welche Krebs-Arten haben eine signifikante Prädilektion in unterschiedlichen Rassen?

Wilms-Tumoren haben eine höhere Inzidenz bei schwarzhäutigen weiblichen Kindern. Das **Ewing-Sarkom** ist ca. 30 Mal häufiger in der weißen Bevölkerung. Kinder mit ostasiatischer Abstammung entwickeln sehr selten einen **M. Hodgkin**.

10.58
Welche Tumoren sind am häufigsten mit Zweitneoplasien assoziiert?

Siehe **Tabelle 10-4**.

10.59
Gibt es im Kindesalter Tumore, die mit einer Erhöhung des alpha-Fetoproteins assoziiert sind?

Erhöhte Werte für alpha-Fetoprotein finden sich bei Keimzelltumoren und bei endodermalen Sinustumoren des Ovars, testikulären Dottersack-

Tabelle 10-4

Primärtumor	Zweittumor
Retinoblastom	Osteosarkom, Pinealoblastom
M. Hodgkin	Akute nicht-lymphoblastische Leukämie, NHL, Sarkome (im Bestrahlungsfeld), Schilddrüsen-Karzinome, Brustkrebs (im Bestrahlungsfeld)
Akute lymphoblastische Leukämie	ZNS-Tumor, NHL
Sarkome	Sarkome

Karzinomen, hepatozellulären Tumoren und beim Retinoblastom. Normalerweise erfolgt die Synthese von alpha-Fetoprotein in der Leber, im Dottersack und im Gastrointestinal-Trakt des Fetus und wird bei Geburt gestoppt. Im Blut verschwindet es mit einer Halbwertszeit von 3,5 Tagen. Erhöhte Serum-Spiegel von alpha-Fetoprotein finden sich am häufigsten bei nicht-maligner Lebererkrankung. Nach Resektion eines Tumors bleiben die Spiegel noch ca. 5 bis 7 Wochen erhöht, eine Persistenz erhöhter Werte über diesen Zeitraum hinweg weist auf einen Residualtumor hin.

10.60
Gibt es bekannte transplazentare Karzinogene?

Bei **Diethylstilbestrol**, welches zur Prävention von Spontanaborten eingesetzt wurde, konnte eine Assoziation mit erhöhtem Risiko für vaginale Tumoren beim weiblichen Nachkommen gezeigt werden. Darüber hinaus wird berichtet, dass für Kinder, deren Mutter Marijuana raucht, ein zehnfach erhöhtes Risiko für die Entwicklung einer monoblastischen Leukämie besteht. Außerdem bestehen unbewiesene Hinweise, dass Sedativa und eine Reihe von nicht-Hormon-Medikamente transplazentare Karzinogene sind. Für Zigarettenrauch und den Gebrauch oraler Kontrazeptiva konnte bislang keine erhöhte Karzinogenrate für den Feten nachgewiesen werden.

10.61
Besteht ein Zusammenhang zwischen pränatalem Ultraschall und der Entwicklung einer Leukämie im späteren Kindesalter?

Nein. Da in vitro durch Ultraschall Veränderungen an der Zellmembran ausgelöst werden konnten, wurde befürchtet, dass Ultraschall potenzielle Auswirkungen auf die Embryogenese und die prä- und postnatale Entwicklung haben könnte. In einer Studie von an Leukämie verstorbenen schwedischen Kindern konnte jedoch über eine Periode von 16 Jahren kein Zusammenhang mit pränatalem Ultraschall gefunden werden. Interessanterweise ist die einzig bekannte Assoziation zwischen pränatalem Ultraschall und Entwicklungsveränderungen die Präferenz zur Linkshändigkeit.

Kieler H, Ahlsten G, Haglung B, et al: Routine ultrasound screening in pregnancy and aspects of the children's subsequent neurological development. Obstet Gynecol 91:750–756, 1998.
Naumburg E, Bellocco R, Cnattingius S, et al: Prenatal ultrasound examinations and risk of childhood leukaemia: Case-control study. BMJ 320:282–283, 2000.

10.62
Besteht ein erhöhtes Krebsrisiko für Kinder, die in der Nähe einer Starkstromleitung leben?

Obwohl in wenigen kleinen Studien ein Zusammenhang zwischen Starkstromleitungen und einem erhöhten Risiko für die Entwicklung einer ALL gefunden wurde, so zeigte die größte und am besten durchgeführte Studie von Linet et al. keine Evidenz zur Untermauerung dieser Hypothese. Seither konnte auch in weiteren Studien kein signifikantes Risiko festgestellt werden.

Linet MS, et al: Residential exposure to magnetic fields and acute lymphoblastic leukemia in children. N Engl J Med 337:1–8, 1997.
Draper G, Vincent R, Kroll ME, Swanson J: Childhood cancer in relation to distance from high-voltage power line in England and Wales: A case-control study. BMJ 330:1290–1293, 2005.
UK Childhood Study Investigators: Exposure to power-frequency magnetic fields and the risk of childhood cancer. Lancet 354:1925–1931, 1999.

Leukämie

10.63
Was sind die häufigsten klinischen Befunde bei der initialen Manifestation einer ALL?

- **Hepatosplenomegalie:** 70 % (10 bis 15 % der Kinder haben eine signifikante Vergrößerung der Leber oder der Milz bis unter den Bauchnabel)
- **Fieber:** 40 bis 60 %
- **Lymphadenopathie:** 25 bis 50 % mit mäßiger oder starker Lymphknotenvergrößerung
- **Blutung:** 25 bis 50 % mit Petechien oder Purpura
- **Knochen- oder Gelenk-Schmerzen:** 25 bis 40 %
- **Müdigkeit:** 30 %
- **Anorexie:** 20 bis 35 %

10.64
Was sind die typischen Blutbild-Veränderungen, die bei der Erstmanifestation einer ALL vorhanden sind?

Leukozyten-Zahl (G/l)
- < 10,0   45 bis 55 %
- 10,0 bis 50,0 30 bis 35 %
- > 50,0   20 %

Hämoglobin (g/dl)
- < 7,5   45 %
- 7,5 bis 10,0   30 %
- > 10,0   25 %

Thrombozyten-Zahl (G/l)
- < 20,0   25 %
- 20,0 bis 99,0 50 %
- > 100,0   25 %

> **Das Wichtigste in Kürze: Akute lymphoblastische Leukämie (ALL)**
> - Häufigste maligne Erkrankung im Kindesalter
> - Risiko erhöht für Patienten mit: Down-Syndrom, kongenitale Immundefizienz-Syndrome, Exposition gegenüber ionisierender Strahlung; Geschwister mit ALL
> - Phasen der Chemotherapie: Induktionsphase (um Remission zu erreichen), Konsolidationsphase, Reinduktionsphase, Erhaltungsphase
> - Überleben (Standard-Risikogruppe) 5 Jahre nach Therapie-Ende > 80 %
> - Häufigste Lokalisationen für Rezidive: Knochenmark, ZNS, Hoden

10.65
Welche Untersuchungen der Tumor-Zellen sind sinnvoll, um die Prognose des Patienten zu bestimmen?

Bei der Zytogenetik bzw. dem DNA-Index wird die Anzahl und Struktur der Chromosomen/das chromosomale Material in Tumorzellen bestimmt und mit normalen Verhältnissen verglichen. Mehr als 50 Chromosomen bzw. ein DNA-Index > 1,16 ist mit einer günstigeren Prognose vergesellschaftet. Manche chromosomale Translokationen sind prognostisch eher ungünstig [t(9;22) oder t(4;11)]. Die Immunphänotypisierung ist ebenfalls wichtig und beinhaltet die Determinierung einer B- oder T-Zell-Linie und die Reife oder Unreife von Zellen.

Pui C-H, Relling MV, Downing JR: Acute lymphoblastic leukemia. N Engl J Med 350:1535–1548, 2004.
AWMF Leitlinien online (www.leitlinien.net): Akute lymphoblastische (ALL) und akute myeloische (AML) Leukämie im Kindesalter.

10.66
Warum haben Säuglinge (< 1 Jahr) mit einer ALL eine schlechtere Prognose?

Der Großteil der Kinder mit einer ALL in diesem Alter präsentiert sich häufig mit einer Vielzahl von prognostisch ungünstigen Faktoren: hohe Leukozyten-Zahl, ZNS-Beteiligung, extramedullärer Befall mit großer Tumormasse und eine Translokation t(4;11), die mit einem schlechten Ansprechen auf die Therapie assoziiert ist. Dagegen muss die Prognose einer akuten myeloischen Leukämie (AML) bei Kindern in diesem Alter nicht unbedingt schlechter als bei älteren Kindern sein.

10.67
Warum haben Knaben mit einer ALL eine schlechtere Prognose als Mädchen?

Bei Jungen kommt es nach kompletter Chemotherapie mit Remission in bis zu 10 % der Fälle zu einem testikulären Rezidiv. Ältere Knaben und männliche Jugendliche haben im Vergleich zu Mädchen zudem häufiger eine T-Zell-Leukämie, welche prognostisch ungünstige Faktoren (hohe initiale Leukozytenzahl, Hepatosplenomegalie und mediastinale Tumormassen) hat und per se mit einer schlechteren Prognose vergesellschaftet ist. Ein Rezidiv der Ovarien ist bei Mädchen sehr selten, obwohl es nach Feststellung eines Knochenmark-Rezidivs auch schwer zu diagnostizieren ist.

10.68
Was sind bekannte Risikofaktoren für die Entwicklung einer kindlichen ALL?

- Down-Syndrom
- Ataxia teleangiectasia
- Hochdosis-Radiotherapie

10.69
An welche Differenzialdiagnosen außer Leukämie sollte bei einem Kind mit Panzytopenie gedacht werden?

- Aplastische Anämie
- Virus-induzierte Myelosuppression
- Medikamenten-induzierte Myelosuppression
- Metastasierte Erkrankung mit Knochenmarksbefall
- Hämophagozytose-Syndrome
- Disseminierte Histoplasmose
- Transfusions-assoziierte GvHD

10.70
Obwohl viele prognostische Faktoren der kindlichen ALL diskutiert wurden, haben sich nur zwei von ihnen über die letzten 40 Jahre als signifikant erwiesen. Welche sind diese?

Die zwei am beständigsten prognostischen Faktoren einer ALL sind das Alter des Kindes bei Manifestation und die Höhe des initialen Leukozytenwertes. Kinder < 1 Jahr oder > 10 Jahre haben eine schlechtere Prognose, ebenso wie diejenigen Kinder, die sich mit einer Leukozytenzahl ≥ 50 000 G/l präsentieren. Die Determinierung von prognostischen Faktoren ist wichtig, da bis zu 25 % der Kinder ein Rezidiv erleiden, obwohl bei 95 % aller Kinder mit ALL eine Remission (< 5 % Blasten im Knochenmark) erreicht werden kann. Im Falle eines erhöhten Risikos bei prognostisch ungünstiger Ausgangslage kann deshalb eine aggressive oder neue Therapie in Betracht gezogen werden.

10.71
Welche anderen prognostischen Faktoren außer Alter und initialer Leukozytenzahl haben einen bedeutenden Einfluss auf das Langzeit-Überleben?

Eine bessere Prognose haben Kinder mit raschem Ansprechen auf die Therapie, was jedoch in verschiedenen Studien unterschiedlich definiert wurde. Die «Children's Cancer Group» konnte eine bessere Prognose nach 7 Tagen Chemotherapie bei Patienten mit < 5 % Blasten (M1-Mark) ausmachen. Die «Berlin-Frankfurt-Münster Gruppe» konnte eine ähnliche Prognose bei Patienten mit < 1000 Blasten/µl im peripheren Blut nach 7 Tagen Vortherapie mit Prednison feststellen.

> **Das Wichtigste in Kürze: Hochrisiko-Gruppen mit schlechter Prognose bei kindlicher ALL**
>
> - Alter < 1 Jahre und > 10 Jahre
> - Intiale Leukozytenzahl > 50 000 G/l
> - Chromosomale Translokationen, v.a. t(8;14), t(9;22) = Philadelphia-Chromosom und t (4;11)
> - Hypodiploidie (< 46 Chromosomen)
> - Maligne Zellen mit immunphänotypisch reifen B- oder T-Zellen
> - ZNS-Befall
> - Männliches Geschlecht

10.72
Was ist die prognostische Aussagekraft der MRD (minimal residual disease = minimale Resterkrankung)?

Durch die PCR-Technologie können Kinder nach Abschluss der Induktionsphase mit minimaler Resterkrankung erkannt werden, indem die residuellen Leukämie-Zellen (d.h. diejenigen unterhalb der konventionell/mikroskopisch sichtbaren Nachweisgrenze) von Patienten in Remission identifiziert werden. Der Nachweis von MRD konnte mit weitaus höheren und früher auftretenden Rezidivraten in Zusammenhang gebracht werden. Die Leukämie-assoziierte Immunphänotypisierung stellt eine andere Technik dar, um die Präsenz und Persistenz von Leukämiezellen nachzuweisen.

10.73
Worin besteht das akute Risiko von bei initialer Diagnose einer Leukämie nachgewiesenen sehr hohen Leukozytenwerten im peripheren Blut?

Bei exzessiv erhöhten peripheren Leukozytenwerten können sich die Symptome eines Leukostase-Syndroms mit Kopfschmerzen, Verwirrtheit, Blutungen aus kleinen Blutgefäßen oder einem Schlaganfall entwickeln. Das Risiko wird bei Patienten mit AML höher eingeschätzt, da Myeloblasten größer sind und eine gerinnungsfördernde Aktivität besitzen, die das Risiko für einen Schlaganfall oder eine Blutung erhöhen. Leukozytapherese wird gelegentlich eingesetzt, um die Anzahl an Blasten vor Therapiebeginn zu reduzieren, obwohl der Einfluss dieser Maßnahme auf eine Verbesserung des Überlebens noch unbewiesen ist.

10.74
Was sind die häufigsten Lokalisationen extramedullärer Rezidive bei ALL?

Am häufigsten sind extramedulläre Rezidive im ZNS oder in den Hoden lokalisiert. Ein testikuläres Rezidiv macht sich meist durch eine schmerzlose Schwellung (meist unilateral) bemerkbar und die Diagnose wird durch eine Biopsie gestellt. Patienten mit einem Hodenbefall erhalten eine Radiotherapie zusätzlich zu einer intensiven Chemotherapie.

10.75
Was sind die Langzeit-Nebenwirkungen einer Schädel-Bestrahlung, die zur Prävention eines ZNS-Befalls eingesetzt wird?

Zahlreiche endokrinologische Komplikationen können auftreten, z.B. Wachstumshormon-Mangel, Hypothyreoidismus, eingeschränkte Fertilität und vorzeitige Ovarialinsuffizienz. Diese Kinder haben außerdem ein erhöhtes Risiko für Defizite in Aufmerksamkeit, Gedächtnis und im Intelligenzquotienten. Weniger häufig kann eine Leukenzephalopathie auftreten. Schließlich besteht noch ein erhöhtes Risiko der Entwicklung einer Zweitneoplasie im Bestrahlungsfeld.

10.76
Wie unterscheidet sich eine Leukämie von einem Lymphom?

Häufig ist die Unterscheidung schwierig, da eine ALL einem Non-Hodgkin Lymphom ähneln kann. Zytomorphologisch gibt es nur geringe Unterschiede zwischen einem lymphoblastischen T-Zell-Lymphom und einer ALL oder zwischen den B-Zellen eines Burkitt-Lymphoms und denjenigen einer reifen B-Zell-ALL. Als Faustregel gilt, dass bei Anwesenheit von ≥ 25 % Blasten im Knochenmark definitionsgemäß von einer Leukämie gesprochen wird.

10.77
Was ist ein Chlorom?

Chlorome (Chlorosarkome) sind selten bei akuter Leukämie auftretende, oft multiple solide extramedulläre Tumoren, die aus einem Konglomerat an myeloischen oder lymphatischen Blasten bestehen. Sie treten unter anderem im Knochen, Weichteilgewebe oder in der Haut auf. Der Name leitet sich vom äußeren Erscheinungsbild der Schnittfläche des Tumors ab.

Downing JR, Burnett A: Acute myeloid leukemia. N Engl J Med 341:1051–1062, 1999.

10.78
Was ist die Bedeutung des Philadelphia-Chromosoms?

Das Philadelphia-Chromosom (verkürztes Chromosom 22, Ph1) wurde im Jahr 1960 von Nowell und Hungerford in Philadelphia als erste zytogenetische Veränderung bei Patienten mit CML entdeckt. Dabei handelt es sich um eine balancierte Translokation zwischen Chromosom 9 und 22, wodurch das ABL-Gen auf Chromosom 9 in die Nachbarschaft zum BCR-Gen auf Chromosom 22 gelangt. Das dadurch neu entstandene BCR-ABL-Gen kodiert unter anderem für eine Tyrosinkinase, welche die enzymatische Aktivität erhöht. Das Philadelphia-Chromosom ist bei > 90 % aller Patienten mit chronisch myeloischer Leukämie (CML) vorhanden und kommt jedoch auch bei ≤5% der Kinder mit ALL (20 % bei adulter ALL) und bei ≤2% der Kinder mit AML vor. Verschiedene Isoformen dieses Fusionsgens können bei ALL existieren. Eine Ph+ positive ALL hat eine deutlich schlechtere Prognose.

Arico M, Valsecchi MG, Camitta B, et al: Outcome of treatment in children with Philadelphia chromosome-positive acute lymphoblastic leukemia. N Engl J Med 342:1451–1464, 2003.

10.79
Wie wird eine CML adäquat therapiert?

Die definitive Behandlung einer CML besteht in einer **allogenen Stammzell-Transplantation**. Bei Patienten, für die kein passender Spender gefunden wurde, kann eine Therapie mit Interferon-alpha die Leukozytenzahl reduzieren und auch gelegentlich zu einer zytogenetischen Remission führen. Hydroxyurea kann zur Reduktion der peripheren Leukozytenzahl eingesetzt werden, auch wenn diese Therapie nicht kurativ ist. Durch Gleevec, einen Tyrosinkinase-Inhibitor, kann häufig eine Remission erreicht werden. Da jedoch eine Resistenz gegenüber Gleevec möglich sind, bleibt bei Kindern die Stammzelltransplanation häufig die einzige definitive Therapie einer CML.

Glodman JM, Melo JV: Chronic myeloid leukemia – Advances in biology and new approaches to treatment. N Engl J Med 349:1451–1464, 2003.

10.80
Warum sind hämorrhagische ZNS-Komplikationen bei Kindern mit hohen Leukozytenzahlen häufiger bei AML als bei ALL zu beobachten?

Vor allem Promyelozyten und Monoblasten besitzen gegenüber Lymphozyten eine gerinnungsfördernde Aktivität, die beim Zelluntergang freigesetzt wird. Dies führt zu einer mikrothrombotischen Formation mit disseminierter intravasaler Gerinnung und schließlich Blutung.

Lymphome

10.81
Welches ist die maligne Zelle beim M. Hodgkin?

Die **Reed-Sternberg Zelle**, deren Ursprungszelle nicht eindeutig zuzuordnen ist, jedoch am ehesten einem B- oder T-Lymphozyten entspricht. Diese Zellen sind nicht pathognomonisch für den M. Hodgkin und kommen auch bei infektiöser Mononukleose, Non-Hodgkin Lymphomen, Karzinomen und Sarkomen vor.

10.82
Wie erfolgt die Stadien-Einteilung des M. Hodgkin?

Hodkin-Lymphome werden ebenso wie Non-Hodgkin Lymphome aufgrund der Ausbreitungsstadien, der Histologie und dem Vorhandensein definierter Allgemeinsymptome eingeteilt. Patienten mit B-Symptomatik (unerklärtes persistierendes oder rekurrierendes Fieber über 38 °C, und/oder unerklärlicher Gewichtsverlust von mehr als 10 % in den letzten 6 Monaten und/oder starker Nachtschweiß) werden der B-Kategorie zugeteilt, Patienten ohne Symptome der A-Kategorie. Hartnäckiger Pruritus kann ebenfalls vorhanden sein, wird jedoch nicht der B-Symptomatik zugerechnet und somit nicht ins Staging eingeschlossen.

Wichtig für die klinische Einteilung des M. Hodgkin ist der Ausbreitungsgrad der Erkrankung, welcher anhand der Ann-Arbor-Klassifikation festgestellt wird:

- **Stadium I:** Befall einer einzelnen Lymphknotenregion
- **Stadium II:** Befall von 2 oder mehr Lymphknotenregionen auf der gleichen Seite des Zwerchfells
- **Stadium III:** Befall von Lymphknotenregionen auf beiden Seiten des Zwerchfells
- **Stadium IV:** Disseminierter (multifokaler) Befall eines oder mehrerer extralymphatischer Organe mit oder ohne gleichzeitigen Lymphknotenbefall; oder isolierter Befall eines extralymphatischen Organs mit Befall nichtregionärer Lymphknoten.

Der Zusatz «E» beschreibt einen extralymphatischen Befall und kann in jedem Stadium auftreten.

Der Zusatz «S» beschreibt den Befall der Milz und kann in Kombination eines extralymphatischen Befalls auftreten. (z. B. IIIE+S)

10.83
Was sind B-Symptome?

Fieber, Nachtschweiß und Gewichtsverlust. Deren Vorhandensein ist mit einer schlechteren Prognose bei Patienten mit M. Hodgkin assoziiert.

10.84
Wie wird der M. Hodgkin histologisch klassifiziert?

In der WHO-Klassifikation wird das Hodgkin-Lymphom unterteilt in das «Noduläre lymphozytenprädominante Hodgkin-Lymphom» (ca. 5 %) einerseits und das «klassische Hodgkin-Lymphom» andererseits mit vier Subtypen entsprechend der Ann-Arbor-Klassifikation:

- Lymphozytenreicher Typ: ca. 10 %
- Nodulär sklerosierender Typ: 40 bis 70 %
- Gemischtzelliger Typ: 20 bis 30 %
- Lymphozytenarmer Typ: < 5 %

10.85
Wie ist die Prognose des M. Hodgkin abhängig vom Stadium der Erkrankung?

Die Prognose des M. Hodgkin im Kindesalter kann generell als exzellent eingestuft werden, da die meisten Patienten geheilt werden können. Für die Stadien I und IIA besteht eine 5-Jahres rezidivfreie Überlebensrate von > 80 %, wenn sie nur eine Bestrahlung erhalten und ist > 90 % bei Kindern, die eine kombinierte Radio-Chemotherapie erhalten. Im Stadium IIB besteht eine weniger gute Prognose, v. a. bei Vorhandensein eines mediastinalen Tumors, auch wenn die 5-Jahres Überlebensrate immer noch > 80 % ist. Die gleichen Überlebensraten zeigen sich für Patienten im Stadium IIIA, wo jedoch im Allgemeinen eine intensivere Therapie durchgeführt wird. Im Stadium IV kann je nach Therapieschema eine 5-Jahres rezidivfreie Überlebensrate von 70 bis 90 % erreicht werden.

10.86
Wie erfolgt die Einteilung von Non-Hodgkin Lymphomen?

Unter dem Sammelbegriff Non-Hodgkin Lymphome (NHL) werden eine heterogene Gruppe von malignen soliden Tumoren lymphatischen Ursprungs zusammengefasst, die nicht die Diagnosekriterien eines M. Hodgkin erfüllen. Die Klassifikation der NHL erfolgt nach der WHO-Klassifikation für hämatologische Neoplasien und unterscheidet sich deutlich von der Klassifikation der NHL im Erwachsenenalter. Ordnungsprinzipien sind die immunophänotypische Zugehörigkeit zur T- oder B-Zell-Reihe, die Unterteilung in Neoplasien der Vorläufer-B- und Vorläufer-T-Zellen (Vorläufer-Zell Lymphome = lymphoblastische Lymphome) einerseits und der peripheren B- und T-Zellen andererseits sowie das Grading in niedrig- und hochmaligne Lymphome. Die Stadieneinteilung erfolgt anhand des Befallsmusters und des Ausbreitungsgrades:

- **Stadium I:** einzelne nodale oder extranodale Tumormanifestation ohne lokale Ausbreitung
- **Stadium II:** mehrere nodale und/oder extranodale Manifestationen auf derselben Seite des Zwerchfells mit oder ohne lokale Ausbreitung
- **Stadium III:** Lokalisationen auf beiden Seiten des Zwerchfells und alle thorakalen Manifestationen (Mediastinum, Thymus, Pleura) und ausgedehnte nicht-resektable abdominale Manifestationen
- **Stadium IV:** Befall des Knochenmarks (< 25 %) und/oder des ZNS

Lymphoblastische Lymphome und die ALL sind verwandte Erkrankungen unreifer Vorläufer-T- oder Vorläufer-B-Zellen. Eine Infiltration des Knochenmarks mit > 25 % Lymphoblasten wird definitionsgemäß als ALL bezeichnet.

AWMF Leitlinien online (www.leitlinien.net): Non-Hodgkin-Lymphome im Kindesalter.

Sandlund JT, Downing JR, Crist WM: Non-Hodgkin's lymphoma in childhood. N Engl J Med 334:1238–1248, 1996.

10.87
Welche Zweitneoplasien sind häufig bei Patienten nach einer Therapie des M. Hodgkin?

Die Art des Zweitmalignoms nach Therapie eines M. Hodgkin hängt hauptsächlich von der Art der Behandlung der Ersterkrankung ab. Eine Bestrahlung führt zu einem erhöhten Risiko für Haut-, Knochen- und Brustkrebs. Die Chemotherapie mit Alkylantien erhöht das Risiko, im späteren Leben eine AML zu entwickeln.

Hudson MM, Donaldson SS: Hodgkin's disease. Pediatr Clin North Am 44:891–906, 1997.

10.88
Was sind typische Lymphomarten im Kindesalter?

Im Vergleich zu Erwachsenen überwiegen im Kindesalter aggressive, hochmaligne Lymphome. Die drei häufigsten Lymphome bei Kindern sind: Burkitt-Lymphom, lymphoblastisches Lymphom, großzelliges Lymphom.

10.89
Was ist die häufigste zytogenetische Veränderung beim Burkitt-Lymphom?

Typisch für das Burkitt-Lymphom sind genetische Veränderungen, die das c-MYC-Gen auf Chromosom 8 betreffen. Zytogenetisch findet sich am häufigsten eine Chromosomentranslokation t(8;14), wodurch das c-MYC-Gen in die Nähe von Immunglobulin-Schwerketten gelangt. Da die Schwerketten im Rahmen der Antikörperproduktion häufig abgelesen und exprimiert werden, kommt es auch zur Überexpression von c-MYC-Gen und c-MYC-Protein, wodurch die Steuerung der Zellteilung empfindlich gestört wird. Im Fall des Burkitt-Lymphoms kommt es somit zu einer ungehemmten Zellteilung aus einer einzelnen genetisch veränderten Zelle, wobei die Dysregulation des c-MYC-Gens allein nicht ausreichend ist. Die Translokation t(8;14) wird sowohl bei der sporadischen als auch der endemischen Form des Burkitt-Lymphoms gefunden, wobei Variationen der Bruchpunktlokalisationen bestehen.

10.90
Was ist ein eosinophiles Granulom?

Das eosinophile Granulom ist ein osteolytischer Knochentumor, der sich häufig durch Schmerzen und gelegentlich Schwellung bemerkbar macht. Die Histologie ist identisch mit der einer Langerhanszell-Histiozytose. Häufig ist schon die Biopsie eines isolierten eosinophilen Granuloms an sich kurativ, teilweise kann bei typischer Präsentation auch zugewartet werden, da die Läsionen spontan regredient sein können.

10.91
Was sind die Kennzeichen einer Langerhans-Zell Histiozytose (LCH)?

Die LCH ist eine vielfältige Erkrankung, deren Ausprägungsformen auch unter dem Namen «Histiozytose X» subsumiert werden. Die verschiedenen Krankheitsentitäten unterscheiden sich in Verlauf, Prognose und klinischer Präsentation, können jedoch häufig nicht exakt voneinander getrennt werden und beinhalten isolierte Knochenläsionen (eosinophiles Granulom), Knochenläsionen kombiniert mit Exophtalmus und Diabetes insipidus (Hand-Schüller-Christian Krankheit) sowie disseminierten Befall (Abt-Letter-Siwe Syndrom). Zusätzliche Merkmale sind Hautveränderungen (ähnlich einer seborrhoischen Dermatitis), chronische Otitis externa, Lymphadenopathie, Hepatosplenomegalie, Panzytopenie, neurologische Defizite und pulmonale Veränderungen. Milde Formen können auch ohne Therapie wechselnde Symptome und Veränderungen zeigen, während ein disseminierter Befall häufig therapieresistent ist.

Hirntumoren

10.92
Wie erfolgt die Einteilung der Hirntumore?

Meist werden die Hirntumoren anhand ihrer Histologie eingeteilt:

Tumoren des neuroepithelialen Gewebes
- Astrozytische Tumoren (30 bis 35 %)
- Oligodendrogliale Tumoren (0 bis 1 %)
- Gemischte Gliome
- Ependymale Tumoren (10 bis 15 %)
- Tumoren des Plexus choroideus (2 bis 3 %)
- Neuronale und gemischt neuronal-gliale Tumoren
- Tumoren des Pinealisparenchyms (2 bis 3 %)
- Embryonale Tumoren (15 bis 20 %)

Meningeale Tumoren (0 bis 1 %)
Primäre Lymphome des ZNS
Keimzelltumoren (3 bis 5 %)
Tumoren der Sellaregion (8 bis 10 %)
Metastasen extrazerebraler Tumoren

AWMF Leitlinien online (www.leitlinien.net): Diagnostik der Hirntumoren im Kindesalter.

10.93
Was sind typische Lokalisationen der einzelnen ZNS-Tumore?

- **Gliome:** Zerebellum und entlang der Sehbahn (häufiger benigne und niedriggradig); Großhirn oder Hirnstamm (häufiger maligne und höhergradig)
- **Ependymome:** Vierter Ventrikel; seltener Rückenmark
- **Keimzelltumore:** Glandula pinealis (Epiphyse) oder suprasellär
- **Medulloblastome:** Kleinhirn (Vermis cerebelli)
- **Kraniopharyngeome:** Sella

10.94
Welches sind die häufigsten supratentoriellen Hirntumore? Wie ist deren Symptomatik?

Supratentorielle Gehirntumore beinhalten Tumore von Großhirn, Basalganglien, Thalamus und Hypothalamus. Histologisch finden sich Gliome, Ependymome, PNETs, Germinome, Tumore des Plexus choroideus oder Kraniopharyngeome. Diese Tumoren können sich mit Hirndrucksymptomatik präsentieren, wie Kopfschmerzen, Übelkeit und (Nüchtern-) Erbrechen. Zudem können neurologische Ausfälle (kontralaterale Paresen/Sensibilitätsausfälle), epileptische Anfälle, Sprachstörungen und Wesensveränderungen auftreten. Bei suprasellärem Sitz kommt es häufig zu endokrinologischen und visuellen Ausfallserscheinungen und früh zu Hirndruckzeichen.

10.95
Welches sind die häufigsten infratentoriellen Hirntumore? Wie präsentieren sie sich klinisch?

Infratentorielle Gehirntumore sind im Kleinhirn und Hirnstamm lokalisiert. Am häufigsten finden sich Astrozytome, Medulloblastome, Ependymome und Gliome. Bei Tumoren des IV. Ventrikels und Vermis cerebelli kommt es früh zu Hirndrucksymptomen (Kopfschmerzen und Erbrechen) und Ataxie sowie Nystagmus. Bei Tumoren des kaudalen Hirnstamms findet sich die Trias Hirnnervenparesen, seitengekreuzte Ausfälle langer Bahnen und Ataxie, oft ohne oder erst spät im Verlauf auftretende Hirndruckzeichen. Bei Tumoren im Bereich der Kleinhirnhemisphäre bestehen ataktische Symptome, Nystagmus und erst später ein erhöhter intrakranieller Druck mit der entsprechenden Symptomatik.

10.96
Wo sind im Vergleich zu Erwachsenen die häufigsten kindlichen Hirntumoren lokalisiert?

Ungefähr 50 % der Hirntumore im Kindesalter sind infratentoriell lokalisiert, wovon wiederum drei Viertel im Kleinhirn oder Vierten Ventrikel liegen. Im Gegensatz dazu sind die meisten Tumoren im Erwachsenenalter supratentoriell.

10.97
Welche Hirnnerven-Störung ist am häufigsten bei Kindern, die aufgrund eines Tumors der hinteren Schädelgrube Zeichen von erhöhtem Hirndruck zeigen?

Hirnnervenparesen können eine lokalisierte Bedeutung haben, sind jedoch häufig lediglich Folge der intrakraniellen Drucksteigerung. Dies zeigt sich z. B. in einer einseitigen oder beidseitigen **Abduzensparese** (Hirnnerv VI). Seltener betroffen sind die Hirnnerven III, IV, VII und XII.

10.98
Was sind die klinischen Zeichen eines dienzephalen Syndroms?

Ein diezephales Syndrom tritt bei Tumoren im Hypothalamus-Gebiet auf und präsentiert sich häufig mit Euphorie, Kachexie und Emesis.

10.99
Was ist das Syndrom von Parinaud?

Das Syndrom von Parinaud findet sich bei erhöhtem intrakraniellem Hirndruck und Läsionen im Gebiet der vorderen vier Hügel (Vierhügelstarre) und zeigt sich durch vertikale Blickparese, lichtstarre Mydriasis und Nystagmus.

10.100
Worum handelt es sich bei der Cushing-Trias?

Die Cushing-Trias repräsentiert den Versuch des Körpers, auf einen erhöhten Hirndruck zu reagieren und besteht aus **Bradykardie**, **arterieller Hypertension** und **abnormem Atemmuster**.

10.101
Welche Untersuchungen müssen auf jeden Fall bei einem Kind mit neu entdecktem Medulloblastom durchgeführt werden?

Medulloblastome wachsen lokal infiltrierend, z. B. in den unteren Hirnstamm, aber auch per continuitatem entlang der Liquorwege. Deshalb ist bei jedem neu entdeckten Medulloblastom eine Evaluation mittels MRI des gesamten Schädels sowie des kompletten Spinalkanals notwendig, um mögliche Metastasen zu entdecken. Eine Liquoruntersuchung sollte nach Resektion des Primärtumors erfolgen.

10.102
Was ist eine Abtropfmetastase?

Die meisten Hirntumoren metastasieren nicht, haben aber aufgrund ihrer lokalen Begebenheiten häufig fatale Auswirkungen. Möglich ist jedoch eine Metastasierung entlang der Liquorwege (Abtropfmetastasierung), was zu einer meningealen Deposition der malignen Zellen im Rückenmark führt.

10.103
Was ist der Unterschied zwischen einem Gliom, einem Astrozytom und einem Glioblastoma multiforme?

- Beim **Gliom** (leitet sich vom griechischen Wort Glia = Leim und dem Suffix -oma für Tumor ab) handelt es sich um eine Neoplasie, die aus einer der verschiedenen Zellen des interstitiellen Gewebes im ZNS (Astrozyten, Oligodendrozyten und Ependymzellen) hervorgeht. Astrozytome unterschiedlicher Malignität sind die häufigsten Gliome im Kindesalter.
- **Astrozytome** werden in verschiedene Kategorien (WHO-Grade) eingeteilt, abhängig vom Ausmaß der Anaplasie und dem Nachweis bzw. dem Fehlen von Tumornekrosen. Das juvenile pilozytische und das subependymale Astrozytom sind niedrig-maligne (WHO-Grad I) Gliome. Anaplastische Astrozytome (WHO-Grad III) wachsen schneller als die mehr differenzierten Astrozytome.
- Ein **Glioblastoma multiforme** ist ein hochmalignes Astrozytom (WHO-Grad IV).

Ullrich NJ, Pomeroy SL: Pediatric brain tumors. Neurol Clinics 21:897–913, 2003.

10.104
Was ist ein PNET?

Ein PNET ist ein **Primitiver neuroektodermaler Tumor**. Der Begriff leitet sich von der Tatsache ab, dass der Tumor vorwiegend aus undifferenzierten neuroepithelialen Zellen besteht. Man unterscheidet supratentorielle Tumoren neuroektodermalen Ursprungs (sPNET) und zerebelläre neuroektodermale Tumoren (Medulloblastom).

10.105
Warum ist die Prognose von Kindern mit Hirnstamm-Gliomen so schlecht?

Ein wichtiger Grundsatz der Chirurgie von Hirntumoren ist die ausgedehnte Totalresektion des Tumors, womit die größte Wahrscheinlichkeit für ein Langzeitüberleben erreicht werden kann. Hirnstamm-Tumoren infiltrieren meistens vollständig die Pons und sind damit nichtoperabel. Obwohl eine Bestrahlung die Symptome verbessern kann, gibt es bislang keine bekannte kurative Behandlungsmöglichkeit für den größten Teil der Kinder mit Hirnstamm-Gliomen.

> **Das Wichtigste in Kürze: Hirntumore**
> - Zweithäufigste Neoplasie im Kindesalter
> - Ältere Kinder >1 Jahr: meist infratentorielle Lokalisation (Kleinhirn oder Hirnstamm)
> - Kinder <1 Jahr: meist supratentorielle Lokalisation
> - Gold-Standard für Diagnosestellung: Kernspin-Tomographie mit oder ohne Kontrastmittel-Enhancement
> - Hinweise auf spinale Läsionen und/oder spinale Metastasierung: Rückenschmerzen, ausgeprägte Schwäche und/oder Dysfunktion von Gastrointestinaltrakt oder Blase.

10.106
Was sind Neuroblastome?

Das Neuroblastom ist eine maligne Erkrankung des sympathischen Nervensystems und im Kindesalter der häufigste extrakranielle solide Tumor. Neuroblastome sind embryonale Tumoren, weshalb sich ihr Auftreten auf das frühe Kindesalter konzentriert. 90 % der Patienten sind jünger als 6 Jahre.

10.107
Warum können Neuroblastome bei Kindern an so vielen verschiedenen Lokalisationen auftreten?

Neuroblastome sind Tumoren der Neuralleiste und können überall dort auftreten, wo sich sympathisches Gewebe findet: Nebennieren, zervikaler, thorakaler und abdomineller Grenzstrang sowie Paraganglien.

10.108
Mit welcher Symptomatik präsentiert sich typischerweise ein Neuroblastom?

Kinder mit **metastasiertem** Neuroblastom sind irritabel und in schlechtem Allgemeinzustand und fallen oft mit Schmerzen, Fieber oder Blässe auf. Retrobulbäre Infiltrationen verursachen typische periorbitale Ekchymosen (Brillenhämatome). Siebzig Prozent aller Neuroblastome sind im Abdomen lokalisiert, davon die Hälfte in den Nebennieren. Der Tumor produziert häufig Katecholamine, was zu systemischen Symptomen wie Schwitzen, arterieller Hypertension, Diarrhoe und Irritabilität führen kann. Kinder mit lokalisiertem Neuroblastom fallen eher mit einer palpablem Masse und den dadurch verursachten lokalen Komplikationen auf.

10.109
Was ist ein Horner-Syndrom?

Bei 15 bis 20 % aller zervikalen Neuroblastome wird bei Diagnosestellung ein Horner-Syndrom mit der Trias Miosis (mit Anisokorie), Ptosis, Enophtalmus beobachtet. Ein Horner-Syndrom kann auch kongenital durch Verletzung des Plexus brachialis auftreten, jede erworbene Form muss jedoch bezüglich einer zervikalen, intrathorakalen oder intrakraniellen Pathologie, insbesondere eines Neuroblastoms, weiter abgeklärt werden.

10.110
Wohin metastasieren Neuroblastome am häufigsten?

Etwa die Hälfte aller Neuroblastome ist bei Diagnosestellung bereits metastasiert. Metastasen werden in regionalen und entfernten Lymphknoten, Knochenmark, Knochen, Leber oder Haut beobachtet, seltener im ZNS, höchst selten in der Lunge.

10.111
Was ist mit «dancing eyes-dancing feet» gemeint?

Bei ca. 2% aller Kinder mit Neuroblastom tritt ein so genanntes **Opsoklonus-Myoklonus-Syndrom** auf, welches sich mit unwillkürlichen Augenbewegungen (horizontaler Nystagmus) und Muskelzuckungen der unteren Extremitäten präsentiert. Diese Symptome entstehen aufgrund einer unspezifischen Antikörper-Reaktion gegenüber den Neuroblastom-Zellen, die mit der motorischen Endplatte kreuzreagieren. Nicht immer verbessern sich die Symptome trotz adäquater Neuroblastom-Therapie.

10.112
Welcher Urintest kann zur Diagnose eines Neuroblastoms eingesetzt werden?

Als Tumormarker des Neuroblastoms sind bei den betroffenen Kindern häufig die Katecholamin-Metabolite (Dopamin, Homovanillinmandelsäure, Vanillinmandelsäure) im Urin erhöht (> 3 SDS pro mg Kreatinin oberhalb des Mittelwertes bezogen auf das Alter).

10.113
Warum wird bei Säuglingen mit Neuroblastom häufig Retinoinsäure als Therapie eingesetzt?

In vitro konnte für Retinoinsäure (Isotretionin) gezeigt werden, dass damit Neuroblastom-Zellen vermehrt ausdifferenzieren und reifen. In klinischen Studien hatten die Kinder mit höhergradigem Neuroblastom nach Abschluss der Chemotherapie unter 13-cis-Retinoinsäure eine leicht verbesserte Heilungschance.

10.114
Wofür steht das S bei einem Neuroblastom Stadium IV-S?

Das Stadium IV-S steht für einen «speziellen» Typ des Neuroblastoms, der nur bei Kindern unter 1 Jahr vorkommt. Dabei entspricht der Primärtumor in der Größe einem Tumor des Stadiums I-II mit zusätzlichen Metastasen in Knochenmark, Leber oder Haut. Dieses Neuroblastom entwickelt sich auch ohne Therapie zurück und kann im Verlauf sogar verschwinden. Eine Behandlung ist nur angezeigt, wenn der Patient durch den Tumor symptomatisch wird (z.B. große abdominelle Masse, Lebermetastasen).

10.115
Wie ist die Langzeitprognose von Patienten mit Neuroblastom abhängig vom Stadium der Erkrankung?

- **Stadium I oder II:** Heilungsraten sind ≥ 90% nach alleiniger operativer Entfernung des Tumors. Kinder, deren Erkrankung durch die chirurgische Resektion alleine nicht kontrolliert werden kann, haben häufig ungünstige biologische Merkmale, wie eine ungünstige Histologie (d.h. viele Mitosen und/oder Karyorrhexis) und ein erhöhtes Ferritin im Serum und/oder eine N-MYC-Amplifikation.
- **Stadium III:** Die Heilungsraten nach chirurgischer Resektion, Radio- und Chemotherapie liegen bei ca. 50%. Die biologischen Merkmale bei Diagnosestellung bestimmen ebenfalls die Prognose dieser Patienten.
- **Stadium IV:** Die Langzeitüberlebensrate beträgt ca. 20%. Das Alter spielt in diesem Stadium eine besonders wichtige Rolle, da Kinder unter 1 Jahr eine bedeutend bessere Prognose aufweisen.
- **Stadium IV-S:** Mit alleinig supportiver Behandlung lässt sich eine Langzeitüberlebensrate von ≥ 80% erreichen. Säuglinge mit einem Alter < 6 Wochen können unter Umständen an einem Leberversagen oder aufgrund mechanischer Probleme durch eine große Leber versterben. Nur wenige Patienten mit Stadium IV-S haben eine tatsächliche Progredienz zu einem typischen Stadium IV mit Knochenmetastasen und ausgeprägtem Knochenmarks-Befall.

> **Das Wichtigste in Kürze: Neuroblastom**
> - Häufigster extrakranieller solider Tumor im Kindesalter.
> - Häufigster maligner Tumor bei Kleinkindern.
> - Der Grossteil der Kinder ist < 4 Jahre alt.
> - Marker einer schlechten Prognose sind: Kinder > 1 Jahr, metastasierte Erkrankung, N-MYC-Amplifikation.
> - Häufig bereits Metastasierung bei Diagnose.
> - Häufiges Vorkommen paraneoplastischer Syndrome: VIP-Syndrom (Diarrhoe als Folge von erhöhtem vasointestinalem Peptid), Ospoklonus-Myoklonus-Syndrom («dancing eyes, dancing feet»), Katecholamin-Ausschüttung (Flush, Schwitzen, Kopfschmerzen, Hypertension)

10.116
Wie kann die Lokalisation einer Rückenmarks-Kompression klinisch festgestellt werden?

Ein spinaler Druckschmerz bei Perkussion korreliert bei ca. 80% der Patienten mit der Lokalisation des Tumors. Zusätzliche neurologische Untersuchungen wie grobe Kraft, sensibles Niveau, Reflexe und analer Sphinktertonus können helfen, die genaue Lokalisation im Rückenmark, im Conus medullaris oder in der Cauda equina festzulegen. Eine schnelle Progression der klinischen Symptomatik findet sich bei Kompression des Rückenmarks. Bei Sitz des Tumors im Bereich des Conus medullaris oder der Cauda equina ist der klinische Verlauf variabel. Die am häufigsten betroffenen Abschnitte der Wirbelsäule sind:

- Zervikal: 10%
- Thorakal: 70%
- Lumbosakral: 20%

Aus Gates RA, Fink RM: Oncology Nursing Secrets, 2. Auflage, Philadelphia, Hanley & Belfus, 2001, S. 470

10.117
Was ist eine Leukokorie?

Als Leukokorie bezeichnet man ein weißliches Aufleuchten der Pupille, welche sehr deutlich oder nur als geringe Asymmetrie des Pupillenreflexes feststellbar sein kann. Häufig wird sie von den Eltern bemerkt, Familienfotos können zur Abklärung eines pathologischen Fundusreflexes herangezogen werden. Es existiert eine Reihe von Differenzialdiagnosen für diesen Befund, von denen das Retinoblastom am meisten gefürchtet wird. Weitere typische Symptome dieses Tumors sind Strabismus, Visusverschlechterung und ein rotes schmerzhaftes Auge.

Michael Diestelhorst: Linsenanomalie, Katarakt, Leukokorie, Retinoblastom. Aus Michalk D, Schönau E (Hrsg.): Differentialdiagnose Pädiatrie, 2. Auflage, Urban & Fischer, München, 2005, S. 185.

10.118
Können Retinoblastome vererbt werden?

Die meisten Retinoblastome treten sporadisch auf, es existiert jedoch auch eine hereditäre Form mit autosomal-dominantem Vererbungsmodus bei fast vollständiger Penetranz. Von allen Retinoblastomen sind 60% nicht-hereditär und unilateral, 15% sind hereditär und unilateral und 25% sind hereditär und bilateral. Familien mit erblichem Retinoblastom sollten eine genetische Beratung erhalten.

10.119
Was ist die Zwei-Mutationen-Theorie im Rahmen der Krebsentstehung, v.a. von Retinoblastomen?

Bei Alfred Knudsons Zwei-Mutationen-Theorie («Two-hit» Modell) handelt es sich um einen Grundsatz der malignen Transformation. 1971 berechnete Knudson die genetische Wahrscheinlichkeit für die Entwicklung eines Retinoblastoms und stellte die Hypothese auf, dass Patienten mit bilateraler Erkrankung eine **Keimbahn-Mutation** erben und dann zur Entwicklung des Tumors eine zweite **somatische Mutation** erleiden. Patienten mit sporadischer Erkrankung müssen somit zwei somatische Mutationen im frühen Kindesalter erlitten haben, damit es zur Tumorentwicklung kommt.

Knudson A: Two genetic hits (more or less) to cancer. Nat Rev Cancer 1:157–162, 2001.

10.120
In welcher Altersgruppe treten Retinoblastome typischerweise auf?

Retinoblastome treten typischerweise bei kleinen Kindern auf, 80 % der Tumoren werden vor dem 5. Lebensjahr diagnostiziert. Retinoblastome sind meist auf das Auge beschränkt, eine Heilung kann durch die aktuelle Therapie bei > 80 % der Kinder erreicht werden.

Shields CL, Shields JA: Recent developments in the management of retinoblastoma. J Pediatr Ophtalmol Strabismus 36:8–18, 1999.

10.121
Patienten mit hereditärem Retinoblastom haben ein erhöhtes Risiko für die Entwicklung von Zweit-Tumoren unabhängig von der Therapie. Um welche Tumoren handelt es sich dabei?

50 Jahre nach Diagnosestellung des Retinoblastoms beträgt die kumulative Inzidenz für die Entwicklung einer Zweit-Neoplasie 26 ± 10 % bei Patienten ohne Strahlentherapie und 58 ± 10 % bei bestrahlten Patienten. Die häufigsten Zweit-Tumoren sind **Osteosarkome, Weichteilsarkome** und **Melanome**.

Andere solide Nicht-Hirntumore

10.122
In welchem Altersbereich zeigt sich die höchste Inzidenz der häufigsten kindlichen soliden Tumore?

Neuroblastome und der **Wilms-Tumore** sind Tumore der frühen Kindheit. **Ewing-Sarkome** und **Osteosarkome** kommen häufig im zweiten Lebensjahrzehnt vor. **Rhabdomyosarkome** treten im Kindesalter und bei Jugendlichen auf.

10.123
Welche Faktoren leisten einen Beitrag zur Rezidiventstehung solider Tumoren?

Es treten selbst in den besten onkologischen Zentren unter optimalen Therapiebedingungen Rezidive solider Tumoren auf, deren Ursache ungeklärt bleibt und möglicherweise durch die Biologie des Tumors bestimmt wird. Es sind jedoch bestimmte Variablen bekannt, die generell zu einer höheren Tumorpersistenz bzw. Rezidivrate führen:

- Eine suboptimale Therapie, die nicht in Übereinstimmung mit einem anerkannten Protokoll gegeben oder von einem unerfahrenen Arzt durchgeführt wird.
- Fehlende Kontrolle des Primärtumors durch Chirurgie und Strahlentherapie.
- Metastasierung des Tumors bei Diagnosestellung.
- Chemotherapie-Resistenz des Tumors.

10.124
Was ist ein Wilms-Tumor?

Ein Wilms-Tumor (Nephroblastom) ist ein maligner embryonaler Tumor mit großer histologischer Vielfalt. Der Häufigkeitsgipfel der Erkrankung liegt zwischen dem 1. und 4. Lebensjahr.

10.125
Aus welchen drei histologischen Komponenten besteht ein Wilms-Tumor?

Wilms-Tumoren werden als triphasisch bezeichnet, bestehend aus blastemischen (unreifen), epithelialen (tubulären) und mesenchymalen (muskulären) Anteilen.

10.126
Wie kann ein Wilms-Tumor radiologisch von einem Neuroblastom unterschieden werden?

- **Wilms-Tumor:** Typischerweise stellt sich das Nephroblastom bei Diagnosestellung als eine große (meist > 5 cm Durchmesser), solide **intrarenale**, aber die Nierenkontur vorwölbende Raumforderung mit komplexer Struktur dar. Der Tumor ist in der Regel durch eine Pseudokapsel (= komprimiertes normales Nierengewebe) glatt begrenzt, wächst destruierend und verformt das Nierenbeckenkelchsystem. In allen Schnittbildverfahren stellt sich der Tumor inhomogen aber glatt begrenzt dar, mit ebenfalls inhomogener, aber deutlicher Kontrastmittelaufnahme. Verkalkungen sind selten, werden aber in ca. 5 bis 10 % beschrieben.
- **Neuroblastom:** Bei jedem Tumor am Nieren-Oberpol sollte differenzialdiagnostisch ein Neuroblastom in Erwägung gezogen werden. Neuroblastome sind fast ausschließlich **extrarenal** gelegen und verursachen eine Verdrängung und nicht eine Destruktion des Nierenparenchyms und der Kelchsysteme auf der betroffenen Seite. In mehr als 50 % der Kinder mit abdominellem Neuroblastom sind radiologisch Verkalkungen nachzuweisen. Neuroblastome ummauern häufig die großen Gefäße und wachsen infiltrierend (Wilms-Tumor hat kapselartige Begrenzung). Ca. 10 bis 20 % der Neuroblastome infiltrieren die Niere, daher ist die fehlende Abgrenzbarkeit des Tumors von der Niere kein gutes Kriterium zur Differenzialdiagnose. Ist ein extrarenaler Ursprung nicht ausgeschlossen, muss vor Therapiebeginn weitere Diagnostik durchgeführt werden (z. B. MIBG-Szintigraphie, Knochenmarkspunktion).

Zieger B: Bildgebung bei Nierenerkrankungen im Kindesalter. Teil 2: Angeborene Anomalien, zystische Nierenerkrankungen, Tumoren, Traumen. Monatsschr Kinderheilkd 148:1042–1059, 2000.

10.127
Wohin metastasiert ein Wilms-Tumor am häufigsten?

Lokal kann ein Wilms-Tumor durch die Nierenkapsel wachsen, in die Nierenvene eindringen und durch die Vena cava sogar bis ins Herz vordringen. Metastasen finden sich vor allem pulmonal oder in den regionalen Lymphknotenstationen.

10.128
Was ist ein Wilms-Tumor Stadium V?

Bilaterale Nephroblastome werden als Stadium V bezeichnet. Jeder Tumor wird dabei unabhängig in ein Stadium eingeteilt. Die Prognose eines bilateralen Wilms-Tumors muss nicht unbedingt schlecht sein.

10.129
Was ist ein WAGR-Syndrom?

WAGR ist ein Akronym und steht für **W**ilms-Tumor, **A**niridie, Anomalien des Uro**g**enitalsystems und geistige **R**etardierung. Ursache dieses Syndroms ist eine Mikrodeletion der Chromosomenregion 11p13.

10.130
Welche soliden Tumoren metastasieren ins Knochenmark?

Neuroblastome, Lymphome, alveoläre Rhabdomyosarkome, Ewing-Sarkome/PNET und Retinoblastome.

10.131
Welche kindlichen Tumoren gehören zu der Gruppe der klein-, blau- und rundzelligen Tumoren?

Neuroblastome, Rhabdomyosarkome, Ewing-Sarkome, lymphoblastische Leukämie und Lymphome. Die Tumorzellen all dieser Tumoren erscheinen lichtmikroskopisch als klein, blau und rund.

10.132
Was ist ein Ewing-Sarkom?

Die Gruppe der Ewing-Tumoren umfasst morphologisch ähnliche Subtypen mit geringem Differenzierungsgrad und nicht-ossärem Ursprung. Sie kommen als Ewing-Sarkom des Knochens, als extraossäres Ewing-Sarkom und als maligner peripherer neuroektodermaler Tumor (PNET oder MPNET) des Knochens oder des Weichteilgewebes vor.

10.133
Wo sind Ewing-Sarkome am häufigsten lokalisiert?

Die häufigste Einzellokalisation ist das Becken, gefolgt von den Diaphysen langer Röhrenknochen (Femur, Tibia und Fibula) und den Rippen.

10.134
Was sind die beiden häufigsten Lokalisationen von Metastasen bei Patienten mit Ewing-Sarkom?

20 bis 30 % der Patienten weisen bei Diagnosestellung Fernmetastasen in **Lunge** und/oder **Skelettsystem** auf. In der Regel sind die Lymphknoten nicht befallen, was eine vorwiegend hämatogene Metastasierung des Tumors nahe legt.

10.135
Was ist ein Osteosarkom?

Das Osteosarkom ist ein seltener, meist hochmaligner Tumor, dessen Zellen direkt Knochen oder Osteoid bilden. Es handelt sich dabei um den häufigsten primären malignen Knochentumor im Kindesalter.

10.136
An welchen Lokalisationen treten Osteosarkome üblicherweise auf?

Der Primärtumor entsteht meist in der Metaphyse langer Röhrenknochen. 60 bis 80 % der Tumoren sind in der Knieregion lokalisiert, d. h. proximale Tibia oder distaler Femur.

10.137
Benötigen alle Patienten mit Osteosarkom eine chirurgische Resektion des Primärtumors?

Die vollständige operative Entfernung des Primärtumors und ggf. der Primärmetastasen ist die Voraussetzung für eine kurative Behandlung des Osteosarkoms. Im Gegensatz zum Ewing-Sarkom ist das Osteosarkom ein relativ strahlentherapie-resistenter Tumor, so dass die Bestrahlung nur in Ausnahmesituationen zum Einsatz kommt. Im Gegensatz dazu ist eine in der Regel prä- und postoperative Chemotherapie wegen der hohen Inzidenz einer (okkulten) Disseminierung stets indiziert.

10.138
Welcher Faktor hat bei Patienten mit lokalisiertem Osteosarkom den größten prädiktiven Wert in Bezug auf eine günstige Prognose?

Patienten mit > 95 % Nekrose des Primärtumors (Bestimmung in der pathologischen Untersuchung) nach neoadjuvanter Chemotherapie haben eine bessere Prognose als die mit geringerem Nekrose-Ausmaß.

10.139
Was sind die Gemeinsamkeiten von Ewing-Sarkom und Osteosarkom?

Die Behandlung beider Tumoren erfolgt mittels neoadjuvanter Chemotherapie, d.h. eine Chemotherapie über 2 bis 3 Monate, mit nachfolgender lokaler operativer Tumorentfernung. Eine Bestrahlung wird sowohl beim Osteosarkom als auch beim Ewing-Sarkom in der Regel nur durchgeführt, wenn keine ausreichende lokale chirurgische Sanierung möglich ist. Beide Tumoren entwickeln hauptsächlich Lungen- und Knochenmetastasen und treten vorwiegend bei Jugendlichen auf. Obwohl es sich sowohl beim Ewing-Sarkom als auch beim Osteosarkom um ein im Knochen auftretenden Weichteiltumor handelt, so handelt es sich nur beim Osteosarkom um einen echten Knochentumor, während das Ewing-Sarkom ein primitiver neuroektodermaler Tumoren ist.

10.140
Bei welchen soliden Tumoren konnte durch eine chirurgische Resektion von Lungenmetastasen die Langzeitheilungsrate verbessert werden?

Obwohl viele Sarkome im Kindesalter in die Lungen metastasieren, so konnte die Prognose nur beim Osteosarkom durch die Resektion von Lungenmetastasen verbessert werden, und dies im Regelfall auch nur bei geringer Anzahl von Lungenmetastasen. Wichtig ist hierbei, dass selbst bei scheinbar unilateralem Befall eine bilaterale Exploration mit Palpation beider Lungen erfolgen muss. Nicht selten finden sich so mehr Metastasen, als zuvor in der Bildgebung bekannt waren. Die Rolle der Resektion von Lungenmetastasen bei anderen Sarkomen (z.B. Rhabdomyosarkom, Ewing-Sarkom) ist nicht klar, weshalb dies nur bei besonderen Umständen durchgeführt wird.

10.141
Was ist eine Extremitäten-erhaltende Chirurgie?

Im Bestreben möglichst viel natürliches Gewebe zu erhalten, wird bei der Resektion von Weichteil-Sarkomen häufig eine Extremitäten-erhaltende Operation durchgeführt. Ziel ist die komplette Entfernung des Tumors mit ausreichendem Sicherheitsabstand ohne Amputation der betroffenen Extremität. Aufgrund der häufig bestehenden räumlichen Nähe des Osteosarkoms zur Knieregion muss jedoch in der Regel das Gelenk mitentfernt und das Knie versteift werden. Patienten nach Extremitäten-erhaltender Chirurgie sind zum Gehen häufig auf Prothesen oder Gehhilfen angewiesen.

10.142
Was ist ein Rhabdomyosarkom?

Das Rhabdomyosarkom ist ein maligner Weichteiltumor, der seinen Ursprung in der quergestreiften Muskulatur hat. Es handelt sich dabei um den häufigsten Weichteiltumor im Kindesalter.

10.143
Wo treten Rhabdomyosarkome typischerweise auf?

Am häufigsten treten Rhabdomyosarkome im Kopf-Hals-Bereich und der Urogenital-Region auf. Seltener sind die Extremitäten und die Orbita betroffen.

10.144
Welche Lokalisationen sind beim Rhabdomyosarkom mit einer günstigen Prognose vergesellschaftet?

Günstige Lokalisationen sind Orbita, Kopf-Hals-Bereich (außer parameningeale Tumoren), Vagina und Gallenwege. Prognostisch ungünstige Lokalisationen stellen Blase, Prostata und parameningeale Region dar.

Crist WM, Anderson JR, Meza JL, et al: Intergroup rhabdomyosarcoma study-IV: Results for patients with nonmetastatic disease. J Clin Oncol 15:3091–3102, 2001.

10.145
Was sind die zwei grundsätzlichen histologischen Subtypen des Rhabdomyosarkoms?

Das **alveoläre Rhabdomyosarkom** tritt eher beim älteren Kind oder Jugendlichen auf. Der Name leitet sich von seinem histologischen Erscheinungsbild ab, das oberflächlich betrachtet dem einer Lunge entspricht. Der Großteil dieser Tumoren trägt die t(2;13) Translokation, welche mit einer höheren Rezidivrate assoziiert ist. **Embryonale Rhabdomyosarkome** kommen eher beim Kleinkind vor und haben in der Regel eine günstigere Prognose.

10.146
Welcher Keimzelltumor tritt typischerweise im Kindesalter auf?

Keimzelltumore treten meistens im Kleinkindesalter auf, und am häufigsten handelt es sich um **benigne Teratome** im Steißbein-Bereich. In der Regel können Patienten mit reifem Teratom mittels alleiniger chirurgischer Resektion behandelt werden, wobei darauf zu achten ist, dass bei diesen Tumoren das gesamte Steißbein entfernt wird.

10.147
Bei welchen Neoplasien kann eine Virilisierung auftreten?

Virilisierende Tumore produzieren in der Regel große Mengen an Dehydroepiandrosteron, ein 17-Ketosteroid. Testosteron-produzierende Tumore können ebenfalls zur Virilisierung führen. Meistens handelt es sich um benigne Tumoren der Nebennierenrinde, nur selten sind sie maligne. Trotzdem ist häufig eine Unterscheidung zwischen Karzinom und benignem Adenom schwierig. Gelegentlich tritt eine Virilisierung bei Jungen mit primärer hepatischer Neoplasie durch die Androgen-Produktion des Tumors auf.

10.148
Wie groß ist die Entartungsgefahr des Hodens bei Maldescensus testis?

Das Entartungsrisiko eines Hodens ist bei Hodenhochstand ca. 5 bis 10 Mal höher als bei regelrechter Lage des Hodens. Das Risiko des kontralateralen Hodens ist ebenfalls erhöht. Eine Orchidopexie vermindert zwar das Risiko einer nachfolgenden malignen Entartung, ein erhöhtes Restrisiko bleibt jedoch.

10.149
Welche sind die häufigsten primären Lebertumoren im Kindesalter?

Hepatoblastome und **hepatozelluläre Karzinome**. Hepatoblastome treten vorwiegend im Säuglings- und Kleinkinderalter auf, während hepatozelluläre Karzinome sich in allen Altersstufen entwickeln können. Hepatozelluläre Karzinome entstehen besonders häufig auf dem Boden von chronischen Infektionen durch Hepatitis B und C Virus, welche somit den größten Risikofaktor für die Entstehung dieser Malignome darstellen.

10.150
Welcher Tumormarker ist typischerweise bei Kindern mit Lebertumoren erhöht?

Die meisten Patienten mit Hepatoblastom und hepatozellulärem Karzinom weisen im Serum eine erhöhte Konzentration von alpha-Fetoprotein auf, welches im Verlauf auch als Marker für die Tumoraktivität verwendet werden kann. Das fehlende Abfallen von alpha-Fetoprotein unter Therapie ist ein Hinweis auf ein schlechtes Ansprechen des Tumors auf die Behandlung. Gelegentlich wird von Hepatoblastomen beta-HCG produziert, was beim Jungen eine Pubertas praecox zur Folge haben kann.

10.151
Was sind Risikofaktoren für die Entwicklung eines hepatozellulären Karzinoms aus?

Eine chronische Infektion mit Hepatitis B- und C-Virus, v.a. bei Kindern mit perinatal erworbener Erkrankung. Im Gegensatz zu Erwachsenen kann bei Kindern die Inkubationszeit der Virushepatitis für die Entstehung eines hepatozellulären Karzinoms extrem kurz sein.

Stammzell-Transplantation

10.152
Beschreiben Sie die drei Arten einer Stammzell-Transplantation.

- **Allogen:** Hierbei erfolgt ein Transfer von Knochenmark, peripheren Blutstammzellen oder Nabelschnurblut von einem Spender zum Patienten.
- **Autolog:** Hierbei sind Spender und Empfänger identisch, d.h. die Übertragung von eigenem Knochenmark oder eigenen peripheren Blutstammzellen.
- **Syngen:** Hierbei erfolgt die Übertragung von Knochenmark, peripheren Stammzellen oder Nabelschnurblut von einem genetisch identischen Spender (d.h. eineiiger Zwilling).

10.153
Was ist eine Konditionierung?

Konditionierung (oder Induktionsbehandlung) wird der vorbereitende Prozess bei hämatopoetischer Stammzelltransplantation genannt und umfasst im Allgemeinen eine Hochdosis-Chemotherapie, eine Ganzkörperbestrahlung oder beides. Ziel dieser Vorbehandlung ist es, möglichst alle verbleibenden malignen Zellen zu zerstören und eine Immunsuppression zur Verringerung des Abstoßungsrisikos herbeizuführen sowie genügend Raum im Knochenmark für die nachfolgende Transplantation zu schaffen.

10.154
Was sind die hauptsächlichen Nebenwirkungen einer Ganzkörper-Bestrahlung, welche zur Konditionierung eingesetzt werden kann?

Mögliche frühe Nebenwirkungen einer Ganzkörperbestrahlung sind die interstitielle Pneumonitis und Nephritis. Mögliche Spätfolgen sind Katarakt, Wachstumsverlangsamung, Hypothyreose und andere endokrine Störungen, Infertilität und die Entstehung von Zweit-Neoplasien. Die Auswirkungen einer Ganzkörperbestrahlung auf die pulmonale, kardiale und neuropsychologische Funktion sind Gegenstand derzeitiger Studien.

10.155
Benötigen alle Patienten, die eine Stammzell-Transplantation erhalten, eine vollständige Aplasie des Empfänger-Knochenmarks?

Nein. Die so genannte Stammzelltransplantation nach reduzierter Konditionierung (auch nicht-myeloablative Stammzelltransplantation oder Mini-Transplantation genannt) vertraut im Wesentlichen auf immunologische Effekte und weniger auf eine vor der Transplantation verabreichte hochdosierte Chemo- und/oder Radiotherapie (Konditionierung). Diese neue Form der Stammzelltransplantation führt ebenso wie die bisherige klassische Variante zum vollständigen Ersatz der Empfängerhämatopoese durch Spenderzellen. Genau wie bei der Stammzelltransplantation nach konventioneller Konditionierung werden sowohl im Blut als auch im Knochenmark – gelegentlich mit einer gewissen Verzögerung – nur Spenderzellen nachgewiesen (so genannter kompletter hämatopoetischer Chimärismus). Patienten, die gut auf einen graft-versus-Leukämie-Effekt ansprechen, können durch diese reduzierte Konditionierung vor Stammzelltransplantation von einer verminderten Morbidität und Mortalität profitieren.

10.156
Wie groß ist die Wahrscheinlichkeit, dass ein Geschwisterkind den identischen HLA-Typ besitzt?

Die HLA-Merkmale (HLA = humane Leukozyten-Antigene), welche auf dem Chromosom 6 lokalisiert sind, folgen annähernd den Mendelschen Vererbungsregeln. Zwei Geschwister haben eine Wahrscheinlichkeit von 1 zu 4, die gleichen Merkmale zu besitzen. Ein Übergang von 1% des Materials ist während der Meiose möglich. Je größer die Familie, desto häufiger ist eine Kompatibilität, was durch die Formel $[1-(0{,}75)^n]$ ausgedrückt werden kann (n = Anzahl der Geschwister). Somit besteht bei einem Kind mit 5 Geschwistern eine Wahrscheinlichkeit von 76%, dass ein Geschwister den identischen HLA-Typ besitzt.

10.157
Wie groß ist die Wahrscheinlichkeit, einen HLA-identischen nicht-verwandten Spender zu finden?

Obwohl theoretisch die Anzahl an Möglichkeiten so groß wie die Weltbevölkerung ist (und somit eine Kompatibilität äußerst unwahrscheinlich machen würde), kommen HLA-Typen gehäuft in Populationen mit gleichem genetischem und ethnischem Hintergrund vor. Schätzungsweise müssen für einen Patienten mit europäischen Vorfahren etwa 200 000 Personen untersucht werden, damit eine 50 %ige Wahrscheinlichkeit einer HLA-Kompatibilität besteht.

Gahrton G: Bone marrow transplantation with unrelated volunteer donors. Eur J Concer 27:1537–1539, 1991.

10.158
Was sind unterschiedliche Stammzell-Quellen für eine Transplantation?

Stammzellen können einerseits aus peripherem Blut, dem Knochenmark selbst oder aus Nabelschnurblut eines Neugeborenen isoliert werden. Periphere Stammzellen werden mittels Leukozytapherese herausgefiltert, während Knochenmarkstammzellen mit Hilfe von multiplen Knochmarksaspiraten gesammelt werden. Nabelschnurblut wird zum Zeitpunkt der Geburt aus der Plazenta gewonnen. Gelagertes Nabelschnurblut ist eine nützliche Quelle für Patienten ohne HLA-identische Verwandte, da bei der Übertragung von Stammzellen aus Nabelschnurblut weniger häufig eine GvHD (Graft-versus-Host-Disease) auftritt.

Rubenstein P, Corrier C, Scaradvou A, et al: Outcome among 562 recipients of placental-blood transplants from unrelated donors. N Engl J Med 1565–1577, 1998.

10.159
Was sind die Vor- und Nachteile von Nabelschnurblut als Quelle einer Stammzelltransplantation?

Vorteile
- Kein Risiko für Mutter und Kind
- Sofortige Verfügbarkeit durch Langzeitlagerung (Kryokonservierung)
- Lagerung von Stammzell-Präparaten für ethnische Minderheiten mit seltenen HLA-Merkmalen
- Kein Verlust des Spenders durch Alter, Krankheit oder Umzug
- niedrige Prävalenz von übertragbaren Viren bei Neugeborenen

Nachteile
- Begrenzte Menge an Stammzellen im Präparat
- Möglicher Mangel an zusätzlichen Spenderzellen im Falle einer Transplantat-Abstoßung oder eines Rezidivs
- Nicht-diagnostizierte Erkrankung beim Neugeborenen möglich

> **Das Wichtigste in Kürze: Graft-versus-Host Disease**
> - Inflammatorisches Multiorgan-Geschehen, ausgelöst durch Spender-T-Lymphozyten.
> - Betrifft vor allem die Haut, den Darm und die Leber.
> - Kann eine funktionelle Asplenie verursachen.
> - Die Mortalität steht in Zusammenhang mit dem Auftreten von Infektionen.
> - Chronische Patienten haben ein höheres Risiko für die Entwicklung einer bakteriellen Sepsis (vor allem durch Pneumokokken) und einer Infektion durch Pneumocystis oder Pilze.

10.160
Was ist weltweit der häufigste Grund einer Stammzelltransplantation?

Beta-Thalassämie.

10.161
Welche prophylaktischen Maßnahmen sollten nach einer Stammzell-Transplantation durchgeführt werden?

Patienten nach Stammzelltransplantation erhalten Antibiotika zur Dekontamination des Darms. Häufig wird ebenfalls ein Antimykotikum wie Fluconazol verabreicht. Des Weiteren sollten die Patienten eine Pneumocystis carinii-Prophylaxe erhalten (Cotrimoxazol) und eine Immunglobulin-Substitution mit IVIG. Aciclovir kann ebenfalls gegeben werden.

10.162
Was sind die klinischen Hauptmerkmale einer akuten GvHD?

Bei der akuten Graft-versus-Host-Disease (GvHD, Auftreten in den ersten 100 Tagen) handelt es sich um eine lebensbedrohliche Komplikation nach allogener Stammzelltransplantation von Geschwisterspendern und nichtverwandten Spendern. Sie beginnt meist mit Fieber, es folgt ein lachsfarbenes (teilweise juckendes und schuppendes) Exanthem der Handinnenflächen und Fußsohlen. Weitere Organmanifestationen beinhalten eine Hepatitis (mit Ikterus und Transaminasenerhöhung) und eine Gastroenteritis (mit Diarrhoe, Gewichtsverlust und Bauchschmerzen).

10.163
Wie erfolgt die Prävention bzw. Behandlung einer GvHD?

Verschiedene Medikamente (Methotrexat, Cyclosporin oder Tacrolimus) werden in der unmittelbaren Phase nach Transplantation eingesetzt, um das Risiko einer GvHD zu verringern. Eine T-Zell-Depletion des Spendermarks kann ebenfalls dazu beitragen, die Inzidenz einer GvHD zu senken. Zur Therapie einer akuten GvHD werden Steroide, Cyclosporin oder Tacrolimus alleine oder in Kombination verabreicht, abhängig vom Ausmaß der Spender-Empfänger-Kompatibilität und dem Schweregrad der GvHD.

10.164
Wie lange dauert es nach der Infusion von Stammzellen, bis sich die transplantierten Zellen im Knochenmark eingenistet haben und sich eine normale Hämatopoese entwickelt hat?

Als erstes kommt es meist zur Erholung der Leukozyten, gefolgt von den Erythrozyten und schließlich den Thrombozyten. Erste Zeichen einer Einnistung der weißen Blutzellreihe zeigen sich in der Regel 8 bis 14 Tage nach Infusion der Spenderzellen. Eine Erholung der roten Blutzellreihe ohne Transfusionsbedürftigkeit erfolgt meist innerhalb der ersten 6 Wochen nach Transplantation. Bis zur kompletten Funktionstüchtigkeit des transplantierten Knochenmarks dauert es etwa 6 Monate, in denen eine chronische GvHD eine deutliche Beeinträchtigung der Erholung verursachen kann.

10.165
Wie wird der Schweregrad einer akuten GvHD an Haut, Darm und Leber eingeteilt?

Siehe **Tabelle 10-5**.

10.166
Wie erfolgt die klinische Einteilung einer chronischen GvHD?

Von einer chronischen GvHD spricht man nach Auftreten von Symptomen mehr als 100 Tage nach Transplantation. Sie wird in 2 Grade eingeteilt:

- Bei einer «**limited chronic**» GvHD findet sich eine lokalisierte Hautbeteiligung (Elastizitätsverlust, Pigmentierungsstörungen, Verlust von Schweißdrüsen oder Haarfollikeln) mit oder ohne Leberdysfunktion. In der Regel kann diese Form der chronischen GvHD mittels Immunsuppressiva gut kontrolliert werden.
- Bei einer «**extensive chronic**» GvHD besteht entweder eine generalisierte Hautbeteiligung oder eine lokalisierte Hautbeteiligung mit oder ohne Leberdysfunktion und mindestens

Tabelle 10-5: Einteilung der akuten GvHD anhand der Beteiligung von Haut, Darm und Leber

	Grad I	Grad II	Grad III	Grad IV
Haut (befallene Hautfläche)	< 25 %	25 bis 50 %	> 50 %	schuppend oder blutig
Darm (Diarrhoe in Liter/d)	< 0,5	0,5 bis 1,0	1,0 bis 1,5	Ileus, blutige Diarrhoe
Leber (Bilirubin in mg/dl)	< 3	3 bis 6	6 bis 15	>15 oder Transaminasenerhöhung

eines der folgenden Zeichen oder Symptome einer zusätzlichen Organbeteiligung: Keratokonjunktivitis (Augenbeteiligung), Sicca-Symptomatik (Schleimhautbeteiligung) oder jede andere Organbeteiligung. Diese Form der chronischen GvHD kann weniger gut kontrolliert werden. Patienten mit ausgeprägter chronischer GvHD haben ein besonders hohes Risiko für infektiöse Komplikationen, was die führende Ursache der Morbidität und Mortalität dieser Patienten darstellt.

10.167
Einem 3 Jahre alten Patienten, bei dem zur Konditionierung Cyclophosphamid eingesetzt wurde, wird nun sieben Tage später Cyclosporin zur Prophylaxe einer GvHD verabreicht. Was ist die wahrscheinlichste Ursache, wenn er einen Krampfanfall erleidet?

Obwohl hochdosiertes Cyclophosphamid zu einer Flüssigkeitsretention mit nachfolgenden Hyponatriämie führen kann, tritt diese Nebenwirkung doch meist während oder kurz nach der Gabe von Cyclophosphamid auf. Sieben Tage nach Transplantation ist Cyclosporin die wahrscheinlichste Ursache des Krampfanfalls. Eine laborchemische Diagnostik beinhaltet die Bestimmung des Cyclosporin-Spiegels und der Serumkonzentrationen von Natrium, Kalzium, Magnesium und Glukose. Bei toxischen Cyclosporindosen sollte eine Anpassung der Dosis erfolgen.

11 Infektiologie

Vermischtes

11.1
In welche Stadien teilt man den typischen Verlauf des Keuchhustens ein?

Nach einer Inkubationszeit von 1 bis 2 Wochen verläuft der Keuchhusten typischerweise in 3 Stadien.

- Das **Stadium catarrhale** dauert 1 bis 2 Wochen und geht mit leichten Symptomen eines oberen Atemwegsinfekts mit unspezifischem Husten, Schnupfen und gelegentlich leicht erhöhter Temperatur einher.
- Das anschließende **Stadium convulsivum** kann 4 bis 6 Wochen anhalten und geht mit den charakteristischen anfallsartig auftretenden stakkatoartigen Hustenattacken, Schleimwürgen und nachfolgendem inspiratorischem Ziehen einher. Gelegentlich besteht leichtes Fieber.
- Abschließend kommt es im **Stadium decrementi** über 1 bis 2 Wochen zum allmählichen Abklingen der Symptome.

Die Dauer des gesamten Keuchhustens kann also 6 bis 12 Wochen dauern, meist sind es jedoch weniger als 6 Wochen. Insbesondere bei Jugendlichen oder Erwachsenen oder Personen, die bereits gegen Pertussis geimpft waren oder früher bereits an Pertussis erkrankt waren, kommt es zu atypischen und leichteren Verläufen.

11.2
Was ist die häufigste tödlich verlaufende Komplikation des Keuchhustens?

Im Rahmen einer Pertussis-Infektion kann sich eine **Pneumonie** als bakterielle Sekundärinfektion entwickeln, die für 90 % der tödlich verlaufenden Fälle von Keuchhusten verantwortlich ist. Gerade bei diagnostisch gesichertem Keuchhusten im Stadium convulsivum mit Hustenattacken sollte bei ansteigenden Entzündungswerten (BSG, CRP) oder neu aufgetretenem Fieberanstieg an eine Sekundärinfektion gedacht werden und eine beginnende Pneumonie ausgeschlossen oder eventuell behandelt werden. Bei jungen Säuglingen kann es im Rahmen des Keuchhustens auch zu Apnoen kommen, die in dieser Altersgruppe einen großen Anteil zur Letalität des Keuchhustens beitragen und eine klinische Überwachung der Kinder erforderlich machen.

11.3
Welche Rolle spielt Erythromycin in der Behandlung des Keuchhustens?

Durch eine frühzeitige antibiotische Behandlung, möglichst noch während des Stadium catarrhale oder zu Beginn des Stadium convulsivum kann die Krankheitsdauer verkürzt und die Symptomatik gemildert werden. Wird die Diagnose Keuchhusten erst später im Verlauf gestellt, sollte trotzdem antibiotisch behandelt werden. Dies hat zwar keinen Einfluss auf den weiteren Krankheitsverlauf, es wird jedoch die nasopharyngeale Erregerausscheidung und somit die Ausbreitung verhindert. Als Mittel der Wahl wird Erythromycin über 14 Tage eingesetzt. Auch für Clarithromycin ist die Wirksamkeit nachgewiesen.

Als weitere therapeutische Maßnahmen bei der Behandlung des Keuchhustens kommen β-Sympathomimetika, Kortikosteroide und Mukolytika sowie reichliche Flüssigkeitszufuhr zum Einsatz. Bei jungen Säuglingen unter 6 Monaten und bei Kindern mit kardiopulmonalen Vorerkrankungen empfiehlt sich eine stationäre Überwachung aufgrund der Apnoe-Gefahr.

Hoppe JE: State of art in antibacterial susceptibility of Bortedella pertussis and antibiotic treatment of pertussis. Infection 26:242–246, 1998.

11.4
Haben Antibiotika einen präventiven Effekt zur Vermeidung einer Pneumonie nach einem unkomplizierten oberen Atemwegsinfekt?

Mehr als 90% der unkomplizierten oberen Atemwegsinfekte sind viral bedingt. Als Erreger spielen im Säuglingsalter vor allem RS-, Parainfluenza-, Adeno und Rhinoviren und bei Schulkindern eher Rhino- und Influenzaviren eine Rolle. Als Symptome fallen ein fieberhafter Infekt mit Rhinitis, Pharyngitis, Laryngitis oder Bronchitis auf. Unkomplizierte Atemwegsinfekte kommen besonders in den Wintermonaten vor und sind häufige Erkrankungen im Kindesalter. Bei Kindern um das fünfte Lebensjahr sind 6 bis 8 unkomplizierte Atemwegsinfekte pro Jahr als alterstypisch anzusehen und nicht besorgniserregend. In mehreren Untersuchungen konnte gezeigt werden, dass eine antibiotische Behandlung bei unkompliziertem Atemwegsinfekt weder auf die Erkrankungsdauer, noch auf die Entwicklung einer Pneumonie einen günstigen Effekt hat.

Gadomski AM: Potential interventions for preventing pneumonia among young children. Lack of effect of antibiotic treatment for upper respiratory infections. Pediatr Infect Dis J 12: 115–120, 1993.

11.5
Wo ist die Schwellung der Parotis bei einer Mumps-Infektion typischerweise lokalisiert?

Die Schwellung ist typischerweise vor und unter dem Ohr lokalisiert, so dass das Ohrläppchen angehoben sein kann. Die Schwellung beginnt meist einseitig und manifestiert sich dann aber in 70 bis 80% der Fälle innerhalb von 1 bis 3 Tagen auch auf der Gegenseite. Typischerweise ist der Druck nach oben im Kieferwinkel (Hatchcock-Zeichen) bei Mumps-Parotitis schmerzhaft, was zur Unterscheidung von einer Adenitis hilfreich sein kann.

11.6
Wie sieht die adäquate Therapie einer Infektion mit Listeria monocytogenes aus?

Eine Listeriose ist ein seltenes Erkrankungsbild und findet sich nach der Neonatalperiode bei Kindern und Jugendlichen nur extrem selten. Die Therapie der Wahl sollte eine Kombination von Ampicillin (Aminopenicillin) und einem Aminoglykosid sein, da durch die Kombinationstherapie meist eine gute Wirksamkeit gegen die in die Wirtszelle eindringenden und intrazellulär relativ gut geschützten Listerien erzielt werden kann. Bei einer Penicillin-Unverträglichkeit kann Cotrimoxazol angewandt werden. In Reserve kann auch Vancomycin eingesetzt werden, wodurch sich bei manchen Patienten jedoch trotzdem eine Listerien-Meningitis entwickelt. Cephalosporine sollten nicht angewandt werden, da sie gegen Listerien unwirksam sind.

Hof H, et al: Management of listeriosis. Clin Micobiol Rev 10: 345–357, 1997.

11.7
Was unterscheidet die so ähnlich klingenden Krankheitsbilder SSSS («Staphylococcal Scaled Skin Syndrome», Lyell-Syndrom, M. Ritter von Rittershain), Staphylokokken-TSS und Streptokokken-TSS?

Siehe **Tabelle 11-1**.

11.8
Welcher Zusammenhang besteht zwischen dem Staphylokokken-Toxin-Schock-Syndrom und der Menstruation?

Die ersten Fälle des Staphylokokken-TSS wurden bei menstruierenden Frauen, die Tampons oder vaginale Verhütungsmittel benutzten beschrieben. Später wurde das Krankheitsbild auch bei lokalen Staphylokokken-Infektionen wie Empyem, Osteomyelitis, Abszesse, Wundinfekte oder Verbrennungen ohne Zusammenhang mit

Tabelle 11-1

	SSSS	Staphylokokken-TSS	Streptokokken-TSS
Erreger	Staphylococcus aureus (bestimmte Stämme)	Staphylococcus aureus (bestimmte Stämme)	β-hämolysierenden Streptokokken der Gruppe A (bestimmte Stämme)
Infektfokus	meist fokaler Infekt am mukokutanen Übergang (Nase, Mund, Windelbereich), gelegentlich kein Infektfokus nachweisbar	Schleimhäute, infizierte Wunden, Furunkel, Empyem, Verbrennungen, gelegentlich kein Infektfokus nachweisbar	Blut, Abszesse, Phlegmone, Pneumonie, Empyem, Zelullitis, nekrotisierende Fasziitis, gelegentlich kein Infektfokus nachweisbar
Exanthem	schmerzhafte Erythrodermie an Gesicht, Nacken oder generalisiert, großflächige Blasenbildung, Epidermolyse, keine Petechien	schmerzhafte Erythrodermie an Stamm, Händen und Füßen. Schwellung an Händen und Füßen	Erythrodermie an Stamm und Extremitäten
Schuppung	früh, nach 1 bis 2 Tagen, generalisierte Epidermolyse (positives Nikolski-Zeichen)	spät, nach 7 bis 10 Tagen, meist an Händen und Füßen	spät, nach 7 bis 10 Tagen, meist an Händen und Füßen
Schleimhaut	typischerweise nicht betroffen	Hyperämie/Rötung der Mund- und Vaginalschleimhaut Hypertrophie der Zungenpapillen	Hyperämie/Rötung der Mund- und Vaginalschleimhaut Hypertrophie der Zungenpapillen
Konjunktiven	typischerweise nicht betroffen	deutliche Gefäßinjektion	Gefäßinjektion
Prognose	meist nur geringe Beeinträchtigung des Allgemeinzustands, Dauer von 4 bis 7 Tagen, meist guter Verlauf, Mortalität < 1 %	fulminant, Schock mit Multiorganversagen, Mortalität 10 %	fulminant, Schock mit Multiorganversagen, Mortalität 30 bis 50 %

Bass JW: Treatment of skin and skin structure infections. Pediatr Infect Dis J 11: 154, 1992.

der Menstruation beschrieben. Man unterscheidet daher ein menstruelles und ein nichtmenstruelles TSS. Trotz Veränderungen der Tamponzusammensetzung stellen junge menstruierende Mädchen und Frauen, die Tampons benutzen noch immer eine relativ große Gruppe dar. Mehr als 50 % der Fälle gehören jedoch in die Gruppe des nichtmenstruellen TSS.

11.9
In welchen Stadien verläuft eine Leptospirose typischerweise?

Man unterscheidet 3 Formen der Leptospirose. Die meisten Infektionen mit Leptospiren verlaufen **asymptomatisch** und bei den symptomatischen Infektionen unterscheidet man die **anikterische** (90 %) von der **ikterischen** Form (M. Weil). Sowohl die ikterische wie auch die anikterische Leptospirose verlaufen zweiphasig:

- In der **ersten Phase** lassen sich für 4 bis 7 Tage Leptospiren im Blut und im Liquor nachweisen. Typische Symptome in dieser initialen Phase sind plötzlich auftretendes remittierendes Fieber, Krankheitsgefühl, Kopfschmerzen, konjunktivale Injektionen, Myalgien (Rücken und Wade) und Bauchschmerzen und in seltenen Fällen auch eine Pankreatitis.
- In der **zweiten Phase** (Dauer 4 bis 30 Tage) stehen die Symptome des Organbefalls im Vordergrund. Bei der **anikterischen Form** kommt es zu starken frontalen Kopfschmerzen, einer Meningitis und häufig auch zu einer schmerzhaften Uveitis. Bei der **ikterischen Form** ist der Ikterus als Zeichen der Leberbeteiligung das Leitsymptom. Als weitere Organmanifestation kommt es zu einer Nierenbeteiligung mit Erhöhung von Harnstoff und Kreatinin im Serum und eventuell einem akuten Nierenversagen. Als Ausdruck der immu-

nologischen Reaktion kommt es zu einer Vaskulitis, die sich als Hämorrhagie bemerkbar macht. Es kann auch zu einer Myokarditis kommen, die durch Arrhythmien und Herzinsuffizienz ebenfalls zur relativ hohen Letalität der ikterischen Form der Leptospirose beiträgt. Während der zweiten Phase lassen sich Leptospiren im Urin nachweisen.

GPT) leicht erhöht und das Serumnatrium erniedrigt sein. In der Liquorpunktion können eine lymphozytäre Pleozytose und eine Eiweißerhöhung auffällig sein.

Jacobs RF, Schultze GE: Ehrlichiosis in children. J Pediatr 131:184–192, 1997.
Baumgarten UB, et al: Ehrlichien. Deutsches Ärzteblatt 97: A2456-A2462, 2000.

11.10
Welche Erkrankungen werden durch Zecken auf den Menschen übertragen?

Die wichtigsten durch Zecken in Europa übertragene Erkrankungen sind die Lyme-Borreliose (B. burgdorferi), Rückfallfieber (B. recurrentis), Tularämie (F. tularensis), Ehrlichiose (verschiedene Ehrlichien) und das Mittelmeerfleckfieber (Rickettsia conorii). In anderen Teilen der Welt kommen noch weitere durch Zecken übertragene Erkrankungen vor, wie das Rocky-Mountain-Spotted Fever (R. ricketsii) und verschiedene durch Arbo-Viren verursachte Erkrankungen wie das Zentralasiatisches Hämorrhagisches Fieber, Omsker Hämorrhagisches Fieber und andere seltene Erkrankungen.

Drutz JE: Arthropods. In Feigin RD, Cherry JD (eds): Textbook of Pediatric Infectious Diseases, 5th ed. Philadelphia, W.B. Saunders, 2004, S. 2836.

11.11
Welche Formen der Ehrlichiosen kennen Sie?

Man unterscheidet bei den Ehrlichiosen 3 Krankheitsbilder, wobei die humane granulozytäre Ehrlichiose (HGE) und die humane monozytäre Ehrlichiose (HME) in Europa vorkommen, und die dritte Form, das so genannte Sennetsu-Fieber jedoch nur in Südostasien. Meist verlaufen Ehrlichiosen asymptomatisch oder mit unspezifischen Allgemeinsymptomen. Das klassische Krankheitsbild sowohl bei HGE als auch bei HME äußert sich mit Fieber, Abgeschlagenheit, Myalgien, heftigen Kopfschmerzen und bei HME auch häufig ein Exanthem. Im Blutbild fallen eine Anämie, eine Thrombopenie, eine Leukopenie und eine Lymphopenie auf. Laborchemisch können die Lebertransaminasen (GOT,

11.12
Wie behandeln Sie eine Ehrlichiose?

Doxycyclin ist das Antibiotikum der Wahl zur Behandlung einer Ehrlichiose. Aufgrund des Nebenwirkungsspektrums (Störung der Zahnbildung) stellt die Behandlung von Kindern unter 9 Jahren, für die Tetrazykline kontraindiziert sind, ein Problem dar. Eine kurzfristige Behandlung mit Doxycyclin scheint jedoch keine Störung der Zahnbildung hervorzurufen, so dass zumindest im amerikanischen Raum diese Behandlung trotzdem empfohlen wird. Gegen manche Ehrlichien scheint auch Chloramphenicol wirksam zu sein.

11.13
Was ist die HACEK-Gruppe?

Unter der HACEK-Gruppe versteht man eine Gruppe von seltenen, langsam wachsenden gramnegativen Erregern, die eine Endokarditis hervorrufen können. Zur HACEK-Gruppe zählt man Haemophilus aphrophilus, Haemophilus paraphrophilus, Actinobacillus actinomycemcomitans, Cardibacterium hominis, Eikenella corrodens und Kingella kingae.

11.14
Bei einem Schulkind mit Symptomen einer Enzephalitis sehen Sie im EEG fokale Entladungen im Bereich der Temporallappen. An welche Diagnose denken Sie?

Fokale Veränderungen in der Temporalregion sollten auf jeden Fall an eine Herpes-simplex-Enzephalitis denken lassen. Aufgrund des schweren Verlaufs mit hoher Letalität und häufigen Residualschäden sollte bereits bei Verdacht umgehend eine Therapie begonnen werden noch bevor die Diagnose laborchemisch oder durch Bildgebung bestätigt wurde. Auch andere seltenere Enzephalitiden wie z. B. EBV-Enzephalitis, subakut sklerosierender Panenzephalitis oder Creutzfeld-Jakob-Krankheit können zu ähnlichen fokalen Veränderungen führen.

11.15
Wie sichern Sie die Verdachtsdiagnose einer HSV-Enzephalitis?

Die Diagnose einer mukokutanen HSV-Infektion gestaltet sich bei Auftreten der typischen Bläschen relativ einfach. Schwierig ist es jedoch eine HSV-Enzephalitis rechtzeitig zu diagnostizieren, da nur ein frühzeitiger Beginn der Aciclovir-Therapie die hohe Mortalität senken und bleibenden Schäden verhindern kann. Wichtig ist es bei Kindern mit unspezifischen Allgemeinsymptomen, Fieber und zusätzlich sich entwickelnden neurologischen Symptomen an die HSV-Enzephalitis zu denken und bei klinischem Verdacht die Behandlung schnellstmöglich zu beginnen. Da der direkte Erregernachweis im Liquor nur selten gelingt, stellt die PCR die Methode der Wahl dar. Durch den PCR-Nachweis von HSV-DNS kann die Diagnose rasch gesichert werden. Die PCR ist hochspezifisch und erfasst mehr als 98 % der Fälle, womit sie spezifischer ist als eine Hirnbiopsie, die heutzutage Sonderfällen vorbehalten bleiben sollte. Mit Hilfe der Serologie kann eine HSV-Infektion nachträglich gesichert werden, ist aber zur schnellen Diagnose nicht hilfreich.

Als weitere diagnostische Untersuchung können das EEG und die Magnetresonanztomographie hilfreich sein, mit denen sich fokale Veränderungen in den Temporalregionen nachweisen lassen.

Lakeman FD, et al: Diagnosis of herpes simplex encephalitis: Application of polymerase chain reaction to cerebrosoinal fluid from brain –biopsied patients and correlation with disease. J Infect Dis 171:857–863, 1995.
Whitley RJ, Lakeman FD: Herpes simplex virus infections of the central nervous system: Therapeutic and diagnostic considerations. Clin Infect Dis 20: 414–420, 1995.

11.16
Wie beurteilen Sie die Wirksamkeit von Aciclovir bei Stomatitis aphtosa und zur Prophylaxe bei rezidivierendem Herpes labialis?

Bei Patienten mit Stomatitis aphtosa (Primärinfektion mit HSV) stellt die frühzeitige Gabe (innerhalb von 24 Stunden) von Aciclovir p.o. eine wirksame Therapie dar. Aufgrund der besseren Bioverfügbarkeit sollte bei schwererer Herpessimplex-Infektion (Ekzema herpeticatum, Enzephalitis) möglichst Aciclovir i.v. verabreicht werden. Zur Behandlung des rezidivierend auftretenden Herpes labialis ist die Wirksamkeit jedoch wesentlich geringer und für die lokale Behandlung mit Aciclovir-Salbe konnte keine Wirksamkeit nachgewiesen werden. Die Gabe von Aciclovir p.o. als Prophylaxe bei häufig rezidivierendem Herpes labialis konnte im Erwachsenenalter die Häufigkeit des Herpes labialis-Episoden verringern. Für das Kindesalter gibt es hierzu keine Untersuchungen.

11.17
Ein Kind hat auf einem Waldspaziergang mit den Eltern einen Tollwut-Impfstoffköder mit den Händen angefasst. Halten Sie eine postexpositionelle Tollwut-Immunprophylaxe für indiziert?

Man unterscheidet je nach Art der Exposition 3 Grade der Exposition anhand derer man die Indikation zur postexpositionellen Tollwut-Immunprophylaxe stellt.

- Das Berühren oder Füttern von tollwutverdächtigen oder tollwütigen Tieren mit intakter Haut, sowie das Berühren von Impfstoffködern mit intakter Haut erfordert keine weiteren Maßnahmen.
- Knabbern oder nicht blutende Kratzspuren, sowie das Belecken von nicht intakter Haut durch ein tollwutverdächtiges oder tollwütiges Tier, oder das Berühren von Impfstoffködern mit nicht intakter Haut gelten als Indikation für eine postexpositionelle aktive Impfung.
- Bissverletzungen, Kratzwunden oder Schleimhautkontakt, sowie der Kontakt von Schleim-

häuten oder frischen Hautverletzungen mit der Impfflüssigkeit eines beschädigten Impfköders stellen eine starke Exposition dar und es sollte eine postexpositionelle Simultanprophylaxe aus aktiver Impfung und passiver Immunisierung mit Tollwut-Immunglobulin durchgeführt werden.

Bei Kindern ist es häufig schwierig verlässliche Angaben zur Exposition zu erhalten, weshalb im Zweifelsfall eine postexpositionelle Prophylaxe wie bei starker Exposition durchgeführt werden sollte. Bei gegebener Indikation sollten die entsprechenden Maßnahmen unverzüglich durchgeführt werden. Die kontaminierte Körperstelle sollte mit Seife gereinigt werden, dann mit Wasser gespült und schließlich mit 70%igem Alkohol oder einem Jodpräparat desinfiziert werden. Man injiziert das Tollwut-Immunglobulin in und um die Wunde und lässt die Wunde vorerst offen. Falls sich der Verdacht auf Tollwut beim Tier nicht bestätigt kann die Postexpositionsprophylaxe beendet werden oder als präexpositionelle Impfung zu Ende geführt werden. Auch an den Tetanusschutz ist zu denken.

11.18
Wann halten Sie eine präexpositionelle Tollwut-Impfung für indiziert?

Das Tollwutrisiko für die Allgemeinbevölkerung ist in Europa als gering einzustufen. Bei Kindern ist jedoch das Risiko etwas höher einzuschätzen. Die präexpositionelle Impfung ist nur für Kinder aus Familien die Tierhaltung in Endemiegebieten betreiben, Kinder in Endemiegebieten mit urbaner Tollwut oder bei Reisen in Endemiegebiete indiziert. Bei Erwachsenen besteht eine Indikation für bestimmte Berufsgruppen (Tierärzte, Jäger, Forstpersonal, Kontakt zu Fledermäusen oder Labormitarbeiter mit Tollwutkontakt).

11.19
Wie lange sollte ein Tier bei Verdacht auf Tollwut beobachtet werden?

Wenn ein Kontakt (Berührung, Biss- Kratzwunde) mit einem Tier stattgefunden hat, bei dem Verdacht auf Tollwut besteht, sollte das Tier für 10 Tage beobachtet werden, da das Tier im Normalfall innerhalb von 5 Tagen nach Beginn der Kontagiosität symptomatisch wird. Nach Erkrankungsbeginn verläuft die Erkrankung auch bei Tieren innerhalb von 4 bis 8 Tagen tödlich. Die Tiere fallen durch ein verändertes Verhalten mit Unruhe, Aggressivität, Verlust der Scheu oder Verlust der Tagesrhythmik auf. Im Verlauf kommt es zunehmend zu Schluckstörungen und schlussendlich zu tödlichen Atemlähmungen.

11.20
Durch welche Tiere kann Tollwut übertragen werden?

Die Tollwut ist als Tierkrankheit weltweit verbreitet. Die häufigsten Wildtiere, die die Tollwut übertragen, sind Fledermäuse, Füchse, Marder, Dachse und Waschbären. Durch Bisse und Kratzer kann die Tollwut auf den Menschen übertragen werden. Bei den Haustieren spielen Hunde und Katzen die größte Rolle. Bisse durch Hamster, Eichhörnchen, Kaninchen, Mäuse oder andere Nagetiere erfordern so gut wie nie eine postexpositionelle Tollwut-Impfung.

11.21
Wie schnell entwickelt sich eine bakterielle Besiedlung bei zentralvenösen Verweilkathetern?

Bei Patienten mit zentralvenösen Verweilkathetern besteht ein besonderes Risiko, dass es durch eine bakterielle Besiedlung zu einer lokalen Infektion oder auch zu einer Kathetersepsis kommt. Die Besiedlung hängt von unterschiedlichen Faktoren ab, wobei neben dem Kathetermaterial, die Manipulation am Katheter (Blutentnahme, Medikamentengabe, Spülung) ein entscheidender Faktor ist, so dass beim Umgang mit zentralvenösen Zugängen unbedingt auf Asepsis und Sterilität zu achten ist Aber auch die Verweildauer ist ein wichtiger Faktor. Die Besiedlungsrate wird für Katheter, die weniger als 3 Tage liegen mit weniger als 10 %, für Katheter die 3 bis 7 Tage liegen mit 15 % und für Katheter, die länger als 7 Tage liegen mit ungefähr 20 % angegeben.

11.22
Was ist die häufigste Ursache von weißlichen Belägen in der Mundhöhle im Säuglingsalter?

Im Neugeborenen- und Säuglingsalter handelt es sich bei weißlichen Belägen insbesondere in den Backentaschen am häufigsten um eine Soormykose durch Candida albicans. Die Beläge werden leicht mit Resten der Säuglingsnahrung verwechselt. Soorbeläge lassen sich mit dem Mundspatel abwischen und es entstehen dabei gelegentlich kleine punktförmige Blutungen.

Konnatale Infektionen

11.23
Im Rahmen welcher konnatalen Infektionen können intrazerebrale Verkalkungen entstehen?

Die konnatale CMV-Infektion und die Toxoplasmose sollte man als Ursache von intrazerebralen Verkalkungen auf jeden Fall kennen. Bei der Toxoplasmose entstehen dichte rundliche Verkalkungen, die diffus verteilt im Hirnparenchym, oder als streifenförmige Verdichtungen im Bereich der Basalganglien zu sehen sind. Die Verkalkungen bei einer konnatalen CMV-Infektion sind typischerweise eher paraventrikulär lokalisiert. Es ist jedoch schwierig aufgrund des häufig ähnlichen Verteilungsmusters die Verkalkungen der entsprechenden Erkrankung zuzuordnen. Auch bei konnataler HSV-Infektion sind bilaterale Verkalkungen beschrieben, und auch bei einer konnatalen Röteln-Infektion können gelegentlich intrazerebrale Verkalkungen entstehen.

Tabelle 11-2: Typische Spätschäden der häufigsten konnatalen Infektion

• CMV	Hörverlust, geringe bis schwere geistige Retardierung, motorische Defizite, Lernschwierigkeiten, Sprachstörungen, Verhaltensauffälligkeiten
• Röteln	Hörverlust, geringe bis schwere geistige Retardierung, motorische Defizite, Lernschwierigkeiten, Sprachstörungen, Verhaltensauffälligkeiten, Autismus, juveniler Diabetes mellitus, Schilddrüsendysfunktion, Pubertas praecox, progressive Rötelnenzephalitis
• Toxoplasmose	Chorioretinitis, motorische und geistige Retardierung, Hörverlust, Pubertas praecox
• HSV	rezidivierende Infektionen von Haut, Schleimhaut und Auge, motorische und geistige Retardierung
• Hepatitis B	chronische subklinische Hepatitis, selten auch fulminante Hepatitis

Plotkin SA, Alpert G: A practical guide to the diagnosis of congenital infections in the newborn infant. Pediatr Clin North Am 33: 465–479, 1986.

11.24
Welche Spätschäden können sich bei konnatalen Infektionen entwickeln?

Spätschäden sind nach einer chronischen intrauterinen Infektion relativ häufig und kommen auch bei Kindern vor, die bei Geburt asymptomatisch sind. Meist fallen die Spätschäden noch nicht im Säuglingsalter, sondern erst im Verlauf der Kindheit auf (s. **Tab. 11-2**).

11.25
Welches ist die häufigste konnatale Infektion?

Eine konnatale CMV-Infektion ist die häufigste konnatale Infektion. Bei 0,2 bis 0,4 % der Neugeborenen, in manchen Bevölkerungsgruppen auch bis zu 1,3 bis 2 %, findet man eine konnatale CMV-Infektion, die jedoch in 90 bis 95 % der Fälle bei Geburt asymptomatisch sein kann.

11.26
Wie wird CMV von der Mutter auf das Kind übertragen?

In utero kann CMV transplazentar auf den Fetus übertragen werden. Insbesondere bei CMV-Erstinfektion in der Schwangerschaft manifestiert sich eine konnatale Zytomegalie. CMV wird jedoch auch durch infektiöse Körperflüssigkeiten (zervikale Sekrete, Muttermilch, Speichel, Urin, Blut) übertragen.

11.27
Sollte man eine kongenitale CMV-Infektion behandeln?

Bislang gibt es keine einheitliche Therapieempfehlung. Eine Therapie mit Ganciclovir scheint jedoch vorteilhaft für die Kinder zu sein.

11.28
Wie unterscheiden sich die Komplikationen von Neugeborenen mit konnataler CMV-Infektion, die bei Geburt bereits symptomatisch sind im Vergleich zu denen, die bei Geburt asymptomatisch sind?

Siehe **Tabelle 11-3**.

Tabelle 11-3

Komplikation	Häufigkeit bei symptomatischen Neugeborenen	Häufigkeit bei asymptomatischen Neugeborenen
tödlicher Verlauf	5,8 %	0,3 %
Mikrozephalie	37,5 %	1,8 %
sensorineuronale Hörminderung	58 %	7,4 %
bilateraler Hörverlust	37 %	2,7 %
mittlerer bis schwerer Hörverlust (60 bis 90 dB)	27 %	1,7 %
Chorioretinitis	20,4 %	2,5 %
geistige Retardierung (IQ < 70)	55 %	3,7 %
Krampfanfälle	23,1 %	0,9 %
Parese/Paralyse	12,5 %	0 %

Remington JS, Klein JO: Infections of the Fetus and the Newborn, 5th ed. Philadelphia, W. B. Saunders 2001, S. 408.

11.29
Welche Kinder mit konnataler CMV-Infektion haben die schlechteste Prognose?

Eine besonders schlechte Prognose haben Kinder mit:

- CMV-Erstinfektion der Mutter während der Schwangerschaft
- Neugeborene, die bereits bei Geburt symptomatisch sind (insbesondere ZNS-Symptome)
- Neugeborene mit Mikrophtalmie und/oder intrazerebralen Verkalkungen
- Neugeborene mit CMV-spezifischen IgM-Antikörpern.

11.30
Welche Risiken bestehen für den Fetus bei einer Parvovirus B19-Infektion der Mutter während der Schwangerschaft?

Das Parvovirus B19 ist nicht nur der Erreger der Ringelröteln und einiger erst in letzter Zeit erkannter Erkrankungen (Arthralgie, Anämie, ITP, Hepatitis und Myokarditis), sondern kann auch zu schweren Folgen für den Fetus führen, wenn es zu einer Infektion während der Schwangerschaft kommt. Insbesondere im zweiten und dritten Trimenon wird das Virus transplazentar auf den Fetus übertragen. Es kann sich beim Fetus eine aplastische Anämie und eine Myokarditis mit Herzinsuffizienz entwickeln. Dadurch kann es zu einem Hydrops fetalis (Ödeme und Wassereinlagerund im Gewebe) kommen, der in 2 bis 10 % der Fälle zu einem Abort oder einer Totgeburt führt. Eine fetale Parvovirus B19-Infektion scheint nicht mit einer erhöhten Fehlbildungsrate assoziiert zu sein.

Lehmann HW, Modrow S: Parvovirus B19. Ein häufig unterschätzter Infektionserreger mit vielen Krankheitsbildern. Monatsschr Kinderheilkd 152, 203–214, 2004.

11.31
Wie kann sich eine Varizellen-Infektion in der Schwangerschaft auf den Fetus auswirken?

Man unterscheidet zwei Krankheitsbilder, die beide durch eine Varizellen-Infektion (VZV-Erstinfektion) während der Schwangerschaft verursacht werden. Bei einer Gürtelrose (Zoster) besteht keine Gefahr für den Fetus.

- Zu einer **Varizellembryofetopathie** kann es bei einer Varizellen-Infektion der Mutter in den ersten beiden Schwangerschaftsdritteln (meist vor der 20. Schwangerschaftswoche) kommen. Bei weniger als 3 % der Schwangeren mit Varizellen-Infektion manifestiert sich das Krankheitsbild. Die typischen Fehlbildungen sind Atrophien von Extremitäten und narbige Hautdefekte auf den betroffenen Extremitäten, sowie ZNS-Symptome und Augenanomalien (Chorioretinitis, Katarakt, Mikrophtalmie, Horner-Syndrom).

- Zum klinischen Bild der **neonatalen Varizellen** (Windpocken) kann es kommen, wenn die Mutter um den Geburtstermin (5 Tage davor bis 2 Tage danach) an Windpocken erkrankt. Der Fetus ist hierbei einer großen Viruslast ausgesetzt und es werden dabei noch keine maternalen Antikörper auf den Fetus übertragen, so dass sich beim Neugeborenen innerhalb der ersten 12 Lebenstage das klinische Bild der Windpocken mit bläschenförmigen Effloreszenzen manifestieren kann. Es kann zu schweren Verläufen mit Pneumonie und lebensbedrohlicher Beteiligung innerer Organe kommen. Aus diesem Grund verabreicht man Neugeborenen, deren Mütter 5 Tag vor bis 2 Tage nach der Entbindung, an Varizellen erkranken möglichst sofort nach der Geburt eine passive Immunprophylaxe mit Varizella-Zoster-Immunglobulin. Bei einer Erkrankung der Mutter in der Spätschwangerschaft, jedoch mehr als 5 Tage vor der Entbindung, kann es zu einer intrauterinen Varizellen-Infektion kommen, die meist einen leichten Verlauf nimmt, da maternale Antikörper auf den Fetus übertragen werden können. Die Kinder können bereits bei Geburt das typische Windpocken-Exanthem zeigen.

11.32
Welche Rolle spielt die Ureaplasmeninfektion in der Schwangerschaft und in der Neugeborenenperiode?

Ureaplasmen sind fakultativ pathogene Keime, die häufig den Genitaltrakt besiedeln. Im Rahmen der Schwangerschaft kann es zu einer Chorioamnionitis kommen, was zu einem geringen Geburtsgewicht, Abort und gehäufter Frühgeburtlichkeit führen kann. Die vertikale Transmissionsrate liegt bei bis zu 60 % und kann entweder in utero oder während der Geburt erfolgen. Auch ohne vorzeitigen Blasensprung und bei Sectio-Entbindung kann es zu einer Besiedlung des Neugeborenen kommen. Insbesondere bei Frühgeborenen, jedoch gelegentlich auch bei reifen Neugeborenen, kann sich eine konnatalen Pneumonie entwickeln, die sich ähnlich wie ein primäres Atemnotsyndrom manifestieren kann, und unter Umständen letal verläuft oder eine zu einer persistierenden pulmonalen Hypertonie führt. Bei Frühgeborenen mit sehr geringem Geburtsgewicht konnte ein Zusammenhang von Ureaplasmabesiedlung und erhöhten Auftreten einer bronchopulmonalen Dysplasie (BPD) festgestellt werden. Auch im Liquor konnten Ureaplasmen nachgewiesen werden, was jedoch nicht mit entzündlichen Veränderungen (Meningitis) einhergehen muss. Auch Augeninfektionen durch Ureaplasmen beim Neugeborenen sind beschrieben.

Wang EEL, et al: Association of Ureaplasma urealyticum colonization with chronic lung disease of prematurity: results of a metanalysis. J Pediatr 127:640–644, 1995.

11.33
Wie manifestiert sich eine konnatale Röteln-Infektion?

Insbesondere im ersten Trimenon der Schwangerschaft kann es zu einem Abort oder einer Röteln-Embryopathie kommen, die sich durch unterschiedliche Auffälligkeiten in der Neonatalperiode oder in der späteren Kindheit manifestiert. Man kann die Symptome in drei Gruppen unterteilen (s. **Tab. 11-4**).

Tabelle 11-4

• passagere Symptome	Dystrophie, geringes Geburtsgewicht, Hepatomegalie, Hepatitis, Thrombozytopenie, interstitielle Pneumonie, Knochenläsionen
• persistierende Symptome	Hörverlust, Katarakt, Herzfehler (PDA, Pulmonalarterienstenose, Aortenstenose, VSD)
• Störungen der Entwicklung	Gedeihstörung, psychomotorische Retardierung, Verhaltensauffälligkeiten, endokrine Störungen

Die charakteristischen Symptome einer konnatalen Röteln-Infektion sind Herzfehler, Katarakt, Mikrophtalmie, Glaukom und Knochenläsionen.

11.34
Sollte bei Schwangeren eine Screening-Untersuchung auf eine HSV-Infektion durchgeführt werden?

Die neonatale HSV-Infektion erfolgt meist während des Geburtsvorgangs und selten durch postnatale Ansteckung. Meist sind die Mütter asymptomatisch und auch anamnestisch lässt sich kein Herpes genitalis eruieren. Trotzdem gehört es zur Schwangerschaftsvorsorge die Schwangere bezüglich früherer und aktueller HSV-Infektionen zu befragen, denn sowohl bei HSV-Primärinfektion während der Schwangerschaft oder zum Geburtstermin, wie auch bei einem Rezidiv eines bekannten Herpes genitalis sollte mit Aciclovir behandelt werden und durch Kaiserschnitt entbunden werden. Da sich Kulturen aus dem mütterlichen Genitaltrakt jedoch als nicht aussagekräftig bezüglich der Virus-Ausscheidung am Geburtstermin herausgestellt haben, werden routinemäßige Kulturen nicht empfohlen.

11.35
Welche Risikofaktoren begünstigen eine neonatale HSV-Infektion?

Bei vaginal entbundenen Kindern, mit genitaler HSV-Primärinfektion der Mutter, entwickeln 30 bis 50 % eine neonatale HSV-Infektion. Bei einem Herpes-Rezidiv der Mutter sind es lediglich 3 bis 5 %. Die Unterscheidung zwischen Primärinfektion und Rezidiv anhand der Anamnese und des klinischen Befundes gestaltet sich häufig schwierig. Weitere Risikofaktoren sind ein geringes Geburtsgewicht und eine Messung des fetalen Skalp-pH-Wertes, was das Eindringen des Virus erleichtert. Eine Entbindung durch Sectio sollte bei florider genitaler HSV-Infektion oder Rezidiv eines Herpes genitalis angestrebt werden. Es lässt sich dadurch das Risiko einer neonatalen HSV-Infektion im Vergleich zur vaginalen Entbindung reduzieren, jedoch nicht gänzlich vermeiden. Insbesondere in einem Zeitrahmen von 6 Stunden nach dem Blasensprung lässt sich durch eine Sectio das Risiko vermindern. Nach diesen 6 Stunden ist die Risikominderung durch die Sectio weniger effektiv.

11.36
Wie manifestiert sich eine neonatale HSV-Infektion?

Es gibt drei Formen der neonatalen HSV-Infektion, die ungefähr gleich häufig vorkommen:

- Lokalisierte mukokutane Infektion von Haut, Schleimhaut oder Auge
- HSV-Enzephalitis
- Disseminierte systemische Infektion mit oder ohne ZNS-Beteiligung. Das klinische Bild kann einer bakteriellen Sepsis ähneln.

Nur bei ungefähr einem Drittel der Kinder mit HSV-Enzephalitis oder disseminierter systemischer Infektion manifestiert sich auch eine Hautbeteiligung.

11.37
Wie behandeln Sie ein Kind mit Verdacht auf neonatale HSV-Infektion?

Die neonatale HSV-Infektion geht mit einer hohen Letalität einher. Für die Prognose ist neben der Art der Manifestation auch der frühzeitige Therapiebeginn (Aciclovir 3×20 mg/kg KG/Tag i.v. über 21 Tage) entscheidend. Aus diesem Grund wird bereits bei Verdacht auf eine neonatale HSV-Infektion sofort mit einer Aciclovir-Therapie begonnen und gegebenenfalls abgebrochen, wenn sich die Diagnose nicht bestätigt. Zur Bestätigung kann bei mukokutaner Manifestation das Virus aus Bläscheninhalt oder Abstrichen isoliert werden oder mit der PCR nachgewiesen werden. Bei HSV-Enzephalitis oder disseminierter systemischer Infektion kann das Virus aus Blut- oder Liquorkulturen isoliert werden, was jedoch nur selten gelingt. Die PCR zum Nachweis von HSV-DNS ist auch hier empfindlicher und wesentlich häufiger erfolgreich.

11.38
Welche Schutzmaßnahmen sind notwendig, wenn die Mutter im Rahmen der Geburt ein Rezidiv eines Herpes labialis entwickelt?

Grundsätzlich ist eine postnatale Übertragung von der Mutter oder anderen infektiösen Kontaktpersonen als Ursache einer neonatalen HSV-Infektion möglich, jedoch nur in Einzelfällen beschrieben. Die Kontaktpersonen müssen über notwendige Hygienemaßnahmen aufgeklärt werden (regelmäßige Händedesinfektion, Abdecken von Herpesläsionen, keine Küsse, kein Kontakt zu anderen Neugeborenen). Diese Maßnahmen müssen bis zum Abfallen der Krusten eingehalten werden, da das HSV-Virus auch in den Krusten nachgewiesen werden konnte. Eine stationäre Überwachung scheint nicht notwendig zu sein, wenn die Eltern informiert sind das Kind bei Hinweisen auf eine Infektion umgehend in der Klinik vorzustellen. Bei unauffälligen Neugeborenen ist eine prophylaktische Aciclovir-Therapie nicht indiziert, wenn die empfohlenen Schutzmaßnahmen konsequent eingehalten wurden. Eine prophylaktische Therapie sollte jedoch bei Neugeborenen erfolgen, die insbesondere in den ersten zwei Lebenswochen direkten Kontakt zu kontagiösen Herpesläsionen hatten, oder wenn das Kind wahrscheinlich keine maternalen HSV-Antikörper erhalten hatte (z.B. HSV-Primärinfektion der Mutter, Exposition durch Drittperson). In diesem Fall kann die Aciclovir-Therapie abgebrochen werden, wenn das Kind weiterhin klinisch unauffällig ist und die Diagnostik (PCR-Nachweis von HSV im Blut, Urin, zervikal Sekrete) keine Hinweise auf eine HSV-Infektion ergibt.

Roos R, Schuster V: Herpes labialis bei der Geburt. Welche Schutzmaßnahmen sind notwendig? Monatsschr Kinderheilkd 149:507–508, 2001.

11.39
Welche Rolle spielt die Hepatitis B bei den konnatalen Infektionen?

Eine chronische Hepatitis, wie in den meisten Fällen, sowie eine akuten Hepatitis B-Infektion in der Spätschwangerschaft können zu einer höheren Frühgeburtenrate und zu einer vertikalen Infektion des Neugeborenen führen. Meist erfolgt die Infektion im Rahmen des Geburtsvorganges, jedoch werden 5% der Neugeborenen bereits intrauterin infiziert. Je nach Infektiosität der Mutter (positives HBe-Ag) manifestiert sich die Hepatitis B-Infektion beim Neugeborenen in bis zu 95% nach einer Inkubationszeit von etwa 90 Tagen. Im Rahmen der Schwangerschaftsvorsorge wird möglichst nahe am Geburtstermin die HBs-Ag-Trägerschaft (Marker der chronischen Hepatitis B) der Mutter kontrolliert, um dem Neugeborenen gegebenenfalls sofort nach der Geburt eine Simultanimpfung (aktive und passive Impfung) zu verabreichen. Neugeborenen von HBs-Ag-positiven Müttern sollten auf eine akute Hepatitis B-Infektion oder auf eine bereits intrauterin erworbene Infektion hin untersucht werden (HBe-Ag bzw. HBs-Ag)

11.40
Inwiefern hängt die Chronifizierungsrate einer Hepatitis B vom Lebensalter ab?

Bei konnataler Hepatitis B oder Infektion in der Neugeborenenperiode entwickelt sich bei bis zu 90% eine chronische Hepatitis B mit HBs-Ag-Trägerschaft. Bei zum Zeitpunkt der Infektion ein- bis fünfjährigen Kleinkindern entwickelt sich bei ungefähr 30% eine chronische Hepatitis. Bei Schulkindern und Jungendlichen beträgt die Rate lediglich 2 bis 6%.

Schiff ER: Update in hepatology. Ann Intern Med 130: 52–57,1999.

11.41
Welche Maßnahmen ergreifen Sie bei Neugeborenen von Müttern mit Hepatitis A, B beziehungsweise C-Infektion während der Schwangerschaft?

- Obwohl einzelne Fälle einer vertikalen Übertragung von Hepatitis A beschrieben sind, wird aufgrund der fehlenden Auswirkungen auf das Neugeborene, dem normalerweise günstigen Verlaufs einer Hepatitis A und dem fehlenden Wirksamkeitsnachweis keine passive Immunprophylaxe empfohlen. Manifestiert sich die Hepatitis A der Mutter kurz vor oder kurz nach der Geburt kann eine passive Immunprophylaxe durchgeführt werden. Auch Stillen ist erlaubt. Auf eine sorgfältige hygienische Prophylaxe ist zu achten, da das Virus durch Schmierinfektionen (fäkal-oral) übertragen wird.
- Bei Neugeborenen, deren Mütter HBs-Ag-positiv sind wird umgehend nach der Geburt,

spätestens 12 Stunden nach der Geburt, eine Simultanimpfung (aktive und passive Impfung) durchgeführt. Zusätzlich sollten die Neugeborenen bezüglich einer konnatalen Hepatitis B-Infektion untersucht werden. Man bestimmt dazu HBs-Ag und HBe-Ag. Das Neugeborene und die Mutter müssen nicht isoliert werden und auch Stillen ist möglich.

- Welchen Einfluss eine Hepatitis C-Infektion auf die Schwangerschaft hat ist noch unklar. Eine vertikale Transmission bei anti-HCV-positiven Schwangeren ist relativ häufig, jedoch sind nach dem 13. Lebensmonat aus bislang unklarer Ursache lediglich 5 % der Kinder noch anti-HCV-positiv. Die Kinder müssen also langfristig nachkontrolliert werden. Eine kausale Therapie beziehungsweise eine Impfung existiert nicht. Eine Hepatitis C der Mutter ist keine Kontraindikation für das Stillen, da bislang keine Übertragung durch Stillen beschrieben wurde, auch wenn ein geringes Restrisiko vorhanden ist. Lediglich Mütter mit wunden oder blutenden Brustwarzen sollten auf das Stillen verzichten. Auf die Expositionsprophylaxe (kein Kontakt mit infektiösem Material, Nadelstichverletzung) muss sorgfältig geachtet werden.

Polywska S, Laufs R: Die vertikale Übertragung des Hepatitis C-Virus von infizierten Müttern auf ihre Kinder. Bundesgesundheitsbl. – Gesundheitsforsch. – Gesundheitsschutz 42: 562–568, 1999.

11.42
Welche Formen der Lues connata kennen Sie?

Die intrauterine Infektion mit T. pallidum kann zum Abort, Totgeburt, gehäufter Frühgeburtenrate oder zum klinischen Bild der Lues connata (angeborene Syphilis) führen. Häufig sind die Kinder direkt nach der Geburt asymptomatisch und die Symptome manifestieren sich in den ersten Lebensmonaten. Man unterscheidet je nach dem Auftreten von Symptomen eine Frühform (bei Geburt oder in der Neugeborenenperiode) und eine Spätform (nach dem 2. Lebensjahr) der Lues connata.

- Häufige Symptome der **Frühform** sind eine Hepatomegalie und eine Hyperbilirubinämie, sowie ein geringes Geburtsgewicht und Blutbildveränderungen, die sich als Anämie bis hin zu Ödemen und Hydrops manifestieren kann. Es kann zu typischen Knochenveränderungen (Osteomyelitis syphilitica, Osteochondritis syphilitica oder Periostitis syphilitica) an den langen Röhrenknochen kommen, was sich als schmerzhafte Extremitäten oder sogar als Pseudoparalyse äußern kann. Als charakteristischen Hautbefund findet man insbesondere an Handflächen und Fußsohlen seröse bis eitrige hochinfektiöse Blasen, die als Pemphigus syphiliticus bezeichnet werden. Ein weiteres sehr charakteristisches Symptom findet man zu Beginn ein Schniefen, welches dann in einen serös-blutig-eitrigen Schnupfen übergeht (Choryza syphilitica). Eher selten manifestiert sich auch eine Pneumonie, eine Pankreatitis, eine Nephritis oder eine Chorioretinitis.
- Die Spätform zeigt sich meist als Dysmorphie mit sichelförmigem Profil des Gesichts durch eine Sattelnase, kurze Maxilla, einen Stirnbuckel und eine relative Prominenz der Mandibula. Außerdem findet sich meist ein hoher Gaumen. Als charakteristische Hutchinson-Trias bezeichnet man die interstitielle Keratitis, die Innenohrtaubheit und tonnenförmig veränderte Schneidezähne. Auch die Molaren können verändert sein (Fournier-Zähne). Als weitere Symptome findet sich gelegentlich eine so genannte Säbelscheidentibia und eine Verdickung der medialen Enden des Schlüsselbeins (Highoumenakis-Zeichen). Die Parrot-Furchen entstehen durch narbige Abheilung und Rhagadenbildung perioral, perinasal und perianal.

Sanchez PJ, Gutman LT: Syphilis. In Feigin RD, Cherry JE (eds): Pediatric Infectious Diseases, 5th ed. Philadelphia, W. B. Saunders 2004, S. 1730–1732.

11.43
Wie sichern Sie die Diagnose einer Lues connata?

Die Diagnose einer Frühform der Lues connata zu stellen, gestaltet sich manchmal äußerst schwierig. Es werden neben der klinischen Untersuchung und der Serologie noch weitere Untersuchungen wie Liquorpunktion, Bildgebung oder Blutbild angewendet. Ein wichtiger Bestandteil der Diagnostik ist das Lues-Screening im Rahmen der Schwangerschaftsvorsorge. Nach der Geburt können bei Neugeborenen Screening-Tests vorgenommen werden wie z.B. der **Cardiolipin-Mikroflockungstest** oder **VDRL** (ein entsprechender Test, der in den **V**eneral **D**isease **R**esearch **L**aboratories, USA, entwickelt wurde). Es sollte dazu Venenblut des Kindes verwendet werden, da es bei Nabelschnurblut zu falsch-positiven Ergebnissen kommen kann. Falls die Mutter während der Schwangerschaft wegen einer Lues behandelt wurde kann es zu einer passiven Transmission von Antikörpern auf den Fetus kommen, was dann zu einer positiven Titerbestimmung führt, ohne dass das Kind eine Infektion durchgemacht hat. In diesem Fall ist der Titer bei Kind niedriger als bei der Mutter und verschwindet im Verlauf von einigen Monaten.

Falls die Screening-Untersuchungen ein positives Ergebnis ergeben hat oder klinisch ein hochgradiger Verdacht besteht, sollte ein treponemenspezifischer Antikörpertest durchgeführt werden. Es wird dazu meist der **TPHA** (**T**reponema **p**allidum-**H**äm**a**gglutinationstest) verwendet, der durch den **FTA-ABS-Test** (**F**luoreszenz-**T**reponema pallidum **A**ntikörper**ab**sorptionstest) betätigt wird. Der Nachweis von treponemenspezifischen IgM-Antikörpern mit dem **IMAC-ELISA** (IgM-Antikörper-Capture-ELISA) gilt als sicherer serologischer Marker einer Lues connata, da mütterliche IgM-Antikörper die Plazenta nicht passieren können. Der Test kann jedoch falsch-negativ sein, da bei manchen Kindern mit Lues connata erst nach einigen Monaten IgM-Antikörper gebildet werden.

Als weitere Untersuchung sollte versucht werden den **Erreger** aus Abstrichen (Plazenta, Nabelschnur, Hautläsionen) nachzuweisen. Bei einer Lues connata sollte unbedingt auch eine **Liquorpunktion** (Liquor-TPHA) durchgeführt werden, da auch bei asymptomatischen Neugeborenen eine ZNS-Infektion vorliegen kann. Da Veränderungen an den Knochen (Osteochondritis, Periostitis, Osteomyelitis) relativ häufig sind sollten **Röntgenbilder** der langen Röhrenknochen angefertigt werden. Am häufigsten sind Radius, Ulna, Tibia, Femur, Humerus und Fibula betroffen. Die **Blutbildveränderungen** sind unspezifisch (Anämie, Thrombozytopenie bei meist normalen Leukozyten).

Hollier LM, et al: Fetal syphilis: clinical and laboratory characteristics. Obstet Gynecol 97: 947–953, 2001.

11.44
Welche Konsequenzen hat der Nachweis von Chlamydia trachomatis im Geburtskanal einer Schwangeren?

Ungefähr 5 bis 10% der Schwangeren sind mit Chlamydien infiziert, was bei etwa der Hälfte dieser Kinder zu einer neonatalen Chlamydien-Infektion führt. Das Krankheitsbild äußert sich nach 5 bis 10 Tagen als Konjunktivitis beziehungsweise nach mehreren Wochen als Chlamydien-induzierte Pneumonie, die langwierig und bei Frühgeborenen unter Umständen auch tödlich verlaufen kann. Durch eine antibiotische Behandlung der Schwangeren mit Erythromycin und dem Sexualpartner mit Doxycyclin oder Azithromycin lässt sich die Prävalenz der Neugeboreneninfektion reduzieren.

11.45
Wie schätzen Sie das Risiko für den Fetus ein bei einer Toxoplasma-Erstinfektion der Mutter während der Schwangerschaft?

Bei einer Erstinfektion können noch keine schützenden maternalen Antikörper auf den Fetus übertragen werden. Es besteht das Risiko einer konnatalen Toxoplasmose, die neben einer Fetopathie auch zum Abort führen kann. Je früher in der Schwangerschaft die Infektion erfolgt, desto schwerer verläuft die Erkrankung beim Fetus. Bei unbehandelter Toxoplasma-Infektion liegt die Transmissionsrate auf den Fetus im ersten Trimenon bei ungefähr 25%, im zweiten Trimenon bei ungefähr 50% und steigt im dritten Trimenon auf bis zu 65% an.

11.46
Welche Maßnahmen ergreifen Sie, wenn es bei einer bisher Toxoplasma-negativen Schwangeren zu einer Toxoplasma-Infektion kommt?

Um die Transmission der Toxoplasmose von der Mutter auf den Fetus zu verhindern wird bei gesicherter akuter Infektion eine frühzeitige antibiotische Behandlung durchgeführt. Bis zur 16. Schwangerschaftswoche wird mit Spiramycin, danach mit Pyrimethamin, Sulfadizin und Folinsäure behandelt. In einigen Untersuchungen konnte gezeigt werden, dass die Infektion des Fetus um 50 bis 60 % der Fälle reduziert und der Schweregrad der intrauterinen Schädigung gesenkt werden konnte. In anderen Studien konnte die Wirksamkeit jedoch nicht belegt werden. Die Ursache der Wirksamkeit dieser Therapie liegt wohl in der zeitlichen Verzögerung zwischen der Infektion der Mutter und der Infektion des Fetus. Hat eine Infektion des Fetus bereits stattgefunden (Erregernachweis in der Amnionflüssigkeit, serologischer Nachweis im Fetalblut) kann die Therapie fortgesetzt werden. Die Manifestation der Toxoplasmose mit eventuellen Spätschäden kann dadurch jedoch nicht mehr verhindert werden. Bei einer postnatal gesicherten symptomatischen und auch bei asymptomatischer Toxoplasmose des Neugeborenen wird über 6 bis 12 Monate ein Behandlungsschema mit Pyrimethamin und eventuell mit Spiramycin und Prednisolon durchgeführt.

Gilbert R, Gras L: European Multicentre Study on Congenital Toxoplasmosis: Effect of timing and type of treatment on the risk of a mother to child transmission of Toxoplasma gondii. Brit J Obstet Gynecol 110: 112–120, 2003.

Wallon M, et al: Congenital toxoplasmosis: Systemic review od evidence of efficacy during pregnancy. BMJ 318:1511–1514, 1999.

11.47
Wie sieht das typische Krankheitsbild einer konnatalen Toxoplasmose aus?

Wie bei allen konnatalen Infektionen ist das klinische Erscheinungsbild sehr variabel. Die Symptome können bereits bei Geburt manifest sein, oder im Laufe der Kindheit auffallen. Bei ungefähr 10 % der Fälle kommt es zu einer schweren Infektion mit Fieber, Hepatosplenomegalie, prolongierter Ikterus, Chorioretinitis und/oder neurologischen Symptomen (Krampfanfälle, Hydrozephalus, Mikrozephalie). Gelegentlich fallen die Kinder lediglich durch eine Thrombopenie, Eosinophilie oder Transaminasenerhöhung auf. Auch bei asymptomatischen Neugeborenen mit konnataler Toxoplasmose findet man häufig intrazerebrale Verkalkungen, und langfristig können sich eine Visusminderung, Lernschwierigkeiten, geistige Retardierung oder Krampfanfälle manifestieren.

11.48
Welche prophylaktischen Maßnahmen empfehlen Sie einer Schwangeren zur Vermeidung einer konnatalen Toxoplasmose?

Aufgrund des Übertragungswegs durch orale Aufnahme von Toxoplasma-Oozyten aus Katzenkot oder zystenhaltigem Fleisch bestehen die Empfehlungen aus prophylaktischen Hygienemaßnahmen und Meiden von Kontakt zu Katzen.

- kein rohes oder nicht vollständig durchgebratenes Fleisch essen
- Früchte und Gemüse vor dem Verzehr gründlich waschen
- Gründliches Händewaschen nach der Fleisch-, Gemüse- oder Fruchtzubereitung, sowie nach der Gartenarbeit
- Meiden von Kontakt mit Katzen. Insbesondere die Reinigung der Katzentoilette sollte durch andere Personen durchgeführt werden, beziehungsweise nur mit Handschuhen und anschließender sorgfältigem Händewaschen.

Fieber im Kindesalter

11.49
Sehen Sie Fieber im Kindesalter eher als gutes oder als schlechtes Zeichen?

Fieber ist ein sehr häufiges Symptom im Kindesalter und muss je nach Dauer und Verlauf sowie Begleitsymptomen abgeklärt werden In den meisten Fällen lässt sich eine Infektion als Ursache feststellen. Darüber hinaus gibt es jedoch eine Vielzahl von anderen Erkrankungen, die auch mit Fieber einhergehen können (Malignome, Immun- und Autoimmunkrankheiten, zentrales Fieber, genetische Erkrankungen, und weitere seltene Ursachen).

Insbesondere bei Infektionen sollte Fieber jedoch als Zeichen der funktionierenden Abwehrreaktion betrachtet werden, das sowohl positive wie negative Auswirkungen haben kann. Bei Gonokokken und einigen Treponemen konnte gezeigt werden, dass sie bei einer Temperatur von mehr als 40 °C abgetötet werden. Es gibt Berichte über eine effektive Fieber-Therapie (Heilfieber) im Rahmen einer Gonokokken-Urethritis und bei Neurosyphilis. Außerdem scheint Fieber eine hemmende Wirkung auf das Wachstum von Pneumokokken und einigen Viren zu haben. Fieber als Ausdruck der körpereigenen Abwehrreaktion ist mit verschiedenen immunologischen Vorgängen assoziiert. So kommt es bereits bei mäßigem Fieber zu einer vermehrten Phagozytoseaktivität und Leukozytenchemotaxis, sowie beschleunigter Lymphozytentransformation und Interferon-Produktion. Fieber ist auch mit einer Erniedrigung des freien Serumeisens assoziiert, welches für viele pathogene Keime essentiell zu sein scheint. Neben diesen positiven Auswirkungen, konnte jedoch auch gezeigt werden, dass hohes Fieber die körpereigene Abwehrreaktion eher stören kann. Da erhöhte Temperatur oder leichtes Fieber von den meisten Kindern gut toleriert wird, sollte bei Kindern die Indikation zur Antipyrese abhängig vom Zustand und Befinden des Kindes individuell getroffen werden und keine Standard-Antipyrese verordnet werden. Ausnahmen hiervon sind sicherlich Kinder mit kardialen, pulmonalen oder neurologischen Vorerkrankungen, sowie bekannten Fieberkrämpfen oder septische Zustände, da Fieber in diesen Fällen durchaus gefährlich sein kann oder sich massiv auf den Allgemeinzustand auswirken kann.

11.50
Ab welcher Temperatur spricht man von Fieber?

Dies ist eine einfache Frage, auf die es jedoch keine ganz so einfache Antwort gibt. Einerseits ist die Körpertemperatur vom zirkadianen Rhythmus abhängig, so dass sich die tiefsten Temperaturen in der Nacht zwischen 4 und 5 Uhr und die höchsten Werte am späten Nachmittag beziehungsweise frühen Abend messen lassen. Bei Kindern im Alter von 2 bis 6 Jahren wurden Temperaturunterschiede von bis zu 0,9 °C festgestellt. Andererseits gibt es auch Unterschiede zwischen den verschiedenen Altersgruppen. Säuglinge neigen dazu eine etwas höhere Körpergrundtemperatur zu haben als Neugeborene und Kleinkinder oder Schulkinder. Bei bis zu 50 % der Säuglinge werden Tagestemperaturen von mehr als 37,8 °C gemessen. Nach dem zweiten Lebensjahr ist diese erhöhte Körpergrundtemperatur nicht mehr feststellbar. Im Allgemeinen gilt bei jungen Säuglingen (bis zum dritten Lebensmonat) eine rektale Temperatur von mehr als 38,0 °C als Fieber. Vom dritten Lebensmonat bis zum vollendeten zweiten Lebensjahr wird aufgrund der höheren Körpergrundtemperatur eine rektal gemessene Temperatur von mehr als 38,3 °C als Fieber angesehen. Bei Kindern nach dem zweiten Lebensjahr gilt der auch im Erwachsenenalter etablierte Wert von 38,0 °C als Grenze. Erhöhte Temperaturen unterhalb dieser Grenze werden als subfebril bezeichnet. Als weitere Faktoren, die auf die Körpertemperatur einen Einfluss ausüben können, jedoch meist nur subfebrile Temperaturerhöhung verursachen, sollte man zu warme Kleidung, Anstrengungen («Toben»), Stillen und Füttern sowie heiße Speisen bedenken, die bis zu einer Stunde danach noch die Körpertemperatur erhöhen können. Im Zweifelsfall sollte die Temperatur nachkontrolliert werden.

11.51
Woher stammt der Wert von 37,0 °C für die normale Körpertemperatur?

Der Wert von 37,0 °C stammt aus über einer Million Messungen an 25 000 Patienten aus dem Jahr 1868. Ironischerweise handelt es sich dabei um axillär gemessene Werte, so dass dieser Wert nicht so ganz mit der heute als normal angesehenen Körpertemperatur übereinstimmt. Bei Kindern nach dem zweiten Lebensjahr gilt eine rektale Temperatur von 37,0 °C als normal.

Mackowiak PA, et al: A critical appraisal of 98,6 °F, the upper limit of the normal body temperature, and other legacies of Carl Reinhold August Wunderlich: JAMA 268: 1578–1580, 1992.

11.52
Wie unterscheidet sich die normale Körpertemperatur bei Messung an verschiedenen Körperstellen?

Siehe **Tabelle 11-5**.

11.53
Hat eine Otitis media einen Einfluss auf die Messung der Temperatur am Trommelfell?

Die heutzutage häufig verwendeten Ohrthermometer messen die natürlichen Infrarot-Emissionen des Trommelfells und der umgebenden Strukturen. Eine Otitis media führt nur zu minimalen Temperaturverzerrungen von ungefähr 0,1 °C. Etwas größere Verzerrungen kann es bei einer Mastoiditis oder einer Otitis externa geben, da der lokale Blutfluss vermehrt ist. Auch bei einem Ohr, welches mit Zerumen verlegt ist, kann das Ohrthermometer eingesetzt werden, da Zerumen infrarotdurchlässig ist.

11.54
Wo messen Sie die Körpertemperatur beim Säugling?

Gerade bei jungen Säuglingen ist das Erkennen von Fieber wichtig, da die klinischen Symptome einer Infektion häufig sehr unspezifisch sind. Aus diesem Grund wählt man die **rektale** Temperaturmessung, welche die zuverlässigste Methode darstellt. Die Temperaturmessung am Trommelfell ist bei Säuglingen bis zum dritten Lebensmonat nicht zu empfehlen, da es aufgrund des engen und gewundenen äußeren Gehörgangs zu falsch-tiefen Messungen kommen kann. Es wird dann die Temperatur des kühleren äußeren Gehörgangs statt des Trommelfells bestimmt. Da die axilläre Temperaturmessung sehr stark vom Hautkontakt abhängt und somit sehr variable Ergebnisse liefert, ist auch diese Methode nicht zu empfehlen. Eine sublinguale Temperaturmessung ist nur bei kooperativen Patienten möglich und von daher meist erst ab dem fünften Lebensjahr praktikabel.

Tabelle 11-5

• rektal (Standard)	37,0 °C
• sublingual	0,5 bis 0,6 °C tiefer
• axillär	0,8 bis 1 °C tiefer (je nach Hautkontakt sehr variabel)
• Trommelfell	0,5 bis 0,6 °C tiefer

11.55
Kann es durch zu warmes Anziehen von Säuglingen zu Fieber kommen?

In verschiedenen Untersuchungen fanden sich hierzu unterschiedliche Ergebnisse. In einer Studie konnte bei warm eingepackten Neugeborenen in einer warmen Umgebung (ungefähr 26,5 °C) eine Erhöhung der rektalen Körpertemperatur auf über 38,0 °C, also in den «fiebrigen Bereich» gezeigt werden. In einer anderen Studie konnte bei Säuglingen bis zum dritten Lebensmonat durch zu warme Kleidung in einer etwas kühleren Umgebung (ungefähr 22 bis 24 °C) keine rektale Temperaturerhöhung über 38,0 °C festgestellt werden. Als einfachen klinischen Trick kann man den Temperaturunterschied zwischen Bauch und Zehen des Kindes mit dem Handrücken grob abschätzen. Sind die Füße gleich warm wie der Bauch, so spricht dies für zu warme Kleidung. Fühlen sich die Füße jedoch kühl und der Bauch warm an, dann spricht dies für eine periphere Vasokonstriktion, wie sie im Rahmen von Fieber auftritt. Im Zweifelsfalle sollte die Temperatur kontrolliert werden. Bei Fieber ist es zu empfehlen die Kinder abzudecken, bzw. auszuziehen, da die Eltern die Kinder häufig zu warm einpacken und es zu einem Hitzestau kommen kann. Für die normale Bekleidung von Säuglingen kann man sich merken, dass der Säugling eine Schicht mehr als die Mutter tragen sollte.

Grover C, et al: The effect of bundling on infant temperature. Pediatrics 94:669–673, 1994.
Cheng TL, Partridge JC: Effect of bundling and high environmental temperature on neonatal body temperature. Pediatrics 92:238–240, 1993.

11.56
Kommt Zahnen als Ursache von Fieber in Frage?

Tatsächlich scheint ein Zusammenhang zwischen Zahnen und erhöhter Körpertemperatur zu bestehen. Neben klinischen Symptomen wie vermehrter Speichelfluss und Unruhe kann es auch zu einer leichten Erhöhung der Körpertemperatur (jedoch nur subfebril). In der Literatur sind jedoch unterschiedliche Studien beschrieben, die diesen Zusammenhang teilweise unterstützen, teilweise jedoch auch in Frage stellen. Auf jeden Fall sollte man sich mit der Diagnose Zahnen bei Temperaturen im fiebrigen Bereich (über 38 °C) nicht zufrieden geben.

Peretz B et al: Systemic manifestations during eruption of primary teeth in infants. J Dent Child 70: 170–173, 2003
Macknin ML et al: Symptoms associated with teething. Pediatrics 105:747–752, 2000.
Jaber L et al: Fever associated with teething. Arch Dis Child 67:233–234, 1992.

11.57
Welche therapeutischen Maßnahmen stehen Ihnen zur Behandlung von Fieber zur Verfügung?

Der zentrale Ansatzpunkt der Fieberbehandlung sollte die Ursache des Fiebers erfassen (z. B. antibiotische Behandlung einer bakteriellen Infektion). Da bei Fieber der Sollwert der Temperatur auf ein höheres Niveau verschoben ist, kommt als symptomatische Maßnahme eine **medikamentöse Therapie** in Frage, die auf das Thermoregulationszentrum im Hypothalamus wirkt. Als häufig verwendete Medikamente werden Paracetamol, Ibuprofen oder anderen NSAID eingesetzt. Acetylsalicylsäure könnte ebenfalls eingesetzt werden, wird jedoch aufgrund einer Assoziation mit dem Reye-Syndrom bei fiebernden Kindern nicht mehr empfohlen. Nach dem Fieberanstieg, in dem die Kinder häufig frösteln und zentralisiert sind (Sollwertverschiebung der Körpertemperatur nach oben), kann das Fieber auch durch **physikalische Maßnahmen** effektiv behandelt werden. Neben dem Entkleiden (leichte Decke) zum Vermeiden eines Wärmestaus, können kühle Wickel (Waden, Arme, Bauch) mit nicht zu kalten Wasser (29 bis 30 °C) angelegt werden. Wadenwickel sollten nur gemacht werden, wenn die Extremitäten warm sind. Kälteres Wasser oder gar Eiswasser sollte nicht eingesetzt werden, da es äußerst unangenehm ist. Auch von Alkoholwickeln ist abzuraten, da potentiell die Möglichkeit einer dermalen Absorption besteht. Ein weiterer wichtiger Punkt in der Behandlung eines Kindes mit Fieber ist die reichliche Versorgung mit **Flüssigkeit**. Eine Körpertemperaturerhöhung von 1 °C erhöht den Bedarf um ungefähr 10 %.

11.58
Was ist eine Bakteriämie?

Bei einer Bakteriämie lassen sich im Blut des febrilen Patienten vorübergehend Bakterien nachweisen, ohne dass ein bestimmter Infektfokus vorliegt oder eine Absiedlung in die Organe erfolgt. Die Bakteriämie muss von der Sepsis abgegrenzt werden, wo es zu einem Wachstum der Bakterien im Blut kommt. Das klinische Bild der Sepsis ist geprägt von intermittierendem hohem Fieber, Schüttelfrost und Somnolenz und raschem körperlichem Verfall oder Schock.

11.59
Welche diagnostischen Schritte unternehmen Sie bei einem Kind mit akutem Fieber?

Die Abklärung eines neu aufgetretenen Fiebers gehört wohl zu den häufigsten Tätigkeiten in der Kinderheilkunde. Meist findet sich eine infektiöse Ursache des Fiebers. Es kommt dabei darauf an mit möglichst rationaler Diagnostik gefährliche Zustände zu erkennen (z. B. Sepsis) und bakterielle Ursachen, die antibiotisch behandelt werden können, von meist banalen Virusinfekten abzugrenzen. Der erste Schritt sollte wie eigentlich immer die **Anamnese** sein. Neben der Dauer und der Höhe des Fiebers, Art der Messung, sowie der bisherigen Therapie, sollte nach Begleitsymptomen gefragt werden. Häufige Begleitsymptome sind Husten, Schnupfen, Atembeschwerden, Übelkeit, Erbrechen, Durchfall, Brennen bei der Miktion, Zunahme der Miktionsfrequenz oder des Uringeruchs, Schmerzen und Verhaltensauffälligkeiten wie Nahrungsverweigerung oder verändertes Spielverhalten, Müdigkeit und Lethargie. Auch nach Krampfanfällen und anderen neurologischen Auffälligkeiten muss gefragt werden. Die Anamnese sollte außerdem ähnliche frühere Episoden oder sonstigen Vorerkrankungen, Auslandsreisen und Erkrankungen in der näheren Umgebung des Kindes erfassen. Zur **körperlichen Untersuchung** muss das Kind vollständig entkleidet werden und ein kompletter Status erhoben werden. Es empfiehlt sich die Temperatur nachzukontrollieren. Bei der Inspektion achtet man auf ein Exanthem und Petechien (Meningokokken, Sepsis), eine schmerzbedingte Schonhaltung und Auffälligkeiten der Atmung. Die körperliche Untersuchung sollte neben Blutdruck und Puls auf jeden Fall den Lymphknotenstatus, das Abdomen inklusive Beurteilung von Leber und Milz, die Nierenlogen, die Thoraxorgane, den HNO-Bereich (Racheninspektion, Otoskopie), meningitische Zeichen und mögliche Schwellungen an den Extremitäten erfassen. Je nach Anamnese und klinischem Befund muss eine weiterführende Diagnostik veranlasst werden. Falls sich keine eindeutige Fieberursache in der körperlichen Untersuchung ergibt, sollte der **Urin** mittels Teststreifen kontrolliert werden, da sich ein Harnwegsinfekt häufig mit sehr unspezifischen Symptomen manifestiert. Je nach Befund werden ein Urinstatus und eine Urinkultur erforderlich. In der **laborchemischen Untersuchung** sollten Differenzialblutbild, Entzündungsparmeter (CRP, BSG), Blutzucker, Blutgasanalyse, Elektrolyte und je nach Verdachtsdiagnose weitere organspezifische Laborwerte bestimmt werden. Bei hohem Fieber oder Zeichen einer Sepsis müssen unbedingt **Blutkulturen** abgenommen werden. Als weitere Untersuchungen werden je nach Verdacht ein **Rachenabstrich** mit Streptokokken-Schnelltest, **Stuhlkulturen**, eine **Lumbalpunktion**, ein **Röntgenthorax**, eine **Gelenkspunktion** eine **Ultraschalluntersuchung** des Abdomens oder weitere Bildgebung notwendig.

11.60
Wann sollte bei einem jungen Säugling mit Fieber ein Röntgenthorax durchgeführt werden?

Hierzu gibt es unterschiedliche Meinungen, wobei manche Kliniker für alle Säuglinge mit Fieber innerhalb der ersten drei Lebensmonate eine Röntgenaufnahme des Thorax empfehlen, andere hingegen halten diese Untersuchung nur bei symptomatischen Säuglingen mit Husten, Tachypnoe, Atemnot, Einziehungen, Stridor oder auffälligem Auskultationsbefund für indiziert. In einer Untersuchung an Säuglingen mit Fieber innerhalb der ersten beiden Lebensmonate konnte gezeigt werden, dass sich bei 31 % der Kinder mit respiratorischen Symptomen auch Auffälligkeiten im Röntgenbild des Thorax darstellten, jedoch lediglich bei 1 % der asymptomatischen Säuglinge. Die Entscheidung, ob ein Röntgenthorax durchgeführt wird, ist sicherlich sehr stark von der klinischen Erfahrung des Untersuchers und dem Alter des Kindes abhängig.

> Crain EF, et al: Is a chest radiograph necessary in the evaluation of every febrile infant less than 8 weeks of age? Pediatrics: 821-824, 1991.

11.61
Bei welchen Kindern mit einem Krampfanfall bei Fieber halten Sie eine Lumbalpunktion für indiziert?

Die häufigste Diagnose, die sich hinter einem Krampfanfall bei Fieber verbirgt, ist sicherlich der einfache Fieberkrampf. Anamnestisch und klinisch lässt sich eventuell ein Infektfokus lokalisieren. Jedoch kann sich auch eine Meningitis mit einem Krampfanfall und Fieber manifestieren. Aus diesem Grund sollte bei geringstem Verdacht auf eine Meningitis oder Enzephalitis eine

Untersuchung des Liquors erfolgen. Insbesondere bei Säuglingen und Kleinkindern vor dem 18. Lebensmonat fehlen häufig die charakteristischen meningitischen Zeichen wie Nackensteifigkeit, positives Brudzinski-, Kernig- oder Lasègue-Zeichen. Deshalb wird bei Kindern in dieser Altersgruppe eine Lumbalpunktion im Zweifelfall auf jeden Fall durchgeführt. Auch bei Kindern, die durch eine Veränderung der Bewusstseinlage, zerebraler Vorschädigung, EEG-Veränderungen oder einen komplizierten Fieberkrampf (z.B. fokaler Anfall, lange Dauer, Altersgruppe) auffallen, ist eine Lumbalpunktion indiziert. In einer Untersuchung konnte gezeigt werden, dass ein Krampf bei Fieber als einziges Symptom einer Meningitis, insbesondere einer bakteriellen Meningitis, eine absolute Seltenheit ist. Meist sind die Kinder in deutlich reduziertem Allgemeinzustand, lethargisch oder irritabel.

Green SM, et al: Can seizures be the sole manifestation of meningitis in febrile children? Pediatrics 92:527–534, 1993.

11.62
Welche Risiken bestehen bei einer Lumbalpunktion beim fiebernden Kind?

Eine Lumbalpunktion ist essentieller Bestandteil der Untersuchungen bei Verdacht auf eine Meningitis. Zu den häufigen Komplikationen der Lumbalpunktion zählen eine geringe **Nachblutung** mit Hämatombildung und ein **Liquorleck** welches sich als Kopfschmerzen äußern kann. Neben einer **Infektion** der Punktionsstelle kann es im Rahmen einer Bakteriämie unter Umständen zu einer Keimverschleppung aus dem Blut in das ZNS kommen. Das Risiko scheint jedoch gering zu sein, so dass auch bei bekannter Bakteriämie eine Lumbalpunktion durchgeführt werden sollte, wenn es die klinische Situation erfordert. Die schwerwiegendste Komplikation einer Lumbalpunktion ist jedoch die **zerebrale Einklemmung**, die sich bei gesteigertem intrakraniellem Druck nach einer Lumbalpunktion entwickeln kann. Eine vorherige Funduskopie zum Nachweis einer Stauungspupille sollte durchgeführt werden, ist jedoch wenig aussagekräftig, da die Entwicklung einer Stauungspapille meist einige Tage dauert. Eine Lumbalpunktion bei Verdacht auf Meningitis sollte jedoch nie aufgrund einer Funduskopie verzögert werden und auch eine Computertomographie schließt einen erhöhten intrakraniellen Druck nicht mit absoluter Sicherheit aus. Lediglich bei klinischen Hinweisen auf eine drohende Einklemmung wie Nachweis einer Stauungspapille, veränderter Pupillenreaktion, Blickparesen, Hirnnervenausfälle, deutlich eingeschränktem Bewusstsein, Tonusanomalien (Streckkrämpfe), Cheyne-Stokes-Atmung oder instabilen Kreislaufverhältnissen sollte keine Lumbalpunktion durchgeführt werden, und es muss eine blinde antibiotische Therapie erfolgen.

Riordan FA, Cant AJ: When to do a lumbar puncture. Arch Dis Child 87:235–237, 2002.
Korinthenberg R: Funduskopie oder Computertomographie vor Lumbalpunktion? Monatsschr Kinderheilkd 152: 443–444, 2004.

11.63
Wann halten Sie das Abnehmen von Blutkulturen für indiziert?

Durch eine Blutkultur lassen sich vermehrungsfähige Erreger im Blut nachweisen. Eine Blutkultur ist also immer dann sinnvoll, wenn der klinische Verdacht auf eine Sepsis oder eine Endokarditis oder ein Fieber unklarer Genese (FUO) im Raum steht. Bei vielen fokalen Infektionen kann sich sekundär eine Sepsis entwickeln, so dass auch bei einer Meningitis, Pyelonephritis, Pneumonie, Abszess, Osteomyelitis, u.a. das Anlegen von Blutkulturen sinnvoll ist. Insbesondere bei Neugeborenen mit Fieber, neutropenischen oder immunsupprimierten Patienten, bei Intensiv-Patienten und Patienten mit intravaskulären Implantaten sollte frühzeitig an Blutkulturen gedacht werden.

Blutkulturen sollten im Fieberanstieg angenommen werden, bevor die erste Antibiotikagabe erfolgt.

11.64
Wie versorgen Sie die beimpften Blutkulturflaschen?

Blutkulturen müssen umgehend im Labor bearbeitet werden. Es konnte gezeigt werden, dass durch eine zeitliche Verzögerung von mehr als 2

Stunden die Wahrscheinlichkeit eine positive Blutkultur anzuzüchten deutlich abnimmt. Ist der schnelle Versand nicht möglich, so sollten Blutkulturen bei Raumtemperatur oder bei 36 °C «vorinkubiert». Dies sollte dem Labor unbedingt mitgeteilt werden.

Roback MG, et al: Delayed incubation of blood culture bottles: Effect on recovery rate of Streptococcus penumoniae and Haemophilus influenzae type b. Pediatr Emerg Care 10: 268–272, 1994.

11.65
Wie lange dauert es, bis man eine Blutkultur interpretieren kann?

Die meisten Blutkulturen zeigen bei den konventionell verwendeten Kulturmedien meist innerhalb von 48 Stunden ein bakterielles Wachstum an. Bei Anaerobiern, Endokarditiserregern, Pilzen oder Erregern mit besonderen Ansprüchen kann die Bebrütung länger dauern bis sich ein positives Ergebnis ablesen lässt. Aus diesem Grund sollte man auf dem Laborschein auf jeden Fall die Verdachtsdiagnose angeben. Mit Hilfe der PCR-Technik wird sich unter Umständen in Zukunft bakterielle DNS innerhalb von Minuten nachweisen lassen, was die Diagnostik und die kalkulierte antibiotische Behandlung der Sepsis und Endokarditis vollkommen verändern könnte.

McGowan K, et al: Outpatient pediatric blood cultures: Time to positivity. Pediatrics 106: 251–255, 2000.

11.66
Bei einem fiebernden Kind fallen Ihnen in der klinischen Untersuchung Petechien auf. Wie gehen Sie diagnostisch vor?

Fieber und Petechien oder Purpura sollten den Verdacht auf ein systemisches bakterielles Geschehen, insbesondere auf eine **Meningokokken-Infektion** lenken. Frühes Erkennen der Symptome und umgehende Behandlung sind entscheidend für die Prognose, auch wenn nur weniger als 2 % der Kinder mit diesen Symptomen tatsächlich eine Bakteriämie oder eine Sepsis haben. Anamnestisch sollte insbesondere auch nach Reisen, Erkrankungen in der Umgebung des Kindes, Impfstatus und Kontakt zu Tieren gefragt werden. In der Untersuchung müssen Vitalparameter (drohender Schock), meningitische Zeichen und die Verteilung der Petechien beziehungsweise Purpura genau untersucht werden. Bei Patienten mit einer bakteriellen Sepsis sind die Petechien meist nicht nur auf den Kopf- oder Halsbereich beschränkt. Laborchemisch sollte ein Differenzialblutbild und die Entzündungsparameter (BSG, CRP) angefertigt werden. Neben einer Blutgasanalyse sollten auch die Gerinnungsparameter bestimmt werden. Bei einer Verbrauchskoagulopathie sind Fibrinogen ↓ AT 3 ↓, D-Dimere ↑, Gerinnungsfaktoren ↓, PTT ↑, Quick ↓. Es sollten auf jeden Fall Blutkulturen abgenommen werden und ein Infektfokus gesucht werden (Liquoruntersuchung, Urinkultur).

Mandl KD, et al: Incidence of bacteremia in infants and children with fever and petechiae. J Pediatr 131: 398–404, 1997.

11.67
Welche Infektionen können mit Fieber und Petechien einhergehen?

Eine Vielzahl von Erregern kann eine Infektion hervorrufen, die unter anderem mit Petechien einhergehen kann.

bakteriell:
- Meningokokken-Infektion
- Sepsis durch Pneumokokken
- Sepsis durch Staphylococcus aureus
- Sepsis durch Haemophilus influenzae
- Listeriose
- disseminierte Gonokokkeninfektion
- Sepsis durch Streptokokken der Gruppe A (GAS)
- Ehrlichiose

Rickettsiosen:
- klassisches Fleckfieber

viral:
- Enteroviren (Coxsackie, Echovirus)
- EBV
- CMV
- atypische Masern

parasitär:
- Malaria

11.68
Was bezeichnet man Fieber als Fieber unklarer Ursache (FUO)?

Im Kindesalter spricht man von FUO (Fever of unknown origin) bei einer rektalen Temperaturerhöhung über 38,5 °C für mehr als 2 Wochen. Meist stellt FUO lediglich eine Arbeitsdiagnose dar, die man weiter abklären muss.

11.69
Was sind die häufigsten FUO-Ursachen?

Eine Vielzahl von Erkrankungen kann sich als FUO manifestieren. Bislang wurden mehr als 200 Diagnosen als FUO-Ursache beschrieben. Bei Säuglingen und Kleinkindern stehen infektiöse Ursachen im Vordergrund, bei älteren Kindern spielen immunologische und autoimmunologische Erkrankungen eine wichtige Rolle. Besteht das Fieber schon seit Wochen oder gar Monaten, so spricht dies eher gegen eine infektiöse Ursache. Bei FUO handelt es sich häufiger um einen atypischen Verlauf einer gängigen Erkrankung, als um ein seltenes Krankheitsbild. Grundsätzlich kann man die Ursachen in 4 Gruppen einteilen:

Infektionen (~ 45 %)
- Respirationstrakt (Sinusitis, Otitis media, Mastoiditis, Bronchiektasen, Lungen Tuberkulose, Fremdkörperaspiration)
- Endokarditis (seltene, schwer anzüchtbare Erreger, HACEK-Gruppe)
- Appendizitis, Divertikulitis, Salmonellose, Virushepatitis, Lymphadenitis mesenterialis, Abszesse
- renale und perinephritische Abszesse
- Osteomyelitis
- Spondylodiszitis
- Katzenkratzkrankheit
- Zahnabszesse
- Hirnabszesse, Enzephalitis ohne ZNS-Symptome
- Implantatinfektion
- nicht lokalisierte Infektionen (CMV, EBV, HIV, Toxoplasmose, Borreliose, Bartonellen, Leishmanien, Adenoviren, Plasmodien, Rückfallfieber, Q-Fieber, Ehrlichiose, etc.)

Immun- und Autoimmunerkrankungen (~ 15 %)
- M. Still
- CED (M. Crohn, Colitis ulcerosa)
- SLE, Dermatomyositis, Sklerodermie
- Vaskulitiden (Kawasaki-Syndrom, M. Behçet, Arzneimittelnebenwirkung)
- Sarkoidose
- Rheumatisches Fieber
- chronisch-rezidivierende multifokale Osteomyelitis

Malignome (~ 5 %)
- Lymphome, akute Leukämie
- Neuroblastom
- Hirntumoren

seltene Ursachen, Remission des FUO oder ungeklärte Ursache (~ 35 %)
- zentrales Fieber bei Patienten mit Hirnschädigung
- endokrinologisch: Hyperthyreose, Nebennierenrinden-Insuffizienz, Diabetes insipidus
- Hyperlipidämie
- periodische Fiebersyndrome (familiäre Mittelmeerfieber, PFAPA, HIDS, TRAPS)
- Münchhausen- oder Münchhausen-by-proxy-Syndrom

Gartner JC: Fever of unknown origin. Adv Pediatr Infect Dis 7: 6, 1992.

11.70
Welche Diagnostik veranlassen Sie zur Abklärung eines FUO?

Aufgrund der Vielzahl von Erkrankungen, die sich als FUO manifestieren kann man kein festes diagnostisches Vorgehen vorgeben, sondern die Diagnostik muss nach ausführlicher, eventuell **mehrmaliger Anamnese** und **wiederholter klinischer Untersuchung** (neu aufgetretenes Herzgeräusch, flüchtiges Exanthem, Lymphknoten, HSM, Apthen) individuell geplant werden. Meist erfolgt eine stationäre Abklärung mit exakter **Fieberdokumentation**. Neben einem **Differenzialblutbild** mit Ausstrich sollten laborchemisch auf jeden Fall eine **BSG** und das CRP bestimmt werden. Auch eine Bestimmung der Transaminasen, des Bilirubins, der Elektrolyte, Kreatinin,

LDH, Harnsäure, der Immunglobuline und eine Eiweißelektrophorese sollten zu Beginn der Diagnostik erfolgen. **Urin- und Blutkulturen** gehören ebenfalls zum Standardprogramm einer FUO-Abklärung. Die weitere Diagnostik muss je nach anamnestischen Hinweisen und wahrscheinlicher Ursache erfolgen. Es kommen mikrobiologische (Stuhl-, Liquorkultur, etc.), serologische (Antikörper- und Antigennachweis) und immunologische (Rheumafaktor, ANA-Screening, C3, C4, ANCA Tuberkulintest, CH50) Untersuchungen in Betracht. Auch bildgebende Verfahren wie ein Röntgenthorax oder eine Ultraschalluntersuchung des Abdomens oder eine Echokardiographie sind meist indiziert. Als weitere bildgebende Verfahren können Computertomographie, Magnetresonanztomographie oder Szintigraphie hilfreich sein. Bei entsprechendem Verdacht sollte auch auf eine Knochenmarksbiopsie, Lymphknotenbiopsie, Hautbiopsie und Urinuntersuchung auf Katecholamine nicht verzichtet werden. Es kann auch endoskopisch, bronchoskopisch oder laparoskopisch untersucht und biopsiert werden. Eine **ophtalmologische Untersuchung** sollte bei allen FUO-Patienten erfolgen, da sich charakteristische ophtalmologische Befunde häufig frühzeitig manifestieren und somit die die Stellung der Diagnose ermöglichen.

11.71
Was ist das PFAPA-Syndrom?

Kinder erkranken häufig an banalen Virusinfektionen (4 bis 12 pro Jahr) und können somit rezidivierende Fieberepisoden haben. Als Ursache von regelmäßig wiederkehrendem Fieber kommt differenzialdiagnostisch neben mehreren akuten Infektionen auch ein so genanntes **Periodisches Fiebersyndrom** (PFS) in Frage. Bei dieser Gruppe von Erkrankungen handelt es sich um entzündliche, nicht-infektiöse Erkrankungen, die bei stets negativen mikrobiologischen Befunden mit rezidivierendem Fieber als Leitsymptom einhergehen. Das häufigste dieser PFS im Kindesalter ist wohl das **PFAPA-Syndrom**, welches selten erkannt und diagnostiziert wird, jedoch wohl häufiger vorkommt. Weltweit sind mehr als 200 Fälle beschrieben. PFAPA ist ein Akronym und beschreibt die Leitsymptome **p**eriodisches **F**ieber, **a**phtöse Stomatitis, **P**haryngitis und zervikale **A**denitis. Das Krankheitsbild manifestiert sich fast ausschließlich bei Säuglingen und Kleinkindern (jünger als 5 Jahre) mit rezidivierenden Fieberepisoden von 3 bis 6 Tagen Dauer in 4 bis 12-wöchigem Intervall. Die Kinder haben Fieberspitzen (40 bis 41 °C), Aphten im Bereich der Mundhöhle, eine Pharyngitis und eine zervikale Lyphknotenschwellung. Eine antibiotische Behandlung zeigt keine Wirkung und nach 3 bis 6 Tagen limitiert sich die Symptomatik von selbst. Im Intervall sind die Kinder beschwerdefrei und das Wachstum und die Entwicklung sind nicht beeinträchtigt. Im Schulkindesalter sistieren die Fieberepisoden meist. Über die Pathogenese des PFAPA-Syndroms herrscht noch weitgehende Unklarheit.

Schindera F, et al: Periodisches Fieber, aphtöse Stomatitis, Pharyngitis, zervikale Adenitis. Das PFAPA-Syndrom. Monatsschr Kinderheilkd 148: 596–599, 2000.

11.72
Welche weiteren Periodischen Fiebersyndrome (PFS) spielen im Kindesalter eine Rolle?

Die Periodischen Fiebersyndrome sind seltene Erkrankungen, die als Charakteristika rezidivierende Fieberepisoden von gleicher Dauer mit symptomfreien Intervallen, eine seröse oder synoviale Entzündung und erhöhte Entzündungswerte (CRP, BSG) ohne mikrobiologischen Erregernachweis aufweisen. Einige dieser PFS sind vererblich. In Mitteleuropa sollte auf jeden Fall bei entsprechenden Symptomen an folgende PFS gedacht werden: familiäres Mittelmeerfieber (FMF), Hyper-IgD-Syndrom (HIDS), Tumornekrosefaktor-Rezeptor-assoziiertes periodisches Syndrom (TRAPS) und PFAPA-Syndrom. Differenzialdiagnostisch muss immer auch an systemische juvenile rheumatoide Arthritis (JRA) gedacht werden. In der Diagnostik eines PFS spielt die Anamnese (Begleitsymptome, ethnische Herkunft, Familienanamnese) mit einem Fiebertagebuch Intervalle, Dauer) eine entscheidende Rolle (s. **Tab. 11-6**).

Tabelle 11-6

	PFAPA	FMF	HIDS	TRAPS	systemische JRA (M. Still)
Alter	Säuglings- und Kleinkindesalter	meist vor dem 10. Lebensjahr, aber auch im Jugend- und Erwachsenenalter	meist im Säuglingsalter	nach dem Säuglingsalter	um das 5. Lebensjahr
Dauer der Fieberepisode	~ 4 Tage	~ 2 Tage	~ 4 Tage	bis zu mehreren Wochen	lange Dauer
fieberfreies Intervall	2 bis 8 Wochen	variabel (Wochen bis Monate)	variabel (4 bis 8 Wochen)	variabel (Monate)	eventuell täglich
Begleitsymptome	aphtöse Stomatitis, Pharyngitis, zervikale Lymphknotenvergrößerung, eventuell auch Kopfschmerzen und Bauchschmerzen	Polyserositis mit Arthralgien, Bauchschmerzen, Pleuritis, flüchtiges Exanthem	Bauchschmerzen, Diarrhoe, Erbrechen, Hepatosplenomegalie, Lymphknoten Vergrößerung, Arthritis, makulopapulöses Exanthem	wandernde erythematöse Plaques, Myalgien, Konjunktivitis, periorbitales Ödem, Bauchschmerzen, Arthralgien	Exanthem, Hepatosplenomegalie, Lymphknotenvergrößerung, Arthritis
speziell betroffene ethnische Bevölkerungsgruppen	Alle	Mittelmeeranrainer (sephardische Juden, Türken, Araber, Armenier)	Westeuropäer (Holländer)	Nordeuropäer (Iren, Schotten)	alle
Besondere Laboruntersuchungen	Keine	molekulargenetische Diagnostik (MEVF-Gen)	Serum-IgD erhöht (zweimalige Messung mit mindestens 1 Monat Abstand), Bestimmung der Mevalonatkinase-Aktivität, molekulargenetisches Screening	molekulargenetischer Nachweis,	keine
Spätschäden	keine, selbstlimitierend nach 4 bis 8 Jahren	Amyloidose mit Nierenschädigung	keine, abnehmende Häufigkeit	Amyloidose mit Nierenschädigung	Wachstumsverzögerung, symmetrische Polyarthritis mit Gelenkdestruktion

Thomas KT, et al: Periodic fever syndrome in children. J Pediatr 135: 15–21,1999, S. 19.

Stojanov S, et al: Periodische Fiebersyndrome. Monatsschr Kinderheilkd 151: 91–106, 2003.

HIV-Infektion

11.73
Was ist der häufigste Übertragungsweg von HIV im Kindes- und Jugendalter?

Die **vertikale** Übertragung von der Mutter auf das Kind während der Geburt stellt den häufigsten Übertragungsweg einer HIV-Infektion im Kindesalter dar. Die Übertragung durch Blut- oder Blutprodukte spielt heutzutage durch die generelle Testung von Blutprodukten nur noch eine geringe Rolle. Auch der sexuelle Übertragungsweg hat im Kindesalter nur im Rahmen eines sexuellen Missbrauchs eine Bedeutung. Im Jugendalter kommen sexuelle Kontakte und intravenöser Drogenmissbrauch jedoch als horizontale Infektionswege in Frage.

11.74
Wie hoch schätzen Sie das Risiko einer transfusionsbedingten Infektion mit HIV ein?

Seit der Untersuchung von allen Spendern und Blutkonserven ist das Transfusionsrisiko für eine HIV-Infektion gering und wird mit 1:2 Mio.-1:200 000 angegeben. Für eine transfusionsbedingte Hepatitis B-Infektion wird das Risiko mit 1:147 000 bis 1:31 000, und für eine Hepatitis C-Infektion mit 1:28 000 bis 1:288 000 angegeben. Transfusionsbedingte Hepatitiden, die auch zu schweren chronischen Verläufen führen können, sind also deutlich häufiger als eine HIV-Infektion zu erwarten. Nichtsdestotrotz ist bei der Gabe von Blutprodukten das bestehende Restrisiko zu berücksichtigen und die Indikation kritisch zu stellen.

Hynitsch C, et al: Transfusionsbedingte Infektionen mit HCV, HBV und HIV bei Kindern mit hämatologisch-onkologischen Erkrankungen. Monatsschr Kinderheilkd 148: 883–886, 2000.

11.75
Wie hoch schätzen Sie das Risiko einer HIV-Übertragung von der Mutter auf das Kind während der Schwangerschaft oder der Geburt ein?

Bei einer bekannten HIV-Infektion der Mutter sind bei fast allen Kindern postpartal transplazentar übertragene HIV-spezifische Antikörper nachweisbar, die bis zu 24 Monate persistieren können. Zu einer HIV-Infektion kommt es jedoch ohne prophylaktische Maßnahmen nur bei ungefähr 15 % der Neugeborenen, mit prophylaktischen Maßnahmen lässt sich die Übertragungsrate sogar auf weniger als 2 % senken. Meist erfolgt die Übertragung in der Spätschwangerschaft oder während der Geburt.

Dementsprechend zielen die prophylaktischen Maßnahmen darauf ab, die Übertragung in der Spätschwangerschaft und während der Geburt zu verhindern. Die Mutter wird während der Schwangerschaft entsprechend dem Schweregrad der HIV-Infektion behandelt. Bei bislang nicht therapiebedürftigen asymptomatischen Müttern wird ab der 32. Schwangerschaftswoche eine **Prophylaxe mit Zidovudin** durchgeführt. Vor dem Blasensprung und dem Einsetzen der Wehen sollte eine elektive **Kaiserschnittentbindung** möglichst nach der 36. Schwangerschaftswoche angestrebt werden. Vor und während des Kaiserschnitts wird Zidovudin intravenös verabreicht, und das Neugeborene wird postnatal ebenfalls umgehend mit Zidovudin für 2 bis 6 Wochen behandelt. Um eine postnatale Infektion durch die Muttermilch zu verhindern, wird vom **Stillen** dringend abgeraten.

The International Perinatal HIV Group: The mode of delivery and the risk of vertical transmission of human immunodefociency virus type 1. N Engl J Med 340:977–987, 1999.

Abrams EJ et al: New York Yity Pediatric Surveillance of Disease Consortium. Centers for Disease Control an Prevention: Aging cohort of perinatally human immunodeficiency virus-infected children in New York City Pediatric Surveillance of Disease Consortium. Pediatr Infect Dis J. 20: 511-517, 2001.

11.76
Wie sichern Sie die Diagnose einer HIV-Infektion bei einem HIV-exponierten Neugeborenen?

Im Gegensatz zur HIV-Infektion bei älteren Kindern oder Erwachsenen ist der immundiagnostische Nachweis (ELISA, Western Blot) bei HIV-exponierten Neugeborenen nicht verwertbar. Diaplazentar von der Mutter übertragene HIV-spezifische Antikörper können im Blut des Kindes bis zum Ende des zweiten Lebensjahres persistieren und somit zu falsch-positiven Werten führen. Der Nachweis einer HIV-Infektion beruht deshalb bei Neugeborenen und Säuglingen von HIV-infiziertem Müttern auf dem direkten Virusnachweis oder dem Nachweis von spezifischen HIV-Antigenen im Blut des Kindes. Es stehen 3 verschiedene Verfahren zur Verfügung:

- Der Nachweis von **HIV-spezifischer DNS** aus Lymphozyten mittels **PCR** ist das zuverlässigste und am häufigsten verwendete Nachweisverfahren. Direkt nach der Geburt findet sich lediglich bei 30% der HIV-infizierten Neugeborenen ein positiver Befund. Die Sensitivität nimmt jedoch in den ersten Lebenswochen deutlich zu, so dass zwei Wochen nach der Geburt bei ungefähr 93% und nach einem Monat bei fast allen HIV-infizierten Kindern ein positiver PCR-Nachweis gelingt. Bei Kindern, die postnatal antiretroviral behandelt wurden, oder bei deren Müttern während der Schwangerschaft eine antiretrovirale Therapie durchgeführt wurde, kann der PCR-Nachweis unter Umständen erst ab dem vierten Lebensmonat einen positiven Befund ergeben. Negative PCR-Befunde sind bei diesen Kindern zu wiederholen.
- Die **Virusanzucht in einer Kultur** ist ebenfalls ein sensitives und spezifisches Nachweisverfahren, welches jedoch lange dauert, kostenintensiv ist und nur in speziellen Labors zur Verfügung steht.
- Der Nachweis des **spezifischen p24-Antigens**, eines HIV-Proteins, mittels **ELISA** aus dem Blut des Kindes stellt ein deutlich weniger sensitives Verfahren als die Kultur und die PCR dar. Außerdem kommt es häufig zu falsch-positiven Befunden.

Die Diagnostik der Wahl ist also der PCR-Nachweis von HIV-spezifischer DNS. Man untersucht die Kinder unmittelbar nach der Geburt, nach 2 Wochen, nach 2 Monaten und schließlich noch einmal zwischen dem dritten und dem sechsten Lebensmonat. Jeder positive Befund muss in einer zweiten unabhängigen Blutprobe kontrolliert werden. Bei 2 positiven unabhängigen PCR-Nachweisen gilt die Diagnose als gesichert. Eine vertikale HIV-Infektion kann ausgeschlossen werden, wenn sich in 2 unabhängigen Untersuchungen nach dem ersten Lebensmonat beziehungsweise nach dem vierten Lebensmonat negative PCR-Befunde ergeben.

Committee on Pediatric AIDS: Evaluation and treatment of the human immunodeficiency virus-1-exposed infant. Pediatrics 114, 497–505, 2004.

11.77
Was sind die frühesten und die häufigsten Manifestationen von AIDS bei HIV-infizierten Kindern?

Meist sind die vertikal HIV-infizierten Kinder bei Geburt asymptomatisch, und in der Neugeborenenperiode sind keine klinischen Auffälligkeiten festzustellen. Lediglich gelegentlich kommt es zu einer generalisierten Lymphknotenschwellung und einer Hepatosplenomegalie. Eine in der Literatur beschriebene «HIV-Embryopathie» mit charakteristischen Dysmorphiezeichen konnte in neueren Untersuchungen nicht betätigt werden.

Das Fortschreiten der HIV-Infektion von der latenten Infektion ohne Immundefekt hin zu AIDS mit schwerem Immundefekt verläuft bei vertikal infizierten Kindern deutlich rascher, als bei horizontal auf anderen Wegen infizierten Kindern. Oft entwickelt sich schon im ersten Lebensjahr, zwischen dem 5. und dem 10. Lebensmonat, ein schwerer Immundefekt mit AIDS-definierenden Erkrankungen. Zu Beginn sind die Symptome meist unspezifisch wie z. B. rezidivierende obere Luftwegsinfekte, Gedeihstörung, Hepatosplenomegalie, Mundsoor, etc. Bei Kleinkindern manifestieren sich dann auch spezifischere Symptome und Krankheitsbilder wie eine generalisierte Lymphknotenschwellung, gehäufte bakterielle Infekte, Parotitis, lymphoide interstitielle Pneumonie und auch neurologische Symptome als Ausdruck einer HIV-bedingten Enzephalopathie. Eine gefürchtete Komplikation stellt die Pneumocystis carinii Pneumonie dar, die mit Fieber, Tachypnoe und Zyanose einhergeht und bei mehr als einem Drittel der HIV-infizierten Kinder als opportunistische Infektion auftritt. Häufig ist eine Pneumocystis carinii-Pneumonie der Anlass überhaupt eine

HIV-Diagnostik zu veranlassen, da die HIV-Exposition des Kindes bislang nicht bekannt war.

11.78
Was sind die häufigsten pulmonalen Manifestationen der HIV-Infektion?

Zu Beginn einer HIV-Infektion kann es zu rezidivierenden Infektionen der oberen Luftwege kommen. Im weiteren Verlauf können sich dann AIDS-definierende Erkrankungen wie eine **CMV-Pneumonitis**, eine **lymphoide interstitielle Pneumonie**, eine **Pneumocystis carinii-Pneumonie** oder eine **Infektion mit Mycobacterium avis** entwickeln.

11.79
Wann sollte eine Pneumocystis carinii-Prophylaxe durchgeführt werden?

Bei HIV-infizierten Neugeborenen liegt der Häufigkeitsgipfel einer Pneumocystis carinii-Pneumonie im 3. Lebensmonat (Spanne von der 4. Lebenswoche bis zum 6. Lebensmonat). Es wird deshalb bei HIV-exponierten Neugeborenen ab dem Alter von 4 bis 6 Wochen eine Prophylaxe empfohlen, die fortgesetzt wird bis zum Ende des 4. Lebensmonats. Nach einer erneuten HIV-Diagnostik kann die Prophylaxe nach Ausschluss einer HIV-Infektion beendet werden. Zum Ausschluss einer HIV-Infektion sind mindestens 2 negative HIV-Tests (PCR) nach dem 1. bzw. nach dem 4. Lebensmonat notwendig. Bestätigt sich die HIV-Infektion wird die Prophylaxe bis zum Ende des ersten Lebensjahres fortgeführt. Nach dem ersten Lebensjahr wird regelmäßig die CD4-Zellzahl bestimmt und dementsprechend über den Beginn oder das Fortführen einer Prophylaxe entschieden. Trimethoprimsulfamethoxazol ist das Mittel der ersten Wahl. Alternativ kommen Pentamidin und Dapson zum Einsatz.

Centers of disease control and prevention: 1995 revised guidelines for prophylaxis against Pneumocystis carinii pneumonia for children infected with or perinatally exposed to human immunodeficiency virus. MMRW 45:1005–1010, 1995

Wintergerst U, et al: Pneumocystis-carinii-Pneumonie bei HIV-infizierten Kindern. Umfrage an deutschen Kinderkliniken. Monatsschr Kinderheilkd 146: 315–322, 1998.

11.80
Welche immunologischen Besonderheiten sind bei HIV-infizierten Kindern zu beobachten?

Im Rahmen der Immunantwort auf die HIV-Infektion kommt es bei den meisten Patienten zu einer Erhöhung der Immunglobuline im Serum. Bei ungefähr 10 % der Fälle findet sich jedoch eine Hypogammaglobulinämie. Häufig kommt es zu Bildungsstörungen von spezifischen Antikörpern, was im Rahmen der Impfungen (Tetanus, Pneumokokken) als fehlende oder abgeschwächte Impfantwort auffällt. Unter Umständen lässt sich kein sicherer Impfschutz erreichen. Während der latenten Krankheitsphase kommt es durch Vermehrung des Virus zu einer zunehmenden Zerstörung und Funktionsverlust der Lymphknoten und des Thymus und somit zu einem zunehmenden Immundefekt. Im fortgeschrittenerem Krankheitsstadium nimmt die absolute CD4-Zellzahl und auch die Ratio CD4/CD8 ab. Es entwickeln sich eine Lymphopenie und ein schwerer Immundefekt.

11.81
Kennen Sie die CDC-Klassifikation der HIV-Infektion bei Kindern?

Anhand von klinischen und immunologischen Kriterien wird die HIV-Infektion bei Kindern unter 13 Jahren in verschiedene Krankheitsstadien eingeteilt. Neben den Symptomen der HIV-Infektion und den AIDS-definierenden Erkrankungen ist vor allem die immunologische Kategorie anhand der CD4-Zellkonzentration entscheidend für die CDC-Klassifikation. Die CD4-Zellkonzentration geht mit dem Schweregrad des Immundefekts einher und ist altersabhängig unterschiedlich zu bewerten.

Centers for Disease Control. 1994 revised classification system for human immunodeficiency virus infection in children less than 13 years of age. MMWR 43:1–10, 1994.

11.82
Welche Besonderheiten müssen Sie bezüglich der Impfungen beim HIV-infizierten Kind beachten?

Bezüglich der von der STIKO empfohlenen Totimpfstoffen, also Diphtherie, Pertussis, Tetanus, Haemophilus influenzae Typ b, Hepatitis B, Poliomyelitis (IPV) müssen keine Besonderheiten beachtet werden und können nach dem üblichen Zeitplan durchgeführt werden. Die orale Polio-Vakzine, die grundsätzlich nicht mehr empfohlen wird, ist bei HIV-infizierten Kindern und auch deren Familienangehörigen kontraindiziert, da es zu einer Vakzine-assoziierten Poliomyelitis kommen kann. Zusätzlich werden die Pneumokokken-Impfung und die jährliche Erneuerung der Influenza-Impfung empfohlen. Bei asymptomatischen HIV-infizierten Kindern kann auch die Masern-Mumps-Röteln-Lebendimpfung (MMR) durchgeführt werden. Bei bestehender schwerer Immundefizienz wird dies nicht empfohlen. Ähnliches gilt auch für die Varizellenimpfung, die bei asymptomatischen Kindern möglich ist, bei symptomatischen jedoch kontraindiziert ist. Eine Tuberkulose-Impfung mit BCG sollte generell nicht verabreicht werden. Bei HIV-infizierten Kindern ist mit einem verminderten und kürzer anhaltenden Impferfolg zu rechnen, weswegen der Impfschutz regelmäßig kontrolliert werden sollte.

11.83
Wie hoch schätzen Sie das Risiko einer HIV-Übertragung von einem infizierten Kind auf Personen der näheren Umgebung ein?

Aufgrund des Infektionswegs über Blut und sexuelle Kontakte, jedoch nicht über Speichel, Nahrungsmittel oder Hautkontakt mit kontaminiertem Blut ist das Übertragungsrisiko innerhalb der näheren Umgebung des Kindes verschwindend gering. Lediglich bei nicht intakter Haut, tiefen Wunden und Kontakt zu kontaminiertem Blut besteht eine Expositionsgefahr. In der Literatur sind lediglich zwei Fallberichte eines Geschwisterkindes als Ursache einer HIV-Infektion beschrieben. Trotzdem sollten HIV-infizierte Kinder und deren Eltern über die Übertragungswege, Hygienemaßnahmen und entsprechendes Verhalten informiert sein.

11.84
Welche Faktoren erhöhen das HIV-Übertragungsrisiko bei einer Nadelstichverletzung?

Insgesamt beträgt das Übertragungsrisiko bei einer Stichverletzung mit HIV-positivem Blutkontakt nur ungefähr 0,3 %. Als Risikofaktoren gelten:

- hohe Viruskonzentration (Patient mit akuter HIV-Infektion, fortgeschrittenem Krankheitsstadium oder AIDS)
- großes Inokulationsvolumen (großer Kanülendurchmesser)
- tiefe Stichverletzung, oder tiefe Schnittverletzung mit sichtbarem frischem Blut auf der Klinge
- vorherige intravaskuläre Lage der verletzenden Kanüle.

Cardo DM, et al: A case control study of HIV seroconversion in health care workers after percutaneous exposure. N Engl J Med 337:1485–1490,1997.

11.85
Wie gehen Sie nach einer Stichverletzung mit HIV-positivem Blutkontakt vor?

Bei einer HIV-Exposition mit erhöhtem Übertragungsrisiko sollte eine Postexpositionsprophylaxe (PEP) empfohlen werden. Bei oberflächlicher Nadelverletzung oder Schleimhautkontakt kann eine PEP angeboten werden. Es konnte gezeigt werden, dass die Postexpositionsprophylaxe (PEP) die Übertragungsrate um ungefähr 81 % senken konnte. Die PEP ist am wirkungsvollsten, wenn sie innerhalb von 2 Stunden begonnen wird. Mehr als 24 Stunden nach der Exposition scheint die PEP keinen Nutzen mehr zu haben. Falls die HIV-positive Indexperson bereits virostatisch behandelt wird, sollten für die PEP nicht die gleichen Medikamente zum Einsatz kommen. In allen anderen Fällen wird derzeit eine Standardkombination mit Zidovudin, Lamivudin und Nelfinavir über 4 Wochen empfohlen.

Als weitere Maßnahmen wird die Wunde gut gespült und desinfiziert. Die Nadel, bzw. die Klinge sollte asserviert werden. Eine HIV-Serologie sollte umgehend abgenommen und nach 3, 6 und 9 Monaten kontrolliert werden. Auch an die Benachrichtigung des betriebsärztlichen Dienstes sollte gedacht werden.

Public health service guidelines for the management of health-care workers exposures to HIV and recommendations for postexposure prophylaxis. MMWR 47:1–28, 1998.
Mülder K: Nadelstichverletzungen. Der bagatellisierte «Massenunfall». Dtsch Arztebl 102: B473–475, 2005.

11.86
Ein Kind hat sich im Sandkasten mit einer wahrscheinlich von einem Drogenkonsumenten dort zurückgelassen Kanüle gestochen. Wie gehen Sie vor und was empfehlen Sie den besorgten Eltern?

Akzidentelle Stichverletzungen mit gebrauchten Spritzen oder Kanülen, die von Drogenkonsumenten auf Spielplätzen, in Sandkästen oder sonstigen öffentlichen Orten zurückgelassen werden, lösen im Allgemeinen bei den Eltern eine große Besorgnis hinsichtlich einer HIV-Infektion aus. Trotz regelmäßiger Reinigung von Spielplätzen und Erziehung der Kinder lassen sich diese Unfälle nicht gänzlich vermeiden. In der Literatur ist jedoch kein einziger Fall einer HIV-Infektion durch eine akzidentelle Verletzung mit einer Fixernadel beschrieben. Das Risiko einer Ansteckung mit Hepatitis B oder C scheint mindestens zehnmal höher einzustufen zu sein, wobei sich auch hierzu in der Literatur keine gesicherten Daten finden lassen. Eine Postexpositionsprophylaxe (PEP) gegen eine HIV-Übertragung wird generell nicht empfohlen. Lediglich in Ausnahmefällen (frisches Blut in der Spritze, tiefe Verletzung, bekannter HIV-positiver Benutzer) ist eine PEP indiziert. Als weiteres Vorgehen wird eine Blutentnahme mit Aufbewahrung des Serums im Anschluss an die Stichverletzung empfohlen. Man kann so bei positiven Befunden bei den Verlaufsuntersuchungen nachträglich die Ausgangsserologie für HIV, HBV, HCV bestimmen. Man bestimmt auch den Hepatitis B-Impfschutz (HBs-Antikörpertiter), da bei nicht geimpften Kindern oder nicht ausreichendem Impfschutz eine umgehende aktive Impfung gegen Hepatitis B durchgeführt werden sollte. Auch an den Tetanusimpfschutz muss gedacht werden und eventuell muss eine Auffrischungsimpfung durchgeführt werden. Nach 6 Monaten sollte eine serologische Abschlusskontrolle (HIV, HBV, HCV) veranlasst werden.

Pädiatrische AIDS-Gruppe Schweiz (PAGS) und Subkommission Klinik (SKK) der Eidgenössischen Kommission für AIDS-Fragen (EKAF). Vorgehen im Falle von Verletzungen an Nadeln an öffentlichen Orten. Bulletin des Bundesamtes für Gesundheit: 338–339, 23. April 2001.

11.87
Welche Wirkstoffgruppen werden in der HIV-Therapie eingesetzt und wie ist ihr Wirkmechanismus?

Der Therapieansatz der HIV-Therapie besteht in einer Unterdrückung der HIV-Replikation. Aufgrund von Resistenzbildung und der Entwicklung von neuen Substanzen wechseln die empfohlenen Therapieschemata relativ häufig. Normalerweise wird eine Kombinationstherapie aus 3 Gruppen von Virostatika eingesetzt, die teilweise sehr starke Nebenwirkungen haben:

- **Nukleosidische-Reverse-Transkriptase-Inhibitoren (NRTI)** wie Zidovudin, Lamivudin, Stavudin, Didanosin, Abacavir und Zalcitabin hemmen durch fehlerhaften Einbau von Nukleotiden die reverse Transkriptase kompetitiv. Die reverse Transkriptase bildet aus der HIV-RNA einen DNS-Strang, der dann mittels eines anderen Enzyms in das Genom der betroffenen Zelle integriert wird. Die NRTI werden erst nach intrazellulärer Phosphorylierung wirksam. Auf chronisch mit HIV-infizierte Zellen haben die NRTI kaum eine Wirkung, da in diesen Zellen die virale DNS bereits in die DNS der Wirtszelle eingebaut ist.
- **Nichtnukleosidische-Reverse-Transkriptase-Inhibitoren (NNRTI)** wie Nevirapin, Delaviridin und Efavirenz hemmen ebenfalls die reverse Transkriptase. Die Hemmung erfolgt durch eine direkte Bindung an die reverse Transkriptase. Es ist keine vorherige Aktivierung erforderlich.

- **Proteaseinhibitoren (PI)** wie Amprenavir, Nelfinavir, Ritonavir, Indinavir, Saquinavir und Lopinavir hemmen die HIV-Protease, die für den Aufbau von Viren benötigt wird.

Nihues T, et al: Empfehlungen zur antiretroviralen Therapie bei HIV-infizierten Kindern. Vollständig überarbeitetes und aktualisiertes Konsensusstatement der Pädiatrischen Arbeitsgemeinschaft Aids (PAAD) und er Deutschen Gesellschaft für Pädiatrische Infektiologie (DGPI). Monatsschr Kinderheilkd 149: 1372–1382, 2001.

11.88
Wann ist eine antiretrovirale Therapie indiziert?

Um die Indikation zur antiretroviralen Therapie zu stellen muss man das **Alter**, die **Viruslast** und die **klinischen Symptome** des Kindes berücksichtigen. Insgesamt sind die Kriterien, wann eine antiretrovirale Therapie begonnen werden sollte sehr umstritten. Da die antiretrovirale Therapie lebenslang eingenommen werden muss und der raschen Resistenzentwicklung sowie der begrenzten Anzahl an Therapiekombinationen kommt der initialen antiretroviralen Behandlung eine besondere Bedeutung zu. Der Beginn einer antiretroviralen Therapie sollte immer im Rahmen einer Studie erfolgen. Meist lässt sich mit der Initialtherapie am effektivsten eine anhaltende Senkung der Viruslast erreichen. Eine wichtige Voraussetzung für die Wirksamkeit der Therapie ist die regelmäßige Einnahme der Medikamente, die nur durch die Mitarbeit von Eltern und Kind zu erreichen ist. Bei der Wahl der Initialtherapie wird eine bestmögliche Verträglichkeit angestrebt um eine gute Compliance zu gewährleisten. Es wird immer eine **Kombinationstherapie** eingesetzt. Derzeit wird ein Beginn mit lediglich **2 Substanzklassen** (2 NRTI und 1 PI oder 2 NRTI und 1 NNRTI) empfohlen, so dass bei einer Resistenzentwicklung noch die dritte Substanzklasse in die Therapie eingeführt werden kann.

Gemäß den Empfehlungen der Pädiatrischen Arbeitsgemeinschaft AIDS (PAAD) sollte bei vorliegenden Kriterien eine antiretrovirale Therapie begonnen werden:

- Bei Säuglingen bis zum dritten Lebensmonat unabhängig von der Viruslast und den klinischen Symptomen.
- Bei Kindern zwischen dem 4. und dem 24. Lebensmonat mit einer Viruskonzentration von mehr als 75 000 Kopien/ml (bDNA-Assay-Bestimmungsmethode), bzw. mehr als 150 000 Kopien/ml (RT-PCR-Bestimmungsmethode)
- Bei Kinder nach dem 24. Lebensmonat mit einer Viruskonzentration von mehr als 25 000 Kopien/ml (bDNA-Assay-Bestimmungsmethode), bzw. mehr als 50 000 Kopien/ml (RT-PCR-Bestimmungsmethode)
- Bei Kindern mit klinischen Symptomen die zur Kategorie B (mäßig schwere Symptome) oder C (AIDS-definierende Erkrankungen) zählen unabhängig von der Viruskonzentration
- Bei Kindern mit mäßigem oder schwerem Immundefekt (Kategorie B oder C der CDC-Klassifikation) unabhängig von der Viruskonzentration.

Nihues T, et al: Empfehlungen zur antiretroviralen Therapie bei HIV-infizierten Kindern. Vollständig überarbeitetes und aktualisiertes Konsensusstatement der Pädiatrischen Arbeitsgemeinschaft Aids (PAAD) und er Deutschen Gesellschaft für Pädiatrische Infektiologie (DGPI). Monatsschr Kinderheilkd 149: 1372–1382, 2001.

Paediatric Network for the treatment of AIDS (Penta): Comparison of dual nucleoside-analogue reverse-trancriptase inhibitor regimens with and without nelfinavir in children with HIV-1 who have not previously been treated: the PENTA 5 randomised trial. Lancet 359: 733–740, 2002.

11.89
Mit welchen Nebenwirkungen rechnen Sie im Rahmen der antiretroviralen Therapie?

Je nach Kombination der antiretroviralen Medikamente kann es zu unterschiedlich ausgeprägten Nebenwirkungen kommen. Die meisten Erfahrungen hierzu stammen aus dem Erwachsenenalter und scheinen dort auch häufiger vorzukommen. Im Kindesalter wird die antiretrovirale Therapie meist gut vertragen. Häufig beobachtete Nebenwirkungen sind Kopfschmerzen, Müdigkeit, Übelkeit, Durchfall und Hautausschlag. Bei bestimmten Medikamenten, bzw. Medikamentengruppen sollte man bestimmte Nebenwirkungen kennen.

- **Abacavir** (NRTI) verursacht unter Umständen eine fatal verlaufende Hypersensitivitätsreaktion, weswegen bei Beginn der Abacavir-Therapie gegebenenfalls eine stationäre Überwachung sinnvoll ist.
- **Efavirenz** (NNRTI) kann vorübergehend (Dauer 2 bis 4 Wochen) ZNS-Symptomen wie Schwindel, Albträume, Schlafstörungen, Konzentrationsstörung, Halluzinationen und depressive Verstimmungen hervorrufen.
- **Proteaseinhibitoren** können hauptsächlich im Erwachsenenalter zu Diabetes mellitus, Hyper- und Dyslipidämie und Fettverteilungsstörungen (Lipodystrophie, Lipoatrophie) führen.
- **NRTI** können zu mitochondrialen Funktionsstörungen führen, die sich als neuromuskuläre Störungen, Kardiomyopathie, Panzytopenie oder Pankreatitis äußern können.

Die möglichen Langzeitnebenwirkungen der antiretroviralen Therapie sind momentan noch nicht abzusehen.

Nihues T, et al: Empfehlungen zur antiretroviralen Therapie bei HIV-infizierten Kindern. Vollständig überarbeitetes und aktualisiertes Konsensusstatement der Pädiatrischen Arbeitsgemeinschaft Aids (PAAD) und er Deutschen Gesellschaft für Pädiatrische Infektiologie (DGPI). Monatsschr Kinderheilkd 149: 1372–1382, 2001.

Impfungen

11.90
Bei der Überprüfung des Impfstatus eines Kindes fällt Ihnen auf, dass die empfohlenen Standardimpfungen nicht zu Ende geführt wurden und seit geraumer Zeit keine Impfung mehr erfolgt ist. Müssen Sie die Grundimmunisierung neu beginnen?

Versäumte Impfungen sollten möglichst umgehend nachgeholt werden um den Impfschutz des Kindes sicherzustellen. Grundsätzlich gilt, dass es keine unzulässig großen Zeitintervalle zwischen Impfungen gibt. Jede Impfung zählt. Bei unvollständig durchgeführter Grundimmunisierung, oder versäumter Auffrischungsimpfung muss also nicht neu begonnen werden. Von einem vollständigen Impfschutz ist nur dann auszugehen, wenn die vom Hersteller des Impfstoffes angegebene Zahl an Impfdosen verabreicht wurde.

Mitteilung der Ständigen Impfkommission (STIKO) am Robert-Koch-Institut. Empfehlungen der Ständigen Impfkommission (STIKO) am Robert-Koch-Institut. Epidemiologisches Bulletin 30: 235–50, 2004.

11.91
Welche Körperstelle wählen Sie für die Injektion einer Impfung?

Die meisten Impfungen werden intramuskulär verabreicht, lediglich Lebendimpfstoffe können sowohl intramuskulär wie auch subkutan injiziert werden. Im Säuglingsalter ist der **M. vastus lateralis** die bevorzugte Impfstelle, da nur ein geringes Risiko einer Verletzung von Gefäßen oder Nerven besteht. Auch der **M. deltoideus** ist geeignet und wird ab dem gehfähigen Alter bevorzugt. Die Glutealmuskulatur ist beim Kind häufig noch nicht sehr ausgebildet, so dass die Gefahr einer Verletzung des N. ischiadicus besteht. Bei Jugendlichen kann auch in den M. gluteus medius (oberer äußerer Quadrant) injiziert werden. Bei versehentlicher Impfung in das subkutane Fettgewebe kann es neben Lokalreaktionen (Unverträglichkeit, Granulombildung, Zysten, Spritzenabszesse) auch zu einer verminderten Impfantwort kommen (Hepatitis B, Tollwut, Influenza). Um die Impfung möglichst angenehm und schmerzfrei zu gestalten, sollte der Impfstoff nicht frisch aus dem Kühlschrank kommen, und die Injektionsnadel sollte nach dem Aufziehen des Impfstoffes gewechselt werden, da es durch den Impfstoff zu einer Reizung des Stichkanals kommen kann.

Mitteilung der Ständigen Impfkommission (STIKO) am Robert-Koch-Institut. Empfehlungen der Ständigen Impfkommission (STIKO) am Robert-Koch-Institut. Epidemiologisches Bulletin 30: 235–250, 2004.
Zuckermann JN: The importance of injecting vaccines into muscle. BMJ 321: 1237–1238, 2000.

11.92
Können mehrere Impfungen gleichzeitig verabreicht werden?

Mehrer Impfungen am selben Tag durchzuführen, ist ohne weiteres möglich ohne den Impferfolg zu gefährden. Es muss jedoch für jede Impfung eine andere Injektionsstelle gewählt werden. Darum empfiehlt es sich **Kombinationsimpfstoffe**, die mehrere Impfantigene enthalten, zu verwenden. Es dürfen auf keinen Fall verschiedene Impfstoffe selbstständig gemischt werden, da die Reaktion und die Wirksamkeit nicht absehbar sind. Auch Lebendimpfstoffe (z. B. MMR) können gleichzeitig geimpft werden. Werden sie nicht gleichzeitig verabreicht ist ein Abstand von 4 Wochen bei viralen Lebendimpfstoffen einzuhalten.

11.93
Wann sollten Frühgeborene geimpft werden? Entsprechend dem postkonzeptionellem oder dem chronologischem Alter?

Frühgeborene sollten entsprechend dem chronologischen Alter die Routineimpfungen erhalten, d.h. im 3. Lebensmonat nach der Geburt wird mit den Impfungen gegen Diphtherie, Pertussis, Tetanus, Haemophilus influenzae Typ b, Polio und Hepatitis B begonnen. Bei positivem oder unklarem HBs-Antigen-Status der Mutter wird auch bei Frühgeborenen wie bei Reifgeborenen eine Simultanprophylaxe in den ersten Lebensstunden verabreicht. Ab dem vollendeten 2. Lebensmonat wird bei Frühgeborenen zusätzlich die Pneumokokken-Impfung. Bei Frühgeborenen mit chronischer Lungenschädigung wird am dem 6. Lebensmonat eine jährliche Influenzaimpfung empfohlen.

Saari TN: American Academy of Pediatric Committee on Infectious Diseases: Immunization of preterm and low birth weight infants. American Academy of Pediartrics Committee on Infectious Diseases. Pediatrics 112: 193–198, 2003.

11.94
Müssen Sie bei Kindern mit infantiler Zerebralparese oder Epilepsie Besonderheiten im Impfkalender beachten?

In den ersten Lebensjahren erfolgen zahlreiche Impfungen und es manifestieren sich auch viele Krankheiten erstmals, z. B. Epilepsien. Es ist also möglich, dass die Krankheitserstmanifestation zeitlich mit einer Impfung zusammenfällt. In Untersuchungen konnte jedoch gezeigt werden, dass dabei kein Unterschied zwischen geimpften und ungeimpften Kindern besteht, so dass es sich dabei sehr wahrscheinlich um eine zeitliche Koinzidenz handelt. Der Zusammenhang zwischen dem Pertussis-Ganzkeimimpfstoff und dem Auftreten einer sehr seltenen postvakzinalen Enzephalopathie mit bleibenden Hirnschäden (Inzidenz 1 : 310 000) konnte in neueren Untersuchungen nicht belegt werden. Außerdem wird inzwischen die Pertussis-Impfung mit azellulärem Pertussiskomponenten-Impfstoff durchgeführt. Im Rahmen von Lebendimpfungen (z. B. MMR) kommt es häufiger zu einem Krampfanfall bei Fieber, was jedoch mit einer guten Prognose ohne Dauerschäden einhergeht. Es gibt derzeit also keine Hinweise, dass durch eine Impfung eine neurologische Erkrankung ausgelöst oder verschlimmert wird. Man sollte bei bekannter neurologischer Vorerkrankung die Impfungen in einem stabilen Intervall verabreichen, in dem epileptische Kinder antikonvulsiv gut eingestellt sind und eventuell prophylaktisch Antipyretika verordnen (bei Totimpfstoff bis 8 Stunden nach der Impfung und bei Lebendimpfstoffen zwischen dem 7. bis 12. Tag nach der Impfung).

Committee on Infectious Diseases: The relationship between pertussis vaccine and central nervous system sequelae: Continuing assessment. Pediatrics 97: 279–281, 1996.

11.95
Ein Kind hat nach dem Verzehr von Hühnereiweiß mit anaphylaktischen Symptomen reagiert. Welche Auswirkungen hat das auf die Impfungen?

Kinder die eine Allergie auf Hühnereiweiß haben sollten nicht gegen **Gelbfieber** und **Influenza** geimpft werden, da diese Impfstoffe Hühnereiweiß enthalten. Der Masern- und Mumpsimpfstoff wird in Hühnerembryofibroblasten hergestellt, es scheint jedoch nur ein sehr geringes Risiko einer anaphylaktischen Reaktion zu bestehen, so dass keine vorherige Hauttestung empfohlen wird.

11.96
Welche Kontraindikationen gegen Impfungen sind Ihnen bekannt?

Im Rahmen einer **akuten behandlungsbedürftigen Erkrankung** sollten keine Impfungen verabreicht werden und nach der Genesung sollte noch 2 Wochen gewartet werden. Als weitere Kontraindikation gilt eine **allergische Reaktion** nach einer vorangegangenen Impfung mit dem gleichen Impfstoff oder eine bekannte Allergie auf einen der Inhaltsstoffe (Neomycin, Streptomycin, Hühnereiweiß). Bei Kindern mit Immundefekten muss je nach Schweregrad des **Immundefekts** über die Möglichkeit einer Lebendimpfung entschieden werden. Während der **Schwangerschaft** sollten möglichst keine Impfungen erfolgen. Dies gilt insbesondere für Lebendimpfstoffe.

Im Allgemeinen werden indizierte Impfungen häufig verschoben oder nicht durchgeführt, da fälschlicherweise bestimmte Symptome oder Umstände als Kontraindikationen angesehen werden. So stellen banale Infekte mit subfebrilen Temperaturen, oder Kontakt zu Erkrankten keine Kontraindikation dar. Auch stabile ZNS-Erkrankungen, chronische Erkrankungen ohne spezifische Kontraindikationen, frühere Fieberkrämpfe, lokalisierte Hautinfektionen, Frühgeburtlichkeit, niedrige systemische Kortikosteroiddosis oder lokalisierte Kortikosteroidtherapie, sowie eine Schwangerschaft in der Umgebung des Impflings sind keine Impfhindernisse. Für

Totimpfstoffe stellt auch ein Immundefekt keine Kontraindikation dar.

11.97
Worin liegen die Unterschiede zwischen IPV und OPV zur Poliomyelitis-Impfung?

Sowohl die subkutan zu injizierende inaktivierte **Poliomyelitis-Vakzine (IPV)** nach **Salk**, die nicht-vermehrungsfähige Polioviren enthält, wie auch die **orale Poliomyelitis-Vakzine (OPV)** nach **Sabin**, die attenuierte vermehrungsfähige Polioviren enthält, sind effektive Impfstoffe gegen Poliomyelitis. Durch effektive Impfprogramme (meist OPV) konnte die Anzahl der Poliomyelitisfälle weltweit stark vermindert werden. OPV führt zu einer enteralen Immunität und der Impfling scheidet die Impfviren bis zu mehreren Monaten nach der Impfung aus. Durch die ausgeschiedenen Viren kommt es unter Umständen auch zu einer «Impfung» der Kontaktpersonen des Impflings. In seltenen Fällen kann es durch die Impfviren nach einer OPV-Impfung zu einer so genannten **vakzineassoziierten Poliomyelitis (VAPP)** beim Impfling oder bei Kontaktpersonen kommen. Aus diesem Grund wird inzwischen nur noch die **IPV-Impfung** nach **Salk** sowohl zur Grundimmunisierung wie auch zur Auffrischungsimpfung empfohlen.

11.98
Was ist der Unterschied zwischen Pertussis-Ganzkeimimpfstoff und Pertussis-Komponentenimpfstoff?

Beim Pertussis-Ganzkeimimpfstoff handelt es sich um einen Totimpfstoff aus inaktivierten vollständigen Bordetellen. Dieser Impfstoff wird in Deutschland nicht mehr verwendet. Aufgrund der besseren Verträglichkeit werden inzwischen azelluläre Pertussis-Komponentenimpfstoffe eingesetzt, die als Antigene inaktiviertes Pertussistoxin und weitere Pertussisantigene wie filamentöses Hämagglutinin, Fimbrienprotein oder Pertactin enthalten. Es stehen verschiedene azelluläre Pertussisimpfstoffe, auch in Kombination mit anderen Impfstoffen, zur Verfügung. Es wird empfohlen bei den drei Grundimmunisierungen jeweils den gleichen azellulären Pertussis-Komponentenimpfstoff, also mit den gleichen darin enthaltenen Antigenen, zu verwenden. Bei späteren Impfungen, oder wenn der Impfstoff nicht bekannt ist kann auch ein anderer azellulärer Komponentenimpfstoff verabreicht werden.

Schneeweiß B, et al: Neues über Pertussis und Pertussisimpfstoffe. Dtsch Arztebl 93: 3270–3276, 1996.

11.99
Wie lange hält der Impfschutz nach der Pertussis-Grundimmunisierung an und welche Konsequenzen ergeben sich daraus?

Pertussis kann bei jungen Säuglingen zu einem schweren Krankheitsbild mit Apnoe-Anfällen und eventuell auch plötzlichen Kindstod führen. Aus diesem Grund wird möglichst frühzeitig, d. h. nach Vollendung des 2. Lebensmonats mit der Grundimmunisierung begonnen. Es wird eine Grundimmunisierung mit azellulärem Pertussisimpfstoff (aP) im Alter von 2, 3 und 4 Monaten und eine weitere Impfung zwischen 11. und 14. Lebensmonaten empfohlen. Die Dauer der Immunität nach vollständiger Impfung ist jedoch begrenzt und nimmt mit der Zeit ab, so dass nach etwa 10 Jahren kein Impfschutz mehr besteht. Nach einer durchgemachten Pertussiserkrankung scheint für etwa 15 bis 20 Jahre eine Immunität zu bestehen. Im Schulkindes-, Jugend- und Erwachsenenalter verläuft Pertussis meist nicht so schwer, bzw. verursacht lediglich über Wochen persistierenden unspezifischen Husten. Trotz der Grundimmunisierung besteht also die Möglichkeit einer Pertussiserkrankung bei älteren Kindern und Erwachsenen, weswegen diese Altersgruppen ein wichtiges Erregerreservoir darstellen. Aufgrund dieser Zusammenhänge empfiehlt die STIKO eine Pertussis-Auffrischungsimpfung mit aP zwischen dem 11. und dem 18. Lebensjahr um die bis dahin bereits deutlich verringerte Immunität zu boostern. Die frühere Altersbegrenzung (bis zum vollendeten 5.Lebensjahr) für die Pertussisimpfung ist also aufgehoben. In den neuesten STIKO-Empfehlungen wird die Pertussis-Impfung allen engen Kontaktpersonen zu noch ungeschützten Säuglingen empfohlen, da bis zur Vollendung der Grundimmunisierung die Kinder nur durch eine Expositionsprophylaxe vor einer Pertussis-Erkrankung geschützt werden können. Die Auffrischungsimpfung kann zusammen mit den Auffrischungsimpfungen gegen Diphtherie, Tetanus und Polio erfolgen. Ob eine Ausdehnung der Pertussis-Auffrischungsimpfung auch im Erwachsenenalter in Zukunft empfohlen wird ist noch strittig. Nach einer früher abgelaufenen Pertussiserkrankung sollte ebenfalls die Auffrischungsimpfung erfolgen.

Mitteilung der Ständigen Impfkommission (STIKO) am Robert-Koch-Institut. Empfehlungen der Ständigen Impfkommission (STIKO) am Robert-Koch-Institut. Epidemiologisches Bulletin 32: 261–264, 2004.

11.100
Welcher Unterschied besteht zwischen den Impfstoffen gegen Tetanus und Diphtherie für Kinder und Erwachsenen?

Die Impfungen gegen Diphtherie und Tetanus gehören zu den Standardimpfungen des Impfkalenders. Meist werden die Impfungen zusammen mit den Impfungen gegen Pertussis (aP), Haemophilus influenzae Typ b (Hib), Polio (IPV) und Hepatitis B (HB) im 2., 3. und 4. sowie zwischen dem 11. und 14. Lebensmonat verabreicht. Sowohl bei der Tetanus-, wie auch bei der Diphterievakzine handelt es sich um einen Toxoidimpfstoff. Für die Grundimmunisierung beim Kind bis zum 6. Lebensjahr verwendet man einen Impfstoff mit höherem Diphtherietoxoid-Gehalt. Bei älteren Kindern, oder bei späteren Auffrischungsimpfungen (alle 10 Jahre) wird Td, d. h. ein Impfstoff mit reduziertem **Diphtherietoxoid-Gehalt** verwendet, um mögliche Nebenwirkungen wie lokale Impfreaktion, grippeähnliche Symptomatik und Magen-Darm-Beschwerden zu reduzieren, die insbesondere bei hyperimmunisierten Patienten (häufiger gegen Tetanus oder Diphtherie geimpften) auftreten. Zur Tetanus-Immunprophylaxe im Verletzungsfall wird T, beziehungsweise ab dem 6. Lebensjahr Td verabreicht. Der früher für Kinder unter 6 Jahren verwendete bivalente Kombinationsimpfstoff mit höherem Diphtherietoxoid-Gehalt (DT) steht nicht mehr zur Verfügung.

Mitteilung der Ständigen Impfkommission (STIKO) am Robert-Koch-Institut. Empfehlungen der Ständigen Impfkommission (STIKO) am Robert-Koch-Institut. Epidemiologisches Bulletin 32: 261–264, 2004.

11.101
Welche besonderen Kontraindikationen für eine MMR-Impfung sind Ihnen bekannt?

Da es sich bei der MMR-Impfung um einen Lebendimpfstoff handelt müssen neben den allgemeinen Impfkontraindikationen wie eine akut behandlungsbedürftige Erkrankung und Allergien (Neomycin und geringes Risiko auch bei Hühnereiweißallergie) noch ein paar Besonderheiten beachtet werden:

- Eine **schwere Immunsuppression** gilt als Kontraindikation, d.h. bei Kindern mit geschwächtem Immunsystem im Rahmen von malignen Erkrankungen, nach immunsuppressiver Medikation, Bestrahlung, HIV oder angeborenen Immundefekten sollte keine MMR-Impfung erfolgen solange eine schwere Immunsuppression besteht.
- Nach der **Gabe von Immunglobulinen**, Blutkonserven oder anderen Antikörper-enthaltenden Blutprodukten sollte für mindestens 3 Monate keine MMR-Impfung durchgeführt werden, da eine passive Immunität besteht und der Impferfolg unter Umständen ausbleibt.
- Während der **Schwangerschaft** sollte aufgrund der theoretisch möglichen Beeinträchtigung des Fetus keine Lebendimpfung erfolgen.
- Nach einer MMR-Impfung kann es gelegentlich im Rahmen der «Impfkrankheit» zu einem Krampf bei Fieber kommen. Auch bei Kindern mit bekannter Prädisposition wie früheren Krämpfen bei Fieber oder bekannter Epilepsie kann die MMR-Impfung jedoch durchgeführt werden. Die Eltern sollten darüber informiert werden, dass ein Krampf bei Fieber eine gute Prognose hat und keine bleibenden Schäden hinterlässt. Unter Umständen ist eine prophylaktische Gabe von Antipyretika zwischen dem 7. und dem 12. Tag nach der Impfung sinnvoll.

11.102
Eltern sprechen Sie vor einer MMR-Impfung auf Berichte an über ein mögliches Risiko der Entstehung eines Diabetes mellitus, einer chronisch entzündlichen Darmerkrankung oder von Autismus im Zusammenhang mit der Impfung. Wie erklären Sie den Eltern die möglichen Komplikationen einer Impfung?

Bezüglich der Impfungen sind manche Eltern sehr besorgt und kritisch. Es ist die Aufgabe des impfenden Arztes die Eltern über mögliche Risiken aufzuklären. Im Rahmen von Impfungen kann es als Ausdruck der Auseinandersetzung des Körpers mit dem Impfstoff zu vorübergehenden **Impfreaktionen** kommen. Dies deutet auf die normale Reaktion des Immunsystems hin und sollte den Eltern auch so erklärt werden. Man versteht darunter eine lokale Rötung, Schmerzhaftigkeit und Schwellung der Impfstelle und eventuell der zugehörigen Lymphknoten. Auch Allgemeinreaktionen wie leichtes Fieber, Kopfschmerzen, Abgeschlagenheit und Magen-Darm-Beschwerden werden bei 5 bis 15% der Impflinge beobachtet. Da es sich bei der MMR-Impfung um eine Lebendimpfung handelt kann es bei ungefähr 2% der Impflinge nach 1 bis 4 Wochen zu einer «Impfkrankheit» kommen, die sich als schwaches masernähnliches Exanthem und Fieber äußert. Die so genannten «Impfmasern» sind nicht ansteckend. Unter Umständen kann es auch zu einer leichten Parotitis, Hodenschwellung, Amylaseanstieg oder Arthritis kommen. Diese Impfreaktionen klingen rasch wieder ab. Als **Impfkomplikation** kann es neben lokalen Komplikationen (Infektion, Abszess) zu allergischen Reaktionen kommen und nach der Impfung eventuell zu einem Krampf bei Fieber, der jedoch keine bleibenden Schäden hinterlässt. Bei dem in Deutschland verwendeten MMR-Impfstoff wurde bislang über keine durch die Impfung hervorgerufene Meningitis berichtet. Neben diesen Impfreaktionen und Impfkomplikationen sind in der Literatur einige Fälle von neurologischen Erkrankungen (Enzephalitis, Myelitis, Guillan-Barré-Syndrom, Neuritis), chronische Gelenkentzündungen oder ein Erythema exsudativum multiforme beschrieben, die in zeitlichem Zusammenhang mit einer MMR-Impfung aufgetreten sind. Ob es sich dabei um einen **kausalen Zusammenhang** oder eine **zeitliche Koinzidenz** handelt ist äußerst fraglich. Darüber hinaus gibt es **Vermutungen** und **Hypothesen**, die jedoch in Studien widerlegt werden konnten. Für den kausalen Zusammenhang zwischen der MMR-Impfung und der Manifestation eines Diabetes mellitus, einer chronisch entzündlichen Darmerkrankung oder einem Autismus zum Beispiel konnten keine wissenschaftlichen Hinweise gefunden werden.

Mitteilung der Ständigen Impfkommission (STIKO) am Robert-Koch-Institut. Empfehlungen der Ständigen Impfkommission (STIKO) am Robert-Koch-Institut. Epidemiologisches Bulletin 6: 33–52, 2004.
Madsen KM et al: A population-based study of measles, mumps, and rubella vaccination and autism. N Engl J Med 347: 1477–1482, 2002.
Murch et al: Retraction of an interpretation. Lancet 363: 750, 2004.

11.103
Wann halten Sie eine Hepatitis A-Impfung für indiziert?

Die Hepatitis A-Impfung gehört nicht zu den Standardimpfungen des Impfkalenders und eine Indikation besteht nur für **bestimmte Personengruppen** (homosexuell aktive Männer, Hämophilie-Patienten, Patienten in Gemeinschafts- und Behinderteneinrichtungen und Patienten mit chronischer Lebererkrankung), **bestimmte Berufgruppen** (medizinisches und psychiatrisches Personal, Labormitarbeiter, Personal in Kindertagesstätten und Kinderheimen oder Gemeinschaftseinrichtungen, Personal mit Kontakt zu Abwasser), **Kontaktpersonen** zu an Hepatitis A-Erkrankten und als **Reiseimpfung** bei Reisen in Endemiegebiete.

11.104
Bei welchen Kindern halten Sie die Pneumokokken-Impfung für indiziert?

Nach den Empfehlungen der STIKO wird für Erwachsene über 60 Jahren die Impfung mit dem 23-valenten-Pneumokokkenimpfstoff als Standardimpfung empfohlen. Im Kindesalter ist die Pneumokokken-Impfung nur für Kinder (ab dem vollendeten 2. Lebensmonat) mit erhöhter gesundheitlicher Gefährdung durch eine Grundkrankheit indiziert. Hierzu zählen:

- **angeborene und erworbene Immundefekte** mit T- und/oder B-zellulärer Restfunktion (Hypogammaglobulinämie, Komplement-/Properidindefekte, Asplenie, Krankheiten der blutbildenden Organe, Sichelzellanämie, Neoplasien, HIV-Infektion, Knochenmarkstransplantation, Organtransplantation)
- **chronische Krankheiten** (Herz-Kreislauf-Krankheiten, Krankheiten der Atmungsorgane, Diabetes mellitus, andere Stoffwechselerkrankungen, Niereninsuffizienz, nephrotisches Syndrom, Liquorfisteln, immunsuppressive Therapie)
- **Frühgeborene**
- Säuglinge mit **Gedeihstörungen** oder **neurologischen Krankheiten**

Bei Kindern vor dem vollendeten 2. Lebensjahr sollte aufgrund der eingeschränkten Funktion des Immunsystems eine Immunantwort mit Gedächtniszellen zu induzieren der Pneumokokken-Konjugatimpfstoff (7VPnC) verwendet werden. Bei weiter bestehender Indikation sollte bei Kindern, die vor dem vollendeten 2. Lebensjahr mit Konjugatimpfstoff geimpft worden sind, im 3. Lebensjahr eine Impfung mit 23-valentem-Pneumokokken-Impfstoff erfolgen. Eine Auffrischungsimpfung sollte nach 6 Jahren erfolgen. Kinder vor dem 10. Lebensjahr können bereits nach 3 Jahren eine Auffrischung erhalten.

11.105
Wie beurteilen Sie die Wirksamkeit der Pneumokokken-Impfung?

Pneumokokken sind Bakterien, deren wichtigster Pathogenitätsfaktor ihre Kapsel ist. Pneumokokken verursachen lokale Infektionen im Bereich der Atemwege wie Otitis media und Pneumonie sowie invasive Infektionen wie Bakteriämie, Sepsis und Meningitis. Trotz antibiotischer Behandlung und intensivmedizinischen Maßnahmen sind schwere Verläufe, bleibende Gesundheitsschäden und Todesfälle bei invasiven Pneumokokkeninfektionen häufig. Als besondere Risikogruppe gelten Patienten jenseits des 60. Lebensjahres sowie Kinder zwischen 6 Monaten und 2 (bis 5) Jahren, da die mütterliche Leihimmunität in diesem Zeitraum abfällt und eine Kolonisation des Nasopharyngealraums mit Pneumokokken erfolgt. Für Erwachsene und gefährdete Kinder über 2 Jahren steht ein **23-valenter Pneumokokkenimpfstoff** zur Verfügung, der gegen 80 bis 90 % der in Europa und den USA vorkommenden Kapseltypen wirksam ist. Die Wirksamkeit des 23-valenten Pneuokokkenimpfstoffs wird mit 56 bis 81 % und bei Patienten mit Grunderkrankungen wie Diabetes mellitus oder Asplenie sogar höher angegeben. In der Risikogruppe der Säuglinge und Kleinkinder ist dieser Impfstoff jedoch kaum wirksam, da das Immunsystem bis zum Ende des 2. Lebensjahres nur eingeschränkt die Fähigkeit besitzt gegen bakterielle Kapselpolysaccharidantigene eine ausreichende Immunantwort mit Gedächtniszellen zu induzieren. Aus diesem Grund wurden **Pneumokokken-Konjugatimpfstoffe** (7VPnC) entwickelt. Durch die Kopplung der Pneumokokkenantigene an ein Trägerprotein kann eine T-Zell-vermittelte immunologische Gedächtnisantwort in dieser Altersgruppe erreicht werden. Die in 7VPnC enthaltenen Kapseltypen sind für ungefähr 53 % der invasiven Pneumokokkeninfektionen verantwortlich und mehr als 95 % dieser invasiven Infektionen können durch den Konjugatimpfstoff verhindert werden. Beide Pneumokokkenimpfungen sind also als wirksam anzusehen und es lassen sich dadurch schwere Fälle mit Meningitis, Ertaubung, anderen bleibenden Gesundheitsschäden und letalem Ausgang verhindern.

Volz S, et al: Pneumokokken und Pneumokokkenimpfstoffe. Bedeutung für die Pädiatrie. Monatsschr Kinderheilkd 149: 394–409, 2001.

11.106
Eltern sprechen Sie auf eine FSME-Impfung an. Wann empfehlen Sie eine FSME-Impfung?

Die FSME-Impfung ist eine Indikationsimpfung für Personen, die in FSME-Risikogebieten Zecken exponiert sind, oder beruflich gefährdet sind. Über Risikogebiete in Deutschland informiert das Robert-Koch-Institut. Die FSME-Erkrankung nimmt bei Kindern meist einen leichteren Verlauf als im Erwachsenenalter und nur selten manifestiert sich eine Enzephalitis. Über bleibende Schäden wurde nur in Einzelfällen berichtet. Aufgrund der guten Prognose der FSME und der recht häufigen Impfnebenwirkungen (Fieber in bis zu 15 % bei Kindern unter 3 Jahren) sollte die Indikation zur FSME-Impfung in dieser Altersgruppe gemeinsam mit den Eltern besprochen und eher zurückhaltend anhand der Risikogebiete und der Saisonalität der FSME gestellt werden.

Nach der postexpositionellen passiven Impfung sind im Kindesalter (unter 14 Jahren) schwere Verlaufsformen der FSME beschrieben worden, weswegen die passive Immunisierung nicht mehr erlaubt ist.

Robert-Koch-Institut. Risikogebiete der Frühsommer-Meningoenzephalitis (FSME) in Deutschland. Bewertung des örtlichen Erkrankungsrisikos ermöglicht gezielte Prävention. Epidemiologisches Bulletin 19: 169–173, 2004.

Schöttler A, et al: Schwere Verlaufsform bei Kindern nach passiver Immunisierung. Pädiatr Prax 52: 429–437, 1997.

11.107
Ihnen wird ein Kind mit einer frischen Verletzung vorgestellt. Der Impfstatus bezüglich der Tetanusimpfung ist unklar. Wie gehen Sie vor?

Grundsätzlich sollte eine Tetanus-Immunprophylaxe unverzüglich durchgeführt werden. Man kann jedoch wenn glaubhaft versichert wird, dass eine vollständige Grundimmunisierung erfolgt ist, die Gabe der Tetanusschutzimpfung oder Tetanusimmunglobulin um einige Stunden aufschieben, bis der Impfstatus eindeutig geklärt ist (z. B. Nachreichen des Impfpasses). Aufgrund der Impfempfehlungen der STIKO besteht bei den meisten Kindern ein ausreichender Tetanusschutz. Nach der Grundimmunisierung (2., 3., 4. und zwischen dem 11. bis 14. Lebensmonat) erfolgt im 5. bis 6. Lebensjahr eine Auffrischungsimpfung. Hintergrund dieses generellen Impfschemas ist, dass Kinder in diesem Alter häufig Bagatellverletzungen haben und meist keinem Arzt vorgestellt werden und somit auch nicht aktuell geboostert werden. Eine weitere Auffrischung erfolgt zwischen dem 9. und 17. Lebensjahr und danach in 10-jährigen Abständen lebenslang. Falls lediglich der Zeitpunkt der letzten Auffrischung unklar ist, scheint die Gabe von Tetanus-Impfstoff (T bzw. Td) die einfachste Lösung. Durch zu häufige Auffrischungsimpfungen kann es jedoch unter Umständen zu einer etwas ausgeprägteren Lokalreaktion an der Impfstelle kommen. Bei vollkommen unklarem Impfstatus sollte man wie bei Ungeimpften verfahren.

Bei bekanntem Impfstatus sollte nach einer Verletzung wie folgt vorgegangen werden:
- Bei sauberer Wunde und bestehendem Impfschutz (vollständige Grundimmunisierung und letzte Impfung vor weniger als **10** Jahren) muss keine Tetanusimmunprophylaxe durchgeführt werden.
- Bei sauberer Wunde und unvollständigem Tetanus-Impfschutz (unvollständige Grundimmunisierung oder letzte Impfung vor mehr als **10** Jahren) sollte eine aktive Tetanusprophylaxe (T bzw. Td) zur Boosterung erfolgen.
- Bei tiefer oder verschmutzter Wunde und bestehendem Impfschutz (vollständige Grundimmunisierung und letzte Impfung vor weniger als **5** Jahren) muss keine Tetanusimmunprophylaxe durchgeführt werden. Liegt die letzte Auffrischungsimpfung mehr als **5** Jahre zurück sollte eine aktive Tetanusimmunprophylaxe (T bzw. Td) zur Boosterung erfolgen.
- Bei tiefer oder verschmutzter Wunde und unvollständigen Tetanus- Impfschutz (unvollständige Grundimmunisierung) sollte eine aktive Tetanusprophylaxe (T bzw. Td) und eine passive Impfung mit Tetanusimmunglobulin (TIG) erfolgen. Auf die Gabe von TIG kann nur verzichtet werden, wenn mindestens 2 Impfungen der Grundimmunisierung erfolgt sind und die Verletzung weniger als 24 Stunden zurück liegt.

11.108
Bei welchen Kindern halten Sie eine Influenza-Impfung für indiziert?

Die Influenza-Impfung Standardimpfung wird nur für Patienten über 60 Jahre empfohlen. Im

Kindesalter besteht lediglich eine Indikation für gefährdete Kinder. Hierzu zählen die folgenden Grundleiden:

- **chronische Lungenerkrankungen** (z. B. Asthma, bronchopulmonale Dysplasie, Mukoviszidose)
- **Herz-Kreislauferkrankungen** (z. B. hämodynamisch relevante Herzfehler)
- **Immundefekte** (angeborene Immundefekte, immunsuppressive Therapie, HIV, etc)
- **chronische Nierenkrankheiten**
- **chronische Leberkrankheiten**
- **metabolische Krankheiten** (z. B. Diabetes mellitus)

Die Impfung kann ab dem vollendeten 5. Lebensmonat verabreicht werden. Aufgrund des wechselnden Antigenspektrums wird von der WHO jährlich eine neue Zusammensetzung des Impfstoffes empfohlen, der gegen die im Laufe des Jahres zu erwartenden Influenza-Stämme schützt. Die Impfung muss also jedes Jahr vor der «Grippesaison» im Herbst wiederholt werden. Auch für Kontaktpersonen und medizinisches Personal, die eine mögliche Infektionsquelle für gefährdete Kinder darstellen, wird die Influenza-Impfung empfohlen. Für nicht gefährdete Kinder empfiehlt die STIKO derzeit keine Impfung, da das Krankheitsbild in der Regel harmlos verläuft.

McIntosh K, Lieu T: Is it time to give the influenza vaccine to healthy infants? N Engl J Med 342: 275–276, 2000.
Cox NJ, Subbarao K: Influenza. Lancet 354: 1277–1282, 1999.

11.109
Welchen Kindern empfehlen Sie eine Meningokokken-Impfung?

Die Meningokokken-Impfung gehört nicht zu den Standardimpfungen des Impfkalenders und wird als Indikationsimpfung für gefährdete Patienten empfohlen. Besonders gefährdet sind Kinder mit angeborenen oder erworbenen **Immundefekten** mit T- und/oder B-zellulärer Restfunktion (Asplenie, Hypogammaglobulinämie, Komplement-/Properidindefekte). Auch als **Reiseimpfung** in Endemiegebiete wie z. B. Pilgerreise (Hadj) oder bei geplanten längeren Aufenthalten in Ländern mit empfohlener allgemeiner Meningokokken-Impfung ist die Meningokokken-Impfung indiziert. Als Impfstoff stehen verschieden Kapselpolysaccharid-Impfstoffe und Polysaccharid-Konjugat-Impfstoffe gegen verschiedene Serogruppen zur Verfügung. Gegen die in Europa am häufigsten vorkommenden Meningokokken der Serogruppe B wirken die Impfstoffe jedoch nicht. Patienten mit einer Meningokokken-Infektion müssen isoliert werden, und für enge Kontaktpersonen wird eine **Expositionsprophylaxe** mit Rifampicin empfohlen.

11.110
Was müssen Sie bei der Lagerung von Impfstoffen beachten?

Impfstoffe, insbesondere Lebendimpfstoffe, sind empfindliche Produkte, die im Kühlschrank bei 2 bis 8 °C gelagert werden müssen. Bei fehlerhafter Lagerung sind die Impfstoffe zu verwerfen. Für bestimmte Impfstoffe (z. B. Varizellen-Impfung) bestehen besondere Lagerungs- und Verbrauchshinweise, die der Packungsbeilage entnommen werden müssen.

11.111
Wie wirksam ist eine Varizellenimpfung für die postexpositionelle Varizellen-Prophylaxe?

Die Varizellenimpfung ist eine Lebendimpfung und seit 2004 als Standardimpfung im Impfkalender von der STIKO für alle Kinder und Jugendliche empfohlen. Aufgrund der guten Verträglichkeit und der Effektivität der Impfung, sowie der doch höheren Rate an Komplikationen einer Varizellen-Infektion bei Säuglingen und Kleinkindern empfiehlt die STIKO die Impfung im 2. Lebensjahr, eventuell gemeinsam mit der MMR-Impfung durchzuführen. Früher war die Varizellen-Impfung nur bei bestimmten empfänglichen Personengruppen empfohlen (seronegative Patienten mit immunsuppressiver Therapie, Leukämie oder schwerer Neurodermitis, sowie Kontaktpersonen, oder seronegative Jugendliche im Alter von 12 bis 15 Jahren und seronegative Frauen mit Kinderwunsch). Hat eine empfängliche Person Kontakt zu Varizellen, kann eine postexpositionelle Varizellenimpfung der empfänglichen Person innerhalb von 72 Stunden nach Beginn des Exanthems beim Indexpatienten erfolgen. In Untersuchungen konnte gezeigt werden, dass in 95 % der Fälle eine Varizellen-Infektion verhindert werden kann und es zu keinen schweren Verläufen kommt, wenn die Impfung innerhalb der ersten 36 Stunden erfolgt. Man vermutet, dass es bei einer Infektion durch den Varizellen-Wildtyp erst nach 5 bis 7 Tagen zu einer Virämie kommt, wohingegen die Lebendvakzine schneller eine humorale und zelluläre Immunantwort auslöst. Trotz der postexpositionellen Prophylaxe müssen alle exponierten Patienten vorübergehend abgesondert, oder vorübergehend nach Hause entlassen werden.

Watson B, et al: Postexposure effectiveness of varicella vaccine. Pediatrics 105:84–88, 2000.
Mitteilung der Ständigen Impfkommission (STIKO) am Robert-Koch-Institut. Empfehlungen der Ständigen Impfkommission (STIKO) am Robert-Koch-Institut. Epidemiologisches Bulletin 30: 235–50, 2004.

11.112
Welche der als Standardimpfungen empfohlenen Impfungen sind Lebendimpfungen?

Die von der STIKO empfohlenen Standardimpfungen im Kindesalter umfassen Impfungen gegen Diphtherie, Pertussis, Tetanus, Haemophilus influenzae Typ b, Hepatitis B, Polio, Masern, Mumps und Röteln, sowie gegen Varizellen. Bei den Impfstoffen gegen Masern, Mumps und Röteln (MMR) sowie Varizellen handelt es sich um lebende attenuierte Viren. Die Masern-Mumps-Röteln-Impfung erfolgt in 2 Gaben (zwischen dem 11. und 14. Lebensmonat, sowie zwischen dem 15. und dem 23. Lebensmonat). Für die Varizellen-Impfung wird eine einmalige Gabe simultan mit der ersten MMR-Impfung empfohlen.

11.113
Was ist Palivizumab?

Palivizumab (Synagis) ist ein monoklonaler Antikörper gegen das Respiratory Syncytial Virus (RSV), der bei ehemaligen Frühgeborenen und Säuglingen mit bronchopulmonaler Dysplasie zur Prophylaxe eingesetzt wird. Auch bei Kindern mit hämodynamisch relevanten Herzfehlern wird Palivizumab von der Deutschen Gesellschaft für Pädiatrische Kardiologie empfohlen. Eine Prophylaxe mit Palivizumab wird derzeit in den folgenden Situationen empfohlen:

- bei Kindern unter 2 Jahren, die innerhalb der letzten 6 Monate vor der erwarteten RSV-Saison wegen bronchopulmonaler Dysplasie behandelt wurden
- alle Frühgeborenen vor der 28. Schwangerschaftswoche bis zu einem Alter von 12 Monaten über die erste RSV-Saison
- bei Kindern, die vor der 32. Schwangerschaftswoche geboren wurden und zu Beginn der erwarteten RSV-Saison jünger als 6 Monate sind und Risikofaktoren aufweisen
- bei Säuglingen und Kleinkindern (unter 2 Jahren) mit hämodynamisch bedeutsamen Vitien

Die Prophylaxe erfolgt zu Beginn der RSV-Saison und wird monatlich bis zum Ende der RSV-Saison wiederholt. Da der Beginn der RSV-Saison jedes Jahr unterschiedlich ist, wird über den Beginn im Internet informiert (www.pdi-ari.net).

American Academy of Pediatrics. Committee on Infectious Diseases and Commitee on Fetus and Newborn. Revised indications for the use of Palivizumab and respiratory syncytial virus immune globuline intravenous for the prevention of respiratory syncytial virus infections. Pediatrics 112: 1442–1446, 2003.
Stellungnahme der Deutschen Gesellschaft für Pädiatrische Kardiologie zur RSV-Prophylaxe mit Palivizumab (Synagis®). Monatsschr Kinderheilkd 152: 222–223, 2004.
Empfehlungen zur Respiratory Syncytial Virus-Prophylaxe bei Frühgeborenen mit Palivizumab (Synagis®)- Update 2003. Konsensuspapier der Arbeitsgruppe Neonatologie und pädiatrische Intensivmedizin der österreichischen Gesellschaft für Kinder- und Jugendheilkunde. Monatsschr Kinderheilkd 152: 223–224, 2004.

11.114
Was müssen Sie bei Patienten unter Kortikosteroidtherapie bei der Verabreichung von Lebendimpfungen beachten?

Je nach Dauer und Dosierung einer Kortikosteroidtherapie kann es zu einer **Immunsuppres-**

sion kommen. Totimpfstoffe können jederzeit verabreicht werden, jedoch kann die Impfung unter Umständen weniger wirksam sein. Lebendimpfungen dürfen jedoch nicht verabreicht werden, wenn bei einem Kind eine systemische Kortikosteroidtherapie mit hohen Dosen (mehr als 2 mg/kg KG/Tag oder mehr als 20 mg/Tag) über mehr als 14 Tage durchgeführt wurde. Vor einer Varizellenimpfung sollte 3 Monate keine hochdosierte Kortikosteroidtherapie erfolgt sein. Bei zuvor gesunden Kindern, die eine kurzfristige oder niedrig dosierte Kortikosteroidtherapie, sowie eine Behandlung mit lokalen Steroidinjektionen oder topischer Kortikosteroidgabe erhalten, besteht keine Gefahr einer Immunsuppression und es können alle Impfungen entsprechend den Standardempfehlungen durchgeführt werden.

11.115
Nach einer öffentlich empfohlenen Impfung kommt es bei einem Patienten zu einer Impfkomplikation. Wie gehen Sie vor?

Impfungen gelten als äußerst wirksame präventive Maßnahmen, weswegen von den Gesundheitsbehörden der Länder einige Impfungen nach den Empfehlungen der STIKO entsprechend «öffentlich empfohlen» werden. Es besteht jedoch keine Impfpflicht. Moderne Impfstoffe sind meist gut verträglich und nur in seltenen Fällen kommt es zu Impfkomplikationen und in sehr seltenen Fällen zu Impfschäden. Leichte lokale Impfreaktionen wie Rötung und Schwellung oder leichte Allgemeinreaktionen mit Fieber können nach einer Impfung vorkommen und sind Ausdruck der Reaktion des Immunsystems. Bei Verdacht auf eine über das normale Ausmaß einer Impfreaktion hinausgehenden Komplikation muss das **Gesundheitsamt** und die **Arzneimittelkommission der Deutschen Ärzteschaft** benachrichtigt werden. Bei möglicherweise entstehenden Impfschäden durch eine «öffentlich empfohlene» Impfung haften die Bundesländer. Wichtig ist die sorgfältige Dokumentation der Impfung im Impfausweis mit Handelsname des Impfstoffs, Chargen-Nummer, Impfdatum, Krankheit gegen die geimpft wurde und der Name des impfenden Arztes.

Exantheme bei Infektionen

11.116
Welches sind die 5 klassischen Kinderkrankheiten, die mit einem Hautauschlag einhergehen?

Als Kinderkrankheiten, die mit Bildung eines besonderen Exanthems verbunden sind, bezeichnet man Masern, Röteln, Windpocken, Scharlach und Ringelröteln. Auch das Dreitagefieber ist durch das Auftreten eines Exanthems gekennzeichnet, welches jedoch unspezifisch ist. Viele andere Viren, Medikamente, Bakterientoxine und Vaskulitiden (z. B. Kawasaki-Syndrom, PSH) können ebenfalls Exantheme verursachen.

Stögmann W: Exantheme im Kindesalter. Von der Morphe zur Diagnose. Pädiat. Prax. 68: 635–650, 2006.
Fölster-Holst R, Christophers E: Exantheme im Kindesalter. Teil I: Exantheme durch Viren. Monatsschr Kinderheilkd 147: 1036–1052, 1999.

11.117
Wie stellen Sie die Diagnose einer Maserninfektion?

Bei typischem Masernverlauf mit entsprechender Anamnese (Umgebungsanamnese, Epidemie, zweizeitiger Verlauf) und passenden klinischen Befunden (pathognomonische Koplicksche Flecken, konfluierendes Exanthem) kann die Diagnose rein klinisch gestellt werden. Bei diagnostischer Unsicherheit kann ab dem dritten Tag nach Auftreten des Exanthems die Diagnose serologisch (masernspezifische IgM-Antikörper) gesichert werden. Bei einer Einzelerkrankung oder bei Maserninfektion trotz Impfung sollte die Diagnose auf jeden Fall serologisch bestätigt werden. In schwierigen Fällen (Immunsuppression) kann das Virus mittels PCR (Serum, Liquor) oder Virusisolierung aus Rachen- oder Konjunktivenabstrichen, Urin, Liquor, Lymphozyten, etc. nachgewiesen werden.

11.118
Welche besonderen Formen der Masern kennen Sie, und was sind atypische Masern?

Neben dem typischen zweiphasigen Verlauf der Masern mit einem katarrhalischen Prodromalstadium (Konjunktivitis, Fieber, Schnupfen, Husten, Halsschmerzen, Koplicksche Flecken, Enanthem) und einem Exanthemstadium (makulopapulöse Effloreszenzen beginnend im Gesicht und retroaurikulär, kaudale Ausbreitung, Fieber), gibt es einige besondere Verlaufsformen der Masern:

- Als **mitigierte Masern** bezeichnet man abgeschwächte Verläufe. Bei Patienten mit mütterlicher Leihimmunität (Neugeborene, junge Säuglinge), transfundierten Immunglobulinen (z. B. Substitution bei Antikörpermangelsyndrom) oder unvollständig ausgebildeter Impfimmunität ist die Virusreplikation beeinträchtigt. Das Masernexanthem fehlt teilweise, was die Diagnose schwierig macht. Auch mitigierte Masern sind ansteckend.
- Masern können bei **Immunsupprimierten** oder **zellulären Immundefekten** zu einem gänzlich verschiedenen Krankheitsverlauf führen. Unter Umständen fehlt das Exanthem vollständig, was man als «weiße Masern» bezeichnet, oder das Exanthem manifestiert sich atypisch. Es kommt zu schweren Organkomplikationen wie einer Riesenzellpneumonie oder einer Masern-Einschlusskörperchen-Enzephalitis, die mit einer hohen Letalität einhergehen.
- Als **atypische Masern** bezeichnet man den Verlauf bei Patienten, die mit Masern-Totimpfstoff geimpft wurden und sich später mit dem Wildvirus infiziert haben. Da seit 1967 die Masern-Impfung als Lebendimpfstoff verabreicht wird, sieht man die atypischen Masern heutzutage kaum noch. Das atypische an atypischen Masern ist eine extremitätenbetonte Ausbreitung des Exanthems (häufig hämorrhagisch), eine schwere Pneumonie und das Fehlen der Koplickschen Flecken.

11.119
Wie häufig kommen die Masern heutzutage in Deutschland vor und welche Maßnahmen werden dagegen ergriffen?

Die Masern zählen zu den ansteckendsten Krankheiten und werden durch infektiöse Exspirationströpfchen oder Sekrete von Erkrankten auf Kontaktpersonen übertragen. Zu einer saisonalen Häufung kommt es in den Winter- und Frühjahrsmonaten. Aufgrund mangelnder Durchimpfungsraten kommt es in Deutschland gelegentlich zu regionalen Epidemien. Man nimmt an, dass es in Deutschland jedes Jahr zu 20 000 bis 80 000 Masernerkrankungen kommt. In Ländern mit einem konsequenten Impfprogramm konnten die Masern fast vollständig eliminiert werden, weswegen in Deutschland seit 2001 ebenfalls eine zweite Masern-Impfung im Impfkalender bereits vor dem Ende des zweiten Lebensjahres empfohlen wird. Durch eine lückenlose (mehr als 95 %ige) Durchimpfungsrate bereits im Kindesalter lässt sich wohl auf Dauer das Erregerreservoir vermindern und somit das von der WHO bereits 1984 erklärte Ziel der Elimination der Masern in den nächsten Jahren in Deutschland erreichen. Als weitere Maßnahme wurde ein Surveillance-System etabliert.

RKI-Ratgeber Infektionskrankheiten – Merkblätter für Ärzte. Masern. Epidemiologisches Bulletin 6: 41–45, 2002.

11.120
Welche Rolle spielen Masern in Entwicklungsländern?

Masern kommen weltweit vor und sind in Entwicklungsländern, insbesondere in Afrika, eine der häufigsten Infektionskrankheiten. Eine Maserninfektion kann zu einer Enteropathie mit Proteinverlust führen, was für die hohe Letalität in den Entwicklungsländern verantwortlich ist. Eine weitere Komplikation, die durch Mangelernährung und Vitamin A-Mangel begünstigt wird, ist das Voranschreiten einer Masernkeratitis bis hin zur Erblindung in bis zu 1 % der Masernerkrankten. In den Industrieländern verläuft eine Masernkeratitis meist selbstlimitierend ohne bleibende Schäden.

11.121
Ein Kleinkind hat bei gutem Allgemeinbefinden über 3 Tage Fieber bis 40 °C. Bei Entfieberung tritt ein diskretes makulopapulöses Exanthem an Nacken und Stamm auf. Was ist die wahrscheinlichste Diagnose?

Mit großer Wahrscheinlichkeit handelt es sich beim beschriebenen Fall um das so genannte **Dreitagefieber** (Exanthema subitum). Die Diagnose kann aufgrund des klassischen Verlaufs klinisch gestellt werden. Durch eine Infektion mit dem humanen Herpesvirus Typ 6 (**HHV-6**), gelegentlich auch HHV-7, kommt es typischerweise im Kleinkindesalter zu einem plötzlich auftretendem 3 bis 6 Tage anhaltendem **Fieber**. Bei **Entfieberung** (innerhalb von 24 Stunden) entwickelt sich ein **makulopapulöses Exanthem** an Stamm und Nacken. Die Kinder sind meist in gutem Allgemeinzustand und als Begleitsymptome können Gastroenteritis, Husten, Schnupfen, Lymphadenopathie, Pharyngotonsillitis mit Papeln auf dem weichen Gaumen und der Uvula, Lidödeme und eine vorgewölbte Fontanelle auffallen. Die häufigste Komplikation ist der **Krampf bei Fieber**. Vermutlich ist das Dreitagefieber die **häufigste Exanthemkrankheit** im frühen Kleinkindesalter. Bis zum Ende des 4. Lebensjahrs lässt sich bei fast allen Kindern serologisch eine durchgemachte Primärinfektion mit HHV-6 nachweisen. In seltenen Fällen, besonders bei älteren Kindern kann eine Primärinfektion mit HHV-6 auch ein mononukleosähnliches Krankheitsbild, eine Begleithepatitis oder eine Enzephalitis hervorrufen.

Hall CB et al: Human herpesvirus-6-infection in children. N Engl J Med 331: 432–438, 1994.

11.122
Welche Hauterscheinungen können durch Parvovirus B19 hervorgerufen werden?

Klassischerweise ist Parvovirus B19 der Erreger der **Ringelröteln** (Erythema infectiosum). Das Exanthem beginnt mit kräftig geröteten Wangen («slapped cheek») und erkältungsähnlichen Beschwerden. Nach 1 bis 4 Tagen zeigt sich das typische girlanden- oder ringelförmige makulopapulöse Exanthem an den proximalen Extremitäten. Das Exanthem verändert sich durch die Umgebungstemperatur und emotionalen Stress, was sich als ständiges Abblassen und Wiederauftreten manifestiert. Die Ringelröteln kommen hauptsächlich in den Wintermonaten bei Schulkindern vor.

Als weitere dermatologische Manifestation einer Parvovirus B19-Infektion ist bei jungen Erwachsenen das so genannte **Handschuh-Socken-Syndrom** beschrieben. Scharf begrenzte Papeln im Bereich der Hände und der Füße, die in ein konfluierendes ödematöses Erythem übergehen und eingestreute Petechien, sowie Schleimhautläsionen kennzeichnen das Krankheitsbild.

Auch das **Gianotti-Crosti-Syndrom** mit lichenoiden roten Papeln oder Papulovesikeln ist in Zusammenhang mit einer Parvovirus B19-Infektion beschrieben.

Infektionen mit Parvovirus B19 können neben diesen Hauterscheinungen auch asymptomatisch oder mit einer Reihe anderer Erkrankungen der unterschiedlichsten Organsysteme einhergehen. Welche Rolle Parvovirus B19 in diesen Zusammenhängen spielt, ist teilweise noch nicht verstanden:

- **Arthralgien** und chronische Arthritiden
- Erkrankungen des Blut bildenden Systems wie eine akute **Anämie** (durch Infektion der Vorläuferzellen der roten Blutkörperchen), Thrombo- und Granulozytopenien
- Vaskulitiden (Purpura Schönlein-Henoch, Raynaud-Phänomen) und autoimmunologische Erkrankungen (idiopathische Thrombozytopenie, Lupus erythematodes, Sklerodermie)
- Enzephalopathien, Meningitiden
- Myokarditis
- Hydrops fetalis (durch Herzinsuffizienz und schwere Anämie) oder Spontanabort vor allem im 2. und 3. Schwangerschaftstrimenon

Lehmann HW, Modrow S: Parvovirus B19. Ein häufig unterschätzter Infektionserreger mit vielen Krankheitsbildern. Monatsschr Kinderheilkd 152: 203–214, 2004.

Young NS, Brown KE: Parvovirus B 19. N Engl J Med 350: 586–597, 2004.

11.123
Wie sieht das Exanthem einer Ehrlichiose aus?

Meist verläuft die durch Zecken übertragene Infektion mit Ehrlichien asymptomatisch, oder mit milden unspezifischen Symptomen. Eine humane monozytäre Ehrlichiose (HME) kann vor allem bei Kindern mit einem scharlachähnlichen makulopapulösen Exanthem einhergehen, welches am Stamm beginnt und sich auf die Extremitäten ausbreitet. Gelegentlich finden sich auch Petechien.

Baumgarten UB, et al: Ehrlichien. Deutsches Ärzteblatt 97: A2456–A2462, 2000.

11.124
Wie lange nach einer Infektion mit den exanthematischen Kinderkrankheiten Masern, Röteln, Windpocken, Scharlach, Ringelröteln oder Dreitagefieber sollten Kinder nicht an Gemeinschaftsveranstaltungen/Schule teilnehmen?

In Schulen, Kindergärten und anderen Gemeinschaftseinrichtungen kommen Kinder und Jugendliche zusammen, und die Übertragung von Krankheitserregern wird somit begünstigt. Die Wiederzulassung ist immer eine Entscheidung, die einerseits den Schutz der Allgemeinheit vor einer Ansteckung, und das Recht des Einzelnen auf Bildung und die familiäre Situation berücksichtigen muss. Die Entscheidung sollte nach der Art der Erkrankung, zu erwartender Übertragung und den alternativen Möglichkeiten des Infektionsschutzes (hygienische Maßnahmen, Impfungen) getroffen werden (s. **Tab. 11-7**).

11.125
Wie lange dauert die Inkubationszeit bei Windpocken?

Die Inkubationszeit beträgt zwischen 8 und 21 Tagen. In dieser Zeit muss ein Kind mit Windpockenkontakt als potentiell infektiös angesehen werden, da die Windpocken ausbrechen können und die Infektiosität bereits 2 Tage vor dem Auftreten des Exanthems besteht.

Tabelle 11-7

	Dauer der Ansteckungsfähigkeit	Zulassung nach Krankheit
Masern	5 Tage vor bis 4 Tage nach Auftreten des Exanthems	Nach Abklingen der klinischen Symptome, frühestens 5 Tage nach Auftreten des Exanthems Kinder mit Masern sollten im Krankenhaus isoliert werden
Röteln	1 Woche vor bis 1 Woche nach Auftreten des Exanthems	Aufgrund geringer Kontagiosität ist kein Ausschluss von Gemeinschaftseinrichtungen erforderlich. Kinder mit Röteln sollten im Krankenhaus isoliert werden. Kein Kontakt zu Schwangeren!
Windpocken	2 Tage vor Auftreten der ersten bis 5 Tage nach Auftreten der letzten Effloreszenzen	Grundsätzlich ist eine frühzeitige Durchseuchung mit VZV erwünscht, trotzdem wird eine Absonderung für 1 Woche empfohlen. Patienten mit Windpocken im Krankenhaus sollten möglichst entlassen werden, bzw. müssen bis 5 Tage nach Auftreten der letzten Effloreszenzen isoliert werden (Gefahr für Immunsupprimierte). Nach VZV-Exposition müssen Patienten vom 8. bis 21. Tag isoliert werden
Scharlach	bis 24 Stunden nach effektiver antibiotischer Therapie, sonst bis zu 3 Wochen	Ab dem 2. Tag der antibiotischen Therapie oder nach Abklingen der Krankheitssymptome
Ringelröteln	Sobald Exanthem auftritt besteht keine Ansteckungsgefahr mehr (außer für Immunsupprimierte)	Aufgrund geringer Kontagiosität ist kein Ausschluss von Gemeinschaftseinrichtungen erforderlich, wenn der Allgemeinzustand es zulässt.
Dreitagefieber	latente Infektion kann jederzeit reaktiviert werden	Bei gutem Allgemeinzustand keine Absonderung notwendig

Robert-Koch-Institut: Empfehlungen für die Wiederzulassung in Schulen und sonstigen Gemeinschaftseinrichtungen. Bundesgesundheitsblatt 44: 830–843, 2001

11.126
Welche therapeutischen Maßnahmen stehen Ihnen zur Behandlung der Windpocken zur Verfügung?

Bei unkompliziert verlaufenden Windpocken ist eine symptomatische Behandlung meist ausreichend. **Hautpflege** mit zinkhaltigen Schüttelmixturen und Gerbstoffen mindern den Juckreiz und lassen die Effloreszenzen schneller abtrocknen. Durch die Minderung des Juckreizes lassen sich bakterielle Sekundärinfektionen verhindern. Bei starkem Juckreiz können auch **Antihistaminika** eingesetzt werden.

Patienten mit zu erwartender schlechter Prognose (Immungeschwächte, Neugeborene, neonatale Varizellen, chronische Hauterkrankungen, ältere Patienten) sollten sofort nach Auftreten der ersten Effloreszenzen eine **virostatische Therapie** erhalten. Die virostatische Therapie ist wirksam, wenn sie innerhalb der ersten 48 (bis 72) Stunden nach Auftreten des Exanthems verabreicht wird. Als Mittel der Wahl wird Aciclovir parenteral über 7 Tage verabreicht. Auch wenn Komplikationen (Enzephalitis, Pneumonie, etc) auftreten, sollte virostatisch behandelt werden.

Bei einer bakteriellen Sekundärinfektion der Haut wird antibiotisch behandelt.

RKI-Ratgeber Infektionskrankheiten – Merkblätter für Ärzte. Varizellen, Herpes zoster. Epidemiologisches Bulletin 46: 365–368, 2000.

11.127
Welche Komplikationen können im Rahmen der Windpocken auftreten?

In den meisten Fällen verläuft die Erstmanifestation mit dem Varizella-Zoster-Virus (VZV) komplikationslos unter dem typischen klinischen Bild der Windpocken. Als häufigste Komplikation kommt es zur **sekundären bakteriellen Infektion** der Effloreszenzen (Streptokokken oder Staphylokokken). Auch **neurologische Komplikationen** wie eine Zerebellitis, Enzephalitis oder ein Guillan-Barré-Syndrom, sowie eine **Pneumonie** (VZV oder bakterielle Sekundärinfektion) kommen vor. Als seltene Komplikationen sind Thrombozytopenie, Arthritis, Hepatitis Myokarditis und Glomerulonephritis beschrieben. In den letzten Jahren wurde vermehrt über Fälle von Varizellen berichtet, bei denen es zu schweren Komplikationen wie nekrotisierende Fasziitis, abszedierende Weichteilinfektion und eitrige Gonarthritis durch sekundäre Infektionen mit β-hämolysierenden Streptokokken der Gruppe A (GAS) gekommen ist. Als Eintrittspforte wird eine Superinfektion der Hauteffloreszenzen angenommen.

Zucol F et al: Varizellen – eine harmlose Kinderkrankheit? Monatsschr Kinderheilkd 150: 497–500, 2002.
Jaeggi A et al: Complications of varicella in a defined central European population. Arch Dis Child 79:472–477, 1998.

11.128
Kann ein Kind zweimal Windpocken haben?

In der Regel erkrankt man nur einmal im Leben an Varizellen (Windpocken), nämlich bei der Erstinfektion mit dem Varizella-Zoster-Virus (VZV). Eine endogene Reaktivierung des in den Nervenganglien persistierenden Virus führt zum Herpes zoster (Gürtelrose). Bei Kindern, die die Windpocken im Säuglingsalter hatten, oder eine sehr milde subklinische Erstinfektion mit VZV durchgemacht haben, ist jedoch eine Zweitinfektion mit dem klinischen Bild der Windpocken möglich. Die Häufigkeit wird mit 1 : 500 angegeben.

Gershon A: Second episodes of varicella: Degree and duration of immunity. Pediatr Infect Dis 19: 306, 1990.

11.129
Beschreiben Sie das typische Exanthem des Herpes zoster. Wo ist das Exanthem meist lokalisiert?

Herpes zoster ist das typische Erscheinungsbild der endogenen Reaktivierung von in den Spinalganglien persistierenden Viren nach einer früheren VZV-Infektion. Die typischen Effloreszenzen sind gruppiert angeordnete Vesikel in einem oder in mehreren Dermatomen. Meist manifestiert sich der Zoster einseitig und die Mittellinie wird selten überschritten. Im Vergleich zum Erwachsenenalter ist der Zoster im Kindesalter häufiger zervikal und sakral lokalisiert, was zu Effloreszenzen an Extremitäten und in der Inguinalregion führt (s. **Abb. 11-1**).

- 50% thorakal
- 20% zervikal
- 20% lumbosakral
- 10% Hirnnerven

Als Sonderformen des Zosters sollte man das Rumsay-Hunt-Syndrom (Zoster oticus und Fazialisparese) und den Zoster ophtalmicus kennen, der sich mit Effloreszenzen an der Nasenspitze und einer Augenbeteiligung (Zoster-

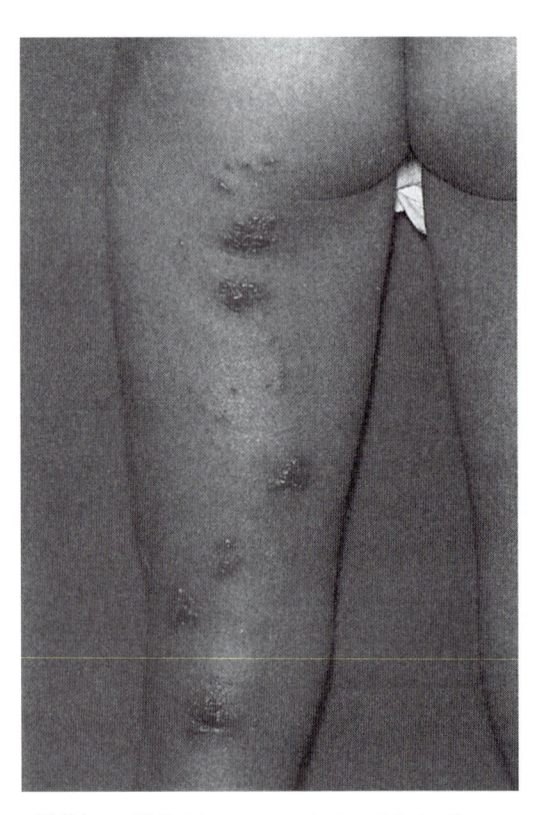

Abbildung 11-7: Herpes zoster im Bereich des Dermatoms S1. Aus Lissauer T, Clayton G: Illustrated Textbook of Pediatrics, 2nd ed. London, Mosby, 2001, S. 193

Keratitis) durch eine Neuritis des N. nasociliaris (1. Ast des N. trigeminus) manifestieren kann.

Feder HM Jr, Hoss DM: Herpes zoster in otherwise healthy children. Pediatr Infect Dis J 23: 451–457, 2004.

11.130
Wie beurteilen Sie die Prognose eines Herpes zoster im Kindesalter?

Im Kindesalter verläuft der Zoster meist gutartig, kann jedoch bei älteren Kindern und vor allem bei Erwachsenen zu einer äußerst schmerzhaften Neuritis im Bereich des betroffenen Dermatoms führen. Der Zoster tritt vorwiegend bei Immungeschwächten und älteren Patienten auf, jedoch auch spontan ohne besondere Grunderkrankung. Die Prognose hängt also hauptsächlich davon ab, ob eine maligne oder immundefiziente Grunderkrankung zugrunde liegt. Es sollte bei Jugendlichen und Erwachsenen an eine HIV-Infektion gedacht werden.

Petursonn G, et al: Herpes zoster in children and adolescents. Pediatr Infect Dis J 17: 905–908, 1998.

11.131
Gibt es die Pockenvirusinfektion heute noch?

Die Pocken (Variola), die früher zu den gefährlichsten Infektionskrankheiten zählten, gelten seit dem Intensified Global Eradication Programme der WHO (1980) als weltweit ausgerottet. In zwei Hochsicherheitslaboratorien (USA, Russland) werden noch Pockenviren zu Forschungszwecken aufbewahrt. In Deutschland besteht keine Impfpflicht mehr gegen Pocken, so dass in den letzten Jahren verwandte Tierpocken (z. B. Katzenpocken) beim Menschen auftraten.

World Health Organization: Declaration of global eradication of smallpox. Wkly Epidemiol Rec 55: 145–152, 1980.

11.132
Kennen Sie die Hand-Fuß-Mund-Krankheit?

Die Hand-Fuß-Mund-Krankheit wird durch Coxsackie-Viren verursacht. Die Symptomatik besteht aus einem Enanthem, gelegentlich auch Aphten, sowie ein papulovesikulöses Exanthem an Handflächen und Fußsohlen. Meist besteht auch Fieber für einige Tage.

Lymphknotenschwellungen

11.133
Welche Erkrankungen kommen differenzialdiagnostisch bei einer Lymphknotenschwellung im Kindes- und Jugendalter in Betracht?

Als Ursachen für eine Lymphknotenschwellung kommen einige häufige Erkrankungen und auch einige seltene, jedoch unter Umständen gefährliche Erkrankungen, in Frage. Meist lässt sich eine Lymphknotenschwellung durch einen **banale Infektion** oder eine für das Kindesalter **typische Infektion** erklären. Nach ätiologischen Gesichtspunkten lassen sich die verschiedene Differenzialdiagnosen in Gruppen einteilen (s. **Tab. 11-8**).

11.134
Welches sind die häufigsten infektiösen Ursachen einer Lymphadenitis im Kindesalter?

Sehr häufig findet man eine **virale oder bakterielle Infektion** eines Lymphknotens im Lymphabflussgebiet eines Infektionsherdes/einer Eintrittspforte. Die ursprüngliche Infektion kann dabei bereits abgeheilt sein. Durch eine gesteigerte immunologische Aktivität in den Lymphknoten kann es zu einer **postinfektiösen reaktiven Lymphknotenschwellung** kommen.

- Infektionen mit Staphylokokken
- Infektionen mit beta-hämolysierenden Streptokokken der Gruppe A (GAS)
- Katzenkratzkrankheit
- Tuberkulose
- Infektionen mit atypischen Mykobakterien (MOTT)

11.135
Bei einem Kleinkind besteht seit mehreren Wochen eine einseitige submandibuläre nicht schmerzhafte Lymphknotenschwellung. Es kommt zu einer Fistelbildung mit Sekretion im Bereich des Lymphknotens. Wie lautet ihre Verdachtsdiagnose?

Durch **atypische Mykobakterien** kann bevorzugt im Alter von 1 bis 5 Jahren eine regionale Lymphadenitis mit Beteiligung einzelner oberflächlicher Lymphknoten verursacht werden. Die häufigsten Lokalisationen sind die submandibulären und die präaurikulären Lymphknoten. Bei gutem Allgemeinbefinden fallen über Wochen bestehende leicht vergrößerte Lymphknoten auf. Meist sind die Lymphknoten einseitig vergrößert, in seltenen Fällen ist ein beidseitiger Befall möglich. Die Lymphknoten können sich rasch vergrößern. Durch Einschmelzung und Fistelbildung kann es zur Sekretion kommen. Die Abgrenzung von Lymphknotenschwellungen anderer Genese wie **Tuberkulose**, Katzenkratzkrankheit, EBV-Infektion, Toxoplasmose oder eitrigen Lymphadenitiden ist rein klinisch kaum möglich. Lediglich die Fistelbildung deutet auf Mykobakterien hin. Bei Kindern unter 12 Jahren findet man bei 65 bis 80 % der Fälle atypische Mykobakterien als Erreger. M. tuberculosis verursacht nur ungefähr 10 % der Fälle. Die zervikale Lymphadenitis im Rahmen einer Tuberkulose wird als Scrofula bezeichnet. Die Diagnose wird durch mikrobiologische Untersuchung der chirurgisch entfernten Lymphknoten gestellt. Die chirurgische Entfernung der Lymphknoten ohne antibiotische Begleittherapie ist in der Regel als Therapie der zervikalen MOTT-Lymphadenopathie ausreichend.

Kentrup H, et al: Nichttuberkulöse Mykobakterien als Ursache zervikaler Lymphadenitiden im Kindesalter. Dtsch Arztebl 94: A2416–2419, 1997.

11.136
Welche diagnostischen Schritte unternehmen Sie zur Abklärung einer regionalen zervikalen Lymphadenopathie bei einem Kleinkind?

In der **Anamnese** sollte man gezielt nach einer B-Symptomatik (Nachtschweiß, Gewichtverlust, Fieber), Blutungsneigung (Leukämie), Kontakt zu Tuberkulose-Erkrankten, Tierkontakt (Katzen), Progredienz der Lymphknotenschwellung, Hinweise auf Infektion und Begleitsymptomen fragen. In der **klinischen Untersuchung** sollte man den Lokalbefund genau beschreiben (Lokalisation, Größe, Konsistenz, Schmerzhaftigkeit, Verschieblichkeit). Man sollte beurteilen, ob es sich um eine eindeutig pathologische Lymph-

Tabelle 11-8

Infektionen	• bakteriell	Streptokokken, Staphylokokken, Borreliose, Tuberkulose, atypische Mykobakterien, Katzenkratzkrankheit, Tularämie, Haemophilus influenzae, Syphilis, Leptospirose, Chlamydieninfektion
	• viral	unkomplizierter «banaler» viraler Infekt, EBV, CMV, Röteln, Influenza, Hepatitis, HIV
	• parasitär	Toxoplasmose, Trypanosomiasis, Filariasis, Kala-Azar
	• fungal	Histoplasmose, Blastomykose
	• postinfektiöse reaktive Lymphadenitis	
Malignome		Leukämie, Non-Hodgkin-Lymphome, M-. Hodgkin, maligne Histiozytose
lymphoproliferative Erkrankungen		Rosaii-Dorfmann-Syndrom, Castleman Disease, Histiozytose
immunologische Erkrankungen		Kawasaki-Syndrom, Kollagenose (SLE, Dermatomyositis), rheumatische Erkrankungen (M. Still), Sarkoidose, Immundefekte
Stoffwechselkrankheiten		Analphalipoproteinämie (Tangier-Syndrom), M. Gaucher u. a.
allergische Erkrankungen		atopische Dermatitis, Allergien
Medikamenteneinnahme		Impfreaktion nach Röteln-Impfung, Phenytoin, Hydralazin, Procainamid, Allopurinol, u. a.

knotenschwellung handelt. Alterstypische tastbare Lymphknoten sind kleiner als 1 cm (kleiner als 1,5 cm im Kieferwinkel), meist zervikal oder inguinal lokalisiert, weich, verschieblich, nicht schmerzhaft und nicht gerötet. Hinweise auf ein pathologisches Geschehen sind große, gerötete, schmerzhafte, harte, verbackene oder atypisch lokalisierte Lymphknoten (z.B. supraklavikulär). Da den meisten zervikalen Lymphadenopathien eine infektiöse Ursache zugrunde liegt, muss nach lokalen Infektionen (Mundhöhle, Zähne, HNO-Bereich) und lokalen Eintrittspforten (Kratzspuren, offene Hautstellen) gesucht werden. Es muss ein kompletter Lymphknotenstatus mit Beurteilung der Milz erfolgen. Die Haut sollte nach Exanthemen (Röteln, EBV), vaskulitischen Zeichen und Petechien untersucht werden. Auch die Gelenke müssen untersucht werden (Arthralgien oder Weichteilschmerzen bei Erkrankungen aus dem rheumatischen Formenkreis). Finden sich in der Anamnese und der klinischen Untersuchung keine Hinweise für eine Infektion, die die Lymphknotenvergrößerung erklären kann, muss eine **laborchemische Basisdiagnostik** durchgeführt werden. Auch bei Persistenz der Lymphknotenvergrößerung trotz 10 bis 14-tägiger adäquater Behandlung der Infektion, muss eine laborchemische Basisdiagnostik erfolgen. Es werden **Differenzialblutbild**, Entzündungswerte (**CRP, BSG**) und Serologie (**EBV, CMV**, und gezielt Toxoplasmose, Katzenkratzkrankheit, Antistreptokokken-Antikörper, Borrelien, Hepatitis, HIV bei anamnestischen oder klinischen Anhaltspunkten) bestimmt und ein intrakutaner Tuberkulintest angelegt. Unter Umständen ist auch ein Röntgenthorax indiziert. Findet sich auch mit Hilfe der Basisdiagnostik keine Ursache oder Auffälligkeiten hängt das weitere Prozedere vom klinischen Verlauf ab. Mittels **Ultraschalluntersuchung** des Lymphknotens kann man den Verlauf dokumentieren (Größe, Binnenstruktur, Einschmelzung bei infektiöser Ursache). Bei progredienten Lymphknoten unter adäquater antibiotischer Therapie über 10 bis 14 Tage oder bei persistierender Lymphknotenvergrößerung über 8 bis 10 Wochen sollte eine **chirurgische Lymphknotenexstirpation** mit histologischer, immunologischer sowie mikrobiologischer Aufarbeitung durchgeführt werden. Finden sich in der Anamnese oder der klinischen Untersuchung Hinweise für eine zugrunde liegende Erkrankung muss umgehend die entsprechende Diagnostik veranlasst werden (Röntgenthorax, Serologie, intrakutaner Tuberkulintest, Kultur des Magensaftes, Abdomenultraschall, Knochenmarksbiopsie/-punktion, chirurgische Lymphknotenexstirpation).

11.137
Ein junges Mädchen präsentiert eine axilläre Lymphknotenvergrößerung. An den Armen sehen Sie abgeheilte Kratzspuren, die laut Anamnese von einer Katze stammen. An welches Krankheitsbild denken Sie?

Bei dieser Anamnese und dem Leitsymptom der regionalen Lymphknotenvergrößerung muss an die Katzenkratzkrankheit gedacht werden. Insbesondere im Bereich des Pektoralis ist eine Lymphknotenvergrößerung verdächtig für eine Katzenkratzkrankheit.

11.138
Kennen Sie den Erreger der Katzenkratzkrankheit?

Die Katzenkratzkrankheit wird durch Bartonella henselae, ein kleines gramnegatives Bakterium verursacht. Durch Katzenkratzer oder Bisse wird B. henselae auf den Menschen übertragen. Auch die bazilläre Angiomatose (vaskuloproliferative Erkrankung) und die bazilläre Peliosis (blutgefüllte Kavernen in der Leber), die bei HIV-Infizierten auftreten können, werden durch B. henselae verursacht.

11.139
Wie sieht das typische klinische Bild der Katzenkratzkrankheit aus?

Die Leitsymptome der Katzenkratzkrankheit sind eine **regionale Lymphknotenvergrößerung** und eine **Hautläsion** im Bereich der Eintrittpforte. Ungefähr 3 bis 10 Tage nach einer Kratz- oder Bisswunde von Katzen (selten auch junge Hunden) entsteht bei vielen Patienten in der Nähe der Eintrittstelle eine **kleines schmerzloses rötliches Bläschen**, welches rasch verkrustet oder in eine Papel übergeht und unter Umständen über Monate persistiert. Weitere 1 bis 2 Wochen später beginnt die Lymphknotenknotenvergrößerung im Lymphabflussgebiet. Die Lymphknoten erreichen nach 2 bis 3 Wochen ihre maximale Größe (bis zu 5 cm), können über mehrere Wochen bis Monate persistieren und heilen dann langsam wieder ab. Die Lymphknoten sind meist mäßig schmerzhaft und gerötet. Gelegentlich lässt sich eine Fluktuation palpieren. Die am häufigsten betroffenen Lymphknotenstationen sind axilläre, epitrochleäre, zervikale, submandibuläre, inguinale und präaurikuläre Lymphknoten. Insbesondere vergrößerte Lymphknoten im Bereich des Pektoralis sind hoch verdächtig für eine Katzenkratzkrankheit. Als unspezifische Begleitsymptome können Fieber, Übelkeit, Abgeschlagenheit, Arthralgien, Myalgien, Kopfschmerzen, Hepatosplenomegalie, Pharyngitis, Exanthem, Konjunktivitis und eine Parotisschwellung auftreten. Meist ist der Krankheitsverlauf jedoch leicht, und der Allgemeinzustand der Kinder ist nur gering beeinträchtigt.

Zimmermann B, et al: Katzenkratzkrankheit. Eine wichtige Differentialdiagnose der Lymphadenopathie. Monatsschr Kinderheilkd 145: 1167–1169, 1997.

11.140
Welche Komplikationen können im Rahmen der Katzenkratzkrankheit vorkommen?

Zu den schwersten Komplikationen der Katzenkratzkrankheit gehören neurologische Symptome wie Krampfanfälle und Somnolenz im Rahmen einer Enzephalitis. Die Prognose ist glücklicherweise gut. Auch eine periphere Fazialisparese, Polyneuritis, Myelitis und Neuroretinitis sind beschrieben. Durch Disseminierung des Erregers kann es zu Bauchschmerzen (Granulome in der Leber und Milz), Osteomyelitis, Pneumonie, Endokarditis und intermittierenden Fieberschüben kommen.

11.141
Wie behandeln Sie die Katzenkratzkrankheit?

Aufgrund des günstigen Verlaufs ist bei fast allen **unkomplizierten Fällen** der Katzenkratzkrankheit weder eine antibiotische noch eine chirurgische Behandlung notwendig. Innerhalb mehrerer Wochen bildet sich die Lymphknotenvergrößerung spontan zurück. Gelegentlich ist bei einschmelzenden Lymphknoten eine chirurgische Intervention notwendig um einer Spontanentleerung zuvorzukommen. Die Inzision und Drainage der Lymphknoten wird jedoch nicht generell empfohlen, da das Risiko einer Fistelbildung mit chronischer Sekretion besteht. Bei **disseminierten Verlaufsformen** mit Organbeteiligung wird jedoch eine antibiotische Therapie empfohlen. Es werden Azithromycin, Doxycyclin, Roxithromycin und Rifampicin eingesetzt.

Bass JW, et al: Prospective randomized double blind placebo-controlled evaluation of azithromycin for treatment of cat-scratch disease. Pediatr Infect Dis J 17: 447 452, 1998.

11.142
Wie sichern Sie die Diagnose einer Katzenkratzkrankheit?

Die Verdachtsdiagnose ergibt sich aus der **Symptomatik** und den **anamnestischen Angaben**. Zur Bestätigung der Diagnose wird **serologisch** (**IFT, ELISA**) nach B. henselae-spezifischen Antikörpern gesucht. Die Diagnose kann bei einem IgG-Titer von mehr als 1:512 im IFT gestellt werden. Bei niedrigeren Titern kann eine durchgemachte und eine beginnende Katzenkratzkrankheit nicht unterschieden werden. Spezifische IgM-Antikörper können in diesen Fällen weiterhelfen, lassen sich jedoch nicht immer nachweisen. Lässt sich serologisch die Diagnose nicht sichern kann durch die Exstirpation oder Biopsie eines Lymphknotens die Diagnose histologisch und mikrobiologisch (PCR) gesichert werden. Eine Anzüchtung von B. henselae ist schwierig.

Sander A, et al: Serodiagnosis of cat-scratch disease: response to Bartonelle henselae in children and a review of diagnostic methods. Eur J Clin Microbiol Infect Dis 20: 392–401, 2001.

11.143
Wie manifestiert sich eine EBV-Infektion im Kindesalter gewöhnlicherweise?

Die primäre Infektion mit dem Epstein-Barr-Virus (EBV) verläuft bei kleineren Kindern meist **asymptomatisch** oder mit **unspezifischen** milden Symptomen (z. B. Unwohlsein, Übelkeit, Kopfschmerzen, Myalgien). Bei älteren Kindern, Jugendlichen und Erwachsenen manifestiert sich die EBV-Primärinfektion typischerweise als **akute infektiöse Mononukleose**. Die typischen klinischen und laborchemischen Symptome sind in **Tabelle 11-9** aufgeführt.

11.144
Was ist der Monospot-Test (Paul-Bunell-Test)?

Bereits 1932 beschrieben Paul und Bunell eine Agglutination von Schafserythrozyten mit heterophilen Antikörpern, die im Rahmen einer EBV-Infektion gebildet werden. Heutzutage wird dieser Schnelltest meist mit sensitiveren Pferde-

Tabelle 11-9

• klinische Symptome	Fieber, Pharyngotonsillitis, Lymphadenopathie (75 bis 90 %), seltener auch Splenomegalie, Hepatomegalie, Ikterus, Exanthem, Petechien am Gaumenbogen, Myokarditis, Exanthem, ZNS-Symptome (Guillan-Barré-Syndrom, Meningitis, Enzephalitis)	
• Blutbildveränderungen	Lymphozytose, aktivierte Lymphozyten («Reizlymphozyten», «Pfeiffer-Zellen»), seltener hämolytische Anämie, Thrombozytopenie	
• Laborwerte	häufig Transaminasen (GOT, GPT) leicht erhöht	
• Serologie	heterophile Antikörper, Serokonversion (Anti-VCA-IgM, Anti-VCA-IgG, Anti-EA, Anti-EBNA)	

Cohen JI: Epstein-Barr Virus Infection. N Engl J Med 343: 481–492, 2000.

oder Rindererythrozyten durchgeführt. Falsch positive Ergebnisse gibt es, da heterophile Antikörper auch als Normvariante vorkommen. Falsch-negative Ergebnisse sind bei kleinen Kindern sehr häufig, da heterophile Antikörper häufig fehlen.

Durbin WA, Sullivan JL: Epstein-Barr virus infections. Pediatr Rev 15: 63–68, 1994.

11.145
Wie häufig kommen heterophile Antikörper bei einer akuten infektiösen Mononukleose vor?

Bei einer typischen akuten infektiösen Mononukleose mit Fieber, Angina, Pharyngitis und Lymphadenopathie finden sich am Ende der ersten Woche nach Auftreten der Symptome bei 75 % der älteren Kinder und Jugendlichen heterophile Antikörper. Nach der dritten Woche sogar bei 85 bis 90 %. Bei Säuglingen und kleineren Kindern vor dem fünften Lebensjahr sind heterophile Antikörper wesentlich seltener, weswegen der Paul-Bunell-Test in dieser Altersgruppe sehr unzuverlässig ist. Auch bei Kindern, die nicht die klassischen Symptome der akuten infektiösen Mononukleose zeigen, sind heterophile Antikörper seltener.

11.146
Welche serologische Antwort erwarten Sie bei einer akuten infektiösen Mononukleose?

Zur Beurteilung der spezifischen Virusserologie werden verschiedene Antikörper mit Hilfe der indirekten Immunfluoreszenz (IFT) oder ELISA bestimmt. Die wichtigsten EBV-Antigene gegen welche spezifische Antikörper gebildet werden, sind das Viruskapsidantigen (**VCA**), das Early-Antigen (**EA**) und das Epstein-Barr-Kernantigen (**EBNA**).

- Im Rahmen der **akuten infektiösen Mononukleose** sind Anti-VCA-IgM sowie Anti-VCA-IgG positiv und Anti-EBNA negativ. Anti-EA-Antikörper können positiv sein.
- Bei einer **länger zurückliegenden EBV-Infektion** ist Anti-VCA-IgG weiterhin positiv und Anti-EBNA eventuell bereits positiv. Anti-EBNA-IgG sind in den ersten vier Wochen nach Krankheitsbeginn negativ. Anti-EA-Antikörper können positiv sein.
- Bei **chronisch aktiver Mononukleose, Reaktivierung** oder **EBV-assoziierten lymphoproliferativen Krankheitsbildern** (z. B. Burkitt-Lymphom, Nasopharynxkarzinom, Lymphome, M. Hodgkin) sind Anti-VCA-IgG und Anti-EA-Antikörper typischerweise positiv. Auch Anti-VCA-IgM und Anti-EBNA-Antikörper können positiv sein.

11.147
Wann halten Sie Steroide in der Behandlung einer EBV-Infektion für indiziert?

Normalerweise wird eine unkomplizierte akute infektiöse Mononukleose rein symptomatisch mit Bettruhe und nichtsteroidalen Antiphlogistika behandelt. Lediglich bei bestimmten Komplikationen können Steroide eingesetzt werden wie z. B. Dyspnoe durch Tonsillenhypertrophie, schwerer autoimmunologischer hämolytischer Anämie, Myokardbeteiligung, ZNS-Beteiligung, und Leberversagen.

11.148
Welche Erkrankungen außer der EBV-Infektion können sich als mononukleoseähnliches Krankheitsbild manifestieren?

Auch andere Infektionen können ein mononukleoseähnliches Krankheitsbild verursachen. Als die wichtigsten sind CMV, HHV-6, Adenoviren, Röteln und HIV, sowie die parasitäre Infektion mit Toxoplasma gondii zu nennen. Auch virale und bakterielle Tonsillitiden gehen mit ähnlichen Symptomen einher. Differenzialdiagnostisch muss auch an eine Leukämie gedacht werden.

11.149
Wie manifestiert sich eine CMV-Infektion?

Meist verläuft eine akute CMV-Infektion asymptomatisch. Gelegentlich kann es jedoch zu einem symptomatischen Verlauf mit Fieber, Unwohlsein und unspezifischen Schmerzen kommen. Auch ein mononukleoseähnlicher Verlauf mit Fieber, Pharyngitis, Lymphknotenvergrößerung und Hepatosplenomegalie ist möglich. Im Blutbild findet man dabei eine absolute Lymphozytose mit atypischen Lymphozyten. Die Lebertransaminasen sind erhöht. Das Krankheitsbild kann wie eine EBV-Infektion über mehrere Wochen bestehen.

Meningitis

11.150
Was sind die häufigsten Symptome einer Meningitis in den ersten beiden Lebensmonaten?

Die Schwierigkeit in der Diagnostik einer Meningitis in den ersten beiden Lebensmonaten besteht darin, dass die Symptome sehr unspezifisch und häufig gering sind. Eine Temperaturinstabilität (Hypothermie oder Fieber) lässt sich bei 60 % der betroffenen Kinder nachweisen. Viele Kinder sind berührungsempfindlich (60 %) oder schreien schrill. Nahrungsverweigerung, Erbrechen (50 %), Krampfanfälle (40 %), Lethargie, Bewusstseintrübung, Dyspnoe, Hautveränderungen (Petechien, livide Verfärbung), Ikterus oder Diarrhoe können weitere unspezifische Symptome einer Meningitis in dieser Altersgruppe sein. Bei wenigen der Kinder fällt in der klinischen Untersuchung eine gespannte Fontanelle (25 %) oder eine Nackensteifigkeit (13 %) auf, so dass das Fehlen dieser hinweisenden Symptome eine Meningitis nicht ausschließt. Da im Neugeborenenalter eine Meningitis meist im Rahmen einer Sepsis auftritt, muss bei jeder Verschlechterung des Allgemeinzustands auch an eine Meningitis gedacht werden.

Pong A, Bradley JS: Bacterial menigitis and the newborn infant. Infect Dis Clin North Am 13: 711-733, 1999.

Schroten H: Diagnostik und Therapie der bakteriellen Meningitis. Monatsschr Kinderheilkd 152: 382–390, 2004.

11.151
Wie groß ist der Anteil der Neugeborenen mit einer bakteriellen Sepsis und positiven Blutkulturen bei denen sich auch eine Meningitis nachweisen lässt?

Bei bis zu 25 % der Fälle von Neugeborenen mit einer bakteriellen Sepsis und positiven Blutkulturen, lässt sich kulturell auch eine Meningitis nachweisen.

11.152
Was ist häufiger, eine aseptische (virale) oder bakterielle Meningitis?

Vor der Einführung der Impfung gegen Haemophilus influenzae Typ b waren ein Drittel aller Meningitiden bakteriell bedingt und zwei Drittel durch Viren verursacht. Da die Meningitis durch Haemophilus influenzae Typ b heutzutage kaum noch vorkommt (fast ausschließlich bei nicht geimpften Kindern), überwiegen die viralen Meningitiden noch deutlicher.

11.153
Was ist die häufigste Ursache einer aseptischen Meningitis?

Bei einer aseptischen Meningitis finden sich eine Liquorpleozytose (überwiegend mononukleäre Zellen) und eine meist geringe Liquorproteinerhöhung. Der Glukosewert im Liquor ist normal und es lassen sich mikrobiologisch keine Bakterien im Liquor nachweisen. Mehr als 80 % der Fälle sind durch **Enteroviren** verursacht, wobei **Echoviren** gefolgt von **Coxsackieviren** die häufigsten Erreger sind. Eine Meningitis durch das Mumpsvirus ist heutzutage seltener, da eine effektive Impfung zur Verfügung steht. Als seltenere Erreger finden sich FSME-, Adeno-, Parainfluenzaviren und viele weiter Viren.

11.154
Was wissen Sie über eine intrakranielle Drucksteigerung im Rahmen einer Meningitis?

Bei einer bakteriellen Meningitis besteht in bis zu 95 % der Fälle eine intrakranielle Drucksteigerung. Auch bei einer Meningitis im Rahmen einer Tuberkulose oder einer Pilzinfektion besteht häufig eine intrakranielle Drucksteigerung, bei viralen Meningitiden ist dieser Sachverhalt weniger gut untersucht. Durch den erhöhten intrakraniellen Druck kann es zu einem veränderten zerebralen Blutfluss kommen, was **fokale neurologische Symptome** hervorrufen kann. Es kann auch zu einer **Einklemmung** kommen, was glücklicherweise nur selten vorkommt (5 %). Das Risiko hierfür wird durch eine Lumbalpunktion gesteigert. Vor einer Lumbalpunktion muss man auf mögliche klinische Hirndruckzeichen und andere Kontraindikationen achten.

Oliver WJ, et al: Fatal lumbar puncture: facts versus fiction an aproach to a clinical dilemma. Pediatrics 112: 174–176, 2003.

11.155
Wann sollte bei Verdacht auf Meningitis eine Schädel-Computertomographie oder ein Schädel-MRT durchgeführt werden?

Eine Computertomographie oder ein MRT vor einer Lumbalpunktion sollte nur gezielt eingesetzt werden, da auch in der Bildgebung eine intrakranielle Drucksteigerung mit der Gefahr einer Einklemmung nicht sicher ausgeschloßen werden kann. Zudem wird dadurch der Therapiebeginn verzögert. Bei verschiedenen klinischen Symptomen muss an einen deutlich erhöhten intrakraniellen Druck oder eine intrakranielle Masse gedacht und eine Lumbalpunktion eventuell unterlassen und die antibiotische Therapie umgehend empirisch begonnen werden. Vor Beginn der Antibiose sollten unbedingt Blutkulturen abgenommen werden. Eine Bildgebung kann in folgenden Situationen hilfreich sein:

- bei klinischen Symptomen die auf eine bevorstehende oder beginnende Einklemmung hinweisen (auffällige Pupillenreaktion, Papillenödem, Blickparesen, Hirnnervenausfälle, fokale neurologische Ausfälle, fokale Krampfanfälle, tonische Krampfanfälle, Tonusanomalien, Streckkrämpfe, Cheyne-Stokes-Atmung, instabile Kreislaufverhältnisse oder rasche Bewusstseinsverschlechterung
- Verdacht auf eine intrakranielle Raumforderung oder Meningitis tuberculosa

- Zur Verlaufkontrolle (Abszessbildung, Hydrozephalus, etc.)

Hasburn R, et al: Computed tomography of the head before lumbar puncture in adults with suspected meningitis. N Engl J Med 345: 1727–1733, 2001.

11.156
Kennen Sie die Normalwerte für Zellzahl, Protein und Glukose in der Liquoruntersuchung?

Neben der mikrobiologischen Untersuchung des Liquors sind Zellzahl, Protein und Glukose die aussagekräftigsten diagnostischen Kriterien bei Verdacht auf Meningitis. Die Zellzahl und die Art der Zellen (mononukleär oder neutrophil) helfen bei der Unterscheidung zwischen bakterieller und aseptischer Meningitis. Zur Beurteilung des Liquorglukosewertes muss auch der Blutglukosewert bekannt sein. Man bildet den Liquor-Serum-Glukose-Quotient, der im Normalfall bei 0,6 liegt. Bei einer bakteriellen Meningitis ist der Liquorglukosewert reduziert und somit der Liquor-Serum-Glukose-Quotient erniedrigt (kleiner als 0,3). Die Proteinkonzentration im Liquor ist bei den meisten Entzündungen und auch anderen Erkrankungen des ZNS erhöht.

Normalwerte sind in der **Tabelle 11-10** zusammengefasst.

11.157
Was ist die häufigste Ursache eines blutigen Liquors bei einer Lumbalpunktion?

Meist stammt das Blut, welches den Liquor tingiert aus einem Venenplexus, der den Subarachnoidalraum umgibt, und der bei der Punktion

Tabelle 11-10

	Zellzahl	Protein	Liquor-Serum-Glukose-Quotient
Frühgeborene	0 bis 29 Zellen/µl	65 bis 150 mg/dl	ungefähr 0,6
Reife Neugeborene	0 bis 32 Zellen/µl	20 bis 170 mg/dl	ungefähr 0,6
Säuglinge und ältere Kinder	0 bis 6 Zellen/µl	15 bis 45 mg/dl	ungefähr 0,6

McCracken GH: Current management of bacterial meningitis in infants and children. Pediatr Infect Dis J 11: 170, 1992.

verletzt werden kann. Jedoch kann ein blutiger Liquor auch im Rahmen einiger Krankheitsbilder auftreten (z. B. Subarachnoidalblutung, HSV-Enzephalitis, etc.) Zur Unterscheidung ist es hilfreich mehrere Probenröhrchen zu füllen, da bei Verletzung eines Venenplexus, die blutige Tingierung im Normalfall von Röhrchen zu Röhrchen weniger wird. Eine Xanthochromie (Gelbfärbung des Liquors) deutet auf eine pathologische Blutung hin.

11.158
Was sind die typischen Liquorbefunde bei einer Meningitis durch Bakterien oder Viren und der Meningitis tuberculosa bei Säuglingen und älteren Kindern?

Obwohl die Liquorbefunde sich teilweise überschneiden, z. B. kann eine bakterielle Meningitis zu Beginn mit einer geringen Zellzahl einhergehen, oder eine virale Meningitis kann sich zunächst mit einer überwiegend neutrophilen Pleozytose manifestieren, lassen sich doch drei typische Liquorbefundsmuster beschreiben (s. **Tab. 11-11**).

11.159
Wie interpretieren Sie die Zellzahl bei einem blutig tangierten Liquor?

Durch die Verletzung eines Blutgefäßes oder Venenplexus kann es zu einem blutig tingierten Liquor kommen. Um die wirkliche Zellzahl an weißen Blutkörperchen im Liquor zu ermitteln, muss eine rechnerische Korrektur durchgeführt werden.

wirkliche Leukozytenzahl (Liquor) =
aktuelle Leukozytenzahl (Liquor) –
$$\frac{[\text{Leukozytenzahl (Blut)} \times \text{Erythrozytenzahl (Liquor)}]}{\text{Erythrozytenzahl (Blut)}}$$

Ashwal S, et al: Bacterial meningitis in children: current concepts of neurologic mangement. Curr Probl Pediatr 24: 267–284, 1994.

11.160
Zu welchem Zeitpunkt sollte der Serum-Glukosewert gemessen werden um den Liquor-Serum-Glukose-Quotient zu bestimmen?

Durch die Stressreaktion im Rahmen der Lumbalpunktion kommt es zu erhöhten Blutzuckerwerten, weswegen die Messung am besten unmittelbar vor der Lumbalpunktion erfolgen sollte. Die Anpassung zwischen einem akut erhöhten Blutzuckerwert und dem Liquorglukosewert dauert mindestens eine halbe Stunde.

11.161
Wie häufig ist der initiale Liquorbefund (Zellzahl, Protein, Glukose und Grampräparat) bei Säuglingen und jungen Kleinkindern mit bakterieller Meningitis unauffällig?

Bei Säuglingen und Kleinkindern bis zum 18. Lebensmonat mit nachgewiesener bakterieller Meningitis (positive Liquorkultur) finden sich in bis zu 3 % der Fälle im initialen Liquorbefund unauffällige Werte für Zellzahl, Protein und Glukose, und auch im Grampräparat lassen sich keine Erreger darstellen. Lediglich der klinische

Tabelle 11-11

	bakterielle Meningitis	virale Meningitis	Meningitis tuberculosa
Zellzahl/µl	mehr als 1000	meist weniger als 500	meist weniger als 500
Zelltyp	überwiegend neutrophile Granulozyten (mehr als 80 %)	überwiegend Lymphozyten	überwiegend Lymphozyten
Liquor-Serum-Glukose-Quotient	erniedrigt (kleiner als 0,3)	meist normal (ungefähr 0,6)	erniedrigt (kleiner als 0,3)
Protein (mg/dl)	mehr als 100	selten über 100	mehr als 100

Powell KR: Meningitis. In: Hoeckelman RA, et al: (eds). Primary Pediatric Care, 2nd ed. St. Louis, Mosby, 1992, S. 1354.

Untersuchungsbefund und eventuell Entzündungswerte im Blut lenken hier den Verdacht auf eine Meningitis und eine schwere Erkrankung, die eine empirische Antibiotikatherapie erfordert.

Polk DB, Steele RW: Bacterial meningitis presenting with normal cerebrospinal fluid. Pediatr Infect Dis J 6: 1040–1042, 1987.

11.162
Wie beurteilen Sie die Chance bei einem antibiotisch vorbehandelten Kind die Diagnose einer bakteriellen Meningitis durch den Liquorbefund zu bestätigen?

Ohne vorangegangene Antibiotikatherapie kann man in ungefähr 80 % der Fälle einen Erreger nachweisen. Bei wenigen vorangegangenen Antibiotikagaben lassen sich mikroskopisch meist trotzdem noch Bakterien nachweisen und auch die sonstigen Liquorbefunde (Zellzahl, Protein und Liquorglukose) sind weiterhin hinweisend auf eine bakterielle Meningitis. Der kulturelle Nachweis gestaltet sich jedoch schwieriger. In diesen Fällen kann der Nachweis von bakterieller DNS oder bakteriellen Antigenen hilfreich sein.

Schroten H: Diagnostik und Therapie der bakteriellen Meningitis. Monatsschr Kinderheilkd 152: 382–390, 2004.

11.163
Was sind die häufigsten Erreger einer bakteriellen Meningitis in den verschiedenen Altersgruppen?

Siehe **Tabelle 11-12**.

11.164
Warum ist Haemophilus influenzae Typ b virulenter als nicht typisierbarer Haemophilus influenzae?

Man unterscheidet bei Haemophilus influenzae bekapselte und unbekapselte Stämme. Die Einteilung in verschiedene Typen bezieht sich auf den chemischen Aufbau der Polysaccharid-Kapsel. Haemophilus influenzae Typ b exprimiert ein bestimmtes Kapselpolysaccharid, welches

Tabelle 11-12

Neugeborenenperiode:	• B-Streptokokken • Escherichia coli • Listerien • Staphylokokken • Klebsiellen und andere Enterobakterien • Pneumokokken • Haemophilus influenzae Typ b und nicht typisierbarer Haemophilus influenzae
Ältere Säuglinge und Kinder:	• Neisseria meningitidis • Pneumokokken • Haemophilus influenzae Typ b (durch Impfung heute sehr selten)

Schuchat A et al: Bacterial meningitis in the United States in 1995. Active surveillance Team. N Engl J Med 337: 970–976, 1997.

den Erreger intravaskulär vor Phagozytose und der bakteriziden Wirkung des Komplementsystems schützt. Durch diese Eigenschaft wird Haemophilus influenzae Typ b zu einem virulenten Erreger, der sich häufig bei schweren oder systemischen Infektionen wie z. B. Epiglottitis oder Meningitis findet. Unbekapselte Haemophilus influenzae-Stämme verursachen häufiger Infektionen der Atemwege (Otitis media, Sinusitis, Bronchopneumonie, Konjunktivitis).

11.165
Welche antibiotische Therapie beginnen Sie bei einem Kind mit Verdacht auf bakterielle Meningitis, so lange der Erreger noch nicht bekannt ist?

Da die Prognose der bakteriellen Meningitis unter anderem von der frühzeitigen adäquaten Behandlung abhängt, muss bei einer bakteriellen Meningitis umgehend eine empirische Antibiotikatherapie (intravenös) begonnen werden. Nach Erhalt der Befunde der Liquorkultur wird die Therapie dann entsprechend angepasst. Je nach Altersgruppe und Begleiterkrankungen muss ein unterschiedliches zu erwartendes Erregerspektrum abgedeckt werden.

- Im **Neugeborenenalter** und bis zum **3. Lebensmonat** muss die empirische Antibiotikatherapie neben B-Streptokokken, Listerien und E. coli auch andere gramnegative Erreger erreichen. Es wird eine Kombination von **Cefotaxim** (Cephalosporin der 3. Generation) und **Ampicillin** (Aminobenzylpenicillin) empfohlen. Bei schwer kranken Kindern wird zusätzlich **Gentamicin** oder Tobramycin (Aminoglykosid) eingesetzt. Falls der Verdacht auf eine Penicillin- oder Cephalosporinresistenz der Erreger besteht, sollte zusätzlich mit Vancomycin begonnen werden.
- Bei **älteren Säuglingen** und **Kindern** wird entsprechen dem Erregerspektrum (Meningokokken, Pneumokokken, Haemophilus influenzae Typ b) mit **Cefotaxim** oder **Ceftriaxon** behandelt. Falls der Verdacht auf eine Penicillin- oder Cephalosporinresistenz der Erreger besteht, sollte zusätzlich mit Vancomycin begonnen werden.

Schroten H: Diagnostik und Therapie der bakteriellen Meningitis. Monatsschr Kinderheilkd 152: 382–390, 2004.

11.166
Wie lange dauert es gewöhnlich, bis der Liquor nach Beginn einer adäquaten antibiotischen Therapie bei einer bakteriellen Meningitis wieder steril ist?

Wenn die antibiotische Therapie den Erreger in ausreichender Dosierung erreicht und keine Resistenzen bestehen ist der Liquor meist 36 bis 48 Stunden nach Beginn der Therapie wieder steril. Ein steriler Liquor ist frühestens 24 Stunden nach Behandlungsbeginn zu erwarten.

Kanegaye JT et al: Lumbar puncture in pediatric bacterial meningitis: Defining the time interval for recovery of cerebrospinal fluid pathogens after parenteral antibiotic pretreatment. Pediatrics 108: 1169–1174, 2001.

11.167
Sollten Kinder mit bakterieller Meningitis isoliert werden?

Nach Beginn der antibiotischen Therapie sollten Kinder mit Verdacht auf eine bakterielle Meningitis durch Meningokokken oder Haemophilus influenzae Typ b für 24 Stunden isoliert werden.

11.168
Für wie lange führen Sie eine antibiotische Behandlung bei einer bakteriellen Meningitis durch?

Je nach Lebensalter und Erreger, sowie dem klinischen Verlauf sollte die antibiotische Behandlung unterschiedlich lange verabreicht werden. Im Neugeborenenalter wird bei unkompliziertem Verlauf mindestens über 14 Tage behandelt, bei Nachweis von Listerien oder E. coli sogar 21 Tage. Bei älteren Kindern wird mindestens 7 Tage behandelt, lediglich bei einer Meningokokken-Meningitis ist eine Behandlung über 4 Tage ausreichend. Falls es der Verlauf erfordert muss die Antibiotikatherapie unter Umständen verlängert werden, und bei komplizierten Verläufen ist eventuell eine Kontrolllumbalpunktion notwendig.

11.169
Welche Rolle spielen Glukokortikoide in der Behandlung der bakteriellen Meningitis?

Glukokortikoide hemmen die Entzündungsreaktion und die Ausprägung des Hirnödems. Für bakterielle Meningitiden durch Haemophilus influenzae und Pneumokokken konnte gezeigt werden, dass die frühzeitige Gabe von **Dexamethason** (noch vor Beginn der Antibiotikatherapie) einen **schützenden Effekt** vor möglichen neurologischen Folgeschäden wie z.B. Hörverlust aufweist. Für die Meningokokken-Meningitis ist dieser Effekt nicht ausreichend nachgewiesen. Trotzdem wird empfohlen bei jedem Kind mit bakterieller Meningitis nach der Neugeborenenperiode eine Dexamethason-Zusatztherapie durchzuführen. Man beginnt aufgrund der besseren Wirksamkeit möglichst vor oder spätestens mit der ersten Antibiotikagabe. Es wird eine Therapie mit Dexamethason (2 × täglich 0,4 mg/kg KG) über 2 Tage empfohlen. Anschließend kann Dexamethason vollständig abgesetzt werden und muss nicht ausgeschlichen werden.

McIntyre PB, et al: Dexamethasone as adjunctive therapy in bacterial meningitis. A meta-analysis of randomized clinical trials since 1988. JAMA 278: 925–931, 1997.

Arditi M, et al: Three-year multicenter surveillance of pneumococcal meningitis in children: clinical characteristics, and outcome related to penicillin susceptibility and dexamethasone use. Pediatrics 102: 1087–1097, 1998.

Feigin RD: Use of corticosteroids in bacterial meningitis. Pediatr Infect Dis J 23: 355–357, 2004.

11.170
Wann halten Sie eine Kontrolllumbalpunktion bei einer bakteriellen Meningitis für sinnvoll?

Bei gutem Ansprechen auf die initiale Antibiotikatherapie und unkompliziertem Verlauf ist eine Kontrolllumbalpunktion überflüssig. In bestimmten Situationen ist eine erneute Lumbalpunktion jedoch sinnvoll.

- anhaltendes oder rezidivierendes Fieber unter der Therapie über mehr als 24 bis 36 Stunden oder Therapieversagen (z. B. Penicillin-resistente Pneumokokken, gramnegative Erreger)
- immunsupprimierte Patienten
- Meningitis im Neugeborenenalter, da der klinische Verlauf schwierig zu beurteilen ist

Wubbel L, McCracken GH: Management of bacterial meningitis, Pediatr Rev 19: 78–84, 1998.

11.171
Welche Indikationen für bildgebende Verfahren wie CT oder MRT bestehen im Rahmen einer bakteriellen Meningitis?

Im Rahmen der Diagnostik sind bildgebende Verfahren lediglich bei klinischen Verdacht auf eine drohende Einklemmung vor einer Lumbalpunktion indiziert, oder wenn Verdacht auf eine intrakranielle Raumforderung oder eine HSV-Enzephalitis besteht. Die Hauptindikation besteht jedoch in der **Verlaufskontrolle** bei **intrakraniellen Komplikationen** einer bakteriellen Meningitis (subdurales Empyem, Hirnabszess, zerebrovaskuläre Thrombose, Hydrozephalus). Folgende Symptome weisen auf eine intrakranielle Komplikation hin und erfordern eine weitere Abklärung mittels bildgebender Verfahren:

- lang anhaltende Bewusstseinstrübung
- lang anhaltende Irritabiltität
- Krampfanfälle, die nach dem dritten Behandlungstag auftreten
- fokale Anfälle
- fokal-neurologische Ausfälle
- Vergrößerung des Kopfumfangs
- anhaltend auffälliger Liquorbefund (Protein erhöht, neutrophile Pleozytose)
- rezidivierende Symptome
- Nachweis von Citrobacter diversus im Liquor (häufiges Auftreten von Hirnabszessen)

Wubbel L, McCracken GH: Management of bacterial meningitis, Pediatr Rev 19: 78–84, 1998.

11.172
Wie häufig ist persistierendes oder wiederkehrendes Fieber bei einer adäquat antibiotisch behandelten Meningitis?

Bei den meisten Kindern persistiert eine erhöhte Temperatur oder Fieber höchstens über 5 Tage nach Beginn der Antibiotikatherapie. Bei 10 bis 15 % der Kinder bleibt das Fieber bis zu 9 Tage bestehen, bei bis zu 15 % sogar mehr als 10 Tage. Wenn eine zusätzliche Dexamethason-Therapie durchgeführt wird sind die Zeiten kürzer. Insbesondere unter einer Ceftriaxon-Therapie bleibt das Fieber trotz gutem Ansprechen und klinischer Besserung häufig über einen längeren Zeitraum bestehen. Tritt nach einem Intervall von mehr als 24 Stunden mit normaler Temperatur erneut Fieber auf, so spricht man von einem wiederkehrenden Fieber, was in bis zu 15 % der Fälle auftritt.

Lin TY, et al: Fever during treatment for bacterial meningitis. Pediatr Infect Dis J 3: 319–332, 1984.

11.173
Welches Vorgehen schlagen Sie bei einem Kind mit bakterieller Meningitis und anhaltendem Fieber vor?

Bei Kindern, die trotz Behandlung über mehrere Tage Fieber haben und weiterhin irritabel oder nackensteif sind, sollte eine Kontrolllumbalpunktion durchgeführt werden. Auch bei Kindern, denen es zwar klinisch besser geht, das Fieber jedoch über mehr als 10 Tage anhält, sollte eine Kontrolllumbalpunktion angestrebt werden. Ein auffälliger Liquorbefund (Protein über 100 mg/dl, Serum-Liquor-Glukose-Quotient erniedrigt, mehr als 25 % Neutrophile) weist auf eine persistierende Infektion hin. Es sollte auf jeden Fall die Resistenz des Erregers untersucht werden. Auch an eine mögliche Abszessbildung oder andere intrakranielle Komplikationen muss gedacht werden und gegebenenfalls eine Computertomographie oder ein MRT des Schädels durchgeführt werden. Bei normalem oder fast normalisiertem Liquorbefund kann die antibiotische Therapie als effektiv angesehen werden und wie geplant zu Ende geführt werden. Die wahrscheinliche Ursache des anhaltenden Fiebers ist in diesen Fällen in einer begleitenden Virusinfektion oder einem Medikamenten-induzierten Fieber zu suchen.

Nelson JD: Management of problems in bacterial meningitis. Pediatr Infect Dis J 4: 41–44, 1985.

11.174
Welche Bedeutung haben eine subdurale Flüssigkeitsansammlung oder ein subdurales Empyem bei einer bakteriellen Meningitis?

Eine subdurale Flüssigkeitsansammlung kommt sehr häufig vor. Man schätzt, dass dies in 10 bis 50 % der Fälle während des Krankheitsverlaufs auftritt und eher als Teil des Krankheitsbildes und nicht als Komplikation betrachtet werden sollte. Subdurale Flüssigkeitsansammlungen sind meist asymptomatisch und bilden sich spontan zurück, ohne einen negativen Einfluss auf die Prognose zu haben. Insbesondere junge Kleinkinder und Kinder mit einer Meningitis durch Haemophilus influenzae Typ b sind betroffen. Eine Punktion ist im Normalfall nicht notwendig, lediglich bei Patienten mit Symptomen eines gesteigerten Hirndrucks oder fokal neurologischen Symptomen sollte eine Entfernung der subduralen Flüssigkeit zur Entlastung in Betracht gezogen werden. Bei ungefähr 1 % der Kinder mit bakterieller Meningitis bildet sich ein **subdurales Empyem** (Eiteransammlung), was sich mit klinischen Symptomen wie Fieber, Irritabilität und meningitischen Zeichen äußert. Das subdurale Empyem wird mit der Bildgebung (Schädel-Sonographie, MRT oder Computertomographie) diagnostiziert und erfordert eine Drainage und eine längere antibiotische Therapie.

Saez-Llorens X, McCracken GH Jr: Bacterial meningitis in children. Lancet 361: 2139-2148, 2003.

11.175
Wie schätzen Sie die Prognose einer bakteriellen Meningitis ein?

Durch eine frühzeitige antibiotische Behandlung hat sich die Prognose der bakteriellen Meningitis deutlich verbessert, so dass die Mortalität inzwischen unter 10 % liegt. Die Rate der neurologischen Folgeschäden ist jedoch immer noch beträchtlich. Neurologischen Folgeschäden fanden sich in verschiedenen Untersuchungen bei 10 %, in manchen Untersuchungen sogar bei über 30 % der Fälle. In einer Untersuchung zeigten nach einer Pneumokokken-Meningitis 17 % der Fälle eine geistige Retardierung, 12 % eine Spastik, 14 % Krampfanfälle und 15 % eine Hörschädigung. Prognostisch wichtige Faktoren sind das Alter, der Erreger und der frühzeitige Behandlungsbeginn einer antibiotischen Therapie mit zusätzlicher Dexamethason-Therapie. So ist die Mortalität im Neugeborenenalter höher, und es entstehen häufiger Folgeschäden. Gründe hierfür sind in der Vulnerabilität des Neugeborenengehirns und dem besonderen Erregerspektrum (Gruppe-B-Streptokokken und gramnegative Enterobakterien wie E. coli) zu sehen. Auch bei älteren Kindern ist der Erreger ein entscheidender prognostischer Faktor. Pneumokokken haben eine schlechtere Prognose als Haemophilus influenzae Typ B oder Meningokokken. Besonders häufig entstehen neurologische Folgeschäden bei einer Tuberkulosemeningitis. Zu den häufigsten langfristigen Komplikationen gehören sensorische Hörschädigungen, epileptische Anfälle, Intelligenzminderung, Teilleistungsstörungen, Verhaltensauffälligkeiten, Hirnnervenlähmungen (N. abducens), Sehstörungen, Hydrozephalus, Paresen und Bewegungsstörungen wie Ataxie, Hemiballismus, Choreoathetose, Tremor. Direkt nach der bakteriellen Meningitis weisen 30 bis 40 % der Kinder neurologische Symptome auf. Innerhalb der ersten Monate bessern sich viele dieser Störungen oder bilden sich vollständig zurück.

Schmitt B: Folgen der bakteriellen Meningitis. Monatsschr Kinderheilkd 152:391–395, 2004.

Baraff LJ et al: Outcome of bacterial meningitis in children: A meta-analysis. Pediatr Infect Dis J 12: 389–394, 1993.

11.176
Welche Maßnahmen zur Expositionsprophylaxe von Kontaktpersonen eines an einer bakteriellen Meningitis durch Neisseria meningitidis ergreifen Sie?

Die invasive Meningokokken-Meningitis ist eine bereits bei Verdacht meldepflichtige Erkrankung. Innerhalb von 24 Stunden muss das zuständige Gesundheitsamt verständigt werden, um notwendige Maßnahmen in der weiteren Umgebung (Schule) des Erkrankten zu veranlassen. Alle engen Kontaktpersonen müssen jedoch umgehend eine Chemoprophylaxe erhalten. Als Mittel der Wahl wird Rifampicin eingesetzt, als Alternativen stehen Ceftriaxon oder Ciprofloxacin (ab 18. Lebensjahr) zur Verfügung. Als enge Kontaktpersonen zählen:

- Haushaltsmitglieder des Erkrankten (Familie, Freunde mit engem Kontakt)
- haushaltsähnliche Kontakte (Internat, gemeinsames Eß- und Trinkgeschirr)
- Kindergartengruppe und Betreuer
- Kontakt mit oropharyngealen Sekreten des Erkrankten (Intimpartner, Nebensitzer in der Schule, medizinisches Personal nach Intubation oder Mund-zu-Mund- Beatmung, etc.)

Die Kontaktpersonen sollten über mögliche Krankheitssymptome informiert werden und sich in Zweifelsfalle umgehend bei einem Arzt vorstellen.

RKI-Ratgeber Infektionskrankheiten – Merkblätter für Ärzte. Meningokokken Erkrankungen. Epidemiologisches Bulletin 11: 68–71, 1999.

Infektionen am Auge

11.177
Welche ätiologischen Hinweise gibt Ihnen der Zeitpunkt des Beginns einer Konjunktivitis im Neugeborenenalter?

Für eine Konjunktivitis in der Neugeborenenperiode (Ophthalmia neonatorum) kommen verschiedene Ursachen in Frage:

- Eine Konjunktivitis, die in den ersten beiden Lebenstage auftritt ist meist nicht infektiös, sondern durch physikalisch-chemische Reize bedingt (z. B. durch Credé-Prophylaxe)
- Die Gonoblennorrhoe (Neisseria gonorrhoeae) manifestiert sich typischerweise 2 bis 7 Tagen nach der Geburt als Lidschwellung und eitrige (manchmal blutige) Konjunktivitis. Es besteht die Gefahr einer raschen Hornhautulzeration.
- Die Einschlussblennorrhoe (Chlamydia trachomatis) manifestiert sich 5 bis 14 Tagen nach der Geburt und beginnt häufig einseitig. Als Komplikation kann es zu Bindehautnarben kommen und eine Chlamydienpneumonie oder Otitis media können auftreten.
- Durch eine Infektion mit dem Herpes simplex-Virus kann es zu einer Keratokonjunktivitis mit Narbenbildung auf der Hornhaut kommen. Die Infektion manifestiert sich meist erst nach der ersten Lebenswoche.

11.178
An welchen Erreger denken Sie, wenn ein Kind an einer Konjunktivitis und einer Otitis media erkrankt ist?

Der häufigste Erreger des so genannten Konjunktivitis-Otitis-Syndroms ist nicht typisierbarer Haemophilus influenzae.

11.179
Kann man rein klinisch eine bakterielle von einer viralen Konjunktivitis unterscheiden?

Typischerweise sind von einer bakteriellen Konjunktivitis eher Säuglinge und Kleinkinder betroffen. Die bakterielle Konjunktivitis manifestiert sich meist beidseitig und geht mit eitrig-mukösem Sekret in der Lidspalte einher. Häufig findet sich auch eine begleitende Otitis media, weswegen unbedingt eine Ohrspiegelung bei jeder Untersuchung durchgeführt werden sollte. Die virale Konjunktivitis hingegen tritt in allen Altersgruppen, häufig im Rahmen eines unkomplizierten oberen Atemwegsinfektes auf, und geht mit einer eher einseitigen serösen Sekretion einher. Die Symptomatik ist jedoch häufig überlappend, so dass nicht eindeutig zwischen einer bakteriellen oder viralen Ursache unterschieden werden kann. Die häufigsten Erreger der bakteriellen Konjunktivitis sind nicht typisierbarer Haemophilus influenzae, Streptococcus pneumoniae und Moraxella catarrhalis. Staphylokokken finden sich zwar häufig im Abstrich aus der Lidspalte, sind jedoch selten die Krankheitsverursacher. Neben dem kulturellen Nachweis kann auch die mikroskopische Untersuchung des Konjunktivenabstrichs hilfreich sein. Neutrophile überwiegen bei bakterieller, Lymphozyten bei viraler und Eosinophile bei allergischer Konjunktivitis.

Weiss A: Acute conjunctivitis in childhood. Curr Probl Pediatr 24: 4–11, 1994.

11.180
Was ist eine Keratokonjunktivitis?

Bei einer Keratokonjunktivitis sind sowohl die Konjunktivitis wie auch die Hornhaut (Cornea) von der Infektion betroffen. Insbesondere im Erwachsenenalter kommt es bei viralen oder bakteriellen Konjunktividen zu einer oberflächlichen Mitbeteiligung der Hornhaut, so dass man korrekterweise eigentlich häufiger von einer Keratokonjunktivitis statt von einer Konjunktivitis sprechen müsste. Die Keratokonjunktivitis epidemica wird durch Adenoviren verursacht. Bei einer Keratokonjunktivitis durch bestimmte Erreger (HSV, Pseudomonas aeroginosa, Neisseria gonorrhoeae) besteht die Gefahr, dass es durch die Hornhautbeteiligung zu Ulzerationen mit bleibender Narbenbildung und Visusverlust kommen kann. Klinisch kann die Art der Rötung des Auges wichtige Hinweise geben. Bei einer Hornhautbeteiligung findet man meist ein ziliäres Injektionsmuster, wo hingegen bei einer reinen Konjunktivitis lediglich konjunktivale Injektionen bestehen. Bei schwerem Verlauf, oder Verdacht auf Keratoconjunctivitis herpetica muss eine Spaltlampenuntersuchung durchgeführt werden.

11.181
Unter welchen Umständen ist eine lokale antibiotische Behandlung einer akuten Konjunktivitis nicht sinnvoll beziehungsweise nicht ausreichend?

- Eine virale Konjunktivitis wird rein symptomatisch behandelt.
- Eine Chlamydien-Konjunktivitis spricht bei Jugendlichen meist nicht auf lokale Therapie an, weswegen Erythromycin über 10 bis 14 Tage per os verabreicht wird.
- Eine Chlamydien-Konjunktivitis beim Neugeborenen wird ebenfalls mit Erythromycin über 10 bis 14 Tage behandelt, um eine Chlamydienpneumonie zu verhindern.
- Infektionen durch N. gonorrhoeae, P. aeroginosa, H. influenzae Typ B und N. meningitidis erfordern eine systemische antibiotische Therapie um mögliche schwere Komplikationen zu vermeiden.

11.182
Welche prophylaktischen Maßnahmen stehen zur Verhinderung einer Ophtalmia neonatorum zur Verfügung?

Die Gonoblennorrhoe war früher die häufigste Ursache der neonatalen Konjunktivitis (Ophtalmia neonatorum). Seit der Einführung der Credé-Prophylaxe (Applikation von Silbernitrat- bzw. Silberacetat-Tropfen in den Konjunktivalsack) ist die Inzidenz der Gonoblennorrhoe stark zurückgegangen. Da die Wirksamkeit der Credé-Prophylaxe gegen Chlamydien nicht ausreichend ist, verwendet man heutzutage meist 0,5%ige Erythromycin- oder 1%ige Tetracyclin-Augensalbe zur Prophylaxe. Außerdem kommt es durch die Verwendung von Silbernitrattropfen häufig zu einer chemisch-irritativen Konjunktivitis. Alternativ werden für die Prophylaxe auch andere Substanzen (z.B. 2,5%ige Polyvidon-Iod-Lösung) effektiv eingesetzt.

Isenberg SJ: A controlled trial of povidone-iodine as prophylaxis against ophtalmia neonatorum. N Engl J Med 332: 562–566, 1995.

11.183
Wie behandeln Sie die Gonoblenorrhoe des Neugeborenen?

Die Gonoblenorrhoe des Neugeborenen geht mit Lidschwellung und eitriger Sekretion einher und stellt ein schweres Krankheitsbild dar. Es kann rasch zu einer Hornhautbeteiligung mit Ulzeration und bleibendem Visusverlust kommen. Als Therapie der Wahl werden Ceftriaxon oder Cefotaxim intravenös über 7 Tage eingesetzt. Die zusätzliche Gabe von lokalen Antibiotika wird nicht empfohlen, es sollte jedoch eine häufige Spülung mit isotoner Kochsalzlösung durchgeführt werden. Man sollte bei einer Gonoblennorrhoe immer nach einer disseminierten Gonokokken-Infektion suchen. Falls die antibiotische Behandlung nicht anspricht, sollte an die Möglichkeit einer gleichzeitigen Chlamydien-Konjunktivitis gedacht werden.

11.184
Ist es ausreichend Neugeborene mit Chlamydien-Konjunktivitis ausschließlich lokal zu behandeln?

Neugeborene mit Chlamydien-Konjunktivitis (Einschlusskörperchen-Konjunktivitis) sollten lokal und zusätzlich über 14 Tage mit Erythromycin per os behandelt werden. Eine rein lokale antibiotische Behandlung erfasst die Chlamydien im oberen Respirationstrakt nicht und kann somit eine Chlamydienpneumonie nicht verhindern.

11.185
Welche Vor- und Nachteile haben antibiotische Augensalbe beziehungsweise antibiotische Augentropfen?

Bei Säuglingen und Kleinkindern verwendet man eher antibiotische Augensalbe, da die Verabreichung von Augensalbe auch ohne Mitarbeit des Patienten zuverlässiger erfolgen kann, als bei Augentropfen. Außerdem wirkt Augensalbe über einen längeren Zeitraum, wohingegen Augentropfen häufig (bis zu 3 stündlich) gegeben werden müssen. Der Nachteil von Augensalbe liegt darin, dass es zu einer verschwommenen Sicht kommt, weswegen man bei älteren Kindern eher Augentropfen einsetzt. Insgesamt wird Augensalbe wirksamer als Augentropfen eingeschätzt.

11.186
Was ist die häufigste Ursache des okuloglandulären Syndroms?

Als okuloglanduläres Syndrom (Parinaud-Syndrom) bezeichnet man das gemeinsame Auftreten einer granulomatösen Konjunktivitis und einer Schwellung der präaurikulären oder submandibulären Lymphknoten. Die häufigste Ursache ist die Katzenkratzkrankheit, jedoch können auch andere Erkrankungen wie Tularämie, Tuberkulose, Syphilis oder EBV ein okuloglanduläres Syndrom hervorrufen.

11.187
Wie unterscheiden Sie ein periorbitales Erysipel von einer Orbitalphlegmone?

Die Unterscheidung eines periorbitalen Erysipels (präseptale Zellulitis) von einer Orbitalphlegmone (orbitale Zellulitis) ist wichtig, da die Orbitalphlegmone **komplikationsträchtig** ist (intraorbitaler Abszess, Schädigung des Bulbus, Schädigung des Sehnerv, Sinus-cavernosus Thrombose, Meningitis, Hirnabszess) und unter Umständen eine chirurgische Therapie erfordert. Die Leitsymptome beider Erkrankungen sind eine periorbitale Schwellung und Rötung mit Fieber und reduziertem Allgemeinzustand. Es müssen immer die **Okulomotorik**, **Pupillenreflex**, **Visus** und **Bulbusposition** beurteilt werden.

- Das **periorbitale Erysipel** tritt meist bei Säuglingen und Kleinkindern auf und betrifft nur das Gewebe vor dem orbitalen Septum. Visus, Pupillenreflex, Bulbusposition und Okulomotorik sind nicht beeinträchtigt.
- Bei der **Orbitalphlegome** können Visus, und Pupillenreflex auffällig, und die Okulomotorik schmerzhaft eingeschränkt sein. Gelegentlich werden Doppelbilder angegeben. Inspektorisch kann auch ein Exophtalmus auffallen. Auch nach meningitischen Zeichen, Hirnnervenausfällen und Zeichen der Sinus-cavernosus Thrombose (venöse Stauung von Lidern, Konjunktiven und Retina) muss gesucht werden.

Falls sich in der Untersuchung Auffälligkeiten ergeben oder keine zuverlässige Untersuchung des Bulbus möglich ist (Lidschwellung), sollte umgehend eine **Computertomographie der Orbita** und des **ZNS** durchgeführt werden um bei Abszessbildung frühzeitig eine chirurgische Therapie einleiten zu können. Die Therapie der Orbitalphlegmone besteht in einer intravenösen Antibiotikatherapie und chirurgischer Drainage. Bei Kindern in gutem Allgemeinzustand kann bei einer periorbitalen Phlegmone unter Umständen eine orale Antibiotikatherapie ausreichen (s. **Abb. 11-2**).

Willaschek C, et al: Intraorbitaler Abszess als Komplikation einer Lidphlegmone. Monatsschr Kinderheilkd 152: 72–73, 2004.

11.188
Was ist der Unterschied zwischen einem Hordeolum und einem Chalazion?

Das Hordeolum («Gerstenkorn») ist eine eitrige Entzündung der Talg- oder Schweißdrüsen der Augenlider. Je nachdem, ob die Schweißdrüsen

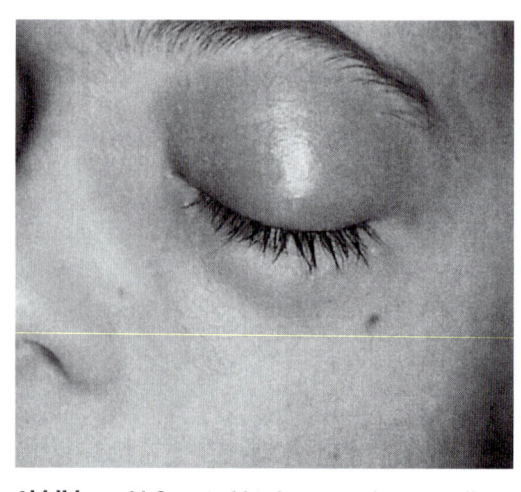

Abbildung 11-2: Periorbbitales Erysipel. Aus Zitelli BJ, Davis HW: Atlas of Pediatric Physical Diagnosis, 4th ed. St. Louis, Mosby, 2002, S. 848

(Moll-Drüsen) und Talgdrüsen (Zeis-Drüsen) der Wimpern oder die im Bereich des Tarsus gelegenen Meibomschen Drüsen betroffen sind, unterscheidet man ein Hordeolum externum von einem Hordeolum internum. Die Moll- und Zeis-Drüsen münden im Bereich des Lidrandes, so dass es bei einem Hordeolum externum zu einer schmerzhaften Schwellung im Bereich der Wimpern kommt. Ein Hordeolum internum ist im Bereich des Tarsus lokalisiert.

Das Chalazion («Hagelkorn») ist eine chronische Entzündung durch Sekretstau der Meibomschen Drüsen. Klinisch zeigt sich ein derber Knoten im Bereich des Tarsus. Kommt es zu einer akuten Infektion imponiert das Chalazion wie ein Hordeolum internum. Sowohl beim Hordeolum wie auch beim akut entzündeten Chalazion wird mit lokalen warmen Kompressen (Entleerung) und antibiotischer Augensalbe behandelt. Es kann eine Stichinzision mit einer feinen Kanüle durchgeführt werden. Innerhalb einer Woche sistieren die Beschwerden meist. Beim Chalazion ist häufig eine chirurgische Entfernung der derben Schwellung indiziert.

Otitis media

11.189
Bei einem Kind mit Verdacht auf eine akute Otitis media versperrt Zerumen den Blick auf das Trommelfell. Was unternehmen Sie?

Das Ohrschmalz (Zerumen) wird von den Talg- und Schweißdrüsen des äußeren Gehörganges gebildet und ist meist braun-gelblich und wachsartig, gelegentlich jedoch auch hell und bröcklig (insbesondere bei Kindern orientalischen Ursprungs). Ohrschmalz ist kein «Schmutz» im äußeren Gehörgang, sondern stellt einen Schutz für die Gehörgangshaut dar. Im Normalfall reinigt sich das Ohr selbstständig, indem das Ohrschmalz mit den Flimmerhärchen in Richtung Gehörgangsöffnung transportiert wird. Bei mehr als 50% der Kinder findet man bei der Otoskopie kein sichtbares Zerumen, so dass der Blick auf das Trommelfell uneingeschränkt ist. Durch Zerumen kann der Gehörgang jedoch teilweise oder auch komplett (Zeruminalpfropf) verlegt sein, so dass eine Beurteilung des Trommelfells unter Umständen nur teilweise oder gar nicht möglich ist. Kommt bei einem Kind differenzialdiagnostisch eine akute Otitis media in Frage (z.B. unklares Fieber) müssen die Trommelfelle auf jeden Fall sicher beurteilt werden, d.h. man muss das Zerumen entfernen. Bis zu 30% der Fälle einer Otitis media präsentieren sich initial mit einem durch Zerumen behinderten Blick auf die Trommelfelle und sind erst nach Entfernung des Zerumens eindeutig zu diagnostizieren. Das Fehlen von andern otitisverdächtigen Symptomen (Ohrschmerzen, Ohrzwang) darf nicht dazu verleiten eine Otitis media vorschnell auszuschließen, da 15 bis 20% der Kinder mit Otitis media keine dieser Symptome aufweisen. Insbesondere bei Säuglingen sind die Symptome einer Otitis media häufig unspezifisch (Trinkunlust, Unruhe, Schreien, gastrointestinale Symptome).

Schwartz RH, et al: Cerumen removal: How necessary is it to diagnose otitis media? Am J Dis Child 137: 1065–1068, 1983.

11.190
Wie entfernen Sie Zerumen am besten?

Zur Entfernung von Zerumen werden die unterschiedlichsten Methoden angewandt. Grundsätzlich ist von einer Manipulation mit Wattestäbchen im Gehörgang abzuraten, da das Zerumen bis zum Trommelfell vorgeschoben und festgestampft wird. Eine instrumentelle Entfernung mit einem Ohrhäckchen (**Kurretage**) unter otoskopischer Sicht sollte lediglich von Erfahrenen durchgeführt werden, da bei unruhigem Kind und unvollständiger Immobilisation die Gefahr des Abrutschens und einer Perforation des Trommelfells besteht. Eine mechanische **Ohrspülung** mit körperwarmem Wasser (37°C) stellt eine weitere Methode dar. Dabei wird mit einer Spritze das Wasser in den äußeren Gehörgang gespritzt und mit einer Nierenschale und Handtüchern wieder aufgefangen. Durch zu kaltes oder zu warmes Wasser kann Schwindel ausgelöst werden und auch bei der Ohrspülung besteht eine Gefahr der Trommelfellperforation. Wenn ausreichend Zeit besteht kann hartes Zerumen durch die Anwendung von Öl oder speziellen zeruminolytischen Ohrentropfen aufgeweicht werden und nach einem oder mehreren Tagen dann mittels Ohrspülung entfernt werden.

11.191
Halten Sie «Ohrzwang» für ein zuverlässiges Symptom einer akuten Otitis media?

Säuglinge oder Kleinkinder greifen im Rahmen einer Otitis media häufig nach dem betroffenen Ohr, oder reiben daran, was man als «Ohrzwang» bezeichnet. Dieses Symptom ist jedoch nur in Zusammenhang mit anderen Symptomen einer Otitis media (Fieber, Symptome eines oberen Atemwegsinfekts) zu verwerten. Ohrzwang ohne weitere Symptome spricht nicht unbedingt für eine Otitis media. Da die Symptome einer Otitis media jedoch vielfältig sein können, sollte wie bei jeder vollständigen körperlichen Untersuchung im Kindesalter eine Otoskopie zur Beurteilung der Trommelfelle durchgeführt werden.

Baker RB: Is ear pulling associated with ear infection? Pediatrics 90: 1006–1007, 1992

11.192
Welche Orientierungspunkte auf dem Trommelfell kennen Sie?

Siehe **Abbildung 11-3**.

11.193
Welche otoskopischen Befunde erlauben Ihnen die Diagnose einer Otitis media zu stellen?

Der typische otoskopische Befund einer akuten Otitis media ist ein vorgewölbtes und hochrotes Trommelfell. In der Impedanzprüfung ist die Trommelfellbeweglichkeit eingeschränkt.

11.194
Wie hoch schätzen Sie die Selbstheilungsrate der akuten Otitis media?

In über 60 % der Fälle kommt es auch ohne antibiotische Behandlung zu einem raschen Abheilen einer akuten Otitis media. Die Spontanheilungsrate hängt vom Erreger ab und wird bei Infektionen durch S. pneumoniae auf lediglich 20 % geschätzt. Bei einer Otitis media durch H. influenzae liegt die Selbstheilungsrate bei 50 %, bei M. catarrhalis bei 80 % und virale Otitiden heilen immer spontan ab. Aufgrund der hohen Selbstheilungsrate ist es derzeit umstritten, ob eine initiale Antibiotikatherapie indiziert ist.

11.195
Wie behandeln Sie ein Kind mit akuter Otitis media?

Die klassische Therapie der akuten Otitis media besteht in einer **antibiotischen Behandlung**. Da meist kein Erregernachweis durchgeführt wird, erfolgt eine kalkulierte Antibiotikatherapie, die sich nach den zu erwartenden Erregern richtet. Amoxicillin (Aminopenicillin) oder Cefuroxim (Cephalosporin der 2. Generation) über 7 bis 10 Tage sind die Mittel der Wahl. Bei einer Penicillinallergie kommen Makrolide zum Einsatz. Zusätzlich sollte eine **symptomatische Behandlung** mit abschwellenden Nasentropfen (nur für wenige Tage) oder NaCl-Lösung und antipyretisch und analgetisch wirkenden Medikamenten (Paracetamol) erfolgen. Als begleitende Maßnahmen können Zwiebelwickel oder Inhalationen angewandt werden.

Der Stellenwert der primären antibiotischen Therapie ist derzeit umstritten, da nach den Kriterien der evidenzbasierten Medizin das Nutzen-Risiko-Verhältnis den Einsatz von Antibiotika

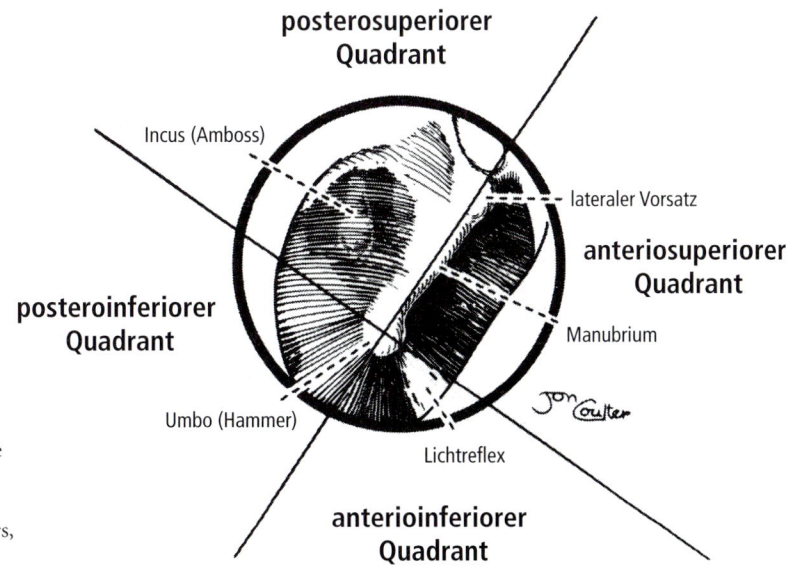

Abbildung 11-3: Rechtes Trommelfell. Aus Bluestone CD, Klein JO: Otitis Media in Infants and Children. Philadelphia, W. B. Saunders, 1988, S. 76

wissenschaftlich nicht sichert. Einer Verkürzung der Krankheitsdauer stehen die Nebenwirkungen der Antibiotika entgegen. Eine höhere Rezidivgefahr durch die Antibiotikagabe ist ebenfalls beschrieben. Auch das auftreten von Komplikationen (Mastoiditis) lässt sich durch den Einsatz von Antibiotika nicht sicher vermeiden. Aufgrund der hohen Selbstheilungsrate (mehr als 60%) der akuten Otitis media scheint ein abwartendes Vorgehen mit einer rein symptomatischen Therapie und eine klinische Kontrolle nach 24 bis 48 Stunden vertretbar zu sein. Im Zweifelsfall kann immer noch mit einer antibiotischen Therapie begonnen werden. Die klinische Nachuntersuchung ist von großer Bedeutung um Komplikationen (Mastoiditis, Meningitis, Hirnabszess) zu erkennen. Da initial nicht unterschieden werden kann, ob eine Selbstheilung oder ein komplizierter Verlauf der Otitis media eintritt, sollte bei Kindern mit dem Vollbild einer Otitis media, schlechtem Allgemeinzustand, oder dringendem Verdacht auf eine bakterielle Infektion, sowie bei Kindern bis zum Ende des 2. Lebensjahrs, oder bei bestehenden Grundkrankheiten auf jeden Fall eine frühzeitige antibiotische Therapie eingeleitet werden.

Viele Eltern wünschen keine antibiotische Therapie. Die homöopathische Behandlung und engmaschige klinische Kontrolle der Otitis media bietet hier eine interessante Alternative.

Berman S: Current concepts: Otitis media in children. N Engl J Med 332: 1560–1565, 1995.
American Academy of Pediatrics: Diagnosis and management of acute otitis media. Pediatrics 113: 1451–1465, 2004.
Friese KH: Homöopathie bei Otitis media im Kindesalter. Monatsschr Kinderheilkd 152: 734–740, 2004.

11.196
Welche Besonderheiten bestehen bei einer akuten Otitis media bei jungen Säuglingen?

Im Säuglingsalter ist eine akute Otitis media ein bedrohliches Krankheitsbild, welches unbedingt eine frühzeitige intravenöse antibiotische Behandlung erfordert. Insbesondere in den ersten beiden Lebensmonaten besteht die Gefahr, dass eine lokalisierte Infektion disseminiert und sich eine systemische Infektion entwickelt. Aufgrund der möglichen Komplikationen (Mastoiditis, Meningitis, Hirnabszess) sind eine kurzfristige klinische Kontrolle und gegebenenfalls laborchemische Untersuchungen notwendig (Blutbild, CRP, Liquorpunktion).

Nozicka CA, et al: Otitis media in infants aged 0 bis 8 weeks: Frequency of associated serious bacterial disease. Pediatr Emerg Care 15: 252–254, 1999.

11.197
Wie lange nach einer akuten Otitis media kann ein Mittelohrerguss persistieren?

Bei ungefähr 70% der Kinder besteht 2 Wochen nach einer akuten Otitis media noch ein Mittelohrerguss. Nach 1 Monat findet man noch bei ungefähr 40%, nach 2 Monaten bei ungefähr 20% und nach 3 Monaten bei 5 bis 10% der Kinder einen Mittelohrerguss. Ein persistierender Mittelohrerguss kann das Hörvermögen beeinträchtigen und erhöht das Risiko eines Rezidivs.

11.198
Kennen Sie die häufigsten Erreger der akuten Otitis media?

Führt man bei Kindern mit einer Otitis media eine Parazentese durch und legt eine Kultur an, so lässt sich in 65 bis 90% der Fälle ein bakterieller Erreger anzüchten. Viren oder virale Antigene lassen sich in 10 bis 25% der Fälle nachweisen. Jedoch ist die Bedeutung der viralen Infektion noch umstritten. Eine virale Infektion kann als banaler Infekt einer akuten Otitis media voraus gehen und ist somit ein wichtiger pathogenetischer Faktor in der Entstehung einer bakteriellen Otitis media. Andererseits kann es sich auch um eine rein virusbedingte Otitis media handeln. Auch ein prolongierter Verlauf einer bakteriellen Otitis media durch eine begleitende Virusinfektion ist möglich. Als häufigste Erreger finden sich sowohl bei den Bakterien, wie auch bei den Viren die üblichen Erreger von Atemwegsinfektionen im Kindesalter (s. **Tab. 11-13**).

Tabelle 11-13

Bakterien		Viren	
• Streptococcus pneumoniae	43%	• RS-Virus	7%
• Moraxella catarrhalis	21%	• Rhinovirus	3%
• Haemophilus influenzae (hauptsächlich nicht typisierbarer H. influenzae)	18%	• Influenza-Virus	2%
• Streptococcus pyogenes	4%	• Adenovirus	2%
• andere (z. B. S. aureus, E.coli, etc.)	4%	• Parainfluenza-Virus	2%

Nach Ruuskanen O, et al: Viruses in acute otitis media: Increasing evidence for clinical significance. Pediatr Infect Dis J 10: 435–427, 1991.
Heikkinen T, et al : Increasing importance of viruses in acute otitis media. Ann Med 32: 157–163, 2000.

11.199
Wie hoch schätzen Sie den Anteil Penicillin-resistenter Erreger bei der akuten Otitis media?

Der Haupterreger der bakteriellen Otitis media sind **Pneumokokken**, die ursprünglich als gegen Penicilline sensible Keime bekannt waren. In den letzen Jahren hat sich jedoch die Resistenzlage weltweit stark verändert, so dass in manchen Ländern über Resistenzraten von bis zu 44% (Frankreich), beziehungsweise ungefähr 60% (Spanien und in Teilen der USA) berichtet wird. In Deutschland ist die Resistenzlage noch relativ gering. So finden sich bei ungefähr 9% der Pneumokokken-Stämme eine verminderte Penicillin-Empfindlichkeit und ungefähr 2% sind hochresistent. Die meisten Stämme von **Moraxella catarrhalis** sind beta-Laktamasebildner und auch **Haemophilus influenzae**-Stämme bilden in ungefähr 5% der Fälle beta-Laktamase und sind somit resistent gegen Penicilline.

Der Beginn einer antibiotischen Therapie mit Amoxicillin, welches eigentlich die beiden Haupterreger erfasst, wird aufgrund der Resistenzlage von Pneumokokken und Haemophilus influenzae in Frage gestellt. Falls eine zunächst symptomatisch behandelte Otitis media nach der klinischen Nachkontrolle doch noch antibiotisch behandelt werden muss, sollte ein Cephalosporin der 2. Generation (Cefuroxim) oder eine Kombination von Amoxicillin und Clavulansäure eingesetzt werden. Bei Verdacht auf eine Infektion mit einem resistenten Pneumokokken-Stamm (z. B. nach Auslandsaufenthalt, Rezidiv) sollte am besten nach Antibiogramm behandelt werden.

Reinert RR, et al: Antimicrobial resistance of Streptococcus pneumoniae recovered from outpatients with respratory tract infection in Germany from 1998 to 1999: results of a national surveillance study. J Clin Microbiol 39: 1187–1189, 2001.
Volz S, et al: Pneumokokken und Pneumokokkenimpfstoffe. Bedeutung für die Pädiatrie. Monatsschr Kinderheilkd 149: 394–409, 2001.

11.200
Wann sollte bei einem Kind mit Otitis media eine Parazentese durchgeführt werden?

Durch eine Parazentese kann man einer Spontanperforation des Trommelfells zuvorkommen und aus dem Erguss einen kulturellen Erregernachweis führen. Eine Parazentese wird jedoch nur selten durchgeführt, da die akute Otitis media durch die hohe Selbstheilungsrate, die symptomatische Therapie oder die kalkulierte Antibiotikatherapie meist gut zu behandeln ist. Indikationen, in denen auf jeden Fall ein Erregernachweis angestrebt werden sollte, sind die folgenden:

- schwere Otitis media mit schlechtem Allgemeinzustand
- Zur Vermeidung einer Spontanperforation bei stark vorgewölbtem Trommelfell
- unzureichendes Ansprechen auf die primäre antibiotische Behandlung nach 48 bis 72 Stunden
- Komplikationen wie Mastoiditis, Meningitis, etc.

- Immundefekt/Immunsuppression als Grunderkrankung
- Neugeborene (breiteres Erregerspektrum und häufig generalisierte Infektion)

11.201
Was unternehmen Sie bei Verdacht auf eine Mastoiditis?

Bei einer nicht abheilenden Otitis media, einer chronisch rezidivierenden Otitis media (mehr als 3 Episoden in 6 Monaten) oder bei Verdacht auf eine Mastoiditis sollte weitere Diagnostik veranlasst werden, wozu am besten eine Vorstellung bei einem HNO-Spezialisten erfolgt. Eine Mastoiditis manifestiert sich meist in der Abheilungsphase, oder wenige Wochen nach der akuten Otitis media. Fieber und eine Verschlechterung des Allgemeinzustandes fallen als unspezifische Symptome auf. Hinweisende Symptome sind Rötung, Druckschmerz und Schwellung hinter dem Ohr. Ein abstehendes Ohr ist schon ein Spätzeichen der Mastoiditis. Als bildgebende Verfahren kommen bei Verdacht auf eine Mastoiditis Röntgenaufnahmen des Felsenbeins (Schüller-Stenvers-Aufnahme) beziehungsweise ein Schädel-CT oder MRT in Frage. Die Behandlung der Mastoiditis besteht in einer intravenösen Antibiotikagabe, drainierenden Maßnahmen (Parazentese, Paukenröhrchen) und einer operativen Eröffnung des Mastoids.

Von Mühlendahl KE: Rezidivierende Otitis media und Mastoiditis. Monatsschr Kinderheilkd 145:1319–1321, 1997.

11.202
Welche Komplikationen können im Rahmen einer Otitis media kurz- oder langfristig entstehen?

Die gefährlichste Komplikation im Rahmen einer akuten Otitis media besteht in einer Ausbreitung der Infektion auf die **benachbarten Regionen** im Bereich des Felsenbeins und die angrenzenden intrakraniellen Strukturen. Als mögliche Komplikationen können sich während der akuten Otitis media oder im Anschluss daran eine Mastoiditis, eine Labyrinthitis, eine Fazialisparese, eine Osteomyelitis, ein Epiduralabszess, eine Sinusvenenthombose, eine Meningitis oder ein Hirnabszess manifestieren. Glücklicherweise sind diese Komplikationen durch frühzeitige antibiotische Behandlung heutzutage selten geworden. Weiter Komplikationen der Otitis media bestehen in einer persistierenden Trommelfellperforation, einer Tympanosklerose, einer Fixierung der Gehörknöchelchen und einem Cholesteatom. Durch eine chronische Otitis media mit **persistierendem Mittelohrerguss** kann es einerseits zu Rezidiven kommen, andererseits kann es durch den Erguss zu einer **Hörminderung** kommen, was das Kind in der Sprachentwicklung und seinen kognitiven Fähigkeiten einschränken kann. Eine Otitis media ist also eine erst zu nehmende Erkrankung, die teilweise gefährliche Komplikationen und Folgen haben kann. Einer adäquaten Behandlung und Nachsorge (klinische Kontrolle, Hörtest) kommt eine große Bedeutung zu.

11.203
Welche prophylaktischen Maßnahmen zur Vermeidung einer akuten Otitis media sind sinnvoll?

Eine akute Otitis media tritt häufig im Rahmen einer akuten Atemweginfektion auf. Den **Kontakt** zu Kindern mit Atemwegsinfektionen zu meiden und **hygienische Maßnahmen** (Händewaschen und -desinfektion) stellen wesentliche, jedoch bei Kindern oft schwierig durchzuführende prophylaktische Maßnahmen dar. Durch **Impfungen** (Influenza, Pneumokokken) lässt sich die Inzidenz der akuten Otitis media verringern. Insbesondere der konjugierte Pneumokokkenimpfstoff stellt eine effektive Prophylaxe der bakteriellen Superinfektion einer viralen Otitis media dar. Die Impfung gegen Haemophilus influenzae Typ b hat keinen Einfluss auf die Entstehung einer Otitis media, da meist nicht typisierbare Stämme von Haemophilus influenzae für eine Otitis media verantwortlich sind. Bei Kindern mit rezidivierender Otitis media stellt die **Belüftung des Mittelohres** eine wichtige prophylaktische Maßnahme dar. Hierzu ist unter Umständen das Einsetzen von **Paukenröhrchen** indiziert, und eine **Adenotomie** (Entfernung der Rachenmandel) sinnvoll. Welchen Einfluss Paukenröhrchen langfristig auf die Sprachentwicklung eines Kindes mit Mittelohrerguss haben, ist noch umstritten. Eine prophylaktische Gabe von **Antibiotika** (Amoxicillin) während eines akuten Atemwegsinfektes, oder als Dauerprophylaxe sollte restriktiv gehandhabt werden und nur bei Kindern mit rezidivierender Otitis media (mehr als 3 Episoden innerhalb von 6 Monaten oder mehr als 4 Episoden innerhalb eines Jahres) angewandt werden. Die Dauer sollte 6 Monate nicht übersteigen.

Dowell SG, et al: Otitis media – principles of judicious use of antimicrobial agents. Pediatrics 101: 165–171, 1998.

Black S, et al: Efficacy, safety and immunogenicitiy of heptavalent pneumococcal conjugate vaccine in children. Pediatr Infect Dis J 1: 187–195, 2000.

11.204
Wann sind Paukenröhrchen indiziert?

Paukenröhrchen sorgen für eine bessere Belüftung des Mittelohres. Hauptsächlich werden sie im Rahmen einer **Otitis media mit Erguss** oder als prophylaktische Maßnahme bei **rezidivierender akuter Otitis media** eingesetzt. Die Otitis media mit Erguss, auch als Sero-/Mukotympanon, akuter Tubenkatarrh oder «glue ear» bezeichnet, beschreibt ein Krankheitsbild, bei dem ein Mittelohrerguss ohne akute Entzündung besteht. Häufig besteht nach einer akuten Otitis media noch für längere Zeit ein Mittelohrerguss (Diagnose mittels Otoskopie und Tympanometrie), der zu Rezidiven prädisponiert und zu einer Beeinträchtigung des Hörvermögens führen kann. Ein Mittelohrerguss stellt die häufigste Ursache eines Hörverlustes im Kindesalter dar. Besteht ein Mittelohrerguss in beiden Ohren über einen Zeitraum von mehr als **3 Monaten** sollte auf jeden Fall ein Hörtest durchgeführt werden, um Hörminderungen rechtzeitig zu diagnostizieren und eine Entwicklungsstörung des Kindes zu vermeiden. Bei einer signifikanten Hörminderung sollte für eine bessere Belüftung des Mittelohres gesorgt werden. Maßnahmen zur Belüftung des Mittelohres bestehen in Druckmanövern, wie Valsalva-Versuch, Aufblasen eines Luftballons mit der Nase oder einer Luftdusche nach Politzer. Falls diese Maßnahmen nicht erfolgreich sind, sollte das Einsetzen von Paukenröhrchen und eventuell eine Adenotomie in Betracht gezogen werden. Kurzfristig (innerhalb der ersten 6 Monate nach der Intervention) wird das Hörvermögen durch die Paukenröhrchen deutlich verbessert. Langfristig ist dieser Effekt jedoch weniger deutlich, was teilweise daran liegt, dass sich Paukenröhrchen nach einer gewissen Zeit lösen und ausgestoßen werden. Bei Patienten mit rezidivierender akuter Otitis media kann unter Umständen auch eine antibiotische Prophylaxe versucht werden, bevor mit Paukenröhrchen und Adenotomie invasive Verfahren angewandt werden.

Paradise JL, et al: Effect of early or delayed insertion of tympanostomy tubes for persistent otitis media on developmental outcome at the age of three years. N Engl J Med 344: 1179–1187, 2001.

Otitis media Guideline Panel: Managing otitis media with effusion in young children. Pediatrics 94: 766–772, 1994.

Coyte PC, et al: The role of adjuvant adenectomy and tonsillectomy in the outcome of the insertion of tympanostomy tubes. N Engl J Med 344: 1188–1195, 2001.

11.205
Dürfen Kinder mit Paukenröhrchen schwimmen?

Ob Kinder mit Paukenröhrchen schwimmen gehen dürfen oder nicht wird sehr unterschiedlich gehandhabt. In Untersuchungen konnte kein großer Unterschied zwischen «Nichtschwimmern» und Kindern, die lediglich mit dem Kopf oberhalb des Wassers schwimmen, festgestellt werden. Falls jedoch Tauchgänge geplant sind, oder die Gefahr besteht, dass der Kopf beim Schwimmen unter die Wasseroberfläche kommt, sollten speziell angepasste dichte Ohrstöpseln verwendet werden. Insbesondere durch Badewasser mit Seife oder Shampoo kann es zu entzündlichen Veränderungen im Mittelohr kommen, so dass der Einsatz von dichten Ohrstöpseln bei Baden sinnvoll erscheint.

Isaacson G, Rosenfeld RM: Care of children with tympanostomy tubes: A visual guide for the pediatrician. Pediatrics 93: 924–929, 1994.

11.206
**Ein Kind mit Schmerzen im Bereich des Ohres klagt über Doppelbilder.
Was ist Ihre Verdachtsdiagnose?**

Die beschriebenen Symptome deuten auf ein **Gradenigo-Syndrom** hin. Durch eine Beteiligung der Pyramidenspitze im Rahmen einer Otitis media oder Mastoiditis kann es zu einer Paralyse der Augenmuskeln (meist Abduzensparese) und einer Reizung des ipsilateralen Trigeminus (Schmerzen im Schläfen- und Scheitelbereich) kommen. Neben Doppelbildern und Blickparese können Lichtscheu, Tränenfluss und Hyperästhesie weitere Symptome sein.

Pharyngitis und Laryngotracheitis

11.207
Kann man durch die Racheninspektion eine bakterielle von einer viralen Tonsillopharyngitis unterscheiden?

Allein durch die Racheninspektion ist es nicht möglich eine bakterielle Tonsillopharyngitis durch beta-hämolysierende Streptokokken der Gruppe A (GAS) von einer viralen Tonsillopharyngitis zu unterscheiden. Ein plötzlicher Beginn mit Fieber, Kopfschmerzen, hochroten Tonsillen mit gelb-weißliche konfluierende Belägen oder Stippchen, Petechien am Gaumenbogen sowie geschwollenen zervikalen Lymphknoten deuten eher auf eine bakterielle Tonsillopharyngitis hin. Bei einer viralen Tonsillitis ist die Schleimhaut gerötet und es fallen häufig lymphatische Follikel am Gaumenbogen auf. Es bestehen meist weitere Symptome eines oberen Atemwegsinfektes wie Rhinitis, Husten, Konjunktivitis und meist nur subfebrile Temperaturen. Das klinische Bild bei bakterieller oder viraler Tonsillopharyngitis überschneidet sich jedoch, so dass allein aufgrund des Untersuchungsbefundes die Diagnose einer Streptokokken-Tonsillopharyngitis nicht gestellt werden kann. Durch einen Rachenabstrich mit Streptokokken-Antigen-Schnelltest und Kultur oder im Verlauf durch den Anstieg von Antistreptokokken-Antikörpern kann die Diagnose gesichert werden.

Gieseker, KE, et al: Evaluating the American Academy of Pediatrics diagnostic standard for streptococcus pyogenes pharyngitis: backup culture versus repeat rapid antigen testing. Pediatrics 111: 666–70, 2003.

11.208
Warum wird eine Tonsillopharyngitis durch beta-hämolysierende Streptokokken der Gruppe A (GAS) antibiotisch behandelt?

Die Streptokokken-Tonsillopharyngitis sollte rechtzeitig antibiotisch behandelt werden, da sich die **Krankheitsdauer** reduzieren lässt und einerseits die Häufigkeit von **lokalen Komplikationen** wie ein Peri- oder Retropharyngealabszess oder eine abszedierende Lymphadenitis verringert werden kann und andererseits **Streptokokkenfolgekrankheiten** wie das rheumatische Fieber oder eine Glomerulonephritis verhindert werden können. Aus **epidemiologischer Sicht** ist die antibiotische Behandlung sinnvoll, um eine Ausbreitung der Krankheit auf die Umgebung zu verhindern.

Keitzer R: Infektionen mit β-hämolysierenden Streptokokken der Gruppe A (GABS) und Streptokokkenfolgeerkrankungen. Monatsschr Kinderheilkd 151: 358–372, 2003.

11.209
Halten Sie einen Kontrollrachenabstrich nach einer Streptokokken-Tonsillopharyngitis für sinnvoll?

Nach Beginn einer entsprechenden antibiotischen Therapie wird der Rachenabstrich meist innerhalb von 24 Stunden negativ. Es gibt jedoch eine Anzahl von asymptomatischen GAS-Trägern, die auch nach der antibiotischen Therapie einen positiven Rachenabstrich haben. Ein Rachenabstrich mit Kultur hat also zur Verlaufsbeurteilung nur wenig Aussagekraft und andererseits sind asymptomatische GAS-Träger nur sehr selten Krankheitsübertrager. Man sollte sich also eher an den klinischen Symptomen orientieren. Lediglich bei Patienten mit früher durchgemachtem rheumatischem Fieber oder Familienangehörigen mit rheumatischer Karditis sind eine mikrobiologische Untersuchung und gegebenenfalls eine weitere antibiotische Behandlung notwendig.

Dajani A, et al: Treatment of acute streptococcal pharyngitis and prevention of rheumatic fever: A statement for health professionals. Pediatrics 96: 758–764, 1995.

11.210
Wodurch unterscheiden sich ein Kind mit GAS-Trägerstatus und einer interkurrierenden viralen Tonsillopharyngitis von einem Kind mit wiederholten Streptokokken-Tonsillopharyngitiden?

Siehe **Tabelle 11-14**.

Tabelle 11-14

GAS-Träger mit interkurrierender viraler Tonsillopharyngitis:	• Symptome einer viralen Infektion/oberer Atemwegsinfektion (Schnupfen, Husten, Konjunktivitis, Durchfall)
	• geringes Ansprechen auf antibiotische Therapie (schwierig zu beurteilen, da die virale Infektion selbstlimitierend verläuft)
	• Nachweis von GAS auch zwischen den Episoden mit viraler Tonsillopharyngitis
	• Nachweis des gleichen GAS-Serotyps in wiederholten Rachenkulturen in zeitlichem Abstand
	• keine serologische Reaktion auf die Infektion (z. B. Anti-Streptolysin O-Titer, Antistreptodornase B)
wiederholte akute GAS-Infektion:	• fehlende Symptome eines oberen Atemwegsinfekts
	• klinische Symptome, die auf eine bakterielle Tonsillopharyngitis hindeuten
	• deutliches Ansprechen auf die antibiotische Behandlung
	• kein Nachweis von GAS im infektfreien Intervall
	• verschiedene GAS-Serotypen bei den einzelnen Tonsillopharyngitis-Episoden
	• Anstieg der serologischen Antistreptokokken-Antikörper im Verlauf

Pichiero ME, et al: Incidence of streptococcal carriers in private practice medicine. Arch Pediatr Adolesc Med 153: 624–628, 1999.
Gerber MA Treatment failures and carriers: Perception or problem? Pediatr Infect Dis J 13: 576–579, 1994.

11.211
Wie behandeln Sie eine Tonsillopharyngitis mit positivem Nachweis von beta-hämolysierenden Streptokokken der Gruppe A (GAS)?

Eine antibiotische Behandlung mit einem oralen Penicillin über 10 Tage ist die Therapie der Wahl. Als Alternativen kommen Oralcephalosporine oder Makrolide (Erythromycin bei Penicillinallergie) in Betracht. Zusätzlich sollten schmerzlindernde (eventuell anästhesierende Lutschtabletten) und antiphlogistische Maßnahmen ergriffen werden.

11.212
Wann dürfen Kinder nach einer Tonsillopharyngitis mit positivem Nachweis von beta-hämolysierenden Streptokokken der Gruppe A (GAS) wieder in die Schule gehen?

Um eine Übertragung auf andere Kinder zu vermeiden, sollten Kinder mit GAS-Infektion erst 24 Stunden nach Beginn einer adäquaten Antibiotikatherapie wieder Gemeinschaftseinrichtungen wie Schule oder Kindergarten besuchen. Neben der Kontagiosität sollten jedoch auch das Allgemeinbefinden und die Krankheitssymptome des Kindes entscheidend sein, ob ein Schulbesuch wieder möglich ist. Ohne antibiotische Behandlung gelten die Kinder bis zu drei Wochen als infektiös.

Robert-Koch-Institut: Empfehlungen für die Wiederzulassung in Schulen und sonstigen Gemeinschaftseinrichtungen. Bundesgesundheitsblatt 44: 830–843, 2001.

11.213
Gibt es eine Tonsillopharyngitis durch GAS auch bei Kleinkindern?

Nach alter Lehrmeinung kommt eine Tonsillopharyngitis durch beta-hämolysierenden Streptokokken der Gruppe A (GAS) bei Kleinkindern nur ausgesprochen selten vor. Nach neueren Untersuchungen kommt eine GAS-Tonsillopharyngitis zwar vorwiegend bei Schulkindern vor, jedoch häufiger als früher angenommen auch bei Kleinkindern. In Untersuchungen konnte bei Kindern unter 2 Jahren mit Fieber und den klinischen Symptomen einer Tonsillopharyngitis bei 4 bis 6 % GAS nachgewiesen werden. Streptokokkenfolgekrankheiten wie rheumatisches Fieber scheinen im Kleinkindesalter jedoch ausgesprochen selten zu sein.

Nussinovitsch M, et al: Group A beta-hemolytic streptococcal pharyngitis in preschool children aged 3 months to 5 years. Clin Pediatr 38: 357–360, 1999.

Berkovitsch M, et al: Group A streptococcal pharyngotonsillitis in children less than 2 years of age – more common than is thought. Clin Pediatr 38: 365–366, 1999.

11.214
Wie lange nach Beginn einer Tonsillopharyngitis durch GAS kann ein rheumatisches Fieber durch eine antibiotische Behandlung zuverlässig verhindert werden?

Die antibiotische Behandlung einer GAS-Tonsillopharyngitis sollte so früh wie möglich begonnen werden. Jedoch ist auch bis zu 5 Tage nach Beginn der Tonsillopharyngitis noch nichts verloren, und ein Beginn der antibiotischen Behandlung in diesem Zeitrahmen verhindert ein rheumatisches Fieber zuverlässig. Die Therapie der Wahl der GAS-Tonsillitis ist die Gabe von Oralpenicillin.

Keitzer R: Infektionen mit beta-hämolysierenden Streptokokken der Gruppe A (GABS) und Streptokokkenfolgeerkrankungen. Monatsschr Kinderheilkd 151: 358–372, 2003.

11.215
Was ist eine Herpangina?

Eine Herpangina ist eine durch Coxsackie-Viren hervorgerufene Tonsillitis, die hauptsächlich in den Sommermonaten auftritt. Die Erkrankung beginnt typischerweise plötzlich mit hohem Fieber und in der Racheninspektion fallen wasserhelle Papulovesikel und Ulzerationen an den geröteten Gaumenbögen und den Tonsillen auf. Eine Herpangina hat nichts mit Herpes-Viren zu tun. Von einer Stomatitis aphtosa, die durch Herpes-simplex-Viren verursacht wird, kann die Herpangina abgegrenzt werden, da bei der Stomatitis aphtosa meist der vordere Teil der Mundhöhle mit den Lippen, der Zunge und das Zahnfleisch betroffen sind.

11.216
Wie manifestiert sich ein Peritonsillarabszess?

Ein Peritonsillarabszess kann sich als Komplikation nach einer Tonsillopharyngitis entwickeln. Bei der Racheninspektion fällt neben einer entzündlichen Rötung eine einseitige Vorwölbung im Bereich des Gaumenbogens, eventuell mit Verdrängung der Uvula zur Gegenseite auf. In ausgeprägten Fällen kann auch eine Kieferklemme oder ein inspiratorischer Stridor mir akuter Luftnot bestehen. Die Diagnose kann sonographisch gesichert werden.

11.217
In welcher Altersgruppe sind Kinder besonders anfällig für einen Retropharyngealabszess?

Insbesondere bei Kleinkindern kommen Retropharyngealabszesse vor, da bis zum Alter von 4 bis 5 Jahren kleine retropharyngeal gelegene Lymphknoten vorhanden sind, die bei älteren Kindern verschwinden. Die retropharyngealen Lymphknoten drainieren den hinteren Nasenraum und den Nasopharynx, so dass es nach Infektionen in diesem Bereich als Komplikation zu einem Retropharyngealabszess kommen kann. Als Symptome treten Fieber, Halsschmerzen, Schluckbeschwerden und eine Vorwölbung im Rachen auf. Unter Umständen kann es auch zu einem inspiratorischen Stridor mit akuter Luftnot kommen.

11.218
Wann ist Ihrer Meinung nach eine Tonsillektomie oder eine Adenotomie indiziert?

Die Indikationen für die Entfernung der Gaumen- beziehungsweise Rachenmandeln werden recht uneinheitlich gehandhabt. Grundsätzlich unterscheidet man zwischen absoluten und relativen Indikationen (s. **Tab. 11-15**).

11.219
Wie gehen Sie bei einem Kleinkind mit akuter Luftnot und inspiratorischem Stridor vor?

Die wichtigsten Differenzialdiagnosen des akuten Stridors mit Luftnot im Kleinkindesalter sind das **Krupp-Syndrom**, die **Fremdkörperaspiration** und die heutzutage seltene, aber gefährliche **Epiglottitis**. Als weitere seltene Differenzialdiagnosen kommen eine bakterielle

Tabelle 11-15

absolute Indikation:	• Hypertrophie der Tonsillen oder der adenoiden Vegetationen mit obstruktiver Apnoe, Cor pulmonale, Schluckbehinderung
	• persistierende oder rezidivierende Tonsillenblutung
	• maligne Veränderungen
Relative Indikationen	• Peritonsillarabszess
	• rezidivierende Tonsillopharyngitis
	• chronische Otitis media mit Erguss (Sero-Mukotympanon), Schallleitungsschwerhörigkeit
	• näselnde oder kloßige Sprache, überwiegende Mundatmung, Schnarchen
	• Mundgeruch durch Zelldetritus in kryptisch vernarbten Tonsillen

Kazahaya K, Potsic WP: Tonsillectomy and adenoidectomy. In Burg FD et al (eds): Current Pediatric Therapy, 17th ed. Philadelphia, W. B. Saunders, S. 929–932, 2002.

Laryngotracheitis, ein Peritonsillar- oder Retropharyngealabszess oder ein Keuchhustenanfall in Frage. Bei allen Fällen der akuten Luftnot sollten **Beruhigung** von Eltern und Kind, sowie die Gabe von **Sauerstoff** als Erstmaßnahmen bereits am Notfallort erfolgen. Das weitere Vorgehen muss anhand der Verdachtsdiagnose erfolgen:

- **Krupp-Syndrom:** Je nach Schweregrad des Krupp-Syndroms wird ambulant oder stationär behandelt. **Beruhigung** durch Nähe zu den Eltern, kühle feuchte Luft und **Sauerstoff**, sowie die Gabe von **prednisolonhaltigen Suppositorien** sind bei leichten Verläufen meist ausreichend. Das Kind sollte pulsoxymetrisch überwacht werden. Als weiteres Mittel der Wahl wird zusätzlich mit **Adrenalin** inhaliert. Bei schwereren Verläufen muss unter Umständen eine stationäre Aufnahme, eventuell auf die Intensivstation erfolgen. Eine Intubation ist dank der medikamentösen Behandlung nur noch selten notwendig.
- **Fremdkörperaspiration:** Bei Verdacht auf eine Fremdköperaspiration sollte das Kind möglichst so lange es in einem stabilen Zustand mit ausreichender Spontanatmung ist, rasch in ein Krankenhaus transportiert werden. Neben der **Beruhigung** des Kindes sollte auf jeden Fall **Sauerstoff** gegeben werden und die Atmung und die Sauerstoffsättigung überwacht werden. Eine Entfernung des Fremdkörpers sollte außerhalb des Krankenhauses nicht versucht werden, da es zu einer Verschlechterung der Situation durch eine Zunahme der Atemwegsobstruktion kommen kann. Bei fehlender oder geringer Atemexkursion und schlechtem Zustand des Kindes sollten hingegen zuerst die Atemwege frei gemacht werden (**Inspektion der Mundhöhle**), der Kopf leicht überstreckt werden und gegebenenfalls mittels einer **Maske beatmet** werden. Lässt sich auch durch die Maskenbeatmung keine Atemexkursion (Thoraxhebung) erreichen, so sollte durch «**künstliche Hustenstöße**» (Rückenschläge, Thoraxkompressionen, Heimlich-Manöver) versucht werden den Fremdkörper zu mobilisieren. Bei weiterhin fehlender Spontanatmung muss eine Intubation erfolgen, wobei sich der Fremdkörper unter Umständen mit einer Magill-Zange entfernen lässt, oder zumindest in einen Hauptbronchus vorgeschoben werden kann, so dass eine Beatmung über eine Lunge möglich ist. Als letzte Möglichkeit kann noch eine **Koniotomie** lebensrettend sein. Im Krankenhaus kann die Diagnose einer Fremdkörperaspiration durch ein **Thoraxröntgenbild** bestätigt werden, und der Fremdkörper durch eine **Bronchoskopie** entfernt werden.
- **Epiglottitis:** Die akute Epiglottitis ist ein absoluter Notfall. Bei Verdacht auf eine Epiglottitis sollte ein sofortiger Transport unter **ärztlicher Begleitung mit pulsoxymetrischer Überwachung** ins Krankenhaus erfolgen. Das Kind sollte dabei zur **Beruhigung** auf dem Schoß der Eltern sitzen können und **Sauer-**

stoff sollte gegeben werden. **Invasive Maßnahmen (Injektion, Racheninspektion) sind unbedingt zu vermeiden**, da eine akute Erstickungsgefahr und ein hohes Risiko für einen reflektorischen Herzstillstand bestehen. Bei ateminsuffizienten Kindern kann mittels einer **Maskenbeatmung** meist die Zeit bis ins Krankenhaus überbrückt werden. Im Krankenhaus erfolgt in Intubationsbereitschaft (Intensivstation) eine Racheninspektion. Bestätigt sich der Verdacht auf eine Epiglottitis wird das Kind intubiert. Da die Intubation eines Kindes mit Epiglottitis sehr schwierig sein kann, sollte die Intubation von erfahrenen Kollegen durchgeführt werden. Im Rahmen der Inspektion/Intubation wird auch ein Rachenabstrich entnommen und anschließend eine antibiotische Behandlung (Cephalosporin der 3. Generation wie z.B. Cefotaxim) begonnen.

Klär-Hlawatsch B, Kamin W: Akute Luftnot im Kindesalter. Monatsschr Kinderheilkd 149: 459–465, 2001.

11.220
Wie unterscheiden Sie klinisch eine akute Epiglottitis von einem Krupp-Syndrom?

Sowohl das **Krupp-Syndrom** (stenosierende Laryngotracheitis oder auch Pseudokrupp) wie auch die **Epiglottitis** (supraglottische Laryngitis) sind Krankheitsbilder, die sich mit den Leitsymptomen **akute Luftnot** und **inspiratorischen Stridor** manifestieren. Durch anamnestische und klinische Merkmale kann man die Krankheitsbilder unterscheiden. Obwohl die akute Epiglottitis seit Einführung der Impfung gegen Haemophilus influenzae Typ b selten geworden ist, muss man auch bei geimpften Kindern an eine Epiglottitis denken, da auch Staphylococcus aureus, Streptococcus haemolyticus und Pneumokokken als Erreger in Frage kommen. Eine weitere wichtige Differenzialdiagnose der akuten Luftnot mit Stridor stellt die **Fremdkörperaspiration** dar (s. **Tab. 11-16**).

11.221
Kennen Sie die Schweregradeinteilung des Krupp-Syndroms?

Man unterscheidet beim Krupp-Syndrom anhand klinischer Symptome 4 Schweregrade (s. **Tab. 11-17**.

Die Therapie richtet sich nach dem Schweregrad des Krupp-Syndroms. Neben der **Beruhigung** des Kindes, **kühler Umgebungsluft** und der Gabe von **Sauerstoff** ist beim Grad I und II meist die Gabe von **prednisolonhaltigen Suppositorien** (Wirkungseintritt nach 1 bis 2 Stun-

Tabelle 11-16

	Krupp-Syndrom	Epiglottitis
Alter	Säuglinge, Kleinkinder (6. Lebensmonat bis 5. Lebensjahr)	Kleinkinder und junge Schulkinder (3. bis 7. Lebensjahr)
Häufigkeit	Häufig	seit Einführung der Hib-Impfung sehr selten
Auftreten	schleichender Beginn im Rahmen eines banalen Atemwegsinfekts, häufig abends oder nachts, gehäuft im Herbst und Winter	rasche Manifestation der Symptome, ganztags, ganzjährig
Begleitsymptome	vorausgehender oberer Atemwegsinfekt, raue Stimme, Heiserkeit, bellender Husten, milde Halsschmerzen	Halsschmerzen, Schluckstörung, Speichelfluss, kloßige Sprache, (Husten und Heiserkeit fehlen meist)
Temperatur	meist nur leicht erhöhte Temperatur	hohes Fieber (mehr als 39 °C)
Allgemeinzustand	leichte bis schwere Verläufe möglich	schwerkrankes Kind
Atemnot	leichte bis schwere Verläufe möglich (Einteilung in 4 Schweregrade je nach Stridor, Einziehungen, Kreislaufreaktion)	meist ausgeprägter inspiratorischer Stridor, schwere Atemnot, Einziehungen, Kreislaufreaktion, Kind sitzt meist aufrecht in «sniffing-dog»-Stellung

Tabelle 11-17

Grad I	bellender Husten, Heiserkeit, lediglich leiser Stridor (Zunahme bei Aufregung)
Grad II	Ruhestridor, beginnende Atemnot, leichte juguläre Einziehungen
Grad III	Atemnot in Ruhe, ausgeprägte Einziehungen (auch thorakal und subkostal), Kreislaufreaktion (Blässe, Tachykardie)
Grad IV	schwere Atemnot, beginnende Ateminsuffizienz, Zyanose, Kreislaufreaktion (Bradykardie), Somnolenz, Erstickungsgefahr

den) und gegebenenfalls die **Inhalation mit Adrenalin** ausreichend (Wirkungseintritt nach 10, Wirkungsdauer 30 bis 120 Minuten). Eine stationäre Aufnahme ist meist nicht notwendig. Bei schweren Verläufen (Grad III und IV) werden die gleichen Maßnahmen wie bei leichten Verläufen ergriffen, jedoch ist eine stationäre Aufnahme, eventuell sogar sofortige Aufnahme auf die Intensivstation (Intubation, Sedierung) indiziert.

Zach MS, Modl M: Zeitgemäße Therapie des Krupp-Syndroms. Monatsschr Kinderheilkd 146: 914–923, 1998.

11.222
Wann halten Sie eine stationäre Behandlung eines Kindes mit Krupp-Syndrom für sinnvoll?

Ob ein Kind mit einem Krupp-Syndrom ambulant oder stationär behandelt werden sollte, muss von Fall zu Fall entschieden werden, da neben den klinischen Symptomen und dem Alter auch das soziale Umfeld einen entscheidenden Einfluss hat. Einige zu berücksichtigende Aspekte sind im Folgenden aufgeführt:

- Säuglinge
- Schweregrad III und IV
- erneuter Stridor nach Nachlassen der Wirkung von prednisolonhaltigen Suppositorien und Inhalation mit Adrenalin (dreistündiger Beobachtungszeitraum)
- **anamnestische** Risikofaktoren wie frühere schwere Krupp-Syndrome, bekannte Obstruktion der oberen Luftwege, vorausgegangene Intubation, etc.
- **soziale** Risikofaktoren wie Überforderung der Eltern, große Distanz zwischen Krankenhaus und Wohnort, fehlende Verfügbarkeit eines Fahrzeugs, schlechte Wetter- oder Straßenbedingungen, etc.

Klär-Hlawatsch B, Kamin W: Akute Luftnot im Kindesalter. Monatsschr Kinderheilkd 149: 459–465, 2001.

11.223
Wie verabreichen Sie Steroide in der Behandlung des Krupp-Syndroms?

Sowohl für die orale, intramuskuläre, inhalative wie auch für die rektale Gabe von Steroiden konnte die Wirksamkeit nachgewiesen werden. Die Intubationsrate und die Hospitalisierungsrate lassen sich durch die Gabe von Steroiden verringern. Da eine Inhalation bei ängstlichen oder aufgeregten Kindern unter Umständen zu einer Verschlechterung der klinischen Situation führen kann, hat sich in Deutschland die rektale Gabe durchgesetzt. Man verabreicht prednisolonhaltige Suppositorien (**100 mg Prednisolon rektal**), was eine recht hohe Dosierung darstellt, die auch bei unsicherer rektaler Resorption meist zu einer therapeutischen systemischen Wirkung führt. Mit Nebenwirkungen ist nicht zu rechnen, da es sich um eine einmalige Gabe handelt.

Ausejo M, et al: The effectiveness of glucocorticoids in treating croup: Meta-analysis. BMJ 319: 595–600, 1999.
Johnson DW, et al: A comparison of nebulized budensonide, intremuscular dexamthasone and placebo for moderately severe croup. N Engl J Med 339: 498–503, 1998.

11.224
Was müssen Sie bezüglich einer ambulanten Behandlung beachten, wenn sie bei einem Kind mit Krupp-Syndrom ein Inhalation mit Adrenalin durchgeführt haben?

Die Wirkung der Adrenalin-Inhalation setzt bereits nach 10 Minuten ein, beginnt jedoch bereits nach 30 Minuten nachzulassen und hält maximal für ungefähr 2 Stunden an. Aus diesem Grund kann es nach diesem Zeitraum zu einem erneuten Auftreten der Luftnot und des Stridors kommen. Ambulant behandelte Kinder sollten nach einer Adrenalin-Inhalation ungefähr 3 Stunden beobachtet werden. In diesem Zeitraum (nach 1 bis 2 Stunden) setzt die Wirkung des prednisolonhaltigen Suppositoriums ein. Bei kompetenten Eltern können die Kinder nach diesem Beobachtungszeitraum nach Hause entlassen und ambulant betreut werden. Man muss jedoch auf die Gefahr eines Rezidivs, auch in den folgenden Nächten, hinweisen.

Rhizos JD, et al: The disposition of children with croup treated with racemic epinephrine and dexamethasone in the emergency department. J Emerg Med 16: 545–539, 1998.

Ledwith CA, et al: Safety and efficacy of nebulized racemic epinephrine in conjunction with oral dexamthasone and mist in the outpatient treatment of croup. Ann Emerg Med 25: 331–337, 1995.

11.225
Das Einatmen von kühler feuchter Luft soll beim Krupp-Syndrom hilfreich sein. Was halt Sie davon?

Zu den gängigen Empfehlungen der Behandlung des Krupp-Syndroms gehört auch das Einatmen von kalter feuchter Luft. Tatsächlich berichten Eltern häufig, dass sich auf der Fahrt mit dem Auto durch die kalte feuchte Nachtluft bis ins Krankenhaus die Symptomatik des Kindes schon deutlich gebessert habe. Theoretisch vermutet man durch die kühle Luft einen vasokonstriktorischen Effekt auf die Schleimhäute, und durch die Luftfeuchtigkeit einen verdünnenden Effekt auf die Schleimsekretion. Einen wissenschaftlichen Nachweis für diese Therapie gibt es jedoch nicht. Trotzdem sollte man diese Therapie empfehlen, da die kühle feuchte Luft subjektiv als angenehm empfunden wird. Wahrscheinlich ist der beruhigende Effekt, dadurch dass die Eltern das Kind während des Transports auf dem Arm tragen als entscheidender für die Besserung der Symptomatik einzuschätzen.

Bourchier D et al: Humidification in viral croup: A controlled trial. Aust Paediatr J 20: 289, 1984.

11.226
Was versteht man unter einem «echten» Krupp?

Als **«echten» Krupp** bezeichnet man die heutzutage seltene Kehlkopfdiphtherie, die typischerweise mit Pseudomembranen einhergeht. Zur Abgrenzung davon wurde das **virale Krupp-Syndrom** früher auch als «Pseudokrupp» bezeichnet. Als weitere Krankheitsbilder mit ähnlicher Symptomatik (Luftnot, Stridor, Heiserkeit, bellender Husten, etc.) sollte noch der **spasmodische Krupp** und die seltene **bakterielle Laryngotracheitis** in die differenzialdiagnostischen Überlegungen einbezogen werden. Die bakterielle Laryngotracheitis wird meist durch Staphylococcus aureus verursacht und tritt insbesondere bei älteren Kindern oder nach vorangegangenen viralen Infekten oder Verletzungen im Bereich des Halses und der Trachea auf.

11.227
Was versteht man unter einem spasmodischen Krupp?

Der spasmodische Krupp ist ein bislang wenig verstandenes Krankheitsbild, welches mit rezidivierenden Krupp-Attacken (Luftnot, Stridor, Heiserkeit, bellender Husten, etc.) einhergeht. Der spasmodische Krupp manifestiert sich meist nachts und es sind hauptsächlich Kleinkinder (2. und 3. Lebensjahr) betroffen. Im Gegensatz zum viralen Krupp-Syndrom tritt der spasmodische Krupp meist nicht im Rahmen eines Atemwegsinfektes auf und die Kinder sind typischerweise afebril. Die Therapie des spasmodischen Krupp entspricht der Behandlung des viralen Krupp-Syndroms (Beruhigung, feuchte kühle Luft, Sauerstoff, Prednisolon, Inhalation mit Adrenalin). Es kommt häufig zu Rezidiven. Man vermutet, dass es sich beim spasmodischen Krupp pathogenetisch um eine allergische Reaktion eines hyperreaktiven Bronchialsystems handelt. Aus den wenigen Fällen, bei denen eine Intubation notwendig ist, weiß man, dass bei spasmodischen Krupp die Schleimhaut typischerweise blass und feucht, wie bei allergischen Reaktionen ist, und sich nicht das typische entzündlich geschwollene Bild eines viralen Krupp-Syndroms zeigt. Ob es sich beim spasmodischen Krupp wirklich um ein eigenständiges Krankheitsbild handelt, ist umstritten.

Sinusitis

11.228
Wann entwickeln sich die Nasennebenhöhlen im Kindesalter?

Die **Kieferhöhle** und die **Siebbeinzellen** sind bereits bei der Geburt angelegt. Die **Keilbeinhöhle** wird ab dem Alter von 2 bis 3 Jahren pneumatisiert und ist meist bis zum Ende des 6. Lebensjahres entwickelt. Die Entwicklung der **Stirnhöhlen** ist äußerst variabel. Die Pneumatisation beginnt zwischen dem 3. bis 7. Lebensjahr und ist erst ab dem 7. bis 12. Lebensjahr so weit entwickelt, dass die Stirnhöhlen erkranken können.

American Academy of Pediatrics: Clinical Practice Guideline: Management of Sinusitis. Pediatrics 108: 798–807, 2001.

11.229
Wie hoch schätzen Sie die Anzahl der Jugendlichen bei denen die Stirnhöhlen radiologisch nicht darstellbar sind?

Bei ungefähr 10 % der Normalbevölkerung sind die Stirnhöhlen auch im Jugendlichen- und Erwachsenenalter nicht pneumatisiert und somit auch radiologisch nicht darstellbar.

11.230
Welche Faktoren prädisponieren für eine chronische Sinusitis?

Patienten mit **behinderter Nasenatmung** (hyperplastische Adenoide, Polypen, anatomische Fehlbildungen, Fremdkörper), Störungen oder Schädigung der **Nasenschleimhaut** (Stäube, Dämpfe) oder der **Zilienfunktion** (Mukoviszidose, Kartagener-Syndrom), **atopische Erkrankungen** (allergische Rhinitis) oder **Immundefekte** neigen zu chronischer Sinusitis.

11.231
Spricht eine Rhinitis mit dickem zähflüssigem grünem Nasensekret am zweiten Erkrankungstag eines oberen Atemwegsinfekts für eine bakterielle Sekundärinfektion der Nasennebenhöhlen?

Das Aussehen des Nasensekrets (z. B. Farbe, Konsistenz, etc.) ist zu Beginn eines oberen Atemwegsinfektes nicht zur Unterscheidung zwischen einer viralen oder bakteriellen Infektion geeignet. Die meisten oberen Luftwegsinfekte sind **viraler Genese**, so dass eine eitrige Rhinitis vor dem 7. bis 10. Krankheitstag eine wichtige Ursache für die zu häufige Gabe von Antibiotika darstellt. Bei einer persistierenden viralen Rhinitis oder einer Verschlechterung der Symptomatik eines viralen Atemwegsinfektes nach 5 bis 7 Krankheitstagen sollte jedoch an eine bakterielle Sekundärinfektion der Nasennebenhöhlen gedacht werden.

O'Brien KL, et al: Acute sinusitis – Principles of judicious use of antimicrobial agents. Pediatrics 101:14–17, 1998.

11.232
Welche Bedeutung messen Sie der Diaphanoskopie der Kieferhöhle bei?

Die Diaphanoskopie, also die Durchleuchtung der Kieferhöhle mit einer Lampe von der Mundhöhle aus, kann unter Umständen seitendifferente Befunde je nach Pneumatisation, Schleimhautschwellung oder Erguss ergeben. Die diagnostische Aussage dieser Untersuchung ist jedoch gering.

11.233
Wie stellen Sie die Diagnose einer akuten Sinusitis?

Die Diagnose einer akuten Sinusitis wird aus **anamnestischen** und **klinischen** Angaben gestellt. Meist entwickelt sich im Rahmen eines banalen viralen Atemwegsinfekts eine sekundäre bakterielle Infektion der Nasennebenhöhlen. Anhaltender Husten und Schnupfen über mehr als 5 bis 7 Tage, oder eine akute Verschlechterung der Symptomatik mit Fieber sind die häufigsten Manifestationen. Zusätzlich besteht eine Druckgefühl und Schmerzempfinden, sowie ein Klopfschmerz im Bereich der betroffenen Nasennebenhöhlen (Mittelgesicht, Augen, Stirn). Röntgenaufnahmen sind in der Diagnostik einer akuten Sinusitis nicht ausreichend sensitiv. Bei chronischer Sinusitis oder Komplikationen sind weitere diagnostische Maßnahmen (Röntgen, Sonographie, CT, Endoskopie) erforderlich.

11.234
Welche Röntgenaufnahmen fertigen Sie an um bei einem 4-jährigen eine chronische Sinusitis darzustellen?

Bei Kindern unter 6 Jahren sind lediglich die Kieferhöhlen und die Siebbeinzellen so weit entwickelt, dass sie erkranken können. Bei 80 % der Kinder in dieser Altersgruppe sind alle pneumatisierten Sinus betroffen. Man fertigt anteroposteriore (Caldwell) und occipitomentale (Waters) Aufnahmen an. Bei älteren Kindern sind zur Beurteilung der Keilbeinhöhle laterale Aufnahmen sinnvoll.

11.235
Welche Auffälligkeiten können Ihnen im Röntgenbild Hinweise auf eine Sinusitis geben?

- Spiegelbildung
- homogene Verschattung einer Nasennebenhöhle
- Schleimhautschwellung über 4 mm

Die genannten Auffälligkeiten sind nicht spezifisch für eine Sinusitis, können jedoch bei bestehendem klinischem Verdacht die Diagnose erhärten.

11.236
Wann halten Sie eine Computertomographie zur Abklärung einer Sinusitis für indiziert?

Im Rahmen einer akuten Sinusitis kommt es selten zu **schweren Komplikationen**, die eine intensivere Diagnostik erfordern. Hierzu zählen eine Ausbreitung der Entzündung auf die Orbita, eine Osteomyelitis oder eine Sinus-cavernosus Thrombose. Bei Verdacht auf diese Komplikationen (**Lidschwellung, ZNS-Symptome**) sollte eine Computertomographie durchgeführt werden.

Bei einer chronischen Sinusitis (z. B. Mukoviszidose) lassen sich Mukozelen und Polypen in der Computertomographie darstellen. Auch bei anatomischen Fehlbildungen, oder vor operativer Behandlung ist eine computertomographische Abklärung sinnvoll.

Wals ER: Sinusitis. Ped Annal 27: 811–818, 1998.

11.237
Welches sind die häufigsten Erreger einer Sinusitis?

Im Rahmen von **viralen Infekten** der Atemwege sind häufig die Nasennebenhöhlen mit betroffen. Durch eine Schwellung der Nasenschleimhaut kommt es zu einer Belüftungsstörung und einer Abflussbehinderung der Nasennebenhöhlen und somit zu einer Begleitsinusitis. Die meisten Nasennebenhöhlenentzündungen sind also viraler Genese (80 %), aber auch allergische Ursachen (20 %) sind häufig. Durch den Sekretstau kann es nach einigen Tagen zu einer **bakteriellen Sekundärinfektion** kommen. Bei der akuten Sinusitis sind **Streptococcus pneumoniae**, **Haemophilus influenzae** und **Moraxella catarrhalis** die häufigsten bakteriellen Erreger. Bei Patienten mit chronischer Sinusitis spielen **Staphylococcus aureus** und **Anaerobier** eine wichtigere Rolle als die bakteriellen Erreger der akuten Sinusitis. Als Sonderfälle spielen **Pseudomonaden** bei Patienten mit Mukoviszidose und Pilze (**Aspergillus**) bei Patienten mit Immundefekten eine Rolle.

11.238
Wie behandeln Sie eine akute Sinusitis?

In den meisten Fällen ist eine **symptomatische Behandlung** mit abschwellenden Nasentropfen, Nasenspülung mit NaCl-Lösung, Inhalation, Analgetika und nichtsteroidalen Antiphlogistika ausreichend.

Bei Kindern mit schwerer Sinusitis, hohem **Fieber** und dem Verdacht auf **bakterielle Sekundärinfektion**, sowie bei **Risikokindern** (vor dem 5. Lebensjahr, Grunderkrankung) sollte falls kein Erregernachweis möglich ist eine empirische Antibiotikatherapie nach dem zu erwartendem Erregerspektrum erfolgen. Als Mittel der ersten Wahl werden Aminopenicilline und Cephalosporine der 2. Generation über 7 bis 10 Tage eingesetzt. Meist tritt innerhalb von 3 bis 4 Tagen eine Besserung ein.

Tuberkulose

11.239
Bei welchen Kindern sollte ein Tuberkulintest (Mendel-Mantoux-Test) durchgeführt werden?

Im Rahmen der aktiven Fallsuche wird versucht Tuberkulose-Erkrankte frühzeitig zu diagnostizieren und die entsprechenden medikamentösen Maßnahmen einzuleiten (Chemoprophylaxe, Chemoprävention, kombinierte Chemotherapie) Als Indikationen für den Mendel-Mantoux-Test gelten im Kindesalter (s. **Tab. 11-18**).

Als epidemiologisches Screening kann man mit Hilfe von vier Fragen mit großer Sicherheit (99,8 %) die Kinder herausfinden, bei denen kein Mendel-Mantoux-Test durchgeführt werden muss. Wenn alle vier Fragen verneint werden, erscheint ein Test nicht erforderlich.

- Bestand Kontakt zu einer infektiösen Tuberkulose?
- Stammen Familienangehörige aus Hochprävalenzländern oder war das Kind über längere Zeit in einem Hochprävalenzland?
- Hat das Kind regelmäßig Kontakt zu Risikopopulationen?
- Ist das Kind HIV infiziert?

Magdorf K: Prävention der Tuberkulose im Kindesalter. Update 2001. Monatsschr Kinderheilkd 149: 713–716, 2001.

Ozuah PO, et al: Evaluation of a risk assessment questionnaire used to target tuberculin skin testing in children. JAMA 285: 451–453, 2001.

11.240
Wie wird der Mendel-Mantoux-Test durchgeführt?

Der Mendel-Mantoux-Test wird an der Unterarmvolarseite verabreicht. Man appliziert streng **intrakutan** eine Testdosis gereinigtes Tuberkulin, so dass eine weißliche Quaddel von 6 bis 10 mm Durchmesser entsteht. Seit Herbst 2004 ist in Deutschland das von der WHO empfohlene Standardtuberkulin PPD RT 23 SSI zugelassen. In der Routinediagnostik wird eine Testdosierung von 2 TE PPD RT 23 SSI (0,1 ml) eingesetzt, was der früher verwendeten Tuberkulinkonzentration von 5 IE PPD (purified protein derivative) des GT 10 entspricht. Bei der Tuberkulinreaktion handelt es sich um eine zellvermittelte Überempfindlichkeitsreaktion vom verzögerten Typ (Typ IV der Allergie), so dass der Test nach 72 Stunden abgelesen werden kann.

Paul-Ehrlich-Institut. Information für Ärzte und Apotheker. Zulassung und Chargenfreigabe von Tuberkulin PPD RT 23. www.pei.de.

11.241
Wie interpretieren Sie einen Mendel-Mantoux-Test?

Der Mendel-Mantoux-Test wird nach frühestens 72 Stunden abgelesen. Als positive Reaktion wird eine **Induration von mehr als 5 mm** Durchmesser beurteilt, eine alleinige Rötung hat keine diagnostische Bedeutung. Als **Interventionskriterien** für die entsprechenden weiteren Maßnahmen (Röntgen-Thorax und gegebenenfalls Chemoprävention oder Chemotherapie) sind das Ausmaß der Induration und die klinischen Symptome sowie epidemiologische und sozialen

Tabelle 11-18

sofortige Testung und bei negativem Ergebnis Wiederholung des Tests nach 3 Monaten:	• klinische Symptome einer Tuberkulose wie pulmonale Symptome (Husten), persistierende Lymphknotenschwellung, Gedeihstörung, Gewichtsverlust, Nachtschweiß, Erythema nodosum, etc. • radiologische Auffälligkeiten • Kontakt zu Tuberkulose-Erkrankten (Indexfall) • Kinder von Emigranten aus Hochprävalenzländern
vor Reiseantritt und 3 Monate nach Reiserückkehr:	• längere Aufenthalte in Hochprävalenzländern mit engem Kontakt zur Bevölkerung
jährliche Testung	• Kinder mit Immundefekten (z. B. HIV) • ggf. Kinder mit Kontakt zu Risikopopulationen

Faktoren (z. B. Kontakt zu Tuberkulose) entscheidend.

- Bei **aktuellem Kontakt zu infektiöser Tuberkulose**, **klinischen Symptomen** oder **Immunsuppression** und bei **erstmalig positiver Tuberkulinreaktion** ist bei **jeder Induration** eine weitere Abklärung und gegebenenfalls eine Chemoprävention oder Chemoprophylaxe indiziert.
- Bei engem **Kontakt zu Risikogruppen** (Familie, Reise) ist bei einer Induration von **mehr als 10 mm** eine weitere Abklärung und gegebenenfalls eine Chemoprävention oder Chemoprophylaxe indiziert. Als Risikopopulation gelten Personen aus Hochprävalenzländern, Personen aus Gemeinschaftsunterkünften (Asylanten, Häftlinge) oder exponierten medizinischen Einrichtungen, Obdachlose, Drogen- und Alkoholabhängige, sowie Patienten mit konsumierenden Erkrankungen oder Immunsuppression (z. B. HIV-Infizierte).
- Bei **Kindern unter 4 Jahren** ohne Tuberkulosekontakt oder Kontakt zu Risikogruppen ist bei einer Induration von **mehr als 10 mm** eine weitere Abklärung und gegebenenfalls eine Chemoprävention oder Chemoprophylaxe indiziert.
- Bei **Kindern über 4 Jahren** ohne Tuberkulosekontakt oder Kontakt zu Risikogruppen ist bei einer Induration von **mehr als 15 mm** eine weitere Abklärung und gegebenenfalls eine Chemoprävention oder Chemoprophylaxe indiziert.

Der Mendel-Mantoux-Test kann sich bei Verdacht auf Tuberkulose hilfreich erweisen, hat aber alleine keine definitive Aussagekraft um eine Tuberkulose auszuschließen oder zu bestätigen. Die Diagnose kann nur unter Beachtung weiterer diagnostischer Kriterien wie kulturellem Nachweis, Kontakt zu Tuberkulose, bildgebender Diagnostik und klinischen Symptomen gestellt werden.

Das Ergebnis des Mendel-Mantoux-Test wird im Impfpass dokumentiert.

American Academy of Pediatrics. Tuberculosis. In: Pickering LK (ed): 2003 Red Book, Report of the Committee on Infectious Diseases, 26th ed. Elk Grove Village IL, American Academy of Pediatrics, S643, 2003.

11.242
Welche Gründe für einen falsch-negativen Mendel-Mantoux-Test (Tuberkulinhauttest) kennen Sie?

- unsachgemäße Anwendung (Tuberkulin muss streng intrakutan verabreicht werden)
- Test während der präallergischen Phase (Test wird erst 2 bis 10 Wochen nach Infektion positiv)
- Anergie bei schwerer generalisierter Tuberkulose (Miliartuberkulose, Meningitis tuberculosa)
- nach Lebendimpfungen
- nach Virusinfektionen (bis zu 8 Wochen danach)
- angeborene oder erworbene Immundefekte
- Sarkoidose
- maligne Erkrankungen des lymphatischen Systems

11.243
Warum ist der Tine-Test (Stempeltest) kein geeigneter Test für die Abklärung einer Tuberkulose?

- Die Sensitivität und Sensibilität des Tine-Tests sind unzureichend.
- Die exakte Dosierung der verabreichten Antigene kann nicht standardisiert werden, was zu Schwierigkeiten bei der Interpretation des Testes führt. Jeder positive Tine-Test muss mit dem Mendel-Mantoux-Test bestätigt werden.
- Bei einem positiven Tine-Test kann es bei Patienten, die zuvor mit BCG geimpft worden sind, oder an einer nichttuberkulösen Mykobakteriose erkrankt sind, zu einer Booster Reaktion kommen, wenn im Verlauf ein Mendel-Mantoux-Test durchgeführt wird.

Starke JR, Correa AG: Management of mycobacterial infection and disease. Pediatr Infect Dis J 14: 455–470, 1995.

11.244
Welche Diagnostik führen Sie bei Verdacht auf Tuberkulose durch?

In der **ausführlichen Anamnese** muss neben möglichen Symptomen (rezidivierendes Fieber, Gewichtsverlust, Lymphknotenschwellung, Husten, etc.) unbedingt auch nach einer HIV-Infektion beim Patienten gefragt werden. In der Familien- und Sozialanamnese sollte die Herkunft erfragt und nach weiteren symptomatischen Familienangehörigen gesucht werden. Auch HIV-Infektionen in der Umgebung des Patienten, Kontakte zu Risikopopulationen und Auslandsreisen sollten eruiert werden. Auch nach einer vorausgegangenen Impfung oder nach einem früheren Mendel-Mantoux-Test muss gefragt werden (Impfpass). Die vollständige **körperliche Untersuchung** sollte auch eine Narbe nach BCG-Impfung erfassen. Als weitere Diagnostik werden ein **Mendel-Mantoux-Test** und ein **Thoraxröntgenbild** durchgeführt. Für die **bakteriologische Diagnostik** werden Sputum oder Magensaftaspirat mikroskopisch untersucht und ein kultureller Nachweis angestrebt. Je nach klinischen Symptomen wird auch ein Nachweis aus Urin, eine Lumbalpunktion zur Liquoruntersuchung oder eine Biopsieentnahme (z. B. aus Lymphknoten) notwendig.

Als präventive Maßnahme ist die Umgebungsuntersuchung (Mendel-Mantoux-Test) im Umfeld des erkrankten Kindes von großer Bedeutung.

11.245
Welche Kriterien sind für die Diagnose einer behandlungsbedürftigen Tuberkulose entscheidend?

Die Symptome einer Tuberkulose sind häufig unspezifisch und die Kinder fallen meist im Rahmen einer Umgebungsuntersuchung eines Indexpatienten auf. Die Diagnose und das weitere Vorgehen hängen von folgenden Kriterien ab:

- Der **kulturelle Nachweis** von M. tuberculosis sichert die Diagnose.
- Bei **Kontakt zu einer infektiösen Tuberkulose** (Indexfall) sollte bis zum Beweis des Gegenteils von einer Infektion ausgegangen werden (Mendel-Mantoux-Test und bei negativem Befund Wiederholung in 3 Monaten)
- ein **positiver Mendel-Mantoux-Test** (sichert bei zusätzlichen klinischen oder radiologischen Symptomen ebenfalls die Diagnose)
- **klinische oder radiologische Symptome** (sichern bei Indexpatienten ebenfalls die Diagnose)

11.246
Wie versuchen Sie Material für den kulturellen Nachweis einer Tuberkulose bei einem Kleinkind zu gewinnen?

Bei älteren Kindern kann man aus einer Sputumprobe den mikroskopischen und kulturellen Nachweis von Mykobakterien versuchen. Erfahrungsgemäß gelingt dies bei Kindern unter 10 Jahren aufgrund mangelnder Sputumproduktion und geringer Keimzahl meist nicht. Aus diesem Grund sollte bei Kindern unter 10 Jahren der Keimnachweis aus **Magensaftaspirat** geführt werden. Es wird dazu an drei aufeinander folgenden Tagen am Morgen nüchtern (nächtlich verschlucktes Sputum) über eine Magensonde Magensaft gewonnen. Für das Aspirat sollte destilliertes Wasser verwendet werden und der Magensaft muss vor dem versenden neutralisiert werden. Der kulturelle Nachweis aus Magensaft gelingt in ca. 40 % der Fälle.

11.247
Was ist der Unterschied zwischen Chemoprophylaxe, Chemoprävention und kombinierter Chemotherapie im Rahmen der Tuberkulosebehandlung?

- **Chemoprophylaxe**: Bei Kindern, die Kontakt zu einer infektiösen Tuberkulose (Indexfall) hatten, muss bis zum Beweis des Gegenteils von einer Infektion ausgegangen werden. Man führt einen Mendel-Mantoux-Test durch. Auch bei negativem Ergebnis wird für 3 Monate mit Isoniazid (INH) eine Chemoprophylaxe durchgeführt. Nach 3 Monaten wird der Test wiederholt und ggf. die Chemoprophylaxe beendet, oder bei positivem Befund eine Chemoprävention durchgeführt.
- **Chemoprävention**: Bei einem positiven Mendel-Mantoux-Test und erfüllten Interventionskriterien muss klinisch, radiologisch und kulturell eine Tuberkulose ausgeschlossen werden. Zeigen sich radiologisch keine Auffälligkeiten ist von einer **latenten Tuberkuloseinfektion** (infiziertes Kind ohne nachweisbaren Organbefund) auszugehen, die eine Chemoprävention mit Isoniazid (INH) über 9 Monate erfordert.

- **Kombinierte Chemotherapie**: Bei Kindern mit gesicherter behandlungsbedürftiger Tuberkulose wird als Standardtherapie mit einer Dreifachkombination aus Isoniazid (INH), Rifampicin (RMP) und Pyrazinamid (PZA) über 2 Monate und anschließend weitere 4 Monate mit INH und RMP behandelt (unkomplizierter Primärtuberkulose). Bei komplizierter Primärtuberkulose wird ebenfalls 2 Monate mit INH, RMP und PZA behandelt, anschließend jedoch über 7 Monate mit INH und RMP.

RKI-Ratgeber Infektionskrankheiten – Merkblätter für Ärzte. Tuberkulose. Epidemiologisches Bulletin 11: 85–91, 2002.

11.248
Warum wird zur Behandlung der Tuberkulose eine Dreifach-Medikamentenkombination eingesetzt?

Zwei Eigenschaften von M. tuberculosis machen die Eradikation schwierig. Einerseits haben Mykobakterien eine langsame Teilungsrate oder teilen sich über eine gewisse Zeit nicht, andererseits sind Chemotherapeutika lediglich in den Replikationsphasen wirksam. Außerdem sind bei einer Tuberkulose-Infektion immer einige Erreger vorhanden, die natürlicherweise gegen bestimmte Chemotherapeutika resistent sind. Aus diesen Gründen setzt man in der Standardtherapie der Tuberkulose eine Kombination von Tuberkulostatika ein, die sich in ihren Wirkorten und Wirkmechanismen unterscheiden. Bei der latenten Tuberkulose setzt man eine Monotherapie mit INH (Chemoprävention) ein, da lediglich eine geringe Bakterienmenge vorliegt, die durch die bakteriostatische Therapie über einen längeren Zeitraum zu behandeln ist.

11.249
Welche Nebenwirkungen hat Rifampicin (RMP)?

RMP verursacht häufig eine gelb-rötliche Verfärbung der Körpersekrete (Urin, Tränen), was unter Umständen zu einer bleibenden Verfärbung von Kontaktlinsen führen kann. Weitere Nebenwirkungen sind allergische Reaktionen, grippeähnliche Symptome und gastrointestinale Symptome. Selten kommt es bei vorher gesunden Kindern zu einer schweren Leberfunktionsstörung, weswegen im Verlauf die Transaminasen regelmäßig kontrolliert werden müssen. RMP bewirkt eine hepatische Enzyminduktion, weswegen es zu Interaktionen mit anderen Medikamenten kommen kann (Antikontrazeptiva, orale Antikoagulantien, Antikonvulsiva, etc.).

11.250
Bei welchen Patienten sollten Sie Pyridoxin (Vitamin B_6) im Rahmen einer Tuberkulosebehandlung substituieren?

Isoniazid greift in den Vitamin B_6-Stoffwechsel ein, so dass es zu Mangelerscheinungen wie periphere Neuropathien oder Krampfanfällen kommen kann. Bei ansonsten gesunden Kindern und Jugendlichen, die mit Isoniazid behandelt werden, ist keine Substitution notwendig, da ausreichende Reserven vorhanden sind. Lediglich bei Säuglingen, kachektischen Patienten und bei besonderen Diätformen sollte Vitamin B_6 für die Dauer der Isoniazid-Therapie zusätzlich gegeben werden. Vitamin B_6 ist in Innereien, Milch, Getreide, Kartoffeln, Karotten und grünem Gemüse enthalten.

11.251
Welche Rolle spielt die BCG-Impfung heutzutage im deutschsprachigen Raum?

Die BCG-Impfung wird seit 1998 von der STIKO nicht mehr empfohlen. Die Gründe hierfür liegen in der begrenzten Wirksamkeit und der niedrigen Tuberkuloseinzidenz in Deutschland. Die Wirksamkeit des BCG-Impfstoffes wird in der Literatur mit 0 bis 80 % angegeben und schützt wohl hauptsächlich vor schweren generalisierten Krankheitsformen wie Meningitis tuberculosa und Miliartuberkulose. Der Nutzen der BCG-Impfung scheint die Risiken (Impfulzera, eiternde BCG-Lymphadenitis, BCG-Osteitis oder disseminierte BCG-Infektion) nicht aufzuwiegen. Außerdem wird durch die BCG-Impfung die Interpretation des Mendel-Mantoux-Tests erschwert.

Als Alternative zur Impfung wird in Deutschland eine aktive Fallsuche angestrebt. Durch gezielte Durchführung des Mendel-Mantoux-Tests und gegebenenfalls weiterer Abklärung bei Verdachtsfällen und Kontaktpersonen, sowie in Risikopopulationen wird versucht frühzeitig die Diagnose zu stellen und eine adäquate Therapie einzuleiten.

RKI-Ratgeber Infektionskrankheiten – Merkblätter für Ärzte. Tuberkulose. Epidemiologisches Bulletin 11: 85–91, 2002.
Brodhuhn B et al: Epidemiologie der Tuberkulose im Kindesalter in Deutschland 2003. Pädiatr Prax 68, 195–206, 2006.

11.252
Welche Auswirkung hat die BCG-Impfung auf den Mendel-Mantoux-Test?

Durch die BCG-Impfung wird die Diagnostik einer Tuberkulose erschwert, da der Mendel-Mantoux-Test über längere Zeit (ungefähr 10 Jahre) schwach positiv wird und somit als diagnostisches Mittel weniger aussagekräftig wird. Bei BCG-geimpften Kindern ist bei einer Induration von mehr als 15 mm eine weitere Abklärung und gegebenenfalls eine Chemoprävention oder Chemoprophylaxe indiziert.

11.253
Warum infizieren Kinder, die an Tuberkulose erkrankt sind, nur selten andere Kinder?

Der wichtigste Übertragungsweg der Tuberkulose ist die inhalative Tröpfcheninfektion (infektiöse Aerosolpartikel mit M. tuberculosis, selten auch M. bovis), die beim Niesen oder Husten freigesetzt werden. Meist sind Erwachsene mit offener Lungentuberkulose (Anschluss des Krankheitsherdes an die Atemwege) die Ansteckungsquelle, Kinder hingegen nur sehr selten. Folgende Faktoren sind für die geringere Kontagiosität von Kindern im Vergleich zum Erwachsenenalter verantwortlich:

- geringere ausgeschiedene Bakterienmenge (bei offener Lungentuberkulose)
- seltenere Kavernenbildung und weniger ausgedehnte Infiltrate im Röntgenthorax
- geringere Hustenfrequenz
- weniger Sputum mit höherer Viskosität
- kürzere Dauer der pulmonalen Symptome

Starke JR: Childhood tuberculosis during the 1990s. Pediatr Rev 13: 343–353, 1992.

11.254
Welche anderen pulmonalen Erkrankungen außer der Tuberkulose werden durch in der Luft vorhandene Erreger übertragen?

Siehe **Tabelle 11-19**.

Tabelle 11-19

Krankheitsbild	Erreger und Erregerquelle
• Aspergillose	Inhalation von Aspergillus-Sporen aus dem Erdreich und verrottender Vegetation (weltweit)
• Brucellose (Mittelmeerfieber, M. Bang)	meist durch Kontakt zu Ziegen, Schafen, Rindern und durch Genuss unpasteurisierter Milch (Mittelmeerraum)
• Varizellen-Pneumonie	direkter Kontakt mit Varizellen-Effloreszenzen. Die Übertragung über die Luft ist nicht eindeutig bewiesen
• Kryptosporidiose	meist Schmierinfektion von Mensch zu Mensch, Kryptosporidien können wahrscheinlich auch über die Luft übertragen werden (weltweit)
• Kryptokokokkose	Übertragung von C. neoformans über trockene Vogelfäkalien und Staub (weltweit)
• Histoplasmose	Inhalation von Histoplasma capsulatum-Sporen (Nord- und Zentralamerika)
• Legionellose	Inhalation von Legionellen aus Duschen, Klimaanlagen, Inhalationsgeräten (weltweit)
• Masern	hochkontagiös, Direktkontakt von Mensch zu Mensch, oder über Tröpfchen in der Luft
• Mucormykose	Inhalation von Pilzsporen aus dem Erdboden, Holz oder Nahrungsmitteln (weltweit)
• Psittakose	Inhalation von Chlamydia psittaci aus Vogelfäkalien und Staub
• Q-Fieber	Inhalation von sporen-ähnlichen Stadien von Coxiella burnetti von Schafen, Ziegen, Rindern (weltweit)
• Tularämie (Hasenpest)	Übertragung von Francisella tularensis, meist durch Zecken, aber auch durch direkten Kontakt und durch Inhalation (nördliche Hemisphäre)
• virale Erkrankungen (Rhinitis, Pharyngitis, Laryngitis, Tracheitis, Bronchitis, Bronchiolitis, Bronchopneumonie, etc.)	Tröpfcheninfektion und durch infektiöse Sekrete durch verschiedene Viren (Rhino-, RS-, Influenza-, Parainfluenza-, Adeno-, Corona- und Enteroviren)

12 Immunologie

Vermischtes

12.1
Was sind Immunglobulin G (IgG) Subklassen?

Das Immunglobulin G des Menschen lässt sich anhand seiner strukturellen, chemischen und biologischen Unterschiede in vier Subklassen unterteilen:

- IgG1 (60 bis 65% des Gesamt-IgG): gegen Proteinantigene gerichtet; pyogene Infektionen, isoliert oder kombiniert mit IgG3-Mangel
- IgG2 (15 bis 25%): gegen Polysaccharidantigene gerichtet; Infektionen mit bekapselten Bakterien, isoliert oder kombiniert mit IgG4- und/oder IgA-Mangel
- IgG3 (4 bis 8%): gegen Proteinantigene gerichtet; rezidivierende virale Infektionen
- IgG4 (3 bis 6%): gegen komplexe Antigene gerichtet; rezidivierende bakterielle Infektionen; klinische Relevanz des isolierten IgG4-Mangels umstritten

12.2
Was ist ein IgG-Subklassenmangel?

Die IgG-Subklassendefekte sind durch eine weitgehend normale Serumkonzentration des Gesamt-IgGs bei erniedrigter Konzentration einer oder mehrerer IgG-Subklassen charakterisiert. Dabei ist zu beachten, dass ein Mangel der Subklasse IgG1 zu einem erniedrigten Gesamt IgG führen kann. IgG-Subklassendefekte können isoliert oder assoziiert mit anderen definierten primären Immundefekten vorkommen. Bei der Ataxia teleangiectatica findet sich zum Beispiel häufig ein IgG2-und IgG4-Mangel. In der Einschätzung der klinischen Relevanz eines IgG-Subklassendefektes sind die klinischen Symptome entscheidend.

12.3
Warum ist die diagnostische Bedeutung eines IgG-Subklassenmangels umstritten?

- Immunglobuline vom Typ IgG haben einen sehr weitumfassenden und altersabhängigen Normwertebereich.
- Ausgeprägte methodologische Variabilität unterschiedlicher Laboratorien.
- Eine spezifische Antiköperantwort kann bedeutender sein, als die absoluten Werte der Subklassen.
- Mögliche Kombination mit anderen Immundefekten (z. B. IgA-Mangel).
- Subklassendefekte können sich im Rahmen von schwereren Immundefekten präsentieren (z. B. Ataxia teleangiectatica, variables Immundefektsyndrom, chronische mukokutane Candidiasis, Adenosin-Deaminase-Mangel).
- Bei einigen jungen Patienten mit Subklassenmangel normalisieren sich die Immunglobulinwerte im Verlauf.

Shackelford PG: IgG subclasses: Importance in pediatric practice. Pediatr Rev 14:291–296, 1993.

12.4
Was sind immunologische Risiken von Patienten mit Asplenie?

Bei Kindern oder Erwachsenen mit anatomischer oder funktioneller Asplenie besteht ein erhöhtes Risiko bakterieller Infektionen. Die Inzidenz der Mortalität einer Sepsis ist bei Patienten nach traumatischem Verlust der Milzfunktion um das Fünffache erhöht. Das Bakteriämie-Risiko ist bei jüngeren im Vergleich zu älteren Kindern erhöht und kann in den ersten Jahren nach Splenektomie ausgeprägter sein. Die häufigsten Erreger, die bei asplenischen Kindern eine Infektion auslösen, sind S. pneumoniae, H. influenzae Typ B und N. meningitidis.

12.5
Was ist die Bedeutung einer leukämoiden Reaktion?

Eine leukämoide Reaktion tritt in der Regel bei einer Leukozytose > 50000/μl und einer begleitenden Linksverschiebung auf (d.h. erhöhte Anzahl von unreifen Vorstufen im Differenzialblutbild). Mögliche Ursachen dieser ausgeprägten Leukozytose sind: bakterielle Sepsis, Tuberkulose, kongenitale Syphilis, kongenitale oder erworbene Toxoplasmose und Erythroblastosis fetalis. Kinder mit Down-Syndrom können ebenfalls eine leukämoide Reaktion zeigen, was im ersten Lebensjahr mit einer akuten Leukämie verwechselt werden kann.

12.6
Nennen Sie die drei häufigsten Ursachen einer Eosinophilie im Kindesalter?

Eine Eosinophilie, die in der Regel als > 10% Eosinophile oder eine absolute Eosinophilen-Zahl von ≥ 1000/μl definiert wird, tritt in der westlichen Welt am häufigsten im Rahmen von atopischen Erkrankungen auf: **atopische Dermatitis**, **allergische Rhinitis** und **Asthma**.

12.7
Bei welchen Erkrankungen kann es zu einer extremen Erhöhung der Eosinophilen im Blut kommen?

- Larva migrans visceralis (Toxocariasis)
- Sonstige parasitäre Erkrankungen (Trichinose, Ankylostomiasis, Ascariasis, Strongyloidiasis)
- Eosinophile Leukämie
- M. Hodgkin
- Medikamenteninduzierte Hypersensitivität
- Idiopathisches hypereosinophiles Syndrom

Lukens JN: Eosinophilia in children. Pediatr Clin North Am 19:969–981, 1972.

12.8
Bei welchem Immundefekt liegt unter anderem eine kongenitale Störung des programmierten Zelltods (Apoptose) vor?

Autoimmunes lymphoproliferatives Syndrom (ALPS; Canale-Smith-Syndrom). Alle bislang aufgeklärten Formen des ALPS haben als molekulare Ursache primäre Störungen des programmierten Zelltods (Apoptose), v.a. von lymphatischen Zellen. Das ALPS tritt typischerweise bereits im Kindesalter auf und die betroffenen Patienten zeigen eine nicht-maligne, nicht-infektiöse Lymphoproliferation mit Splenomegalie, chronischer Lymphadenopathie und häufig Hepatomegalie. Es ist weiterhin charakterisiert durch Autoimmunität, Hypergammaglobulinämie und eine erhöhte Anzahl $CD3^+CD4^-CD8^-$ «doppelt-negativer» T-Lymphozyten. Im Erwachsenenalter haben ALPS Patienten ein erhöhtes Risiko für maligne Lymphome (M. Hodgkin, B- und T-Zell-Lymphome).

Entwicklungsphysiologie

12.9
Wie verändern sich die Immunglobulinwerte im Verlauf des ersten Lebensjahres?

- Die Serum-Werte für **IgG** sind als Folge eines aktiven transplazentaren Transport beim reifen Neugeborenen in der Regel höher (5 bis 10 %) als die mütterlichen Werte. Aufgrund einer Halbwertszeit der IgG von 21 Tagen finden sich beim Säugling im Alter von 3 bis 5 Monaten die tiefsten IgG-Werte. Im Verlauf steigen die Werte durch eine eigenständige Antikörperbildung des Kindes langsam an und erreichen bis zum Alter von 6 bis 10 Jahren Erwachsenenwerte.
- **IgM**-Konzentrationen sind bei Geburt normalerweise sehr tief und erreichen innerhalb des ersten Lebensjahres etwa 75 % vom Erwachsenenwert.
- **IgA**-Antikörper sind im Neugeborenenalter nicht nachweisbar und erreichen 20 % vom Erwachsenenwert im Alter von 1 Jahr; erst im Adoleszentenalter werden adulte Werte gemessen. Da eine verspätete Produktion von IgA nicht selten vorkommt, kann die Diagnose eines IgA-Mangels vor dem Alter von 2 Jahren nicht mit Sicherheit gestellt werden.
- **IgD** und **IgE**, die nur in geringen Konzentrationen im Neugeborenenalter gemessen werden, erreichen 10 bis 40 % vom Erwachsenenwert bis zum Alter von 1 Jahr.

12.10
Was sind die Merkmale des transplazentaren Immunglobulin-Transports?

Immunglobuline vom Typ IgG sind die einzigen Antikörper, die transplazentar von der Mutter zum Kind übertragen werden. Alle IgG-Subklassen sind plazentagängig, weshalb deren relative Konzentrationen im Nabelschnurblut der Verteilung im mütterlichen Serum entspricht. Etwa ab der 8. Schwangerschaftswoche (SSW) kann ein Transfer von mütterlichen IgG entdeckt werden und die Konzentrationen steigen zwischen der 18. und 22. SSW stetig an. In der 30. SSW finden sich beim Fetus Serum-Konzentrationen von etwa 50 % der Werte, die beim reifen Neugeborenen gemessen werden. IgG-Konzentrationen in Höhe der mütterlichen Werte werden mit ca. 34 SSW erreicht und können bis zur Geburt aufgrund des aktiven transplazentaren Transports noch auf bis zu 10 % höhere Werte im Vergleich zur Mutter ansteigen.

12.11
Wie ist die Funktion des Komplement-Systems eines Neugeborenen im Vergleich zum Erwachsenen?

Die Aktivität des alternativen und klassischen Weges der Komplementaktivierung sind bei einem reifen Neugeborenen mäßig (50 % Lyse der Ziel-Zellen des «**a**lternative **p**athway» [AP_{50}]: 50 bis 65 % vom Erwachsenenwert) bis leicht (benötigte Verdünnungsmenge des Serums zur Lyse von 50 % der roten Blutzellen in einem standardisierten Komplement-Testkit [CH_{50}]: 50 bis 90 % vom Erwachsenenwert) vermindert. Bei Frühgeborenen kann die Aktivität dieses Systems noch ausgeprägter vermindert sein. Vor allem die Serum-Konzentrationen für die Faktoren C8 und C9 betragen nur etwa 20 % der adulten Werte.

12.12
Durch welche Faktoren werden die Immunglobulin-Konzentrationen im Säuglingsalter beeinflusst?

Die Serum-Immunglobulin-Konzentrationen werden beeinflusst durch: Menge an transplazentar übertragenen mütterlichen IgG, Katabolismus der mütterlichen IgG und Syntheserate der vom Kind eigenständig gebildeten IgM-, IgG- und IgA-Antikörper. Die Entwicklung spezifischer Antikörper hängt ab von: Antigen-Exposition, Antigen-Präsentation und dem Reifungszustand von T-Helferzellen und T-Zellen. Neugeborene bilden leicht Antikörper gegen (Impf-)Proteine, während Polysaccharide vor dem 2. Lebensjahr keine ausreichende Immunantwort hervorrufen.

12.13
Warum werden vom Fetus keine Antikörper in nennenswertem Umfang gebildet?

- Der Fetus befindet sich in einer sterilen Umgebung und ist nicht fremden Antigenen ausgesetzt.
- Möglicherweise hemmt der aktive transplazentare Transport von mütterlichen IgG die fetale Antikörperproduktion.
- Die fetalen und neonatalen Monozyten bzw. Makrophagen sind nicht in der Lage, Fremdantigene regulär zu verarbeiten.

12.14
Welche Rolle spielt der Thymus?

Der Thymus als primäres Organ des lymphatischen Systems ist von grundlegender Bedeutung für die Entwicklung und Differenzierung der für die zellvermittelte Immunität verantwortlichen T-Lymphozyten. In ihm lernen die heranreifenden T-Zellen zwischen körpereigen (Toleranz gegenüber Selbst-Antigenen) und fremd (Immunantwort auf körperfremde Antigene) zu unterscheiden.

12.15
Welche Entwicklung macht der Thymus im Laufe des Lebens durch?

Reife Neugeborenen kommen schon mit zwei Dritteln vom Maximalgewicht des Thymus zur Welt, welches schließlich mit etwa 10 Jahren erreicht wird. Später verringert sich die Größe des Thymus allmählich, während die substantielle Funktion (gemessen an der Produktion neuer T-Zellen) bis spät ins Erwachsenenalter (70 bis 80 Jahre) erhalten bleibt.

Douek DC, McFarland RD, Keiser PH, et al: Changes in thymic function with age and during the treatment of HIV infection. Nature 396:690–695, 1998.

12.16
Was sind die Vorteile von Muttermilch für das Immunsystem von Säuglingen?

Mehrere Studien konnten zeigen, dass menschliche Milch die Entwicklung des Immunsystems fördert, v. a. in Bezug auf die Bildung gemessener Antikörper-Konzentrationen. Die Immunisierung mit konjugiertem H. influenzae Typ B-Impfstoff löst z. B. bei gestillten Kindern eine stärke Immunantwort im Sinne einer Bildung höherer Antikörperkonzentrationen aus, verglichen mit Kindern, die Formula-Milch erhalten. Diese Tatsache gibt einen Hinweis darauf, dass Stillen eine Förderung der aktiven Immunantwort im ersten Lebensjahr hervorruft.

Pabst HF, Spady DW: Effect of breast-feading on antibody response to conjugate vaccine. Lancet 336:269–270, 1990.

12.17
Wie ist die Funktion der Neutrophilen von Neugeborenen im Vergleich zu Erwachsenen?

Im Neugeborenenalter besteht eine verminderte Speicherung von neutrophilen Granulozyten und die Zellen zeigen als Antwort auf chemotaktische Stimuli eine geringere Adhäsions- und Migrationsfähigkeit. Im Gegensatz dazu existiert bereits für diese Zellen eine normale Wirksamkeit zur Aufnahme und zum Abtöten von Bakterien. Unter suboptimalen Bedingungen können diese Funktionen jedoch geringer ausgeprägt sein, was eine verminderte mikrobizide Aktivität der neutrophilen Granulozyten von kranken und gestressten Neugeborenen zur Folge haben kann.

Neutropenie

12.18
Wie ist Neutropenie definiert?

Als Neutropenie wird eine Verminderung der absoluten Zahl neutrophiler Granulozyten (ANC = absolute neutrophile count) < 1500/µl bezeichnet. Bei einem ANC < 500/µl spricht man von einer schweren Neutropenie. Eine Agranulozytose wird als ANC < 100/µl definiert. Als Regel gilt, dass je tiefer der ANC, desto größer das Infektionsrisiko. Innerhalb der ersten 2 Lebensjahre (außerhalb der Neonatalperiode) ist die Leukozytenzahl physiologischerweise tiefer, weshalb in dieser Zeit ein ANC < 1000/µl als Neutropenie angesehen wird.

> **Das Wichtigste in Kürze: Infektionen bei Immundefekten**
> - häufiges Auftreten
> - schwerere Verlaufsform und längere Dauer
> - unerwartetes Erregerspektrum (häufig opportunistische Mikroorganismen)
> - unerwartete oder schwere Komplikationen von Infektionen
> - rezidivierende Infektionen ohne symptomfreies Intervall

12.19
Wie präsentieren sich Kinder mit Granulozytendefekten?

Granulozytendefekte beinhalten die verminderte Anzahl neutrophiler Granulozyten (Neutropenien) und Granulozytenfunktionsdefekte (z. B. Beeinträchtigung von Chemotaxis, Phagozytose, bakterizide Aktivität). Diese Störungen sollten v. a. bei Patienten in Betracht gezogen werden, die folgende Merkmale aufweisen: verlängerte Zeitdauer bis zum Abfallen der Nabelschnur, rezidivierende Infektionen mit gering virulenten Pilzen oder Bakterien (bei Patienten mit gleichzeitig geringen Problemen bei Infektionen durch Viren oder Protozoen), verzögerte Wundheilung und bei spezifischen Infektionslokalisationen (z. B. rezidivierende Furunkulose, perianale Abszesse, Gingivitis).

12.20
Was ist die häufigste Ursache einer transienten Neutropenie im Kindesalter?

Virale Infektionen, wie Influenza, Adenovirus, Coxsackie Virus, RSV, Hepatitis A und B, Masern, Röteln, EBV, CMV und Varizellen. Im Rahmen dieser Erkrankungen kann sich eine Neutropenie innerhalb der ersten beiden Krankheitstage entwickeln, welche bis zu einer Woche bestehen bleibt. Zahlreiche Faktoren tragen zu der Entwicklung einer Neutropenie bei, z. B. Umverteilung der Neutrophilen (vermehrte Adhäsion statt Zirkulation), Sequestration im Monozyten-Makrophagen-System (MMS), vermehrter Verbrauch im entzündeten Gewebe und Suppression des Knochenmarks. Im Allgemeinen haben ansonsten gesunde Kinder mit transienter Neutropenie als Folge einer viralen Infektion ein geringes Risiko, schwere infektiöse Komplikationen zu erleiden.

12.21
Was sind Ursachen einer Neutropenie im Kindesalter, abgesehen von intrinsischen Defekten der myeloischen Stammzellen?

- **Infiltration des Knochenmarks:** Leukämie, Myelofibrose
- **Medikamente**
- **Immunologische Faktoren:** neonatale Alloimmunneutropenie (aufgrund mütterlicher IgG-Antikörper, die gegen fetale Neutrophile gerichtet sind), Autoimmunneutropenie des Kindesalters
- **Metabolische Faktoren:** Hyperglyzinämie, Isovalerianazidämie, Proprionazidämie, Methylmalonazidämie, Glykogenspeicherkrankheit Typ 1b
- **Ernährungsstörungen:** Anorexia nervosa, Marasmus, Vitamin B12- und Folsäure-Mangel, Kupfermangel
- **Sequestration:** Splenomegalie

Dinauer MC: The phagocyte system and disorder of granulocyte function and granulopoesis. In Nathan DG, Orkin SH, Look AT, Ginsburg (eds.): Hematology of Infancy and Childhood, 5th ed. Philadelphia, W. B. Saunders, 2003, S. 948–958.

12.22
Bei welchen Medikamenten können häufig Neutropenien auftreten?

Viele Medikamente können eine Neutropenie verursachen, was häufig die Folge von entweder eine Dosis-abhängigen Myelosuppression oder einer Hapten-induzierten Bildung antineutrophiler Antikörper ist. Ferner wird eine Neutropenie oft bei Patienten gesehen, die folgende Medikamente erhalten: Phenothiazine, Sulfonamide, semisynthetische Penicilline, Nicht-steroidale Antiphlogistika und Thyreostatika. In der Regel sind unreife Vorstufen der neutrophilen Granulozyten bereits wenige Tage nach Absetzen des Medikaments im peripheren Blut vorhanden.

12.23
Was ist die häufigste Form einer persistierenden Neutropenie im Kindesalter?

Autoimmunneutropenie. Diese Erkrankung kommt häufiger im weiblichen Geschlecht vor (w:m = 3:2) und ist durch eine persistierende Verminderung reifer neutrophiler Granulozyten charakterisiert. Ungefähr 90 % der Fälle werden innerhalb der ersten 14 Lebensmonate diagnostiziert. Die mittlere Dauer der Neutropenie beträgt 20 Monate und 95 % der Patienten verlieren die Erkrankung bis zu einem Alter von 4 Jahren. Der ANC ist in der Regel < 500/µl und im Knochenmark zeigt sich eine normale Zellzahl trotz Abbruch der Myelopoese (häufig im späten Stadium der Metamyelozyten). In der Regel lassen sich antineutrophile Antikörper nachweisen, deren Anwesenheit jedoch keine Voraussetzung für die Diagnose einer Autoimmunneutropenie darstellt.

12.24
Welche primären Immundefekte mit Beeinträchtigung der Lymphozyten sind typischerweise mit einer Neutropenie assoziiert?

- **X-chromosomale Agammaglobulinämie (XLA):** Ein Drittel dieser Patienten weist im Laufe der Erkrankung eine Neutropenie auf.
- **Hyper-IgM-Syndrom:** Diese Form ist typischerweise mit einer zyklischen oder persistierenden Neutropenie assoziiert.
- Mehrere **T-Zell-Defekte** sowie die seltenen **NK-Zell-Mangel-Syndrome** können mit einer Neutropenie assoziiert sein.

12.25
Welche hämatologische Störung wird häufig bei Neugeborenen gesehen, deren Mütter eine schwere schwangerschaftsinduzierte Hypertonie zeigte?

Ungefähr die Hälfte aller Neugeborenen, die von Müttern mit schwangerschaftsinduzierter Hypertonie geboren werden, weisen eine **Neutropenie** auf. Da es sich jedoch nur um eine transiente Verminderung der neutrophilen Granulozyten handelt, besteht kein erhöhtes Infektionsrisiko.

Primäre (angeborene) Immundefekte

12.26
Wie häufig sind angeborene Immundefekte?

Angeborene Immundefekte: 1 : 10 000 (asymptomatischer IgA-Mangel ausgeschlossen)

- B-Zell-Defekte: 50 %
- kombinierte Immundefekte (zellulärer Defekt und Antikörpermangel): 20 %
- isolierte T-Zell-Defekte: 10 %
- Phagozytendefekte: 18 %
- Komplementdefekte: 2 %

Immune Deficiency Foundation:
www.primaryimmune.org

12.27
Was sind die typischen klinischen Befunde bei primären Immundefekten?

Siehe **Tabelle 12-1**.

12.28
Was ist eine transiente Hypogammaglobulinämie bei Säuglingen?

Eine transiente Hypogammaglobulinämie (THG) ist durch eine Verminderung einer oder mehrerer Immunglobulin-Klassen charakterisiert. Dieser Immundefekt wird als verspätete Reifung der Helferzellfunktion angesehen und kann auch als seltenes physiologisches Ereignis verstanden werden. Die Häufigkeit von THG wird auf < 1 : 1000 geschätzt und stellt nur 5 % der Diagnosen primärer Immundefekte dar. Betroffen sind Kinder zwischen dem 6. Monat und etwa dem 4. Lebensjahr. Typischerweise besteht bei den Kindern mit THG kein persistierender Immundefekt und keine der auftretenden Infektionen ist lebensbedrohlich. Im Gegensatz zu Patienten mit X-chromosomaler Agammaglobulinämie reagieren die Kinder mit THG auf Impfungen mit Tetanus und Diphterie. Bei ihnen lassen sich zudem Isohämagglutinine nachweisen und die Anzahl von T- und B-Zellen befinden sich im Normbereich.

Tabelle 12-1

	überwiegend B-Zell-(Antikörper)-Defekt	überwiegend T-Zell-Defekt	Phagozyten-Defekte	Komplement-Defekte
Manifestationsalter	nach Verschwinden mütterlicher Antikörper (meist > 6 Monate)	frühe Kindheit	frühe Kindheit	jedes Alter
Infektions-Erreger	grampositive (S. aureus) oder gramnegative **Bakterien** (v. a. bekapselte Erreger: S. pneumoniae, H. influenzae); Mykoplasmen; **Protozoen** (Giardia lamblia, Kryptosporidien); Campylobacter, **Viren** (Enteroviren)	**Viren**, v. a. CMV_1 und CBV; systemische BCGitis nach Impfung; **Pilze**; Pneumocystis jiroveci (früher: P. carinii)	grampositive oder gramnegative **Bakterien**; katalasepositive Erreger (S. aureus, Enterobacteriaceae), **Pilze** (Aspergillus)	**Bakterien** (Streptokokken, Neisserien)
klinische Befunde	rezidivierende Atemwegs-Infektionen; Diarrhoe; Malabsorption; Ileitis, Colitis; Cholangitis; Arthritis; Dermatomyositis; Meningoenzephalitis	Gedeihstörung; mukokutane Candidiasis; Exanthem; schütteres Haar; opportunistische Infektionen; GvHD; Knochenveränderungen; Hepatosplenomegalie	verzögerte Wundheilung; Hauterkrankungen (z. B. seborrhoische Dermatitis, Impetigo, Abszesse); Cellulitis ohne Eiterbildung; eitrige Adenitis; Peridontitis; Leberabszess; M. Chron; Osteomyelitis; Blasenentleerungs-Störung	rheumatoide Erkrankungen; Angioödem; gesteigerte Infektionsanfälligkeit

CMV_1 = Cytomegalovirus 1, CBV = Coxsackie Virus B, BCG = Bacillus Calmette-Guérin, GvHD = graft versus host disease

12.29
Warum sind Jungen häufiger als Mädchen von einem primären Immundefekt betroffen?

Zahlreiche angeborene Immundefekte werden X-chromosomal rezessiv vererbt: Agammaglobulinämie, Hyper-IgM-Syndrom, schwerer kombinierter Immundefekt (Mutationen in γ-Kette der IL-2,4,7,9,15,21-Rezeptoren), lymphoproliferatives Syndrom, Wiskott-Aldrich-Syndrom, eine Form der septischen Granulomatose und andere. Diese Tatsache erklärt die Beobachtung eines Verhältnisses von männlich zu weiblich von 4:1 bei Patienten mit primären Immundefekten unter 16 Jahren.

12.30
Was ist der häufigste Immundefekt?

Selektiver IgA-Mangel. Die Prävalenz des selektiven IgA-Mangels wurde auf 1:3000 bis 1:220 geschätzt und ist von der untersuchten Population abhängig. Die meisten Patienten mit IgA-Mangel sind jedoch gesund, was auf eine kompensatorische Erhöhung von IgM in Körpersekreten zurückgeführt wird. Ein kleiner Teil dieser Patienten weist normale Werte von sekretorischem IgA und eine normale Anzahl IgA-tragender Plasmazellen der Schleimhaut auf. Obwohl IgA weniger als 15% der Gesamt-Immunglobuline ausmacht, ist es der vorherrschende Typ an mukosalen Oberflächen. Aus diesem Grund zeigen symptomatische Patienten rezidivierende Schleimhautinfektionen, z. B. Otitis media, Sinusitis, pulmonale Infektionen und chronische Diarrhöen. Selten kommen auch systemische Infektionen vor.

12.31
Was sind Diagnosekriterien eines IgA-Mangels?

Serum-IgA-Konzentrationen <0,05 g/l sichern die Diagnose und sind nahezu ausnahmslos mit einem begleitenden Mangel an sekretorischem IgA assoziiert. Die Serumkonzentrationen von IgM sind normal, während bei etwa einem Drittel der Patienten zusätzlich ein Mangel an IgG (v. a. IgG1 und IgG3) vorliegt.

12.32
Worin besteht die Assoziation zwischen Autoimmunerkrankungen und IgA-Mangel?

Bei bis zu 40% der Patienten mit selektivem IgA-Mangel besteht eine Autoimmunerkrankung: Lupus erythematodes, rheumatoide Arthritis, Thyreoiditis, Zöliakie, perniziöse Anämie, M. Addison, idiopathische Thrombozytopenie und autoimmunhämolytische Anämie.

12.33
Warum können beim selektiven IgA-Mangel keine Immunglobuline verabreicht werden?

Es besteht keine Indikation einer Immunglobulin-Therapie bei Patienten mit selektivem IgA-Mangel ohne begleitenden IgG-Subklassen-Mangel (auch in diesem Fall ist eine Therapie umstritten). Vielmehr ist die Immunglobulin-Gabe aufgrund folgender Umstände relativ kontraindiziert:

- Aufgrund der kurzen Halbwertszeit von IgA müsste eine sehr häufige Substitutionstherapie erfolgen, was kaum praktikabel wäre.
- Die verfügbaren Immunglobulin-Präparate beinhalten eine zu geringe Menge an IgA, um den Speicher der Schleimhautoberflächen aufzufüllen.
- Patienten mit selektivem IgA-Mangel können zugeführte IgA-Antikörper als fremd erkennen und auf Gabe von Immunglobulinen (und anderen Blutprodukten) allergisch reagieren.

12.34
Wie kann bei einem Patienten mit Panhypogammaglobulinämie die Quantifizierung von B- und T-Zellen im peripheren Blut zur Diagnosestellung herangezogen werden?

- Normale Werte für T-Lymphozyten, keine B-Lymphozyten nachweisbar: X-chromosomale Agammaglobulinämie (M. Bruton)
- Normale Werte für T- und B-Lymphozyten: Transiente Hypogammaglobulinämie des

Säuglings, variables humorales Immundefektsyndrom (CVID = common variable immunodeficiency)
- Verminderte Werte für T-Lymphozyten, normale oder verminderte Werte für B-Lymphozyten: Schwerer kombinierter Immundefekt (SCID = severe combined immunodeficiency)
- Verminderte Werte für CD4-Lymphozyten: HIV-Infektion

12.35
Was sind Diagnosekriterien einer X-chromosomalen Agammaglobulinämie (XLA)?

- Beginn mit rezidivierenden bakteriellen Infektionen < 5. Lebensjahr
- Serum-Immunglobulin-Konzentrationen für IgG, IgM und IgA bezogen auf das Alter deutlich mehr als 2 Standardabweichungen unterhalb der Norm
- Fehlende Isohämagglutinine
- Verminderte oder fehlende Impfantwort
- < 2 % B-Zellen (CD19$^+$) im peripheren Blut

12.36
Was ist die typische klinische Manifestation einer XLA?

Neugeborene mit XLA haben eine normale IgG-Konzentration im Serum (transplazentare mütterliche Antikörper) und zeigen wenige oder keine Symptome. Typischerweise treten erste Symptome im Alter von 4 bis 12 Monaten auf, obwohl 20 % der Patienten sich erst im Alter von 3 bis 5 Jahren klinisch bemerkbar machen. Die häufigste klinische Manifestation sind vermehrte schwere Infektionen, häufig mit bekapselten Bakterien (H. influenzae, S. pneumoniae) sowie S. aureus, Salmonellen, Campylobacter, Mykoplasmen und Giardia lamblia. Die dabei auftretenden Infektionen befinden sich im Respirationstrakt (z. B. Otitis media, Sinusitis, Pneumonie), in der Haut (z. B. Pyodermie), im Gastrointestinaltrakt (z. B. Diarrhoe) oder breiten sich hämatogen aus (z. B. Sepsis, Meningitis, septische Arthritis).

12.37
Für welche viralen Infektionen sind Patienten mit XLA besonders empfänglich?

Enterovirus-Infektionen (Polio, ECHO, Coxsackie). Bei Patienten mit XLA besteht ein etwa 10 000fach erhöhtes Risiko einer Impf-assoziierten Poliomyelitis nach Inokulation mit dem lebenden Poliovirus. Mehr als die Hälfte der XLA-Patienten, die eine länger andauernde Enterovirus-Infektion erleiden, sind symptomatisch und zeigen Schwäche, Hörverlust, Kopfschmerzen, Krampfanfälle, Ataxie, Parästhesien und Apathie oder Koma. Die häufigste Todesursache dieser Patienten ist eine Enterovirus-Infektion.

> **Das Wichtigste in Kürze: Warnzeichen eines Immundefekts**
> - 6 oder mehr Otitiden innerhalb eines Jahres
> - 2 oder mehr schwere Sinusitiden innerhalb eines Jahres
> - 2 oder mehr schwere Pneumonien innerhalb eines Jahres
> - Antibiotische Therapie über 2 oder mehr Monate ohne Effekt
> - Bedarf von intravenösen Antibiotika zur Ausheilung einer Infektion
> - Gedeihstörung im Säuglingsalter, mit und ohne chronische Durchfälle
> - Rezidivierende tiefe Haut- oder Organabszesse
> - 2 oder mehr viszerale Infektionen (Meningitis, Osteomyelitis, septische Arthritis, Empyem, Sepsis)
> - Persistierende Candida-Infektionen an Haut oder Schleimhaut jenseits des 1. Lebensjahres
> - (Rezidivierende) systemische Infektionen mit atypischen Mykobakterien
> - Positive Familienanamnese für angeborene Immundefekte

12.38
Wie häufig ist die Mutter von XLA-Patienten nicht Konduktorin?

Bei etwa einem Drittel der XLA-Fälle handelt es sich um Neumutationen.

12.39
Was sind die typischen Befunde bei Patienten mit der kompletten Form einer XLA?

Typische Befunde sind: Tiefe oder fehlende Konzentrationen aller Immunglobulin-Isotypen; B-Lymphozyten-Werte niedrig oder nicht nachweisbar; Verminderung des lymphatischen Gewebes in den Lymphknoten (Fehlen von Sekundärfollikeln); Adenoide und Tonsillen sind nur rudimentär angelegt; kompletter oder nahezu kompletter Block der Entwicklung von B-Lymphozyten im Prä-B-Zell-Stadium; normale T- und NK-Zell-Zahl und -Funktion.

12.40
Was sind die typischen Laborbefunde eines variablen humoralen Immundefekt-Syndroms (CVID)?

Laborchemisch lassen sich bei Patienten mit CVID typischerweise tiefe IgG-Spiegel und tiefe oder fehlende IgA- und IgM-Serum-Konzentrationen nachweisen. Desgleichen finden sich tiefe oder fehlende spezifische Antikörper-Konzentrationen von vorgängig ausgesetzten Pathogenen und Vakzinen. Isohämagglutinine lassen sich ebenfalls nicht nachweisen. Bei einem Großteil der Patienten mit CVID besteht eine reduzierte Umwandlung von IgM zu IgG. Obwohl die meisten Patienten mit CVID normale Werte der Lymphozyten-Subpopulationen aufweisen, finden sich bei ungefähr der Hälfte aller Patienten subnormale Antworten in T-Zell-Funktionstests (z. B. In-vitro-Stimulation der T-Zellen mit Mitogenen und Antigenen).

12.41
Was sind die klinischen Merkmale einer CVID?

Das CVID ist in Europa und USA die häufigste Form der primären Immundefizienz mit signifikanter Einschränkung der spezifischen Immunität. Die Prävalenz ist unbekannt, liegt aber wohl bei etwa 1:50000 oder sogar noch höher. Beide Geschlechter sind etwa gleich häufig betroffen. Der Altersgipfel bei Ausbruch der Erkrankung liegt in der 2. und 3. Lebensdekade, Patienten können jedoch praktisch in jedem Alter klinisch manifest werden. Im Vordergrund der klinischen Beschwerden stehen rezidivierende bakterielle Infektionen des Atemtraktes wie Sinusitis, Otitis media, Bronchitis und Pneumonie, die vor allem durch kapseltragende Bakterien wie S. pneumoniae und H. influenzae hervorgerufen werden. Betroffene Patienten entwickeln häufig auch eine gastrointestinale Symptomatik mit chronisch rezidivierenden Durchfällen, Laktoseintoleranz, Malabsorption und intestinalem Proteinverlust. Neben einer pathologischen Infektanfälligkeit kommt es bei Patienten mit CVID gehäuft zu hämatologischen Störungen und Autoimmunphänomenen sowie zu einer erhöhten Inzidenz maligner Tumorerkrankungen (v. a. Malignome des lymphatischen Systems und des Gastrointestinaltraktes). Ein Großteil der Patienten ist anämisch, wobei ein Teil an perniziöser Anämie mit atropher Gastritis, verminderter Magensäureproduktion und fehlender Produktion von Intrinsic factor leidet. Leukopenie und Thrombozytopenie sind relativ häufig bei Patienten mit CVID und können durch Hypersplenismus oder Autoimmunmechanismen hervorgerufen werden. Ungefähr 20 % der Patienten entwickeln Autoimmunerkrankungen wie autoimmun-hämolytische Anämie und Thrombozytopenie, rheumatoide Arthritis, SLE und Autoimmun-Endokrinopathien.

Zielen S, Wahn V, Bartmann P, Wolf H: Klinische und immunologische Charakteristika des variablen Immundefektsyndroms Monatsschr Kinderheilkd 147: 594–598, 1999.

12.42
Worin besteht die Therapie der Wahl bei CVID?

Die Behandlung von Patienten mit CVID beinhaltet eine lebenslange Substitutionsbehandlung mit intravenösen Immunglobulinpräparaten (IVIG) sowie supportive Maßnahmen (Antibiotikatherapie und Atemphysiotherapie). Möglicherweise kann eine Hochdosis-IVIG-Substitutionstherapie, bei der die Talspiegel im Bereich niedrig-normaler IgG-Konzentrationen liegen sollten, die Inzidenz von Infektionen sowie die Häufigkeit von Hospitalisationen verringern.

12.43
Welche grundlegende Erkrankung besteht bei einem 8-jährigen Mädchen mit atypischem Ekzem, Pneumatozelen und rezidivierenden Perioden einer schwerer Furunkulose?

Das **Hyper-IgE-Syndrom** ist die wahrscheinlichste Diagnose. Diese Erkrankung ist klinisch durch folgende Merkmale charakterisiert:

- Rezidivierende Infektionen (nahezu immer durch S. aureus verursacht) der Haut, Lungen (mit häufig in der Folge persistierenden Lungenparenchymveränderungen mit Bronchiektasen, Zysten und Pneumatozelen), Ohren, Sinus, Augen, Gelenke und Eingeweiden.
- Atypisches chronisches Ekzem mit Lichenifikation der Haut (Manifestation häufig in den ersten Lebenswochen, auch in Form eines ausgeprägten Milchschorfs)
- Breite Nase und grobporige Gesichtshaut
- Osteopenie unklarer Ätiologie mit rezidivierenden pathologischen Frakturen
- Persistenz der Milchzähne durch mangelnde Wurzelresorption (evtl. mit Doppelreihenbildung)
- Laborchemisch finden sich beim Hyper-IgE-Syndrom folgende Merkmale: massiv erhöhte IgE-Werte, die mit einer Verminderung der IgG-Subklassen und der spezifischen Antikörper vergesellschaftet sind; variable Granulozytenfunktionsstörung; und eine Störung des Gleichgewichts der Zytokinproduktion als Folge einer TH_2-Prädominanz (IL-4, IL-5).

Grimbacher B, Holland SM, Gallin JI, et al: Hyper-IgE syndrome with recurrent infections – an autosomal dominant multisystem disorder. N Engl J Med 340:697–702, 1999.

12.44
Worin besteht die Therapie beim Hyper-IgE-Syndrom?

Es gibt bislang keine kausale Therapie des Hyper-IgE-Syndroms, so dass eine rechtzeitig einsetzende antibiotische und chirurgische Infektionsbehandlung sowie eine Dauerprophylaxe mit Staphylokokken wirksamen Antibiotika (z.B. Cotrimoxazol, Flucloxacillin oder orales Cephalosporin der ersten Generation) die Säulen der Therapie bilden. Bislang konnte für kein spezifisches Immuntherapie-Schema, z.B. die Substitutionstherapie mit IVIG oder Interferon-Therapie, ein positiver Effekt nachgewiesen werden.

12.45
Was sind erwiesene Indikationen für die intravenöse Immunglobulintherapie (IVIG)?

- Humorale und kombinierte angeborene Immundefekte mit tiefen oder fehlenden IgM- und/oder IgG-Konzentrationen (XLA, CVID, Hyper-IgM-Syndrom, schwerer kombinierter Immundefekt [SCID], Wiskott-Aldrich-Syndrom, Ataxia teleangiectatica, Antikörpermangel mit normalen oder erhöhten Serumimmunglobulinen, selten IgG-Subklassen-Mangel, bei persistierender Symptomatik trotz antibiotischer Therapie)
- Kawasaki-Syndrom
- Idiopathische thrombozytopenische Purpura (ITP)
- Gullain-Barré-Syndrom (akute entzündliche demyelinisierende Polyradikulitis)
- Chronische entzündliche demyelinisierende Polyradikuloneuropathie
- Dermatomyositis (bei Erwachsenen)
- Multifokale Motoneuron Neuropathie

Ballow M: Intravenous immune serum globulin therapy. In Leung DYM, Sampson HA, Geha RS, Szefler SJ (eds.): Pediatric Allergy: Principles and Practice. St. Louis, Mosby, 2003, S. 188.

12.46
Welche Dosis an intravenösen Immunglobulinen (IVIG) wird bei Patienten mit Immunglobulin-Mangel in der Regel verabreicht?

Bei jedem Patienten muss eine individuelle IVIG-Dosis gewählt werden, um konstante Antikörper-Spiegel > 500 mg/dl zu erhalten. Dies wird in der Regel innerhalb 4 bis 8 Monaten mit einer IVIG-Dosis von 400 bis 600 mg/kg/Monat erreicht. Bei möglichst frühzeitiger Diagnose, d.h. möglichst kurzer Zeitspanne zwischen Auftreten der pathologischen Infektanfälligkeit und der Initiierung der IVIG-Substitutionstherapie können wiederkehrende infektiöse Episoden sowie die Entwicklung von Langzeitkomplikationen der Erkrankung wie chronisch-obstruktive Atemwegserkrankungen verhindert werden. Patienten mit hohem IgG-Katabolismus benötigen möglicherweise häufigere Substitutionen mit kleineren Dosen, um adäquate Serumspiegel zu erreichen. Zudem kann das Vorliegen einer aktiven Infektion entweder höhere Dosen oder kürzere Substitutionsintervalle notwendig machen.

12.47
Was sind die pharmakologischen Charakteristika intravenöser Immunglobuline (IVIG)?

Unmittelbar nach intravenöser Injektion von IVIG finden sich 100% der infundierten Dosis im intravenösen Kompartment. Über die nächsten 3 bis 4 Tage kommt es zum Ausgleich mit dem extravaskulären Kompartment, wobei noch etwa 85% der verabreichten Dosis in der Zirkulation verbleiben. Am Ende der ersten Woche nach Infusion ist intravasal noch etwa die Hälfte der IgG vorhanden und nach 4 Wochen befinden sich die Serum-Spiegel der Antikörper auf dem Ausgangsniveau. Diese Daten wurden jedoch anhand gesunder Individuen mit normalem Katabolismus erhoben und müssen sowohl für Patienten mit einem ausgeprägteren Metabolismus als auch bei Transfusionen höherer IgG-Konzentrationen angepasst werden.

12.48
Was sind die Nebenwirkungen einer IVIG?

Etwa 10% der Patienten, die eine IVIG-Infusionstherapie erhalten, berichten über milde unerwünschte Reaktionen wie Kopfschmerzen, Myalgien, Übelkeit, Erbrechen und Gesichtsrötung. Der Großteil dieser Nebenwirkungen beruht auf der Anwesenheit einer akuten oder chronischen Infektion oder steht in Zusammenhang mit der Infusionsgeschwindigkeit und/oder der Temperatur der verabreichten IVIG-Infusionslösung. Selten treten ein Engegefühl in der Brust oder ein Bronchospasmus auf. Des Weiteren wurden einzelne Fälle mit aseptischer Meningitis beschrieben, die sich mit plötzlich auftretenden starken Kopfschmerzen und Photophobie bemerkbar machten, und dies gehäuft bei Patienten mit Migräne in der Vorgeschichte. Je nach Schwere der Symptomatik muss die Infusionsgeschwindigkeit verlangsamt oder gestoppt werden.

12.49
Durch welche viralen Infektionen kann beim immunkompetenten Individuum eine Hypogammaglobulinämie verursacht werden?

Epstein-Barr Virus- (EBV), **HIV-** und **kongenitale Röteln-Infektion**. Vereinzelte Fälle mit Hypogammaglobulinämie wurden auch bei Kindern mit CMV- und Parvovirus B19-Infektionen beschrieben.

12.50
Was ist die klassische Trias eines Wiskott-Aldrich-Syndroms (WAS)?

Das WAS ist ein seltener X-chromosomal vererbter Immundefekt, charakterisiert vor allem durch die Trias **rezidivierende Infektionen (Immundefekt)**, **Thrombozytopenie** (mit kleinem Thrombozytenvolumen) und **Ekzem**. Die klinische Manifestation ist allerdings sehr variabel, sie reicht von leichten Formen einer isolierten Thrombozytopenie (X-chromosomal vererbte Thrombozytopenie, XLT) bis zu schweren Manifestationen mit opportunistischen Infektionen, Autoimmunität und Malignomen. Die initiale klinische Symptomatik kann sich schon kurz nach der Geburt in petechialen Hautblutungen und einem Hautexanthem äußern, welches sich klinisch nicht von einem atopischen Ekzem unterscheiden lässt. Blutige Durchfälle sind möglich, aber selten. Patienten mit WAS entwickeln (teilweise bereits im ersten Lebensjahr) schwere Infektionen mit bakteriellen, viralen und opportunistischen Erregern. Sie beinhalten (in abnehmender Häufigkeit): Otitis media, Pneumonie, Sinusitis, Sepsis und Meningitis. Des Weiteren wurden rezidivierende Infektionen mit HSV,

Pneumocystis jiroveci und Candida species beschrieben. Der Schweregrad des Immundefekts ist sehr variabel und betrifft in der Regel die Funktion von B- und T-Lymphozyten. Zu beachten ist, dass der Immundefekt eine Progredienz aufweist und mit einem hohen Malignom-Risiko verbunden ist. Ein betroffener Jugendlicher z. B. hat ein statistisches Risiko von 10 bis 20 %, einen malignen Tumor (meist EBV-assoziierte hochmaligne Non-Hodgkin-Lymphome mit i. d. R. schlechter Prognose) zu entwickeln. Bei vielen Patienten entsteht innerhalb der ersten 5 Lebensjahre mindestens eine Autoimmunerkrankung (hämolytische Anämie, Neutropenie, Arthritis, Vaskulitis, chronisch entzündliche Darmerkrankung, Glomerulonephritis). Nur etwa 1/3 der Patienten mit WAS präsentieren sich mit der klassischen Trias.

Sullivan KE, Mullen CA, Blaese RM, Winkelstein JA: A multi-institutional survey of the Wiskott-Aldrich syndrome. J Pediatr 125(6 Pt 1):876–885, 1995.

12.51
Was ist die wahrscheinlichste Diagnose eines Patienten, der sich mit progressiver Ataxie und rezidivierenden bakteriellen sinupulmonalen Infektionen präsentiert?

Ataxia teleangiectatica (AT, Louis-Bar-Syndrom). Das erste Symptom ist im Allgemeinen eine progressive zerebelläre Ataxie. Sie fällt meist erstmalig auf, wenn das Kind zu laufen beginnt, also etwa zwischen dem 12. und 18. Lebensmonat und ist typischerweise mit weiteren neurologischen Auffälligkeiten assoziiert (z. B. abgeschwächte oder fehlende Muskeleigenreflexe, Choreoathetose, Apraxie der Augenbewegungen – d. h. Störung der Ausführung willkürlicher, zielgerichteter und geordneter Bewegungen). Teleangiektasien werden typischerweise erst nach Auftreten der Ataxie im Alter von 2 bis 8 Jahren offensichtlich. Sie sind anfangs vornehmlich in den Konjunktiven lokalisiert. 80 % der Patienten leiden zudem unter rezidivierenden Infektionen (als Folge eines zellulären und humoralen Immundefekts), welche vor allem das Mittelohr, die oberen Atemwege, Sinus und die Lunge betreffen.

> **Das Wichtigste in Kürze: Symptome, bei denen bei Kindern an einen Immundefekt gedacht werden sollte**
> - Gedeihstörung
> - Persistierender (trockener Reiz-) Husten
> - (Therapieresistente) mukokutane Candidiasis
> - Absolute Lymphozytenzahl < 2000/μl im peripheren Differenzialblutbild

12.52
Welche Laborbefunde unterstützen die Diagnose einer Ataxia teleangiectatica (AT)?

Obwohl die Diagnose der AT hauptsächlich auf der charakteristischen Kombination von klinischen Befunden basiert, können bestimmte Laborparameter die Diagnose unterstützen. Im peripheren Blutbild findet sich in der Regel eine Lymphozytopenie und Eosinophilie. Häufig besteht ein Mangel an Immunglobulinen (IgA in 70 % der Fälle, IgG2/IgG4, IgE), eine verminderte Immunantwort auf Polysaccharide und ein gehäuftes Vorkommen von Autoimmunantikörpern, darunter Antikörper gegen IgA und IgG. Bei 60 % der Patienten besteht gleichzeitig eine Störung der T-Zell-Immunität. Das alpha-Fetoprotein ist in den meisten Fällen erhöht.

12.53
Welcher einzelne Laborwert ist am wichtigsten bei Verdacht auf einen schweren kombinierten Immundefekt (SCID)?

Die Labordiagnostik beginnt mit einer sorgfältigen Bewertung des Differenzialblutbilds. Hierzu gehört eine Berechnung der **absoluten Lymphozytenzahlen** in Bezug auf den altersentsprechenden Normwert (bei SCID meist unter 1000/μl). Zu beachten ist jedoch, dass sich bei 20 % der Patienten völlig normale Lymphozyten-Werte finden.

12.54
Wie ist das typische klinische Bild eines SCID?

Klinische Manifestationen treten in aller Regel innerhalb der ersten 6 Lebensmonate auf und beinhalten:

- Rezidivierende bakterielle Infektionen (typischerweise Pneumonie, Otitis media und Sepsis)
- Persistierende virale Infektionen (RSV, Enterovirus, Parainfluenza, CMV)
- Opportunistische Infektionen (z. B. Pneumocystis jiroveci)
- Gedeihstörung
- Diarrhoe (Enterovirus, Rotavirus)
- potenziell Hautausschlag (aufgrund von materno-fetalem GvHD, Omenn-Syndrom [assoziiert mit Mangel an RAG, IL-7Rα- und Artemis-Mangel]) und Hepatosplenomegalie (aufgrund von materno-fetalem GvHD, Transfusion von nichtbestrahlten Blutprodukten oder generalisierter BCG-Infektion nach Impfung).

www.scid.net
www.immundefekt.de

12.55
Wie häufig besteht bei Kindern mit SCID eine positive Anamnese bezüglich ebenfalls betroffener Verwandte?

In 60 bis 70 % der Fälle. Es existiert sowohl ein autosomal-rezessiver als auch ein X-chromosomaler Vererbungsmodus des SCID.

Stephan JL, Vlekova V, Le Deist F, et al: Severe combined immunodeficiency: A retrospective single-center study of clinical presentation and outcome in 117 patients. J Pediatr 123:564–572, 1993.

12.56
Worum handelt es sich bei einer Adenosindesaminase-Defizienz?

Die **Adenosindesaminase-Defizienz (ADA)** ist ein autosomal-rezessives Immundefekt-Syndrom, das durch einen Enzymdefekt des Purinstoffwechsels verursacht wird. Ein vollständiger Mangel des Enzyms Adenosindesaminase (ADA) führt zu einer ausgeprägten Lymphozytopenie mit einer Depletion aller Subpopulationen und somit zu dem klinischen Bild eines SCID mit einem T(–), B(–), NK(–) Phänotyp. Eine geringe Restaktivität der ADA kann jedoch ausreichen, um eine protektive Immunität zu erhalten. Die Stammzelltransplantation stellt die wichtigste kurative Behandlungsmethode dar. Der ADA-Mangel steht ferner bereits seit Ende der 1980er Jahre im Fokus gentherapeutischer Heilungsansätze. So war die Behandlung eines erkrankten Kindes mit ADA-transduzierten T-Lymphozyten im Jahr 1990 das erste Gentherapieprotokoll überhaupt, welches in den USA an einem Menschen durchgeführt wurde.

12.57
Was sind die zwei klinischen Phänotypen einer Adenosindesaminase-Defizienz?

- **Neonatale/infantile ADA** (80 bis 90 %): Manifestation im 1. Lebensjahr, meist innerhalb der ersten Lebensmonate. Immunologisch und klinisch nicht von anderen Formen des klassischen SCID zu unterscheiden. Schwere opportunistische, virale und fungale Infektionen, Durchfälle und Gedeihstörung. Variable neurologische Symptomatik. Bei der Hälfte der Patienten finden sich skelettale Veränderung im Bereich des kostochondralen Übergangs. Ohne Therapie ist die Prognose infaust. Labor: Lymphozytopenie mit fehlender humoraler und zellulärer Immunität, Immunglobuline↓, Spezifische Antikörper↓, ADA-Aktivität↓, Desoxy-ATP↑.
- «late onset» ADA (15 bis 20 %): Manifestation > 1 bis 2. Lebensjahr. Häufig Infektanfälligkeit (v.a. sinupulmonale Infektionen) und Immundysregulation (z. B. Hypoparathyreoidismus, Diabetes Typ I, Asthma, Ekzem, Autoimmunzytopenien, Thyreoiditis). Keine neurologische Symptomatik. Klinischer Verlauf variabel. Labor: (Variable) Lymphozytopenie, Immunglobuline +/– (oft IgE↑), Spezifische Antikörper +/–, (zum Teil Auto-Antikörper), ADA-Aktivität↓, Desoxy-ATP↑.

Shovlin CL, Simmonds HA, Fairbanks LD, et al: Adult onset immunodeficiency caused by inherited adenosine deaminase deficiency. J Immunol 153:2331–2339, 1994.

12.58
Beschreiben Sie den molekularen Defekt bei septischer Granulomatose (CGD)?

Die septische Granulomatose (engl. chronic granulomatous disease, CGD) ist durch einen zentralen Funktionsdefekt des oxidativen Metabolismus der Granulozyten und einer daraus resultierenden Störung der intrazellulären Keimabtötung charakterisiert. Die für diese Erkrankung verantwortlichen molekularen Mechanismen sind heterogenen Ursprungs, da ein Defekt jeder der 4 Untereinheiten der NADPH-Oxidase das klinische Bild einer septischen Granulomatose verursachen kann. Am häufigsten wird die Erkrankung X-chromosomal vererbt, es existieren jedoch auch autosomal-rezessive Formen. Als Folge ist die Bildung von Sauerstoff-Metaboliten (Hyperoxid, Sauerstoff-Radikale, Wasserstoffperoxid) gestört, die normalerweise Mikroorganismen abtöten. Patienten mit CGD können insbesondere Katalase-positive Bakterien und Pilze (z. B. S. aureus, Nocardia, Serratia, Aspergillus) nicht eliminieren.

12.59
Welche Laboruntersuchungen werden zur Diagnostik einer CGD durchgeführt?

Patienten mit Verdacht auf eine CGD können anhand der fehlenden Bildung von reaktiven Sauerstoff-Metaboliten oder alternativ anhand der Unfähigkeit ihrer Phagozyten, katalase-positive Bakterien (S. aureus, E. coli) abzutöten, in vitro diagnostiziert werden. Die Diagnose kann ausschließlich biochemisch mittels Granulozytenfunktionsuntersuchungen gestellt werden. Es stehen verschiedene Testverfahren zur Verfügung, am besten hat sich jedoch der durchflusszytometrische Dihydrorhodamintest (DHR-Test) bewährt. Der traditionelle NBT-Test kann auch heute noch als orientierender Screening-Test verwendet werden, hat aber seine Grenzen, da bestimmte partielle Defekte nicht sicher erkannt werden.

12.60
Welche Arten von Infektionen werden häufig bei Kindern mit CGD gesehen?

Häufig bestehen oberflächliche Hautinfektionen durch Staphylokokken, v. a. im Bereich der Nase, der Augen und des Anus. Oft fallen die Patienten durch rezidivierende Lymphknoten-Abszesse, insbesondere im Halsbereich auf. Rezidivierende (abszedierende) Pneumonien, indolente Osteomyelitiden und eine chronische Diarrhoe kommen ebenfalls oft vor. Bei einem männlichen Kind mit Leberabszess ist bis zum Beweis des Gegenteils von einer septischen Granulomatose auszugehen.

12.61
Was sind die Eckpfeiler der Therapie bei CGD?

- Primärprävention von Infektionen durch Impfungen (nicht BCG) und prophylaktische antibiotische (zell- und gewebegängiges Cotrimoxazol) und antifungale Therapie (Itroconazol); Vermeidung von bestimmten Pathogen-Quellen
- Prophylaktische Gabe von rekombinantem humanem γ-Interferon (teilweise umstritten)
- Früher und aggressiver Einsatz parenteraler Antibiotika
- Chirurgische Therapie nicht eradizierbarer Infektionen

Bemiller LS, Roberts DH, Starko KM, Curnutte JT: Safety and effectiveness of long-term interferon gamma therapy in patients with chronic granulomatous disease. Blood Cells Mol Dis 21:239–247, 1995.

12.62
Welche Erkrankung sollte bei einem Neugeborenen mit verzögertem Abfallen der Nabelschnur in Betracht gezogen werden?

Bei Patienten mit einem **Leukozyten-Adhäsionsdefekt Typ I** besteht eine schwere Beeinträchtigung der Leukozyten-Mobilisation aus dem Gefäßsystem ins Gewebe. Das Kennzeichen dieser Erkrankung ist ein völliges Fehlen von neutrophilen Granulozyten am Ort der Infektion und Entzündung (so genannte Gewebsneutropenie).

12.63
Welches Syndrom besteht bei einem Kind mit hypokalzämische Tetanie, einem lauten Herzgeräusch und fazialer Dysmorphie?

Das **DiGeorge-Syndrom** (22q11-Syndrom). Es beruht auf einer Mikrodeletion der Region

22q11 mit gestörter Entwicklung der dritten und vierten Kiemenbogentasche. Dies führt zu einer Anlage- bzw. Entwicklungsstörung einer Reihe von Organen, die aus diesen Strukturen hervorgehen. Patienten mit DiGeorge-Syndrom fallen klinisch durch Malformationen und klinische Zeichen auf:

- **Herzfehler:** Aortenbogen- und konotrunkale Anomalien; häufig sind: unterbrochener Aortenbogen, Truncus arteriosus communis, Fallot'sche Tetralogie und Ventrikelseptumdefekte
- **Aplasie** oder **Hypoplasie der Nebenschilddrüsen** mit gestörter Kalzium-Homöostase (Hypokalzämie)
- **Gesichtsdysmorphie:** tiefsitzende, abstehende Ohren mit eingekerbter Ohrmuschel, Mikrognathie, Hypertelorismus, abgeflachte Wangenknochen, kleine Nase mit kurzem Philtrum, hoher Gaumenbogen bis zur Spaltenbildung
- **Milde mentale Retardierung** (IQ ca. 70)
- **Sprachentwicklungsstörung**
- **Verhaltensstörungen**
- **Thymushypoplasie:** die Störung der Thymusentwicklung ist variabel; bei Thymushypoplasie ist die Zahl der reifen T-Zellen in unterschiedlichem Ausmaß reduziert und das T-Zell Repertoire eingeschränkt; meist ist diese Störung transient und der klinisch relevante Immundefekt begrenzt.

12.64
Was sind die 2 Haupt-Phänotypen, die im Rahmen eines Komplementdefekts auftreten?

Im Allgemeinen ist ein Mangel an Faktoren der frühen Phase der Komplement-Kaskade (C1, C2, C3 und C4; Faktor I und H) mit Autoimmunerkrankungen (Glomerulonephritis, systemischer Lupus erythematodes, Dermatomyositis, Sklerodermie und Vaskulitis) oder mit einer Infekt-Anfälligkeit gegenüber bekapselten Erregern assoziiert. Der Mangel an Faktoren der späten Phase der Komplement-Kaskade (C5, C6, C7, C8 und evtl. C9) ist mit rezidivierenden Infektionen mit Neisseria species vergesellschaftet.

12.65
Welche potenziell lebensbedrohliche Störung des Komplementsystems ist mit einer nicht juckenden Schwellung und gelegentlich rezidivierenden Bauchschmerzen verbunden?

Hereditärer C1-Esterase-Inhibitor-Mangel. Bei dieser Erkrankung, die auch hereditäres angioneurotisches Ödem genannt wird, kann ein Angioödem an jeglicher Stelle des Körpers – inklusive Atemwege und Gastrointestinaltrakt – auftreten. Ursächlich ist eine fehlende Inaktivierung des Komplement- und Kinin-Systems. Es handelt sich um eine autosomal-dominante Störung, deren Symptomatik durch Infektionen, orale Kontrazeptiva, Schwangerschaft, kleinere Traumen, Stress und andere Faktoren ausgelöst werden kann. Die Diagnose wird durch eine direkte Bestimmung des C1-Esterase-Inhibitors gestellt (der Komplementfaktor C4 ist ebenfalls erniedrigt).

Das klinische Bild beinhaltet die folgende Symptomatik:

- **Rezidivierende Schwellungen des Gesichts und der Extremitäten:** Dabei handelt es sich um akut auftretende, umschriebene Ödeme ohne Pruritus und Rötung, welche somit klar von einer Urtikaria abgegrenzt werden können. Sie verschwinden meist spontan innerhalb 72 Stunden.
- **Bauchschmerzen:** Diese rezidivierenden und häufig ausgeprägten, kolikartigen Schmerzen entwickeln sich als Folge eines intestinalen Wandödems. Zusätzliche Symptome sind Erbrechen und/oder Diarrhoe. Die Symptomatik kann als akutes Abdomen fehlinterpretiert werden.
- **Heiserkeit, Stridor:** Bei Vorliegen dieser Symptome handelt es sich um einen lebensbedrohlichen Notfall, da als Folge eines Glottisödems Erstickung droht. Adrenalin, Hydrokortison und Antihistaminika sind häufig von begrenzter Wirksamkeit und bei Progression der Symptome muss eine Tracheotomie durchgeführt werden.

Labordiagnostik

12.66
Woraus besteht das initiale Screening bei Verdacht auf Immundefizienz?

Bei Verdacht auf einen Immundefekt sollten folgende Laboruntersuchungen durchgeführt werden: Leukozyten und Differenzialblutbild (Frage nach Leukopenie, Granulozytenmorphologie, Lymphopenie, Blasten, Eosinophilie); rotes Blutbild mit Ausstrich (Erythrozytenmorphologie, Anämie, MCV); BSG, CRP und evtl. weitere Akute-Phase-Proteine; Urinanalyse; Tuberkulin-Hauttest; Eisen, harnpflichtige Substanzen, Leberenzyme und andere orientierende Labordaten je nach klinischen Befunden; Immunglobuline (IgM, IgG, IgE und IgA); Immunantwort auf vorherige Antigenexposition (z. B. Impfungen, Erreger-definierte Infektionen); AB Isohämagglutinine; Untersuchung der klassischen Komplement-Kaskade mittels CH_{50}; sowie Ausschluss von Infektionen mittels Blutkulturen und Röntgenuntersuchungen. Die Wahl der Laboruntersuchungen ist in der Regel von den klinischen Befunden und der Art des vermuteten Immundefekts abhängig. Eine «blinde» Screeninguntersuchung sollte nicht durchgeführt werden, ohne dass durch die Resultate entweder die Diagnose gestellt oder das Management des Patienten verändert wird.

12.67
Welche Laboruntersuchungen erlauben ein Screening des humoralen Immunsystems?

- **Quantitative Bestimmung der Serum-Immunglobuline:** IgM, IgG, IgA und IgE. Ein Antikörperlevel (IgG, IgA und IgM) < 400 mg/dl ist hinweisend auf einen Immunglobulinmangel; IgE-Werte > 5000 IU/ml finden sich beim Hyper-IgE-Syndrom.
- **IgG-Subklassen:** die IgG-Subklassen sollten vorwiegend bei Patienten > 6 Jahre bestimmt werden, bei Patienten mit rezidivierenden sinupulmonalen Infektionen und bei besonderen Fragestellungen (z. B. bei Patienten mit selektivem IgA-Mangel und normalen oder tiefen IgG-Konzentrationen mit Zeichen eines funktionellen Antikörpermangels):
  - *Spezifische Antikörper-Titer:* Immunantwort auf dokumentierte Infektionen und Impfungen
  - *Isohämagglutinine (anti-A, anti-B):* ein Wert ≤ 1 : 4 nach dem ersten Lebensjahr ist hinweisend auf einen spezifischen IgM-Mangel
  - Impfantikörpertiter gegen Proteine (*Diphterie/Tetanus*): IgG1
  - Impfantikörpertiter gegen *Polysaccharide* (Pneumokokken): IgG2
  - Antikörpertiter gegen *respiratorische Viren*: IgG3
- **Bestimmung der absoluten B-Zellzahl:** mit Hilfe der Durchflusszytometrie (CD19, CD20) im peripheren Blut
- **In-vitro-Stimulierbarkeit von B-Zellen** mit Mitogenen (Proliferation und Immunglobulin-Produktion)

12.68
Welche diagnostischen Untersuchungstests können zu einer Evaluation der T-Zell-Funktion eingesetzt werden?

- **Absolute Lymphozyten-Zahl:** Obwohl die meisten T-Zell-Defekte nicht mit einer Verminderung der Gesamtzahl an T-Lymphozyten einhergehen, kann ein absoluter Wert < 1500/μl hinweisend sein.
- Durchflusszytometrische Bestimmung der **T-Zell-Subpopulationen:** hinweisend auf einen T-Zell-Defekt: mononukleäre Zellen < 60 % der Gesamt-T-Zellen, Helfer(CD4)-Zellen < 200/μl oder eine CD4/CD8-Ratio < 1,0.
- **Hauttest vom verzögerten Typ** (z. B. Multitest Immignost, ab dem 2. Lebensjahr)
- **In-vitro-Stimulation der T-Zellen** (mit Mitogenen und Antigenen)
- Zytometrische Bestimmung von **Markern** der **T-Zell-Aktivierung**
- **Lymphozytotoxizität**
- **Zytokindiagnostik**
- Bestimmung der **Adenosindesaminase** und **Purinnukleosidphosphorylase** in Erythrozyten

- **Molekularbiologische Untersuchungen** (Karyotyp und Fluoreszenz-in-situ-Hybridisierung, FiSH)
- **Histologie** einer Thymus- und Lymphknotenbiopsie

12.69
Was sind die wichtigsten Oberflächen-Antigene, die zur Zell-Identifizierung des humanen Immunsystems mittels Durchflusszytometrie eingesetzt werden können?

- **T-Zell-Marker:** CD2 (LFA-3-Rezeptor) und CD3ε (Teil des T-Zell-Rezeptor-Komplexes)
- **T-Zell-Subpopulationen:** CD4, CD8, αβ und γδ T-Zell Antigen-Rezeptor
- **Aktivierte T-Lymphozyten:** CD25 (α-Kette des Interleukin-2-Rezeptors), HLA-DR
- **B-Zell-Marker:** CD19, CD20
- **NK-Zellen:** CD16 (Fc-Rezeptor), CD56 (N-CAM Isoform)
- **Monozyten:** CD11b (C3bi Rezeptor), CD14 (LPS Korezeptor)

12.70
Was ist die Bedeutung einer Hauttestung in der Diagnostik von T-Zell-Defekten?

Hautteste zur Untersuchung einer verzögerten Hypersensitivität sind schwer zu beurteilen. Ein positives Testergebnis kann helfen, um die Diagnose eines schweren T-Zell-Defektes auszuschließen, während ein negatives Resultat einen Hinweis auf eine T-Zell-Defekt darstellt. 75% der gesunden Kinder zeigen im Alter von 12 bis 36 Monaten eine Reaktion im Candida-Hauttest mit einer Verdünnung von 1:10. Im Alter von 18 Monaten reagieren ca. 90% der gesunden Kinder im Multitest mit so genannten «recall»-Antigenen (Tetanus-Toxoid, Trichophyton und Candida). Je jünger das Kind, desto geringer die Wahrscheinlichkeit einer Reaktion. Es ist bei der Beurteilung dieser Hautteste wichtig, die Antikörper vermittelte humorale Frühreaktion nach 12 bzw. 24 Stunden von der T-Zell-vermittelten Spätreaktion nach 48 bis 72 Stunden zu unterscheiden.

12.71
Was ist die Bedeutung der CD4/CD8-Ratio?

Die CD4/CD8-Ratio beschreibt das Verhältnis von CD4+ (T-Helferzellen) zu CD8+ (Suppressor- bzw. T-zytotoxische Zellen), welches bei Patienten mit diversen Immundefekten deutlich verändert sein kann. Bei gesunden Personen ist die CD4/CD8-Ratio 1.4 bis 1.8 zu 1. Bei Patienten mit viralen Infektionen (v.a. HIV) kann diese Ratio vermindert sein, während sie bei Patienten mit bakteriellen Infektionen erhöht sein kann.

12.72
Wie kann bei Kindern die Leukozytenfunktion untersucht werden?

Nach histologischer Färbung werden die neutrophilen Granulozyten und Monozyten/Makrophagen gezählt und deren Morphologie untersucht. Durch Einsatz von monoklonalen Antikörpern gegen CD14 (ein auf Monozyten exprimiertes Oberflächen-Antigen) kann mittels Durchflusszytometrie die Anzahl der Monozyten und Makrophagen bestimmt werden. Bei Verdacht auf eine Störung im Hexosemonophosphatweg (wie sie bei Kindern mit septischer Granulomatose vorkommt) kann die Funktion der Granulozyten durch den NBT- oder DHR-Test untersucht werden. Die Chemotaxis wird üblicherweise mit Hilfe von Agarose getestet. Die Fähigkeit zur Bakterizidie isolierter Granulozyten und Monozyten kann mittels quantitativer mikrobizider in-vitro-Tests untersucht werden.

12.73
Wie kann die klassische Komplement-Kaskade untersucht werden?

Als primärer Screening-Test wird die **CH_{50}** bestimmt. Dieser Test untersucht die Fähigkeit von Patientenserum (in unterschiedlichen Verdünnungen), Schaf-Erythrozyten nach Sensibilisierung mit anti-Schaf IgM-Antikörpern (von Kaninchen) zu lysieren. Die CH_{50} ist eine willkürlich gewählte Einheit, die ein Maß für die Quantität an notwendigem Komplement darstellt, um 50% der Zellen bei Gebrauch eines standardisierten Setting zu lysieren. Das Testresultat wird als reziproker Werte der erfolgten Verdünnung der Testlösung bei 50 % Lyse ausgedrückt. Diese Untersuchungsmethode ist nicht besonders sensitiv, da eine ausgeprägte Verminderung der Komplementfaktoren erforderlich ist, um eine Veränderung der CH_{50} nachzuweisen. Aus diesem Grund sollte im initialen Screening von Kindern mit Verdacht auf Störungen des Komplement-Systems auch die Faktoren **C3** und **C4** bestimmt werden.

13 Rheumatologie

Vermischtes

13.1
Was ist ein ANA-Profil?

Antinukleäre Antikörper (ANA) bestehen aus zirkulierenden Gammaglobulinen, die gegen verschiedene Bestandteile des Zellkerns gerichtet sind. ANA sind also nicht ein einzelner Antikörper, sondern eine Gruppe von Antikörpern die gegen mindestens 33 verschiedene nukleäre Proteine gerichtet sein können. Mit ELISA, Immunodiffusion und Immunelektrophorese kann man einzelne Antigene, gegen die ANA gerichtet sind, identifizieren. Dies bezeichnet man als ANA-Screening oder als ANA-Profil.

Shmerling RH: Autoantibodies in systemic lupus erythematosus-there before you know it. N Engl J Med 349:1499–1500, 2003.
Arbuckle MR, et al: Development of autoantibodies before the clinical onset of systemic lupus erythematosus. N Engl J Med 349:1526–33, 2003.
Ignat GP, et al: Information on diagnosis and management of systemic lupus erythematosus derived from the routine measurement of 8 nuclear autoantobodies. J Rheumatol 30 (8): 1761–9, 2003.

13.2
Was ist die Bedeutung einiger Antikörper, die im ANA-Profil enthalten sind?

- Anti-ds-DNA-Antikörper (anti-Doppelstrang-DNA)
  Spezifisch für systemischen Lupus erythematodes (SLE), korreliert mit der Aktivität des SLE und der Lupus-Nephritis
- Anti-Sm-Antikörper (anti-Smith)
  Spezifisch für SLE.
- Anti-RNP-Antikörper (anti-small nuclear ribonucleoprotein)
  Kommt bei SLE und bei Sharp-Syndrom (Mischkollagenose) vor und korreliert mit Myositis, Ösophagusmotilitätsstörungen, Raynaud-Phänomen, Sklerodaktylie und interstitieller Lungenerkrankung.
- Anti-Histon-Antikörper
  Assoziation mit medikamentös bedingtem SLE
- Anti-Ro-Antikörper
  Assoziation mit SLE, Sjögren-Syndrom, neonatalem Lupus, Photosensitivität und subakutem kutanem Lupus erythematodes.
- Anti-La-Antikörper
  Kommen bei SLE vor und sind wohl mit einem geringeren Nephritis-Risiko assoziiert. Außerdem kommen Anti-La-Antikörper bei Sjögren-Syndrom und neonatalem Lupus vor.

13.3
Wie ist ein positiver ANA-Test zu beurteilen?

Ein ANA-Suchtest ist ein sensitiver, aber wenig spezifischer Test um Autoimmunerkrankungen, insbesondere den systemischen Lupus erythematodes, zu erkennen. Bei Verdacht auf SLE benützt man die ANA als Suchtest um dann mit dem spezifischeren Nachweis von Anti-ds-DNA-Antikörpern den Befund zu bestätigen. Aufgrund des häufigen Auftretens von ANA in der gesunden Bevölkerung ist der positive prädiktive Wert des ANA-Suchtests gering und stark vom Verdacht auf SLE abhängig, d. h. die meisten positiven Befunde sprechen nicht für einen SLE oder eine andere ANA-assoziierte Kollagenose, bei einem SLE finden sich aber fast immer ein positiver ANA-Suchtest.

Im Rahmen einer oligoartikulären juvenilen rheumatoiden Arthritis sind ANA wichtig zur Risikoabschätzung einer Uveitis. Das Risiko eine

Uveitis zu entwickeln liegt bei Kindern mit oligoartikulärer JIA und positivem ANA-Nachweis bei ca. 80 %.

13.4
Ein 6-jähriges Mädchen hat seit 2 Monaten Gelenkschmerzen (beginnend nach einer viralen Infektion). Die Laborwerte sind unauffällig bis auf einen ANA-Titer von 1:60. Was sind mögliche Erklärungen für den positiven ANA-Suchtest?

- labortechnische Abweichung
- unspezifische Reaktion auf einen viralen Infekt
- normale ANA-Verteilung in der gesunden Bevölkerung
- prä-klinische Stadium eines SLE (eher unwahrscheinlich)
- andere Autoimmunerkrankung

Je nach Verdünnung des Serums findet sich bei einem Großteil der Bevölkerung ein positiver ANA-Suchtest. Bei einer Verdünnung von 1:40 findet sich bei mehr als 30 % der Patienten ein positiver Befund. Bei niedriger Verdünnung ist der Test sehr sensitiv und je höher die Verdünnung, desto spezifischer ist der Test. Daher testet man Verdünnungsstufen von 1:40 bis 1:320. Auch im Rahmen eines viralen Infekts findet man häufig niedrig-titrige ANA.

Tan EM, et al: Range of antinuclear antibodies in «healthy» individuals. Arthritis Rheum 40(9): 1601–11, 1997.

13.5
Was ist das Raynaud-Phänomen?

Das von Maurice Raynaud im Jahre 1874 erstmals beschriebene Phänomen besteht aus einer anfallsweise auftretenden ischämisch bedingten Verfärbung der Finger oder Zehen, die sich in der typischen zeitlichen Abfolge von Blässe, Zyanose und reaktiver Hyperämie manifestiert. Kälte ist ein häufiger Auslösefaktor des **Raynaud-Phänomens**. Wenn diese typische klinische Trias im Rahmen einer Erkrankung aus dem rheumatischen Formenkreis auftritt spricht man vom **Raynaud-Syndrom**. Von einer **Raynaud-Krankheit** spricht man, wenn keine Assoziation zu einer rheumatischen Erkrankung festzustellen ist. Langfristige Nachbeobachtungen haben jedoch gezeigt, dass einige der Patienten mit einer Raynaud-Krankheit im Laufe der Zeit eine rheumatische Erkrankung (z. B. ein CREST-Syndrom) entwickeln.

Nigroviv PA, Fuhlbrigge RC, Sundel RP: Raynaud's phenomenon in children: a retrospective review of 123 patients. Pediatrics 111: 715–721, 2003.

13.6
Wann spricht man im Kindesalter von einer abnormen Gelenkbeweglichkeit?

Der normale Bewegungsumfang der Gelenke ist bei Kindern sehr variabel. Grundsätzlich kann man sagen, dass jüngere Kinder beweglicher sind als ältere, und Mädchen beweglicher als Jungen. Auch scheint es Unterschiede zwischen den verschiedenen Rassen zu geben. Für die Diagnose einer Hypermobilität im engeren Sinne, wie sie z. B. bei Ehlers-Danlos-Syndrom oder Marfan-Syndrom vorkommt, sollten alle vier Extremitäten abnorm beweglich sein. Um zu unterscheiden, ob es sich um eine Normvariante oder eine echte Hypermobilität handelt werden häufig die Kriterien nach Cater-Wilkerson in der Modifizierung durch Beighton angewandt. Sind 3 der folgenden 5 Kriterien erfüllt, so ist dies stark hinweisend auf eine echte Hypermobilität:

- Apposition des Daumens auf die Beugeseite des Unterarmes
- Hyperextension der Finger, so dass sie parallel zur Streckseite des Unterarmes liegen
- Hyperextension des Ellbogens um mehr als 10 Grad
- Hyperextension des Knies um mehr als 10 Grad
- Berühren des Fußbodens mit dem Daumenballen und der Handinnenfläche aus dem Stand ohne die Knie zu beugen.

13.7
Was versteht man unter dem Gorlin-Zeichen?

Das Gorlin-Zeichen beschreibt die Fähigkeit die Nasenspitze mit der Zunge zu berühren, was u. a.

beim Ehlers-Danlos oder Marfan-Syndrom vorkommt.

13.8
Was versteht man unter einer reaktiven Arthritis und im Rahmen welcher Erkrankungen kann es dazu kommen?

Im weitesten Sinne sind reaktive Arthritiden akute Oligo- oder Polyarthritiden, die mehrere Tage oder Wochen nach einer gelenkfernen Infektionskrankheit auftreten. Der auslösende Erreger lässt sich dabei aus dem Gelenkpunktat nicht isolieren. Hierzu zählen u.a. die **Coxitis fugax**, die **Lyme-Arthritis**, die **Poststreptokokkenreaktive- Arthritis** und das **rheumatische Fieber**. Im engeren Sinne werden als reaktive Arthritis lediglich Arthritiden bezeichnet, die nach Infektionen des **Gastrointestinaltraktes** (z.B. Salmonellen, Shigellen, Yersinien, Campylobacter und Giardia lamblia) oder **Urogenitaltraktes** (z.B. Chlamydien, Ureaplasmen) auftreten. Das **Reiter-Syndrom** ist eine Sonderform der reaktiven Arthritis, die durch die Symptomtrias Arthritis, Urethritis und Konjunktivitis gekennzeichnet ist. Auch nach einer Gonokokken-, Meningokokken-, Mykoplasmen- oder Tuberkuloseinfektion, sowie nach vielen viralen Infektionen kann es zu einer reaktiven Arthritis kommen.

Typischerweise kommt es zu einem zweizeitigen Krankheitsverlauf mit einer akuten Arthritis ca. 2 bis 4 Wochen nach der auslösenden Infektion. Die sehr schmerzhafte Oligo- bzw. Polyarthritis betrifft meist die gewichttragenden Gelenke der unteren Extremität wie Hüfte, Knie- und Sprunggelenk. Die Verläufe sind meist selbstlimitierend und die Erkrankungsdauer variiert zwischen mehreren Tagen und Wochen. Eine Chronifizierung ist möglich. Neben der Arthritis können auch Rückenschmerzen, eine Enthesitis oder Tenosynovitis vorkommen. Das gehäufte Auftreten von HLA-B27 bei reaktiver Arthritis ist seit langem bekannt. Dem Vorhandensein dieses genetischen Merkmals kommt auch eine pathogenetische Bedeutung zu. HLA-B27 ist als Molekül der MHC-Klasse I an der Präsentation von Proteinen an der Zelloberfläche und der Erkennung von viralen oder bakteriellen Antigenstrukturen als eigen oder fremd durch zytotoxische CD8-Zellen beteiligt.

Bechtold S, et al: Reaktive Arthritis im Kindesalter – Pathogenese, Klassifikation, Diagnostik und Therapie. Monatsschr Kinderheilkd 150: 460–469, 2002.

Flores D, et al.: Reactive arthritis: Newer developements. Rheum Dis Clin North Am 29: 37–59, 2003.

13.9
Welche Erkrankungen gehen mit Arthritis und Durchfall einher?

nicht-infektiös:
Colitis ulcerosa
M. Crohn
M. Behçet
Purpura Schönlein-Henoch
Zöliakie

infektiös:
Salmonellen
Shigellen
Yersinien
Campylobacter
Tuberkulose
M. Whipple
Giardia lamblia

13.10
Welche Veränderungen finden sich in der Analyse der Gelenkflüssigkeit bei verschiedenen Arthritiden?

Siehe **Tabelle 13-1**.

13.11
Ein 8 Jahre altes Mädchen hat 1 Woche nach einem leichten Trauma Schmerzen im Bereich des rechten Fußes und Beines. Das Mädchen gibt eine starke Berührungsempfindlichkeit an und die Haut im betroffenen Bereich fühlt sich kühl an. An welche Erkrankung muss gedacht werden?

Man muss an die sympathische Reflexdystrohie (Complex-regional-Pain-Syndrom Typ 1) denken. Die sympathische Reflexdystrophie ist ein pathogenetisch bislang nicht vollständig verstandenes Schmerzverstärkungssyndrom. Es wird

Tabelle 13-1: Synovialflüssigkeit bei verschiedenen Arthritiden

	Aussehen	Viskosität	Leukozyten (Leuko/µl)	Granulo-zyten (in%)	Komplement in Synovia	zusätzliche Befunde
nicht-entzündlich						
Normalbefund	klar, gelb	↑↑	< 200	< 25	normal	
Trauma	gelb, evtl. blutig-trüb	↑	< 2000	< 25	normal	Zelldetritus
Entzündlich						
SLE	Gelb, klar	↓	5000	10	↓	LE-Zellen
Rheumatisches Fieber	Gelb, getrübt	↓	5000	10 bis 50	normal bis ↑	
JIA	Gelb, getrübt	↓	15 000 bis 20 000	75	normal bis ↓	
tuberkulöse Arthritis	hellgelb, getrübt	↓	2000 bis 25 000	50 bis 60	normal bis ↑	säurefeste Bakterien
septische Arthritis	blutig, trübe	↓	50 000 bis 300 000	> 75	↑	Bakterien, niedrige Glukose

eine Dysregulation des sympathischen Nervensystems vermutet. Die Erkrankung wird häufig als Arthritis fehldiagnostiziert oder über längere Zeit nicht erkannt. Die Dunkelziffer an undiagnostizierten Fällen ist wahrscheinlich hoch.

Beim Vollbild der sympathischen Reflexdystrophie liegen sensible, autonome und motorische Symptome vor. Es kommt häufig nach einem leichten Trauma zu unverhältnismäßig starken Schmerzen im Bereich einer Extremität. Die Schmerzen sind nicht auf ein bestimmtes Gelenk lokalisiert sondern eher schlecht abgrenzbar und haben meist einen brennenden Charakter. Das entsprechende Hautareal ist stark berührungsempfindlich (Hypästhesie). Als Ausdruck der Dysfunktion des autonomen Nervensystems zeigen sich eine Schwellung, ein Ödem, Hauttemperaturdifferenzen, Hautverfärbungen oder eine gestörte Schweißsekretion. Eventuell fallen eine eingeschränkte Beweglichkeit und eine Minderung der groben Kraft auf. Die laborchemischen Veränderungen sind unspezifisch. Die Diagnose wird rein klinisch gestellt und kann durch den Ninhydrinschweißtest bestätigt werden. Im Laufe des Krankheitsverlaufs kann es zu einer Osteoporose im betroffenen Bereich kommen. Zu Beginn der Erkrankung sind die radiologischen Veränderungen jedoch unspezifisch. Eventuell kann auch die 3-Phasen-Szintigraphie diagnostisch hilfreich sein.

Da es nicht in allen Fällen zu einer Dystrophie kommt, hat sich in den letzten Jahren der Begriff des Complex-regional-Pain-Syndroms durchgesetzt. Die Kausalgie mit nachgewiesener Nervenläsion wird als Typ 2 von der sympathischen Reflexdystrophie ohne Nervenläsion als Typ 1 abgegrenzt.

Knirsch W, et al: Sympathische Reflexdystrophie (complex regional pain syndrome type 1), ein im Kindesalter selten diagnostiziertes Schmerzverstärkungssyndrom. Monatsschr Kinderheilkd 151: 962–969, 2003.

13.12
Wie sieht die Behandlung des Complex-regional-Pain-Syndroms Typ 1 aus?

Die Therapie des Complex-regional-Pain-Syndroms Typ 1 besteht aus einer Stufenbehandlung. Wichtig ist ein frühzeitiger Beginn der Therapie, da sich mit Verzögerung das Risiko einer Chronifizierung der Erkrankung erhöht. Es wird eine körperliche Schonung, jedoch keine Immobilisation empfohlen. Die Basis der Stufentherapie bildet die **physiotherapeutische**

Behandlung, die der Vermeidung von Kontraktionen und dem Erlernen von schmerzgegensteuernden Bewegungsabläufen dient. Hierzu ist eine ausreichende **analgetische Medikation** (**NSAID** und zentral wirksame Schmerzmittel) notwendig. Als begleitende Maßnahmen kommen die transkutane elektrische Nervenstimulation (TENS) oder Akupunktur in Frage. Als nächste Stufe stehen invasive Maßnahmen wie periphere i. v. regionale **Sympathikusblockaden** oder zentrale Sympathikusblockaden als effektive Behandlungsoptionen zu Verfügung. Als alternative Verfahren, für die es im Kindesalter bisher wenig Erfahrung gibt, sind noch die intrathekale Applikation von Baclofen (sensible GABA-Rezeptoren werden inhibiert), die Spinal-Cord-Stimulation, orale Kortikosteroide, orale Sympatholytika, Nifedipin oder Biphosphonate zu erwähnen.

Die Behandlung des Complex-regional-Pain-Syndroms sollte grundsätzlich auch eine begleitende **Psychotherapie** im Sinne einer kindgerechten Verhaltenstherapie zum Erlernen von Schmerzreduktionstechniken und zur Klärung von familiären Belastungssituationen beinhalten. In Einzelfällen scheint auch eine antidepressive Begleitmedikation wirkungsvoll zu sein.

Knirsch W, et al: Sympathische Reflexdystrophie (complex regional pain syndrome type 1), ein im Kindesalter selten diagnostiziertes Schmerzverstärkungssyndrom. Monatsschr Kinderheilkd 151: 962–969, 2003.
Kemler MA, et al: Spinal cord stimulation in patients with chronic reflex sympathetic dystophy. N Engl J Med 343: 618–624, 2000.
Van Hilten BJ, et al: Intrathecal baclofen for the treatment of dystonia in patients with reflex sympathetic dystrophy. N Engl J Med 343: 625–630, 2000.

13.13
Gibt es das Fibromyalgie-Syndrom auch im Kindesalter?

In der Literatur sind Fälle bei Kindern beschrieben, die schon im Alter von 9 Jahren die Symptome eines Fibromyalgie-Syndroms zeigten. Die Kinder berichten über uncharakteristische diffuse Schmerzen, Kopfschmerzen, Morgensteifigkeit und vegetative Störungen wie Müdigkeit, verminderte Belastbarkeit oder Schlafstörungen. Zur Diagnosestellung ist der Nachweis von Schmerzpunkten über definierten Muskel- und Sehnenansätzen erforderlich. Im Erwachsenenalter wird der Nachweis von Druckschmerzhaftigkeit an mindestens 11 der 18 definierten Schmerzpunkte gefordert um die Diagnose stellen zu dürfen. Im Kindesalter sind häufig weniger Schmerzpunkte druckschmerzhaft. Hilfreich sind in diesen Fällen das mehrmalige Untersuchen und das Palpieren unspezifischer Körperstellen, wie z. B. der Stirn oder der Schienbeinregion, die typischerweise nicht druckschmerzhaft sein sollten.

Die Diagnose eines Fibromyalgie-Syndroms ist eine Ausschlussdiagnose und andere Erkrankungen wie Leukämie, Depression und auch psychosoziale Belastungssituationen müssen bedacht werden.

Aus Ballinger S, Bowyer S: Fibromyalgia: The latest «great» imitator. Contemp Pediatr 14: 147, 1997.
Siegel DM, Janeway D, Baum J: Fibromyalgia syndrome in children and adolescents: clinical features at presentation and status at follow-up. Pediatrics 101: 377–382, 1998.

Dermatomyositis und Polymyositis

13.14
Wie unterscheidet man eine Dermatomyositis von einer Polymyositis?

Bohan und Peter beschrieben 1975 Kriterien, die bei der Diagnose einer Dermatomyositis bzw. Polymyositis hilfreich sind:

- symmetrische proximale Muskelschwäche (z. B. Gowers-Zeichen)
- erhöhte Serumwerte für Muskelenzyme (CK, GOT, GPT, LDH, Aldolase)
- auffälliges EMG (erhöhte Spontanaktivität, Fibrillationen, komplexe repetitive Entladungen, positive Sharp-waves)
- entzündliche perivaskuläre und interfaszikuläre Infiltrate/Nekrose in der Muskelbiopsie

Bei der Dermatomyositis finden sich charakteristische Hautveränderungen (Gottron-Zeichen, Ödem und Lilaverfärbung der Augenlider, etc.), die im Zusammenhang mit 3 der 4 oben genannten Kriterien die sichere Diagnose einer Dermatomyositis erlauben. Auf eine Muskelbiopsie kann eventuell verzichtet werden. Im Kindesalter ist die Dermatomyositis die häufigste entzündliche Myopathie, die Polymyositis hingegen kommt sehr selten vor.

Finden sich keine charakteristischen Hautveränderungen, so gestaltet sich die Diagnostik schwieriger, denn die Polymyositis ist eine Ausschlussdiagnose. Eine Reihe von Krankheiten kann sich als Polymyositis präsentieren. Virale Infektionen, neuromuskuläre Erkrankungen wie spinale Muskelatrophie, Muskeldystrophien, Speicherkrankheiten, toxische Myopathien, endokrine Störungen und im Erwachsenenalter auch die Einschlusskörperchen-Myositis müssen differenzialdiagnostisch bedacht werden. Typischerweise sind bei der Polymyositis die äußeren Augenmuskeln nicht beteiligt, die Sensibilität ist unauffällig, die Muskeleigenreflexe sind vorhanden oder abgeschwächt und Muskelschmerzen finden sich nur bei ca. 30 % der Fälle.

Bohan A, Peter JB: Polymyositis an dermatomyositis. N Engl J Med 292: 344–347, 1975.
Dalakas CM, Hohlfeld R: Polymyositis and dermatomyositis. Lancet 362: 971–982, 2003.

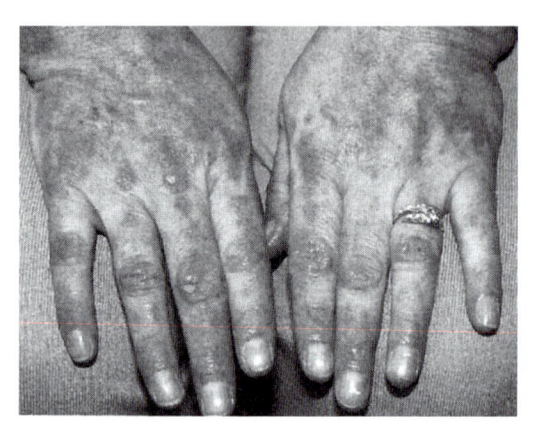

Abbildung 13-1: Gottron-Zeichen. Aus Fitzpatrick JE, Aeling JL Dermatology Secrets 2nd ed. Philadelphia, Hanley & Belfus, S. 257, 2001

13.15
Welche Hauterscheinungen sind pathognomonisch für die Dermatomyositis?

Das so genannte Gottron-Zeichen ist pathognomonisch für die Dermatomyositis. Über den dorsalen Fingergelenken, den Streckseiten der Ellenbogen und Kniegelenke entstehen zunächst papulöse Hautveränderungen, die sich dann lila-rötlich verfärben, langsam abflachen und schließlich konfluieren. Die entstehenden Plaques atrophieren im Lauf der Zeit. Es können Teleangiektasien und Hypopigmentierungen entstehen (s. **Abb. 13-1**).

13.16
Was sind weitere typische Hautveränderungen bei der Dermatomyositis im Kindesalter?

- Es findet sich ein periorbitales Ödem und ein so genanntes heliotropes Exanthem mit rötlich bis lilafarbener Verfärbung der oberen Augenlider.
- Auch ein rötliches Exanthem im Bereich der Brust (häufig V-förmig) oder an Rücken und Schulter (Schal-Zeichen) kommt vor.
- Eine Photosensibilisierung mit Zunahme des Exanthems und Juckreiz bei Sonnenexposition ist beschrieben.
- Als Ausdruck der Vaskulitis der Haut kann es auch zu Ulzerationen kommen.

- Selten kommt es zu subkutane Verkalkungen der Haut.
- Veränderungen des Nagelfalzes lassen sich in der Fingerkapillaroskopie darstellen.

13.17
Welche infektiösen Erreger können eine Myositis auslösen?

Bei vielen Myositiden ist der genaue Pathomechanismus nicht geklärt, da der Erreger im Muskelgewebe nicht nachgewiesen werden konnte. Vermutlich handelt es sich hierbei um immunologische Vorgänge. Eine Myositis kann durch verschiedene Erreger ausgelöst werden:

Viral: Coxsackie-Virus, Influenza A und B, Parvovirus, CMV, EBV, HIV

bakteriell: Borrelia burgdorferi, Streptokokken, Yersinien, Staphylokokken

parasitär: Toxoplasmose, Trichinose

Juvenile idiopathische Arthritis (JIA)

13.18
Was ist die häufigste chronische Arthritis im Kindesalter?

Rheumatische Erkrankungen im Kindes- und Jugendalter sind gar nicht so selten. Allein für die häufigste rheumatische Gelenkerkrankung im Kindesalter, die juvenile idiopathische Arthritis, wird eine Inzidenz von 10 bis 20 pro 100 000 Kindern und Jahr beschrieben.

13.19
Nach welcher Dauer kann man von einer chronischen Arthritis sprechen?

Von einer chronischen Arthritis spricht man wenn die Dauer der Gelenkbeschwerden 3 Monaten ohne Unterbrechung überschreitet.

13.20
Nach welchen Kriterien wird die Diagnose einer juvenilen idiopathischen Arthritis (JIA) gestellt?

Es handelt sich bei der Diagnose einer JIA um eine Ausschlussdiagnose. Folgende Kriterien müssen nach der EULAR (Eropean League Against Rheumatism) erfüllt sein:

- Alter bei Beginn der Arthritis < 16 Jahre.
- Klinischer Nachweis einer Arthritis mit Gelenkschwellung oder Erguss, Überwärmung und schmerzhafter Bewegungseinschränkung.
- Dauer von mehr als 3 Monaten.
- Eine Unterteilung in Subtypen (oligoartikulär, polyartikulär oder systemisch) erfolgt nach dem Befallsmuster der Gelenke und nach extraartikulärer Manifestation.
- Ausschluss anderer Ursachen von Gelenkschmerzen wie Trauma, septischer Arthritis, Osteomyelitis, Leukämien, Ewing-Sarkom, Osteosarkom, Osteoidosteom, aseptischen Knochennekrosen, reaktiver Arthritis, juveniler Spondylarthropathie, Schmerzverstärkungssyndromen, Vaskulitiden und Kollagenosen.

Huppertz HI: Gelenkschmerzen im Kindes- und Jugendalter. Monatsschr Kinderheilkd 146: 5–11, 1998.
Huppertz, HI: Oligoarthritis im Kindes-und Jugendalter. Monatsschr Kinderheilkd 150: 437–444, 2002.

13.21
Wie unterscheiden sich die verschiedenen Subtypen der JIA?

Siehe **Tabelle 13-2**.

13.22
Welche Art von Fieber und Exanthem finden sich bei der systemisch beginnenden Form der JIA (M. Still)?

Die Patienten zeigen typischerweise ein intermittierendes Fieber ungeklärter Ursache (FUO) über einen längeren Zeitraum mit ein bis zwei Fieberspitzen täglich. Die Fieberspitzen sind häufig höher als 40 °C. Nach den Fieberspitzen normalisiert sich die Temperatur wieder auf 37 °C oder sogar darunter. Schüttelfrost geht dem Fieber oft voraus. Ein Fieber vom Continua-Typ sollte an andere Differenzialdiagnosen denken lassen.

Das Fieber wird in mehr als 90 % der Fälle von einem flüchtigen blassroten, polymorphen, kleinfleckigen Exanthem begleitet. Das Exanthem, das von einem hellen Rand umgeben sein kann, blasst bei Druck typischerweise ab.

Das Exanthem des M. Still ist diagnostisch erst dann als solches zu verwerten, wenn andere Ursachen ausgeschlossen sind. Gelegentlich tritt eine Gelenkbeteiligung erst einige Wochen nach Krankheitsbeginn in Erscheinung (s. **Abb. 13-2**).

13.23
Warum gestaltet es sich manchmal schwierig einen M. Still von einer Leukämie zu unterscheiden?

M. Still und Leukämie können sich mit sehr ähnlicher Symptomatik präsentieren. Ungefähr 20 % der Patienten mit Leukämie berichten über Symptome wie Gelenkschmerzen oder das Vorhandensein einer Schwellung im Gelenkbereich. Bei beiden Erkrankungen findet man eine Anämie, eine Verschlechterung des Allgemeinzustands, Fieber und Gewichtsverlust. Außerdem

Tabelle 13-2

Subtyp	Häufig-keit	Anzahl der betroffenen Gelenke	Ge-schlecht	Alter	ANA	Rheuma-faktor	Uveitis	Prognose
Oligoarthritis Typ I (early onset)	30 %	1 bis 4	W	~2. LJ	++	–	++	evtl. spätere Blindheit
Oligoarthritis Typ II (late onset)	14 %	1 bis 4	W > M	~10. LJ	(+)	–	+	Übergang in ankylo-sierende Spondylitis
Rh-negative Polyarthritis	31 %	> 5	W > M	3. + 9. LJ	+	–	–	schlecht
Rh-positive Polyarthritis	10 %	> 5	W	~12. LJ	++	+	–	sehr schlecht
Systemisch (M. Still)	15 %	beliebig, dazu Fieber, Exan-them, HSM, Perikarditis, etc.	W = M	~5. LJ	–	–	–	sehr schlecht

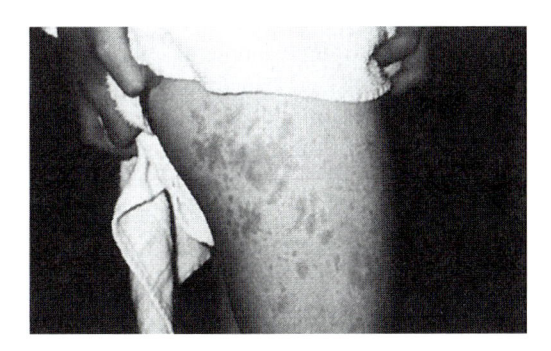

Abbildung 13-2: Typische Hautefloreszenzen einer systemischen JIA. Aus West S: Rheumatology Secrets, 2nd ed. Philadelophia, Hanley & Belfus, S. 493, 2002

kann es bei beiden Erkrankungen zu einer Hepatosplenomegalie und einer Lymphknotenschwellung kommen. Bei einer Leukämie zeigt das Fieber jedoch meist keine Fieberspitzen und die Thrombozyten sind meist erniedrigt oder niedrig normal. Eine zuverlässige Differenzierung der Leukozyten im Blutausstrich ist hier entscheidend. Zum sicheren Ausschluss einer Leukämie ist eine Knochenmarkspunktion die geeignete Untersuchung. Als weiterer hilfreicher Laborparameter dient die LDH, die bei erhöhten Werten als Ausdruck des vermehrten Zellumsatzes auf eine Leukämie hinweist. Die Knochenszintigraphie zeigt unterschiedliche Aufnahmemuster bei den beiden Krankheiten.

13.24
Welche klinischen Symptome deuten eher auf ein solides Malignom hin bei einem Patienten mit Verdacht auf eine rheumatologische Erkrankung?

Differenzialdiagnostisch muss man bei der Abklärung von Gelenkbeschwerden immer auch an ein Malignom denken. Besonders hellhörig sollte man werden, wenn Kinder nicht-artikuläre Knochenschmerzen, Rückenschmerzen, Empfindlichkeit der Knochen oder eine gravierende Verschlechterung des Allgemeinzustands beklagen. Kinder mit rheumatischen Gelenkbeschwerden sind in der Regel steif in den Gelenken und klagen nur relativ wenig über Schmerzen. Der Schmerz im Rahmen eines Malignoms (Osteosarkom, Ewing-Sarkom) ist unverhältnismäßig groß im Verhältnis zum Ausmaß der periartikulären Schwellung. Bei Malignomen findet sich häufig eine Zunahme der Schmerzen in der Nacht.

Cabral DA, Tucker LB: Malignancies in children who initially present with rheumatic complaints. J Pediatr 134 (1): 53–7, 1999.

13.25
Wozu dient die Bestimmung von antinukleären Antikörpern (ANA) und Rheumafaktor (Rh) bei der JIA?

Nachdem die Diagnose einer juvenilen idiopathischen Arthritis anhand der klinischen Symptome gestellt wurde, erfolgt eine genauere Zuordnung zu einem bestimmten Subtyp der JIA (z. B. Rh-positive Polyarthritis). Da ANA auch bei bis zu 10 % der gesunden Kinder vorkommen, kann man sie nicht als Screeningmethode zur Abklärung von Gelenkbeschwerden einsetzen. Auch als prognostische Marker sind ANA und Rheumafaktor hilfreich. Ein positiver ANA-Nachweis erhöht das Risiko eine Uveitis im Verlauf der Erkrankung zu entwickeln. Patienten mit Rh-positiver Polyarthritis weisen praktisch nie eine Uveitis auf. Allgemein gilt der positive Rh-Nachweis jedoch als Marker für einen schweren Gelenkverlauf bei polyartikulärer JIA.

Oen K, et al: Early predictors of longterm outcome in patients with juvenile rheumatoid arthritis: subset specific correlations. J Rheumatol: 30(3): 585–93, 2003.

13.26
Welche Rolle spielen Röntgenaufnahmen der Gelenke bei der Diagnostik einer JIA?

Zu Erkrankungsbeginn finden sich keine charakteristischen radiologischen Veränderungen. Man fertigt die Röntgenaufnahmen an um andere Ursachen der Gelenkbeschwerden auszuschließen und um einen Ausgangsbefund zur Verlaufsbeurteilung zu haben.

13.27
Ein Kind mit bekannter JIA erkrankt mit einer Thrombozytopenie, einer deutlichen Anämie und deutlich erhöhten Transaminasen. An welches Krankheitsbild denken Sie?

Wahrscheinlich handelt es sich um ein Makrophagenaktivierungssyndrom (MAS). Das MAS ist eine Komplikation, die insbesondere bei der systemischen JIA sowohl bei der Erstmanifestation der JIA, wie auch im Verlauf auftreten kann. Durch eine fehlerhafte Immunregulation kommt es zu einer ausgeprägten Makrophagenaktivierung und es werden proinflammatorische Zytokine freigesetzt. Auslösefaktoren für ein MAS können Infektionen, insbesondere Viren aus der Herpesgruppe (z. B. EBV) und auch Medikamente sein. Das MAS ist mit einer hohen Letalität belastet und für den Verlauf ist die frühe Diagnose und Behandlung entscheidend.

Morhart R, Truckenbrodt H: Makrophagenaktivierungssyndrom (MAS). Eine ernsthafte Komplikation bei Kindern mit rheumatischen Erkrankungen. Monatsschr Kinderheilkd 145: 918–927, 1997.

13.28
Wie manifestiert sich ein Makrophagenaktivierungssyndrom?

Die MAS ist ein schweres Krankheitsbild. Der typische Verlauf geht mit persistierendem hohem Fieber, generalisiertem Exanthem einher. Bei ZNS-Beteiligung kann es zu Bewusstseintrübung, Erbrechen oder Krampfanfällen kommen. Als Zeichen der Leberbeteiligung finden sich eine Hepatomegalie und eine Gerinnungsstörung. Im Blutbild fallen eine Anämie, eine Thrombopenie und eine Leukopenie auf. Laborchemisch finden sich erhöhte Transaminasen, massiv erhöhte Ferritinwerte, eine Hypertriglyzeridämie und gestörte Gerinnungswerte bis hin zur disseminierten intravasalen Gerinnung. Die BSG ist meist «pseudonormal» oder sogar erniedrigt.

Ramanan AV, Schneider R: maacrophage activation syndrome – what's in a name! J Rheum 30: 2513–2516, 2003.

13.29
Wie sieht die gängige Therapie der JIA aus?

Das Ziel jeder medikamentösen Therapie der JIA ist es die Entzündung zu unterdrücken, Schmerzen zu lindern, Gelenkschäden zu vermeiden und eine normale Entwicklung des Kindes zu gewährleisten bis es zu einer spontanen Remission der Erkrankung kommt. Bis zu $1/3$ der Fälle mit oligoartikulärer JIA zeigen nach 10 Jahren Nachbeobachtungszeit eine Remission, bei den anderen 2/3 der Patienten ist es das Ziel die Entzündung unter bestmöglicher Kontrolle zu halten.

Medikamente der ersten Wahl sind die Nichtsteroidalen Antiphlogistika (NSAID), die in der richtigen Dosierung sofort eine schmerzlindernde Wirkung haben, während der entzündungshemmende Effekt (Verminderung der Morgensteifigkeit) erst nach 4 bis 6 Wochen eintritt. Die in der Pädiatrie am häufigsten verwendeten NSAID sind Naproxen, Indometacin, Ibuprofen und Diclofenac. Die Wahl, welches NSAID das geeignete ist, wird je nach Verfügbarkeit in Saftform, Halbwertszeit, Nebenwirkungsprofil und persönlichen Erfahrungen getroffen. Der Effekt der NSAID beruht auf einer Beeinflussung der Prostaglandinsynthese durch Hemmung der Cyclooxygenase. Ungefähr 1/3 der Patienten erreichen durch NSAID eine Kontrolle der Symptome, die restlichen 2/3 benötigen eine zusätzliche intensivere Therapie mit Glukokortikoiden und krankheitsmodifizierenden Medikamenten (DMARD).

Als weitere wichtige therapeutische Maßnahmen sind noch die krankengymnastische Behandlung und die Ergotherapie zu nennen. Auch eine psychologische Führung der Familien ist ein wesentlicher Baustein der häufig langwierigen Behandlung.

Heubner G, et al: Therapie der juvenilen idiopathischen Arthritis. Monatsschr Kinderheilkd 150: 445–451, 2002.

13.30
Welche weiteren Therapieoptionen in der Behandlung der JIA gibt es?

Es gibt zwei Isoenzyme der Cyclooxygenase (Cox-1 und Cox-2), die an der Prostaglandinsynthese beteiligt sind. Cox-1 ist ein ubiquitär vorkommendes Enzym, das unter anderem auch im Magen-Darm-Trakt, in den Nieren und in den Thrombozyten zu finden ist. Cox-2 wird durch pro-inflammatorische Zytokine stimuliert und findet sich im Entzündungsbereich. NSAID hemmen beide Isoenzyme der Cyclooxygenase und haben dadurch unerwünschte Nebenwirkungen wie Erosionen der Magenschleimhaut, Blutungen, Asthmaanfälle und renale Störungen.

Selektive Cox-2-Hemmer, wie Rofecocib und Celecoxib sind in den letzten Jahren entwickelt worden. Bezogen auf die gastrointestinale Toxizität zeigen die Cox-2-Hemmer in Erwachsenenstudien ein besseres Nebenwirkungsspektrum. Da in der Pädiatrie die gastrointestinalen Nebenwirkungen eine geringere Rolle spielen und Cox-2-Hemmer andere Nebenwirkungen wie Thrombosen, Pseudoporphyrie und Pankreatitis zeigen, gibt es momentan wenig Anlass diese Substanzen im Kindesalter einzusetzen.

Glukokortikoide haben eine ausgezeichnete antiphlogistische Wirkung, jedoch ist auch die Schwere der Nebenwirkungen bei systemischer Gabe zu berücksichtigen. Intraartikuläre Injektionen von Steroiden sind in bestimmten Situationen indiziert und sehr effektiv und nebenwirkungsarm.

Bei therapierefraktärem Verlauf werden so genannte krankheitsmodifizierende Medikamente eingesetzt. Der Begriff **DMARD** (disease modifying anti-rheumatic drugs) beschreibt, dass diese Substanzen sich eher positiv auf den Krankheitsverlauf und nicht so sehr auf die Symptome wie Schmerz und Schwellung auswirken. In den letzten Jahren hat sich niedrigdosiertes **Methotrexat** als DMARD in der Behandlung der JIA durchgesetzt. Auch für Sulfasalazin ist ein positiver Effekt beschrieben.

Als weitere DMARD gibt es noch Substanzen, die inhibierend auf den Tumornekrosefaktor (TNF) einwirken, von dem man annimmt, dass er die Entzündungsreaktion unterhält und noch verstärkt. Die Behandlung mit dem TNF-Blocker **Etanercept** ist bei Kindern und Jugendlichen mit schwerer polyartikulärer Form der JIA, die nicht ausreichend auf Methotrexat anspricht, als sehr effektiv beschrieben. Für **Infliximab**, einen Antikörper gegen TNF, sind pädiatrische Studien noch abzuwarten. Die Gabe dieser neuen Substanzen erfordert aufgrund der möglichen Nebenwirkungen eine klinische Überwachung.

Seeliger S, et al: Methotrexat in der Behandlung der juvenilen idiopathischen Arthritis. Monatsschr Kinderheilkd 150: 452–459, 2002.
Kruse K: Etanercept bei Kindern mit polyartikulärer juveniler Arthritis. Monatsschr Kinderheilkd 148: 785, 2000.

13.31
Wann sind Glukokortikoide in der Behandlung der JIA indiziert?

- bei lebensbedrohlichem Krankheitsstadium (z.B. Karditis, Myokarditis)
- bei nicht-remittierendes Fieber, das nicht auf NSAID anspricht
- bei nicht kontrollierbarer Polyarthritis mit starken Bewegungseinschränkungen, um einen physiotherapeutisch behandelbaren Zustand zu erreichen.
- lokal bei Uveitis (selten werden auch systemische Steroide in der Behandlung der Uveitis benötigt)
- intraartikuläre Injektionen bei einzelnen betroffenen Gelenken

13.32
Was sind die häufigsten Nebenwirkungen einer längeren Glukokortikoid-Therapie?

Glukokortikoide haben eine ausgezeichnete antiphlogistische Wirkung und sind effektive Medikamente in der Therapie der JIA. Demgegenüber stehen die Häufigkeit und die Schwere der möglichen Nebenwirkungen. Mit Hilfe des mnemotechnischen Ausdrucks «CUSHINGOID-MAP» kann man sich die häufigsten Nebenwirkungen in Erinnerung rufen:

- Cataract
- Ulzera
- Striae
- Hypertonie (arterielle Hypertonie)
- Infektneigung
- Nekrosen (avaskuläre Knochennekrosen)
- Gedeihstörung
- Osteoporose
- Intrazerebrale Druckerhöhung (Pseudotumor cerebri)
- Diabetes mellitus

- Myopathie
- Adipositas («Büffelnacken»)
- Pankreatitis

Das Wichtigste in Kürze: JIA

- Die Dauer der Symptomatik ist mindestens 3 Monate.
- Man unterscheidet 3 Manifstationstypen: oligoartikulär (4 oder weniger Gelenke), poyartikulär (mehr als 4 Gelenke) und systemisch (mit Fieber und Organbeteiligung)
- Typisches Symptom ist die Morgensteifigkeit, die sich im Laufe des Tages bessert.
- Es gibt keinen beweisenden Laboretest.
- Patienten über 7 Jahre mit positiven ANA und oligoartikulärer JIA haben das größte Risiko für eine Uveitis.

13.33
Welche Patienten mit JIA müssen besonders engmaschig bezüglich einer Uveitis untersucht werden?

Die Uveitis, auch Iridozyklitis genannt, kann sich in einer akuten und in einer chronischen Verlaufsform manifestieren. Die akute Iridozyklitis kann aufgrund der heftigen klinischen Symptomatik mit Rötung, Schmerz, Lichtscheu, Schleiersehen und Tränenfluss vermutet werden. Die chronische Iridozyklitis wird wegen fehlender Symptome häufig übersehen und fällt erst durch Folgekomplikationen auf. Deshalb ist es unerlässlich bei Patienten mit JIA je nach Risiko in regelmäßigen zeitlichen Abständen eine Spaltlampenuntersuchung durchzuführen. Bei 20 bis 40% der Patienten mit oligoartikulärer JIA und bei 5% der Patienten mit Rh-negativer polyartikulärer JIA tritt eine Uveitis auf. Junge Patienten und Patienten mit positivem ANA-Nachweis haben ein deutlich höheres Risiko. Hochrisikopatienten sollten alle 4 bis 6 Wochen augenärztlich an der Spaltlampe untersucht werden. Bei Patienten mit geringem Risiko reichen halbjährliche bis jährliche Kontrollen. Bei der systemischen JIA und bei der Rh-positiven polyartikulären JIA ist eine Uveitis äußerst selten.

Michels H: Die rheumatische Uveitis im Kindesalter. Monatsschr Kinderheilkd 150: 470–476, 2002.

13.34
Was sind die frühesten Zeichen der chronischen Uveitis?

Beim Untersuchen der vorderen Augenabschnitte mit der Spaltlampe fällt am frühesten eine Trübung des Kammerwassers aufgrund einer erhöhten Konzentration von Protein und Entzündungszellen auf (Tyndall-Effekt). Die Kaskade der Folgekomplikationen beginnt meist mit Adhäsionen von Iris und Linse (hintere Synechien), was zu Ausziehungen der Pupille führen kann. Wenn der Entzündungsprozess nicht gestoppt werden kann entwickeln sich im Laufe von 1 bis 2 Jahren weitere Komplikationen wie eine Katarakt, Bandkeratopathie, sekundäres Winkelblockglaukom oder Seclusio pupillae.

Foster CS: Diagnosis and treatment of juvenile idiopathic arthritis-associated uveitis. Curr Opin Ophtalmol 14: 395–398, 2003.

Borreliose (Lyme-Krankheit)

13.35
Wodurch ist die geographische Verbreitung der Borreliose gekennzeichnet?

Die Lyme-Krankheit ist eine durch die Spirochäte Borrelia burgdorferi verursachte Erkrankung, die durch den Stich einer infizierten Zecke auf den Menschen übertragen wird. (in Europa meist durch die Zecke Ixodes ricinus, auch «Holzbock» genannt) Die Inzidenz der Borreliose hängt von der Durchseuchung von Ixodes ricinus mit Borrelia burgdorferi (in Mitteleuropa bis zu 30 %) und dem geographischen Lebensraum von Ixodes ricinus ab. Die Erkrankung kommt beinahe weltweit vor, auch im fast gesamten mitteleuropäischen Raum, wo gemäßigte Temperaturen und Wälder zu finden sind, muss man mit der Borreliose rechnen.

13.36
Gibt es eine saisonale Häufung der Borreliose?

Im Frühsommer und Herbst kommen Symptome des Stadiums I der Borreliose, wie das Erythema migrans, das Borrelien-Lymphozytom oder Formen der Neuroborreliose wie die aseptische Meningitis, gehäuft vor. Die späteren Stadien der Borreliose wie die Lyme-Arthritis und -Karditis können das ganze Jahr über in Erscheinung treten.

13.37
Nach welchen Kriterien stellt man die Diagnose einer Borreliose?

Neben anamnestischen Daten (eventuell erinnerlicher Zeckenbiss ca. 7 bis 14 Tage vor dem Auftreten eines Erythema migrans) und dem späteren Auftreten von wenigstens einem klinischen Symptom (Arthritis, Fazialisparese, aseptischer Meningitis, Polyradikulitis, AV-Block, etc.), spielt der Nachweis von spezifischen Antikörpern gegen B. burgdorferi eine entscheidende Rolle.

Das Erythema migrans erlaubt in der Regel eine rein klinische Diagnosestellung. Spezifische Antikörper sind zu diesem Zeitpunkt von geringer differenzialdiagnostischer Bedeutung, da bei mehr als der Hälfte der Patienten noch keine spezifischen Antikörper nachweisbar sind.

13.38
Wie kann man eine Borreliose labordiagnostisch nachweisen?

Der Nachweis von spezifischen Antikörpern gegen B. burgdorferi, je nach Symptomen, im Blut, Liquor oder Gelenkpunktat stellt die Routine-Diagnostik dar. Spezifische IgM-Antikörper und spezifische IgG-Antikörper haben nach 4 bzw. nach 6 Wochen ihr Maximum. Dies ist auch der Grund, weswegen die serologische Abklärung bei frühen dermatologischen und neurologischen Symptomen der Borreliose häufig negative Befunde ergibt.

Es gibt mehrere Nachweisverfahren: die am häufigsten angewandten sind ELISA, und Western-Blot. Es werden IgG- und IgM-Antikörper nachgewiesen. Ein negativer ELISA bedarf meist keiner weiteren Untersuchungen. Bei initial negativem ELISA und starkem Verdacht auf Borreliose kann nach ca. 3 Wochen nochmals auf eine Serokonversion untersucht werden. Die Verbesserung der Sensitivität durch ELISA hat eine hohe Rate an falsch-positiven Befunden zur Folge. Falsch-positive Befunde können durch EBV-, Varicella-Zoster-, Influenza- oder Parvovirus-Infektionen, sowie durch Syphilis, Leptospirose und rheumatische Erkrankungen (SLE, JIA) hervorgerufen werden. Bei positivem ELISA, besonders bei grenzwertigen Befunden, empfiehlt sich die Anwendung des Western-Blot, der spezifischer ist. Eine weitere Schwierigkeit in der Interpretation der Befunde besteht in der hohen Prävalenz von spezifischen Antikörpern in der Bevölkerung, die Ausdruck einer früher asymptomatisch durchgemachten Borrelieninfektion sein können. Nicht nur IgG-, sondern auch IgM-Antikörper können nach einer Infektion über Jahre persistieren. Es gilt hier die klinische Symptomatik, weitere Laborbefunde wie z. B. Pleozytose und Zellsediment im Liquor oder in der Synovialflüssigkeit, sowie den Antikörpertiter-Verlauf zu beachten.

Weder der Direktnachweis noch die Kultivierung von B. burgdorferi spielen in der Routinediagnostik eine große Rolle. Eine Polymerasekettenreaktion (PCR) in einem Hautbiopsat kann unter Umständen bei unklaren Hautbefunden hilfreich sein.

Hobusch D, et al: Diagnostik und Therapie der Lyme-Borreliose im Kindesalter – Empfehlungen der Deutschen Gesellschaft für Pädiatrische Infektiologie. Monatsschr Kinderheilkd 147: 800–805, 1999.

Hengge UR, et al: Lyme borreliosis. Lancet Infect Dis 2003 Aug; 3(8): 489–500, 2003.

13.39
Wie sieht das klassische Exanthem der Lyme-Erkrankung aus?

Das Erythema migrans ist der häufigste Hautbefund der Borreliose. Mit einer Latenzzeit von 1 bis 3 Wochen entwickelt sich an der Zeckenbissstelle eine kleine rote Makula oder Papel. Diese breitet sich zentrifugal bis zu einem Durchmesser von 10 bis 15 cm oder auch mehr aus. Zentral zeigt sich eine Abblassung oder livide Verfärbung, selten auch eine Indurierung oder vesikuläre bis krustige Veränderungen. Auch multilokuläre Hautmanifestationen sind möglich. Selten werden auch Allgemeinsymptome wie Fieber und Kopfschmerzen beschrieben.

Entsprechend der Zeckenbissstelle findet sich das Erythema migrans bei Kindern am häufigsten am Kopf.

13.40
In welchen Stadien verläuft die Lyme-Erkrankung?

Man unterscheidet bei den Manifestationen der Lyme-Erkrankung zwischen einem frühen und einem späten Krankheitsstadium.

- Nach **1 bis 3 Wochen** entwickelt sich bei 70 bis 80 % der Erkrankungsfälle ein Erythema migrans. Die Hautveränderung kann mit Allgemeinsymptomen wie Fieber, Kopfschmerz, Arthralgie, Myalgie und Abgeschlagenheit einhergehen, besonders bei Patienten, die zusätzliche Läsionen, z. B. an anderen Körperstellen, aufweisen. Das Erythema migrans ist meist selbstlimitierend, auch ohne antibiotische Behandlung.
- Nach **Wochen bis Monaten** können, falls keine antibiotische Behandlung erfolgt ist, frühe systemische Manifestationen der Lyme-Erkrankung auftreten. Diese sind charakterisiert durch eine neurologische oder kardiale Beteiligung. In ca. 20 % der Fälle kommt es zu einer Neuroborreliose. Am häufigsten tritt diese als Fazialisparese, seröse Meningitis oder auch als Polyradikulitis in Erscheinung. Bis zu 8 % der Erkrankungsfälle entwickeln eine Herzbeteiligung wie intermittierender AV-Block oder Myoperikarditis.
- Nach **Monaten bis Jahren** kommt es zum Spätstadium der Lyme-Erkrankung. Manifestationen des Spätstadiums sind meist intermittierend auftretende Mono-, bzw. Oligoarthritiden, die meist das Kniegelenk betreffen. Auch späte Stadien der Neuroborreliose kommen vor, die sich wie eine tertiäre Syphilis als chronische Encephalomyelitis präsentieren kann und sich in Multiplen Sklerose-ähnliche Symptome äußern kann. Die Akrodermatitis chronica atrophicans ist als Spätstadium der Hautbeteiligung bei Kindern in Einzelfällen beschrieben.

Christen HJ, Eiffert H: Lyme Borreliose – Haut- und Nervensystem. Monatsschr Kinderheilkd 151: 1146–55, 2003.

Steere AC: Lyme disease. N Engl J Med 345: 115–125, 2001.

13.41
Wie stellt man die Diagnose einer Borrelien-Meningitis?

Neben anamnestischen Daten zu Zeckenbiss und Erythema migrans spielt der serologische Nachweis von spezifischen Antikörpern gegen B. burgdorferi eine entscheidende Rolle. Üblicherweise untersucht man Liquor und Serum des Patienten vom gleichen Tag. Eine lymphozytäre Liquorpleozytose mit Schrankenstörung (Eiweiß erhöht, Glukose erniedrigt) und intrathekaler Immunglobulinproduktion mit IgM-Dominanz sind charakteristische Befunde. In der Frühphase werden überwiegend IgM-, später auch IgG-Antikörper gefunden. Ein negativer Antikörpernachweis im Liquor schließt eine frühe Neuroborreliose nicht aus, da eventuell noch keine Serokonversion stattgefunden hat. Der direkte Erregernachweis ist unpraktikabel und der PCR-Nachweis von B. burgdorferi noch nicht ausreichend evaluiert.

13.42
Wie kann man eine Borrelien-Meningitis von einer viralen Meningitis unterscheiden?

Bei Kindern ist die Borrelien-Meningitis neben den Meningitiden durch Enteroviren die häufigste Ursache einer serösen Meningitis. Die Unterscheidung ist wichtig, da bei der Borrelien-Meningitis eine i.v.-Behandlung mit einem Cephalosporin der 3. Generation über 14 Tage durchgeführt werden sollte. Eine rein klinische Unterscheidung ist, falls kein Erythema migrans besteht, nicht möglich. Auch der Liquorbefund gestattet keine sichere Unterscheidung zwischen viraler Infektion und Borrelien-Meningitis. Deswegen muss eine Untersuchung auf spezifische Antikörper im Liquor erfolgen. Einige diagnostische Unterscheidungshilfen können als Hinweise hilfreich sein:

- Eine Hirnnervenbeteiligung, besonders eine periphere Fazialisparese, weist stark auf eine Borrelien-Meningitis hin.
- Ein Papillenödem sieht man häufiger bei der Borrelien-Meningitis.
- Ein protrahierter Verlauf mit unspezifischen Symptomen und geringer meningealer Reizung findet sich eher bei einer Borrelien-Meningitis.
- Fieber zum Zeitpunkt der Diagnosestellung lenkt den Verdacht eher auf eine virale Meningitis.
- Die Liquorpleozytose, besonders der Anteil der Neutrophilen, ist bei der Borrelien-Meningitis meist weniger erhöht.

13.43
Wie ist die Prognose bei Kindern mit diagnostizierter Lyme-Erkrankung zu beurteilen?

Die Langzeitprognose für Kinder mit behandelter Lyme-Erkrankung ist sehr gut. Ein mit subjektiven Symptomen wie Konzentrationsschwäche, Muskel- und Gelenkschmerzen einhergehendes «Post-Lyme-Borreliose-Syndrom» ist in der Literatur beschrieben.

Eine Infektion mit B. burgdorferi hinterlässt keine bleibende Immunität, und es kann zu Reinfektionen kommen.

13.44
Welchen Verdacht sollte man haben, wenn ein Patient mit Lyme-Erkrankung wenige Stunden nach Beginn der antibiotischen Therapie Fieber und Schüttelfrost entwickelt?

Es kann sich um eine so genannte Jarisch-Herxheimer-Reaktion handeln. Bei bestimmten Erkrankungen, typischerweise bei Syphilis kann es nach Beginn der antibiotischen Behandlung zu Fieber, Schüttelfrost, Arthralgien, Myalgien und einer Vasodilatation kommen. Man vermutet eine Endotoxin-vermittelte Reaktion, die durch die Zerstörung der Borrelien in Gang gesetzt wird. Bei bis zu 40% der behandelten Fälle ist eine solche Reaktion beschrieben und kann leicht mit einer allergisch bedingten Reaktion verwechselt werden.

13.45
Sollte nach jedem Zeckenstich eine prophylaktische antibiotische Therapie begonnen werden?

Eine generelle antibiotische Prophylaxe nach einem Zeckenstich ist nicht indiziert. Die Durchseuchung mit B. burgdorferi von Ixodes ricinus beträgt in Mitteleuropa bis zu 30%. Die Infektionsrate (Serokonversion) nach einem Stich einer infizierten Zecke beträgt nur etwa 10%. Zur klinischen Manifestation einer Borreliose kommt es jedoch nur in 2 bis 4%. Eine Behandlung nach jedem Zeckenbiss ist nicht praktikabel (manche Kinder müssten sonst den ganzen Sommer über mit Antibiotika behandelt werden). Die Übertragungsrate von B. burgdorferi hängt von der Dauer des Saugaktes ab. Nach 24 bis 48 Stunden Saugdauer steigt das Infektionsrisiko deutlich an. Aus diesem Grund ist das Absuchen der Haut, besonders der intertriginösen Bereiche und des Kopfes, als Prophylaxe äußerst effektiv.

Falls eine Zecke gefunden wird, sollte diese mit einer Pinzette entfernt werden und der entsprechende Hautbereich für 1 bis 3 Wochen beobachtet werden. Beim Auftreten eines Erythema migrans sollte frühzeitig eine adäquate orale antibiotische Therapie eingeleitet werden. In Endemiegebieten mit hoher Durchseuchungsrate der Zecken ist bei Patienten mit dokumentiertem Zeckenstich und Grippe-ähnlichen Allgemeinsymptomen auch ohne Auftreten eines Erythema migrans eine serologische Antikörperbestimmung und eine eventuelle Behandlung gerechtfertigt.

13.46
Welche präventiven Maßnahmen empfehlen Sie zur Vermeidung einer Borreliose?

- Risikominimierung durch Meiden von Gebieten mit großer infizierter Zeckenpopulation.
- Hautbedeckende Kleidung (z.B. Hosen in die Strümpfe stülpen)
- Repellentien
- Zeckensuche (z.B. nach Rückkehr vom Waldspielplatz) insbesondere am behaarten Kopf und im Leistenbereich
- frühzeitige Zeckenentfernung

Hayes EB, Piesman J: How can we prevent Lyme disease? N Engl J Med 348: 2424–2430, 2003.

Rheumatisches Fieber

13.47
Wie kann man bei Verdacht auf akutes rheumatisches Fieber eine vorangegangene Streptokokken-Tonsillopharyngitis nachweisen?

Eine vorangegangene Streptokokken-Infektion ist unabdingbar um die Diagnose eines akuten rheumatischen Fiebers zu stellen. Die alleinige anamnestische Angabe einer Pharyngitis ist nicht ausreichend, da es rein klinisch nicht möglich ist eine virale Pharyngitis sicher von einer Pharyngitis durch beta-hämolysierende Streptokokken der Gruppe A (**GAS**) zu unterscheiden. Als hinreichend starker Nachweis gelten:

- **Kultur:** Eine positive Kultur eines Abstrichs von der Rachenhinterwand gilt als der Goldstandard zur Diagnose einer Pharyngitis durch GAS. Falsch-negative Befunde kommen bei weniger als 10 % der Rachenabstriche vor. Ein positiver Befund unterscheidet nicht zwischen einer akuten Infektion durch GAS und einem Trägerstatus. Man sollte bei Verdacht auf rheumatisches Fieber unbedingt versuchen einen Rachenabstrich zu gewinnen um den Trägerstatus vor einer antibiotischen Therapie zu kennen.
- **Streptokokken-Antigen-Schnelltest:** Der Streptokokken-Antigen-Schnelltest ist ein chemischer Nachweis, bei dem das Ergebnis des Rachenabstrichs innerhalb weniger Minuten vorliegt. Der Test ist sehr spezifisch zur Diagnostik einer Pharyngitis durch GAS, leider ist die Sensitivität noch zu gering (87 %), so dass ein negativer Befund durch eine Kultur bestätigt werden muss. Die Sensitivität des Schnelltests hängt auch von der Qualität der Entnahme des Rachenabstrichs ab. Durch einen erneuten Rachenabstrich und Durchführung eines zweiten Streptokokken-Antigen-Schnelltests lässt sich die Sensitivität steigern (91 %). Am sensitivsten ist die Kombination von Schnelltest und Kultur (95 %). Auch der Streptokokken-Antigen-Schnelltest kann nicht zwischen einer Infektion und einem Trägerstatus unterscheiden.
- **Antistreptokokken-Antikörper:** Wenn sich ein Kind mit Verdacht auf akutes rheumatisches Fieber vorstellt, sind im Rachenabstrich meist keine GAS mehr nachweisbar. Es macht also Sinn die Antistreptokokken-Antikörper-Titer bei allen Verdachtsfällen zu bestimmen, da die Titer erhöht sein sollten, wenn die Symptome des akuten rheumatischen Fiebers auftreten. Bei Kindern mit positivem GAS-Nachweis in der Kultur oder im Schnelltest grenzt dies eine akute Infektion vom Trägerstatus ab, und bei Kindern bei denen kein Rachenabstrich durchgeführt wurde, sind dies die einzigen Hinweise, die man auf eine kürzlich abgelaufene Infektion durch beta-hämolysierende Streptokokken der Gruppe A findet.

Gieseker, KE, et al: Evaluating the American Academy of Pediatrics diagnostic standard for streptococcus pyogenes pharyngitis: backup culture versus repeat rapid antigen testing. Pediatrics 111: 666–70, 2003.

13.48
Welche Antistreptokokken-Antikörper werden meist bestimmt?

Es gibt verschiedene Antistreptokokken-Antikörper, die nach einer akuten Infektion mit GAS ansteigen. Der am häufigsten gemessene Antikörper ist der Anti-Streptolysin O-Titer (AST), der 3 bis 6 Wochen nach einer Infektion sein Maximum hat. Bei 20 % der Patienten mit akutem rheumatischem Fieber ist der AST-Titer negativ, bei Patienten mit isolierter Chorea Sydenham sogar in 40 %. Bei diesen Patienten lassen sich eventuell andere Antistreptokokken-Antikörper nachweisen wie z. B. Antihyaluronidase oder Antistreptodornase B.

Ayoub EM, et al: Group A streptococcal antibodies in subjects with or without rheumatic fever in areas with high or low incidences of rheumativ fever. Clin Diagn Lab Immunol 10 (5): 886–90, 2003.

13.49
Wie manifestiert sich die Karditis im Rahmen des akuten rheumatischen Fiebers?

In seinen *Etudes médicales du rhumatisme* schrieb Lasègue, dass das «rheumatische Fieber die Gelenke beleckt … und sich am Herz festbeißt», womit er ausdrückte, dass die Gelenkbeteiligung meist günstig verläuft, die kardiale Beteiligung jedoch gravierend ist. Bei ca. 80 % der Fälle findet sich eine Beteiligung des Herzens, die sich meist als Pankarditis manifestiert. Zu einer isolierte Perikarditis oder Myokarditis kommt es nur selten. Als klinisches Symptom der endokardialen Beteiligung zeigt sich meist ein neu aufgetretenes Herzgeräusch, das durch eine Mitralinsuffizienz im Rahmen des Klappenbefalls verursacht wird. Im weiteren Verlauf können ein bislang nicht erklärtes metadiastolisches Geräusch (Carey-Coombs-Geräusch) und eine Aortenklappeninsuffizienz auftreten. Eine isolierte Aorteninsuffizienz oder stenosierende Klappenschädigungen sind selten. Eine Myokarditis macht sich durch eine Tachykardie, die die Auswirkung des Fiebers übersteigt, bemerkbar. Im EKG kommen Störungen der Erregungsüberleitung (verlängertes PQ-Intervall) und der Rückbildung (ST-Senkung) zur Darstellung. Die Schädigung des Myokards kann in Kombination mit begleitenden Rhythmusstörungen und Klappenschädigungen zu einer lebensbedrohlichen Herzinsuffizienz führen. Insbesondere bei Kleinkindern kann die kardiale Beteiligung sehr schwer verlaufen.

Messeloff CR: Historical aspects of rheumatism. Medical Life 37: 3–56, 1930.
Lloyd YT, et al: Rheumatic fever in children younger than 5 years: ist the presentation different? Pediatrics 112: 1065–68, 2003.

13.50
In welchem Zeitraum kann eine Klappenschädigung bei einem Kind mit akutem rheumatischem Fieber auftreten?

Ein neu aufgetretenes Herzgeräusch manifestiert sich zu 80 % innerhalb der ersten beiden Wochen nach Erkrankungsbeginn und äußerst selten später als nach 2 Monaten Krankheitsdauer.

13.51
Wie zeigt sich die typische Gelenkbeteiligung des rheumatischen Fiebers?

«The Disease comes at any time, but especially in the Autumn, and chiefly seizes those that are in the Flower of their Age.[…] It begins with shivering and shaking, and presently heat, restlesness, and thirst; and other symptoms which accompany a Fever. After a day or two, and sometimes sooner, the Patient is troubled with a violent Pain, sometimes in this, sometimes in that Joint, in the Wrist and Shoulders, but most common in the Knees; it now and then changes places, and seizes elsewhere, leaving redness and swelling in the Part it last possessed.[…] When this disease is not accompanied with a Fever it is often taken for the Gout though it differs essentially from that as plainly appears to anyone that well considers both Disease.» (Thomas Sydenham, 1676)

Diese klassische Beschreibung der wandernden Polyarthritis beim rheumatischen Fieber besitzt auch heute noch seine Gültigkeit. Die sehr schmerzhaften Arthralgien oder Arthritiden sind meist das erste Symptom eines rheumatischen Fiebers und betreffen typischerweise die großen Gelenke wie Knie, Sprunggelenke, Ellenbogen und Handgelenke. Die Hüftgelenke sind selten beteiligt. Eine Belastung der Gelenke ist häufig nicht möglich und die klinische Untersuchung zeigt neben einer Überwärmung und einer Rötung auch eine ausgeprägte Druckschmerzhaftigkeit, so dass gelegentlich nicht einmal der Kontakt des Gelenks mit der Bettdecke toleriert wird. Die Schwellung ist normalerweise im Verhältnis zur Schmerzhaftigkeit nur gering ausgeprägt.

Messeloff CR: Historical aspects of rheumatism. Medical Life 37: 3–56, 1930.

13.52
Welche Rolle spielt die Acetylsalicylsäure in der Behandlung der Arthritis bei rheumatischem Fieber?

Die Arthritis im Rahmen des rheumatischen Fiebers spricht extrem gut auf die Gabe von Acetylsalicylsäure an, so dass die Symptomatik innerhalb von 12 bis 24 Stunden gestoppt werden kann. Wenn Acetylsalicylsäure oder auch andere NSAID frühzeitig im Verlauf des rheumatischen Fiebers eingesetzt werden, kommt es häufig gar nicht zu einer wandernden Polyarthritis, was zu einer Verzögerung der Diagnose führen kann. Aus diesem Grund sollten diese Medikamente erst eingesetzt werden, wenn eine eindeutige Diagnose gestellt ist. Andererseits gibt ein fehlendes Ansprechen auf Aspirin Anlass an der Diagnose eines rheumatischen Fiebers zu zweifeln. Neuere Studien zeigen, dass auch andere NSAID wie z. B. Naproxen bei gleicher Effektivität, weniger Nebenwirkungen und einfacherer Handhabung eingesetzt werden können.

Hashkes PJ, et al: Naproxen as an alternative to aspirin for the treatment og arthritis of rheumatic fever: a randomized trial. J Pediatr 143 (3): 399–401, 2003.

13.53
Wie lange persistiert eine Arthritis im Rahmen eines rheumatischen Fiebers gewöhnlich?

Unbehandelt «springt» die wandernde Polyarthritis innerhalb von wenigen Tagen auf andere Gelenke über. Das Geschehen hält selten länger als einen Monat an. Unter einer Behandlung mit Acetylsalicylsäure oder anderen NSAID dauert die Gelenkbeteiligung meist nur wenige Tage.

13.54
Wie häufig kommt ein Erythema marginatum beim rheumatischen Fieber vor?

Vermutlich haben die wenigsten Kliniker heutzutage ein Erythema marginatum (auch Erythema annulare genannt) jemals gesehen. Es kommt bei weniger als 5 % der Fälle vor und ist flüchtig, d.h. bis man einen erfahreneren Pädiater zur Mitbeurteilung ans Krankenbett hinzugezogen hat, ist es wahrscheinlich schon wieder abgeblasst. Die Effloreszenzen sind typischerweise flüchtig, blassrot, girlandenförmig, nicht juckend und am Rumpf lokalisiert. Das Zentrum der Effloreszenz blasst ab, so dass die inneren Ränder des Erythems unscharf, die äußeren Ränder jedoch scharf begrenz sind. Durch Hitze kann das Erythem ausgelöst werden. Man findet das Erythema marginatum fast ausschließlich bei Kindern, die auch eine kardiale Beteiligung haben.

13.55
Wann werden Glukokortikosteroide in der Behandlung des rheumatischen Fiebers eingesetzt?

In kontrollierten Studien aus den 1950er Jahren konnte der Effekt von Glukokortikosteroiden nicht nachgewiesen werden. Trotzdem wird eine Therapie mit Prednisolon (2 mg/kg KG/Tag) bei Kindern empfohlen, die eine schwerere kardiale Beteiligung wie z. B. Herzinsuffizienz, Kardiomegalie oder AV-Block III° haben. Im Vordergrund steht jedoch die Therapie der Herzinsuffizienz. Kindern mit gesicherter wandernder Polyarthritis, die nicht auf Acetylsalicylsäure oder andere NSAID anspricht, können von einer Glukokortikoidgabe rein symptomatisch profitieren.

13.56
Welche Medikamente kommen zur Rezidiv-Prophylaxe bei Kindern nach akutem rheumatischem Fieber zum Einsatz?

Das Ziel der Rezidiv-Prophylaxe ist es eine erneute Pharyngitis durch beta-hämolysierende Streptokokken der Gruppe A zu verhindern, da dadurch ein Rezidiv des rheumatischen Fiebers ausgelöst werden kann. Das größte Risiko für ein Rezidiv besteht in den ersten zwei Jahren nach Erstmanifestation des rheumatischen Fiebers, grundsätzlich kann es jedoch auch im langfristigen Verlauf zu einem Rezidiv kommen. Als Prophylaxe werden verwendet:

- Depotpenicillin (Benzathinpenicillin G 600 000 IE für Kinder < 27 kgKG oder 1 200 000 IE für Kinder > 27 kgKG) als intramuskuläre Injektion alle vier Wochen.
- Oralpenicillin V (2 × 200 000 IE täglich per os), jedoch nur bei guter Compliance
- Erythromycin (2 × 250 mg täglich per os) bei Unverträglichkeit von Penicillin.

Da das rheumatische Fieber meist bei älteren Kindern und Jugendlichen und selten vor dem fünften Lebensjahr vorkommt, können diese Dosierungen bei fast allen Kindern so angewandt werden. Die intramuskuläre Gabe ist bei mangelhafter Compliance und in Hochrisikosituationen vorzuziehen.

13.57
Wie lange sollte eine Rezidiv-Prophylaxe nach akutem rheumatischem Fieber durchgeführt werden?

Über die Gesamtdauer der Prophylaxe gehen die Meinungen auseinander. Minimal sollte die Dauer **fünf Jahre** sein, da man weiß, dass danach das Risiko eines Rezidivs deutlich geringer ist. Eine praktikable Methode ist es die Prophylaxe nach fünf Jahren, oder aber mindestens bis zum 21. Geburtstag durchzuführen. Bei Patienten die eine kardiale Beteiligung hatten oder einem höheren Risiko ausgesetzt sind, sollte eine Prophylaxe nicht unterbrochen oder abgesetzt werden (z. B. Lehrer, Mitarbeiter im Gesundheitswesen, enger Kontakt zu Menschen in Heimen, während der Militärzeit, etc.) Für diese Patienten gibt es unterschiedliche Empfehlungen über die Dauer, die von 10 Jahren oder bis zum 40. Geburtstag oder gar bis hin zur lebenslangen Prophylaxe reichen. Nach einem Rezidiv sollte auf jeden Fall eine lebenslange Prophylaxe fortgesetzt werden. Auch operative Eingriffe sollten nur unter Penicillinschutz durchgeführt werden.

13.58
Wie entwickelt sich die Inzidenz des rheumatischen Fiebers in den letzten Jahrzehnten?

Die Epidemiologie des akuten rheumatologischen Fiebers hängt vom Auftreten der Pharyngitis durch beta-hämolysierende Streptokokken der Gruppe A (GAS) ab. In der ersten Hälfte des 20. Jahrhunderts war die Streptokokken-Pharyngitis, und damit das rheumatische Fieber, aufgrund der schlechteren hygienischen Lebensumstände in den ärmeren sozialen Schichten häufiger. Durch Verbesserung der Lebensumstände konnte bereits in der Vorantibiotika-Ära die Inzidenz des rheumatischen Fiebers deutlich gesenkt werden. In den Industrieländern ist das rheumatische Fieber selten geworden und man geht in Deutschland derzeit von einer Inzidenz von ca. 1 auf 5000 Erkrankten aus. In einigen Regionen der USA steigt die Inzidenz des rheumatischen Fiebers seit Mitte der 1980er Jahre wieder, was auf virulentere Stämme von GAS zurückzuführen ist.

Stollermann, GH: Rheumatic fever in the 21st century. Clin Infect Dis 33 (6): 806–14, 2001.

13.59
Wo gibt es PANDAS in der Welt der pädiatrischen Rheumatologie?

Im Jahre 1989 wurde erstmals eine Häufung von Zwangsstörungen bei Kindern mit einer Chorea Sydenham im Rahmen eines rheumatischen Fiebers beschrieben. Unter dem Begriff PANDAS (**p**ediatric **a**utoimmune **n**europsychiatric **d**isorders **a**ssociated with **s**treptococcal infections) versteht man also Krankheitsbilder wie Zwangssymptome, Tics und Tourette-Syndrom, die möglicherweise durch einen Streptokokkeninfekt (GAS) ausgelöst oder während einer Tonsillopharyngitis durch GAS verstärkt werden. Der Kontakt zu beta-hämolysierenden Streptokokken der Gruppe A lässt sich bei den meisten Fällen durch einen Rachenabstrich in der Kultur oder im Schnelltest, sowie durch den serologischen Anstieg von Antistreptokokken-Antikörpern nachweisen. PANDAS kommen auch ohne die klassischen Symptome der Chorea oder des rheumatischen Fiebers vor. Möglicherweise handelt es sich bei PANDAS um eine überwiegend neuropsychiatrische Form der Chorea. Die Symptome verschwinden meist spontan wieder und sprechen auf eine antibiotische Behandlung gut an.

Kurlan R, Kaplan EL: The pediatric autoimmune neuropsychiatric disorder associated with streptococcal infections (PANDAS) etiology for tics and obsessive-compulsive symptoms: Hypothesis or entitiy? Practical considerations for the clinician. Pediatrics 113: 883–886, 2004.
Swedo SE, et al: High prevalence of obsessive-compulsive symptoms in patients with Sydenham's chorea. Am J Psychiatry 146: 246–9, 1989.
Keitzer R: Infektionen mit beta-hämolysierenden Streptokokken der Gruppe A (GABS) und Streptokokkenfolgeerkrankungen. Monatsschr Kinderheilkd 151 (4): 358–372, 2003.

Juvenile Spondylarthropathien

13.60
Wie kann man die juvenilen Spondylarthropathien von der juvenilen idiopathischen Arthritis unterscheiden?

Unter den Sammelbegriff Spondylarthropathien fallen die folgenden Krankheitsbilder:

- Juvenile ankylosierende Spondylitis
- Psoriasisarthritis
- Arthritis bei chronisch entzündlichen Darmerkrankungen
- Reaktive Arthritis nach Infektionen des Darm- oder Urogenitaltrakts (Reiter-Syndrom)
- Enthesopathie-Arthritis-Syndrom (SEA)
- Undifferenzierte juvenile Spondylarthropathie

Nach der JIA sind die juvenilen Spondylarthropathien die zweithäufigsten chronischen Gelenkerkrankungen im Kindesalter. Die juvenilen Spondylarthropathien treten im Gegensatz zur JIA meist im Jugendalter in Erscheinung. Es handelt sich hierbei um die einzige rheumatische Krankheitsgruppe mit deutlicher Knabenwendigkeit. Eine Enthesopathie (Entzündung der Sehnenansätze, Tenosynovitiden) ist ein charakteristisches Symptom, das die Abgrenzung von der JIA erlaubt. Eine schmerzhafte Entzündung der Iliosakralgelenke und eine Einsteifung der Wirbelsäule finden sich bei der juvenilen ankylosierenden Spondylitis.

Die reaktive Arthritis manifestiert sich als akute asymmetrische Oligo- oder Monoarthritis der gewichttragenden Gelenke. Diese Symptomatik kann von einer JIA nicht zu unterscheiden sein, eine Beteiligung des Hüftgelenks deutet jedoch auf eine juvenile Spondylarthropathie hin. Die Dauer der reaktiven Arthritiden ist meist kürzer als bei der JIA, meist Tage bis Wochen, kann jedoch auch Monate andauern und ist somit definitionsgemäß als chronisch zu bezeichnen. Im Gegensatz zur JIA ist jedoch nicht mit einer Gelenkdestruktion zu rechnen.

Das gehäufte Auftreten von HLA-B27 bei juveniler ankylosierender Spondylitis (bis zu 90%) und bei reaktiver Arthritis (bis zu 60%) kann die Diagnose einer Spondylarthropathie bestätigen. Im Gegensatz zur JIA sind bei den Spondylarthropathien ANA- und Rheumafaktornachweis typischerweise negativ. Weitere wichtige Unterscheidungshilfen sind die positive Familienanamnese bezüglich Spondylarthropathien und anamnestische Angaben zu vorangegangenen Infekten und zusätzliche klinische Befunde wie typische psoriatische Hautveränderungen.

Huppertz HI: Gelenkschmerzen im Kindes- und Jugendalter. Monatsschr Kinderheilkd 146: 5–11, 1998.
Bechtold S, et al: Reaktive Arthritis im Kindesalter – Pathogenese, Klassifikation, Diagnostik und Therapie. Monatsschr Kinderheilkd 150: 460–469, 2002.
Tse SM, Laxer RM: Juvenile spondylarthropathy. Curr Opin Rheumatol 15 (4): 374–9, 2003.

13.61
Wie stellt man klinisch die Diagnose einer Enthesitis?

Als Enthesis bezeichnet man den Ansatzpunkt an dem Ligamente, Bänder oder Faszien am Knochen befestigt sind. Eine Enthesitis ist charakteristisch für die Spondylarthropathien und präsentiert sich klinisch als streng lokalisierte Schmerzhaftigkeit des Lig. Patellae an der Tuberositas tibiae (leicht zu Verwechseln mit dem M. Osgood-Schlatter) und/oder der distalen Patella. Auch ein Druckschmerz des Achillessehnen- und/oder Plantarfaszienansatzes am Calcaneus (leicht zu verwechseln mit einem M. Sever) kommt vor. Als Begleitbefunde finden sich gelegentlich eine Schwellung der Achillessehne und schmerzhafte Metatarsophalangealgelenke.

Sherry DD, Sapp LR: Enthesalgia in childhood: site-specific tenderness in healthy subjects and in patients with seronegativ enthesopathic arthropathy. J Rheumatol 30 (6): 1335–40, 2003.

13.62
Warum ist die Diagnose einer juvenilen ankylosierenden Spondylitis im Kindesalter schwierig zu stellen?

Kinder können über Jahre hinweg bereits eine undifferenzierte Spondylarthropathie mit Enthesitis und rezidivierender Oligoarthritis der unteren Extremität haben bevor auch Wirbelsäulenbeschwerden dazukommen. Um die Diagnose einer ankylosierenden Spondylitis zu stellen, müssen die klinischen Symptome von

Schmerzen im Bereich der Lendenwirbelsäule und Einschränkung der Wirbelsäulenbeweglichkeit, sowie radiologisch eine Sakroiliitis nachweisbar sein. Die durchschnittliche Dauer von den ersten Symptomen bis zur Diagnosestellung beträgt bei Erwachsenen mit ankylosierender Spondylitis ungefähr 5 Jahre. Viele Jugendliche sind bereits Erwachsene bevor sie die Diagnosekriterien erfüllen.

13.63
Was versteht man unter dem Enthesopathie-Arthritis-Syndrom (SEA)?

Das Enthesopathie-Arthritis-Syndrom wurde 1982 anhand einer Gruppe von überwiegend männlichen Kindern beschrieben, die eine Enthesopathie und Arthralgie oder Arthritis zeigten, und einen negativen ANA- und Rheumafaktornachweis hatten. Viele von ihnen war HLA-B27 positiv, erfüllten jedoch nicht die Kriterien um eine juvenile ankylosierende Spondylitis zu diagnostizieren. Im Rahmen der Langzeitnachuntersuchung entwickelte die Hälfte der Kinder eine ankylosierende Spondylitis.

13.64
Wie misst man die Beweglichkeit der Wirbelsäule?

Das Schober-Zeichen gilt als Maßzahl für die Beweglichkeit der LWS. Der Abstand zwischen dem Dornfortsatz S1 und einem Punkt 10 cm weiter kranial (bzw. L1) vergrößert sich bei maximaler Vorwärtsneigung normalerweise um 4 bis 6 cm. Das Ott-Zeichen gilt als Maßzahl für die Beweglichkeit der BWS. Der Abstand zwischen dem Dornfortsatz C7 und einem Punkt 30 cm kaudal (bzw. TH12) vergrößert sich bei maximaler Vorwärtsneigung um ca. 6 cm.

Systemischer Lupus erythematodes (SLE)

13.65
Was sind die häufigsten Symptome und Befunde des SLE?

muskuloskeletale Beschwerden/ Arthritis	74 %
Hautveränderung	72 %
Verschlechterung des Allgemeinzustands	67 %
ZNS-Beteiligung (Psychose, Krampfanfälle)	28 %
Nierenbeteiligung (Proteinurie, Zylindrurie)*	28 %
Lymphadenopathie	15 %
Serositis	10 %
Raynaud-Phänomen	10 %

Als seltenere klinische Symptome treten eine Hepatosplenomegalie, abdominelle Schmerzen oder eine Parotitis auf.

Im Blutbild finden sich meist Veränderungen wie z. B. Anämie (79 %), Leukopenie (31 %), Lymphopenie (59 %), Thrombozytopenie (8 %). Eine erhöhte Blutsenkungsgeschwindigkeit findet sich in 87 % der Fälle.

* wahrscheinlich können in der Nierenbiopsie bei fast allen Patienten mit SLE leichte Veränderungen nachgewiesen werden.

Iqbal S, et al: Diversity in presenting manifestations of systemic lupus erythemtosus in children. J Pediatr 135: 500–505, 1999.
Brunner J et al: Systemischer Lupus erythematodes im Kindes- und Jugendalter. Monatsschr Kinderheilkd 154:919–929, 2006.

13.66
Welche laborchemischen Untersuchungen veranlassen Sie bei Verdacht auf SLE?

Eine nützliche Screening-Untersuchung stellt die Bestimmung der **antinukleären Antikörper (ANA)** dar. Bis zu 97 % der Patienten mit SLE entwickeln im Verlauf der Erkrankung positive ANA. Diese sind jedoch nicht unbedingt zum Zeitpunkt der Diagnosestellung nachweisbar. Bei einem Patienten mit Symptomen, die auf SLE hindeuten, kann der positive ANA-Nachweis den Verdacht bestärken. Jedoch finden sich auch bei gesunden Kindern je nach Serumverdünnung ebenfalls positive ANA-Titer. Ein positiver ANA-Titer findet sich bei einer Verdünnung von 1 : 80 noch bei mehr als 10 % der gesunden Kinder. Das ANA-Screening ist ein sehr sensitiver, aber wenig spezifischer Test. Aus diesem Grund hat ein positives ANA-Screening ohne weitere Symptome, die auf SLE hinweisen, eine sehr geringe Aussagekraft (geringer positiver prädiktiver Wert). Das ANA-Screening wird durch weitere SLE-spezifische Antikörper wie die **Anti-Doppelstrang-DNA-Antikörper** und **Anti-Sm-Antikörper (anti-Smith)** ergänzt.

Bei aktivem SLE finden sich häufig erniedrigte Werte für die **Komplementfaktoren C3** und **C4**, sowie eine erhöhte **Blutsenkungsgeschwindigkeit.** Die Kombination von positiven Anti-Doppelstrang-DNA-Antikörpern und erniedrigtem C3 ist in fast 100 % der Fälle spezifisch für einen SLE. Im Blutbild sieht man häufig eine Anämie, eine Leukopenie, Lymphopenie oder Thrombozytopenie.

Benseler SM, Silverman ED: Systemic lupus erythematosus. Pediatr Clin North Am 52: 443–467, 2005.
Gill JM, Quisel AM, Rocca PV, Walters DT: Diagnosis of systemic lupus erthematosus. Am Fam Physician 68: 2179–2186, 2003.

13.67
Wie äußert sich eine ZNS-Beteiligung des SLE?

Die Inzidenz und die Prävalenz der neurologischen und psychiatrischen Manifestation des SLE im Kindesalter werden wohl unterschätzt. Neuere Untersuchungen beschreiben sogar, dass die ZNS-Beteiligung häufiger sei als eine Nierenbeteiligung. Häufig finden sich Kopfschmerzen, Stimmungsschwankungen, Angstzustände, Psychosen, Depressionen, Gedächtnisstörungen oder Krampfanfälle. Seltene Manifestationen sind zerebrale Insulte, kraniale oder periphere Neuropathien, Chora und zerebelläre Ataxie. Auch ein progressiver Verwirrtheitszustand mit intellektuellem Zerfall ist beschrieben.

Im Liquorpunktat kann man eventuell eine Pleozytose und eine erhöhte Proteinkonzentration, oder aber auch einen Normalbefund finden. Obwohl der Begriff Lupus cerebritis ein entzündliches Geschehen nahe legt, findet man eine tatsächliche ZNS-Vaskulitis nur selten. Im Gewebeschnitt zeigen sich meist diffus verteilte Mikroinfarkte und eine nichtentzündliche Vasopathie.

Steinlein MJ, et al: Neurological manifestations of pediatric lupus erythematosus. Pediatr Neurol 13: 191, 1995.
Sibbit WL, et al: The incidence and prevalence of neuropsychiatric syndromes in pediatric onset systemic lupus erythematosus. J Rheumatol 29(7): 1563–42, 2002.

13.68
Welche Erkrankungen kommen bei einem Kind mit einem Schmetterlingserythem differenzialdiagnostisch in Betracht?

Ein klassisches Schmetterlingserythem findet man bei ca. 44 % der Kinder mit SLE. Die schmetterlingsförmige Hautrötung erstreckt sich über die Nasenwurzel auf beide Wangen und spart die Nasolabialfalte aus. Gelegentlich fällt die Abgrenzung von den Hautveränderungen bei Dermatomyositis schwer. Um diese beiden Erkrankungen auseinander zu halten sind manchmal papulöse Hautveränderungen auf den Fingerknöcheln entscheidend, die stark für eine Dermatomyositis sprechen (Gottron-Zeichen). Auch eine seborrhoische Dermatitis auf den Wangen oder ein Kontaktekzem kann ein Schmetterlingserythem imitieren. Treten vesikuläre Effloreszenzen auf sollte man an andere Erkrankungen wie z. B. Pemphigus erythemtosus denken. Auch bei Kindern mit Mitralstenose oder Hypothyreose kann es zu einer Wangenrötung kommen, die jedoch durch das klinische Erscheinungsbild meist gut abzugrenzen ist.

13.69
Wann ist bei einem Kind mit SLE eine Nieren-Biopsie indiziert?

Da bei fast allen Kindern mit SLE Hinweise auf eine Nierenbeteiligung zu finden sind, wird kontrovers diskutiert bei welchen eine Biopsie sinnvoll ist. Normalerweise korrelieren die klinischen Zeichen (abnormales Urinsediment, Proteinurie, eingeschränkte Nierenfunktion) mit dem Ausmaß der Nierenbeteiligung, jedoch ist dies nicht immer der Fall. Auch deutliche glomeruläre Veränderungen können mit geringen klinischen Symptomen einhergehen. Aus diesem Grund wird von manchen Spezialisten eine frühzeitige Nierenbiopsie empfohlen, zu einer Routinebiopsie wird jedoch nicht geraten. Insbesondere ist eine Nierenbiopsie in den folgenden Fällen indiziert:

- Wenn ein Kind mit SLE ein nephrotisches Syndrom entwickelt muss eine membranöse Glomerulonephritis von einer diffus proliferativen Glomerulonephritis abgegrenzt werden, die ein anderes therapeutisches Vorgehen verlangt.
- Bei ausbleibendem therapeutischem Erfolg und anhaltend schlechter Nierenfunktion unter einer Kortikosteroidtherapie ist die Nierenbiopsie indiziert, um abzuschätzen, ob das Kind von einer immunsuppressiven Therapie profitieren könnte.
- Als Voraussetzung für die Teilnahme an neueren Therapien im Rahmen einer klinischen Studie wird eine Nierenbiopsie gefordert.

Cassidy JT, Petty RE: Textbook of pediatric rheumatology, 3rd ed. Philadelphia, WB Saunders, 1995. S. 260–322.

13.70
Inwiefern hat der Befund der Nierenbiopsie eine therapeutische Auswirkung?

In der Nierenbiopsie können sich verschiedene histologische Befunde ergeben, von normalem Nierengewebe (selten) bis hin zur mesangialen Nephritis oder Glomerulonephritis (fokal oder diffus, membranös oder proliferativ). Die verschiedenen Formen der Nierenbeteiligung können auch ineinander übergehen. Die Behandlung hängt vom Ausmaß der renalen Veränderungen ab. Eine mesangiale Nephritis bedarf meist nur einer geringen oder gar keiner Therapie. Bei Patienten mit einer membranösen Glomerulonephritis manifestiert sich häufig ein nephrotisches Syndrom, welches meist gut auf eine Therapie mit Kortikosteroiden anspricht. Auch eine fokal proliferative Glomerulonephritis lässt sich meist durch Kortikosteroide kontrollieren, die diffuse proliferative Glomerulonephritis jedoch erfordert häufig eine intensivere Therapie. Hier kommen neben Kortikosteroiden auch Immunsuppressiva zum Einsatz (z.B. Cyclophosphamid, Cyclosporin A oder Azathioprin).

Bogdanovic R, et al: Lupus nephritis in childhood: a review of 53 patients followed at a single center. Pediatr Nephrol 19 (1): 36–44, 2004.

13.71
Was ist eine Kortikosteroid-Pulstherapie und wann wird sie in der Behandlung des SLE eingesetzt?

Unter einer Kortikosteroid-Pulstherapie versteht man die Gabe von Methylprednisolon in hoher Dosierung (Methylprednisolon 10 bis 30 mg/kg KG/Tag i.v. als Kurzinfusion an 3 aufeinanderfolgenden Tagen). Oft verabreicht man nach einer i.v.-Pulstherapie noch orale Steroide in hoher Dosierung. Während der Pulstherapie muss der Patient überwacht werden (Blutdruck, Elektrolytentgleisung) Die Hauptindikationen für eine Pulstherapie in der Behandlung des SLE sind:

- akute Exazerbation des SLE («Lupuskrisen» mit akuter multisystemischer Beteiligung)
- Verschlechterung einer ZNS-Beteiligung (aber auch an eine durch Steroide verursachte Psychose muss gedacht werden)
- schwere Lupus Nephritis
- hämatologische Krise (akute hämolytische Anämie)
- akute pleuropulmonale Beteiligung.

13.72
Wie beurteilen Sie die Prognose des SLE im Kindes- und Jugendalter?

Durch neuere Behandlungskonzepte hat sich die Prognose des SLE in den letzten 20 Jahren deutlich verbessert. Nach 10 Jahren leben noch ca. 90 % der Kinder mit SLE, nach 20 Jahren jedoch nur noch ca. 75 %. Etwa die Hälfte der Patienten mit Erkrankungsbeginn im Kindes- und Jugendalter, hat auch im Erwachsenenalter noch einen aktiven SLE. Die Prognose ist also durchaus als ungünstig zu bewerten.

13.73
Beschreiben Sie den Zusammenhang zwischen Antiphospholipid-Antikörpern und SLE?

Antiphosoholipid-Antikörper kommen manchmal begleitend bei einem SLE, jedoch auch im Rahmen anderer Erkrankungen oder als eigenständiges Antiphospholipid-Syndrom vor. Aus einem primären Antiphospholipid-Syndrom entwickelt sich im Laufe der Zeit manchmal ein SLE. Klinische Manifestationen sind arterielle und venöse Thrombembolien (z.B. Schlaganfall, Myokardinfarkt, Nierenvenenthrombose, Phlebitis und wiederholte Aborte durch Plazenta-Thrombosen) oder auch eine Thrombozytopenie. Als serologische Marker können Antiphospholipid-Antikörper wie **Anti-Kardiolipin-Antikörper** oder **Lupus-Antikoagulans** bestimmt werden. Diese Antikörper kommen im Rahmen eines SLE häufig vor. Die Angaben über die Prävalenz der Antikörper bei SLE werden in der Literatur jedoch sehr unterschiedlich angegeben. So finden sich bei 30 bis 87 % der Fälle Anti-Kardiolipin-Antikörper und bei 6 bis 65 % findet sich Lupus-Antikoagulans. Die Pathogenese der Thrombosen bei Patienten mit Antiphospholipid-Antikörpern ist weitgehend unklar, und es gibt auch keine etablierte Therapie. Es wird eine systemische Antikoagulation empfohlen.

Ravelli A, Martini A: Antiphospholipid antibody syndrome in pediatric patients. Rheum Dis Clin North Am 23: 657–676, 1997.
Lee T, et al: Systemic lupus erythematosus and antiphospholipid syndrome in children and adolescents. Curr Opin Rheumatol 13 (5): 415-21, 2001.

13.74
Welche Laboruntersuchungen sind zur Verkaufskontrolle des SLE sinnvoll?

Wichtige Informationen über die Aktivität des SLE und das Ansprechen der Therapie können serologisch bestimmt werden. Der ANA-Titer korreliert zwar nicht mit der Krankheitsaktivität, jedoch sinkt der Titer für **Anti-Doppelstrang-DNA-Antikörper** bei effektiver Therapie. Auch die Normalisierung der **Komplementfaktoren C3** und **C4** sowie der **Blutsenkungsge-**

schwindigkeit drücken einen Rückgang der Krankheitsaktivität aus. Unter adäquater Therapie normalisieren sich auch meist die Veränderungen des **Blutbildes** wie Anämie, Leukopenie, Lymphopenie oder Thrombozytopenie.

13.75
Wie manifestiert sich der neonatale Lupus erythematodes (NLE)?

Ursprünglich wurde der NLE nur bei Kindern von Müttern beschrieben, die an SLE, Sjögren-Syndrom oder einer Mischkollagenose erkrankt sind. Inzwischen hat man festgestellt, dass der NLE auch bei Neugeborenen von asymptomatischen Müttern vorkommt, und dass diese sogar die große Mehrzahl der Fälle (70 bis 80%) darstellen. Der NLE manifestiert sich an verschiedenen Organen. Eine **Hautbeteiligung** findet sich bei ca. 50% der Patienten mit NLE. Die Hautveränderung kann bereits bei der Geburt zu sehen sein, meist entwickelt sie sich jedoch erst im Laufe der ersten 3 Lebensmonate und kann durch Sonnenlicht ausgelöst werden. Es treten Makulae, Papeln und anulär-polyzyklische Plaques auf. Nach Absinken der mütterlichen Antikörper bilden sich die Hautveränderungen meist innerhalb von 2 Jahren ohne Narbenbildung zurück.

Eine komplette kongenitale Reizleitungsstörung (**CCHB complete congenital heart block**) durch eine Myokardfibrose ist die typische **kardiale Manifestation** des NLE. Der NLE ist für 90% aller kompletten kongenitalen Reizleitungstörungen verantwortlich. Meist tritt die komplette kongenitale Reizleitungsstörung erst nach der Neugeborenenperiode in Erscheinung und bildet sich nicht zurück. Die Mortalität beträgt ca. 15% und ca. zwei Drittel der Patienten mit NLE benötigen einen Herzschrittmacher.

Eine Leberbeteiligung findet sich bei ca. 15% der Fälle und geht mit einer Hepatomegalie, eventuell einer Splenomegalie und gering erhöhten Transaminase-Werten einher. Histologisch zeigt sich eine Riesenzell-Hepatitis.

Auch Veränderungen des Blutbildes wie hämolytische Anämie, Thrombozytopenie oder Neutropenie kommen vor.

Costedoat-Chalumeau N, et al: Neonatal lupus syndrome: review of the literature. Rev med Interne 24 (10): 659–671, 2003.

> **Das Wichtigste in Kürze: Systemischer Lupus erythematodes**
>
> - Die Bestimmung von Autoantikörpern ist für die Diagnostik eines SLE entscheidend.
> - Der Beginn eines SLE liegt bei 10 bis 20% der Fälle bereits im Kindesalter.
> - Die klinische Symptomatik kann sehr variabel sein. Die häufigsten Symptome sind jedoch eine Arthritis, Hautefloreszenzen und eine Nierenbeteiligung.
> - Der neonatale Lupus erythematodes wird durch maternale Antikörper ausgelöst und kann zu einem angeborenen AV-Block 3. Grades führen.
> - Antiphospholipid-Antikörper sind eine Risikofaktor für eine Sinusvenenthrombose.

13.76
Beschreiben Sie die Pathophysiologie der kompletten kongenitalen Reizleitungsstörung beim NLE?

Durch diaplazentare Übertragung mütterlicher IgG-Antikörper (**Anti-Ro- und Anti-La-Antikörper**) kann es bei Neugeborenen zu einem neonatalen Lupus erythematodes (NLE) kommen. Die Antikörper lagern sich im Reizleitungssystem des fetalen Herzens ab, und rufen eine lokale Entzündungsreaktion hervor, die zu einer Vernarbung mit Fibrosierung und Verkalkung führt. Meist ist der AV-Knoten betroffen.

Silverman ED, Laxer RM: Neonatal lupus erythematosus. Rheum Dis Clin North Am 23: 599–618, 1997.

13.77
Wie manifestiert sich der medikamentös bedingte SLE?

Der medikamentös bedingte SLE tritt vorwiegend in Form von Fieber, Arthralgien und Serositis auf. Eine Beteiligung der Nieren oder des ZNS ist selten und dementsprechend finden sich meist normale Werte für die Komplementfaktoren C3 und C4. Das ANA-Screening ist meist positiv, und es lassen sich oft Anti-Histon-Antikörper nachweisen. Der Nachweis von Anti-Doppelstrang-DNA-Antikörpern hingegen ist meist negativ. Nach Absetzen des entsprechenden

Medikaments verschwinden die Symptome wieder. Kommt es zu einer Nieren- oder ZNS-Beteiligung, Schmetterlingserythem, Alopezie oder oralen Ulzerationen so spricht dies gegen einen medikamentös bedingten SLE und ist verdächtig für einen idiopathischen SLE.

13.78
Was sind die häufigsten Ursachen des medikamentös bedingten SLE im Kindesalter?

Antiepileptika (insbesondere Ethosuximid, Phenytoin und Primidon) sind die häufigsten Verursacher des medikamentös bedingten SLE. Bei bis zu 20 % der Kinder mit antepileptischer Therapie entwickeln sich positive ANA-Titer. Weitere auslösende Medikamente sind u.a. Tetrazyklin, Minozyklin, Hydralazin, Isoniazid, alpha-Methyldopa, Chlorpromazin, Thyreostatika und Betablocker.

Vaskulitis

13.79
Welche klinischen Symptome deuten auf ein Vaskulitis-Syndrom hin?

Eine systemische Erkrankung mit Fieber, Gewichtsverlust und Hautausschlag prägt häufig das klinische Bild. Aufgrund der entzündlichen Veränderung von verschiedenen Gefäßen in verschiedenen Organen kommt es zu einer großen Variabilität der Symptome. Unterschiedliche Hautefflorenszenzen können auftreten. Die häufigsten sind eine palpable Purpura, urtikarielle Effloreszenzen oder auch Hautnekrosen. Als weitere Symptome können eine ZNS-Beteiligung, eine Arthritis, eine Myositis oder Serositis auftreten.

Als häufigste Vaskulitiden findet man die Purpura Schönlein Henoch und das Kawasaki-Syndrom. Andere Vaskulitis-Syndrome sind im Kindesalter selten.

Blanco R, Matrinez-Taboada VM, Rodriguez-Valverde V, Garcia-Fuentes M: Cutaneous vasculitis in children and adults. Associated diseases and etiologic factors in 303 patients. Medicine 77: 403–418, 1998.
Huppertz HI: Purpura Schönlein-Henoch. Monatsschr Kinderheilkd 154: 865–871, 2006.
Dannecker G: Kawasaki-Syndrom. Monatsschr Kinderheilkd 154: 872–879, 2006.

13.80
Wie klassifiziert man die Vaskulitis-Syndrome?

Ein etabliertes Klassifikationsschema nach der Chapel Hill Consensus-Konferenz orientiert sich an der Größe der hauptsächlich entzündlich veränderten Gefäße (s. **Tab. 13-3**).

13.81
Welche infektiösen Krankheitsbilder sind häufiger mit einer Vaskulitis assoziiert?

- **viral**: HIV, Hepatitis B und C, CMV, EBV, VZV, Röteln und Parvovirus B 19
- **bakteriell**: Meningokokken, disseminierte Sepsis, Typhus, Tuberkulose, Syphilis, subakute bakterielle Endokarditis
- **Rickettsiosen**: Fleckfieber

13.82
Welche Krankheitsbilder gehören zur Gruppe der pulmo-renalen-Syndrome?

- Wegener-Granulomatose
- Goodpasture-Syndrom
- Churg-Strauss-Syndrom
- Purpura Schönlein-Henoch
- Systemischer Lupus erythematodes

13.83
Welche Symptom-Trias ist charakteristisch für den M. Behçet?

Aphtös-ulzeröse Veränderungen an Mund- und Genitalschleimhaut, sowie eine Uveitis sind die drei Hauptsymptome des M. Behçet. Bei zwei Drittel der meist aus dem östlichen Mittelmeerraum oder aus dem Fernen Osten stammenden Patienten treten noch zusätzliche Symptome wie ein Gelenkbefall, Hautveränderungen oder auch entzündliche Läsionen des Magen-Darm-Traktes auf. Dies kann leicht zur Verwechslung mit chronisch entzündlichen Darmerkrankungen führen.

13.84
Was sind die charakteristischen Laborbefunde bei der PSH?

Normalerweise sind die Akute-Phase-Proteine einschließlich der BSG erhöht und häufig findet sich auch eine leichte Leukozytose. Die Thrombozyten sind meist im Normbereich. Eine Thrombozytopenie findet man nie, was differenzialdiagnostisch wichtig ist zur Abgrenzung gegenüber einer idiopathischen-thromboytopenischen Purpura (ITP). Als Zeichen der Nierenbeteiligung findet man Mikrohämaturie und Proteinurie. Die PSH scheint eine IgA-vermittelte Krankheit zu sein. Erhöhtes IgA im Serum findet man häufig und konnte auch in Haut- und Nierenbiopsaten durch Immunfluoreszenz dargestellt werden. Die Nierenbiopsie bei PSH ist von einer IgA-Nephritis (M. Berger) nicht zu unterscheiden. Eventuell handelt es sich bei der IgA-Nephritis um einen oligosymptomatischen Verlauf einer PSH. Zirkulierende IgA-haltige Immunglobuline und Kryoglobuline findet man ebenfalls häufig.

Tabelle 13-3

• Vaskulitiden der kleinen Gefäße:	• ANCA-assoziierte Vaskulitis	
	• Mikroskopische Polyangiitis	
	• Wegener-Granulomatose	
	• Churg-Strauss-Syndrom	
	• Medikamenten-induzierte-ANCA-assoziierte Vaskulitis	
	• Immunkomplex-vermittelte Vaskulitiden	Purpura Schönlein-Henoch Vaskulitis bei Kryoglobulinämie Vaskulitis bei SLE Vaskulitis bei JIA Vaskulitis bei Sjögren-Syndrom Hypokomplement-urtikarielle Vaskulitis Vaskulitis bei M. Behçet Goodpasture-Syndrom Vaskulitis bei Serumkrankheit Medikamenten-induzierte Immunkomplex-Vaskulitis Infektions-induzierte Immunkomplex-Vaskulitis
	• Paraneoplastische Vaskulitis der kleinen Gefäße	
	• Vaskulitis bei chronisch entzündlicher Darmerkrankung	
• Vaskulitiden der mittleren Gefäße:	• Polyarteriitis nodosa	
	• Kawasaki-Krankheit	
• Vaskulitiden der großen Gefäße:	• Riesenzellarteriitis	
	• Takayasu-Arteriitis	

Weyand CM, Goronzy JJ: Medium- and Large Vessel Vasculitis. N Engl J Med 349: 160–9, 2003.

Jeanette JC, Falk RJ: Small-Vessel Vasculitis. N Engl J Med 337: 1512–23, 1997.

Gardner-Medwin JM, et al: Incidence of Henoch-Schönlein purpura, Kawasaki disease, and rare vasculitis in children of different ethnic origins. Lancet 360: 1197–202, 2002.

Wagner N: Vaskulitis – Klassifikation und Immunpathogenese. Monatsschr Kinderheilkd 154: 859–864, 2006.

Huppertz HI: Purpura Schönlein-Henoch. Monatsschr Kinderheilkd 154: 865–871, 2006.

13.85
Welche Hautbefunde findet man bei PSH?

Die PSH ist eine Vaskulitis, die durch ein leukozytoklastisches Entzündungsbild der kleinen Gefäße wie Arteriolen, Kapillaren und Venolen charakterisiert ist. Zu Beginn überwiegen urtikarielle Läsionen, die jucken und brennen können. Diese verändern sich zu rötlichen makulopapulösen Effloreszenzen. Durch Schädigung der Gefäßwände kommt es zu Einblutungen in die Haut, die sich als nicht-thrombozytäre Petechien und tastbare Purpura manifestieren. Bei Kindern sieht man häufig eine wandernde Weichteilschwellung (s. **Abb. 13-3**).

13.86
Welche anderen Organsysteme sind bei der PSH außer der Haut typischerweise beteiligt?

Klassischerweise betrifft die PSH den Bewegungsapparat, den Magen-Darm-Trakt und/oder die Nieren.

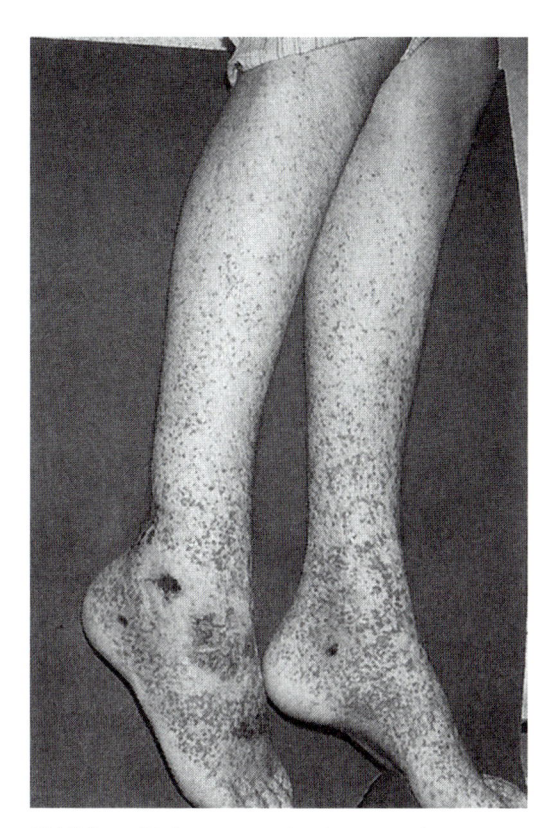

Abbildung 13-3: Purpura Schönlein-Henoch. Aus Gawkrodger DJ: Dermatology: An illustrated colour text. 3. Auflage. Edinburgh, Churchill Livingstone, S. 78, 2002

- Der häufigste abdominelle Befund sind Bauchkrämpfe (70%), häufig in Verbindung mit Übelkeit, Erbrechen und GI-Blutungen. Diese Symptome können den Hauterscheinungen in bis zu 30% der Fälle zeitlich vorausgehen. Zu einer Invagination kommt es in bis zu 5% der Fälle.
- Zu einer Nierenbeteiligung kommt es in ungefähr 50% der berichteten Fälle. Diese tritt meist im frühen Verlauf der Erkrankung in Erscheinung. Der Schweregrad der Nierenbeteiligung reicht von Mikrohämaturie bis hin zum nephrotischen Syndrom.
- Eine Gelenkbeteiligung findet sich sehr häufig (80%) und kann äußerst schmerzhaft sein. Meist sieht man eher eine periartikuläre Schwellung der Knie, der Sprunggelenke, der Handgelenke oder der Ellenbogen als eine wirkliche Arthritis.
- Bis zu 15% der männlichen Patienten können eine Hodenbeteiligung mit Epididymitis, Orchitis, Hodentorsion und Einblutung in den Hoden entwickeln.
- Als seltene Komplikation der PSH findet man hauptsächlich bei Jugendlichen und Erwachsenen eine Lungenblutung, die mit einer hohen Mortalität einhergeht.

13.87
Wie häufig entwickelt sich eine chronische Nierenerkrankung bei Kindern mit PSH?

Die Langzeitprognose der PSH hängt hauptsächlich von der initialen Nierenbeteiligung ab. Insgesamt entwickeln weniger als 5% der Patienten mit PSH eine terminale Niereninsuffizienz. Bis zu zwei Drittel der Kinder mit durch Nierenbiopsie nachgewiesener rapid-progressiver Glomerulonephritis entwickeln jedoch innerhalb eines Jahres eine terminale Niereninsuffizienz. Von den Patienten mit nephritischem oder nephrotischem Syndrom bei Krankheitsbeginn hat fast die Hälfte Langzeitprobleme wie arterielle Hypertonie oder eingeschränkte Nierenfunktion im Erwachsenenalter. Häufig findet sich eine Mikrohämaturie als einziges Zeichen einer Nierenbeteiligung bei PSH. Dies ist mit einer guten Langzeitprognose behaftet.

Scharer K, Krmar R, Querfeld U et al: Clinical outcome of Schönlein-Henoch purpura nephritis in children. Pediatr Nephrol 13: 816–823, 1999.

13.88
Warum gestaltet es sich häufig schwierig die Diagnose einer Invagination bei Patienten mit PSH zu stellen?

- Eine Invagination kann plötzlich, ohne vorangehende Abdominalsymptome, auftreten.
- Fast die Hälfte der Fälle der Invaginationen bei PSH ist ileoileal lokalisiert. (Im Vergleich zu Invaginationen bei Patienten ohne PSH, wo sich in 75% der Fälle eine ileocolische Invagination findet) Dies erhöht die Wahrscheinlichkeit eines falsch-negativen Barium-Einlaufs.
- Die Vielzahl der möglichen GI-Komplikationen bei PSH (z.B. Pankreatitis, Cholezystitis,

Gastritis) kann zu Fehlbeurteilungen des klinischen Bildes führen.
- Das häufige Auftreten (50 bis 75 %) von Blut im Stuhl und Bauchschmerzen bei PSH auch ohne Invagination führen dazu, dass zu selten der Verdacht auf eine Invagination geäußert wird.

13.89
Wann sind Kortikosteroide in der Behandlung der PSH indiziert?

Die genaue Indikation für den Einsatz von Kortikosteroiden in der Behandlung der PSH bleibt umstritten. Prednison (1 bis 2 mg/kg/Tag für 5 bis 7 Tage) wird häufig bei schweren intestinalen Symptomen angewandt und vermag die Wahrscheinlichkeit einer Invagination zu reduzieren. Im Rahmen von schwerer Lungen-, Hoden- oder ZNS-Beteiligung können Kortikosteroide hilfreich sein um die Gefäßentzündung zu minimieren. Manchmal werden Kortikosteroide bei schweren Gelenkschmerzen verwendet, wenn Kontraindikationen für NSAID bestehen. Steroide beugen dem Wiederauftreten von Symptomen nicht vor, und nach dem Absetzen können die Symptome wieder aufflammen. Es wird kontrovers diskutiert, ob die frühe Gabe von Kortikosteroiden (oral oder intravenöse Gaben) bei Nierenbeteiligung die Langzeitprognose verbessert.

Saulsbury FT: Henoch-Schönlein purpura in children: Report of 100 patients and review of the literature. Medicine 78: 395–409, 1999.

Das Wichtigste in Kürze: Purpura Schönlein-Henoch

- Die PSH ist eine Vaskulitis der kleinen Gefäße.
- Die typischen klinischen Symptome sind Purpura, Arthritis und Bauchschmerzen.
- Bei der Hälfte der Patienten findet sich ein auffälliger Urinstatus (Hämaturie, Proteinurie).
- Die Steroidtherapie sollte bei Patienten mit schmerzhafter Arthritis, Bauchschmerzen, Nephritis, Ödemen oder Skrotalschwellung in Erwägung gezogen werden.
- Als Komplikation können Spätschäden an den Nieren auftreten.

14 Orthopädie

Vermischtes

14.1
Was ist die Ursache einer Sprengel-Deformität?

Bei der Sprengel-Deformität handelt es sich um einen angeborenen Schulterblatt-Hochstand, dem ein Fehlen des natürlichen Herabsinkens der Skapula in der Fetalzeit zugrunde liegt. Das hypoplastisch hoch stehende Schulterblatt bewirkt auf der betroffenen Seite eine scheinbare Verkürzung des Halses, was klinisch als Torticollis erscheinen kann. Der Raum zwischen der medialen hochstehenden Skapula und dem Processus spinosus eines Halswirbels kann unter Umständen von einem fibrös-knorpeligen Band oder einem omovertebralen Knochen überbrückt werden. Es besteht meist eine Einschränkung der Abduktion des ipsilateralen Arms, auch wenn dieser Befund klinisch nicht sehr ausgeprägt sein muss. In Assoziation mit einer Sprengel-Deformität können eine angeborene Skoliose und Fehlbildungen der Nieren auftreten.

14.2
Was ist ein Torticollis?

Eine Deformität mit Kombination aus Kopfneigung und -drehung.

14.3
Was sind die Differenzialdiagnosen eines Torticollis?

- **Knöchern:** Atlanto-okzipitale Anomalien, einseitiges Fehlen von HWK 1, Klippel-Feil-Syndrom (Verschmelzung von 2 bis 3 HWK zu einem Blockwirbel), basiläre Impression, Deformität des atlanto-okzipitalen Gelenks mit Rotationskomponente
- **Nicht-knöchern:** Angeborener muskulärer Schiefhals, Sandifer-Syndrom (schwerer gastroösophagealer Reflux), Tumoren des zentralen Nervensystems, Syringomyelie, Arnold-Chiari-Malformation, okuläre Dysfunktion (Strabismus, okulogyrale Krisen), Infektionen (zervikale Lymphknotenschwellung, retropharyngealer Abszess), Fehlbildungen der Haut (Pterygium colli).

14.4
Wann verschwindet die zervikal tastbare Masse beim angeborenen muskulären Schiefhals?

Beim angeborenen muskulären Schiefhals kann auf der betroffenen Seite im M. sternocleidomastoideus eine weiche indolente Masse zu tasten sein. Diese Struktur erreicht ihre maximale Größe im Alter von 1 Monat und verschwindet meist nach 4 bis 6 Monaten. Histologisch handelt es sich um dichtes Bindegewebe, dem eine pränatale venöse Gefäßobstruktion oder eine Verletzung des M. sternocleidomastoideus zugrunde liegt. Ein angeborener muskulärer Schiefhals kann mit einer angeborenen Hüftdysplasie assoziiert sein.

14.5
Sind Dehnungsübungen bei einem angeborenen muskulären Schiefhals nützlich?

Mehrere Studien konnten nachweisen, dass eine konservative Behandlungsstrategie mit Dehnungsübungen – vor allem bei frühem Beginn – von Vorteil sind und die Notwendigkeit einer chirurgischen Korrektur minimieren.

Cheng JC, Wong MW, Tang SP, et al: Clinical determinants of the outcome of manual stretching in the treatment of congenital muscular torticollis in infants. A prospective study of eight hundred and twenty-one cases. J Bone Joint Surg 83-A:679–687, 2001.

14.6
Was ist eine infantile kortikale Hyperostose?

Die **Caffey-Hyperostose** ist eine Erkrankung unklarer Ätiologie und tritt typischerweise vor dem 6. Lebensmonat auf. Dabei bestehen asymmetrisch weiche, nichteitrige, kortikale Schwellungen des Knochenschaftes, meistens im Bereich der Mandibula und Klavikula. In der Regel heilt die Erkrankung spontan aus, es können jedoch über Jahre hinweg Schübe auftreten. In schweren Fällen sind Kortikosteroide hilfreich. Bei der infantilen kortikalen Hyperostose handelt es sich um eine sehr seltene Erkrankung. Bei Vorliegen einer periostalen Reaktion sollte insbesondere bei asymmetrischem Auftreten an die Möglichkeit einer Kindesmisshandlung gedacht werden.

14.7
Was ist eine Rachitis?

Die Rachitis ist eine beim wachsenden Kind auftretende Störung infolge ungenügender Verkalkung des Osteoids und wird meist durch einen Mangel an Vitamin D verursacht. Sie entspricht der Osteomalazie im Erwachsenenalter.

14.8
Warum nimmt die Rachitis wieder an Häufigkeit zu?

- Lange Zeit nahm die Anzahl der ausschließlich stillenden Mütter zu, die ihren Kindern keine Vitamin D-Prophylaxe verabreichten. Da Muttermilch nur in geringem Maß Vitamin D enthält, sollten allen Kindern im 1. Lebensjahr Vitamin D zugeführt werden.
- Mütter setzen sich aus kulturellen, sozialen oder persönlichen Gründen immer weniger dem Sonnenlicht aus, was eine Verminderung der endogenen Vitamin D-Produktion zur Folge hat.
- Kinder von Immigranten, die in die meist eher kühleren Länder ziehen, haben häufiger Rachitis. Die Gründe der erhöhten Inzidenz in dieser Bevölkerungsgruppe sind unklar.

Gordon CM, Bachrach LK, Carpenter TO, et al: Bone health in children and adolescents: A symposium at the annual meeting of the Pediatric Academic Societies/Lawson Wilkins Pediatric Endocrine Society, May 2003. Curr Probl Pediatr Adolesc Health Care 34:226–242, 2004.

Wharton B, Bishop N: Rickets. Lancet 362:1389–1400, 2003.

14.9
Was ist die beste radiologische Untersuchung bei Verdacht auf eine Rachitis?

Ein ap-Röntgenbild des Knies, inklusive der femoralen und tibialen Metaphysen und Epiphysen. Das Knochenwachstum ist in diesem Bereich am schnellsten, so dass rachitische Zeichen am frühesten dort nachgewiesen werden können.

14.10
Welche radiologischen Veränderungen treten bei Patienten mit Rachitis auf?

- Osteopenie (Verminderung der Knochendichte)
- Auftreibung und Becherung der Metaphysen
- Wolkig unscharf begrenzte Metaphyse
- Verbreiterte und unregelmäßige Epiphysenlinien
- Bandförmige Looser-Umbauzonen im meta- und epiphysären Bereich
- Subperiostale Aufhellungszonen
- Knochenverbiegungen der langen Röhrenknochen

14.11
Was sind klinische Zeichen, die auf eine Rachitis hinweisen?

Die anatomischen Veränderungen einer Rachitis entstehen primär durch eine ungenügende Verkalkung des Osteoids, die Knochen werden dadurch weich und in der Folge deformiert. Klinische Zeichen der Rachitis sind:

- Kraniotabes (Schädelkalotte kann eingedrückt werden), später Caput quadratum durch Abflachung des Hinterhaupts und Epiphytenbildung im Bereich der Stirn- und Scheitelbeine
- Varus-(O-)Stellung im Kniegelenk durch Verbiegung von Femur und Tibia und Valgus-(X-)Stellung im Sprunggelenk
- Verzögerter Verschluss der Schädelnähte und der Fontanellen
- Verzögerter (Milch-)Zahndurchbruch mit Schmelzdefekten
- Harrison-Furche: Einziehungen der Rippen im Bereich der Zwerchfellinsertion aufgrund der zunehmenden Knocheninstabilität
- Doppelknöchel und Perlschnurfinger durch Auftreibungen an der Knorpel-Knochen-Grenze
- Rachitischer Rosenkranz: durch Auftreibung der Knorpel-Knochen-Grenze am Rippenthorax

14.12
In welchen Wachstumszonen entstehen aseptische Knochennekrosen?

Die **Osteochondrosen** sind eine Gruppe von Erkrankungen, bei denen in Wachstumszonen (Epiphysen und Apophysen) aseptische Knochennekrosen auftreten, mit anschließender Fragmentation und knöchernem Umbau. Die genaue Ursache dafür ist unbekannt. Der Patient klagt typischerweise über Schmerzen an der betroffenen Körperstelle (s. **Tab. 14-1**).

14.13
Was ist eine Skelettdysplasie?

Osteochondrodysplasien sind Wachstums- und Entwicklungsstörungen des Knochens mit unterschiedlichem Befall von Epi-, Meta- und Diaphysen der Röhrenknochen sowie der Wirbelsäule. Sie sind zum Teil letal, bereits bei Geburt oder erst später manifest. Die betroffenen Kinder präsentieren sich häufig mit einem dysproportioniertem Kleinwuchs und fazialen Dysmorphiezeichen.

14.14
Beschreiben Sie den Vererbungsmodus und die klinischen Zeichen einer Osteogenesis imperfecta?

Unter den verschiedenen Arten der Osteogenesis imperfecta ist Typ IV am häufigsten, welcher mit einer Häufigkeit von 1 zu 30 000 Lebendgeburten auftritt. Die klinischen Zeichen variieren und hängen von dem Schweregrad der Erkrankung ab (s. **Tab. 14-2**).

14.15
Mit welchen Skelett-Veränderungen ist das McCune-Albright-Syndrom assoziiert?

Polyostotische fibröse Dysplasie (d.h. bindegewebiger Ersatz von Knochensubstanz). Die fibröse Dysplasie entwickelt sich meist in den langen Röhrenknochen und dem Becken und kann in einer Deformierung und/oder Verdickung des Knochens resultieren. Assoziiert sind eine Pubertas praecox und landkartenförmig angeordnete milchkaffeefarbene Hautpigmentationen (Café-au-lait-Flecke).

14.16
Was sind die Ursachen eines Einwärtsgangs?

Eine Reihe von Störungen der unteren Extremität kann einen Einwärtsgang zur Folge haben (s. **Tab. 14-3**).

Tabelle 14-1

Lokalisation	Eponym	Typisches Alter bei Auftreten der Symptome (Jahre)
Femurkopf	M. Perthes	3 bis 5
Os naviculare pedis	M. Köhler	6
Calcaneus-Apophyse	M. Severs	8 bis 9
Capitulum humeri	M. Panner	9 bis 11
Tibia-Apophyse	M. Osgood-Schlatter	10 bis 15
Metatarsalköpfchen II	M. Köhler-Freiberg	12 bis 14
Os lunatum	M. Kienböck	16 bis 20

Tabelle 14-2: Vererbungsmodus und klinische Zeichen der Osteogenesis imperfecta.

Typ	Vererbung	Klinische Zeichen
I	autosomal-dominant	Knochenbrüchigkeit, blauen Skleren, erstes Auftreten von Frakturen nach der Geburt
Typ A		ohne Dentinogenesis imperfecta
Typ B		mit Dentinogenesis imperfecta
II	autosomal-rezessiv	Letal in der Perinatalperiode, dunkelblaue Skleren, bereits bei Geburt bestehende multiple Frakturen der Röhrenknochen, v. a. der Rippen; starke Verbiegung der Knochen
III	autosomal-rezessiv	Frakturen bereits bei Geburt, zunehmende Deformierung; Gehör und Skleren normal
IV	autosomal-dominant	Knochenbrüchigkeit; Gehör und Skleren normal
Typ A		ohne Dentinogenesis imperfecta
Typ B		mit Dentinogenesis imperfecta

14.17
Ein 15-Jahre alter Knabe mit Schmerzen über der Tibia (welche sich in der Nacht verschlechtern und auf Aspirin-Gabe reduzieren) hat im Röntgenbild ein kleines hypodenses Areal mit umgebend reaktiver Knochenbildung. Was ist die wahrscheinlichste Diagnose?

Die wahrscheinlichste Diagnose ist ein **Osteoidosteom**, ein benigner osteoblastischer Knochentumor. Er kommt typischerweise bei älteren Kindern und Jugendlichen vor, mit einer Dominanz des männlichen Geschlechts (m:w = 2:1). Die meisten Kinder klagen über lokalisierte (v. a. nächtliche) Knochenschmerzen, in der Regel im Femur oder in der Tibia, es können jedoch auch die Arme oder Wirbelkörper betroffen sein. Radiologisch findet sich eine osteolytische Zone mit Randsaum (dichte Sklerosezone), deren Größe meist weniger als 1 cm im Durchmesser beträgt. Therapie der Wahl ist eine chirurgische Entfernung.

14.18
Was ist die klinische Signifikanz einer Beinlängendifferenz?

Bei einem großen Teil der Bevölkerung findet sich eine milde Beinlängendifferenz. Eine Seitendifferenz von < 2 cm nach Abschluss des Knochenwachstums benötigt keine Therapie. Bei

Tabelle 14-3: Ursachen des Einwärtsganges.

Fuß:	Pes adductus (Sichelfuß): *häufigste Ursache bei Kindern < 18 Monate*
	Pes equinovarus (Klumpfuß)
	Pes planus (Plattfuß)
	Hallux varus
Bein:	Tibia-Innentorsion: *häufigste Ursache bei Kleinkindern (18 bis 36 Monate)*
	Genua valga (X-Beine)
	Genua vara (O-Beine)
	Tibia vara (M. Blount)
Hüfte:	Antetorsion des Schenkelhalses: *häufigste Ursache bei Kindern > 3 Jahre*
	Lähmung (Poliomyelitis, Meningomyelozele)
	Spastik (Zerebralparese)
	Anterior positioniertes Acetabulum

Tunnessen WW, Jr: Signs and Symptoms in Pediatrics, 3rd ed. Philadelphia, Lippincott Williams & Wilkins, 1999, S. 693–695.

einem Kind vor Abschluss des Knochenwachstums muss zusätzlich zur Quantifizierung der Beinlängendifferenz eine Abschätzung vorgenommen werden, wie groß das Ausmaß der Beinlängendifferenz bei Abschluss des Knochenwachstums sein wird. Dies kann durch regelmäßige radiologische Messungen realisiert werden. Aus dem Knochenalter und den Kurven nach Anderson und Green bzw. Moseley kann das Wachstum von Femur und Tibia und somit die Entwicklung der Beinlängendifferenz abgeschätzt werden. Zur Bestimmung des Knochenalters reicht die Röntgenaufnahme des linken Handskeletts aus.

14.19
Was sind die möglichen Ursachen einer Beinlängendifferenz?

- **Angeborene Anomalien:** Kongenitale Femurhypoplasie, proximaler Femurdefekt, angeborene Fibula-Aplasie, kongenitale dorsomediale Angulation der Tibia, Tibia-Hypoplasie, kongenitale Hemihypertrophie
- **Tumoren:** Neurofibromatose, fibröse Dysplasie, Enchondromatose, hereditäre multiple Exostose, Klippel-Trénaunay-Syndrom
- **Trauma:** Verletzungen der Wachstumsfuge, Fraktur
- **Infektion:** Septische Arthritis, Osteomyelitis
- **Entzündung:** Juvenile idiopathische Arthritis

14.20
Was sind die möglichen Langzeitfolgen einer unbehandelten Beinlängen-Differenz?

Späte Folgen einer unbehandelten Beinlängendifferenz sind Kontrakturen im Knöchelbereich mit Spitzfußstellung, eine Skoliose oder sonstige Rückenbeschwerden und eine Hüftarthrose.

14.21
Was sind die allgemeinen Behandlungsprinzipien einer Beinlängen-Differenz?

- 0 bis 2 cm: Keine Therapie
- 2 bis 6 cm: Schuheinlage, Epiphyseodese (Blockierung der Epiphysenfuge zur Bremsung des Längenwachstums)
- 6 bis 20 cm: Knochenverlängerung
- > 20 cm: Prothesen-Anpassung

Diese allgemeinen Richtlinien sind mit einem gewissen Spielraum versehen, abhängig vom Umfeld, der Motivation, Intelligenz, Compliance und emotionalen Stabilität des Patienten sowie den Wünschen des Patienten bzw. seiner Eltern und den assoziierten Pathologien.

Guidera KJ, Helal AA, Zuern KA: Management of pediatric limb length inequality. Adv Pediatr 42:501–543, 1995.

14.22
Was ist eine Chassaignac-Lähmung?

Diese, auch Pronatio dolorosa genannte, charakteristische Pseudoparese des Unterarms kleiner Kinder entsteht durch eine Subluxation des Radiusköpfchens durch das Ligamentum anulare beim plötzlichen Hochreißen der Kinder am Arm. Die Kinder weigern sich typischerweise, den betroffenen Arm zu bewegen. Direkt über dem Radiusköpfchen ist eine weiche Struktur zu tasten, während das Röntgenbild unauffällig ist. Die Diagnose wird durch die Anamnese und die körperliche Untersuchung gestellt. Die Reposition erfolgt durch kraftvolle Supination des gestreckten Unterarms mit anschließender Extension, wobei gelegentlich ein Einschnappen des Radiusköpfchens getastet und gehört werden kann. Nach Reposition sind die Schmerzen und die Bewegungseinschränkung rasch vorbei, das Kind beginnt, den Arm wieder spontan zu bewegen. Bei Persistenz der Symptome muss eine Fraktur ausgeschlossen werden.

14.23
Welche klinischen Zeichen und Symptome weisen auf eine schwerwiegende Ursache von Rückenschmerzen beim Kind hin und sollten weiter abgeklärt werden?

- **Symptome:** Schmerzen bei Kindern unter 4 Jahren; Beeinträchtigung der Aktivitäten in Schule, Freizeit oder beim Sport; Schmerzen über mehr als 4 Wochen; nächtliche Schmerzen (Assoziation mit Tumoren); Ausstrahlung in die Beine (Hinweise auf eine Diskushernie).
- **Klinische Zeichen:** Gleichzeitig bestehendes Fieber; Veränderungen der Körperhaltung; neurologische Veränderungen; reproduzierbarer lokalisierter Druckschmerz; Bewegungseinschränkung beim Vorbeugen.

Thompson GH: Back pain in children. J Bone Joint Surg Am 75:928–937, 1993.

14.24
Was sind die Differenzialdiagnosen von Rückenschmerzen im Kindesalter?

- **Infektion:** Diszitis, vertebrale Osteomyelitis, vertebrale Tuberkulose
- **Entwicklung:** M. Scheuermann (Adoleszenten-Kyphose), Skoliose, Spondylolyse, Spondylolisthesis (Wirbelgleiten)
- **Trauma:** Diskushernie, Muskelzerrung, Frakturen, vertebrale Apophysenlösung
- **Entzündung:** Juvenile idiopathische Arthritis, ankylosierende Spondylitis (M. Bechterew)
- **Neoplasie:** Eosinophiles Granulom, Osteoidosteom, aneurysmatische Knochenzyste, Leukämie, Lymphom, Ewing-Sarkom, Osteosarkom
- **Viszeral:** Harnwegsinfektion, Hydronephrose, Ovarialzysten, chronisch-entzündliche Darmerkrankung

14.25
Wie wirkt sich das Tragen eines Schulrucksackes auf die Entstehung von Rückenschmerzen aus?

Diese Frage wird kontrovers diskutiert. Mehrere Spezialisten empfehlen, dass die maximale Traglast des Kindes nicht größer als 10 bis 15 % des Körpergewichts betragen sollte. In einigen Studien wurde jedoch festgestellt, dass mehr als ein Drittel der Kinder mindestens einmal pro Woche mehr als 30 % ihres Körpergewichts auf dem Rücken tragen. Es ist anzunehmen, dass die offenbar zunehmende Inzidenz von Rückenschmerzen im Kindesalter durch sehr volle und damit schwere Rucksäcke mitverursacht wird.

Sheir-Neiss GI, Kruse RW, Rahman T, et al: The association of backpack use and back pain in adolescents. Spine 28:922–930, 2003.

Siambanes D, Martinez JW, Butler EW, Haider T: Influence of school backpacks on adolescent back pain. J Pediatr Ortho 24:211–217, 2004.

14.26
Welche Sportverletzungen sind bei Schulkindern und Jugendlichen am häufigsten?

Ungefähr 75 % der Verletzungen bei Schulkindern betreffen die untere Extremität, und ein Grossteil der Knie- und Knöchelverletzungen entstehen auf der Basis einer nicht komplett verheilten früheren Verletzung. Kontusionen und Verstauchungen sind die häufigsten Verletzungsarten, während Frakturen und Luxationen ca. 10 bis 20 % ausmachen. Kopfverletzungen sind die häufigste Ursache tödlicher Verletzungen.

Männliche Jugendliche, die Kontakt-Sportarten betreiben, haben das höchste Verletzungsrisiko. Unter weiblichen Jugendlichen besteht beim Turnen das höchste Verletzungsrisiko.

Nur 10 % der Sportverletzungen werden durch einen Gegenspieler verursacht, die meisten Verletzungen entstehen durch Stolpern, Hinfallen oder Fehltritte. Aus der Liste der genannten Ursachen lässt sich folgern, dass eine Verbesserung der intrinsischen Faktoren (z. B. Verbesserung der physischen Leistungsfähigkeit, Vermeidung von übermäßigem Sport, Verstärkung der Gelenkstabilität) den externen Faktoren (z. B. die Wahl der Ausrüstung) in der Prävention von Verletzungen überlegen ist.

> **Das Wichtigste in Kürze:**
> **Pädiatrisch-orthopädische Notfälle**
>
> - Offene Fraktur
> - Drohendes Kompartment-Syndrom
> - Luxation eines großen Gelenks (d. h. Knie, Hüfte, Wirbelsäule)
> - Septische Arthritis
> - Arterielle Verletzung

Erkrankungen des Fußes

14.27
Sollten Säuglinge und Kinder Schuhe tragen?

Barfuß laufen ist für den Fuß am natürlichsten. Menschen, die die meiste Zeit ihres Lebens barfuß laufen, haben eine stärkere Fußmuskulatur und weniger häufig Fußdeformitäten als diejenigen, die Schuhe tragen. Bevor Kinder anfangen zu laufen, brauchen sie eine Fußbedeckung nur zum Warmhalten der Füße. Sobald das Kind zu laufen beginnt, schützen Schuhe vor Kälte und scharfen Gegenständen.

14.28
Welcher Rat sollte Eltern für den Schuhkauf eines Kleinkindes gegeben werden?

Der beste Schuh ist derjenige, der das Barfuß-Laufen imitiert:

- Der Schuh sollte ausreichend flexibel sein, um ihn einfach beugen zu können.
- Die Schuhsohle sollte flach sein. Absätze sollten vermieden werden (Fuß wird dadurch nach vorne geschoben und die Zehen eingeengt).
- Der Schuh sollte eine adäquate Fuß-Form haben und groß genug sein. Der Raum für die Zehen sollte breit und hoch sein, um sich gut an die patschigen Füße der Kleinkinder anzupassen.
- Die Schuhsohle sollte eine ähnliche Reibung wie die Haut der kindlichen Fußsohle aufweisen.

14.29
Welches ist die häufigste angeborene Fußfehlstellung?

Sichelfuß (Pes adductus). Die klinische Präsentation des Sichelfußes ist typisch (s. **Abb. 14-1**). Der Fußinnenrand hat eine konkave Wölbung und die Basis des Os metatarsale V ist sehr prominent. Die Ferse steht entweder in Neutralstellung oder in leichter Valgusposition. Häufig findet sich ein vergrößerter Abstand zwischen dem ersten und zweiten Zeh bzw. zwischen Metatarsale I und II. In den meisten Fällen besteht eine milde und flexible Form, bei der die Vorfußadduktion durch manuelle Redression korrigiert werden kann. Eine einfache Untersuchungsmöglichkeit zur Diagnose eines Sichelfußes stellt der so genannte V-Finger-Test dar. Bei diesem Test wird die Ferse in das von Zeige- und Mittelfinger gebildete «V» des Untersuchers gelegt und der Fuß von plantar aus betrachtet. Eine mediale Abweichung des Fußinnenrandes im Bereich der Basis des Os metatarsale V kennzeichnet das Vorliegen eines Sichelfußes. Die intrauterine Lage wird für diese Fehlstellung verantwortlich gemacht. Sie kommt häufiger bei erstgeborenen Kindern vor, wahrscheinlich weil erstgebärende Mütter einen höheren Muskeltonus des Uterus und der Bauchwand aufweisen.

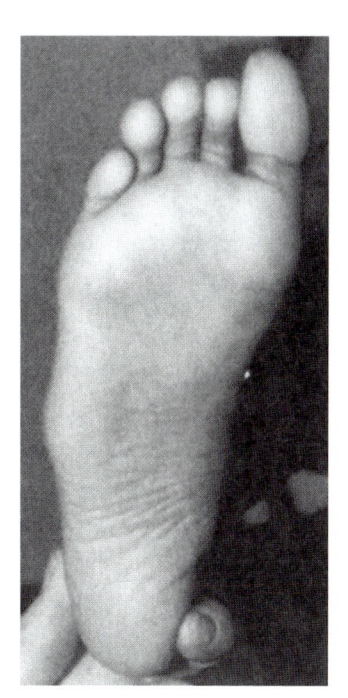

Abbildung 14-1: Sichelfuß. (Aus Jay RM: Foot and Ankle Pearls. Philadelphia, Hanley and Belfus, 2002, S. 52.)

14.30
Wie unterscheiden sich die beiden Formen des Sichelfußes?

Die klinische Untersuchung lässt die Einteilung in eine flexible Sichelfußhaltung und eine angeborene kontrakte Sichelfußdeformität zu. Bei der **flexiblen Form** (auch Metatarsus adductus genannt) besteht keine Knochendeformität und die Vorfußadduktion kann leicht durch manuelle Redression korrigiert werden. Durch Bestreichen des Fußaußenrandes kommt es bei Säuglingen zu einer reflektorischen Aktivierung der Peronealmuskulatur mit Eversion und Vorfußabduktion und damit zu einer Korrektur der Fehlhaltung. Bei einer **kontrakten Fehlstellung** (auch als Metatarsus varus bezeichnet), besteht eine Subluxation der tarsometatarsalen Gelenke bei Dorsalflexion des Fußes und die reflektorische Korrektur ist nur geringfügig oder gar nicht möglich. Es zeigt sich zudem häufig eine querverlaufende Hautfurche auf der Fußinnenseite über dem Tarsometatarsalgelenk. Der Vorfuß steht oftmals in Supinationsfehlstellung. Eine Unterscheidung dieser beiden Formen ist wichtig, da die flexible Sichelfußhaltung in der Regel spontan ausheilt, während die kontrakte Sichelfußdeformität sich ohne Behandlung schrittweise verschlechtert und einer therapeutischen Intervention bedarf.

14.31
Wie erfolgt die Therapie der flexiblen Sichelfußhaltung (Metatarsus adductus)?

Die flexible Sichelfußhaltung hat eine ausgezeichnete Prognose mit hoher Spontanheilungstendenz. Kann der Fuß passiv bis über die Neutralstellung abduziert werden, so ist keine Therapie erforderlich. Bei steiferen Sichelfüßen sollten die Eltern auf die Möglichkeit der aktiven Fußkorrektur durch Bestreichen des lateralen Fußrandes aufmerksam gemacht werden. Auch eine manuelle Fußredression sollte nach entsprechender Einweisung durch die Eltern erfolgen. Dazu wird der Vorfuß passiv abduziert und diese Position für einige Sekunden gehalten. Der Daumen wird als Drehpunkt auf dem Os cuboideum platziert. Diese Übung sollte bei jedem Baden und Wickeln des Kindes etwa zehnmal durchgeführt werden.

14.32
Wie unterscheidet sich ein Klumpfuß von einer schweren Form des Sichelfußes?

Beim Klumpfuß (Pes equinovarus) handelt es sich um eine komplexe Fehlstellung mit Beteiligung des Vor- und Rückfußes (Spitzfuß, Varusstellung des Rückfußes, Supination, Vorfuß-Adduktion, Hohlfuß). Als allgemeine Regel gilt, dass ein Klumpfuß eine steife Deformität darstellt, während ein Sichelfuß mehr flexibel ist. Ist eine Dorsalflexion in Neutralstellung oder darüber hinaus möglich, so ist der Sichelfuß die wahrscheinlichere Diagnose.

14.33
Wie erfolgt die Behandlung eines Klumpfußes?

Häufig kann ein Klumpfuß mit seriellen Gipsverbänden behandelt werden. Der Gips sollte so schnell wie möglich nach Geburt angebracht und dann wöchentlich gewechselt werden. Im Verlauf von 2 bis 3 Monaten kann dadurch eine deutliche Verbesserung der Fußform erreicht werden. Bei etwa 80 % aller Patienten muss nach der Gipsbehandlung eine Achillessehnenverlängerung zur Therapie des Spitzfußes durchgeführt werden. Die Fälle, bei denen keine adäquate Korrektur durch die Gipsbehandlung möglich ist, müssen chirurgisch angegangen werden.

14.34
Was ist ein Pes calcaneus congenitus?

Ein Pes calcaneus ist ein Hackenfuß, der in seiner angeborenen Form eine intrauterine Belastungsdeformität darstellt und in der Regel als Normalvariante angesehen wird. Dabei besteht eine maximale Dorsalflexion des Fußes, wobei der Fußrücken die vordere Tibiakante berührt. Zudem kann eine Valgusstellung im Sprunggelenksbereich und eine Vorfußabduktion vorhanden sein. Insgesamt ist der Fuß flexibel und sowohl die Ferse als auch der Vorfuß können über die Neutralstellung hinaus passiv korrigiert werden. Üblicherweise kommt es zur Spontankorrektur, wobei eine manuelle Redression durch die Eltern dabei häufig hilfreich ist.

14.35
Was ist ein Talus verticalis?

Beim kongenitalen Plattfuß handelt es sich um eine seltene und schwere angeborene Fußdeformität. Radiologisch zeigt sich ein Fersenhochstand mit Dislokation des talonavikularen Gelenkes. Klinisch findet sich eine Dorsalflexion des Vorfußes mit gleichzeitiger Spitzfußstellung der Ferse, was der Fußsohle in ausgeprägten Fällen die charakteristische plantarkonvexe oder Boot-förmige Erscheinung gibt. Bei maximaler Ausprägung spricht man auch von einem «Schaukelfuß» oder «rocker bottom foot». Die Therapie beinhaltet eine serielle Gipsbehandlung und bei kontrakten Füßen die operative Korrektur. Das am häufigsten mit dieser Deformität assoziierte Syndrom ist die Trisomie 18.

14.36
An was muss gedacht werden, wenn in der klinischen Untersuchung ein Hohlfuß auffällt?

Ein Hohlfuß (Pes cavus, s. **Abb. 14-2**) ist die Folge von Kontrakturen oder einer Störung des muskulären Gleichgewichts, weshalb eine neurologische Ursache ausgeschlossen werden muss. Oft bestehen begleitend ein Hallux valgus oder Krallenzehen. Die Differenzialdiagnosen beinhalten eine Normvariante bei familiärer Häufung, Charcot-Marie-Tooth-Neuropathie, Spina bifida, Läsion der Cauda equina, spinale Muskelatrophie, Friedreich-Ataxie, Hurler-Syndrom und eine Poliomyelitis.

14.37
Sollten Kinder mit Knickplattfuß korrigierende Schuhe tragen?

Der Knickplattfuß (Pes planovalgus) ist eine häufige Fehlstellung bei Säuglingen und Kindern sowie bei ≤15% aller Erwachsenen mit unterschiedlicher Ausprägung von Knickfuß (Valgusstellung des Rückfußes) und Plattfuß (Vorfuß leicht proniert und abduziert). Die betroffenen Kinder sind in aller Regel schmerzfrei und bleiben es meist auch über das Adoleszentenalter hinaus. Die Ursachen für den flexiblen Plattfuß sind in einer konstitutionellen Veranlagung mit vermehrter Bandlaxität bei möglichem Übergewicht und muskulärer Schwäche zu suchen; häufig haben die Kinder eine verkürzte Wadenmuskulatur. Das im Stand fehlende mediale Längsgewölbe ist bei Zehengang oder Dorsalflexion der Großzehe gut darstellbar. Der flexible Knickplattfuß muss vom pathologischen Plattfuß unterschieden werden, welcher auch ohne den Druck des Körpergewichts persistiert und in der klinischen Untersuchung eine gewisse Steifigkeit aufzeigt. Korrigierende Schuhe oder Einlagen sind bei Kindern mit flexiblem Knickplattfuß nicht erforderlich, da sich das Fußgewölbe spontan in den ersten 8 Lebensjahren ausbildet.

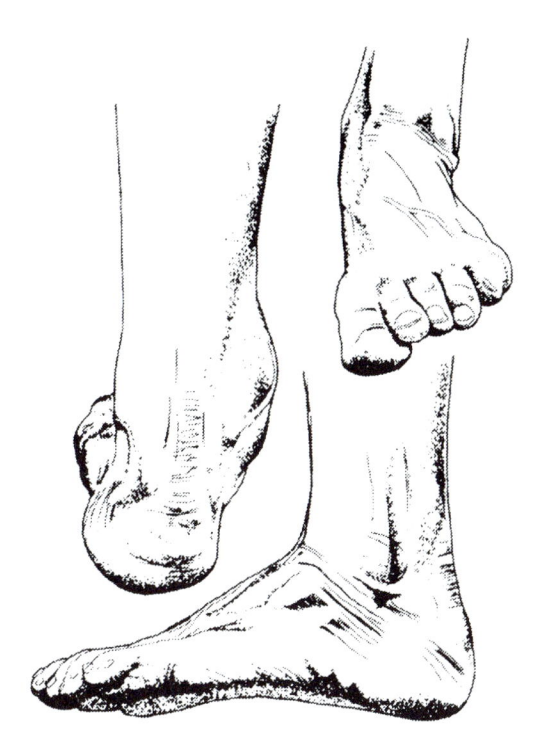

Abbildung 14-2: Hohlfuß. (Aus Mellion MB, Walsh WM, Shelton GL: The Team Physician's Handbook, 2nd ed. Philadelphia, Hanley & Belfus, 1997, S. 603.)

Wenger DR, Mauldin D, Speck G, et al: Corrective shoes and inserts as treatment for flexible flat feet in infants and children. J Bone Joint Surg 71:800–810, 1989.

14.38
Wie unterscheiden sich die Ursachen von Fußschmerzen in Abhängigkeit vom Alter?

- **0 bis 6 Jahre:** Schmerzendes Schuhwerk, Fremdkörper, okkulte Fraktur, Osteomyelitis, juvenile idiopathische Arthritis (Befall mehrerer Gelenke), rheumatisches Fieber (flexibler Plattfuß)
- **6 bis 12 Jahre:** Schmerzendes Schuhwerk, Fremdkörper, akzessorisches Os naviculare, okkulte Fraktur, tarsal coalition, eingewachsene Zehennägel, Ewing-Sarkom (flexibler Plattfuß)
- **12 bis 19 Jahre:** Schmerzendes Schuhwerk, Fremdkörper, eingewachsene Zehennägel, Hohlfuß, flexibler Knickplattfuß mit verkürzter Achillessehne, Sprunggelenkdistorsion, Ermüdungsbruch, Ewing-Sarkom, Synovial-Sarkom.

Gross RH: Foot pain in children. Pediatr Clin North Am 33:1395–1409, 1986.

14.39
Nach welcher möglichen Diagnose sollte bei einem 10 Jahre alten Jungen mit rezidivierenden Sprunggelenkdistorsionen und schmerzhaften Plattfüßen gesucht werden?

Tasale Koalition. Die Fusion tarsaler Knochen über bindegewebige oder knöcherne Verbindungen (meist calcaneonavicular oder talocalcaneal) kann einen steifen Fuß mit rigider Supination des Vorfußes zur Folge haben. In der klinischen Untersuchung lässt sich bei passiver Supination an der Fußaußenseite ein Schmerz auslösen und die Sehnen der Peroneus-Muskeln werden deutlich sichtbar. Diese Entität wird auch als «peroneal spastic flat foot» bezeichnet. In weniger ausgedehnten Fällen erfolgt die Behandlung in der Regel durch korrigierende Schuhe, in einigen Fällen ist jedoch eine chirurgische Intervention notwendig. Weitere mögliche Ursachen eines rigiden Plattfußes sind: juvenile idiopathische Arthritis, septische Arthritis, posttraumatische Arthritis, neuromuskuläre Funktionsstörungen und der kongenitale Talus verticalis.

Frakturen

14.40
Was sind die häufigsten Frakturarten im Kindesalter?

Epiphysäre und metaphysäre Frakturen sind die häufigsten Frakturarten bei Kindern und kommen auch nur im Kindesalter vor. Diese Lokalisationen stellen die schwächsten und anfälligsten Bereiche eines Kinderknochens vor Abschluss der Ossifikation dar. Weitere häufige Frakturtypen sind Kompressionsfrakturen und Grünholz-Frakturen (inkomplette Frakturen).

14.41
Welche Knochen sind bei Frakturen im Kindesalter am häufigsten betroffen?

- Klavikula
- Distaler Radius
- Distale Ulna

14.42
Was ist eine offene Fraktur?

Bei einer offenen Fraktur besteht eine Verbindung zwischen frakturiertem Bereich und äußerer Umwelt. Offene Frakturen sind einem höheren Infektionsrisiko ausgesetzt und es besteht im Vergleich zu geschlossenen Frakturen in der Regel ein höherer Grad an Weichteilverletzung.

14.43
Was ist eine Toddler-Fraktur?

Eine Toddler-Fraktur ist eine Spiralfraktur der distalen Tibia ohne Dislokation bei einem Kind im Alter von 9 Monaten bis 3 Jahren. Selten liegt gleichzeitig eine Fraktur der Fibula vor. Diese Art von Fraktur entsteht durch geringe Kräfte und die betroffenen Kinder hinken oder treten nicht mehr richtig auf. Therapie der Wahl ist eine Ruhigstellung über 3 Wochen in einer Schiene oder einem Gips.

14.44
Wie werden die Frakturen mit Beteiligung der Wachstumsfuge eingeteilt?

Die Einteilung der Epiphysenfugen-Verletzungen erfolgt nach Salter & Harris (1963) bzw. nach Aitken (1935) (s. **Abb. 14-3**):

- **Typ I** (Aitken 0): Epiphysiolyse ohne Begleitfraktur; meist entsteht keine Dislokation aufgrund des kräftig ausgebildeten Periostes; das Röntgenbild kann normal ausfallen; ein Druckschmerz im Bereich der Wachstumsfuge kann das einzige klinische Zeichen sein; normales Wachstum nach 2 bis 3 Wochen Ruhigstellung im Gips
- **Typ II** (Aitken I): Partielle Epiphysiolyse mit Begleitfraktur gegen die Metaphyse (Aussprengung eines metaphysären Fragments); meist geschlossene Reposition möglich; Ruhigstellung im Gips für 3 bis 6 Wochen (länger für die untere als für die obere Extremität); Wachstum meist nicht beeinträchtigt, außer bei Verletzungen des distalen Femurs und der Tibia
- **Typ III** (Aitken II): Partielle Epiphysiolyse mit Begleitfraktur gegen die Epiphyse (Epiphysenfugenfraktur) und Gelenkbeteiligung; entsteht bei partieller Fusion der Wachstumsfuge; geschlossene Reposition schwerer zu erreichen

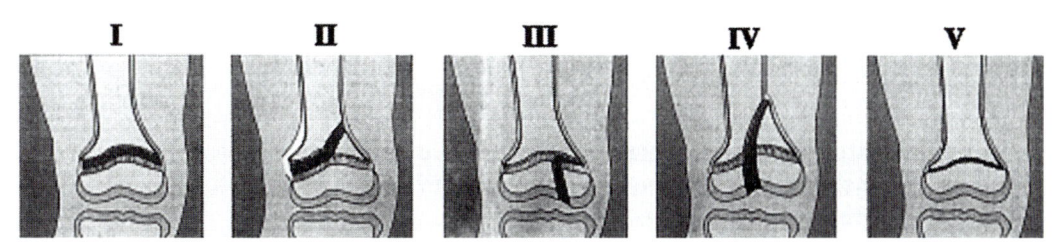

Abbildung 14-3: Salter-Harris-Klassifikation. (Aus Katz DS, Math KR, Groskin SA [eds.]: Radiology Secrets. Philadelphia, Hanley & Beflus, 1998, S. 403.)

- **Typ IV** (Aitken III): Ausgeprägte Fraktur durch Epi- und Metaphyse mit Gelenkbeteiligung; hohes Risiko der Wachstumsstörung, falls keine ausreichende (meist operative) Reposition erfolgt
- **Typ V** (Aitken IV): Axiale Stauchung der Epiphysenfuge (Crush-Verletzung); hohes Risiko einer Wachstumshemmung

14.45
Was sind die Folgen von Frakturen mit Beteiligung der Wachstumszone?

Die meisten Frakturen mit Beteiligung der Wachsfuge heilen ohne Residuen ab. Bei Verletzung der Wachstumsfuge können jedoch immer Wachstumsstörungen im betroffenen Bereich auftreten; sie entstehen durch die Bildung einer knöchernen Verbindung an der verletzten Stelle. Ist die Wachstumsfuge komplett betroffen, so kommt es zum vorzeitigen Verschluss der Epiphysenfuge mit nachfolgendem longitudinalem Wachstumsstopp. Eine partielle Verknöcherung der Epiphysenfuge führt zu einer schiefen Deformität der betroffenen Extremität.

14.46
Was ist die häufigste Ursache von pathologischen Frakturen im Kindesalter?

Diese auch Spontanfrakturen genannten Knochenbrüche entwickeln sich in einem durch einen pathologischen Prozess instabileren Bereich des Knochens. Die häufigste Ursache solcher Frakturen sind einfache Knochenzysten (solitäre juvenile Knochenzysten). Diese Zysten befinden sich häufig in der Metaphyse eines langen Röhrenknochens, meist im Humerus (oder Femur). Sie treten häufiger bei Jungen auf, sind in der Regel asymptomatisch (bis zum Auftreten einer Fraktur), sind in der Mitte des Knochens lokalisiert und können sehr große Ausmaße annehmen.

14.47
Was die wichtigsten klinischen Untersuchungen, die bei Verdacht auf eine Fraktur durchgeführt werden sollten?

Es sollten die 5 P's der betroffenen Extremität geprüft werden:

- Schmerzen und lokalisierte Druckschmerzhaftigkeit (**P**ain)
- **P**uls (distal der Fraktur)
- Blässe (**P**allor)
- **P**arästhesie (distal der Fraktur)
- **P**aralyse (Lähmung, distal der Fraktur)

Auf Schmerzen sollte oberhalb und unterhalb der angenommenen Verletzung untersucht werden. Dabei ist zu beachten, dass auch multiple Frakturen auftreten können. Die betroffene Extremität sollte auch auf Fehlstellung, Schwellung, Krepitation, Veränderung des Hautkolorits und offenen Wunden untersucht werden. Die größte Sorge bei jeder Untersuchung ist eine distale neurovaskuläre Beeinträchtigung, die eine sofortige chirurgische Intervention benötigt.

14.48
Was sind klinische Zeichen eines Kompartment-Syndroms?

Die oben beschriebenen 5 P's sind Zeichen eines drohenden oder bereits manifesten Kompartment-Syndroms, bei dem durch Schwellung der Weichteile eine distale Ischämie verursacht wird. Vor allem ausgeprägte Schmerzen bei passiver Dehnung der Finger oder Zehen (entweder Flexion oder Extension) sind hinweisend auf ein Kompartment-Syndrom. Ist der Nerv bereits schwer geschädigt, fühlt der Patient keine Schmerzen mehr. Ein Kompartment-Syndrom wird vor allem bei bewusstlosen Patienten häufig übersehen. Hochverdächtig sind vor allem Patienten mit schweren Verletzungen und gleichzeitiger Bewusstseinsbeeinträchtigung. Verängstige Kinder sind jedoch häufig schwer zu untersuchen. Bei Hinweisen auf ein Kompartment-Syndrom muss der Druck in der betroffenen Muskelloge gemessen und möglicherweise notfallmäßig entlastet werden.

14.49
Wie erfolgt die Therapie eines Kompartment-Syndroms?

Bei einem Kompartment-Syndrom handelt es sich um einen chirurgischen Notfall. Der Druck in der betroffenen Muskelloge (z. B. Tibialis-anterior-Loge = ventrale Loge, Tibialis-posterior-Loge, laterale Loge oder oberflächliche dorsale Loge des Unterschenkels) kann durch Inzision der Haut und Faszie entlastet werden. Die eröffnete Wunde wird anschließend offen gelassen und mit einem sterilen Verband gedeckt, bis sich die Schwellung zurückbildet. Verbandswechsel und partieller Wundverschluss werden normalerweise im OP durchgeführt. Gelegentlich sind Hauttransplantationen notwendig.

14.50
Wie erfolgt die Behandlung einer einfachen Klavikula-Fraktur?

Diese Frakturen werden am besten mittels Ruhigstellung des ipsilateralen Arms in einer Schlinge behandelt. Eine neue knöcherne Verbindung der Frakturenden entsteht innerhalb 2 bis 4 Wochen, die Schlinge kann jedoch entfernt werden, sobald sich das Kind wohl fühlt. Der Umbau des gebildeten Fraktur-Kallus benötigt bis zu 2 Jahren. Eine chirurgische Intervention ist nur notwendig bei offener Fraktur, begleitender neurovaskulärer Verletzung oder bei Beeinträchtigung der Hautdurchblutung durch eine ausgeprägte Dislokation.

14.51
Welche Art von Fraktur zieht sich ein Jugendlicher, der im Ärger gegen eine Wand schlägt, am ehesten zu?

Eine **Boxer-Fraktur**. Dabei handelt es sich um eine Fraktur des Metacarpale V, bei der es typischerweise zu einer volaren Dislokation des distalen Fragments mit dorsaler Winkelbildung kommt (s. **Abb. 14-4**). Ein Frakturwinkel von 35 % kann in der Regel ohne Funktionsverlust verkraftet werden. Eine Reposition wird häufig mit einer Kirschnerdrahtosteosynthese kombiniert.

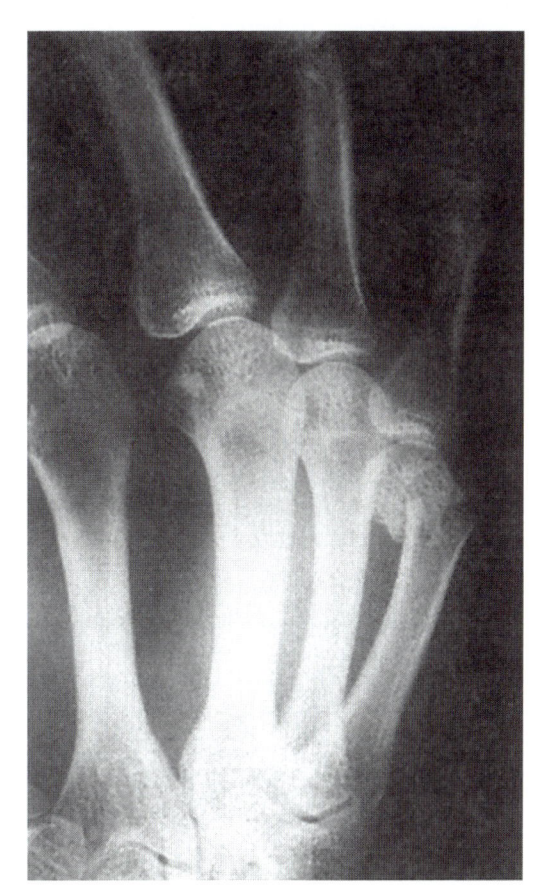

Abbildung 14-4: Boxer-Fraktur mit Fraktur des Metacarpale V (und IV) und volarer Dislokation des distalen Fragments nach Schlagverletzung. (Aus Katz DS, Math KR, Groskin SA [eds.]: Radiology Secrets. Philadelphia, Hanley & Belfus, 1998, S. 440.)

14.52
Welche Art von Fraktur erleiden häufig Kinder, die auf den ausgestreckten Arm fallen?

Eine **Colles-Fraktur** (Extensionsfraktur, Radius-Fraktur loco typico). Dabei handelt es sich um eine Gruppe kompletter Frakturen des distalen Radius mit unterschiedlichem Ausmaß einer Dislokation des distalen Segmentes nach radial und dorsal. Nach Sturz auf die ausgestreckte, dorsal flektierte Hand mit proniertem Unterarm, präsentiert sich der Patient häufig mit der typischen Bajonettstellung des Handgelenks infolge der radialen Abknickung.

14.53
Auf was deutet ein auf einem Röntgenbild des Ellenbogens sichtbares dorsales Fettpolster hin?

Von den zwei, dem Ellenbogengelenk aufliegenden, Fettpolstern ist normalerweise auf dem seitlichen Röntgenbild nur das ventrale sichtbar. Kommt es zur intraartikulären Flüssigkeitsansammlung – durch Einblutung, Entzündung oder Fraktur – so werden die Fettpolster nach oben und außen gedrängt. Die Lage des vorderen Fettpolsters ändert sich und das hintere wird radiologisch sichtbar (positives Fettkörperzeichen, engl. fat pad sign). Dies kann als indirektes Zeichen einer suprakondylären oder intraartikulären Fraktur gewertet werden, die eine Immobilisation erfordert.

14.54
Warum ist die Palpation der «Tabatière» bei einem Jugendlichen mit einem Trauma des Handgelenks wichtig?

Die bei Abduktion des Daumens durch die Sehnen des Mm. abductor pollicis longus und extensor pollicis longus begrenzte Mulde an der Radialseite des Handgelenks wird Tabatière genannt und liegt anatomisch direkt über dem Os scaphoideum (Kahnbein). Dieser Knochen ist der am häufigsten frakturierte Handwurzelknochen, was beim Sturz auf die ausgestreckte Hand entstehen kann. Kahnbeinfrakturen heilen nur sehr langsam und neigen zur Pseudarthrosen-Bildung. Klinisch verdächtig sind ein Druckschmerz der Tabatière, Schmerzen bei Supination des Handgelenks gegen Widerstand und ein Stauchungsschmerz des Daumens. Auch bei radiologisch unauffälligem Befund (Handgelenk in 2 Ebenen, Kahnbein in 4 Ebenen) ist ein ausgeprägter Druckschmerz der Tabatière verdächtig auf eine Kahnbein-Fraktur, die mittels Ruhigstellung von Handgelenk und Daumen behandelt wird. Mit einer radiologischen Kontrolle nach 2 bis 3 Wochen kann die Frage nach einer Fraktur besser beantwortet werden. Bei starken klinischen Verdacht und negativem Röntgen-Befund kann die Kernspintomographie zur weiteren Diagnostik herangezogen werden.

14.55
Bis zu welchem Frakturwinkel können Frakturen ohne Reposition versorgt werden?

Der Winkel oder die Dislokation einer Fraktur, welche noch ohne Reposition toleriert werden sind vom Alter des Kindes abhängig. Jüngere Kinder besitzen ein erstaunliches Heilungspotential, Frakturen ohne oder mit minimaler Deformierung oder Einschränkung der Rotationsfähigkeit umzubauen. Als generelle Regel gilt, dass bis zum Alter von 8 Jahren Frakturen mit einem Winkel bis zu 30° in der Regel auch ohne Reposition zufrieden stellend abheilen. Bei älteren Kindern ist dies weniger der Fall. Im Allgemeinen heilen Frakturen im Bereich der Metaphyse oder Wachstumsfuge besser als Schaft-Frakturen. Eine Fraktur mit Rotationskomponente der Fragmente heilt immer schlecht.

14.56
Bei welchen Frakturen tritt typischerweise kein Umbau (Remodeling) des Knochens auf?

Begünstigende Faktoren zum knöchernen Umbau sind junges Alter, Nähe der Fraktur zur Epiphyse und eine Abwinklung in der Bewegungsebene des nachfolgenden Gelenks. Folgende Frakturen heilen schlecht und müssen gegebenenfalls geschlossen oder offen reponiert werden: intraartikuläre Frakturen; Frakturen mit ausgeprägter Verkürzungskomponente, Abwinklung oder Rotation; dislozierte Frakturen mit Beteiligung der Wachstumsfuge; und Schaft- oder Diaphysen-Frakturen.

14.57
Wie lange sollten Frakturen in der Regel ruhig gestellt werden?

Im Kindesalter heilen Frakturen meist schneller als bei Erwachsenen. Die Dauer der Immobilisation hängt jedoch von verschiedenen Faktoren ab: Alter des Kindes, Lokalisation der Fraktur und die Art der Therapie. Als Faustregel gilt, dass Frakturen der Wachstumsfuge, Epiphyse und Metaphyse besser heilen als diaphysäre Frakturen.

Im Durchschnitt heilen Frakturen der Wachstumsfuge, Epi- und Metaphyse bei Kindern innerhalb von 3 bis 5 Wochen, während Frakturen der Diaphyse innerhalb 4 bis 6 Wochen ausheilen.

14.58
Wie lange dauert eine Heilung von Klavikula und Femur in Abhängigkeit des Alters?

- **Neugeborene:** Klavikula 10 bis 14 Tage, Femur 3 Wochen
- **16 Jahre altes Kind:** Klavikula 6 Wochen, Femur 6 bis 10 Wochen

14.59
Wann ist eine offene Reposition einer Fraktur indiziert?

Bei einer offenen Reposition handelt es sich um eine chirurgische Reposition einer Fraktur. Sie kann mit einer Fixierung der Knochenfragmente mit Hilfe von Nägeln, Platten oder Schrauben kombiniert werden.

- Misslungene geschlossene Reposition (häufig bei älteren Kindern mit dislozierten Frakturen)
- Dislozierte Frakturen mit Gelenk-Beteiligung
- Dislozierte Frakturen vom Typ Salter-Harris III & IV (um einem vorzeitigen Schluss der Wachstumsfuge vorzubeugen)
- Instabile Frakturen bei Patienten mit einem Schädel-Hirn-Trauma
- Offene Frakturen (zur Spülung und zum Wund-Débridement)

Erkrankungen der Hüfte

14.60
Warum sollte der Begriff «angeborene Hüftdysplasie» nicht mehr verwendet werden?

Das früher als angeborene Hüftluxation und Hüftdysplasie bekannte und seit kurzem DDH (**developmental dysplasia of the hip**) genannte Krankheitsbild umfasst die Fehlentwicklung der Hüftgelenkpfanne (Acetabulum), die Instabilität (Subluxation und Luxation) und die teratologische Fehlartikulation. Der Begriff «angeboren» wird heute nicht mehr benutzt, um der Entstehung von Hüfterkrankungen bei Kindern während des ersten Monats Rechnung zu tragen. Ungefähr 2,5 bis 6,5 Kinder pro 1000 Lebendgeburten entwickeln Hüftprobleme, von denen ein Großteil nicht im Neugeborenen-Screening erfasst wird. Offensichtlich sind nicht alle Formen der Erkrankung bereits bei Geburt vorhanden, weshalb eine regelmässige Untersuchung der kindlichen Hüfte bei jeder Vorsorgeuntersuchung bis zum Alter von 1 Jahr durchgeführt werden sollte. Weiterhin schließt das Wort «developmental» (englisch für erworben) das komplette Spektrum möglicher Erkrankungen der sich entwickelnden Hüfte ein, von der Dysplasie über die Subluxation bis zur Luxation des Hüftgelenks. Im Gegensatz zur Theorie der angeborenen Hüftfehlbildung, weist der Gedanke des «erworbenen» auf Störungen im Hüftwachstum und der Stabilität des Gelenks in utero, der Neugeborenen- und Säuglings-Periode hin. Zudem bezeichnet dieser Begriff auch Hüftfehlbildungen aufgrund neurologischer Erkrankungen (z. B. Myelomeningozele), Bindegewebserkrankungen (z. B. Ehlers-Danlos-Syndrom), Myopathien (z. B. Arthrogryposis multiplex congenita) und syndromale Erkrankungen (z. B. Larsen-Syndrom) hin.

Bauchner H: Developmental dysplasia of the hip (DDH): an evolving science. Arch Dis Child 83:202, 2000.

14.61
Was sind die Manöver nach Ortolani und Barlow?

Die zuverlässigsten klinischen Tests zur Erkennung einer Hüftdysplasie sind die Stabilitätsprüfungen nach Ortolani und Barlow. Zur Untersuchung sollte das Kind ruhig auf dem Rücken liegen. Beide Tests beginnen mit einer Flexion im Hüftgelenk bis 90°. Beim **Manöver nach Ortolani** wird die Hüfte abduziert und der Trochanter sanft angehoben. Dadurch gleitet der dislozierte Femurkopf zurück ins Acetabulum, was sich in einem Schnappen bemerkbar macht. Gleichzeitig besteht eine Abduktionshemmung durch eine vermehrte Anspannung der Adduktoren (s. **Abb. 14-5A**). Beim **Barlow-Manöver** wird der Oberschenkel bei adduzierter und flektierter Hüfte sanft nach posterior geschoben, um den Femurkopf zu dislozieren (s. **Abb. 14-5B**).

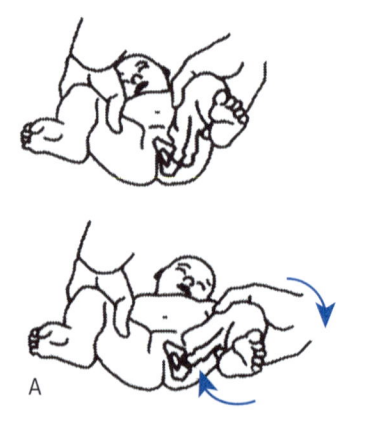

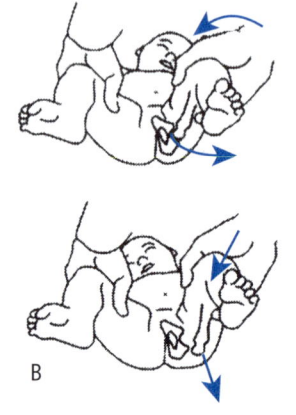

Abbildung 14-5: *A*, Ortolani-Manöver. *B*, Barlow-Manöver. (Aus Stahli LT [ed.]: Pediatric Orthopedic Secrets. Philadelphia, Hanley & Belfus, 1998, S. 166.)

> **Das Wichtigste in Kürze: Die vier «F» mit erhöhtem Risiko für eine Hüftdysplasie**
>
> - Erstgeboren (**F**irst born)
> - Weiblich (**F**emale)
> - **F**unny presentation (Beckenendlage)
> - **F**amilienanamnese positiv (in Bezug auf Hüftdysplasie)

14.62
Was ist die Aussagekraft eines Hüft-Klicks bei Neugeborenen?

Ein Klicken der Hüfte kann im Rahmen der Hüftuntersuchung am Ende der Abduktion gehört bzw. gefühlt werden. Es lässt sich jedoch auch bei ≤10 % der gesunden Neugeborenen auslösen. Klassischerweise wird es von einer dumpferen Sensation (Schnappen) in der Hüfte unterschieden, welche bei Luxation und Reposition der Hüfte gehört und gefühlt werden kann. Es wird davon ausgegangen, dass der Hüft-Klick ein ungefährliches Zeichen darstellt. Der Ursprung des Geräusches ist unklar und könnte aus der Bewegung der Ligg. teres zwischen dem Femurkopf und dem Acetabulum oder dem Gleiten der Hüftadduktoren über den knorpeligen Trochanter major verursacht werden.

Witt C: Detecting developmental dysplasia of the hip. Adv Neonatal Care 3:65–75, 2003.

14.63
Was ist der zuverlässigste klinische Befund zur Erkennung einer Hüftdysplasie beim älteren Kind?

Eine **Einschränkung der Abduktion im Hüftgelenk**, welche durch eine Verkürzung der Adduktoren zustande kommt.

14.64
Welche anderen klinischen Zeichen sind Hinweise auf eine Hüftdysplasie?

- **Asymmetrie der Oberschenkel- und Glutealfalten:** Diese sind jedoch auch bei ≤10 % der gesunden Neugeborenen vorhanden.
- **Galeazzi-Test:** Scheinbare Verkürzung des betroffenen Oberschenkels bei Flexion von 90° im Hüftgelenk durch Verlagerung des Hüftkopfs nach dorsal.
- **Allis-Test:** Seitendifferente Kniehöhe bei flektierter Hüfte und auf dem Boden liegenden Fersen aufgrund einseitiger Hüftluxation.
- **Watschelnder Gang, lumbale Hyperlordose:** Bei älteren Patienten mit beidseitiger Dislokation.

14.65
Mit Hilfe welcher bildgebenden Untersuchungsmethode kann im Neugeborenenalter am zuverlässigsten eine Hüftdysplasie erkannt werden?

Bei Kindern unter 6 Monaten sind das Acetabulum und der proximale Femur noch größtenteils knorpelig und daher auf einem konventionellen Röntgenbild nicht sichtbar. In diesem Alter sind diese Strukturen am besten mit Hilfe der **Sonographie** darzustellen. Neben der Morphologie ist mit dem Ultraschall auch eine dynamische Information über die Stabilität des Hüftgelenks erhältlich.

Weintroub S, Grill F: Ultrasonography in developmental dysplasia of the hip. J Bone Joint Surg 82-A:1004–1018, 2000.

14.66
Sollten alle Kinder routinemäßig mittels Ultraschall auf eine Hüftdysplasie untersucht werden?

Da die klinische Untersuchung nicht ausreichend zuverlässig ist und sich die Inzidenz spät-diagnostizierter Hüftdysplasien nicht vermindert hat, wird eine routinemäßige Sonographie im Alter von ca. 4 bis 6 Wochen (U3) empfohlen. Gegenargumente dieser Empfehlung sind eine Überdiagnostizierung und -behandlung leichter Fälle. International besteht keine Einigkeit bezüglich eines generellen hüftsonographischen Screenings, welches in den meisten europäischen Ländern durchgeführt wird, während in den USA eine selektives Screening anhand von Risikofaktoren und der klinischen Untersuchungsbefunde erfolgt.

American Academy of Pediatrics: Clinical practice guideline: Early detection of developmental dysplasia of the hip. Pediatrics 105:896–905, 2000.

14.67
Was sind Risikofaktoren einer Hüftdysplasie?

Eine Dysplasie, Luxation und Subluxation der Hüfte treten bei 1 bis 5 % aller Kinder auf. 70 % der Hüftdysplasien sind bei Mädchen vorhanden und 20 % treten bei Kindern auf, die aus Beckenendlage geboren werden. Weitere Risikofaktoren sind:

- Angeborener Tortikollis
- Kraniofaziale Dysmorphiezeichen
- Erstgeborene
- Positive Familienanamnese bezüglich Hüft-Luxation
- Sichelfüße
- Knickplattfuß bei Kindern mit einem Geburtsgewicht < 2500 g
- Abnormalitäten des Fruchtwassers (v. a. Oligohydramnion)
- Vorzeitiger Blasensprung
- Hohes Geburtsgewicht

MacEwen GD: Congenital dislocation of the hip. Pediatr Rev 11:249–252, 1990.

14.68
Wie erfolgt die Behandlung einer Hüftdysplasie?

Das erste Ziel bei luxierter Hüfte ist eine Reposition mit anschließender Stabilisierung des Hüftkopfes in der Pfanne (Retentionsbehandlung), um für optimale Nachreifungsbedingungen für den Femurkopf und das Acetabulum zu sorgen. Für die Retentionsstellung sind eine Flexion von mindestens 90° und eine Abduktion von 40° bei leichter Innenrotation zu fordern, was mittels Pavlik-Bandage oder Sitzhockgips nach Fettweis erreicht werden kann. Zur Nachreifung nach Reposition und Retention und bei primär nur leichtgradig dysplastischen Gelenken dienen neben der Tübinger Schiene auch verschiedene Ausführungen der Spreizhose. Das breite Wickeln spielt keine Rolle in der Therapie einer Hüftdysplasie. Sie führt zu einer falschen Sicherheit bei den Eltern, hat jedoch keinen Einfluss auf eine zuverlässige Stabilität oder Fixierung des Hüftkopfes.

Wenger DR, Bomar JD: Human hip dysplasia: Evolution of current treatment concepts. J Ortho Sci 8:264–271, 2003.
Koch A, Ihme N, Bergamo F, Niethard FU: Hüftdysplasie und -luxation. Genese, Diagnostik und Therapie. Monatsschr Kinderheilkd 151:804–809, 2003.

14.69
Was ist der natürliche Verlauf einer unbehandelten Hüftdysplasie?

Ein Kind mit *einseitiger* Hüftdysplasie kann eine Beinlängendifferenz und ein schmerzloses (Trendelenburg-) Hinken im Laufe des Kindes- und Jugendalters entwickeln. Die Entwicklung einer Osteoarthritis ist in der fünften Lebensdekade zu erwarten. Kinder mit *beidseitiger* Hüftdysplasie haben meist keine Beinlängendifferenz und hinken zumindest nicht ausgeprägt. Der Gang ist eher watschelnd und in lumbaler Hyperlordose. Wie bei Patienten mit unilateraler Hüftdysplasie entwickeln auch diese Patienten eine frühe Osteoarthritis.

Aufgrund neuerer Studien bestehen Hinweise, dass bei einem hohen Prozentsatz der Neugeborenen mit Hüftdysplasie auch ohne Therapie eine spontane Verbesserung eintritt.

Bialik V, Bialik GM, Blazer S, et al: Developmental dysplasia of the hip: A new approach to incidence. Pediatrics 103:93–99, 1999.

14.70
Was ist die Bedeutung eines positiven Trendelenburg-Zeichens?

Normalerweise schützen beim Einbeinstand die ipsilateralen Abduktoren (besonders der M. gluteus medius) das Becken vor einer Abkippung, um das Gleichgewicht zu halten (s. **Abb. 14-6**). Ab einem Alter von 4 Jahren können Kinder normalerweise länger als 30 Sekunden auf einem Bein stehen. Sinkt das Becken auf der Spielbeinseite ab oder findet ein Ausgleich des Rumpfes zu Stabilisation des Gleichgewichts statt, so besteht ein positives Trendelenburg-Zeichen. Es kann als Merkmal einer Muskelschwäche (als Folge einer muskulären oder neurologischen Pathologie) oder einer Hüftinstabilität (z. B. Hüftdysplasie) gewertet werden.

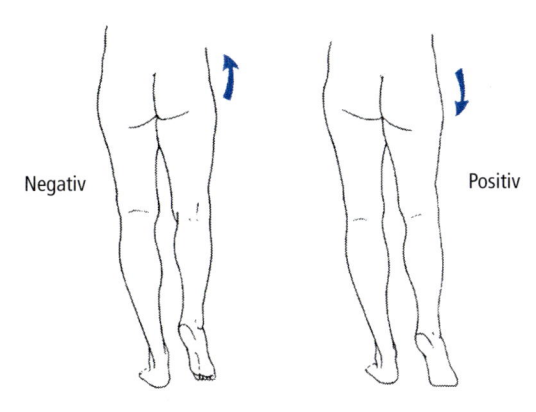

Abbildung 14-6.: Trendelenburg-Zeichen. Das Becken kippt zur gesunden Seite bei Stand auf der betroffenen Seite. (Aus Goldstein B, Chavez F: Applied anatomy of the lower extremities. Phys Med Rehabil State Art Rev 10:601–603, 1996.)

14.71
Was ist ein Trendelenburg-Gang?

Ein Trendelenburg-Gang findet sich bei funktioneller Schwäche der abduzierenden Hüftmuskulatur. Meist wird es bei Kindern mit Luxation im Hüftgelenk gesehen. Bei einer solchen Luxation sind die Abduktoren der Hüfte mechanisch ineffektiv und somit funktionell schwach, was es für sie schwierig macht, das Gewicht des Kindes zu halten. Dadurch kommt es zum Abkippen des Beckens zur gesunden Seite. Um dieses Ungleichgewicht während der Standphase des Gangs auszugleichen, beugen sich die Kinder mit dem Oberkörper auf die betroffene Seite.

14.72
Was ist die häufigste Ursache von Hüftschmerzen bei Kindern unter 10 Jahren?

Akute transiente Synovitis (Hüftschnupfen, Coxitis fugax). Dabei handelt es sich um eine selbstlimitierende Erscheinung unbekannter Ursache, die am häufigsten vor dem Adoleszentenalter auftritt und in der Regel eine gute Prognose hat. Sie kann jedoch zu einer erheblichen Besorgnis des behandelnden Arztes und von Familienangehörigen führen, da sie schwerwiegendere Erkrankungen wie septische Arthritis, Weichteilverletzung, Osteomyelitis, M. Perthes, juvenile idiopathische Arthritis, Epiphysiolysis capitis femoris und Tumor imitieren kann. Sie kann jederzeit vom späten Kleinkindesalter bis hin zum späten Jugendalter auftreten, mit einem Häufigkeitsmaximum im Alter von 3 bis 6 Jahren. Jungen sind häufiger betroffen als Mädchen. Die Diagnose einer akuten transienten Synovitis ist eine Ausschlussdiagnose. Die Therapie beinhaltet eine gewisse körperliche Schonung und die Gabe von Antiphlogistika, die auch analgetisch wirken. Bei den meisten Patienten kommt es zu einer vollständigen Symptomfreiheit innerhalb von 2 Wochen; bei den restlichen Patienten besteht eine leichtere Symptomatik über mehrere Wochen.

Do TT: Transient synovitis as a cause of painful limps in children. Curr Opin Pediatr 12:48–51, 2000.

14.73
Wie kann eine transiente Synovitis von einer septischen Arthritis unterschieden werden?

Siehe **Tabelle 14-4**.

14.74
Was ist ein M. Perthes?

Der M. Perthes ist eine Erkrankung des Femurkopfes unbekannter Ätiologie, die durch eine ischämische Nekrose, Zerfall und anschließender Reparatur des Hüftkopfes charakterisiert ist (s. **Abb. 14-7**). Die Kinder präsentieren sich in der Regel mit Schmerzen und Hinken. Die Schmerzen sind entweder in der Leiste lokalisiert oder strahlen in den Oberschenkel oder das Knie aus.

14.75
Was sind die unterschiedlichen pathologischen Stadien des M. Perthes?

Der M. Perthes ist eine Erkrankung mit aseptischer Nekrose des Hüftkopfes bei Kindern vorwiegend im Alter von 4 bis 10 Jahren.

- **Initialstadium oder Stadium der Synovitis:** Dauer 1 bis 3 Wochen. Dieses erste Stadium ist durch einen zunehmenden Gelenkserguss und einer geschwollenen Synovia mit eingeschränkter Beweglichkeit charakterisiert.

Tabelle 14-4: Unterschied zwischen transienter Synovitis und septischer Arthritis.

	Transiente Synovitis	Septische Arthritis
Anamnese	Vorausgehende Infektion des Respirationstraktes ± (sub)febrile Temperaturen Hüft- oder ausstrahlende Knieschmerzen Hinken	Fieber In der Regel ausgedehnte Gelenkbeteiligung (Hüfte, Sprunggelenk, Knie, Schulter, Ellbogen)
körperliche Untersuchung	Entlastung des betroffenen Beines Allenfalls leichte Einschränkung der Beweglichkeit im Hüftgelenk	Erhebliche Schmerzen, Schwellung und Überwärmung Deutliche Einschränkung der Beweglichkeit im Hüftgelenk
Labor	BSG normal oder leicht erhöht Diskrete Leukozytose Negative Blutkulturen Trübe Gelenkflüssigkeit Gramfärbung negativ	BSG deutlich erhöht Leukozytose mit Linksverschiebung Häufig positive Blutkulturen Purulente Gelenkflüssigkeit Gramfärbung häufig positiv
Bildgebung	Gelegentlich Nachweis von Flüssigkeit im Gelenksspalt	Assoziierte Veränderungen des Knochens (frühe Osteomyelitis) möglich

BSG = Blutsenkungsgeschwindigkeit

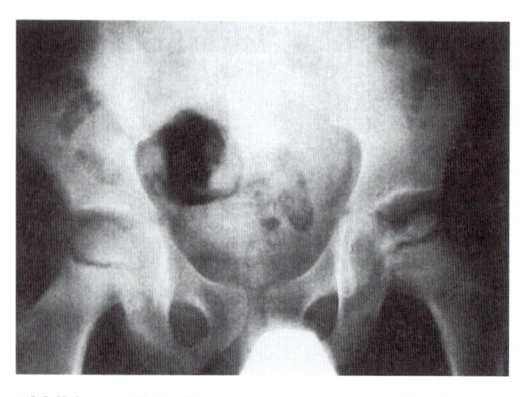

Abbildung 14-7: Eine in der ap-Ansicht des Beckens sichtbare Fragmentation und Unregelmäßigkeit des linken Hüftkopfes bei einem Patienten mit M. Perthes. Rechts besteht ein Normalbefund. (Aus Katz DS, Math KR, Groskin SA [eds.]: Radiology Secrets. Philadelphia, Hanley & Belfus, 1998, S. 405.)

- **Avaskuläre Nekrose:** Dauer 6 Monate bis 1 Jahr. Dabei kommt es zu einer Durchblutungsstörung von Teilen des Hüftkopfes. Der betroffene Bereich des Knochens stirbt in der Regel ab, die Kontur des Hüftkopfes bleibt jedoch unverändert.
- **Stadium der Fragmentation oder Regeneration und Revaskularisierung:** In der letzten und längsten Phase der Erkrankung (Dauer 1 bis 3 Jahre) kommt es zu einer Revaskularisierung, wodurch sowohl die Resorption des nekrotischen Knochens als auch die erneute Verknöcherung erfolgt. In diesem letzten Stadium kann es zur Ausbildung einer bleibenden Hüftdeformität kommen.

Es ist wichtig zu wissen, dass konventionelle Röntgenbilder dem pathologischen Verlauf der Erkrankung um 3 bis 6 Monate hinterherhinken können. Eine Szintigraphie ist dabei deutlich besser, da eine frühe Ischämie und avaskuläre Nekrose als verminderte Anreicherungszonen des Radioisotops dargestellt werden.

14.76
Welche Prognose haben Kinder mit M. Perthes?

Die wichtigsten prognostischen Faktoren eines M. Perthes sind das Alter des Kindes bei Auftreten der Erkrankung und das Ausmaß der epiphysären Beteiligung. Kinder unter 6 Jahren und Patienten mit geringer Beteiligung der Epiphyse haben eine günstigere Prognose. Das Ausmaß der epiphysären Beteiligung wird nach Salter in einen Typ A (weniger als 50 %) und einen Typ B (mehr als 50 %) eingeteilt. Im deutschen Sprachraum sind vermehrt die Einteilungen nach Catterall und die Klassifikation nach Herring gebräuchlich. Sie beschreiben ebenfalls, welche Anteile des Hüftkopfes befallen sind.

14.77
Was sind die am häufigsten mit Coxa vara assoziierten Erkrankungen?

Bei Coxa vara (O-Beine) besteht ein verminderter Winkel zwischen Oberschenkelschaft und Schenkelhals. Die drei häufigsten mit dieser Fehlstellung assoziierten Störungen sind: erworbene Coxa vara, avaskuläre Femurkopfnekrose und Dysostosis cleidocranialis.

14.78
Welche Erkrankung besteht beim Kind in Abbildung 14-8?

Bei diesem Kind liegt eine femorale Antetorsion vor, was die häufigste Ursache eines Einwärtsganges im frühen Kindesalter darstellt. Das Kind sitzt im so genannten Zwischenfersensitz (umgekehrter Schneidersitz), was als Zeichen einer innenrotierten Hüfte gewertet werden kann.

Staheli LT: Torsional deformity. Pediatr Clin North Am 33:1382, 1986.

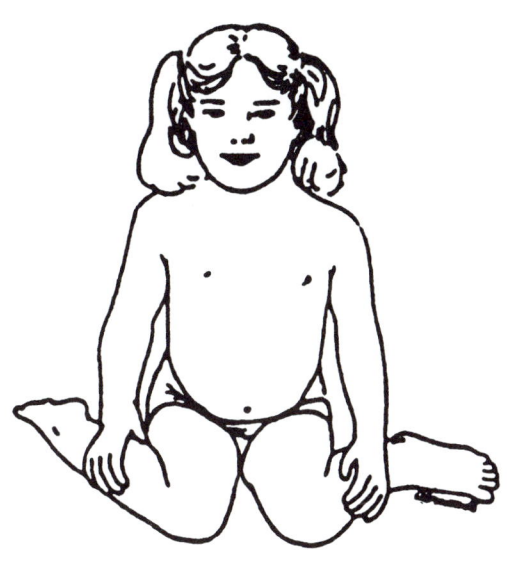

Abbildung 14-8: Zwischenfersensitz bzw. umgekehrter Schneidersitz.

14.79
Wie kann das Ausmaß einer femoralen Antetorsion gemessen werden?

In Bauchlage und bei Flexion der Knie von 90° kann die Hüfte normalerweise nicht weiter als 60° innenrotiert (d.h. die Füße nach außen rotiert) werden (Winkel A in **Abb. 14-9**, *A*). Zudem sollte eine Außenrotation von 20° (Winkel B in **Abb. 14-9**, *B*) erreicht werden, wobei bei einem Kind ohne Pathologie in der Regel ein Winkel von 35° möglich ist.

Pathologische Resultate sind hinweisend auf eine physiologische Antetorsion der Hüfte als wahrscheinlichste Ursache eines Einwärtsganges.

14.80
Welche Symptome zeigen Kinder mit Epiphysiolysis capitis femoris?

Bei einer Epiphysiolyse kommt es zum – meist langsamen – Abrutschen des Femurkopfes vom Schenkelhals nach dorsal und kaudal. Die betroffenen Patienten klagen über intermittierende oder konstante Hüft-, Oberschenkel- oder Knieschmerzen, die meist mehrere Wochen oder Monate andauern. In 25 % der Fälle treten diese

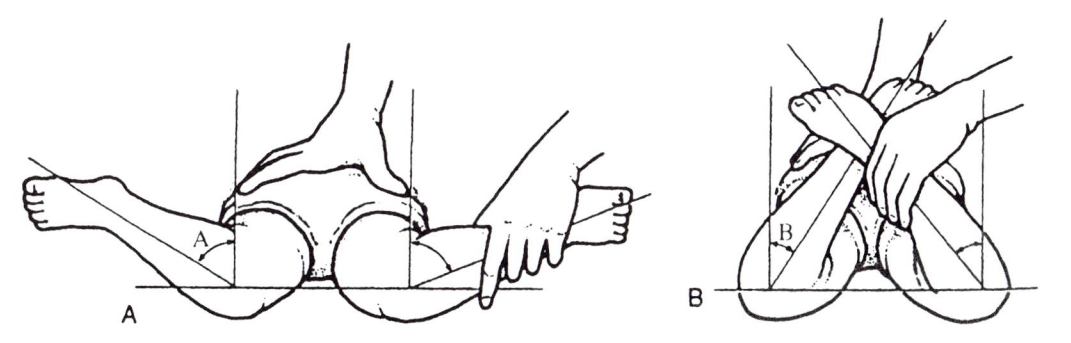

Abbildung 14-9: Messung des femoralen Antetorsionswinkels. (Aus Dormans JP: Orthopedic management of children with cerebral palsy. Pediatr Clin North Am 40:650, 1993.)

Schmerzen bilateral auf. Gelegentlich kommt es zum Hinken, einer Einschränkung der Innenrotation und einer Hüftbeugekontraktur. Bei Flexion der Hüfte kommt es zu einer Außenrotation des Beines (positives Drehmann-Zeichen). Wichtig ist, dass bei jedem Patienten mit Knieschmerzen eine Hüfterkrankung ausgeschlossen werden muss.

14.81
Welche systemischen Erkrankungen sind mit einer Epiphysiolysis assoziiert?

Bei Kindern mit einer Epiphysiolysis capitis femoris besteht in der Regel eine Reifungsverzögerung des Skeletts. Meist sind hochgewachsene, übergewichtige Kinder im Alter von 8 bis 14 Jahren betroffen. Vermutlich als Folge hormoneller Faktoren kommt es bei dieser Erkrankung zu einer verminderten Resistenz der Wachstumsfuge gegenüber Scherkräften und dadurch zu einer pathologischen Fraktur der Wachstumsfuge mit Abgleiten des Hüftkopfes. Assoziierte systemische Faktoren sind Hypothyreose, Panhypopituitarismus, Hypogonadismus, Rachitis und Bestrahlung.

Infektionen

14.82
Bei wie viel Prozent der septischen Arthritiden findet sich eine «negative Kultur»?

In mehreren Studien konnte gezeigt werden, dass 30 bis 60 % der Patienten mit klinisch manifester septischer Arthritis eine negative Kultur des Gelenkspunktates aufweisen. Gründe hierfür (sowohl bewiesene als auch postulierte) sind die anspruchsvolle Natur wenig häufiger Erreger einer septischen Arthritis (z. B. Kingella kingae), der Verlust der Lebensfähigkeit bestimmter Organismen auf dem Transport ins Labor (z. B. Neisseria Spezies), und möglicherweise eine im Gelenkspunktat vorhandene Substanz oder Zellpopulation, die unter in-vitro-Bedingungen bakteriostatisch wirken. Die sofortige Verarbeitung der gewonnenen Flüssigkeiten und der Gebrauch mehrfacher Kulturtechniken (z. B. feste Kulturmedien plus Flüssigkultur-Systeme, wie sie bei Blutkulturen eingesetzt werden) können die mikrobiologische Ausbeute eines Gelenkspunktates erhöhen.

14.83
Welche Patienten mit septischer Arthritis benötigen eine offene Drainage?

Der Nutzen einer offenen chirurgischen Drainage im Vergleich zu mehrfachen Gelenkspunktionen ist umstritten. Bei diesen drei Situationen sollte jedoch eine chirurgische Intervention in Betracht gezogen werden:
1. Septische Arthritis der Hüfte (und möglicherweise auch der Schulter)
2. Große Mengen an Fibrin, Zelldetritus oder Taschenbildung im betroffenen Gelenkraum
3. Keine Besserung nach drei Tagen alleiniger konservativer Therapie.

Dagan R: Management of acute hematogenous Osteomyelitis and septic arthritis in the pediatric patient. Pediatr Infect Dis J 12:88–93, 1993.

14.84
Welche Lokalisationen sind bei einer akuten hämatogenen Osteomyelitis im Kindesalter am häufigsten betroffen?

Untere Extremität (Femur, Tibia, Fibula)	70 %
Obere Extremität (Humerus, Radius, Ulna)	15 %
Fuß	4 %
Becken	4 %
Wirbelkörper, Schädel, Rippen, Sternum, Skapulae	2 %

Gold R: Diagnosis of osteomyelitis. Pediatr Rev 12: 292–297, 1991.

14.85
Welche bakteriellen Erreger werden bei Kindern mit Osteomyelitis am häufigsten gefunden?

Siehe **Tabelle 14-5**.

14.86
Wie hilfreich ist die Bestimmung der Leukozyten im peripheren Blutbild für die Diagnosestellung einer Osteomyelitis?

Nicht sonderlich. Bei $2/3$ der Patienten sind die Leukozyten im Normbereich (obwohl bei der Hälfte dieser Patienten eine Linksverschiebung vorliegt). Beim restlichen Drittel der Patienten besteht eine Leukozytose, meist mit Linksverschiebung. Ein sensitiverer Parameter stellt die Blutsenkungsgeschwindigkeit (BSG) dar, welche bei 95 % der Patienten > 15 mm/h (durchschnittlich 70 mm/h) beträgt.

Tabelle 14-5: Bakterielle Erreger einer Osteomyelitis bei Kindern.

Neugeborene	Kinder
Staphylococcus aureus	Staphylococcus aureus
Streptokokken der Gruppe B	Streptokokken der Gruppe A
Enterobacteriaceae (Salmonella, E. coli, Pseudomonas, Klebsiellen)	Haemophilus influenzae

Die Inzidenz der durch H. influenzae ausgelösten Osteomyelitis konnte durch die Einführung der Impfung deutlich reduziert werden.

14.87
Wie häufig finden sich positive Blutkulturen bei Patienten mit Osteomyelitis?

In der Blutkultur lassen sich Erreger nur bei weniger als 50 % der Patienten isolieren. Da dieser Anteil relativ gering ist, sollte eine Gelenkspunktion im Verdachtsfall immer in Betracht gezogen werden. Durch eine Aspiration von Gelenkflüssigkeit erhöht sich die Trefferquote auf 70 bis 80 %, was die Auswahl der Antibiotika deutlich vereinfacht.

14.88
Wie kann die Diagnose einer Osteomyelitis am besten bestätigt werden?

Knochenentzündungen bei Kindern sind in der Regel von Fieber, lokalen Schmerzen und einer Schonung des betroffenen Körperteils (z. B. Hinken oder Unfähigkeit, auf das betroffene Bein zu stehen) begleitet. Obwohl häufig ein Druckschmerz angegeben wird, lassen sich radiologische Veränderungen durch konventionelles Röntgen erst nach 7 bis 10 Tagen nachweisen, bis ein genügend großer Anteil der äußeren Knochenstrukturen zerstört ist. Im frühen Stadium einer Infektion können auch andere bildgebende Verfahren (3-Phasen-Skelettszintigraphie oder Kernspintomographie) von Bedeutung sein. Zudem kann eine Gelenkspunktion mit anschließender Gramfärbung und Anlegen von Kulturen zur Diagnosestellung hilfreich sein.

14.89
Wann kann auf eine orale antibiotische Therapie einer Osteomyelitis umgestellt werden?

- Der Erreger und dessen minimale Hemmkonzentration (MHK) müssen bekannt sein.
- Ein orales Antibiotikum muss gegen den isolierten Erreger verfügbar sein.
- Eine eventuell erforderliche chirurgische Therapie muss abgeschlossen sein.
- Unter intravenöser Therapie sollte eine deutliche Besserung der klinischen Symptomatik eingetreten sein.
- Der Patient sollte keine gastrointestinalen Symptome wie Durchfall oder Erbrechen aufweisen.
- Mit der oralen Therapie sollten genügend hohe Serumspiegel erreicht werden.
- Der Patient und seine Eltern müssen kooperativ und damit die konsequente Einnahme der Medikation garantiert sein.

Nelson J: Skeletal infections in children. Adv Pediatr Infect Dis 6:59–78, 1991.
DGPI Handbuch: Infektionen bei Kindern und Jugendlichen. München, Futuramed, 2003, S. 910–911.

14.90
Wie lange sollte eine antibiotische Therapie bei Patienten mit einer Osteomyelitis oder septischen Arthritis durchgeführt werden?

Die genaue Therapiedauer ist unklar, Infektionen mit S. aureus oder enteralen gramnegativen Bakterien müssen jedoch länger behandelt werden als durch H. influenza, N. meningitidis oder S. pneumoniae verursachte Infektionen. Ein Minimum von 4 bis 6 Wochen Therapiedauer ist wahrscheinlich für Erstgenannte notwendig, während bei letzterer Gruppe eine Behandlungsdauer von 2 bis 3 Wochen ausreicht. Bei verzögerter Diagnosestellung, initial schlechtem klinischen Ansprechen auf die Therapie oder bleibender BSG-Erhöhung wird eine längere Therapiedauer empfohlen.

14.91
Wann ist eine offene chirurgische Therapie einer Osteomyelitis indiziert?

- Abszessbildung im Knochen, superiostal oder im angrenzenden Weichteilgewebe
- Eine > 49 bis 72 Stunden nach Beginn der antibiotischen Therapie andauernde Bakteriämie
- Fortbestehende klinische Symptome (z. B. Fieber, Schmerzen, Schwellung) über 72 Stunden Therapiedauer hinaus
- Entwicklung einer Fistel
- Nachweis eines Sequesters (d. h. ein abgelöstes Fragment nekrotischen Knochens)

Darville T, Jacobs RF: Management of acute hematogenous osteomyelitis in children. Ped Infect Dis J 23:255–257, 2004.

14.92
Warum gibt es bei Osteomyelitis häufiger Therapieversager als bei septischer Arthritis?

- Die Antibiotika-Konzentrationen sind in Gelenkflüssigkeiten um ein Vielfaches höher als im infizierten Knochen. Sie können sogar die Konzentrationen im Serum übersteigen, während sie im Knochen in der Regel erheblich niedriger sind als im Serum.
- Das abgestorbene Knochenmaterial kann einen ständigen Infektionsherd darstellen.
- Die Wahrscheinlichkeit, dass die Diagnose einer Osteomyelitis verspätet gestellt wird, ist höher als bei septischer Arthritis.

14.93
Wie unterscheiden sich die Merkmale einer Osteomyelitis beim Neugeborenen von denjenigen, wie sie beim älteren Kind oder Erwachsenen gesehen werden?

- Eine neonatale Osteomyelitis ist nahezu ausnahmslos die Folge einer hämatogenen Aussaat.
- Häufig werden multiple Infektionsherde (multifokale Osteomyelitis) gesehen.
- Die Assoziation mit einer septischen Arthritis ist häufig, möglicherweise als Folge der hämatogenen Ausbreitung der Infektion, die beim Neugeborenen auch die Wachstumsfuge durchdringen kann.
- Die Erreger einer Osteomyelitis im Neugeborenenalter sind die gleichen Keime, die auch für die neonatale Sepsis verantwortlich sind.

14.94
Warum sind kleinere Kinder für eine infektiöse Diszitis anfälliger als Jugendliche oder Erwachsene?

Die erhöhte Empfindlichkeit kleiner Kinder ist auf einen Unterschied in der Wirbelsäulenanatomie zurück zu führen. Bei Kindern < 12 Jahren breiten sich die Blutgefäße vom Wirbelkörper durch den hyalinen Knorpel aus, um eine direkte Versorgung der Bandscheibe und des Nucleus pulposus zu gewährleisten. Diese Blutgefäße bilden sich bis zum Alter von 12 Jahren langsam zurück. Ab diesem Zeitpunkt erfolgt die Ernährung der Bandscheibe hauptsächlich via Diffusion. Die in jüngeren Jahren zusätzlich vorhandenen Gefäßstrukturen sind möglicherweise Ursache einer vereinfachten hämatogenen Aussaat infektiöser Erreger oder einer direkten Ausbreitung einer vertebralen Osteomyelitis.

> **Das Wichtigste in Kürze: Osteomyelitis**
> - Die häufigsten ursächlichen Erreger bei ansonsten gesunden Kindern sind Staphylococcus aureus und beta-hämolysierende Streptokokken.
> - Bei Kindern ist (im Gegensatz zu Erwachsenen) eine hämatogene bakterielle Infektion häufiger als eine sekundäre Infektion des Knochens durch ein lokales Trauma.
> - Bei Kindern mit Punktionswunde und Osteomyelitis sollte an eine Infektion mit Pseudomonas aeruginosa gedacht werden.
> - Aufgrund der erhöhten Blutviskosität und Gefahr einer Infarzierung sind Patienten mit Sichelzellanämie einem erhöhten Risiko ausgesetzt (v. a. für Salmonellen-Infektionen).
> - Radiologische Veränderungen des Knochens können erst nach 10 bis 15 Tagen nachweisbar sein.
> - Bei bis zu 50 % der Patienten mit Osteomyelitis besteht keine Leukozytose im peripheren Blutbild.

14.95
Wie wird die Diagnose einer Diszitis gestellt?

Bei einer Diszitis handelt es sich um eine Infektion der Bandscheibe, welche im Kindesalter am häufigsten im Alter von 4 bis 10 Jahren auftritt. Die Ätiologie bleibt häufig unklar, eine bakterielle Ursache (insbesondere S. aureus) kann jedoch in 50 % durch die Blutkultur identifiziert werden. Klinisch kann die Diagnose meist nicht einfach gestellt werden, da eine Vielfalt begleitender Symptome (z. B. generalisierte Rückenschmerzen mit oder ohne lokalisierte Druckdolenz, Gehverweigerung, Rigidität der Wirbelsäule mit Verlust der lumbalen Lordose, Bauchschmerzen und unklare subfebrile Temperaturen) vorhanden sein können.

Ähnlich wie bei der Osteomyelitis, so ist eine Erhöhung der BSG der hilfreichste Laborparameter. Die Leukozyten befinden sich meist im

Normbereich und frühe Röntgenbilder (< 2 bis 4 Wochen nach Beginn der Symptomatik) zeigen keine Veränderungen. Eine Skelettszintigraphie kann jedoch bereits frühzeitig im Verlauf der Erkrankung positiv ausfallen. Mittels Kernspintomographie kann zwischen einer Diszitis und einer vertebralen Osteomyelitis unterschieden werden.

Die Therapie besteht in einer 3 bis 6 Wochen andauernden Antibiotika-Therapie (v.a. gegen Staphylokokken) zusammen mit einer variablen Immobilisation und Korsettbehandlung, je nach Ausprägung der Symptomatik. Bei persistierenden oder atypischen Formen ist zur Diagnosestellung eine Biopsie erforderlich.

Early SD, Kay RM, Tolo VT: Childhood diskitis. J Am Acad Orthop Surg 11:413–420, 2003.

14.96
Wann sollte eine Skelettszintigraphie bei Kindern mit unklaren Skelettschmerzen durchgeführt werden?

Um Veränderungen in Knochen, Gelenken oder im Weichteilgewebe zu lokalisieren, sind die Resultate der Skelettszintigraphie besonders hilfreich, wenn sie mit den klinischen Befunden korrelieren. In diesem Zusammenhang können auch zusätzliche asymptomatische Läsionen erkannt werden. Die Sensitivität einer Skelettszintigraphie ist sehr hoch bei jedoch niedriger Spezifität. Häufig kann die exakte Ursache der Schmerzen erst mit Hilfe zusätzlicher diagnostischer Untersuchungen ermittelt werden. Eine Skelettszintigraphie sollte erst nach einer sorgfältigen Anamnese und körperlichen Untersuchung sowie nach Durchführung von konventionellen Röntgenbildern der betroffenen Körperregion in Betracht gezogen werden. Sie ist am hilfreichsten, um eine okkulte Infektion oder einen Tumor zu identifizieren bzw. auszuschließen.

Kothari NA, Pelchovitz DJ, Meyer JS: Imaging of musculoskeletal infections. Radiol Clin North Am 39:653–671, 2001.

14.97
Was sind die Phasen einer Skelettszintigraphie?

Die unterschiedlichen Phasen einer Skelettszintigraphie werden in der Regel anhand des Zeitabstandes nach Injektion des Radiopharmakons eingeteilt.

- **Phase I – Perfusionsphase:** Unmittelbar nach Tracerinjektion wird der Blutfluss und die Gefäßversorgung des interessierenden Körperabschnittes dargestellt.
- **Phase II – Blutpool-Phase:** Innerhalb weniger Minuten kommt es zu einer Anreicherung des Radiopharmakons im Extrazellulärraum des Weichteilgewebes und des Knochens (Weichteilphase).
- **Phase III – Spätphase:** 1,5 bis 3 Stunden nach Injektion findet sich eine Anreicherung vorwiegend im Knochen mit minimaler Weichteildarstellung.
- Die 3-Phasen-Szintigraphie wird zur Unterscheidung von Weichteil- und Knochenveränderungen eingesetzt. Gelegentlich werden noch Aufnahmen einer **Phase IV** (nach 24 Stunden) durchgeführt, um die Hintergrundaktivität des Weichteilgewebes weiter zu minimieren.

Erkrankungen von Knie, Tibia und Sprunggelenk

14.98
Was ist der Unterschied zwischen einer Valgus- und einer Varus-Deformität?

Diese Begriffe beziehen sich auf winkelförmige Deformitäten des Skeletts. *Varus* bedeutet eine Abweichung des distalen Anteils einer Deformität in Richtung Mittellinie. *Valgus* eine Abweichung des distalen Anteils weg von der Mittellinie. Bei O-Beinen z. B. zeigt der untere Anteil der Deformität (Unterschenkel) in Richtung Mittellinie, weshalb von einem Genu varum gesprochen wird.

14.99
Haben Kinder in der Regel X- oder O-Beine?

Dies ist vom Alter abhängig. Die meisten Neugeborenen zeigen O-Beine (Genua vara) mit einer Beinachse (der durch die Tibia und den Femur gebildete Winkel) bis zu 20°. Diese Varus-Deformität geht etwa im Alter von 24 Monaten in X-Beine (Genua valga) über. Die Valgus-Deformität nimmt bis zu einem Alter von 3 Jahren auf Winkel bis zu 15° zu, um dann langsam abzufallen. Im Alter von etwa 8 Jahren besteht bei den meisten Kindern bereits die physiologische leichte Valgus-Deformität der Erwachsenen von etwa 7° (s. **Abb. 14-10**).

14.100
Welche Säuglinge oder Kleinkinder mit O-Beinen müssen weiter abgeklärt werden?

In folgenden Situationen sollte die Durchführung eines Röntgenbildes bei Vorliegen von O-Beinen (Genua vara) in Betracht gezogen werden:

- (Fort)bestehen einer Varus-Deformität im Alter von 24 Monaten (der Zeitpunkt mit Übergang in das physiologische Genu valgum)
- Zunahme der Varus-Stellung nach dem 1. Lebensjahr, sobald das Kind zu laufen beginnt
- Einseitige Varus-Deformität
- Varus-Deformität > 20°

14.101
Was sind die Ursache pathologischer Genua vara (O-Beine) oder Genua valga (X-Beine)?

Siehe **Tabelle 14-6**.

14.102
Welche Kinder haben ein höheres Risiko, einen M. Blount zu entwickeln?

Bei einem M. Blount (Tibia vara) handelt es sich um eine Wachstumsstörung der proximalen me-

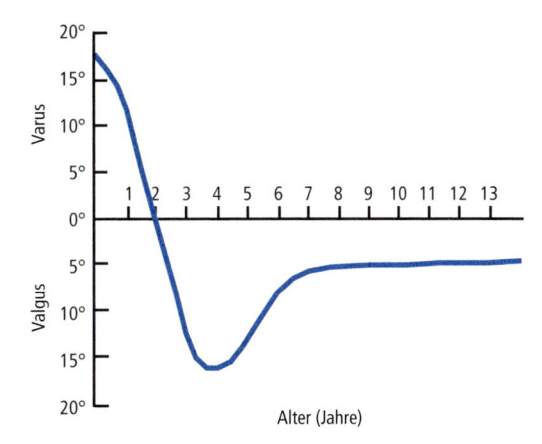

Abbildung 14-10: Entwicklung des Beinachse im Laufe des Wachstums. (Aus Bruce RW, Jr: Torsional and angular deformities. Pediatr Clin North Am 43:875, 1996.)

Tabelle 14-6: Ursachen pathologischer Genua vara und Genua valga.

Genu varum	Genu valgum
Physiologische O-Beine	Vitamin-D-resistente Rachitis (Phosphatdiabetes)
Tibia vara (M. Blount)	Vorherige metaphysäre Fraktur der proximalen Tibia
Vitamin-D-resistente Rachitis (Phosphatdiabetes)	Multiple epiphysäre Dysplasie
Metaphysäre Chondrodysplasie	Pseudoachondroplasie

Sass P, Hassan G: Lower extremity abnormalities in children. Am Fam Physician 68: 461–468, 2003.

dialen Tibia-Epiphysenfuge. Im Rahmen der infantilen Form kommt es zu einer ausgeprägten O-Bein-Stellung innerhalb des ersten Lebensjahres. Diese Kinder sind häufig übergewichtig und fangen früh an zu laufen. Besonders schwarze Mädchen sind einem hohen Risiko ausgesetzt, eine schwere Deformität zu entwickeln. Die adoleszente Form beginnt im späten Kindesalter oder frühen Jugendalter und die dabei auftretende Deformität ist in der Regel einseitig und nur leicht ausgeprägt. Für die Korrektur schwerer Fehlstellungen ist häufig eine chirurgische Intervention erforderlich.

14.103
Wie verändert sich die Tibia-Innentorsion im Verlauf des Alters?

Die Tibia-Innentorsion, welche die häufigste Ursache eines Einwärtsganges von Kindern im Alter zwischen 1 und 3 Jahren darstellt, ist meist im Laufe des Alters rückläufig. Da es fast immer zu einer spontanen Ausheilung kommt, ist nur bei sehr ausgeprägten Deformitäten eine chirurgische Intervention indiziert. Für eine Bandagenbehandlung konnte bislang keine Wirksamkeit nachgewiesen werden.

14.104
Was ist die wahrscheinlichste Diagnose bei einem 15 Jahre alten sportlichen Jugendlichen, der eine schmerzhafte Schwellung unterhalb beider Kniescheiben entwickelt?

M. Osgood-Schlatter. Dabei handelt es sich um eine Traktionsapophysitis, die als Folge rezidivierender Mikrotraumen der unreifen Tuberositas tibiae resultiert, welche die Insertionsstelle der Patellarsehne darstellt. Der M. Osgood-Schlatter ist eine typische Wachstumserkrankung und betrifft vor allem sportlich aktive Knaben im Alter von 11 bis 15 Jahren. In der körperlichen Untersuchung lässt sich eine Druckdolenz und Schwellung über der Tuberositas tibiae feststellen. Der Schmerz wird durch eine Streckung im Kniegelenk gegen Widerstand verstärkt.

Die optimale Therapie beinhaltet den angemessenen Gebrauch nicht-steroidaler Antiphlogistika, Einschränkung der sportlichen Aktivität sowie Dehnungs- und Kraftübungen des betroffenen Beines. In der Regel kommt es zu Selbstheilung bis zum Wachstumsabschluss. Eine Immobilisation ist äußerst selten erforderlich.

14.105
Welche schmerzhafte Erscheinung kann das Tragen von Schneeschuhen auslösen?

Periostitis. Die häufigste Ursache dieser Erscheinung ist eine sportliche Überbelastung nach einer längeren Ruheperiode. Es bestehen Schmerzen und krampfähnliche Beschwerden meist an der medialen Tibiakante. Der Schmerz ist Folge einer muskulären Beanspruchung und Entzündung des Muskel-Band-Apparates. Schwellung und Krampf treten vor allem im M. flexor digitorum longus auf, welcher für eine Flexion der lateralen vier Zehen und eine Plantarflexion im Sprunggelenk verantwortlich ist. Die Muskelschwellung ist möglicherweise Folge einer Ischämie. Das Tragen von Schneeschuhen stellt eine außerordentliche Belastungsprobe für die anterioren Unterschenkelmuskeln dar.

14.106
Welcher Röhrenknochen ist am häufigsten kongenital fehlend?

Die **Fibula.** Ein Fehlen der Fibula kann partiell oder komplett sein und liegt meist einseitig vor. Das betroffene Bein ist verkürzt und zeigt häufig eine Varus-Deformität der Tibia sowie eine leichte Verkürzung des Femurs. Der Fuß ist häufig schwer deformiert in Spitzfuß- und Valgus-Stellung mit einem Fehlen oder einer Deformität der lateralen Zehen.

14.107
Warum sind ligamentäre Verletzungen bei Kindern unüblich?

Im Kindesalter ist der Bandapparat stabiler als die Wachstumsfugen, weshalb es zu Verletzungen der Wachstumsfuge (d.h. Frakturen) kommt, bevor die Bänder reißen.

14.108
Wie werden Sprunggelenksdistorsionen eingeteilt?

Zwischen 80 und 90 % der Sprunggelenksdistorsionen sind Folge einer ausgeprägten Supination und/oder Plantarflexion, was zu einer Verletzung des äußeren Bandapparates (Lig. talofibulare anterius, Lig. calcaneofibulare) führt. In der klinischen Untersuchung findet sich ein Talusvorschub und eine deutlich verstärkte Aufklappbarkeit des Talus. Bei erstgradigen Verletzungen fehlen Zeichen einer Bandinstabilität. Bei zweitgradigen Verletzungen besteht ein moderater Talusvorschub mit leicht verstärkter Aufklappbarkeit des Talus (im Vergleich zur Gegenseite). Bei drittgradiger Distorsion finden sich Zeichen einer Bandruptur mit weichem und spätem Endpunkt beim Vorschieben des Fußes gegenüber dem Unterschenkel (Talusvorschub) sowie eine deutliche Aufklappbarkeit des Talus.

14.109
Bei welchen Sprunggelenkstorsionen sollte ein Röntgenbild durchgeführt werden?

Es wird geschätzt, dass jährlich etwa 5 000 000 Röntgenuntersuchungen bei Kindern und Erwachsenen mit Sprunggelenksverletzungen durchgeführt werden, ohne dass einheitliche Richtlinien vorliegen. Die «Ottawa Ankle Rules» empfehlen z. B. die Durchführung eines Röntgenbildes bei Vorliegen von Schmerzen im Bereich des Innen- oder Außenknöchels und einer der folgenden Merkmale: (1) Unfähigkeit, sowohl direkt nach dem Trauma als auch in der späteren körperlichen Untersuchung 4 Schritte zu gehen; und/oder (2) Druckdolenz über dem Hinterrand des lateralen oder medialen Malleolus. Bei Einsatz dieser einfachen Kriterien in Studien mit Kindern und Erwachsenen wurde keine Fraktur verpasst und die unnötig durchgeführten Röntgenuntersuchungen konnten um 25 % reduziert werden.

Clark KD, Tanner S: Evaluation of the Ottawa Ankle Rules in children. Pediatr Emerg Care 19:73–78, 2003.

14.110
Sollten Sprunggelenksdistorsionen mit einem Gips versorgt werden?

Ohne Vorliegen von Komplikationen wie Fraktur oder Peroneussehnenluxation ist ein Gips nicht gerechtfertigt. Er zeigt keinen Vorteil gegenüber einer frühen Immobilisation mittels Bandage. Zudem kann eine vollständige Ruhigstellung zu einer verzögerten Heilung führen.

14.111
Wie sollte die Abklärung von Knieschmerzen erfolgen?

Die Abklärung von Knieschmerzen muss immer auch die Hüfte und das Knie der Gegenseite beinhalten. In der Anamnese sollten Informationen gesucht werden bezüglich Unfallhergang, Beginn und Dauer der Schmerzen, Veränderung der Schmerzen bei körperlicher Aktivität und Ruhe sowie Vorliegen von nächtlichen Schmerzen. Die präzise Lokalisation der Schmerzen ist für die Diagnosestellung ausschlaggebend. Der Effekt einer vorausgehenden Medikamenteneinnahme, das Vorliegen von Schwellung, Gelenkblockierung oder Einknicken im Gelenk sind ebenfalls relevante anamnestische Informationen. In der körperlichen Untersuchung sollten immer beide Knie beurteilt werden, das gesunde Knie kann dabei als Normalkontrolle dienen. Es erfolgt zuerst die Inspektion, wo auf das Gangbild, die Beinachse im Stand, die Trophik der Muskulatur und eine lokale Schwellung oder ein Hämatom geachtet wird. Die weitere Untersuchung beinhaltet Folgendes: Bewegungsausmaß (aktiv/passiv), grobe Kraft, Bandstabilität, Gelenkserguss, lokale Druckschmerzhaftigkeit (Gelenkspalt, Wachstumsfuge, Patella, Tuberositas tibiae, Seitenbänder), Patellamobilität.

14.112
Was ist der schlimmste Fehler, der bei einer Abklärung von Knieschmerzen gemacht werden kann?

Ein fehlendes Einbeziehen der Hüfte als Ursache der Knieschmerzen. Vor allem bei kleinen Kindern maskieren Knieschmerzen häufig eine Pathologie der Hüfte (z. B. M. Perthes, Epiphysiolysis capitis femoris).

14.113
Ein jugendlicher Fußballspieler mit Knieschwellung «fühlte ein Knacken» beim Torschuss. Was sind drei mögliche Diagnosen?

Ein Knacken oder Schnappen im Rahmen einer akuten Knieverletzung ist in der Regel mit folgenden Entitäten assoziiert:

- Ruptur des vorderen Kreuzbandes
- Meniskusverletzung
- Subluxation der Patella

14.114
Was sind die häufigsten Ursachen einer Einblutung ins Kniegelenk im Rahmen einer akuten Verletzung?

Ein akuter Hämarthros des Knies entsteht am häufigsten als Folge von:

- Ruptur des vorderen oder hinteren Kreuzbandes
- Meniskusverletzung
- Verletzung knöcherner Strukturen (Epiphysenfraktur, Ausriss der Eminentia intercondylaris, Patellafraktur)
- Ausgeprägter Einriss der Gelenkkapsel

14.115
Wie häufig sind Meniskusverletzungen bei jüngeren Kindern?

Meniskusverletzungen treten selten vor dem 12. Lebensjahr auf. Ein diskoider Meniskus (Scheibenmeniskus) ist ein angeborener abnorm großer und dicker Meniskus, der fast in jedem Alter symptomatisch werden kann. Meniskusverletzungen bei jüngeren Kindern sind typischerweise mit ausgedehnten Verletzungen verbunden und führen zu Schmerzen, Schwellung und Hinken. Sie sind häufig mit einer Verletzung des vorderen Kreuzbandes assoziiert.

14.116
Bei einem 5 Jahre alten Jungen besteht eine schmerzlose Schwellung in der Kniekehle. Was ist die wahrscheinlichste Diagnose?

Popliteal-Zyste. Diese auch Baker-Zyste genannte Veränderung findet sich häufiger bei Jungen als bei Mädchen, ist in der Regel auf der Medialseite der Fossa poplitea lokalisiert und bereitet keine Schmerzen. Bei Kindern sind diese Zysten nur selten mit einer intra-artikulären Pathologie assoziiert. In der Regel verschwinden sie innerhalb von 6 bis 24 Monaten. Vor chirurgischer Entfernung sollte eine längere Phase der Beobachtung erfolgen. Atypische Befunde (z. B. Schmerzen, harte Konsistenz, schnelles Wachstum) rechtfertigen ein weiteres diagnostisches Vorgehen.

Seil R, Rupp S, Jochum P, et al: Prevalence of popliteal cysts in children. A sonographic study and review of the literature. Arch Orthop Trauma Surg 119:73–75, 1999.

14.117
Ein Jugendlicher klagt über chronische Knieschmerzen und -schwellungen sowie ein gelegentliches «Blockieren» des Kniegelenks. Was ist die wahrscheinlichste Diagnose?

Osteochondrosis dissecans. Dabei handelt es sich um eine aseptische fokale Nekrose des Gelenkknorpels und des zugrunde liegenden Knochens, meist im Bereich des medialen Femurkondylus. Die eigentliche Ursache ist unbekannt, häufig ist jedoch eine Assoziation mit einem vorausgehenden Trauma. Ein kleines Knochenfragment kann sich lösen und im Gelenkraum liegen bleiben. Jungen sind häufiger betroffen als Mädchen. Es treten Schmerzen auf, insbesondere bei körperlicher Belastung. Zusätzliche Symptome sind gelegentlich Gelenksteifigkeit und -schwellung, ein Knacken im Gelenk sowie Gelenksblockierungen. Die Diagnose kann üblicherweise mittels Röntgenbild gestellt werden und eine Kernspintomographie kann bei unklaren Befunden hilfreich sein. Die Therapie der Osteochondrosis dissecans erfolgt primär konservativ durch Entlastung bzw. Immobilisation. Bei persistierenden Schmerzen oder Blockierungen können mit Hilfe der Arthroskopie intra-artikuläre Fragmente gesucht werden. Als Spätfolge kann eine Kniegelenksarthrose auftreten.

14.118
Welche Faktoren prädisponieren Kinder oder Jugendliche zu rezidivierenden Patellaluxationen?

- **Orthopädische Ursachen:** Genu valgum, Patella alta, Hypoplasie des lateralen Femurkondylus, lateralisierte Tuberositas tibiae, Schwäche des M. vastus medialis, abnormale Insertion des Tractus iliotibialis
- **Syndrome mit generalisierter Bindegewebsschwäche:** Down-Syndrom, Ehlers-Danlos-Syndrom, Marfan-Syndrom, Turner-Syndrom.

Mizuta H, Kubota K, Shiraishi M, et al: Recurrent dislocation of the patella in Turner syndrome. J Pediatr Orthop 14:74–77, 1994.

14.119
Bei welchen Patienten findet sich ein positiver Apprehension-Test?

Ein positives Resultat findet sich bei Patienten mit akuter oder subakuter **Subluxation** bzw. **Luxation der Patella**. Im Test wird bei einer Beugung von 30° im Kniegelenk Druck auf die mediale Kante der Kniescheibe ausgeübt. Der Test ist positiv, wenn der Patient bei diesem Manöver eine Abwehrbewegung macht. Liegt kein Unbehagen von Seiten des Patienten vor, so ist eine Pathologie der Patella unwahrscheinlich. Der Apprehension-Test wird auch bei Patienten mit **Instabilität des Schultergelenks** durchgeführt und dies vor allem bei glenohumeralen Problemen. Er fällt positiv aus, sobald der Patient bei Durchführung gewisser Manöver eine Luxation befürchtet. Eine vordere Instabilität wird untersucht, indem der Arm des Patienten in eine maximale Außenrotation und Abduktion gebracht wird. Eine hintere Instabilität wird geprüft, indem der Arm um 90° flektiert und dann innenrotiert wird.

14.120
Was ist ein femoropatellares Schmerzsyndrom?

Diese häufigste Ursache chronischer Kniebeschwerden bei Jugendlichen resultiert aus einer Achsenabweichung des Streckmechanismus im Knie aufgrund unterschiedlicher Ursachen. Das femoropatellare Schmerzsyndrom wird am häufigsten als «Überbeanspruchung» bei sportlicher Betätigung wie Jogging oder Fußballspielen gesehen. Teilweise wurde und wird es auch heutzutage noch als eine Chondromalacia patellae bezeichnet, welche aber eine spezifische pathologische Diagnose mit Veränderung der Gelenkoberfläche darstellt und nur bei einem kleinen Teil dieser Patienten vorliegt. Die Patella dient als Sesambein, an welchem die verschiedenen Muskelanteile des Quadrizeps fixiert sind und das Knie strecken. Asymmetrisch wirkende Kräfte können zu einer stärkeren Belastung der lateralen Seite der Patella führen, insbesondere bei Patienten mit Antetorsion des Schenkelhalses, Patelladysplasie, Patella alta, abnorm ausgebildeter Quadrizepsmuskulatur, ausgeprägter Abflachung der Fossa intercondylaris oder einem großen Q-Winkel. Die Therapie beinhaltet eine Lokalbehandlung mit Eis, Entlastung, nichtsteroidale Antiphlogistika, Kräftigung der Quadrizepsmuskulatur, Dehnungsübungen und unter Umständen den Einsatz Kniescheiben-stabilisierender Bandagen.

14.121
Was ist der Q-Winkel?

Der Q-Winkel ist der Winkel zwischen Quadrizepszug und Patellarsehne. Er ergibt sich aus der Linie zwischen Spina iliaca ant. sup. und dem Zentrum der Kniescheibe und der Linie zwischen Kniescheiben-Zentrum und Tuberositas tibiae. Für männliche Jugendliche besteht ein Normalwert von 14° und für Mädchen von 17°. Ein Winkel >20° prädisponiert zu chronischen Knieschmerzen (v.a. bei Läufern).

Erkrankungen der Wirbelsäule

14.122
Was sind die Differenzialdiagnosen einer Skoliose?

Unter einer Skoliose versteht man eine seitliche Verbiegung der Wirbelsäule. Bei etwa 1 bis 2% aller Kinder besteht eine Deformität der Wirbelsäule, aber nur ein sehr kleiner Teil davon benötigt eine Therapie: 85% der Fälle sind idiopathisch; 5% sind angeboren (Hemivertebrae, Wirbelkörper-Fusionen); 5% sind neuromuskulären Ursprungs (Zerebralparese, Poliomyelitis, spinale Muskelatrophie, Muskeldystrophie); und 5% sind sonstigen Ursprungs (z. B. Marfan-Syndrom, Ehlers-Danlos-Syndrom, Tumore).

Ahn UM, Ahn NU, Nallamshetty L, et al: The etiology of adolescent idiopathic scoliosis. Am J Ortho 31:387–395, 2002.

14.123
Wie erfolgt die Untersuchung auf eine Wirbelsäulen-Deformität?

Das Kind sollte unbekleidet oder nur in Unterwäsche sein. Die Untersuchung erfolgt von vorne, von hinten und von der Seite. Das Kind sollte mit geradem Kopf und hängenden Armen zuerst normal stehen, sich dann vorbeugen und schließlich hinsetzen (um eine Beinlängendifferenz auszugleichen). Dabei wird auf folgende Zeichen einer Skoliose geachtet:

- Schulter- oder Schulterblatt-Asymmetrie
- Sichtbare Deformität der Processi spinosi (S-Form, Abweichung vom Lot)
- Asymmetrie der paraspinalen Muskulatur oder des Brustkorbes im Vorneigetest (>0,5 cm lumbal und >1,0 cm thorakal; für diese Bestimmung kann ein Skoliometer benutzt werden)
- Deformitäten in der Sagittalebene beim Blick von der Seite
- Asymmetrie der Taillen-Dreiecke ohne Ausgleich im Sitzen (die meisten Asymmetrien der Taillen-Dreiecke sind Folge einer leichten Beinlängendifferenz)
- Ausgeprägte thorakale Kyphose beim Vorbeugen und Blick von der Seite

14.124
Was bedeutet eine pathologische Messung mittels Skoliometer?

Ein Skoliometer (Inklinometer) ist ein Neigungsmesser (ähnlich einer Wasserwaage), der im Vorneigetest zur Messung von Rumpfasymmetrien, wie sie bei Skoliosen auftreten, eingesetzt wird. Ein Winkel ≤5° ist in der Regel bedeutungslos; bei einem Winkel ≥7° sollte eine weitere radiologische Abklärung zur Quantifizierung der Skoliose erfolgen.

14.125
Haben Jungen oder Mädchen häufiger eine Skoliose?

Mädchen sind fünfmal häufiger als Jungen von einer Skoliose betroffen.

14.126
Wie wird die Skoliose anhand der Cobb-Methode gemessen?

Die Cobb-Methode ist die Standardtechnik zur Quantifizierung einer Skoliose mit Hilfe von anterior-posterioren und seitlichen Röntgenbildern. Der so genannte Cobb-Winkel beschreibt den Winkel zwischen den beiden am stärksten zueinander gekippten Wirbeln ober- und unterhalb eines Bogens (Winkel «a» in **Abb. 14-11**). Diese beiden Wirbel können auch dadurch erkannt werden, dass sie den Übergang von einer in die andere Krümmung markieren (Neutralwirbel).

14.127
Warum ist das Risser-Stadium in der Beurteilung von Patienten mit Skoliose wichtig?

Bezüglich der Prognose einer Skoliose sind Wachstums- und Reifezeichen ausschlaggebend, da die Progredienz einer Kurve mit dem Wachstumspotential des Skelettes zusammenhängt. Die ausgeprägteste Progredienz findet im jugendlichen Wachstumsschub statt. Als Routine wird der Ossifikations-Status der Beckenkammapophysen beurteilt (Risser-Zeichen). Auf dem Röntgenbild kann man in der Regel die zuneh-

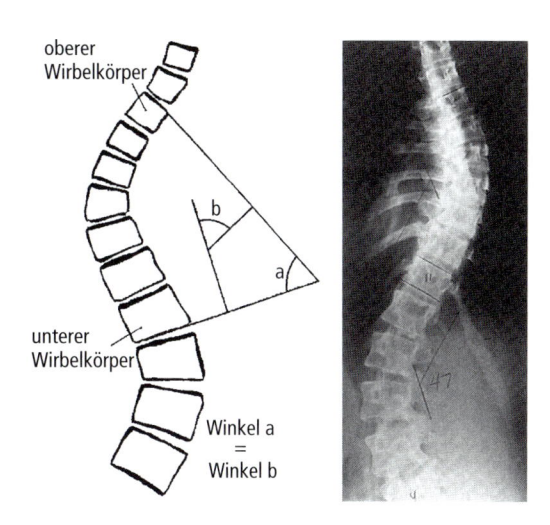

Abbildung 14-11: Bestimmung des Skoliosewinkels nach Cobb. (Aus Kaz DS, Math KR, Groskin SA [eds.]: Radiology Secrets. Philadelphia, Hanley & Belfus, 1998, S. 321.)

mende Ossifikation der Iliumapophyse von lateral nach medial beurteilen. Risser-Stadium I beginnt kurz nach der Pubertät und weist noch auf ein Restwachstum von etwa 2 Jahren hin, während eine vollständig ossifizierte Iliumapophyse (Risser V) den Wachstumsabschluss anzeigt. Bei Vorliegen eines Risser-Stadiums IV oder V ist eine Progredienz unwahrscheinlich. Kinder in früheren Risser-Stadien müssen regelmäßig nachkontrolliert werden, da ein erhöhtes Risiko eines Fortschreitens der Skoliose besteht.

14.128
Worin besteht die empfohlene Behandlung einer Skoliose?

- Beobachtung und regelmäßige Kontrollen alle 4 bis 6 Monate bei einem ausgewachsenen Patienten mit Skoliosewinkel < 25°
- Therapie mittels Korsett bei einem Skoliosewinkel von 25 bis 40° und noch geschätzten 2 Jahren Wachstumszeit
- Operation bei einem Skoliosewinkel > 40°

> **Das Wichtigste in Kürze: Skoliose**
> - Eine Skoliose >10° ist relativ häufig (1 bis 2 %), eine Progredienz ≥25° und Therapiebedarf jedoch selten.

- Eine Korsettbehandlung führt nicht zum Verschwinden der Skoliose, sie kann jedoch deren Fortschreiten verhindern.
- Wichtig ist die Bestimmung der Wachstums- und Reifezeichen, da das Risiko einer Progredienz bei noch unreifem Skelett erhöht ist.
- Progrediente Kurven treten viermal häufiger bei Mädchen als bei Jungen auf.
- Nicht jede Skoliose ist idiopathisch: Beachtung von Beinlängendifferenzen, neurokutanen Zeichen und neurologischen Auffälligkeiten, insbesondere im Reflexstatus.

14.129
Was sind die Differenzialdiagnosen einer Gelenkspaltverschmälerung der Wirbelkörper im Röntgenbild?

Eine Infektion im Gelenkspalt, posttraumatische Veränderungen, kongenitale Abnormalitäten und Tumor. Bei Vorliegen einer Gelenkspaltverschmälerung und vorbestehende Schmerzen ist eine Infektion wahrscheinlich. Bei asymptomatischen Patienten mit isolierter Verschmälerung des Gelenksspaltes liegt möglicherweise eine kongenitale Veränderung vor (z.B. kongenitale Kyphose, Segmentationsstörungen).

14.130
Welche Diagnose sollte bei einem männlichen Jugendlichen mit schlechter Körperhaltung, welche nicht korrigierbar ist, in Betracht gezogen werden?

M. Scheuermann (Adoleszentenkyphose). Dabei handelt es sich um eine keilförmige Deformität der Wirbelkörper unklarer Ätiologie mit Ausbildung einer thorakalen oder seltener lumbalen Kyphose. Sie tritt bei bis zu 5 bis 8 % aller Jugendlichen im Alter von 7 bis 15 Jahren auf und wird von einer einfachen «schlechten Körperhaltung» (konstitutioneller Rundrücken mit Haltungsschwäche) durch die scharfe Winkelbildung und den fehlenden Ausgleich bei passiver oder aktiver Bewegung abgegrenzt. Radiologisch lassen sich Keilwirbel und so genannte Schmorl-Knötchen (in die Wirbelkörper eingetretene Anteile von Bandscheibengewebe) nachweisen. Die Therapie beinhaltet das Training der Rückenmuskulatur, eine Korsettbehandlung und selten eine chirurgische Intervention (nur bei sehr ausgeprägten Deformitäten).

14.131
Wie unterscheiden sich Spondylolyse und Spondylolisthese?

Bei einer **Spondylolyse** handelt es sich um eine reine Spaltbildung in der Pars interarticularis des Wirbelbogens, welche sowohl bei Kindern als auch bei Erwachsenen am häufigsten im LWK 5 vorkommt. Eine **Spondylolisthese** ist durch ein Wirbelgleiten nach ventral charakterisiert, welches in der Regel Folge einer Spondylolyse ist.

Das häufigste Symptom beider Entitäten sind Schmerzen. Die Ätiologie ist unklar und verschiedene Theorien sehen einen Zusammenhang mit hereditären Faktoren, kongenitaler Prädisposition, Trauma, Haltung, Wachstum und biomechanischen Faktoren. Die Therapie beinhaltet beobachtendes Zuwarten, Einschränkung der körperlichen Aktivität, Bewegungstherapie, Korsett- oder Gipsbehandlung und Operation, je nach Alter des Patienten, Ausmaß des Wirbelgleitens und die Wahrscheinlichkeit einer Progredienz der Deformität.

Kraft DE: Low back pain in the adolescent athlete. Pediatr Clin North Am 49:643–654, 2002.

15 Dermatologie

Akne

15.1
In welchem Alter manifestiert sich Akne am häufigsten?

Die Entwicklung der Mikrokomedone durch den androgenen Stimulus ist das früheste Zeichen der Akne. Als klinische Veränderungen folgen dann offene und geschlossene Komedonen und entzündliche Effloreszenzen. Studien haben ergeben, dass sie bei 75% der vorpubertären Mädchen durchschnittlich im Alter von 10 Jahren, und zu 50% bei Jungen im Alter von 10 bis 11 Jahren auftritt. Die Komedone können so die Pubertät ankündigen.

15.2
Wie wird Akne klinisch eingeteilt?

Man unterscheidet die Acne comedonica von der Acne papulo-pustulosa und der Acne conglobata. Das Hautbild der Acne comedonica ist von Komedonen und höchstens wenigen, sehr leichten Entzündungen (Papeln) geprägt. Narbenbildung ist nicht zu befürchten.

Komedonen entstehen, wenn der Follikelkanal des Talgdrüsenfollikels infolge Hyperkeratose verstopft wird. Die weißen, geschlossenen Komedonen entstehen, wenn der Follikelinhalt die Haut überragt, sich aber nach außen hin öffnet. Durch eingelagertes Melanin in Verbindung mit dem Sauerstoff der Luft kann sich der Pfropf dunkel färben (oxidieren). So entstehen schwarze, offene Komedone. Entzünden sich Komedone, entwickeln sich Papeln, Pusteln oder Knoten.

Bei der Acne papulo-pustulosa dominieren Papeln und Pusteln, Narbenbildung in Folge der Entzündungsprozesse ist möglich. Die Acne conglobata bezeichnet das zusätzliche Auftreten von Fistelkomedonen und Knoten, in Folge droht erhebliche Vernarbung.

AWMF Online Leitlinien

15.3
Was sind die schwersten Formen der Akne?

Acne conglobata ist eine schwere Form der Akne mit Fistelkomedonen, Knoten und Abszessen. Es kann zu ausgeprägter Vernarbung kommen. Sie beginnt häufig im frühen Erwachsenenalter, häufiger bei Frauen. Systemische Anwendung von Retinoiden ist die Therapie der Wahl.

Acne fulminans ist sehr selten und wie die Acne conglobata eine der schwersten Akneformen. Sie wird auch akute, fiebrige, ulcerative Akne genannt und kommt vor allem bei Jungen im Teenageralter vor. Es entstehen entzündete ulcerierende Läsionen am Rumpf und am Thorax, begleitet von Fieber, Arthralgien und Leukozytose. Auch hier kommt es häufig zu Vernarbungen. Die Ätiologie ist unklar, aber Immunkomplexe scheinen involviert zu sein. Als Therapie kommt die systemische Gabe von Antibiotika, Glukocorticoide und Retinoide in Frage.

James WD: Acne. N Engl J Med 352:1463–1472,2005.

15.4
Was ist der Unterschied zwischen Neugeborenenakne und infantiler Akne?

Neugeborenenakne tritt bei 20% der Neugeborenen auf, und präsentiert sich typischerweise in den ersten vier Wochen nach Geburt. Ein Exanthem mit Papeln und Pusteln entwickelt sich im Gesicht, vor allem an den Wangen. Es wird der vorrübergehenden Erhöhung von androgenen Hormonen bei Neugeborenen zugeschrieben. Das Exanthem verschwindet in der Regel innerhalb von ein bis drei Monaten wieder, wenn der Androgenspiegel fällt. Differenzialdiagnostisch gilt es, hiervon die behandlungsbedürftigen pustulösen Hauterkrankungen abzugrenzen, die sowohl infektiöser als auch nicht-infektiöser Genese sein können. Typische Erreger sind Malassezia furfur, Staphylokokken, Streptokokken, Candida spp. und Viren der Herpesgruppe.

Infantile Akne betrifft nur wenige Säuglinge zwischen drei und sechs Monaten. Sie ist charakterisiert durch eine größere Anzahl von entzündeten Papeln und Pusteln. Es können außerdem Komedonen und Knoten auftreten. Diese Art der Akne präsentiert sich ähnlich wie Acne vulgaris und kann jahrelang persistieren. Die Ursache ist unbekannt. Die meisten Patienten haben keinen Anhalt für eine vorzeitige Pubertätsentwicklung oder erhöhte Hormonspiegel. Man sollte bei Akne in dieser Altersgruppe dennoch einen Hyperandrogenismus ausschließen. Systemische Therapie ist zum Teil erforderlich (s. **Tab. 15-1**).

15.5
Bedeutet Akne in der Kindheit automatisch auch Akne als Teenager?

Akne bei Kindern unter 3 Monaten korreliert nicht mit einer höheren Wahrscheinlichkeit von Akne im Teenageralter. Dennoch wird bei Kindern, deren Akne im Alter zwischen drei bis sechs Monaten auftritt auch häufig eine verstärkte Akne in der Adoleszenz beobachtet. Eine Familienanamnese von starker Akne erhöht auch die Wahrscheinlichkeit von Folgeproblemen.

Herane MI, Ando I: Acne in infancy and acne genetics. Dermatology 206:24–28,2003.

15.6
Wie wird Akne therapiert?

Die Behandlung richtet sich nach dem Schweregrad und der Entwicklungsgeschwindigkeit der Akne. Es wird zwischen topischer, systemischer und kombinierter Therapie unterschieden. Topische Aknetherapie beinhaltet antikomedogene und keralytische Substanzen wie Azelainsäure, Salizylsäure oder Tretinoin, sowie antimikrobielle Substanzen wie Bemzoylperoxid, Clindamycin oder Erythromycin.

Als systemische Aknetherapie werden Antibiotika (z. B. Tetrazycline, Clindamycin), Isoretinoin und Antiandrogene in Kombinationspräparaten gegeben. Der genaue Wirkungsmechanismus des Isoretinoin ist noch nicht bekannt, aber es scheint über eine Proliferationshemmung der Sebozyten und eine Änderung der Differenzierung derselben eine Sebosuppression auszuüben. Es wird vor allem in der Therapie von schwerer Acne vulgaris angewendet.

Die hormonelle Therapie von Frauen beinhaltet die Gabe von antiandrogen wirkenden Substanzen. Sie beeinflusst Talgproduktion und Verhornungsvorgänge im Talgdrüsenfollikel. Meist wird ein synthetisches Östrogen mit einem antiandrogen wirkenden synthetischen Gesta-

Tabelle 15-1: Primäreffloreszenzen der Haut

Macula (Fleck)	Eine umschriebene Farbveränderung im Hautniveau ohne Konsistenzveränderung.
Erythem	Hautrötung durch vermehrte Durchblutung
Papula (Knötchen)	Kleine, gut abgrenzbare, tastbare Erhabenheit, die über das Hautniveau reicht.
Nodulus	Wie Papel, jedoch größer.
Vesikel (Bläschen)	Mit klarer Flüssigkeit gefüllter, sich über das Hautniveau vorwölbender, nicht vorgeformter Hohlraum, < 1 cm
Bulla (Blase)	Wie Vesikel, > 1 cm, oft mehrkammeriger Hohlraum
Pustula	Ein mit Eiter gefülltes Bläschen oder Blase

gen kombiniert. Diese dienen gleichzeitig der Empfängnisverhütung.

Bei leichten Akneverlaufsformen kann zunächst eine topische Monotherapie eingeleitet werden. Therapieresistente oder schwere Aknefälle können den Einsatz mehrerer topischer Aknetherapeutika erfordern.

Bei schweren entzündlichen Akneformen mit Tendenz zur Vernarbung oder bei unzureichendem Ansprechen auf eine topische Therapie sind stets systemische Aknetherapeutika einzusetzen. Dieses kann wiederum als Mono- oder als Kombinationstherapie erfolgen.

AWMF Online Leitlinien
Lee DJ, Van Dyde GS, Kim J: Update on pathogenesis and treatment of acne. Curr Opin Pediatr 15:405–10, 2003.

15.7
Wann wird Isoretinoin bei Jugendlichen systemisch angewendet?

Isoretinoin ist der Handelsname für 13-cis Retinsäure. Es ist geeignet für der Therapie von sehr schwerer, narbenbildender und ansonsten therapieresistenter Akne. Als Nebenwirkungen können u. a. starke Schälung der Haut, trockene Haut, Haarausfall, Nasenbluten, Depressionen, Gelenkschmerzen und eine Leberschädigung auftreten. Wegen der teratogenen Wirkung muss eine Schwangerschaft ausgeschlossen sein.

Haider A, Shaw JC: Treatment of acne vulgaris. JAMA 292:726–735, 2004.

15.8
Was sind die Nebenwirkungen bei systemischer Therapie mit Tetrazyklinen?

Tetrazykline sind die am häufigsten verschrieben oralen Antibiotika bei der Therapie von Akne. Sie sollten jedoch bei Kindern unter 8 Jahren nicht angewendet werden, da sie in die Knochen und in die Zähne eingebaut werden, was besonders bei Neugeborenen zu einer Gelbfärbung der Zähne, einer erhöhten Kariesanfälligkeit und zu vermehrten Knochenbrüchen führt. Seltene Nebenwirkungen, besonders bei Minocyclin, sind Autoimmunhepatitis und medikamenteninduzierter Lupus.

Eichenfield AH: Minocycline and autoimmunity. Curr Opin pediatr 11:447–456, 1999.
Sturkenboom MC, Meier CR, Jick H, Stricker BH: Minocycline and lupuslike syndrome in acne patients. Arch Intern med 159:493–497, 1999.

15.9
Welche Richtlinien können die Compliance von Teenagern bei der Aknetherapie verbessern?

- Geben Sie dem Patient das Gefühl, dass Akne häufig und therapierbar ist
- Erklären Sie, dass Akne nicht einfach weggewaschen werden kann
- Überladen Sie die Jugendlichen nicht mit Informationen
- Lassen Sie Fragen zu
- Therapieren Sie auch den Rücken und den Thorax, nicht nur das Gesicht
- Erläutern Sie den Jugendlichen auch Alternativen
- Nehmen Sie eine Noncompliance nicht persönlich

Strasburger VC: Acne: What every pediatrician should known about treatment. Pediatr Clin North Am 44:1519–1520, 1997.

Vermischtes

15.10
Welche kutanen Zeichen findet man bei einer Spina bifida ccculta?

Die spina bifida occulta ist ein fehlender Schluss von Wirbelbögen, das Rückenmark oder die Meningen sind nicht beteiligt. Sie ist deshalb von außen nicht sichtbar. Es gibt kutane Zeichen in der Lumbosakralgegend, die auf diese Art der Spina bifida hinweisen:

- Haarbüschel (Hypertrichose),
- Lipome
- kapilläres Hämangiom,
- dermaler Sinus,
- Pigmentstörungen,
- medialer oder paraspinaler Tumor,
- Hautanhängsel, rudimentärer «Schwanz»
- atretische Meningocele.

Howard R: Congenital midline lesions: Pits and protuberances. Pediatr Ann 27:150–160, 1998.

15.11
Was verursacht ringförmige Hautausschläge?

Ringförmige Hautläsionen bei Kindern können durch eine große Bandbreite von Hauterkrankungen verursacht werden:

- Tinea corporis
- Dermatitis (atopische Dermatitis, Kontaktdermatitis)
- Granuloma anulare
- Erythema migrans (bei Infektionen mit Borrelia burgdorferi)
- Systemischer Lupus erythematodes

15.12
Was ist ein Moluscum contagiosum?

Moluscum contagiosum oder Dellwarze ist eine verbreitete Hautinfektion, die durch DNA-Viren der Pockenvirusgruppe hervorgerufen und von Mensch zu Mensch durch Schmier- oder Kontaktinfektion übertragen wird. Es bilden sich weiße, gelbliche oder rötliche derbe Knötchen, die oft multipel auftreten. Sie weisen eine zentrale Delle auf, aus der durch seitlichen Druck pastöses Material (mit Viren infizierte Epithelzellen) gedrückt werden kann. Superinfektionen können die Abheilung verzögern und muss antibiotisch behandelt werden. Ansonsten ist der Verlauf bei gesunden Kindern selbstlimitierend, kann aber zwei Jahre dauern.

15.13
Wie behandelt man Mollusculum contagiosum?

Dellwarzen können chirurgisch mit dem scharfen Löffel abgetragen werden. Alternativen sind Kryotherapie oder die Anwendung von Säuren (z. B. Salicylsäure). Eine etwas neuere Methode ist die Anwendung von Cantharidin-Lack. Bei den meisten Patienten bilden sie sich spontan zurück, es kann jedoch Jahre dauern.

Ting PT, Dytoc MZ: Therapy of external anogenital warts and molluscum contagiosum: A literature review. Derm Therapy 17:68–101, 2004.

15.14
Was sind die Ursachen einer akuten Urtikaria im Kindesalter?

Urtikaria oder Nesselsucht ist ein Exanthem gekennzeichnet durch flüchtige, juckende Quaddeln unterschiedlicher Pathogenese und Äthiologie. Akute Urtikaria dauert einige Wochen an, bei längerer Persistenz spricht man von chronischer Urtikaria, die einige Jahre dauern kann. Die häufigsten Ursachen davon sind:

- Infektionen: Viren, Bakterien, Pilze, Parasiten
- physikalische Auslöser: Kälte, Wärme, Licht, Vibration, Druck
- Nahrungsmittel
- Medikamente
- Inhalation von Allergenen

(Im Englischen die vier «Is»: Infection, Ingestion, Injection, Inhalation)

15.15
Beschreiben Sie das klinische Bild eines Erythema nodosum.

Erythema nodosum ist eine akute Entzündung der Subkutis mit einer Beteiligung der Kapillarwände und einer Knötchenbildung. Rotbläuliche Knoten treten vor allem an den Streckseiten der Unterschenkel auf, selten aber auch an Knie, Fußgelenk, Arm oder Gesicht. Begleitet wird das Erythema meistens von einem allgemeinen Krankheitsgefühl und Fieber, es selbst stellt meistens ebenfalls nur ein Symptom für andere Erkrankungen dar. Es steht im Zusammenhang mit Sarkoidose, einigen Infektionserkrankungen (z.B. Tuberkulose, Streptokokken, Yersinien, Toxoplasmose), entzündlichen Darmerkrankungen (z.B. M. Crohn) und rheumatischem Fieber.

www.rheuma-online.de/a-z/e/erythema-nodosum

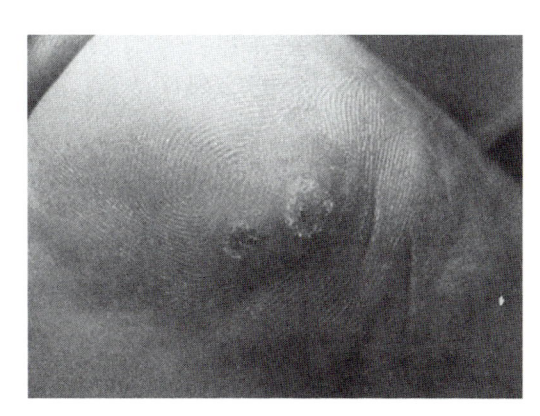

Abbildung 15-1: Plantare Warzen, die normalen Linien der Haut werden unterbrochen. Die charakteristischen schwarzen Punkte in der Warze sind thrombosierte Kapillaren. (Aus Cohen BA: Pediatric Dermatology, 2nd ed. London, Mosby, 1999, S. 115.)

15.16
Was sind Warzen?

Warzen sind benigne epitheliale Tumore, die durch viele verschiedene humane Papillomviren aus der Familie der Papovaviren (unbehüllte, doppelsträngige DNA-Viren) hervorgerufen werden.

15.17
Was sind plantare Warzen und wie grenzen sie sich von der Hornhaut ab?

Plantare Warzen (Verrucae plantares) sind Warzen, die sich an den Zehenunterseiten und den Fußsohlen bilden. Sie wachsen dort dornartig in die Tiefe und sind oft von einer Hornschwiele bedeckt. Beim Auftreten können sie durch die Belastung des eigenen Körpergewichts bis ans Periost stoßen und lösen dadurch im Allgemeinen beim Gehen heftige Schmerzen aus. Sie werden von den humanen Papillomviren per Schmierinfektion übertragen. Die Warzen unterbrechen die normalen Linien der Haut und grenzen sich somit von der Hornhaut ab (s. **Abb. 15-1**).

15.18
Wie werden Warzen behandelt?

Die Therapie richtet nach der Art und der Anzahl der Warzen, der Lokalisation und dem Alter der Patienten. Warzen können behandelt werden, es gibt jedoch keinen Goldstandard. Das oberste Ziel ist es sie ohne Narbenbildung zu entfernen. Warzen können sich nach einiger Zeit auch selbst zurückbilden, die Rezidivrate ist jedoch sehr hoch.

Bei Warzen sind Hausmittel wie z.B. Knoblauch oder Eigenurin sehr beliebt. Manche versuchen sie auch durch Rituale wie Wegbeten oder Besprechen loszuwerden. In der Pflanzenheilkunde kommt Schöllkraut oder Eberraute zum Einsatz.

Die Therapie der Schulmedizin bietet folgende Möglichkeiten: chirurgische Entfernung, Elektrokoagulation, Laser, Kryotherapie, Kauterisierung durch Verbrennung oder Verätzung (Salicylsäure), Stimulation des Immunsystems um die Viren zu vernichten (Imiquimod, Dithranol), topische Anwendung von Zytostatika.

Es gibt jedoch wenige Daten über die Wirksamkeiten der Vielen Therapieoptionen.

Siegfried EC: Wards on children: An approach to therapy. Pediatr Ann 25:79–90, 1996. www.netdoktor.de/krankheiten/fakta/warzen

15.19
Was sind die häufigsten Ursachen von Knoten/Beulen bei Kindern?

Wenn auch die meisten Eltern eine Malignität befürchten, Knoten oder Tumore der Haut sind nur sehr selten bösartig. Eine Studie von 775 untersuchten oberflächlichen Knoten bei Kindern brachte folgendes Ergebnis:

- Epidermale Zysten/Epidermoidzysten (59%)
- angeborene Fehlbildungen: Lymphangiom, Hämangioendotheliom, Halszysten (17%)
- Gutartige Neubildungen: Lipome, Neuraltumore (7%)
- Gutartige Läsionen unklarer Genese: Xanthome, Xanthogranulome, Fibrome (6%)
- Selbstlimitierende Prozesse: Granuloma anulare, Urticaria pigmentosa, Insektenbiss (6%)
- Bösartige Tumore (1,4%)

Wyatt AJ, Hansen RC: Pediatric scin tumors. Pediatr Clin North Am 47:937–963, 2000.
Knight PJ, Reiner CB: Superficial lumbs in children: What, when and why? Pediatrics 72:147–153, 1983.

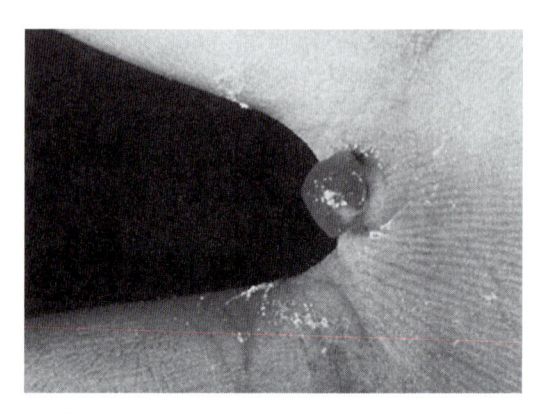

Abbildung 15-2: Granuloma pyogenicum im Fingerzwischenraum. (Aus Cohen BA: Pediatric Dermatology, 2nd ed. London, Mosby, 1999, S. 127.)

15.20
Was ist ein Granuloma pyogenicum?

Ein Granuloma pyogenicum ist ein erworbener benigner vaskulärer Tumor. Es sind schnell wachsende, brüchige hämorrhagische Papeln oder Knoten, die leicht bluten. Histologisch sieht man lobuläre Proliferationen von Kapillaren, die in eine fibromyxoide Matrix eingebettet sind. Der Name des pyogenen Granuloms täuscht, sie sind weder bakteriellen Ursprungs noch granulomatöser Art. Die Entstehung ist unklar, sie entwickeln sich typischerweise aus kleinen Traumen. Bei Beschwerden wird die vollständige lokale Exzision mit einem kleinen Abschnitt des Gefäßes empfohlen (s. **Abb. 15-2**).

Song MG, Kim HJ, Lee ES: Intravenous pyogenic granuloma. Int J Dermatol, 40:57–59, 2001.

15.21
Ein 8jähriger Junge stellt sich mit einem bläulichen, harten und frei verschieblichen Knoten am Hals vor. Was ist die wahrscheinlichste Diagnose?

Pilomatrixoma oder auch Epithelioma calcificans Malherbe genannt. Es handelt sich um einen gutartigen Hauttumor, der häufig bei Kindern und Heranwachsenden am Hals oder Gesicht wächst. Er wird oft aus kosmetischen Gründen entfernt, da der Knoten sehr groß werden kann oder sich infiziert.

15.22
Welche Erkrankung kann man durch das Darier-Zeichen diagnostizieren?

Bei der Mastozytose kann man durch äußere Reize, wie z. B. Reiben ein Anschwellung und Rötung der entsprechenden Hautareale hervorrufen. Dies geschieht durch eine Freisetzung des Inhaltes der mechanisch traumatisierten Mastzellen. Man spricht hier vom Darier-Zeichen.

Mastozytose ist eine seltene Erkrankung, die durch Anhäufungen von Mastzellen in der Haut oder in den inneren Organen charakterisiert ist. Die Ursache der Krankheit ist ungeklärt. Urticaria pigmentosa ist die häufigste Form aller Mastozytosen und stellt sich als regellose, am gesamten Körper verteilte Aussaat von fleckförmigen, leicht erhabenen Hautveränderungen dar, die gelegentlich Bläschen bilden. Sie haben bräunliche Farbe und werden oft mit Sommersprossen oder Nävi verwechselt. Es sind meist Säuglinge in den ersten sechs Monaten betroffen. Die Manifestation ist überwiegend kutan, es können jedoch selten auch andere Organsysteme betroffen sein, wie z. B. Lunge, Nieren, GI-Trakt, ZNS.

15.23
Was ist eine Impetigo und wie wird sie therapiert?

Impetigo contagiosa ist eine hochinfektiöse bakterielle Hautinfektion, die hauptsächlich im Säuglings -und Kindesalter vorkommt und durch

Schmierinfektion übertragen wird. Die großblasige Form wird verursacht durch Staphylokokkus aureus, die kleinblasige Variante durch Streptokokkus pyogenes. Auf der Haut bildet sich zunächst ein juckender roter Ausschlag mit dünnwandigen flüssigkeits- oder eitergefüllten kleinen Pusteln. Wenn diese platzen oder aufgekratzt werden, setzen sie weitere Erreger frei, durch die eine Übertragung auf andere Hautstellen und andere Menschen stattfindet. V. a. bei der kleinblasige Form entstehen durch Eintrocknung der Blasen honigfarbene Krusten. Löst man diese ab, beginnen die Stellen zu nässen und es entstehen weitere Krusten.

Ist die Impetigo örtlich begrenzt können antibiotikahaltige Salben angewendet werden. Außerdem sollte das Kratzen vermieden werden. Bei systemischer Verlaufsform oder bei Auftreten in Schulen/Sportvereinen/Kindergärten sollte systemisch Antibiotika (z. B. Cephalosporine, Amoxicillin + Clavulansäure) gegeben werden.

Sladden MJ, Johnson GA: Common Skin Infections in children. BMJ 329:95–99, 2004. AWMF Online Leitlinien.

15.24
Was ist ein Dermographismus?

Dermographismus oder «Hautschrift» beschreibt die Reaktion der Haut auf mechanische Reize (z. B. Kratzen). Man unterscheidet zwischen positivem (rotem) und negativem (weißem) Dermographismus. Bei gesunder Haut wird die Kratzspur rot, bei Patienten mit Neurodermitis wird sie weiß.

15.25
Was ist eine geographische Zunge?

Eine geographische Zunge ist ein gutartiger Zustand unklarer Ätiologie, der durch die Atrophie der papillae filiformes an der Oberfläche der Zunge charakterisiert ist. Die Zunge erhält dadurch eine landkartenähnliche Erscheinung, deren Muster sich innerhalb von Stunden bis Tagen ändert. Histopathologisch sieht es dem Bild einer Psoriasis ähnlich. Die Patienten sind normalerweise asymptomatisch, eine Therapie ist nicht erforderlich (s. **Abb. 15-3**).

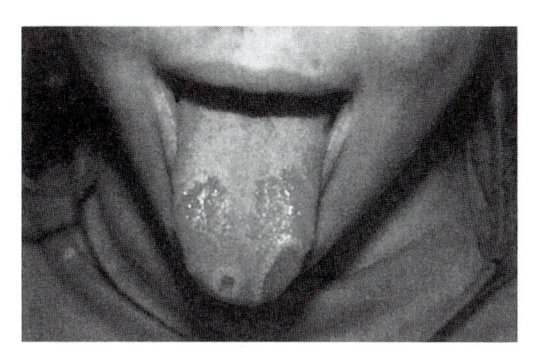

Abbildung 15-3: Geographische Zunge (Aus Sahn EE: Dermatology Pearls. Philadelphia, Hanley & Belfus, 1999, S. 162)

15.26
Welche Erkrankungen sind mit einer Erdbeerzunge assoziiert?

Eine Erdbeerzunge tritt vor allem bei Scharlach und beim Kawasaki Syndrom auf.

Scharlach wird ausgelöst durch Streptokokken der Gruppe A (v. a. Streptococcus pyogenes). Auf das Prodromalstadium mit Fieber, Halsschmerzen, vergrößerten Lymphknoten folgt das typische Exanthem begleitet von perioraler Blässe und Erdbeerzunge (nach Abstoßung des Zungenbelages treten die rote geschwollene Papillen hervor). Anschließend kann es zu Hautschuppungen kommen.

Das Kawasaki Syndrom oder mukokutanes Lymphknotensyndrom ist eine entzündliche Systemerkrankung mit Multiorganbefall und Vaskulitis. Die Ursache ist unklar, es werden immunologisch und infektiöse Ursachen diskutiert. Die Diagnose kann gestellt werden, wenn fünf Hauptsymptome, oder vier Hauptsymptome und Koronaraneurysmen vorliegen:

- hohes Fieber über 5 Tage
- Hautveränderungen: Palmar/Plantarerythem, Schuppung der Fingerspitzen
- polymorphes Exanthem am Stamm
- hochrote Lippen, Erdbeerzunge, Enanthem
- Bild einer Konjunktivitis
- Vergrößerung der seitlichen Halslymphknoten

Folgende Organe können auch betroffen sein: Lunge, Darm, Gelenk, Leber, Gallenblase.

Dermatitis und Ekzem

15.27
Was ist der Unterschied zwischen Ekzem und atopischer Dermatitis?

Beide Begriffe werden oft synonym verwendet. Dermatitis beschreibt mehr akut exudative Formen, Ekzem mehr chronisch infiltrierende Formen einer oberflächlichen epidermalen Entzündung. Eine weitere Bezeichnung dafür ist auch Neurodermitis.

Die atopische Dermatitis ist eine chronische, nicht kontagiöse Hauterkrankung, deren klassische Morphologie und Lokalisation altersabhängig unterschiedlich ausgeprägt ist und zumeist mit starkem Juckreiz einhergeht. Das Ausmaß der Hautbeteiligung kann von umschriebenen Arealen bis zur flächenhaften Erkrankung des gesamten Hautorgans variieren. Der Inzidenzgipfel der Erkrankung befindet sich in den ersten beiden Lebensjahren.

Hauptsymptome der atopischen Dermatitis sind:

- Rote, schuppende, manchmal auch nässende Ekzeme
- Lichnifikation der Haut mit chronischen Juckreiz
- Chronische Dermatitis
- Doppelte Lidfalte (Dennie-Morgan Falte)
- vererbte Disposition: Atopie (atopische Dermatitis, Heuschnupfen, Asthma)
- weißer Dermatographismus
- bei Kleinkindern sind v. a. Streckseiten betroffen
- bei älteren Kindern v. a. Beugeseiten betroffen

15.28
Wo sind die Prädelektionsstellen der atopischen Dermatitis in Abhängigkeit vom Alter?

Frühes Kindesalter (0 bis 2 Jahre): Gesicht, Streckseiten der Extremitäten, Rumpf, Kopf. Kindesalter: Hals, Füße, Beugeseiten der Extremitäten, Kniekehle.

Jugendliche/Erwachsene: Hände, Füße, Hals, Beugeseiten.

> **Das Wichtigste in Kürze: Atopische Dermatitis**
> - Bei Kleinkindern sind v. a. die Streckseiten betroffen
> - Bei älteren Kindern sind v. a. die Beugeseiten betroffen
> - Dennie-Morgan Falte am Auge
> - Teil der atopischen Triade: Atopische Dermatitis, Asthma, allergische Rhinitis

15.29
Wie wird die atopische Dermatitis behandelt?

Die Behandlung der atopischen Dermatitis erfordert eine Vielzahl von Maßnahmen, die individuell auf den Patienten abgestimmt werden sollte.

- Reduzierung des Juckreizes: Topische Anwendung von Corticosteroiden, orale Antihistaminika zur Nacht
- Hautpflege: nur kurzes lauwarmes Duschen/Baden, harnstoffhaltige Emulsionen, Ölbäder. Emulsionen am besten kurz nach dem Baden anwenden, wenn die Haut maximal hydriert ist.
- Antientzündliche Therapie: Topische Steroide Klasse I bis V, im Gesicht sollten keine hochpotenten Steroide angewendet werden. Systemische Steroidtherapie nur in Ausnahmefällen über einen kurzen Zeitraum. Topische Makrolide (z. B. Tacrolimus, Pimecrolimus) wurden zur zeitweiligen Therapie von moderater bis ausgeprägter Neurodermitis zugelassen, Langzeitnebenwirkungen sind jedoch noch nicht ausreichend erforscht. Cave bei gleichzeitige UV-Therapie!
- Antibakterielle Therapie: Superinfektionen mit Staphylokokkus aureus sind recht häufig. Hier kommen z. B. Cephalosporine zur Anwendung.
- Vermeidung von Provokationsfaktoren: Es sollten nur Seifen und Shampoos ohne Parfum und Konservierungsmittel angewendet werden. Bestimmte Textilien wie z. B. Wolle oder zu enge synthetische Stoffe sollten vermieden werden. Man sollte Haustiere, Möbel, Teppichböden, bestimmte Nahrungsmittel und Hausstaubmilben als mögliche Reizstoffe in Betracht ziehen.

Hanifin JM, Cooper KD, Ho VC: Guidelines of care for atopic dermatitis. J Am Acad Dermatol 50:391–404, 2004.
AWMF online Leitlinien.

15.30
Nennen Sie die Nebenwirkungen von topischen Makroliden wie Tacrolimus und Pimecrolimus.

Diese topischen Immunmodulatoren wirken als Entzündungshemmer ähnlich den Corticoiden, wenngleich schwächer, dafür selektiver als diese. Die Anwendung auf der Haut verursacht sehr häufig Brennen, Juckreiz, Hitzegefühl und Rötung besonders am Beginn einer Behandlung.

Langzeitnebenwirkungen sind jedoch noch nicht ausreichend erforscht, wegen einer möglichen kanzerogene Wirkung wurde im Februar 2005 eine Gesundheitswarnung für die topisch anzuwendenden Tacrolimus-Arzneimittel erlassen. Die Anwendung wird darin nur als Reservemedikament bei ausbleibendem Erfolg mit anderen Präparaten empfohlen. Die behandelten Patienten sollen außerdem nicht unter zwei Jahre sein, die Behandlung sollte nur kurz oder in Intervallen mit kleinen Wirkstoffmengen erfolgen.

Eichenfield LF, Hanifin JM, Luger TA, et al: Consensus conference on pediatric atopic dermatitis. J Am Acad Dermatol 49: 1088–1095, 2003.
AWMF online Leitlinien.

15.31
Warum sollten hochpotente Steroide nicht im Gesicht angewendet werden?

- Die Haut im Gesichtsbereich ist dünner und die perkutane Resorption höher.
- Es können Teleangiektasien oder Spidernävi entstehen.
- Die Haut kann atrophieren.
- Eine periorale Dermatitis oder eine steroidbedingte Roseaza können auftreten.
- Rebound-Symptome können ausgeprägter sein, als der ursprüngliche Hautausschlag.

15.32
Gibt es eine genetische Komponente bei der Entstehung der atopischen Dermatitis?

Es spielen sowohl genetische als auch umweltbedingte Faktoren eine Rolle. Derzeit ist davon auszugehen, dass verschiedene Gene auf mehreren Chromosomen für die Veranlagung zur Entwicklung einer atopischen Dermatitis verantwortlich sein können. Es wird vermutet, dass der Genotyp entscheidet, ob man eine atopische Dermatitis entwickeln wird. Viele Kinder und Jugendliche mit dieser Erkrankung haben eine positive Atopieanamnese in der Familie: wenn ein Elternteil eine atopische Erkrankung hat, liegt die Wahrscheinlichkeit für die Kinder bei 60%, sind beide Eltern betroffen, liegt sie bei 80%. Die Konkordanz von homozygoten Zwillingen ist mit 75% stark erhöht.

AWMF online – Leitlinien

15.33
Gibt es immunologische Veränderungen bei Kindern mit atopischer Dermatitis?

Ein signifikanter Anteil der Patienten weist IgE-vermittelte Sensibilisierungen gegen Aeroallergene und/oder Nahrungsmittelallergene auf. Somit findet man einen erhöhten IgE-Spiegel, und eine erhöhte Anzahl positiver Epikutantests mit «klassischen» Kontaktallergenen. Außerdem lassen sich in den betroffenen Hautarealen Infiltrate aus T-Lymphozyten, eosinophilen Granulozyten, Makrophagen und Mastzellen sowie erhöhte Konzentrationen von Interleukinen nachweisen. Es wird vermutet, dass sich infolge einer immunregulatorischen Störung eine vermehrte IgE-vermittelte Antigenpräsentation in der Haut entwickelt. Dies ist verbunden mit einer dermatotoxischen Aktivität bestimmter T-Lymphozyten. Es gibt ebenfalls gute Hinweise für eine Beteiligung Dendrozyten und Langerhanszellen. Die beschriebene immunregulatorische Störung erklärt auch die häufigen Typ-1-Sofortreaktionen bei Hauttests.

15.34
Nennen Sie Differenzialdiagnosen zur atopischen Dermatitis.

- Seborrhoische Dermatitis
- Skabies
- Kontaktdermatitis
- Histiozytose X (syn. Langerhans-Zell-Histiozytose)
- Xerotisches Ekzem
- Immundefekte (z. B. Wiskott-Aldrich-Syndrom, Hyper-IgE-Syndrom, kombinierte Immundefekte)
- Nummuläres Ekzem
- Metabolische Erkrankungen (z. B. Phenylketonurie)

15.35
Was ist ein allergischer Marsch («atopic march»)?

Der typische zeitliche Ablauf, bei der atopische Kinder mit zunehmendem Alter aus einer allergischen Erkrankung «herauswachsen», dann aber an der nächsten Form einer Allergie erkranken, wird als allergischer Marsch oder als Allergiekarriere bezeichnet. Etwa die Hälfte aller Kinder mit atopischer Dermatitis entwickelt Asthma, ca. $^2/_3$ entwickeln eine allergische Rhinitis.

Spergel JM, Paller AS: Atopic dermatitis and atopic march. J Allergy Clin Immunol 112:S118–S127, 2003.

15.36
Wie unterscheiden sich atopische und seborrhoische Dermatitis bei Kindern?

Siehe **Tabelle 15-2**.

15.37
Wie manifestiert sich die seborrhoische Dermatitis beim Säugling?

Als seborrhoische Dermatitis wird ein schuppendes Ekzem bezeichnet, das besonders auf der Kopfhaut und im Gesicht auftritt. Die spezielle Form des Ausschlags bei Neugeborenen ist als **Kopfgneis** bekannt. Der Ausschlag darf nicht mit Milchschorf verwechselt werden, dieser gehört zur atopischen Dermatitis.

Es entwickelt sich eine fettige, festhaftende Schuppung der Kopfhaut, die sich auf das Gesicht, den Hals und intertriginöse Bezirke ausbreiten kann. Der Gneis tritt meist in den ersten Lebensmonaten aus und verschwindet normalerweise innerhalb von Wochen bis Monaten von selbst. Selten kann er in eine stärkere Entzündung übergehen mit Rötung, Schuppung und Verkrustung. Ein starker Juckreiz kann auftreten aber auch völlig fehlen.

Die Behandlung sollte so mild wie möglich sein. Es können Öle zur Hautpflege und zur Ablösung von Schuppen verwendet werden. Haarshampoos mit dem Wirkstoff Selendisulfid sowie Antischuppenshampoos können hilfreich sein.

Tabelle 15-2: Seborrhoische Dermatitis versus atopische Dermatitis.

	Seborrhoische Dermatitis	Atopische Dermatitis
Farbe	lachsfarben	rosa oder rot
Schuppung	gelblich, fettig	weißlich, nicht fettig
Alter	Kleinkinder < 6 Monaten oder Jugendliche	beginnt oft im 1. Lebensjahr setzt sich in Kindheit fort
Juckreiz	keiner	kann ausgeprägt sein
Auftreten	Gesicht, Axilla, Leiste, Kopf (retroaurikuläre Areale)	Rumpf, Extremitäten (zuerst Streckseiten), Gesicht, Kopf
Lichnifikation	keiner	kann ausgeprägt sein
Ansprechen auf topische Steroide	schnell	langsamer

Bei stärkeren entzündlichen Veränderungen kommen kurzfristig milde topische Steroide, wie Hydrocortison zum Einsatz.

15.38
Was ist eine Reibeisenhaut?

Keratosis pilaris oder Reibeisenhaut ist eine harmlose, langsam zunehmende, autosomal-dominante Verhornungsstörung, die durch hautfarbene, v. a. an Wangen, Oberarmen und Beinen auftretende, multiple, kleine Papeln gekennzeichnet ist. Beim Darrüberstreichen entsteht ein Reibeisengefühl. Eine Therapie ist meist nicht erforderlich. Bei starker kosmetischer oder psychischer Belastung kann man keratolytische Salben verwenden, z. B. harnstoffhaltig oder mit Salicylsäure.

15.39
Was sind die Ursachen einer Windeldermatitis?

Windeldermatitis ist eine Windelbereich auftretende, entzündliche, multifaktoriell bedingte Hauterkrankung, die Rötung, Schwellung, Knötchen, Bläschen, Pusteln, Krusten und Schuppung gekennzeichnet ist. Die wichtigsten ursächlichen Faktoren sind Feuchtigkeits- und Wärmestau. Sie begünstigen die Vermehrung der Keimflora im Windelbereich und führen zu einer Schädigung der Hornschichtbarriere. Dadurch wird das Eindringen aggressiver, toxischer Substanzen aus dem Stuhl- Urin- Gemisch (z. B. Verdauungsenzyme, Ammoniak aus dem Urin) erleichtert. Auf der vorgeschädigten Haut kommt es leicht zu einer Superinfektion mit Staphylococcus aureus oder Candida albicans, die dann für die typische Symptomatik verantwortlich ist.

15.40
Welche Symptome deuten auf eine schwerwiegende Erkrankung hin?

- Rasanter Beginn, Erythrodermie (wie nach Sonnenbrand), diffuse Ausbreitung, Fieber, Blasenbildung: Staphylococcal Scaled Skin Syndrom
- Tiefe Ulcerationen, Blasen: Herpes simplex
- Rote, erosive, ausgedehnte Läsionen, die kaum auf topische Steroide oder Antimykotika ansprechen: Histiozytosis X, Immundefekte, Acrodermatitis
- Ausgedehnte Läsionen mit stechendem Geruch: Vernachlässigung mit seltenem wechseln der Windel

Boiko S: Making rash decisions in the diaper area. Pediatr Ann 29:50–56, 2000.

15.41
Sind topische Steroide und Antimykotika sinnvoll in der Behandlung der Windeldermatitis?

Windeldermatitis durch irritierende Faktoren spricht gut auf niedrig-potente topische Steroide an, die antientzündlich wirken. Außerdem kann man durch Zinksalben eine topische Barriere schaffen. Bei Windeldermatitis verursacht durch Candidainfektionen kommen topische Antimykotika zum Einsatz, nur selten ist die systemische Einnahme notwendig. In beiden Fällen werden häufiges Windelwechseln, Trocknen an der Luft und Vermeiden von Feuchtigkeit empfohlen. Kombinierte Präparate mit Steroiden und antimykotischen Substanzen sollten nicht verwendet werden, da die Potenz und Dosierung des Steroids meist zu hoch ist.

Kazaks EL, Lane AT: Diaper Dermatitis. Pediatr Clin North Am 47: 909–920, 2000

15.42
Der Mangel von welchen Nahrungsmittel kann mit einer Dermatitis assoziiert sein?

Zink, Biotin (gehört zur Vitamin B Gruppe), essentielle Fettsäuren, Proteine (Kwashiorkor).

15.43
Was sind die zwei Haupttypen der Kontaktdermatitis?

- Toxische Kontaktdermatitis: Irritation durch z. B. UV-Strahlen oder Säuren/Laugen führen am Ort der Einwirkung zur Rötung und Schwellung der Haut. Es können sich im weiteren verlauf Bläschen oder Blasen entwickeln.

- Allergische Kontaktdermatitis: verzögerten Überempfindlichkeitsreaktion (Typ IV nach Coombs und Gell): Nach Kontakt mit Substanzen, gegen die eine T-Zell-vermittelte Allergie besteht, kommt es an den Kontaktstellen zu Erythemen, Ödemen und Bläschen, zum Teil auch mit Nässen und Verkrusten. Bei wiederholter Allergenexposition können auch Hautbereiche, die keinen Kontakt hatten, betroffen sein. Mögliche Allergene: Pflanzen (z. B. Eiche, Giftefeu, Gerberstrauch), Nickel, Metallverschlüsse, Neomycinsalbe, Konservierungsmittel, Klebstoffe, Ledergerbstoffe.

15.44
In welcher Form wird der Wirkstoff bei der Behandlung von dermatologischen Erkrankungen angewendet?

Akute, nässende Läsionen werden am besten mit Präparaten behandelt, die die Eigenschaft haben, diese auszutrocknen. Zu ihnen gehören Lotionen, Gel und Pasten.

Chronische, trockene Läsionen brauchen Präparate, die Feuchtigkeit spenden, wie Cremes oder Salben.

Jedes Präparat, das die Flüssigkeitszufuhr der Haut erhöht, erhöht auch die perkutane Resorption des topisch angewendeten Medikaments. Daher verhält sich die Wirksamkeit der verschiedenen Darreichungsformen bei gleicher Wirkstoffkonzentration wie folgt: Salbe → Creme → Gel → Lotion.

- Lotion: Es handelt sich dabei um eine wässrige oder alkoholische Flüssigkeit, in der feste Wirkstoffzusätze suspendiert oder gelöst sind. Anwendung in behaarten Bereichen, z. B. Kopfhaut.
- Gel: durchsichtige Emulsion, die sich beim Auftragen auf die Haut verflüssigt. Häufigste Anwendung bei Akne und Psoriasis
- Paste: ist ein Gemisch aus Puder und fettigem Grundstoff (bei hohem Puderanteil: stark austrocknend)
- Creme: bezeichnet eine Öl-in-Wasser-Emulsion. Sie ziehen im Gegensatz zu Salben wesentlich schneller in die Haut ein und sind besser verstreichbar.
- Salbe: bezeichnet auch eine Wasser-in-Öl-Emulsion, aber mit einem hohen Fettanteil und einem geringen Wasseranteil. Sie befeuchten nachhaltiger als Cremes.

Pilzinfektionen

15.45
Wie manifestiert sich Tinea capitis?

Die Tinea capitis ist eine durch Dermatophyten (Fadenpilze) hervorgerufene und vor allem im Kindesalter kontagiöse Mykose der behaarten Kopfhaut. In Mitteleuropa ist Microsporum canis der häufigste Erreger der Tinea capitis. Aber auch Trichophytonarten können dieses Krankheitsbild hervorrufen. Das Erregerspektrum zeigt deutliche geographische Unterschiede. In den USA zum Beispiel ist der Haupterreger Trichophyton tonsurans. Infektionsquellen sind Tiere (z. B. Katzen, Meerschweinchen, Rinder) und Gegenstände (z. B. Autositze, Plüschtiere). Selten ist auch eine Übertragung von Mensch zu Mensch möglich.

Tinea superficialis: Es treten scharf begrenzte, scheibenförmige, schuppende und zum Teil entzündliche Herde auf, die sich zentrifugal ausbreiten und im Zentrum abheilen. Die Haarschäfte brechen kurz über der Hautoberfläche ab, sodass ein Stoppelfeld-ähnliches Muster entsteht. Die Herde können einzeln oder multipel und dann zum Teil konfluierend vorkommen. Juckreiz kann vorhanden sein.

Tinea profunda (Kerion celsi): Tiefergreifende Pilzinfektion, die sich entlang der Haarbälge mit starker Eiterabsonderung und ausgeprägter Entzündungsreaktion ausbreitet. Es entstehen rundliche, meist erheblich entzündete Herde, die mit follikulären Abszessen übersät sind. Die nässenden Herde sind von eitrigen Krusten bedeckt. Im weiteren Verlauf können sich furunkelähnliche Eiterherde entwickeln. Die regionären Lymphknoten sind oft geschwollen, das Allgemeinbefinden kann gestört sein.

AWMF online Leitlinien

15.46
Nennen Sie Differenzialdiagnosen zu Tinea capitis.

Psoriasis capitis, chronisches Kontaktekzem, atopisches Ekzem, Seborrhoea capitis (nach der Pubertät), Tinea amiantacea, Alopezia areata, Pyodermien, Karbunkel, Lupus erythematodes, Lichen ruber, Trichotillomanie.

15.47
Wie kann man Tinea diagnostizieren?

Die klinische Diagnose einer Tinea capitis wird durch das Nativpräparat und die Pilzkultur gesichert. Als Untersuchungsmaterial werden Haare bzw. Haarstümpfe aus dem Rand des Krankheitsherdes gezupft.

Nativpräparat: Das Untersuchungsmaterial wird auf einem Objektträger mit 10 bis 20%iger Kalilauge überschichtet. Auf das Untersuchungsmaterial wird ein Deckgläschen gegeben und das Präparat in eine feuchte Kammer für 10 bis 30 Minuten verbracht. Nachweis von Hyphen und Sporen im Nativpräparat zeigt die Pilzinfektion an, kann aber keine verlässliche Auskunft über die Art des Erregers geben. Die endgültige Erregerbestimmung erfolgt auch hierbei über die Pilzkultur. Dies ist wichtig da immer mehr Resistenzen entwickelt werden und die Therapie erregerspezifisch sein sollte.

Pilzkultur: Zur Anzüchtung von Pilzen aus Haaren sind folgende Nährböden geeignet: Sabouraud-Glucose Agar mit 2 oder 4% Glucose, Kimmig-Agar oder Mycosel® Agar. Die Pilzkultur wird bei Raumtemperatur über drei bis vier Wochen aufbewahrt. Die Zuordnung gewachsener Pilzkolonien erfolgt unter Beurteilung des makroskopischen Wachstumsbildes, der Farbstoffbildung und mikroskopisch der Ausbildung von typischen Wachstumsformen. Zur sicheren Bestimmung seltener Dermatophyten können zusätzliche Spezialnährböden erforderlich werden.

Haase G., Borg-von Zepelin M., et al:. Qualitätsstandards in der mikrobiologischen Diagnostik. Pilzinfektionen Teil I Präanalytik, Analytik (MiQ 14), Pilzinfektionen Teil II Spezielle Pilzdiagnostik (MiQ 15). München Jena, Urban & Fischer 2002.

AWMF online Leitlinien

15.48
Wie kann man einen Pilz kulturieren, wenn kein Medium zur Hand ist?

Die einfachste Methode ist einen Baumwolltupfer mit Wasser zu befeuchten. Diesen sollte man über das betroffene Gebiet und über alle vier Quadranten der Kopfhaut reiben. Der Baumwolltupfer kann nun ein Nährmedium direkt beimpfen, wenn man zurück im Labor ist und diese wieder zur Verfügung stehen.

Friedlander SF, Pickering B, Cunningham BB, et al: Use of cotton swab method in diagnosting tinea capitis. Pediatrics 104: 276–279, 1999.

15.49
Kann Wood-Licht in der Diagnostik eingesetzt werden?

Wood-Licht ist eine UV-Lampe, die UVA-Strahlung von 365 nm emittiert. Zeigt sich eine gelblich-grüne Fluoreszenz, so ist die Diagnose eine Microsporum-Erkrankung. Allerdings ist die Sensitivität bei einer M.canis- Infektion des behaarten Kopfes nicht sehr groß und damit für eine Ausschlussdiagnose nicht geeignet. Insbesondere bei Epidemien kann die Untersuchung jedoch eine diagnostische Hilfe sein.

AWMF online Leitlinien

15.50
Warum sollte Tinea capitis nicht nur topisch behandelt werden?

Die Dermatophyten, die für diese Erkrankung verantwortlich sind, können sich in sehr tiefen Regionen entlang der Haarbälge aufhalten, und das ist außer Reichweite von topischen Medikamenten. Die empfohlene Therapie ist die orale Gabe von Griseofulvin kombiniert mit einem topischen Antimykotikum vom fungiziden Wirkungstyp, wie z.B. Ciclopiroxolamin. Zusätzlich sollte zweimal pro Woche eine Haarwäsche mit einem antimyzetischen Shampoo erfolgen (z.B. Selendisulfid oder Ketokonazol), um die Ausbreitung der Sporen zu verringern. Der Erfolg der Behandlung muss durch wiederholte Pilzuntersuchungen kontrolliert werden. Erst bei negativem Nativpräparat und negativer Kultur kann die Behandlung beendet werden. Wegen der zunehmenden Resistenzentwicklung gegenüber Griseofulvin und der immer höher werdenden Dosierung wurden neue Antimykotika (z.B. Itraconazol, Fluconazol) entwickelt, die jedoch bei Kindern nicht zugelassen sind. Sie werden nur bei individuellen Heilversuchen eingesetzt. Mittel der Wahl ist immer noch Griseofulvin.

Pomeranz AJ, Sabnis SS: Tinea capitis: Epidemiology, diagnosis and management startegies. Pediatr drugs 4:779–783, 2002.

15.51
Was muss man bei der Anwendung von Griseofulvin beachten?

Seltene Nebenwirkungen von Griseofulvin bei Kindern sind Hepatitis und Knochenmarksuppression. Bei Kindern, die länger als zwei Monate behandelt werden, sollten regelmäßige Kontrollen des Blutbildes und der Leberenzyme durchgeführt werden.

15.52
Was ist eine Tinea versicolor?

Tinea versicolor (Pityriasis versicolor) ist eine häufige, chronische, nicht entzündliche und gewöhnlich ohne Begleitsymptomatik auftretende Mykose. Sie zeichnet sich durch multiple, bräunlich überpigmentierten, auf der gebräunten Haut hingegen depigmentierten Flecken unterschiedlichster Form und Größe aus. Erreger ist Malassezia furfur, ein lipophiler Hefepilz, der zur normalen Hautflora des Menschen gehört. Die Erkrankung kann in jedem Alter auftreten, wird jedoch meist bei jungen Erwachsenen gesehen und ist bei Kindern vergleichsweise selten.

Die Läsionen sind in Farbe und Intensität sehr vielseitig. Die Hefe hemmt zum einen die Melaninproduktion, wahrscheinlich durch Störung der Tyrosinkinaseaktivität. Zum anderen bildet sich ein Pilzrasen, der physikalisch Licht blockiert und auch so die Melaninproduktion beeinflusst. Bei Sonnenkontakt bräunt die befallene Haut weit weniger als die umgebenden Partien, wodurch weiße Flecken entstehen. Im Winter können die Läsionen hingegen überpigmentiert sein.

Neben dem typischen klinischen Bild wird für die Diagnosefindung meist ein Abrisspräparat von den erkrankten Hautpartien angefertigt. Dabei wird mittels eines durchsichtigen Zellophan-Klebestreifens Material von der Hautoberfläche abgezogen, welches dann gefärbt, auf einen Objektträger geklebt und mikroskopisch untersucht wird. Zwischen länglichen Pilzgeflechtsträngen (Myzel) liegen rundliche Sporen. Dieses Bild wurde einprägsam als «Spaghetti mit Hackfleisch»-Bild definiert. Im Wood-Licht fluoresziert die Pityriasis versicolor zumeist goldgelb (s. **Abb. 15-4**).

AWMF online Leitlinien

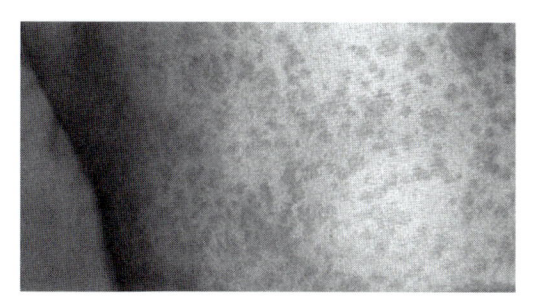

Abbildung 15-4: Tinea Versicolor. (Aus Gawkrodger DJ: Dermatology: An illustrated Coloer Text, 3rd ed. London, Churchill Livingstone, 2002, S. 38.)

15.53
Wie wird Tinea versicolor therapiert?

- Antimykotika der Imidazolgruppe in Form von Shampoos, Waschemulsionen oder Lotionen: Da der behaarte Kopf als Erregerreservoir gilt, sollte er unbedingt mitbehandelt werden. Für die Haut sind auch Emulsionen und Lotionen zum Einreiben sehr gut geeignet.
- Selendisulfid als Shampoo oder Lotion
- Systemische Therapie mit Ketokonazol, Fluconazol oder Itraconazol bei therapieresistenten Fällen.

15.54
Wie unterscheidet man eine «Schuhdermatitis» von einem «Athletenfuß»?

Eine «Schuhdermatitis» ist eine allergische Kontaktdermatitis, die v. a. die Zehen und das distale Drittel des Fußes betrifft. Es tritt eine Rötung, Schuppung und Blasenbildung auf. Pilze können nicht nachgewiesen werden.

Ein «Athletenfuß» oder Tinea pedis ist eine von Dermatophyten verursachte Mykose der Fußsohlen und/oder der Zehenzwischenräume. Sie ist weltweit sehr verbreitet. Die Übertragung erfolgt von Mensch zu Mensch unter Zwischenschaltung von Gegenständen wie Schuhen, Strümpfen, aber auch Fußbodenflächen der verschiedensten Bauarten. Bei der interdigitalen Form (am häufigsten) variieren die Erscheinungen von geringer Rötung und Schuppung bis zu weißen, verquollenen, dicken Epidermislagen und tiefen, schmerzhaften Rhagaden. Die squamös-hyperkeratotische Form ist an den Fußsohlen lokalisiert und greift langsam auf die Fußkanten und Fußrücken über. Sie beginnt mit einer feinen, trockenen Schuppung, im Verlauf können sich dicke Hyperkeratosen und schmerzhafte Rhagaden entwickeln. Die vesikulös-dyshidrotische Form beginnt mit Bläscheneruptionen im Bereich des Fußgewölbes und der Fußkanten. Die Diagnose erfolgt durch Nachweis von Hyphen im Nativpräparat.

Erkrankungen der Haare und Nägel

15.55
Wie schnell wachsen Haare?

Ca. 1 cm im Monat.

15.56
An welchen Teilen der Haut wachsen normalerweise keine Haare?

Handflächen, Fußsohlen, Genitalien, laterale und mediale Anteile der Finger und Zehen.

15.57
Welche Ursachen gibt es für schütteres oder fehlendes Haar bei Kindern?

- angeboren lokalisiert: Nevus sebaceous, Aplasia cutis (Fehlen einer Portion Haut meist als solitärer Defekt im Bereiche des Skalps), Incontinentia pigmenti (X-chromosomal dominant vererbte Erkrankung mit zahlreichen Pigmentflecken der Haut, Störungen der Fingernägel, Haare und Zähne, sowie Fehlbildungen im ZNS), intrauterines Trauma, Infektionen (z.B. Herpes simplex, Gonokokken)
- angeboren generalisiert: Loose-Anagen-Haar-Syndrom (der Haarwurzelstatus zeigt fast ausschließlich anagene Haare ohne Wurzelscheiden), Menkes-Syndrom (Kupferstoffwechselstörung), Trichoschisis, genetische Syndrome (z.B. kongenitale Ichthyosen, Netherton Syndrom, Ektodermale Dysplasie)
- erworben lokalisiert: Tinea capitis, Alopezia areata, traumatische Narbenbildung, Histiozytosis X, Lupus erythematodes, androgenbedingte Alopezie
- erworben generalisiert: Telogen effluvium (diffuser Haarausfall), Acrodermatitis enteropathica (durch Zinkmangel), Endokrinopathien (z.B. Hypothyreodismus)

15.58
Wie kann ein Alopecia areata von einer Tinea capitis unterschieden werden?

Tinea capitis: der Pilz befällt den Haarschaft, kommt aber auch in der Epidermis vor. Es entstehen scharf begrenzte, scheibenförmige, schuppende und zum Teil entzündliche Herde, die sich zentrifugal ausbreiten. Die Haarschäfte brechen kurz über der Hautoberfläche ab, sodass ein Stoppelfeld-ähnliches Muster entsteht. Zusätzlich können Allgemeinsymptome oder eine Lymphknotenschwellung auftreten.

Alopecia areata (kreisrunder Haarausfall): Hierunter versteht man einen runden, lokal begrenzten krankhaften Haarausfall. Sie ist die häufigste entzündliche Haarausfallerkrankung in Deutschland. Typischerweise liegen am behaarten Kopf eine oder mehrere kreisrunde kahle Stellen vor. Im Gegensatz zur Tinea capitis sind die Kahlstellen glatt, eingesunken, nicht schuppend, und die Haarfollikel bleiben erhalten. Im Randbereich findet man häufig kurz abgebrochene Haare, die an ihrem Ende immer dünner werden, sogenannte «Ausrufezeichen-Haare». Die Ursache der Erkrankung ist unklar, es wird von einer T-Zell-vermittelten Autoimmunerkrankung ausgegangen. Bei vielen Menschen wachsen die Läsionen auch ohne Behandlung wieder zu. Der Haarausfall kann aber auch fortschreiten und zum Verlust aller Kopfhaare (Alopecia totalis) oder aller Körperhaare (Alopecia universalis) führen. Patienten mit Alopecia areata leiden nicht unter Allgemeinsymptome oder Lymphadenopathien (s. **Abb. 15-5**).

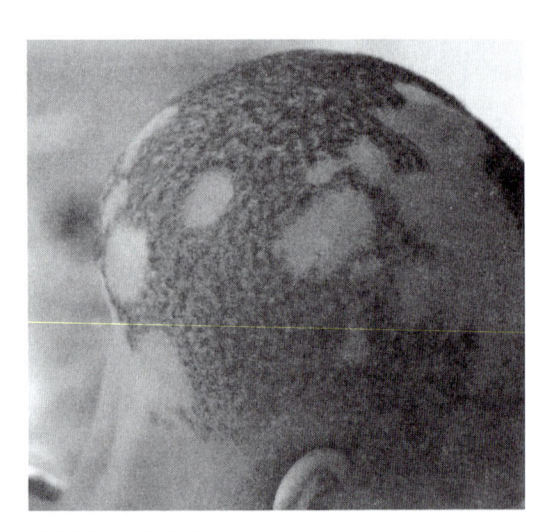

Abbildung 15-5: Alopecia areata

15.59
Was sind schlechte prognostische Faktoren bei der Alopecia areata?

- Atopie
- Präsenz anderer Autoimmunerkrankungen
- Familienanamnese einer Alopecia areata (bei ca. 25 % der Patienten)
- Nageldystrophie
- Junges Alter bei Erstmanifestation
- Ausgeprägter Haarverlust

Madani S, Shapiro J: Alopecia areata update. J Am Acad Dermatol 42:549–566, 2000.

15.60
Was für Therapiemöglichkeiten bei der Alopecia areata gibt es?

Die Behandlung richtet sich nach dem Ausmaß der Erkrankung. Mögliche Therapieoptionen sind: topische oder systemische Steroide, topische Anwendung von Minoxidil (wird eigentlich als Antihypertonikum eingesetzt, stoppt als Nebenwirkung den Haarausfall), Hormonpräparate (z. B. Finasterid, Dutasterid), topische Immunsuppressiva (z. B. Cyclosporin), Photochemotherapie.

Harrison S, Sinclair R: Optimal management of hair loss (alopecia) in children. Am J Clin Dermatol 4:757–770. 2003. www.naaf.org

15.61
Was macht die Mehrzahl der Haare: Wachsen oder ruhen?

Etwa 90 % der Haare bei Kindern wachsen (anagen) und nur 10 % ruhen (telogen). Ein durchschnittliches Kopfhaar wächst für 3 Jahre, anschließend ruht es für 3 Monate und fällt dann aus. Es wird durch ein neues, wachsendes Haar ersetzt.

15.62
Bei einem Kind tritt drei Monate nach einer großen Operation ein diffuser Haarverlust auf. Was ist die wahrscheinlichste Diagnose?

Die häufigste Diagnose bei Kindern mit erworbenem Haarverlust ist telogen Effluvium. Bei gesunden Menschen befinden sich die meisten Haare in der Wachstumsphase (anagene Phase). Nach einem körperlichen oder emotionalen Stress wie hohes Fieber, Krankheit, Schwangerschaft, Geburt eines Kindes, Operationen oder ausgeprägter Gewichtsverlust wechseln viele Haare in die Ruhephase (telogene Phase). Ungefähr 2 bis 5 Monate nach diesem Ereignis beginnen die Haare auszufallen, zum Teil büschelweise. Dieser Zustand ist nur vorübergehend und normalerweise fallen nicht mehr als 50 % der Haare aus. Der Haarverlust kann 6 bis 8 Wochen andauern, es sollte jedoch kurzes, nachwachsendes Haar zu sehen sein. Anagen Effluvium, also Ausfall von wachsendem Haar sieht man typischerweise während Radiatio oder Chemotherapie.

15.63
Was versteht man unter Trichotillomanie?

Es handelt sich um eine komplexe Impulsstörung, deren Hauptsymptom darin besteht, dass sich Betroffene die eigenen Haare ausreißen. Dadurch kann es zu umschriebenen asymetrischen Kahlstellen kommen, wobei unterschiedlich kurze neue Haare noch vorhanden sind. Schmerz wird beim Entfernen der Haare kaum wahrgenommen. Das mittlere Alter der Betroffenen liegt bei Beginn der Störung bei ca. 13 Jahren, erstmals auftreten kann die Trichotillomanie jedoch in jedem Alter. Die Eltern bemerken oft nicht das ursächliche Verhalten, sie von der Diagnose zu überzeugen kann aufwendig sein. Als seltene Komplikation kann das Herunterschlucken der ausgerissenen Haare (Trichophagie) zur die Bildung eines Trichobezoar (Haarknäuel) führen, der eine Ursache rezidivierender Oberbauchschmerzen und Erbrechen sein kann. Therapeutisch kommen Verhaltenstherapie und Entspannungstechniken in Frage. Dies kann kombiniert werden mit der Applikation von Öl, um das Herausreißen zu erschweren.

www.dueker.psycho.uni-osnabrueck.de/faecher/klin_ps/schoett/zellhorst.pdf

15.64
Was kann grüne Haare verursachen?

Neben gefärbten Haaren bei Teenagern, kann bei Kindern mit blonden Haaren eine Grünfärbung der Haare nach längerem Aufenthalt in chloriertem Schwimmbadwasser auftreten. Es entsteht durch die Aufnahme von Kupferionen in die Haarmatrix. Es gibt zahlreich frei verkäufliche Shampoos um dies zu verhindern und zu behandeln.

15.65
Wie sollte man mit eingewachsenen Fußnägeln umgehen?

Die Ursachen für eingewachsene Nägel (Unguis incarnatus) sind meist zu enge Schuhe oder falsches Nägelschneiden (der Nagel sollte nicht oval wie der Fingernagel geschnitten werden). Es sollten also bequeme, richtig passende Schuhe oder offene Sandalen getragen werden. Bei Infektionen kommen topische oder systemische Antibiotika zur Anwendung. Ist der Nagel nur wenig eingewachsen, genügt ein regelmäßiges Fußbad. Bei ausgeprägterem Befund ist ein chirurgischer Eingriff notwendig: Entfernung des wuchernden Granulationsgewebes bzw. Durchführung einer Emmert-Plastik (komplette Entfernung des seitlichen Nagels einschließlich der Nagelwurzel).

15.66
Was verursacht eine Paronychie?

Eine Paronychie ist eine Nagelfalzentzündung. Die akute Paronychie wird meist verursacht durch Staphylokokkus aureus. Es tritt eine entzündliche, druckschmerzhafte Rötung der lateralen und/oder proximale Nagelwälle auf, eine eitrige Einschmelzung ist möglich. Therapeutisch werden Staphylokokken sensible Antibiotika gegeben, bei Progredienz sollte eine chirurgische Eröffnung und Drainage erfolgen.

Eine chronische Paronychie wird meist verursacht durch Candida albicans. Es sind v. a. Personen betroffen, die viel Kontakt mit Wasser haben (z. B. Tellerwäscher, Köche, Hausfrauen). Der Beginn der Infektion ist gewöhnlich schleichend und stellt sich als Rötung und Schwellung im Bereich des Nagelwalls dar, häufig besteht Druckschmerz. Die Nagelplatte ist noch nicht beteiligt, aber ein oder beide Ränder können unregelmäßig werden und sich gelb, braun oder schwärzlich verfärben. Diese Verfärbung kann sich auf einen Großteil der Nagelplatte ausbreiten. An der Nageloberfläche, die oft rau und aufgesplittert ist, treten im Verlauf durch rezidivierende akute Exazerbationen transversale Furchen und Wülste auf. Neben Candida albicans finden sich häufig eine Bandbreite von Bakterien (z. B. Streptokokken, koliforme Bakterien, Proteus und Pseudomonas spp.), die an der Entzündung beteiligt sind. Die chronische Paronychie wird mit topischen Antimykotika behandelt, Griseofulvin kommt nicht zum Einsatz. Außerdem sollte längerer Kontakt zu Wasser vermieden werden.

15.67
Ein 7-jähriges Mädchen entwickelt innerhalb von 12 Monaten eine Gelbfärbung und zunehmende Brüchigkeit aller Nägel. Was ist die wahrscheinlichste Diagnose?

Trachyonychie oder Zwanzig-Nägel-Dystrophie: Es handelt sich um eine idiopathische Nageldystrophie, die in der frühen Kindheit auftritt und trotz der Bezeichnung nicht immer alle 20 Nägel betrifft. Die betroffenen Nägel sind brüchig, haben eine raue Oberfläche, zeigen eine longitudinale Streifung und Verfärbung. Die Ursache ist unklar, die Nagelveränderungen bilden sich jedoch nach einem längeren Zeitintervall spontan zurück. Der Trachyonychie können andere Erkrankungen folgen: Alopezia areata, Lichen planus und Psoriasis.

Parasitäre Hauterkrankungen

15.68
Was sind Läuse und wie unterscheiden sie sich?

Läuse sind flügellose, blutsaugende Insekten mit ausgeprägter Wirtspezifität. Die Familie der Menschenläuse besteht aus sechs Arten, von denen drei sich speziell an den Menschen angepasst haben und auf ihm leben. Dabei handelt es sich um die Filzlaus (Phtirus pubis), die Kleiderlaus (Pediculus humanus humanus) und die am häufigsten vorkommende Kopflaus (Pediculus capitis).

- Pediculus capitis: Die Kopflaus ist die kleinste und am häufigsten vorkommende Menschenlaus. Sie ist ein Parasit, der im Normalfall nur in der menschlichen Kopfbehaarung lebt und sich ausschließlich vom menschlichen Blut ernährt. Nach der Blutmahlzeit legt die geschlechtsreife weibliche Laus täglich etwa vier bis zehn Eier (Nissen), die am Haar in der Nähe der Haarwurzel befestigt werden. An den Bissstellen kommt es zu rötlichen Papeln, die stark jucken. Durch Kratzen kann es zu sekundären Entzündungen kommen. Die Übertragung von Mensch zu Mensch geschieht normalerweise durch direkten Haarkontakt, besonders häufig in Gemeinschaftseinrichtungen wie Schulen und Kindergärten. In Bürsten, Kämmen, Hüten oder Kissen können sie rund einen Tag überleben und sich auch auf diesem Wege weiterverbreiten.
- Pediculus humanis: Die Kleiderlaus ist mit 2 bis 4 mm die größte Menschenlaus. Sie ist ein Zeichen für mangelnde Hygiene. Sie wohnt bevorzugt in der Bekleidung und fühlt sich am wohlsten bei menschlicher Körpertemperatur. Die Stiche der Laus lösen eine meist kleine, juckende Schwellung aus. Übertragen wird die Laus durch Körperkontakt oder gemeinsam genutztes Bettzeug und Bekleidung. Unter schlechten hygienischen Bedingungen kann die Kleiderlaus andere Erkrankungen wie z. B. Fleckfieber, Rückfallfieber oder Tularämie übertragen.
- Phtirus pubis: Filzläuse kommen vor allem in der Schambehaarung vor, seltener in den Achsel- und Barthaaren. An den sechs paarigen Beinen befinden sich kräftige Halteklauen, mit denen sie sich an Haaren festhält. Übertragen werden sie durch sexuellen Kontakt.

15.69
Wie diagnostiziert man Kopfläusen?

Bei Kopfläusen besteht meist starker Juckreiz, aber manche Kinder sind auch asymptomatisch. Die Läuse selbst bewegen sich recht flink in den Haaren und sind nur schwer zu entdecken, meist sieht man bei der Untersuchung die Nissen, die am Haar in der Nähe der Haarwurzel befestigt werden. Nissen unterscheiden sich von Kopfschuppen oder Haarsprayparikeln dadurch, dass sie fest am Haar haften und nicht abgestreift werden können. Erst ein Kamm mit sehr eng angeordneten Zinken macht auch die Läuse sichtbar. Die Erkrankung wird oft überdiagnostiziert, die klinische Diagnose kann daher durch eine mikroskopische Untersuchung einiger Haare bestätigt werden (s. **Abb. 15-6**).

Pollack RJ, Kiszewski AE, spielman A: Overdiagnosis and consequent mismanagement of head louse infestations in North America. Pediatr Infect Dis J 19:689–693, 2000.

15.70
Wie behandelt man Kopfläuse?

Mechanische Entfernung: Das regelmäßige Kämmen mit dem Nissenkamm für einen Zeitraum

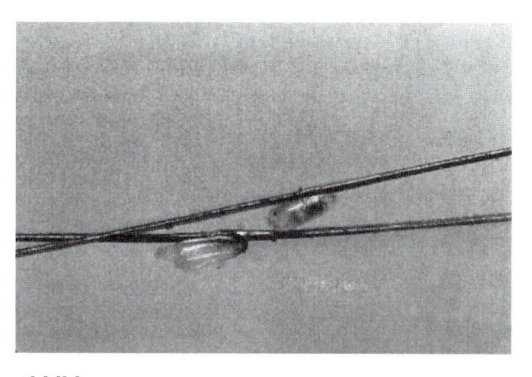

Abbildung 15-6: Ei einer Kopflaus (rechts) und verlassene Nisse (links), befestigt am Haar eines Kindes. (Aus Schachner LA, Hansen RC: Pediatric Dermatology, 3rd ed. Edinburgh, Mosby, 2003, S. 1143.)

von mindestens 8 Tagen ist immer eine wichtige Begleitmaßnahme. Dabei werden die nassen Haare gründlich mit dem Kamm durchkämmt. Ein Kurzhaarschnitt erleichtert das Waschen, Erkennen der Läuse und Nissen und das Kämmen mit dem Nissenkamm. Chemische Entfernung: Zur Behandlung der Haare sind verschiedenen Wirkstoffen erhältlich. Da die Eier bei allen Methoden nicht sicher abgetötet werden, muss die Behandlung nach 8 Tagen noch einmal wiederholt werden, um auch die neu geschlüpften Tiere zu treffen.

- Permethrin 1 % und 5 %: Insektizid aus der Gruppe der Pyrethroide, wirksam gegen Läuse und ihre Nissen. Häufigste Nebenwirkung ist Juckreiz und Brennen der Kopfhaut. Es wurden schon Resistenzen beobachtet.
- Pyrethrine: Hauptwirkstoff des Insektizids Pyrethrum, das aus den Blüten von Chrysanthemen-Arten gewonnen wird. Häufigste Nebenwirkung ist Juckreiz und Brennen der Kopfhaut.
- Malathion 0,5 %
- Lindane 1 %: ist ein Halogenkohlenwasserstoff, der vor allem als Insektizid genutzt wird. Es schädigt die Nerven und kann bei Kindern zu Krampfanfällen führen.
- Shampoo mit Sojaöl und Kokusölderivate: wirkt rein mechanisch, indem es die Tracheen der Läuse verklebt.
- Lotionen mit Niemöl, Teebaumöl und Lavendelöl

Jones K, English JC 3rd: Review of common therapeutic options in the US for the treatment of pediculosis capitis. www.wissenschaft.de

15.71
Wie manifestiert sich Scabies und wie kann man sie diagnostizieren?

Scabies (Acarodermatitis) oder Krätze ist eine weitverbreitete parasitäre Hauterkrankung der Säugetiere und Vögel. Sie wird beim Menschen durch die Krätzmilbe (*Sarcoptes scabiei*) verursacht. Die Weibchen bohren sich in die Epidermis und legen dort in den Milbengänge Kot und ihre Eier ab. Die Primäreffloreszenzen bestehen aus unregelmäßig gewundenen, Milbengängen.

Als Ausdruck einer zellvermittelten Immunantwort gegen Milbenprodukte tritt eine Ekzemreaktion mit disseminierten, milbenfreien Bläschen und Papulovesikeln auf. Es entsteht starker Pruritus, besonders in der Bettwärme. Durch Kratzeffekte, Verkrustung und mögliche Impetiginisierung entsteht ein vielfältiges morphologisches Bild. Eine Übertragung von Mensch zu Mensch tritt in der Regel erst bei intensivem Hautkontakt ein. Sie wird begünstigt durch schlechte hygienische und sozioökonomische Verhältnisse.

Zwischen Kontakt und Ansteckung liegen etwa 3 bis 6 Wochen. Skabiesmilben bevorzugen Areale mit höherer Temperatur und dünner Hornschicht. Prädilektionsstellen sind daher die Interdigitalfalten der Hände und Füße, Axillarregion, Brustwarzenhof, Nabel, Penisschaft, Perianalregion, Knöchelregion und die inneren Fußränder. Der Rücken ist selten befallen, Kopf und Nacken sind zumeist ausgespart.

Die Diagnose wird gesichert durch den Nachweis von Milben, Eiern oder Skybala. Er erfolgt aus den Gängen an den Prädilektionsstellen. Der Milbengang muss dazu mit einer feinen Kanüle eröffnet werden. Der Inhalt wird auf einen Objektträger aufgebracht und nativ mit Deckgläschen in Lupenvergrößerung mikroskopiert. Wenn die Milbengänge nicht gesehen werden, können sie auch dargestellt werden durch Auftupfen von Farbstoff mit einem Filzschreiber und Applikation eines Tropfens Alkohol. Durch Kapillarkräfte zieht die Farbe in den Gang, der Überschuss wird abgewischt (s. **Abb. 15-7**).

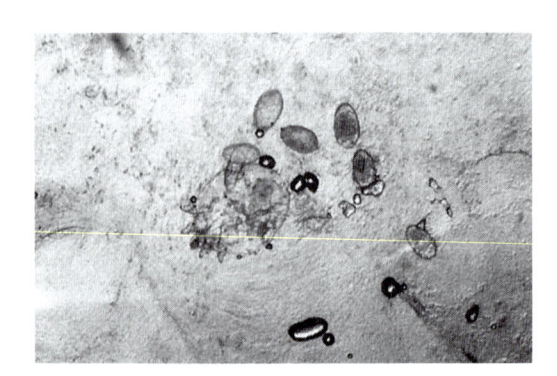

Abbildung 15-7: Skabies: Milben und Eier. (Aus Gates RH: Infectious Disease Secrets, 2nd ed. Philadelphia, Hanley & Belfus, 2003, S. 256.)

Clayman JL. Did they see mites? Arch Dermatol 1990; 126(7):966–7.

Burgess I. Sarcoptes scabiei and scabies. Adv Parasitol 1994; 33:235–92.

AWMF online Leitlinien

15.72
Wie wird Skabies therapiert?

Therapie der Wahl ist die lokale Behandlung mit Permethrin Creme 5%. Es ist effektiver als Lindane (war vor Permethrin Mittel der Wahl), und hat als Nebenwirkung eine geringere Neurotoxizität. Es kann bei Säuglingen ab 2 Monaten verwendet werden. Bei Kindern über einem Jahr kann auch Benzylbenzoat 10% Emulsion angewendet werden.

Die Permethrin Creme wird einmalig über Nacht für 8 bis 14 Stunden von Hals bis Fuß aufgetragen, danach wird sie abgeduscht. Die Therapie kann vorsichtshalber nach einer Woche wiederholt werden. Es sollte alle Familienmitglieder oder Personen mit engem Kontakt gleichzeitig behandelt werden. Der Juckreiz kann noch 1 bis 2 Wochen nach erfolgreicher Therapie bestehen. Antihistaminika können die Symptome lindern.

15.73
Nach einem Schulausflug mit Übernachtung in einem Hotel entwickelt ein Schüler zwei Areale juckender roter Erhebungen an seinem Bein. Was ist die wahrscheinlichste Ursache?

Biss von Bettwanzen. Bettwanzen (Cimex lectularius) sind darauf spezialisiert in den Schlafräumen v.a. von Menschen zu leben und sich von deren Blut zu ernähren. Da ihr Speicheldrüsensekret toxisch ist, präsentieren sich die Bisse typischerweise als rote Papeln, die in Gruppen von angeordnet sind und stark jucken. Der Juckreiz verschwindet von selbst, Superinfektionen können als mögliche Komplikationen auftreten.

Veränderungen bei Neugeborenen

15.74
Welches sind die häufigsten Geburtsmale?

- Storchenbiss (medialer symetrischer Neavus flammeus): Es handelt sich um einen roten Hautfleck, meist am Hinterkopf, seltener am Augenlid oder auf der Stirn. Die rote Farbe wird durch erweiterte Kapillargefäße hervorgerufen. Charakteristisch ist die Intensivierung der Farbe bei verstärkter Durchblutung wie durch Aufregung oder beim Schreien. Der Storchenbiss verschwindet meist im ersten Lebensjahr.
- Mongolenfleck (Naevus caeruleus): Dies bezeichnet einen bläulichen Naevus meist im Lumbosakralbereich eines Neugeborenen, seltener am Rücken oder Schultern. Diese harmlose Ansammlung von Melanozyten ist ein Überbleibsel aus der Embryonalentwicklung. Das Geburtsmal verblasst bzw. verschwindet meist nach vier bis acht Jahren oder spätestens bis zur Pubertät. Der Name Mongolenfleck entspringt der Tatsache, dass bei über 90 % der Kinder mongolider Herkunft (Japaner, Koreaner, Vietnamesen, Chinesen, Mongolen) das Mal zu beobachten ist. Die Inzidenz hängt stark von der generellen Pigmentierung der Haut ab: hellhäutige Kinder sind am seltensten betroffen, bei dunkelhäutigen Kindern kommt er sehr oft vor.

15.75
Wie besorgniserregend sind Pusteln in der Neugeborenenperiode?

Beim Auftreten von Pusteln bei Neugeborenen, sollten immer infektiöse Ursachen ausgeschlossen werden, da einige davon lebensbedrohlich sein können. Der eitrige Inhalt sollte durch eine Gramfärbung, einen Tzanck-Test und bakterielle bzw. virale Kulturen untersucht werden. Eine Wright Färbung kann die Anwesenheit von Neutrophilen oder Eosinophilen zeigen.

15.76
Was sind die Differenzialdiagnosen von Bläschen oder Pusteln bei Neugeborenen?

1. Nicht infektöse Ursachen:
- Miliaria: Verstopfung der Ausführungsgänge der Schweißdrüsen
- Erythema toxicum neonatorum: Neugeborenenexanthem
- Pustulöse Melanose
- Histiozytose X (Langerhans-Zell-Histiozytose)
- Infantile Akropustolose
- Incontinentia pigment (Bloch-Sulzberger-Syndrom)

2. Infektiöse Ursachen:
- Herpes simplex
- Candida albicans
- Follikulitis durch Staphylokokkus aureus
- Kongenitale Syphilis
- Varizellen
- Bakterielle Sepsis

Roberts LJ : Dermatologic disease. In McMillan JA, DeAngelis CD, Feigin RD, et al: Oski's Pediatrics, Principals and Practice, 3rd ed. Philadelphia, Lippincott Williams & Wilkins, 1999, S. 376.

15.77
Sollte ein Neugeborenes mit einer streng halbseitig auftretende Hautrötungen am Stamm als Notfall im Krankenhaus vorgestellt werden?

Nein, am wahrscheinlichsten ist hier eine Harlekinverfärbung. Dies ist eine anfallsartige, einseitige, scharf begrenzte Hautrötung bei Neugeborenen infolge vasomotorischer Unreife. Es tritt bei etwa 10 % der reifen Neugeborenen zwischen dem 3. bis 5. Lebenstag bis zum Ende des ersten Lebensmonats auf. Bei unreif geborenen Kindern tritt die harmlose Störung häufiger auf. Charakteristischerweise finden sich streng halbseitig auftretende Hautrötungen mit scharfer Mittellinienabgrenzung am Stamm, Gesicht und der Genitalregion. Die Hautveränderungen sind häufig schwerkraftabhängig (flächige Rötung unten; normale Haut oben) und persistieren wenige Sekunden bis zu etwa 30 Minuten. Eine Therapie ist nicht erforderlich.

P. Altmeyer: Enzyklopädie der Dermatologie, Venerologie, Allergologie, Umweltmedizin. Springer-Verlag Berlin Heidelberg 2006.

15.78
Was ist eine Cutis marmorata?

Eine Cutis marmorata ist eine großmaschig livide Marmorierung der Haut. Sie wird verursacht durch eine Strömungsverlangsamung und Hypoxygenierung des Blutes der betroffenen Region. Oft sind Kinder oder Jugendliche nach Kälteexposition betroffen. Die Hautveränderungen sind harmlos und müssen nicht therapiert werden. Eine persistierende Cutis marmorata ist jedoch assoziiert mit Trisomie 21, Trisomie 18 und Cornelia de Lange-Syndrom.

15.79
Ein gesundes Neugeborenes weist rötliche Knötchen am Rücken auf. Was ist die wahrscheinlichste Diagnose?

Die subkutane Fettnekrose des Neugeborenen manifestiert sich als bräunliche oder rötliche, derbe, gut abgrenzbare, wenig verschiebliche und druckindolente Knoten und Plaques. Sie treten 1 bis 3 Wochen nach der Geburt eines ansonsten gesunden Säuglinge auf. Nach Erstmanifestation nehmen sie oft mehrere Wochen oder Monate zu, dann verschwinden sie spontan. Prädilektionsstellen sind Schulter und Gesäßregion, Wangen, proximale Extremitätenanteile. Die Ätiologie ist heterogen: es kommen Traumatisierung des subkutanen Fettgewebes bei der Geburt, perinataler Asphyxie oder Mekoniumaspiration in Frage. Histologisch sieht man eine ausgedehnte Entzündungsreaktion im subkutanen Gewebe mit großen Fetteinlagerungen. Als Komplikation kann eine Hyperkalzämie auftreten, der Serumkalziumspiegel sollte also regelmäßig kontrolliert werden. Die Therapie ist symptomatisch: Rehydrierung, Bäder, Wärme, Vermeiden weiterer mechanischer Belastungen.

P. Altmeyer: Enzyklopädie der Dermatologie, Venerologie, Allergologie, Umweltmedizin. Springer-Verlag Berlin Heidelberg 2006.

15.80
Was sollte einer Familie geraten werden, wenn ihr Neugeborenes eine gelbe, haarlose Stelle aufweist?

Es handelt sich in aller Wahrscheinlichkeit um einen Nävus sebaceus oder Talgdrüsennävus. Dies ist ein angeborenes Hamartom der Haut, das vor allem das Oberflächenepithel, die Haarfollikel sowie die Talg- und Schweißdrüsen betrifft. Bereits bei Geburt zeigt sich je nach Lokalisation ein vollständig symptomloser, meist bizarr konfigurierter, gelblicher, stets haarloser Fleck. Am Kapillitium imponiert er durch eine umschriebene Haarlosigkeit. Er kann aber auch am Gesicht, Nacken, selten am Rumpf vorkommen. Die Oberfläche ist glatt oder leicht verrukös. Im Laufe der Kindheit wächst er analog zum Körperwachstum. Unter Androgeneinfluss in der Pubertät kommt es zu einer Hypertrophie und es können im Erwachsenenalter Neoplasien entstehen. Das Risiko einer Neoplasie beträgt 10 bis 15 %, meist sind es gutartige Neubildungen wie Trichoblastome. Seltener ist die Entwicklung maligner Geschwülste wie Basalzellkarzinome. Eine Exzision sollte vor der Pubertät angestrebt werden. Der Nävus sollte jedoch immer gut beobachtet werden.

P. Altmeyer: Enzyklopädie der Dermatologie, Venerologie, Allergologie, Umweltmedizin. Springer-Verlag Berlin Heidelberg 2006.

15.81
Die Aplasia cutis congenita der Kopfhaut ist mit welcher Chromosomenstörung assoziiert?

Bei der Aplasia cutis congenita handelt es sich um einen kongenitalen Hautdefekt: Epidermis, Korium und evtl. auch tiefere Schichten (Periost, Schädelknochen und Dura) sind nicht angelegt. Es besteht eine solitäre, umschriebene, unbehaarte, epithelfreie Stelle, die von einer dünnen, pergamentartigen Membran bedeckt ist. In späteren Lebensjahren imponiert eine atrophische, fahle, haarlose «Narbe» mit pergamentartiger Oberfläche. Als Komplikation können Sekundärinfektionen bis zu Ulzerationen entstehen. Bei großflächigen Defekten kann eine plastische

Deckung notwendig sein. Die meisten Kinder mit Aplasia cutis haben keine anderen Fehlbildungen, es bestehen aber Assoziationen mit Nävus sebaceus, Nävus flammeus, Epidermolysis bullosa. Außerdem ist es ein Merkmal der Trisomie 13.

15.82
Beschreiben Sie das Erscheinungsbild einer transitorischen neonatalen pustulösen Melanose.

Bei der transitorischen neonatalen pustulösen Melanose handelt es sich um eine seltene Dermatose mit disseminierten, bräunlich pigmentierten, 3 bis 4 mm großen Flecken, Vesikeln und Pusteln meist an Palmae und Plantae. Histologisch handelt es ich um intra- oder subkorneale Aggregation von neutrophilen Granulozyten, sowie eine fokale basale Hyperpigmentierung in den Makulae. Sie manifestiert sich bei Geburt oder kurze Zeit später und es sind v.a. dunkelhäutige Kinder betroffen. Die Vesikel und Pusteln persistieren nur wenige Tage, die hyperpigmentierten Flecken jedoch einige Monate. Eine Therapie ist nicht erforderlich.

15.83
Ist ein Erythema toxicum neonatorum wirklich toxisch?

Nicht im geringsten. Ein Erythema toxicum neonatorum oder Neugeborenenexanthem ist eine verbreitete Hautveränderung bei Neugeborenen, das mit unscharf begrenzten, meist verwaschen wirkenden Erythemen einhergeht. Darauf entwickeln sich 0,5 bis 1 mm große, follikuläre Papeln oder sterile Pusteln. Das Erythem ist am ganzen Körper lokalisiert, Handflächen und Fußsohlen sind ausgenommen. Es tritt bei 50% der reifen Neugeborenen in den ersten Tagen nach Geburt auf und heilt innerhalb von 5 bis 7 Tagen spontan wieder ab. Frühgeborene sind seltener betroffen. Die Säuglinge sind bis auf die Hautveränderungen nicht beeinträchtigt.

15.84
Wie diagnostiziert man ein Erythema toxicum?

Erythema toxicum wird oft mit anderen Erkrankungen verwechselt, wie z.B. Impetigo neonatorum, Herpes simplex, transitorischen neonatalen pustulösen Melanose, neonatale zephale Pustulose, Miliaria und Milien. Um die Diagnose zu bestätigen, kann man den Inhalt der Pusteln mikroskopisch untersuchen: man findet bei einem Erythema toxicum Anhäufungen von eosinophilen Zellen.

15.85
Was versteht man unter Miliaria?

Miliaria ist eine Dermatose mit Verlegung des Schweißdrüsenausführungsganges bei gesteigerter Schweißsekretion. Bei starkem Schwitzen entsteht ein juckender Hautausschlag mit Bläschen und Papeln. Je nach Lokalisation des Verschlusses werden verschiedene Formen unterschieden:

Schweißretention in der oberflächlichen Hautschicht (Stratum corneum) verursacht stecknadelkopfgroße, wasserhelle, pralle, leicht platzende Bläschen ohne umgebendes Erythem (Miliaria cristallia oder sudamina). Bei Verschluss des Schweißdrüsenausführungsganges in den tieferen Schichten (Epidermis) entstehen rote punktförmige Papeln. Es handelt sich dann um die Miliaria rubra oder «prickly heat». Pusteln und Abszesse entstehen, wenn die tiefsten Hautschichten betroffen sind (Miliaria pustulosa oder profunda, bei Kindern eher selten).

P. Altmeyer: Enzyklopädie der Dermatologie, Venerologie, Allergologie, Umweltmedizin. Springer-Verlag Berlin Heidelberg 2006.

Papulosquamöse Erkrankungen

15.86
Bei welchen Erkrankungen tritt das Koebner – Phänomen auf?

Das Köbner-Phänomen beschreibt die Entstehung neuer Krankheitsherde einer Hauterkrankung an mechanisch, thermisch oder chemisch gereizten Hautstellen. Es tritt auf bei Psoriasis vulgaris, Lichen planus, Erythema exudativum multiforme, Purpura Schönlein-Henoch, Kollagenosen, Virusexanthemen, Arzneimittelexanthemen und eruptiven Xanthomen (s. **Abb. 15-8**).

P. Altmeyer: Enzyklopädie der Dermatologie, Venerologie, Allergologie, Umweltmedizin. Springer-Verlag Berlin Heidelberg 2006.

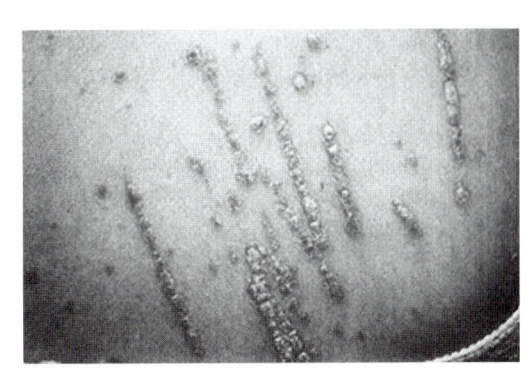

Abbildung 15-8: Köbner-Phänomen bei Psoriasis. (Aus Cohen BA: Pediatric Dermatology, 2nd ed. St. Louis, Mosby, 1999, S. 63.)

15.87
Was ist ein Auspitz-Zeichen?

Nach Entfernung des «letzten Häutchens» bei Psoriasis vulgaris treten punktförmige Blutungen aus arrodierten Kapillaren in den Papillenspitzen auf.

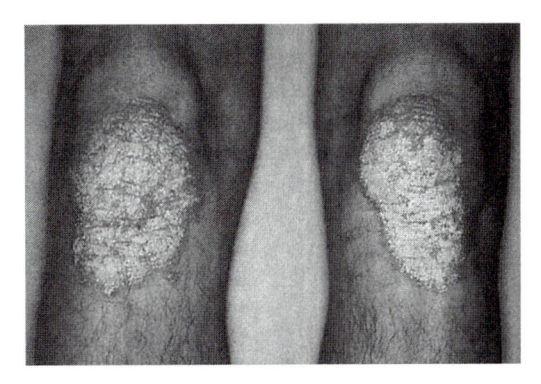

Abbildung 15-9: Psoriasisherde am Knie. (Aus Gawkrodger DJ: Dermatology: An Illustrated Colour Text, 3rd ed. London, Churchill, Livingstone, 2002, S. 27.)

15.88
Wie manifestiert sich Psoriasis im Kindesalter?

Psoriasis oder Schuppenflechte ist eine Hautkrankheit, die sich nach außen hin durch stark schuppende Hautstellen häufig an den Knien, Ellenbogen und der Kopfhaut zeigt. Sie ist eine nicht-ansteckende Autoimmunkrankheit mit genetischer Disposition und kann neben der Haut auch Gelenke und Finger-/Zehennägel befallen. Ursache ist eine Entzündungsreaktion der Haut, die ein überschießendes Wachstum von Keratinozyten bewirkt. Es gibt drei Formen der Psoriasis: P. vulgaris, P. pustulosa (schwerwiegende pustulöse Form), P. arthropatica (mit Gelenkbeteiligung).

Bei der Psoriasis vulgaris zeigen sich klinisch unterschiedlich große, entzündlich gerötete, scharf begrenzte, von silbrigen Schuppen bedeckte Herde. Typische Erstmanifestation der Psoriasis vulgaris ist die Psoriasis guttata, die häufig nach Kontakt mit Triggerfaktoren wie Medikamenten (β-Blocker, Lithium, Antimalariamittel etc.) oder einer Streptokokkeninfektion auftritt (s. **Abb. 15-9**).

15.89
Wie häufig sind bei Kindern mit Psoriasis die Nägel beteiligt?

Nagelveränderungen können das einzige Symptom einer Psoriasis sein. Es tritt bei etwa 30 % aller Psoriasispatienten und bei 70 % der Patienten mit Psoriasisarthritis auf. Bei der akuten Form findet eine intensive Entzündung der distalen Phalanx mit Deformierungen der Nagelplatte bis hin zum Verlust des Nagels statt.

Chronische Veränderungen:
- Nagelmatrixpsoriasis: Tüpfelnägel, Onchydystrophie
- Nagelbettpsoriasis: Onchyolysis (Trennung von Nagelbett und Nagel)
- Psoriatischer Krümelnagel bei gleichzeitigem Auftreten von Nagelmatrix- und Nagelbettpsoriasis
- Nagelfalzpsoriasis

P. Altmeyer: Enzyklopädie der Dermatologie, Venerologie, Allergologie, Umweltmedizin. Springer-Verlag Berlin Heidelberg 2006.

15.90
Welche Therapieoptionen gibt es bei Psoriasis?

Die Art der Therapie richtet sich nach der Ausprägung der Erkrankung, der Vormedikation und dem Alter des Patienten. Als topische Medikamente kommen topische Steroide, Vitamin D3-Analoga (Calcipotriol, Calcitriol, Tacalcitol), Retinoide (Tazarotene) oder Steinkohleteer zur Anwendung. Die Indikation zur Systemtherapie sollte nur in schweren Fällen gestellt werden. Zu dieser zählen: Acitretin (Neotigason: Vitamin A-Derivat), Ciclosporin A, Glucokortikoide, Methotrexat. Zusätzlich kann eine Phototherapie die Symptomatik verbessern.

Schön MP, Boehncke W-H: Psoriasis. N Engl J Med 352:1899–1912, 2005.

15.91
Wie manifestiert sich Lichen ruber planus (acht Ps)?

Lichen ruber planus oder Knötchenflechte ist eine nicht ansteckende Hauterkrankung mit roten, juckenden Papeln an der Haut und weißen Streifen an Schleimhäuten.

Symptome:
- Papeln: ca. 2 bis 6 mm groß, meist symmetrisch an den Extremitäten und an Beugeseiten der Handgelenke und Unterschenkel, oft streifige Anordnung durch das Köbner-Phänomen
- Plaques: Aggregation mehrerer Papeln, Wickhamsche Streifen: weißliche Netzzeichnung auf den Primäreffloreszenzen
- Pruritus: es besteht oft erheblicher Juckreiz, auch an hautgesunden Stellen
- Planar: zumeist plane Oberfläche der einzelnen Läsionen
- Purple: die Papeln haben eine rot-violette Farbe
- Polygonal: die Papeln haben eine vieleckige Form
- Penis: Genitalien sind bei Kindern oft mitbetroffen
- Persistenz: chronischer Verlauf mit Remissionen und Exazerbationen möglich

15.92
Wie unterscheidet sich Pityriasis rosea von sekundärer Syphilis?

Die Differenzierung ist oft schwierig, bei beiden handelt es sich um einen papulosquamösen Hautausschlag. Pityriasis ist der Oberbegriff für Hautveränderungen verschiedenster Ätiologie mit kleinlamellöser, kleieförmiger Schuppung. Die Pityriasis rosea (Röschenflechte) ist eine selbstlimitierende Erkrankung unbekannter Ätiologie mit typisch zweiphasigem Verlauf. Zuerst bildet sich bei über 50 % der Patienten das rötliche, etwa einen Zentimeter große, sogenannte Primärmedallion am Körperstamm mit rötliche, randbeständige Schuppenkrause. Innerhalb von 1 bis 2 Wochen findet eine schubartige, exanthematische Ausbreitung v. a. am Stamm statt. Es entstehen nach den Spaltlinien ausgerichtete, ovale, wenig erhabene, schuppige Plaques. Gesicht und distale Extremitäten bleiben meist frei.

Bei der sekundären Syphilis beginnen meist 3 bis 6 Wochen nach dem Primäraffekt (Ulcus durum, harter Schanker) spezifische, nicht juckende, erregerreiche Exantheme und Enantheme. Es sind im Gegensatz zur Pityriasis rosea mehr die Handfächen, Fußsohlen und Schleimhäute betroffen. Weitere Symptome sind Lymphadenopathie, Abgeschlagenheit, Appetitlosigkeit, Myalgien und polyarthritische Schmerzen. Wegen atypischen Verlaufsformen, sollte jeder Patient mit der Verdachtsdiagnose Pityriasis rosea auch auf Syphilis getestet werden.

15.93
Wie wird Pityriasis rosea behandelt?

Eine kausale Therapie weder bekannt noch nötig, die Hautveränderungen heilen innerhalb von 3 bis 8 Wochen spontan ab. Symptomatische kann der Juckreiz mit Antihistaminika und topischen Steroiden therapiert werden. Es ist empfehlenswert Hautreizungen zu vermeiden: keine enganliegende Kleidung tragen, nicht zu lang duschen oder schweißtreibenden Sport treiben. Sonnenstrahlen oder UV-B Phototherapie können die Symptome lindern. In einer aktuellen klinischen Studie wurde von der oralen Gabe von Erythromycin profitiert.

Sharma PK, Yadav TP, Gautam RK, et al: Erythromycin in pityriasis rosea: A double-blind, placebo-controlled clinical trial. J Am Acad Dermatol 42:241–244, 2000.

Licht und Dermatologie

15.94
Warum ist es so wichtig, die Sonnenbestrahlung von Kindern zu begrenzen?

Die meisten Menschen erhalten einen beträchtlichen Anteil ihrer auf das gesamte Leben bezogene Gesamtsonnenbestrahlung schon in den ersten Lebensjahren. Jahrelange ungeschützte Sonnenbestrahlung führt zu vermehrten Bildung von Sommersprossen und Falten und fördert auch das Auftreten von Hautkrebs, z.B. in Form von Melanomen. In Anbetracht von steigenden Fallzahlen von Melanomen, Spinaliomen und Basalzellkarzinomen kann durch Sonnenschutzmaßnahmen im Kindesalter das individuelle Risiko gesenkt werden. Regelmäßige Anwendung von Sonnencreme kann auch die Anzahl der Nävi bei hellhäutigen Kindern senken, vor allem wenn sie Sommersprossen haben.

Gallagher RP, Rivers JK, Lee TK, et al: Broad-sprctrum sunscreen use and the development of new nevi in white children: A randomized clinical trial. JAMA 283:2955–2960, 2000.

15.95
Welches sind gute Strategien, sich vor der Sonnenbestrahlung zu schützen?

- Vermeiden der Sonne um die Mittagszeit (10 bis 15h)
- Verwenden Sie Sonnencreme mindestens 30 Minuten vor Sonnenbestrahlung, und wiederholen Sie die Anwendung jede 2 Stunden
- Verwenden Sie Sonnencreme mit hohem Lichtschutzfaktor
- Tragen Sie schützende Kleidung mit Sonnenhut und Sonnenbrille

15.96
Welche Arten von Sonnencreme gibt es?

Sonnencreme sollte die schädliche UV-A und UV-B-Strahlung filtern, die für Sonnenbrand, Hautkrebs und Hautalterung verantwortlich gemacht wird. Es gibt zwei Arten von Filtern: chemische Filter und Pigmentfilter. Chemische Filter sind weiter verbreitet.

Chemische Filter: die in der Creme enthaltenen chemischen Substanzen dringen in die Haut ein und verhindern dort durch fotochemische Reaktionen den frühzeitigen Sonnenbrand. Der Schutz beginnt ca. 30 Minuten nach dem Auftragen der Creme auf der Haut. Meist werden mehrere Substanzen kombiniert.

Pigmentfilter, auch als mineralischer oder physikalischer Sonnenschutz bezeichnet, enthalten winzige Partikel, z.B. aus Zinkoxid oder Titandioxid, die das Sonnenlicht wie kleine Spiegel streuen und reflektieren. Sie sind ab LSF 20 als weißliche Schicht auf der Haut sichtbar. Ein Nachteil ist, dass sie mechanisch abgerieben werden können (z.B. beim Abtrocknen), sie müssen also häufig wieder aufgetragen werden. Pigmentfilter gelten als gesundheitlich unbedenklich.

15.97
Wie wird der Lichtschutzfaktor (LSF) einer Sonnencreme festgelegt?

Der LSF ist ein Maß für die Wirksamkeit einer Sonnencreme, vor UV-B-Strahlen zu schützen. Er sagt nichts über den Schutz vor UV-A-Strahlen aus. Er gibt an, wie viel länger man sich mit einem Sonnenschutzmittel der Sonne aussetzen kann, als dies mit der jeweils individuellen Eigenschutzzeit möglich wäre. Beispiel: ein Sonnenschutz mit LSF 6 ermöglicht rechnerisch sechsmal längeres Sonnenbaden, ohne einen Sonnenbrand zu bekommen.

15.98
Sollte Sonnencreme bei Säuglingen vermieden werden?

Diese Thematik wird kontrovers diskutiert. Es besteht die Sorge, dass die Haut von Kindern unter 6 Monaten andere Absorptionseigenschaften hat, als die von Erwachsenen. Außerdem ist das System zur Metabolisierung und Elimination von Medikamente und Chemikalien noch nicht vollständig ausgebildet. Dennoch gibt es keinen Hinweis, dass eine begrenzte Anwendung von Sonnencreme bei Säuglingen schädlich ist. Sonnenschutz durch geeignete Kleidung und Aufenthalt im Schatten sollten im Vordergrund stehen. Wenn dies nicht möglich ist, kann Sonnencreme auf umschriebene Hautstellen wie Gesicht oder Hände aufgetragen werden. Physikalischer Sonnenschutz ist dem mit chemischen Filtern vorzuziehen.

15.99
Wie entsteht eine Phototoxische Dermatitis?

Darunter versteht man eine photochemisch ausgelöste, entzündliche Hautreaktion durch ein systemisches Agens ohne immunologische Grundlage. Das klinische Bild entspricht meist einer verstärkten Sonnenbrandreaktion. Es besteht eine scharf auf die bestrahlte Haut begrenzte Rötung, häufig mit Ödem, Bläschen und Blasenbildung, wobei der Ausprägungsgrad von der Medikamenten- und Lichtdosis abhängt. Die auslösenden Wellenlängen sind fast immer im UV-A-Bereich. Die klinisch wichtigsten systemisch phototoxisch wirkenden Medikamente umfassen Psoralene, Tetracycline, Nalidixinsäure, Furosemid, Amiodaron, Phenothiazine, Quinolone, nicht-steroidale Antiphlogistika und Fibrate. Psoralen ist der Grundkörper einer Gruppe von Naturstoffen, wie z.B. Limetten, Sellerie, Feigen, Bergamotte. Die Grundstruktur entspricht Cumarin mit einem addierten Furanring. Es kommt außerdem bei der Photochemotherapie (z.B. zur Behandlung von Psoriasis) zu Einsatz.

AWMF online Leitlinien

15.100
Was ist eine Berloque-Dermatitis?

Eine Berloque-Dermatitis ist eine fleckförmige oder streifenförmige Hyperpigmentierungen nach Anwendung von Parfüm-haltigen Externa und UV-Einwirkung. Auslösend sind ätherische Öle aus der Gruppe der Bergamottöle oder ähnliche ätherische Öle, die Furokumarine als obligat phototoxische Substanzen enthalten. In Verbindung mit Sonnenexposition kommt es durch die UV-A-Einstrahlung zur phototoxischen Reaktion in der Haut. Es entsteht eine entzündliche Rötung und ggf. Blasenbildung mit nachfolgender starker Hyperpigmentierung. Die kausale Behandlung beruht auf der Vermeidung des auslösenden Agens.

AWMF online Leitlinien

15.101
Welche Erkrankungen bzw. Substanzen gehen mit einer Sonnenempfindlichkeit einher?

- Hereditäre Erkrankungen: Porphyrie, Xeroderma pigmentosa, Bloom-Syndrom, Rothmund-Thomson-Syndrom, Hartnup-Syndrom
- Exogene Substanzen: Medikamente (z.B. Tetrazykline, Thiazide), photoallerdische Kontaktdermatitis (assoziiert mit Parfum und Paraminobenzoesäure und -ester)
- Systemische Erkrankungen: Lupus erythematoses, Dermatomyositis
- Idiopathische Erkrankungen: Polymorphe Lichtdermatose, Lichturtikaria, Aktinische Prurigo, Hydroa vacciniforme

Garzon MC, DeLeo VA: Photosensitivity in pediatric patient. Curr Opin Pediatr 9:377–387, 1997

15.102
Wie manifestiert sich eine polymorphe Lichtdermatose?

Die Polymorphe Lichtdermatose oder Sonnenekzem ist eine verzögerte Lichtreaktion: einige Stunden bis Tage nach Lichtexposition treten juckende Effloreszenzen wie Papeln, Plaques, Papulo-Vesikeln und Bullae auf. Prädilektionsstellen sind Brustausschnitt, Streckseiten der Arme, Handrücken, Beine, Rumpf und Gesicht. Die Effloreszenzen verschwinden innerhalb mehrerer Tage bei Vermeidung weiterer Sonnenexpositionen spontan ohne Hinterlassung von Residuen. Die Pathogenese ist unbekannt. Als ein auslösender Faktor steht lediglich die elektromagnetische Strahlung der Sonne fest. Diagnostische Leitlinien sind: typische Anamnese, zeitlicher Verlauf, klinisches Bild, Hautbiopsie (dichte perivaskuläre lymphozytäre Infiltrate im oberen und tiefen Korium, subepidermales Ödem).

Morison WL: Photosensitivity. N Engl J Med 350: 1111–1117, 2004.

15.103
Ist ein Kind mit Sonnenempfindlichkeit hinter einem Fenster geschützt?

Dies kommt auf die Ursache der Empfindlichkeit gegenüber Sonnenlicht an. Es gibt drei Arten von Ultraviolettstrahlung: UV-C (Wellenlänge 200 bis 290 nm), UV-B (290 bis 320 nm), UV-A (320 bis 400 nm). UV-C Strahlen sind zytotoxisch und können zu Netzhautschädigungen führen. Sie werden jedoch fast vollständig von der Ozonschicht absorbiert. UV-B Strahlung ist verantwortlich für Sonnenbrand und bei chronischer Exposition auch für Hautkrebs. UV-A Strahlung ist die Ursache der phototoxischen Dermatitis und kann bei chronischer Exposition auch zu Hautkrebs führen. Fensterglas hält nur UV-B Strahlen ab, UV-A nicht. Kinder mit UV-A sensibler Erkrankung sind also hinter einem Fenster nicht geschützt.

Pigmentstörungen

15.104
Welche Erkrankungen im Kindesalter gehen mit umschriebener Hypopigmentierung der Haut einher?

Eine Hypopigmentierung der Haut wird verursacht durch unterschiedliche Erkrankungen, die mit einer Hemmung der Melaninbildung oder Fehlen von Melanozyten einhergehen.

Erkrankungen mit hypopigmentierten Stellen sind: tuberöse Sklerose, Tinea vesicolor, Pityriasis alba, Nävus depigmentosus, Hypomelanosis of Ito, Lepra, Vitiligo, postinflammatorische Hypopigmentation.

Abbildung 15-10: Pityriasis alba: hypopigmentierte Areale bei einem Patienten mit atopischer Dermatitis. (Aus Cohen BA: Pediatric Dermatology, 2nd ed. St. Louis, Mosby, 1999, S. 75.)

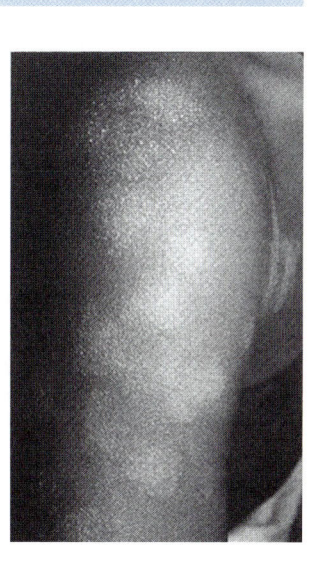

15.105
Können therapeutische Maßnahmen bei postinflammatorischer Hypopigmentation wie z. B. Pityriasis alba helfen?

Die Pityriasis alba entwickelt sich hauptsächlich bei Patienten mit atopischem Ekzem: es treten asymptomatische, hypopigmentierte schuppende Areale im Gesicht, an Hals, oberem Rumpf und an den proximalen Extremitäten auf. Therapeutisch sollten ausschließlich pflegende Lokalmaßnahmen vorgenommen werden. Zusätzlich könnten niedrig-potente topische Steroide und Sonnenschutzmaßnahmen zu einer einheitlicheren Hautfarbe führen. Therapien bei anderen postinflammatorischer Hypopigmentation (nach Infektionen, Verbrennungen, Abschürfungen) scheinen nicht zu helfen (s. **Abb. 15-10**).

15.106
Wie kann Vitiligo behandelt werden?

Vitiligo oder Weißfleckenkrankheit ist eine chronische, nicht ansteckende Hauterkrankung, an der etwa 0,5 bis 2 Prozent der weltweiten Bevölkerung leiden. Typisch für die Erkrankung sind weiße, pigmentfreie Hautflecken, die mitwachsen können. Diese erkrankten Hautareale bilden keine neuen Melanozyten mehr. Die Ursachen der Pigmentstörung sind noch nicht bekannt, sie tritt jedoch gehäuft mit Autoimmunerkrankungen wie z. B. Hashimoto-Thyreoiditis auf. Deshalb wird eine autoimmunologische Ursache diskutiert. Eine kausale Therapie der Erkrankung gibt es nicht. Topische Steroide kommen zur Behandlung umschriebener Areale zum Einsatz. Topisch angewendete Tacrolimussalbe wurde mit einigem Erfolg zur Behandlung von Vitiligo im Gesicht von Kindern verwendet. UV-Therapien über mehrere Monate werden mit dem Ziel der Repigmentierung eingesetzt. Die hellen Hautstellen können zusätzlich mit einem Spezial-Make-up abgetönt werden. Die Einnahme von Beta-Carotin führt zu einer Orangeverfärbung der hellen Hautpartien, so dass der Kontrast zur gesunden Haut geringer erscheint. Grundsätzlich sollten die depigmentierten Hautstellen bei Sonnenbestrahlung besonders gut geschützt werden: Kleidung, Sonnencreme LSF > 30 (s. **Abb. 15-11**).

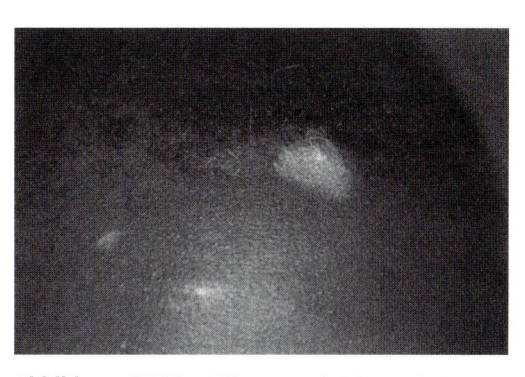

Abbildung 15-11: Vitiligo: umschriebene, depigmentierte Hautbezirke.

15.107
Was versteht man unter Albinismus?

Albinismus ist eine kongenitale, meist autosomal-rezessiv vererbte Störung der Melaninsynthese bei normaler intraepidermaler Melanozytenzahl. Sie ist klinisch gekennzeichnet durch eine generalisierte Hypomelanose von Haut, Haaren und Augen (okulokutaner Albinismus) oder nur der Augen (okulärer Albinismus). Die Sehschwäche bei Albinismus entsteht durch Nystagmus, Unterpigmentierung der Retina und anormale Verbindung des Sehnervs mit dem Gehirn. Eine kausale Therapie ist nicht möglich. Die Haut sollte regelmäßig auf Karzinome untersucht werden. Ansonsten ist auf konsequenten Sonnenschutz der Haut und der Augen zu achten.

Piebaldismus oder partieller Albinismus ist eine angeborene, autosomal-dominant vererbte, umschriebene Weißfleckung der Haut. Es ist eine reine Hautanomalie, entsprechende Veränderungen sind aber auch bei verschiedenen Syndromen beschrieben. Klinisch treten münzgroße, scharf begrenzte, amelanotische, isolierte Flecken auf. Die Patienten haben oft eine weiße Stirnlocke. Piebaldismus kombiniert mit kongenitaler Innenohrtaubheit, weißer Stirnlocke, Blepharophimose und Irisheterochromie kennzeichnet das Waardenburg-Klein-Syndrom.

P. Altmeyer: Enzyklopädie der Dermatologie, Venerologie, Allergologie, Umweltmedizin. Springer-Verlag Berlin Heidelberg 2006.

15.108
Bei einem Patienten treten nach Einnahme von Trimethoprim-Sulfamethoxazol runde, rötliche Läsionen auf, die eine Hyperpigmentierung hinterlassen. Um was handelt es sich?

Es handelt sich um eine fixe Arzneimittelreaktion. Nach Medikamenteneinnahme in therapeutischer Dosis treten 2 bis 10 cm große, ovale, rötliche entzündliche Plaques auf. Eine bullöse Umwandlung im Zentrum ist möglich. Sie werden gerne mit Urtikaria oder dem Erythema multiforme verwechselt. Nach Abheilung entsteht an diesen Stellen eine postinflammatorische Hyperpigmentierung. Typische auslösende Medikamente: Antibiotika (z.B. Tetracycline, Trimethoprim-Sulfamethoxazol), NSAR, Antihistaminika, Antidepressiva.

Morelli JG, Tay YK, Rogers M, et al: Fixed drug eruption in children. J Pediatr 134:365–367, 1999.

15.109
Warum werden Spitz Nävi und maligne Melanome oft verwechselt?

Ein Spitz Nävus oder benignes juveniles Melanom ist ein benigner, histologisch an ein malignes Melanom erinnernder Tumor mit klinisch sehr variablem Bild. Er kann plötzlich auftreten und sehr schnell wachsen. Klinisch erscheint er als solitärer, scharf begrenzter, ovaler, mit glatt glänzender Oberfläche versehener, hellbraunrötlicher Knoten/Papel, der von Teleangiektasien durchzogen wird. Er tritt meist bei Kindern auf, nur sehr selten bei Erwachsenen. Prädilektionsstellen sind Gesicht und Extremitäten. Die Diagnose wird klinisch und pathologisch gestellt. Bei der Verdachtsdiagnose sollte ein erfahrener Pathologe die Biopsie untersuchen, denn Spitz Nävi sind schon oft als maligne Melanome fehlgedeutet worden und umgekehrt.

Murphy ME, Boyer JD, Strashower ME, Zitelli JA: The surgical management of Spitz nevi. Dermatol Surg 28:1065–1069, 2002.

15.110
Welche Faktoren erhöhen das Entartungsrisiko von melanozytären Nävi bei Kindern?

Melanome sind im Kindesalter sehr selten. Eine positive Familienanamnese, eine hohe Anzahl von Sonnenbränden im Kindesalter oder ein großer kongenitaler Nävus erhöhen das Risiko eines Melanoms. Beim kongenitalen Nävus kommt es auf die Größe an: wenn sie kleiner als 4 cm sind, ist das Risiko ein Melanom zu entwickeln immer noch sehr gering. Beim kongenitalen Riesenpigmentnaevus beträgt das Entartungsrisiko 6 bis 8 %.

Eichenfield LF, Gibbs NF: Hyperpigmentation disorders. In Eichenfield LF, Frieden IJ; Esterly NB: Textbook of Neonatal Dermatology. Philadelphia, W. B. Saunders, 2001, S. 370–394.

15.111
Nennen Sie die Differenzialdiagnosen von gelblich-braunen oder orangen Knötchen bei Kindern.

- Nävus sebaceous
- Benigne zephalische Histiozytose: zu den kutanen Non-Langerhanszell-Histiozytosen zählende Erkrankung mit Ausbildung bräunlicher makulopapulöser Herde
- Juveniles Xanthogranulom: häufigste Erkrankung innerhalb der Gruppe der juvenilen Non-Langerhanszell-Histiozytosen
- Histiozytosis X oder Langerhanszell-Histiozytose
- Spitz Nävus
- Isoliertes Mastozytom
- Urticaria pigmentosa oder kutane Mastozytose
- Nävus mucinosus: muzinöser Bindegewebsnaevus

Gefäßmissbildungen

15.112
Wie werden Gefäßmissbildungen eingeteilt?

Es werden zwei Kategorien von vaskulären Missbildungen beschrieben: vaskuläre Tumore und vaskuläre Fehlbildungen. Es gibt viele verschiedene vaskuläre Tumore, aber die infantile Hämangiome sind die häufigsten.

- Vaskuläre Tumore: infantiles Hämangiom, kongenitales Hämangiom, Kaposi-formes Hämangioendotheliom, büschelartiges Hämangiom, Granuloma pyogenicum
- Vaskuläre Fehlbildungen: Fehlbildungen der Kapillaren (z. B. Feuermale), der Venen, der lymphatische Zellen (mikrozytär, makrozytär), Arteriovenöse Fehlbildungen

Enjolras O, Milliken J: Vascular tumors and vascular malformations, new issues. Adv Dermatol 13:375–423, 1998.
Mulliken JB Glowacki J: Hemangiomas and vascular malformations in infants and children. Plast Reconstr Surg 69:412–420, 1982.

15.113
Beschreiben Sie den Verlauf von Hämangiomen?

Infantile Hämangiome sind gutartige, meist isoliert auftretende Gefäßtumor mit kapillärer oder gemischt kapillär-kavernöser Gefäßproliferation. Sie haben oft einen phasenhaften Verlauf von Proliferation, Wachstumstillstand und Regression. Bei Geburt sind die Hämangiome meist noch nicht entwickelt, man kann aber die Vorstufe bei genauer Inspektion in den ersten Lebenstagen entdecken. Bis zum Ende des ersten Lebensjahres wächst der Tumor in der Proliferationsphase. Die Hämangiome imponieren als warme, pralle, hell- bis dunkelrote Plaques oder Knoten. Im zweiten Lebensjahr folgt eine Phase der nicht mehr wachstumsaktiven klinischen Konstanz. Dem Wachstumsstillstand folgt die Regressionsphase, die einige Jahre dauern kann. Die Hämangiome verlieren etwa 10 % ihres Volumens pro Jahr, nach 9 Jahren sind ca. 90 % spontan zurückgebildet. In der Regressionsphase verlieren die Hämangiome ihre pralle Konsistenz. An der Oberfläche erscheinen graue oder weiße Flecken, die normale Haut anzeigen. Es können residuale Hautveränderungen zurückbleiben, wie z. B. Teleangiektasien oder Hautfalten. Therapeutische Optionen umfassen Kryotherapie, Lasertherapie, operative Entfernung und Bestrahlungstherapie. Da sich 90 % der Hämangiome spontan zurückbilden, sollten frühe Interventionen vermieden werden.

Bruckner AL, Frieden IJ: Hemangiomas of infancy. J Am Acad Dermatol 48:477–493, 2003.
P. Altmeyer: Enzyklopädie der Dermatologie, Venerologie, Allergologie, Umweltmedizin. Springer-Verlag Berlin Heidelberg 2006.

15.114
Was muss man bei der Behandlung von Hämangiomen beachten?

Behandlungsindikation und -methoden werden bei diesem benignen, selbstlimitierenden und spontan regredienten Krankheitsprozess kontrovers diskutiert. Bei der überwiegenden Zahl der Säuglingshämangiome ist «watch and wait» die Therapie der Wahl. Hierbei ist zu beachten:

- Lebensbedrohliche oder funktionell beeinträchtigender Komplikationen sollen vermieden oder behandelt werden.
- Schmerzhafte Ulcerationen sollten behandelt werden.
- Der psychosoziale Stress für die Familien und die Patienten sollte minimiert werden.
- Prävention von kosmetischen Beeinträchtigungen durch sehr schnell wachsende Tumoren.
- Zu aggressiven Behandlungsmethoden, die Narben hinterlassen, sollten vermieden werden, wenn die Wahrscheinlichkeit einer Regression ohne Residuen gegeben ist.

Frieden IJ: Which hemangiomas to treat – and how? Arch dermatol 133:1593–1595, 1997.

15.115
Welche Hämangiome sind besorgniserregend?

- Multiple kutane Hämangiome: sie können assoziiert sein mit viszeralen Hämangiomen, z. B. in der Leber (Hämangiomatose)

- Große Hämangiome: Gefahr der Herzinsuffizienz, kosmetischen Beeinträchtigungen
- Hämangiome im Kinn- und vorderen Halsbereich: erhöhte Wahrscheinlichkeit für Hämangiome im Bereich der oberen Luftwege (Larynx, Epiglottis), die die Atmung beeinträchtigen können
- Hämangiome im Lumbosakralbereich: Mögliche Assoziation mit spinaler Dysraphie, urogenitalen oder analen Fehlbildungen (Tethered-cord-Syndrom)
- Hämangiome am Kopf und Nacken: sind meist größeren Ausmaßes, können mit anderen kongenitalen Anomalien (betreffend: ZNS, Cor, Augen, Sternum) assoziiert sein.
- Ulzerierende Hämangiome: schmerzhaft, Risiko einer Superinfektion, Narbenbildung
- Hämangiome an Augen, Nase, Lippen: beeinträchtigen die Funktionen und das Erscheinungsbild.

Metry DW, Hebert AA: Benign cutaneous vascular tumors of infancy: When to worry, what to do. Arch Dermatol 136: 905–914, 2000.

15.116
Wann ist die systemische Gabe von Glukokortikoiden bei der Behandlung von infantilen Hämangiomen indiziert?

Glukokortikoide, z.B. Prednisolon (2 bis 5 mg/kg KG über Monate, ausschleichend) kann bei folgenden Indikationen gegeben werden:

- Hämangiome, die physiologische Funktionen, wie z.B. Atmung, Sehen, Essen beeinträchtigen, vor allem bei periokulären Hämangiomen muss eine Amblyopie verhindert werden
- rezidivierende Blutungen, Ulzerationen oder Infektionen
- Schnell wachsende Läsionen, die das Gesicht entstellen
- Herzinsuffizienz (high-output) bei großen Hämangiomen

15.117
Wenn Steroide bei der Therapie von Hämangiomen zu keiner Besserung führten, was für andere Optionen gibt es?

- Chemotherapeutika (z.B. Vincristin): wird bei lebensbedrohlichen Hämangiomen verwendet, wenn andere Therapien versagt haben
- Embolisation durch Direktpunktion z.B. mit Isobutylcyanoacrylat
- Operative Intervention: Indiziert bei ausgedehnten, nicht rückbildungsfähigen Hämangiomen mit der Tendenz zur Blutung und Ulceration. Nicht zu empfehlen bei raschem Wachstum des Hämangioms, wegen großer Gefahr eines lokalen Rezidivs.
- Interferon alpha: subkutane Gabe, hemmt die Angiogenese, die Neurotoxizität als Nebenwirkung limitiert jedoch den Einsatz.
- Gepulster Farbstofflaser: eignet sich für oberflächliche Hämangiome. Eine frühzeitige Behandlung innerhalb der ersten Lebenswochen ist sehr wichtig, da die Tiefenausdehnung des Hämangioms zu diesem Zeitpunkt häufig noch gering ist. Kleine halbkugelige und dickere Hämangiome mit subkutanen Anteilen können perkutan mit dem Argon-Laser angegangen werden. Diskussionen gibt es über die Narbenbildung als mögliche Nebenwirkung der Lasertherapie.

P. Altmeyer: Enzyklopädie der Dermatologie, Venerologie, Allergologie, Umweltmedizin. Springer-Verlag Berlin Heidelberg 2006.

15.118
Warum ist ein vaskulären Tumor mit einer Thrombozytopenie bei einem Säugling besorgniserregend?

Es könnte auf die Entwicklung eines Kasabach-Merritt-Syndrom hindeuten. Darunter versteht man die Kombination von Riesen-Hämangiomen (v.a. bei Kaposi-ähnlichen Hämangioendotheliome und büschelartigen Hämangiomen) an der Haut oder an inneren Organen mit disseminierter, intravasaler Koagulation und Verbrauchskoagulopathie. Klinisch findet man zunehmend wachsende, ausgedehnte Hämangiome, petechiale Blutungen an Haut und Schleimhäu-

Tabelle 15-3: Oberflächliche Hämangiome versus Nävus flammeus

Superfizielles Hämangiom	Nävus flammeus
palpabel	flacher Fleck
häufig: 4 bis 10 % der Kinder unter 1 Jahr	seltener: 0,1 bis 0,3 %
bei Geburt häufig noch nicht sichtbar	besteht von Geburt an
hell-rot	zuerst hellrot, später blaurot (wird dunkler)
Histo: Proliferation von Endothelzellen	Histo: Dilatation der Hautkapillaren
bilden sich zu über 90 % zurück	keine Regressionstendenz, eher zunehmend
schnelle Wachstumsphase	propotioniertes Wachstum mit dem Kind
Therapie: «watch and wait», Intervention nur in wenigen Fällen	Therapie: Lasertherapie

ten, sowie Ekchymosen. Pathogenetisch führen thrombotische Vorgänge in Hämangiomen zum Verbrauch von Thrombozyten und damit sekundär zu Blutungskomplikationen. Als Therapie kommen Antikoagulanzien (systemische Heparine oder Cumarine), Steroide, Vincristin oder eine chirurgische Intervention zum Einsatz.

P. Altmeyer: Enzyklopädie der Dermatologie, Venerologie, Allergologie, Umweltmedizin. Springer-Verlag Berlin Heidelberg 2006.

15.119
Wie kann man superfizielle Hämangiome von Feuermalen unterscheiden?

Superfizielle Hämangiome sind oberfächliche, palpable, vaskuläre Tumore, die sich im Verlauf wieder zurückbilden. Feuermale oder Nävus flammeus sind naevoide Fehlbildung der dermalen Kapillaren, die sich nicht zurückbilden. Es manifestiert sich als roter Fleck, der durch Glaspateldruck vollständig komprimierbar ist. Oberflächliche Hämangiome können in den ersten Lebenswochen wie Feuermale aussehen, durch Beobachtung des Wachstums können sie jedoch unterschieden werden (s. **Tab. 15-3**).

15.120
Mit welchen Syndromen sind Feuermale assoziiert?

- Sturge-Weber-Syndrom: Kongenitales neurokutanes Syndrom mit der Trias Naevus flammeus lateralis im Bereich des Trigeminus, Hämangiom der Uvea (Glaukomentwicklung) und verkalkende Hämangiome der Leptomeninx mit pathologischen Veränderungen der darunterliegenden Hirnrinde (neurologische Symptomatik).
- Klippel-Trenaunay-Syndrom: Kongenitale Angiodysplasie, gekennzeichnet durch die Trias Naevus flammeus, Varikose und Riesenwuchs meist einer, selten mehrerer Extremitäten.

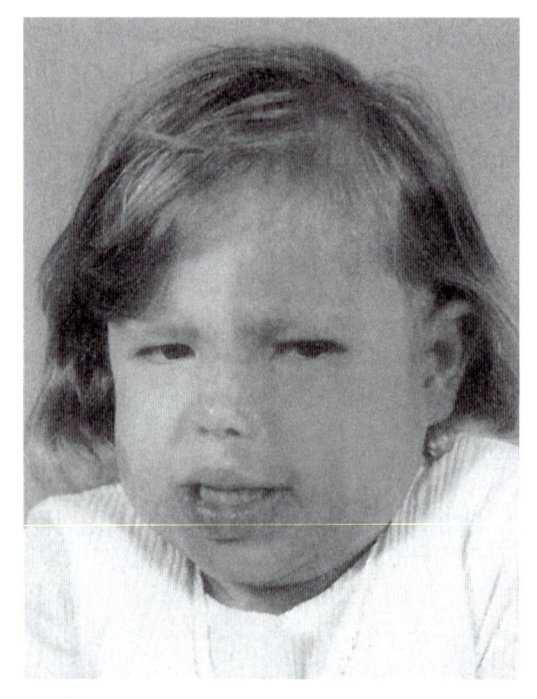

Abbildung 15-12: Sturge-Weber-Syndrom. (Aus Sahn EE: Dermatology Pearls. Philadelphia, Hanley & Belfus, 1999, S. 225.)

Vesikobullöse Erkrankungen

15.121
Was ist das Nikolski Zeichen?

Das Nikolski Zeichen ist ein Zeichen der epidermalen Fragilität: bei festem, seitlich-schiebendem Druck können die oberen Epidermislagen abgeschoben werden. Es ist positiv bei einigen Autoimmunerkrankungen, Infektionen, blasenbildenden Erkrankungen, wie Pemphigus vulgaris, staphylogenes Lyell-Syndrom (Staphylococcal scalded skin syndrome), Epidermolysis bullosa.

15.122
Was verursacht eine Blasenbildung der Haut bei Kindern?

- Infektionen: Bakteriell (Impetigo bullosa, SSSS), viral (HSV, Varizella zoster)
- Kontaktdermatitis
- Heriditäre Erkrankungen: z. B. Epidermolysis bullosa
- Autoimmunerkrankungen: Bullöses Pemphigoid, Pemphigus vulgaris,
- Andere: Erythema multiforme, toxische epidermale Nekrolyse (TEN) oder medikamentöses Lyell-Syndrom, Verbrennungen

15.123
Wie unterscheiden sich das SSSS (Staphylococcal scalded skin syndrom) von der TEN (toxischen epidermalen Nekrolyse)?

Beide sind diffuse blasenbildende Erkrankungen. Das SSSS tritt nach einer Staphylokokkeninfektion auf und wird verursacht durch hochaktive Exotoxine, die von den Staphylokokken produziert werden. Es ist ein charakteristisches Krankheitsbild bei Säuglingen und Kleinkindern. Ein generalisiertes makulöses Exanthems geht rasch in eine Epidermolyse über mit flächenhafter Ablösung der Haut, die Schleimhäute werden ausgespart. Die Blasenbildung betrifft die oberflächlichen Schichten der Epidermis.

TEN oder medikamentöses Lyell-Syndrom ist die Maximalvariante eines erythematobullösen Exanthems mit flächenhafter Epidermisablösung und kommt in allen Altersgruppen vor. Die Ätiologie ist unklar, es tritt jedoch vor allen nach Medikamenteneinnahme (z. B. Antibiotika, Antiepileptika, Allopurinol, NSAR, Psychopharmaka, Barbiturate, Diuretika) auf. Ein feinfleckiges, erythematöses Exanthem mit Blasenbildung geht in eine flächenhafte Epidermisablösung über. Die Haut kann handtuchartig abgeschoben werden. Oft sind Ober – und Unterlider, Konjunktividen, Mund – und Genitalschleimhaut mitbetroffen Die Blasenbildung betrifft tiefere Schichten der Haut, die komplette Epidermis kann nekrotisch sein. Wegen des hohen epidermalen Flüssigkeitsverlustes besteht Schockgefahr. Die Letalität liegt bei ca. 30 %, Intensivmaßnahmen sind notwendig (s. **Tab. 15-4**).

15.124
Warum sind Neugeborene so anfällig für SSSS?

Durch die unreife Niere eines Neugeborenen ist die Clearance des Exotoxins der Staphylokokken reduziert. Deshalb sind sowohl Neugeborene, als auch Patienten mit Niereninsuffizienz anfälliger für das SSSS.

15.125
Wo wird Staphylococcus aureus bei Patienten mit SSSS nachgewiesen?

Meist findet sich Staphylococcus aureus im Nasopharynx und am Nabel. Die ursprüngliche Infektion kann jedoch auch vom Urogenitaltrakt, von Wunden, von den Konjunktiven oder dem Blut ausgehen.

15.126
Was ist eine Epidermolysis bullosa?

Epidermolysis bullosa ist eine heterogene Gruppe von hereditären Erkrankungen, die durch eine gesteigerte Bereitschaft zur Blasenbildung nach geringfügigen Traumata charakterisiert ist. Nach der Position der Blasenbildung in Bezug auf die dermoepidermale Basalmembran werden die Epidermolysen in 3 Gruppen eingeteilt:

Tabelle 15-4: Unterschiede zwischen SSSS und TEN

	Staphylococcal scalded skin syndrom	Toxic epidermal necrolysis
Ätiologie	infektiös, Exotoxin der Staphylokokken	immunologisch, oft mit Medikamenten assoziiert
Mortalität	niedrig	hoch
Mitbeteiligung der Schleimhäute	selten	regelmäßig
Nikolsky Zeichen	positiv	positiv
schießscheibenförmige Effloreszenzen	nicht vorhanden	häufig vorhanden
Blasenbildung	betrifft obere Epidermis	subepidermal
Histologie	keine epidermale Nektrose oder dermale Entzündung	ausgeprägte epidermale Nekrose, perivaskuläre Entzündung der Haut

Roberts JL: Dermatologic bdesease. In McMillan JA, DeAngelis CD, Feigin RD, et al (eds): Oski`s Pediatrics, Principals and Practice, 3rd ed. Philadelphia, Lippincott Williams & Wilkins, 1999, S. 379.

P. Altmeyer: Enzyklopädie der Dermatologie, Venerologie, Allergologie, Umweltmedizin. Springer-Verlag Berlin Heidelberg 2006.

- Epidermolytische Blasenbildung: Suprabasale Spaltbildung infolge Zytolyse der Basalzellen.
- Junktiolytische Blasenbildung: Kontinuitätsverlust im Bereich der Lamina lucida der Basalmembran.
- Dermolytische Blasenbildung: Spaltbildung unterhalb der Basalmembran.

Die Ausprägung der Blasenbildung und die Anzahl der Narben korreliert mit dem Niveau der Blasen in der Haut

Dystrophic Epidermolysis bullosa Research Association of America: www.debra.org.

P. Altmeyer: Enzyklopädie der Dermatologie, Venerologie, Allergologie, Umweltmedizin. Springer-Verlag Berlin Heidelberg 2006.

15.127
Ist eine Steroidtherapie beim Steven-Johnson-Syndrom (SJS) oder bei der TEN vorteilhaft?

Steven-Johnson-Syndrom oder Erythema exudativum multiforme majus tritt häufig nach Infektionen oder Medikamenteneinnahme auf. Neben schwerer Störung des Allgemeinbefindens mit hohem Fieber, entstehen runde rotbläuliche Herde mit schmerzhafter Blasenbildung und Schleimhautmitbeteiligung. Häufig ist eine intensivmedizinischer Betreuung notwendig. Eine Steroidtherapie beim SJS kann im frühen Stadium bei ausgeprägter Schleimhautbeteiligung in Betracht gezogen werden. Die Nebenwirkungen der Steroide (erhöhtes Risiko für z. B. Blutungen, Infektionen) sollten mitbedacht werden. Sie sollten bei Verschlechterung des Krankheitsbildes sofort abgesetzt werden. Da sich das SJS in den meisten Fällen spontan zurück bildet, stehen unterstützende Therapien im Vordergrund: Hautpflege, Ernährung, augenärztliche Kontrollen sowie Therapie von bakteriellen Superinfektionen. Der Übergang von schweren Verlaufsformen des SJS in eine TEN ist fließend.

Der Einsatz von systemischen Glukokortikoiden bei der TEN wird kontrovers diskutiert. Einige Studien weisen auf eine schlechtere Prognose bei hoch dosierter Glukokortikoid-Medikation hin. Eine kurzfristige Stoßtherapie wird dennoch immer noch empfohlen.

Leaute-Labreze C, Lamireau T, Chawki D, et al: Diagnosis, classification, and management of erythema multiforme and Steven-Johnson syndrom. Arch Dis Child 83:347–352, 2000. P. Altmeyer: Enzyklopädie der Dermatologie, Venerologie, Allergologie, Umweltmedizin. Springer-Verlag Berlin Heidelberg 2006.

15.128
Wie sollte ein schnell fortschreitendes SJS oder TEN therapiert werden?

Intravenöse Immunglobulingabe sollte in Betracht gezogen werden. Insbesondere Patienten mit schlechter Nierenfunktion, IGA-Mangel und Hyperkoagulopathie bedürfen dabei einer sorgfältigen Beobachtung. Ansonsten intensivmedizinische Betreuung mit Isolierung und Infektionsschutz, Flüssigkeitsbilanzierung.

15.129
Welcher Erreger ist häufig assoziiert mit rezidivierendem Erythema multiforme?

Herpes simplex Virus.

15.130
Welcher Erreger sollte bei Kindern mit SJS in Betracht gezogen werden?

Mycoplasma pneumoniae.

16 Neurologie

Antiepileptische Medikamente

16.1
Sollte bei Kindern nach einem ersten epileptischen Anfall eine antikonvulsive Therapie begonnen werden?

Kinder mit einem einmaligen unkomplizierten Krampfanfall müssen in der Regel nicht antikonvulsiv behandelt werden. Epidemiologische Untersuchungen haben gezeigt, dass 60 % der Kinder mit einem einmaligen unkomplizierten Krampfanfall keinen weiteren Anfall erleiden. Ein «verspäteter» Beginn der antikonvulsiven Therapie beeinflusst die Langzeitprognose der Epilepsie nicht.

Antikonvulsiva haben dosisabhängige und idiosynkratische (nicht von der Dosis abhängige) Nebenwirkungen. Das Risiko eines Rezidivanfalls erhöht sich bei Auffälligkeiten im neurologischen Untersuchungsbefund, bei positiver Familienanamnese und wenn sich im Elektroenzephalogramm (EEG) epilepsietypische Potenziale zeigen oder ein pathologischer Befund in der Bildgebung vorliegt. Weiterhin steigt das Risiko eines Rezidivanfalls deutlich wenn es sich um einen nächtlichen Erstanfall handelt und kein direkter Provokationsfaktor zugrunde liegt.

Guerrini R, Arzimanoglou A and Brouwer O: Rationale for treating epilepsy in children. Epileptic Disord 4 Suppl 2: p. S9–21, 2002.

Hirtz D, Berg A, Bettis D et al: Practice parameter: treatment of the child with a first unprovoked seizure: Report of the Quality Standards Subcommittee of the American Academy of Neurology and the Practice Committee of the Child Neurology Society. Neurology 60(2): p. 166–75, 2003.

Holmes GL: Overtreatment in children with epilepsy. Epilepsy Res 52(1): p. 35–42, 2002.

16.2
Worin liegen die Vorteile einer Monotherapie zur Behandlung epileptischer Syndrome?

- Die kumulative Toxizität korreliert direkt mit der Anzahl der eingenommenen Medikamente.
- Im Vergleich zu einer Monotherapie treten kognitive und sensorische Beeinträchtigungen bei vielen in Kombination gegebenen Antiepileptika (trotz normaler Medikamentenspiegel) gehäuft auf.
- Medikamenteninteraktionen können paradoxer Weise zu einer Verstärkung des Anfallsleidens führen.
- Bei einer Kombinationstherapie kann die Zuordnung unerwünschter Nebenwirkungen Schwierigkeiten bereiten.

16.3
Wann sollten bei unbefriedigendem Therapieerfolg oder fraglicher Compliance die Blutspiegel der Antiepileptika bestimmt werden?

Serumspiegel sollten zur Messung subtherapeutischer oder toxischer Konzentrationen der Antiepileptika bestimmt werden. Am sinnvollsten ist es, den Serumspiegel kurz vor einer regulären Medikamenteneinnahme (beispielsweise morgens) zu bestimmen. Subtherapeutische Serumspiegel sind die häufigste Ursache persistierender Anfälle. Andererseits kann sich die Toxizität von Antiepileptika wie beispielsweise Phenytoin auch durch vermehrte Krampfanfälle manifestieren. Allgemein gilt, dass die Serumwerte bei Tabletten oder Kapseln weniger schwanken als mit Lösungen.

Glauser TA and Pippenger CE: Controversies in blood-level monitoring: reexamining its role in the treatment of epilepsy. Epilepsia 41 Suppl 8: p. S6–15, 2000.

16.4
Welche antiepileptische Medikation wird bei Kindern mit einem primär generalisierten tonisch-klonischen Krampfanfall empfohlen?

Die «traditionellen» antiepileptischen Medikamente (Phenobarbital und Phenytoin) sind wegen ihrer Nebenwirkungen nicht mehr Mittel der Wahl zu Behandlung von generalisierten tonisch-klonischen Krampfanfällen (früher: Grand mal Anfällen) bei Kindern (obwohl Phenobarbital die Therapie der Wahl bei neonatalen Krampfanfällen ist). Zur Behandlung primär generalisierter tonisch-klonischer Anfälle zeigt sich eine vergleichbare Wirksamkeit bei Phenytoin, Carbamazepin, Valproat, Topiramat, Oxcarbazepin und Lamotrigin. Auf dieser Grundlage haben sich Valproat und Lamotrigin zur Behandlung der Wahl bei generalisierten tonisch-klonischen Krampfanfällen im Kindesalter entwickelt.

Faught E: Clinical trials for treatment of primary generalized epilepsies. Epilepsia 44 Suppl 7: p. 44–50, 2003.
French JA, Kanner AM, Bautista J et al: Efficacy and tolerability of the new antiepileptic drugs, I: Treatment of new-onset epilepsy: report of the TTA and QSS Subcommittees of the American Academy of Neurology and the American Epilepsy Society. Epilepsia 45(5): p. 401–9, 2004.
LaRoche SM and Helmers SL: The new antiepileptic drugs: scientific review. Jama 291(5): p. 605–14, 2004.

16.5
Wie werden Absence-Epilepsien medikamentös behandelt?

Ethosuximid, Valproat und Lamotrigin sind zur Behandlung von Absence-Epilepsien gleich wirksam und resultieren in einer deutlichen Reduktion der Anfallshäufigkeit. Weiterhin bleibt Ethosuximid aus mehreren Gründen das Mittel der Wahl:

- Gute Erfahrung bei vielen Patienten: Es kommt häufig nicht nur zu einem Sistieren der Absenceanfälle, sondern auch einer Normalisierung des EEGs (keine 3Hz Spike-Wave Komplexe mehr).
- Bei den meisten Patienten findet sich eine gute Verträglichkeit obwohl wenige Fälle mit schweren Knochenmarks-, Leber- oder dermatologischen Veränderungen aufgetreten sind.
- Es hat eine relativ lange Serumhalbwertszeit (40 Stunden). Daher genügt eine ein- oder zweimalige Gabe/Tag.
- Es handelt sich um eine relativ günstige Substanz.

Nachteil von Ethosuximid ist, dass es nur gegen Absencen schützt. Kinder mit weiteren generalisierten Anfällen sollten mit Valproat oder Lamotrigin behandelt werden. Bei Valproat besteht das Risiko einer idiosynkratischen Lebertoxizität, Gewichtszunahme und Teratogenität.

16.6
Können antiepileptische Medikamente paradoxerweise zu einer Verstärkung des Anfallsleidens führen?

Eine paradoxe Verstärkung der Anfallserkrankungen wurde bei vielen antiepileptischen Medikamente beobachtet. Ursache hierfür kann ein unspezifischer Effekt bei Überdosierung sein. Zusätzlich können bestimmte Medikamente bestimmte Anfallsarten verstärken. Z.B. kann Carbamazepin Absencen, Myoklonien und astatische Anfälle bei generalisierten Epilepsiesyndromen verstärken. Phenytoin und Vigabatrin können ebenso generalisierte Anfälle verstärken. Gabapentin und Lamotrigin können zu einer Zunahme myoklonischer Anfälle führen.

Perucca E, Gram L, Avanzini G et al: Antiepileptic drugs as a cause of worsening seizures. Epilepsia 39(1): p. 5–17, 1998.

16.7
Was sind typische dosisabhängige Nebenwirkungen von antiepileptischen Medikamenten?

Dosisabhängige Nebenwirkungen können bis zu einem bestimmten Grad vorhergesagt und antizipiert werden. Häufige dosisabhängige Nebenwirkungen sind Sedierung, Kopfschmerz, gastrointestinale Störungen, Gleichgewichtsstörungen und Dysarthrie. In diesen Fällen kann eine Reduktion der Dosis um 25 bis 50 % vorgenommen werden und zwei Wochen auf eine Toleranzentwicklung gewartet werden. Zusätzlich können bei manchen Patienten Verhaltensauffälligkeiten und kognitive Veränderungen beobachtet werden, die klinisch nur sehr leicht ausgeprägt sein können.

Loring DW and Meador KJ: Cognitive side effects of antiepileptic drugs in children. Neurology 62(6): p. 872–7, 2004.

16.8
Welche idiosynkratischen Medikamentenwirkungen sind mit antiepileptischen Medikamenten assoziiert?

Idiosynkratische Reaktionen treten unvorhersehbar ein, können potentiell fatal sein und sind nicht von der Dosierung abhängig.

- **Carbamazepin:** Leukopenie, aplastische Anämie, Thromozytopenie, Leberfunktionsstörungen, Hautausschläge
- **Ethosuxmid:** Leukopenie, Panzytopenie, Hautausschläge
- **Phenobarbital:** Hautausschläge, Stevens-Johnson Syndrom, Leberfunktionsstörungen
- **Phenytoin:** Leberfunktionsstörungen, Lymphadenopathie, Bewegungsstörungen, Stevens-Johnson-Syndrom, Leberversagen
- **Valproat:** Leberversagen, Hyperammonämie, Pankreatitis, Thrombozytopenie, Hautausschläge und Stupor

16.9
Bei welchen Kindern ist das Risiko eines valproatinduzierten Leberversagens am größten?

Die höchste Inzidenz eines valproatinduziertes Leberversagens findet sich bei Kindern unter 2 Jahren mit weiterer Begleitmedikation (1:540). Bei Kindern unter 2 Jahren mit Valproat als Monotherapie reduziert sich die Häufigkeit auf 1:8000. Die Komplikation ist unabhängig von der Dosierung und tritt meist während der ersten 3 Monate der Therapie auf. Bis zu 40 % der Patienten unter Valproatbehandlung entwickeln eine dosisabhängige Erhöhung der Leberenzyme, die sich jedoch durch eine Anpassung der Dosierung meist bessert. Trotzdem lässt sich durch eine regelmäßige Bestimmung der Leberenzyme ein akutes Leberversagen nicht vorhersagen. Diskutiert wurde, dass Valproat einen Carnitinmangel verursacht und von manchen Ärzten wird trotz fehlender klinischer Daten eine prophylaktische Carnitingabe empfohlen.

Bryant AE and Dreifuss FE: Valproic acid hepatic fatalities. III. U.S. experience since 1986. Neurology 46(2): p. 465–9, 1996.

16.10
Welche Frühzeichen für Hypersensitivitätssyndrome kennen Sie?

Hypersensitivitätssyndrome treten häufig in den ersten Monaten der Behandlung auf. Es kann sich hierbei um einen Temperaturanstieg über 40 Grad, anhaltendes Erbrechen, Lethargie, Hautschälung, Schleimhautläsionen, Gesichtsrötung, Zungenschwellung, konfluierendes Erythem, palpable Purpura, Blutungsstörungen, Lymphknotenvergrößerungen und asthmatische Symptome handeln. In der Laboruntersuchung kann eine Eosinophilie, atypische Lymphozytose und erhöhte Leberenzyme gefunden werden. Regelmäßige Laboruntersuchungen (alle 3 bis 6 Monate) sollten daher bei der Gabe aller antiepileptischen Medikamenten durchgeführt werden (wodurch sich jedoch potentielle lebensgefährliche Situationen nicht vorhersehen lassen).

Browne TR and Holmes GL: Epilepsy. N Engl J Med 344(15): p. 1145–51, 2001.
Stern RS: Improving the outcome of patients with toxic epidermal necrolysis and Stevens-Johnson syndrome. Arch Dermatol 136(3): p. 410–1, 2000.

16.11
Wie sollten antiepileptische Medikamente dosiert werden?

Siehe **Tabelle 16-1**.

Tabelle 16.1: Übliche Erhaltungsdosis und wirksame Plasmakonzentration* ausgewählter antiepileptischer Medikamente, wenn sie bei Kindern eingesetzt werden.

Medikament	Handlesname	übliche Erhaltungsdosis (mg/kg/d)	wirksame Plasmakonzentration (µg/ml)
Carbamazepin	Tegretol, Timonil, Generika	10 bis 30	4 bis 12
Ethosuximid	Petnidan, Suxilep	15 bis 40	40 bis 120
Gabapentin	Neurontin, Generika	30 bis 45	5 bis 15
Lamotrigin	Lamictal, Generika	2 bis 8	2 bis 20
Oxcarbazepin	Trileptal, Timox	20 bis 40	5 bis 50
Phenobarbital	Luminal	2 bis 10	10 bis 45
Phenytoin	Phenhydan, Epanutin	4 bis 7	10 bis 30
Tiagabin	Gabitril	1 bis 2	5 bis 70
Topiramat	Topamax	5 bis 10	2 bis 25
Valproat	Ergenyl, Orfiril, Convulex, Convulsofin, Generika	30 bis 45	60 bis 120
Zonisamid	Zonegram	4 bis 12	10 bis 40

* Therapeutische Bereiche können bei antiepileptischen Medikamente nur näherungsweise angegeben werden. Bei fehlenden Nebenwirkungen kann im Einzelfall eine Erhöhung der Dosis bis zur Kontrolle des Anfallsleidens vorgenommen werden. Auf der anderen Seite können Medikamente auch schon im «therapeutischen Bereich» toxisch wirken. Prinzipiell sollte der Patient und nicht ein Plasmaspiegel (oder Dosierungen) behandelt werden.

16.12
Nach welcher Zeit kann eine antiepileptische Therapie beendet werden?

Ein Absetzen der antiepileptischen Medikation sollte bei Kindern, die zwei Jahre lang anfallsfrei sind in Erwägung gezogen werden. Die höchste Remissionsrate findet sich dann bei den Kindern die einen unauffälligen neurologischen Untersuchungsbefund aufweisen und bei denen das EEG einen Normalbefund zeigt. Die schlechteste Prognose haben Kinder mit einer symptomatischen Epilepsie und weiterhin auftretenden EEG-Veränderungen oder auffälligen neurologischen Untersuchungsbefunden.

Greenwood RS and Tennison MB: When to start and stop anticonvulsant therapy in children. Arch Neurol 56(9): p. 1073–7, 1999.

16.13
Sollte eine antiepileptische Medikation über einen kurzen oder einen langen Zeitraum abgesetzt werden?

Generell sollte eine antiepileptische Medikation schrittweise abgesetzt werden. Die meisten Medikamente können sicher innerhalb von Wochen ausgeschlichen werden. In einer Studie mit mehr als 100 Kindern, die 2 bis 4 Jahre anfallsfrei waren, fand sich kein Unterschied hinsichtlich erneut auftretender Anfälle bei einem Absetzen innerhalb von 6 Wochen oder 9 Monaten.

Tennison M, Greenwood R, Lewis D et al: Discontinuing antiepileptic drugs in children with epilepsy. A comparison of a six-week and a nine-month taper period. N Engl J Med 330(20): p. 1407–10, 1994.

Infantile Zerebralparesen

16.14
Wie werden infantile Zerebralparesen definiert?

Infantile Zerebralparesen stellen kein einheitliches Krankheitsbild dar, sondern bezeichnen einen heterogenen Symptomkomplex verschiedener prä-, peri- oder postnatal erworbenen Enzephalopathien. Sie werden häufig durch Epilepsien, sensorische Störungen und mentale Retardierung begleitet. Ursachen können zerebrale Malformationen, Infektionen (sowohl intrauterin als auch extrauterin), perinatale Schlaganfälle, hypoxisch-ischämische Enzephalopathien und traumatische Schäden sein. Klassischerweise handelt es sich um ein nicht progressives Krankheitsbild, wobei sich die klinische Manifestation durch Adaptationsvorgänge und Entwicklung des Gehirns ändern kann.

16.15
Was sind die Levine (POSTER) Kriterien zur Diagnose einer infantile Zerebralparese?

- P = posturing (Haltung)
- O = oropharyngeale Probleme
- S = Strabismus
- T = Tonus (Hypertonie oder Hypotonie)
- E = Entwicklungsstörungen (Persistenz primitiver Reflexe oder Haltungsstörungen)
- R = Reflexe (gesteigert Muskeleigenreflexe, persistierendes Babinski Zeichen)

Das Vorliegen von vier dieser Punkte weist stark auf eine infantile Zerebralparese hin.

Feldman H: Developmental-behavioral pediatrics, in Atlas of Pediatric Diagnosis, B. Zitelli and H. Davies (Editors), Mosby: St. Louis. p. 75, 2002.

16.16
Welche Formen der infantilen Zerebralparese kennen Sie?

Die klinische Klassifikation der infantilen Zerebralparesen erfolgt auf Basis der Bewegungsstörungen, des Muskeltonus und der anatomischen Verteilung. Ein einzelner Patient kann mehr als eine Form der infantilen Zerebralparese haben. Die spastische Zerebralparese wird in $2/3$ der Patienten beobachtet und ist somit am häufigsten.

Man unterscheidet:

- **Spastische Zerebralparese**: Diese Form ist durch Zeichen des ersten Motorneurons mit erhöhtem Muskeltonus (Taschenmesserphänomen positiv), gesteigerten Muskeleigenreflexen, Persistenz pathologischer Reflexe und spastischer Paresen charakterisiert.
- **Extrapyramidale (nichtspastische oder dyskinetische) Zerebralparese**: Diese Form der infantilen Zerebralparese ist durch unwillkürliche Bewegungsstörungen und wechselnde Muskeltonus mit choreatetotischen Bewegungen assoziiert. Es findet sich meist eine symmetrische, alle vie Extremitäten betreffende Verteilung.
- **Hypotone Zerebralparese**: Diese Form manifestiert sich mit einer generalisierten muskulären Hypotonie, verbunden mit normalen oder gesteigerten Muskeleigenreflexen. Viele dieser Patienten entwickeln zerebelläre Defizite mit Koordinationsstörungen und Ataxie. Weiterhin kann bei $1/3$ der Patienten eine schwere mentale Retardierung beobachtet werden.
- **Ataktische Zerebralparese**: Primär zerebelläre Zeichen
- Mischformen

Murphy N and Such-Neibar T: Cerebral palsy diagnosis and management: the state of the art. Curr Probl Pediatr Adolesc Health Care 33(5): p. 146–69, 2003.

16.17
Wie häufig ist eine infantile Zerebralparese Folge einer perinatalen Asphyxie?

Im Gegensatz zu häufig verbreiteten Meinungen zeigte sich in großen epidemiologischen und longitudinalen Studien, dass Asphyxie eine relativ seltene Ursache für eine infantile Zerebralparese ist (3 bis 20 %). Meist können infantile Zerebralparesen prä- oder postnatalen Störungen zugeschrieben werden.

Nelson KB: Can we prevent cerebral palsy? N Engl J Med 349(18): p. 1765–9, 2003.

16.18
Welche Verhaltensauffälligkeiten können während des ersten Lebensjahres auf eine infantile Zerebralparese hinweisen?

- Leichte Ablenkbarkeit, konstantes Schreien, Schlafstörungen (bei bis zu 30 % der Kinder mit infantiler Zerebralparesen wird zuvor die Diagnose schwerer Koliken gestellt)
- Ernährungsstörungen auf Grund von Schwierigkeiten des koordinierten Saugens und Schluckens, häufiges Erbrechen und langsame Gewichtszunahme
- Steifigkeit beim Anziehen oder der Körperpflege
- Leichte Erschreckbarkeit
- Unfähigkeit, im Alter von 4 Monaten die Hände in die Mittellinie zusammenzuführen
- Unfähigkeit, nach 6 Monaten den Kopf anzuheben
- Keine Körperdrehung nach 6 Monaten
- Unfähigkeit, im Alter von 8 Monaten zu Sitzen
- Kein Krabbeln im Alter von 12 Monaten

16.19
Welche Probleme sind regelmäßig mit infantilen Zerebralparese assoziiert?

- **Mentale Retardierung:** $2/3$ der Patienten mit infantiler Zerebralparese sind mental retardiert. Am häufigsten sind Kinder mit einer spastischen Quadriplegie betroffen.
- Lernstörungen
- **Ophtalmologie Störungen:** Strabismus, Amblyopie, Nystagmus, Refraktionsstörungen
- Hörstörungen
- Kommunikationsprobleme
- **Krampfanfälle:** werden bei $1/3$ der Patienten beobachtet, am häufigsten bei Patienten mit spastischer Hemiplegie
- Ernährungsprobleme
- Gasträosophagealer Reflux
- **Verhaltensstörungen und emotionale Probleme:** vor allem Attention-Defizit, bzw. Hyperaktivitätssyndrom (auch Depression)

Murphy N and Such-Neibar T: Cerebral palsy diagnosis and management: the state of the art. Curr Probl Pediatr Adolesc Health Care 33(5): p. 146–69, 2003.

16.20
Welche Merkmale weisen auf eine progrediente Störung des ZNS und weniger auf eine Zerebralparese als Ursache motorischer Störungen hin?

- **Vergrößerung des Kopfumfanges** über die Norm (möglicher Hydrocephalus, Tumor, oder neurodegenerative Störungen)
- **Ophtalmologische Störungen:** Katarakt, retinale Pigmentationsstörungen, Atrophie/Hypoplasie des Nervus opticus, choreoretinale Lakunen
- **Hautstörungen:** Vitiligo, Café-au-lait-Flecken, Naevus flammeus
- Hepatomegalie und/oder Splenomegalie (mögliche Speicherkrankheiten)
- Schwache oder fehlende Muskeleigenreflexe
- Sensibilitätsstörungen
- Entwicklungsstörungen oder Rückschritte in der Entwicklung

Taft LT: Cerebral palsy. Pediatr Rev 16(11): p. 411–8; quiz 418, 1995.

Liquor cerebrospinalis

16.21
Wie groß ist der normale Liquordruck?

Der Liquordruck wird zu Beginn einer Lumbalpunktion als Liquoreröffnungsdruck gemessen und hängt vom Alter des Patienten ab. Zur Messung des Liquoreröffnungsdrucks wird der Patient seitlicher gelagert. Normale Werte sind 50 mm H_2O bei Neugeborenen, 85 bis 110 mm H_2O bei Kleinkindern und bis zu 150 mm H_2O bei älteren Kindern. Bei starker Beugung des Rumpfes während der Lumbalpunktion können auch bei Kindern größere Werte von 100 bis 280 mm H_2O gemessen werden.

Bonadio WA: The cerebrospinal fluid: physiologic aspects and alterations associated with bacterial meningitis. Pediatr Infect Dis J 11(6): p. 423–31, 1992.
Ellis R: Lumbar cerebrospinal fluid opening pressure measured in a flexed lateral decubitus position in children. Pediatrics 93(4): p. 622–3, 1994.

16.22
Wie groß ist das Liquorvolumen bei Kleinkindern, Kindern und Jugendlichen?

Das Volumen der inneren Liquorräume (Ventrikelsystem) beträgt bei Neugeboren 40 bis 50 ml, bei Kleinkindern und Kindern 65 bis 100 ml und bei Teenagern und Erwachsenen 90 bis 150 ml. Der Plexus choroideus sezerniert pro Minute 0.3 bis 0.4 ml Liquor cerebrospinalis, was einer Menge von 20 ml pro stunde und 150 ml pro Tag entspricht. Somit werden stündlich ungefähr 15 % des Liquorvolumens umgesetzt.

16.23
Was sind die häufigsten Ursachen für eine Erhöhung des Proteins im Liquor cerebrospinalis?

Eine Erhöhung des Gesamtproteins (>450mg/L) ist eine unspezifische Veränderung, die bei verschiedenen Krankheitsbildern auftreten kann. Zu den häufigsten Ursachen gehören:

Infektionen: akute bakterielle Meningitiden (Pneumokokken, Meningokokken, Haemophilus influenzae), virale Meningitiden, tuberkulöse Meningitiden, Lues oder Enzephalitiden

Andere entzündliche Erkrankungen: Guillan-Barré-Syndrom (GBS), Multiple Sklerose, periphere Neuropathien, postinfektiöse Enzephalopathien

Tumoren der Grosshirnhemispheren oder des Rückenmarks

Zerebrovaskuläre Erkrankungen: Hirnblutungen (Subarachnoidalblutung, Subduralhämatome, intrazerebrale Blutungen) oder akute zerebrale Ischämien bei Vaskulitiden, Diabetes mellitus oder arterieller Hypertonie

Neurodegnerative Prozesse wie Leukoenzephalopathien beispielsweise bei Globoid-Zell-Leukodystrophie (Morbus Krabbe)

Metabolische Störungen (z. B. Urämie)

Toxinen (z. B. Blei)

16.24
Welche Liquorveränderungen können auf metabolische Ursache neurologischer Erkrankungen hinweisen?

Erhöhtes Gesamtprotein im Liquor ist charakteristisch für eine metachromatische Leukodystrophie und eine Globoid-Zell-Leukodystrophie.

Verminderte Glucosekonzentration im Liquor kann bei systemischer Hypoglykämie infolge gestörter Gluconeogenese oder gestörtem Glucosetransport über die Blut-Hirn-Schranke (Glut-1-Mangelsyndrom) auftreten.

Erniedrigte Folsäurekonzentration im Liquor weist auf Störungen des Folsäuremetabolismus hin.

Aminosäuren im Liquor (Glycin, Glutamat und Gammaaminobuttersäure (GABA) können bei nichtketotischer Hyperglykämie, pyridoxinabhängiger Epilepsie und anderen Störungen im GABA-stoffwechsel wegweisend sein.

Laktat und Pyruvat sind im Liquor bei Störungen des zerebralen Energiehaushalts, wie bei Pyruvatdehydrogenasemangel, Pyruvatcarboxylasemangel, zahlreichen Störungen der Atmungskette und beim Menke Syndrom erhöht.

Erniedrigtes Laktat im Liquor kann bei Glut-1-Mangelsyndrom beobachtet werden.

Veränderte Werte biogener Amine im Liquor können auf verschiedene Erkrankungen mit gestörter Neurotransmission hindeuten.

16.25
Was ist ein positives Kernig- oder Brudzinski-Zeichen als Hinweise auf eine meningeale Reizung?

Das **Kernig-Zeichen** gilt als positiv, wenn bei 90° Hüftbeugung das Kniegelenk nicht vollständig gestreckt werden kann.

Das **Brudzinski-Zeichen** gilt als positiv, wenn bei passivem Vorbeugen des Kopfes reflektorisch die Beine in den Kniegelenken angewinkelt werden.

16.26
Wodurch unterscheiden sich die Symptome eines erhöhten intrakraniellen Drucks bei Kleinkindern und älteren Kindern?

Kleinkind: vergrößerter Kopfumfang, verspäteter Schluss der Fontanellen, Vorwölbung der Fontanellen, Trennung der Schädelsuturen, Entwicklungsstörungen, Makrocephalie, Sonnenuntergangszeichen, schrilles Schreien

Ältere Kinder: Kopfschmerzen (frühmorgendlich, aus dem Schlaf heraus), Übelkeit und Erbrechen, Persönlichkeits- und Stimmungsveränderungen, Lethargie, Anorexie, übermäßige Erschöpfbarkeit, Somnolenz, Doppelbilder als Folge einer Abduzens- oder Okulomotoriuslähmung, Papillenödem.

16.27
Was versteht man unter der Cushing-Triade?

Unter einer Cushing-Triade versteht man die Entwicklung einer verlangsamten und unregelmäßigen Atmung, verminderter Herzfrequenz und eines erhöhten Blutdrucks (insbesondere systolisch) als Folge eines erhöhten intrakraniellen Drucks. Eine Cushing-Triade kann weiterhin bei Kindern mit Raumforderungen der hinteren Schädelgrube beobachtet werden. In beiden Fällen kommt es zu einer Störung des Kreislaufzentrums der Medulla oblongata. Die Cushing-Triade gilt als Spätzeichen für gesteigerten intrakraniellen Druck.

16.28
Welche Formen des Hydrozephalus kennen Sie?

Hydrozephalus communicans/Hydrozephalus malresortivus: keine Störung des intrazerebralen Liquorabflusses. Die Liquorzirkulation ist extrazerebral gestört oder der Liquor kann nicht in den Arachnoidalzotten (Pacchioni-Granulationen) nicht richtig absorbiert werden. Ursachen hierfür können meningeale Vernarbungen als Folge einer bakteriellen Meningitis oder Subarachnoidalblutungen sein.

Nichtkommunizierender Hydrozephalus: Störung der intrazerebralen Liquorzirkulation. Ursachen hierfür können kongenitale Malformationen (Aquäduktstenose, Dandy-Walker-Malformation mit zystischer Erweiterung des vierten Ventrikels) oder Raumforderungen (Tumoren, arteriovenöse Malformationen) sein.

Hydrozephalus ex vacuo: erhöhtes Liquorvolumen verursacht durch Verringerung des Hirnparenchyms (bei Malformationen/Atrophie). Beim Hydrozephalus ex vacuo kommt zu keiner Steigerung des intrakraniellen Drucks.

16.29
Wie verändert sich der Kopfumfang während des ersten Lebensjahres?

Bei der Geburt beträgt der Kopfumfang (Kopfzirkumferenz) ungefähr 34 cm. Er vergrößert sich monatlich normalerweise um 2 cm in den ersten drei Monaten, um 1 cm von Monat 4 bis 6 und 0,5 cm von Monat 7 bis 12. Die Messung des Kopfumfangs sollte Bestandteil jeder körperlichen Untersuchung sein. Abweichungen von Normalwerten werden bei Störungen der Hirnentwicklung, bei Hydrozephalus oder subduraler oder subarachnoidaler Flüssigkeitsansammlungen beobachtet.

16.30
Was sind Komplikationen ventrikulärer Shunts?

Ventrikuläre Shunts sorgen bei Störungen der Liquorzirkulation oder -absorption für normalen Liquorabfluss. Hierbei wird der Liquor beispielsweise peritoneal, renal oder in den Vorhof abgeleitet. Moderne Shunts haben die Behandlungsmöglichkeiten für Kinder mit Hydrozephalus deutlich verbessert, bergen aber auch das Risiko von Obstruktionen, Infektionen oder mechanischen Fehlfunktionen. Als Folge kann der intrakranielle Druck steigen. Bei Kindern mit Shuntinfektionen findet man häufig subfebrile Temperaturen und Hirndruckzeichen. Kinder mit Shuntinfektion oder -fehlfunktion können rasch stark gesteigerten Hirndruck entwickeln. Kinder mit Verdacht auf Shuntinfektion oder -fehlfunktion sollten aus diesem Grund engmaschig überwacht werden bis die Störung behoben ist.

16.31
Nennen Sie die Charakteristika des Pseudotumor cerebri?

Der Pseudotumor cerebri ist Ausdruck einer Steigerung des Liquordrucks ohne Nachweis intrakranieller Raumforderung oder eines Hydrozephalus. Charakteristischerweise finden sich dabei:

- Kopfschmerzen, Erschöpfbarkeit, Erbrechen, Anorexie, Nackensteifigkeit und Doppelbilder durch gesteigerten intrakraniellen Druck
- Papillenödem, Visusminderung, Gesichtsfeldausfälle, Paresen des M. abducens und/oder des M. oculomotorius
- Im Computertomogramm normal weites oder sogar enges Ventrikelsystem, möglicherweise eine «empty sella» durch Hypophysenapoplex
- Pathologisch gesteigerter Liquoreröffnungsdruck bei ansonsten unauffälligem Liquor

16.32
Was sind die Ursachen eines Pseudotumor cerebri?

Man unterscheidet zwischen einem primären (idiopathischen, 90 % der Fälle) und einem sekundären Pseudotumor cerebri. Als Faktoren, die einen **Primären Pseudotumor cerebri** begünstigen gelten Übergewicht, Medikamente (Tetrakykline, Nitrofurantoin, Steroide, Amiodaron, orale Kontrazeptiva) endokrinologische Störungen (Hypothyreose, Hypoparathyreoidismus, Cushing-Syndrom), hämatologische (Anämie) und metabolische (Mukovizidose, Hyper-/Hypovitaminose A und D) Störungen. Ein **Sekundärer Pseudotumor cerebri** kann durch eine Liquorüberproduktion (Plexuspapillom) oder durch Resorptionsstörung des Liquor cerebrospinalis verursacht werden (Sinusvenenthrombose).

16.33
Welche Möglichkeiten stehen zur Behandlung eines Pseudotumor cerebri zur Verfügung?

Die Therapie des Pseudotumor cerebri richtet sich nach den zugrunde liegenden Risikofaktoren und deren Elimination (Gewichtsreduktion, Beendigung einer entsprechenden Pharmakotherapie, Therapie endokrinologischer und metabolischer Störungen). In schweren und therapierefraktären Fällen bietet sich therapeutisch weiterhin die Möglichkeit einer Liquorentlastungspunktion, einer Therapie mit Azetazolamid, einer Optikusscheidenfensterung oder der Anlage eines lumboperitonealen Shunts.

16.34
Wie kann die Häufigkeit postpunktioneller Kopfschmerzen reduziert werden?

- Verwendung einer atraumatischen Punktionsnadeln nach Sprotte
- Verwendung möglichst kleiner Kanülenstärken (< 20 G)

Umstritten ist, ob eine flache Lagerung für 1 bis 2 Stunden nach der Punktion das Risiko eines postpunktionellen Kopfschmerz reduziert.

Vermischtes

16.35
Wodurch zeichnet sich die neurologische Untersuchung im Kindesalter aus?

Durch Beobachtung der Bewegungsabläufe und beim Spielen lassen sich oftmals Rückschlüsse auf neurologische Erkrankungen bei Kindern ziehen. Dabei achtet man besonders auf die Interaktion des Kindes mit der Umwelt, die Kreativität mit der es spielt und die gerichtete Aufmerksamkeit. Die Funktion der Hirnnerven kann durch Beobachtung der Augenbewegung, der Gesichtsmuskulatur und der Reaktion auf visuelle und akustische Reize untersucht werden. Wiederholte Seitenunterschiede spontaner motorischer Aktivität können auf Paresen hinweisen. Inspektion des Kindes beim Sitzen, Stehen oder Gehen lässt zudem Rückschlüsse auf mögliche Erkrankungen des Kleinhirns zu.

16.36
Worin liegen die Vor- und Nachteile der Computertomographie im Vergleich zur Magnetresonanztomographie?

Die **Computertomographie (CT) ohne Kontrastmittel** ermöglicht eine rasche Untersuchung bei neurologischen Notfällen. Dabei können unter anderem Schädelfrakturen, Zeichen einer Einklemmung oder erhöhten intrakraniellen Drucks, intrazerebrale und subarachnoidale Blutungen und Mittellinienverlagerungen durch Raumforderungen dargestellt werden. Die Untersuchung ist schnell durchführbar, verursacht weniger Kosten als eine Magnetresonanztomographie (MRT), stellt aber eine gewisse Belastung an Röntgenstrahlen dar.

CT mit Kontrastmittel stellt Störungen der Blut-Hirn-Schranke dar und vaskuläre Strukturen dar. Hierdurch lassen sich Tumoren, Ödeme, fokale Entzündungen, Hämangiome und arteriovenöse Malformationen darstellen.

MRT ohne Kontrastmittel: hiermit lassen sich Parenchymveränderungen des Gehirns, insbesondere auch des Myelons und der hinteren Schädelgrube mit höherer Auflösung als mit der CT darstellen. Verschiedene gewebespezifische Relaxationszeiten (T1, T2, Proton Density) erlauben eine bessere Abgrenzung der grauen von weißer Substanz. Durch die Untersuchung entsteht keine Strahlenbelastung des Patienten. Nachteile der MRT sind die geringere Sensitivität bei Frakturen und die längere Untersuchungsdauer, die eine Sedierung des Kindes notwendig machen kann. MRT-Untersuchungen dürfen nicht bei Trägern von Implantaten mit ferromagnetischen Eigenschaften getragen werden.

MRT mit Kontrastmittel: stellt Veränderungen wie sie mit der CT-Untersuchung mit Kontrastmittel dargestellt werden, mit höherer Auflösung dar.

Magnetresonanzangiographie: hiermit lassen sich größere Arterien und Venen ohne Kontrastmittel dargestellt werden. Die Untersuchung ist nicht-invasiv kann bei der Diagnose von Gefässstenosen, arteriovenöser Malformationen und von Aneurysmen beitragen.

Altemeier WA, Levine C and Rodriguez F: A pediatrician's view. Imaging procedures in pediatric neurological conditions. Pediatr Ann 27(10): p. 607–9, 1998.

16.37
Ein Kind stellt sich mit einer progredienten Schwäche des linken Beines und Doppelbildern, insbesondere beim Blick nach links vor. Wo ist die Läsion?

Anamnestisch und in Kombination mit den Befunden der klinisch-neurologischen Untersuchung mit linnksseitigen Pyramidenbahnzeichen (gesteigerte Reflexe, positives Babinski-Zeichen) und kontralateraler Schädigung des N. oculomotorius lässt eine Läsion oberhalb der Pyramidenkreuzung vermuten. Ursache kann bei langsam-progredienten Verlauf beispielsweise ein pontines Gliom sein.

16.38
Eine dilatierte und lichtstarre Pupille weist auf die Kompression welcher Struktur hin?

Eine Kompression im Verlauf des N. oculomotorius. Ursache kann beispielsweise eine supratentorielle Raumforderung mit der Folge einer unkalen transtentoriellen Herniation mit Verlagerung des medio-basaler Temporallappenanteile in den Tentoriumschlitz sein.

16.39
Enge lichtstarre Pupillen und respiratorische Störungen weisen auf die Kompression welcher Struktur hin?

Ursache dieses Krankheitsbildes ist eine Kompression des Pons. Diese kann beispielsweise durch eine progrediente zerebrale Raumforderung mit der Folge einer Herniation von Hirnstammanteilen im Foramen magnum verursacht werden.

16.40
Inwiefern unterscheidet sich das klinische Bild eines Schlaganfalls bei Neugeborenen und älteren Kindern?

Neugeborene haben häufig Krampfanfälle, wohingegen ältere Kinder ein akutes sensomotorischem Hemisyndrom aufweisen können.

Calder K, Kokorowski P, Tran T et al: Emergency department presentation of pediatric stroke. Pediatr Emerg Care 19(5): p. 320–8, 2003.

16.41
Was umfasst die Differenzialdiagnose kindlicher Schlaganfälle?

Man unterscheidet zwischen ischämischen (85%) und hämorrhagischen (15%) Schlaganfällen. Folgende Ursachen sollten abgeklärt werden:

Kardiombolisch: Kongenitale Herzfehler, Vorhofmyxome, Endokarditis, rheumatische oder valvuläre Herzkrankheiten

Hämatologisch: Hyperkoagulation (Antithrombin III Mangel, Protein C und S Mangel), Hyperviskosität (Leukämie, Hyperproteinämie, Thrombozytose), Gerinnungsstörungen (Hämophilie, Thrombozytopenie, Faktor-V Leiden Mutation, Hyperhomocysteinämie), Hämoglobinopathien (Sichelzell-Anämie)

Vaskulär: Stenosen oder Dissektion der A. carotis oder der A. vertebralis, Vaskulitis, Moyamoya-Krankheit

Carlin TM and Chanmugam A: Stroke in children. Emerg Med Clin North Am 20(3): p. 671–85, 2002.

16.42
Wovon leitet sich «moyamoya» bei der Moyamoya-Erkrankung ab?

Moyamoya, was japanisch «Rauchwolke» bedeutet, bezieht sich auf den angiographischen Befund der gleichnamigen Gefäßkrankheit, die zu Stenosen der A. carotis interna führt. Strukturelles Korrelat des angiographischen Befunds sind kleine Kollateralgefäße, die sich bei Stenosen der A. caorits interna bilden. Zusätzlich zur klassischen Form der Erkrankung, die in Japan endemisch ist, kann das Phänomen auch bei anderen Erkrankungen beobachtet werden: Neurofibromatose Typ 1, Sichelzellanämie, Down-Syndrom, tuberöse Sklerose.

16.43
Welche Diagnose kann bei einem Kind das 10 Tage nach einer Atemwegserkrankung eine allgemeine Schwäche, Inkontinenz und eine Ataxie entwickelt am ehesten gestellt werden?

Ursache der Beschwerden ist am ehesten eine **Akute Disseminierte Enzephalomyelitis (ADEM)**. Es handelt sich hierbei um eine post- oder parainfektiöse demyelinisierende Erkrankung. Als histologisches Korrelat finden sich Läsionen der weißen Substanz mit perivenösen, lympho- und monozytären Infiltraten und Demyelinisierung. Die Erkrankung wurde mit Mumps, Masern, Röteln, Varizella-zoster Virus, Influenza, Parainfluenza, infektiöser Mononukleose und Impfungen in Verbindung gebracht. Eine begleitende Transverse Myelitis (akut über Stunden oder subakut über 1 bis 2 Wochen) kann ebenfalls zu sensomotorischen Ausfällen Störungen der Blasen- und Mastdarmfunktion führen. In der Liquoruntersuchung findet sich eine lymphozytäre Pleozytose mit bis zu 250 Zellen/µl. In der MRT finden sich T2-hyperintense

Läsionen. Die Prognose ist unter Behandlung mit Steroiden gut.

16.44
Welche Arten von Hirnödemen kennen Sie?

Vasogenes Hirnödem: Resultiert aus einer gesteigerten Permeabilität kapillärer Endothelzellen mit daraus folgender Exsudation. Es zeigt sich häufiger in der weißen Substanz als Folge einer Entzündung (Meningitis, Abszess), fokaler Prozesse (hämorrhagischer Infarkt, Tumor), Vaskulopathien oder hypertensiver Enzephalopathie.

Zytotoxische Hirnödem: Resultiert aus dem raschen Anschwellen von Zellen (vor allem Astrozyten, aber auch Neurone) als Folge von Störungen des Energiehaushaltes der Zellen, die durch Schäden der Zellmembran und der Ionenpumpen zum Zelltod führen können. Ursachen sind zerebrale Ischämien, Vergiftungen, schwere Infektionen, Status epilepticus oder gesteigerter intrazerebraler Druck.

16.45
Was sind die Therapiemaßnahmen bei gesteigertem intrakrankiellen Druck?

Hyperventialation: Ziel dieser Maßnahme ist die Senkung des pCO_2 auf 28 bis 32 mmHg. Dies führt zu einer Vasokonstriktion, die das intrakranielle Gefäßvolumen verkleinert.

Flüssigkeitsrestriktion, **Osmotherapie** (osmotische Diuretika und hypertone Mannitollösung) reduzieren bei intakter Blut-Hirn-Schranke den Flüssigkeitsgehalt des Gehirns.

Oberkörperhochlagerung um 15 bis 30° um den venösen Abfluss über die Jugularvenen zu verbessern.

Vermeidung hirndrucksteigernder Faktoren: Fieber, metabolische Entgleisung (Hypernatriämie, Hyperglykämie), kardiale und respiratorische Störung.

Dekompressionskraniotomie: nach Ausschöpfung der konservativen Maßnahmen

16.46
Wie wird Hirntod definiert?

Hirntod wird als irreversibles Erloschensein von Funktionen des Großhirns, des Kleinhirns und des Mittelhirns definiert. Neben dem Nachweis einer akuten schweren primären oder sekundären Hirnschädigung müssen folgende Ursachen/Zustände ausgeschlossen sein: Intoxikation, Relaxation, Sedierung, primäre Hypothermie, hypovolämischer Schock, metabolisches Koma, Hirnstammenzephalitis, neuromuskuläre Blockade. Die klinischen Kriterien (Frage 16.47) müssen von zwei erfahrenen unabhängigen Untersuchern, die nicht einem Transplantationsteam angehören, festgestellt werden. Die Befunde müssen je nach Lebensalter für eine bestimmte Zeit nachweisbar sein (12 Stunden bei Erwachsenen und Kindern ab dem 3. Lebensjahr, 24 Stunden bei Säuglingen und Kleinkindern und 72 Stunden bei reifen Neugeborenen) und muss je nach Land durch apparative Diagnostik ergänzt werden (Frage 16.48). Spinale Reflexe, spinal generierte Bewegungen und Muskeleigenreflexe können trotz Hirntod erhalten bleiben.

Banasiak KJ and Lister G: Brain death in children. Curr Opin Pediatr 15(3): p. 288–93, 2003.
Wijdicks EF: The diagnosis of brain death. N Engl J Med 344(16): p. 1215–21, 2001.

16.47
Wie lauten die klinischen Kriterien zur Diagnose von Hirntod?

- Koma
- Areflexie
- Fehlende Spontanatmung (Nachweis durch Apnoe-Test)
- Fehlende Reaktion auf Schmerzreize
- Lichtstarre mittel- maximal weite Pupillen
- Fehlender Pharyngealreflex
- Fehlender Kornealreflex
- Fehlender vestibulo-okulärer Reflex

Banasiak KJ and Lister G: Brain death in children. Curr Opin Pediatr 15(3): p. 288–93, 2003.
Wijdicks EF: The diagnosis of brain death. N Engl J Med 344(16): p. 1215–21, 2001.

16.48
Welche apparativen Untersuchungen helfen bei der Diagnose des Hirntods?

Null-Linie im EEG über 30 Minuten
  Dopplersonographischer Nachweis von Pendelfluss extra- und intrakranieller hirnversorgender Arterien
  Fehlende akustisch-evozierte Hirnstammpotenziale und somatosensibel evozierte Potenziale
  Fehlende Darstellung zerebraler Gefäße mittels Perfusionsszintigraphie

16.49
Was ist die Differenzialdiagnose eines intrakraniellen Strömungsgeräuschs?

Intrakranielle Geräusche können bei Kindern physiologischerweise vorkommen. Gehäuft kommen sie jedoch bei folgenden Erkrankungen vor:

- Fieber
- Zerebrale Angiome
- Intrazerebrale Tumoren
- Hyperthyreose
- Zerebrale Aneurysmen
- Gesteigerter intrakranieller Druck
- Anämie
- Zerebrale arteriovenöse Malformationen
- Meningitis
- Herzgeräusche

16.50
Was sind bei Kindern die häufigsten Ursachen sich rasch entwickelnder Ataxien?

Intoxikationen, insbesondere mit Antiepileptika, Schwermetallen, Alkohol und Antihistaminika

Akute postinfektiöse Zerebellitis, am häufigsten nach Varizelleninfektionen.

16.51
Was sind die Ursachen für Zehenspitzengang bei Kindern?

- Zerebralperese
- Muskuläre Dystrophie
- Spinale Dysraphien
- Hereditäre oder erworbene Polyneuropathien
- Intraspinale Tumoren oder Tumoren des Filum terminale
- Pes equinovarus
- Isolierte kongenitale Verkürzung der Achillessehnen
- Normale Entwicklung bei Toddlers (Kinder, die beginnen zu laufen)

16.52
Was versteht man unter dem Babinski-Zeichen?

Als Babinski-Zeichen bezeichnet man einen pathologischen Reflex, der bei einer Schädigung der Pyramidenbahn auftritt. Dabei führt das Bestreichen des äußeren Fußrandes zu einer Dorsalextension, während die übrigen Zehen die Plantarflexion ausführen. Pathophysiologisch liegt dem Reflex bei Schädigung der Pyramidenbahn eine fehlende kortikale Inhibition zugrunde. Bei Neugeborenen fehlt diese kortikale Inhibition, das Babinski-Zeichen ist bei ihnen daher nicht pathologisch.

16.53
Für welche Diagnose sprechen eine progrediente Ataxie, eine Kyphoskoliose, ein Nystagmus, ein Pes cavus, und ein pathologischer EEG-Befund bei einem 7-jährigen Mädchen?

Die **Friedreich-Ataxie** ist eine heredodegenerative autosomal-rezessiv vererbte Erkrankung. Das Gen konnte auf Chromosom 9q13 lokalisiert werden, enthält eine trinukletid GAA-Repeat-Expansion und kodiert für das Protein Frataxin. Frataxin-Mangel führt zu einer Akkumulation von Eisen in den Mitochondrien, zu oxidativem Stress und ist so neurotoxisch. Die Friedreich-Ataxie manifestiert sich meist um das 12. Lebensjahr und ist gekennzeichnet durch eine progrediente Gangataxie, fehlenden Muskeleigenreflexen der Beine, Störungen der Hinterstränge und durch eine Dysarthrie.

Alper G and Narayanan V: Friedreich's ataxia. Pediatr Neurol 28(5): p. 335–41, 2003.

16.54
Welche klinischen Befunde helfen, einen peripheren von einem zentralen Schwindel abzugrenzen?

Peripherer Schwindel:
- Möglicherweise in Verbindung mit Hypakusis und/oder Tinnitus
- Bei einseitiger Manifestation rezidivierende Stürze auf erkrankte Seite
- Bei beidseitiger Manifestation: Ataxie mit geschlossenen Augen
- Vestibulärer und Lagerungsnystagmus

Zentraler Schwindel:
- Häufig in Verbindung mit zerebellären Störungen oder Hirnnervenstörungen
- Keine Hypakusis
- Möglicherweise gestörte Aufmerksamkeit

16.55
Wann tritt typischerweise eine Hyperakusis auf?

Hyperakusis tritt typischerweise bei Läsionen des N. facialis, der den M. stapedius innerviert oder bei Läsionen des N-trigeminus, der den M. tensor tympani innnerviert auf. Eine Startle-Reaktion (gesteigerte motorische Schreckreaktion auf akustische Reize) tritt bei lysosomalen Speicherkrankheiten (Sphingolipidosen wie Tay-Sachs-Krankheit, GM1-Gangliosidose), beim Williams-Syndrom, Hyperkaliämie, Tetanus und Strychninintoxikationen auf.

16.56
Was sind die häufigsten Ursachen für eine periphere Fazialisparese?

Bei der peripheren Facialisperse kommt es zu einer Schädigung des N. facialis in seinem Verlauf von Nucleus, über intrezerebrale Axone, seinen Austritt im Kleinhirnbrückenwinkel bis zur Verästelung in der Peripherie. Die periphere Lähmung äußert sich durch einen Ausfall der gesamten mimischen Muskulatur auf der entsprechenden Seite: hängender Mundwinkel, Unfähigkeit die Stirn zu runzeln und Lagophthalmus (fehlender Lidschluss).

Häufige Ursachen sind:
- Bell-Parese: idiopathische Facialisparese
- Trauma
- Infektionen: Meningitis, Neuroborreliose (auch bilaterale Facialisparese), HNO-Infektionen (Mastoiditis, Otitis media), infektiöse Mononukleose, Ramsay-Hunt-Syndrom (Befall des Ganglion geniculi mit N. intermedius durch Varizella-Zoster-Virus mit schmerzhafter Fazialisparese)
- Guillan-Barré-Syndrom (GBS)
- Tumoren des Hirnstamms oder im Kleinhirnbrückenwinkel
- Systemischen Erkrankungen wie Heerford-Syndrom (mit Parotitis und Iridozyklitis im Rahmen einer Sarkoidose), Melkersson-Rosenthal-Erkrankung (mit Cheilitis granulomatosa (geschwollener Lippe), verstärkt gefurchter Zunge (Lingua plicata), und anfallsartig auftretenden Fazialisparesen)

16.57
Was versteht man unter Krokodilstränen während der Abheilung einer Bell-Parese?

Durch Fehleinsprossung von Fasern der Speicheldrüse in die Tränendrüse kann es beim Essen zu vermehrter Tränenproduktion kommen.

16.58
Was versteht man unter dem Puppenkopfphänomen?

Das Puppenkopfphänomen (auch Okkulozephaler Reflex) dient zur Untersuchung der Hirnstammfunktion. Dabei werden die Augenlider des Patienten mit den Händen offen gehalten und der Kopf rasch von einer auf die andere Seite gedreht. Bei konjugierter kontraversiver Augenbewegung (Beispiel: der Kopf wird nach links gedreht, beide Augen bewegen sich nach rechts) ist der Test positiv. Das Puppenkopfphänomen wird folgendermaßen beurteilt:

Bei gesunden Neugeborenen, die den Reflex nicht willentlich unterdrücken können, ist das Puppenkopfphänomen einfach auszulösen und dient in den ersten Wochen nach der Geburt dazu, das Bewegungsausmaß der Augen zu beurteilen.

Bei gesunden Kindern und Erwachsenen ist das Puppenkopfphänomen unterdrückt und die Augen folgen dem sich drehenden Kopf.

Bei komatösen Patienten mit erhaltenen Hirnstammreflexen, kann der Reflex nicht mehr willentlich unterdrückt werden und wird wieder positiv. Somit dient das Puppenkopfphänomen bei komatösen Patienten dazu, die Funktion des Hirnstamms zu beurteilen.

Bei komatösen Patienten mit geschädigtem Hirnstamm ist auch der für das Puppenkopfphänomen relevante Reflexbogen unterbrochen: das Puppenkopfphänomen kann nicht mehr ausgelöst werden.

16.59
Was versteht man unter einer kalten kalorischer Testung?

Hierzu wird der Kopf des Patienten in 30°-Stellung gebracht und (nach Ausschluss einer Trommelfellruptur!) 5 ml eiskalten Wassers in den äußeren Gehörgang gespült. Bei normaler Hirnstammfunktion kommt es zu einer Blickwendung zum gespülten Ohr. Bei Läsionen des Hirnstamms oder des Tractus longitudinalis medialis bleibt die Reaktion aus. Mittels der kalten kalorischen Testung kann bei komatösen Patienten die Hirnstammfunktion untersucht werden.

16.60
Was umfasst die Differenzialdiagnose einer Ptosis?

Als Ptosis bezeichnet man das Herabhängen des Oberlids in Folge einer Lähmung der Muskeln die das Oberlid normalerweise nach oben ziehen. Man muss zwischen eine Ptosis von einer Pseudoptosis unterscheiden, die durch eine Schwellung des Oberlids oder durch einen Blepharospasmus verursacht werden kann. Ursachen einer echten Ptosis können sein:

Muskulär: kongenital (isoliert oder in Zusammenhang mit einem Turner- oder Smith-Lemli-Opitz Syndrom), Myasthenia gravis, Botulismus, oder bei manchen Muskeldystrophien.

Neurogen: Horner-Syndrom, das aus einer Unterbrechung sympathischer Afferenzen resultiert, oder eine Nervus occulomotorius-Parese mit Parese des M. levator palpebrae.

16.61
Was versteht man unter einem Marcus-Gunn-Phänomen?

Einen relativen afferenten Pupillendefekt. Aufgrund der konsensuellen Lichtreaktion sind die Pupillen unter physiologischen Bedingungen gleich groß. Manche Erkrankungen können die Macula oder den Nervus opticus nur einer Seite betreffen. Es resultiert eine einseitige Störung optischer Afferenzen mit der Folge einer Marcus Gunn Pupille.

16.62
Wie wird der swinging flashlight test zur Detektion einer Marcus Gunn Pupille durchgeführt?

Der Patient wird in einem abgedunkelten Raum untersucht werden und aufgefordert, in die Ferne zu fixieren. Hierdurch kommt werden die Pupillen maximal weit gestellt.

Bei Beleuchten des gesunden Auges mit der Untersuchungslampe, kommt es zu einer Konstriktion beider Pupillen. Nun wird der Strahl der Untersuchungslampe rasch in das pathologische Auge geschwenkt (swinging-flashlight test). Aufgrund der konsensuellen Lichtreaktion bleibt die Pupille des pathologischen Auges noch kurz enggestellt. Nach kurzer Zeit kommt es jedoch aufgrund der gestörten optischen Afferenz zu einer Dilatation obwohl das Auge direkt beleuchtet wird. Ein Auge dessen Pupille sich trotz direkter Lichteinstrahlung dilatiert weist einen relativen afferenten Pupillendefekt auf.

Epilepsie

16.63
Was versteht man unter Epilepsie?

Man spricht bei wiederholten unprovozierten Krampfanfällen von Epilepsie. Bei den alten Griechen wurde Epilepsie als heilige Krankheit angesehen, bis Hippokrates eine Verbindung mit Erkrankungen des Gehirns postulierte. Epilepsie ist keine klar abgrenzbare Krankheitsentität oder eine Syndrom, sondern eher ein Symptomkomplex der aus einer Fehlfunktion des Gehirns mit Folge von Krampfanfällen resultiert.

Chang BS and Lowenstein DH: Epilepsy. N Engl J Med 349(13): p. 1257–66, 2003.

16.64
Wie ist die Langzeitprognose kindlicher Epilepsien?

Es gibt viele Ursachen für Epilepsien im Kindesalter und die Prognose hängt stark von der zugrunde liegenden Ätiologie ab. Kinder mit idiopathischen oder genetisch determinierten Epilepsien haben die beste Prognose, wohingegen Kinder mit strukturellen Veränderungen des Gehirns die schlechteste Prognose haben. Etwa 75% der Kinder mit einer Epilepsie sind nach 3 bis 5 Jahren anfallsfrei. Es gibt keine Hinweise darauf, dass einen antiepileptische Therapie neuroprotektiv wirkt oder die Langzeitprognose verbessert. Obwohl die Prognose der Epilepsie gut ist, haben Kinder mit einer Epilepsie gehäuft Lernschwächen und Schwierigkeiten bei der sozialen Integration. Neben der antiepileptische Therapie sind daher Maßnahmen zur Förderung der schulischen Leistung und der sozialen Integration von zentraler Bedeutung bei der Betreuung von Kindern mit Epilepsie.

16.65
Wie häufig weisen gesunde Kinder pathologische EEG-Befunde auf?

10% der gesunden Kinder weisen eine leichte unspezifische Allgemeinveränderung auf. Bei 2 bis 3% der Kinder finden sich zufällig epilepsietypische Potentiale. Zum Teil handelt es sich hierbei um hereditäre familiäre EEG-Veränderungen ohne das klinisch eine Epilepsie vorliegt.

16.66
Sollte bei allen Kindern mit einem ersten afebrilen Krampfanfall ein EEG abgeleitet werden?

Diese Frage ist eine Kontroverse. Ein Drittel der Kinder mit einem erstmaligen Krampfanfall ist afebril. Die American Academy of Neurology empfiehlt, alle Kinder mit einem erstmaligen afebrilen Krampfanfall elektroenzepaholgraphisch zu untersuchen um das zugrunde liegende Epilepsiesyndrom besser einordnen zu können. Kritisiert wird diese Empfehlung weil sich aus dem EEG-Befund nur bei einem Teil der Kinder Informationen für die weitere antiepileptische Therapie ergeben. Als Alternative wird daher vorgeschlagen, dass nur bei Kindern mit fokalen Krampfanfällen, Kindern unter einem Jahr oder Kinder mit ungeklärten Entwicklungsstörungen oder auffälligen Befunden in der klinischen Untersuchung ein EEG abgeleitet werden sollte.

Gilbert DL and Buncher CR: An EEG should not be obtained routinely after first unprovoked seizure in childhood. Neurology 54(3): p. 635–41, 2000.
Hirtz D, Ashwal S, Berg A et al: Practice parameter: evaluating a first nonfebrile seizure in children: report of the quality standards subcommittee of the American Academy of Neurology, The Child Neurology Society, and The American Epilepsy Society. Neurology 55(5): p. 616–23, 2000.

16.67
Welche Krankheiten können Krampfanfälle imitieren?

Viele Krankheiten können zu einer plötzlichen Störung des Bewusstseins, des Verhaltens, der Haltung oder autonomer Funktionen führen. Synkopen, Schreikrämpfe, Migräne, Hypoglykämie, Narkolepsie, Kataplexie, gastroösophagealer Reflux und Parasomnien (Alpträume, Nachtwandeln, Enuresis nocturna) teilen alle eine abrupte paroxysmale Veränderung von Gehirnfunktionen, die auch an eine Epilepsie denken lassen können. Besonders nichtepileptische

Tabelle 16-2: Epileptische Anfallstypen – aktualisierte Version der Klassifikation der ILAE aus dem Jahre 1981 (modifiziert nach Engel J Jr (2001) A proposed diagnostic scheme for people with epileptic seizures and with epilepsy: report of the ILAE Task Force on Classification and Terminology. Epilepsia 42: 796 bis 803; siehe auch Holhausen H (2001) Epileptische Anfälle im Kindesalter. Monatsschr Kinderheilkd 149:1154 bis 1161)

Von allein sistierende Anfallstypen	
Generalisierte Anfälle	
Tonisch-klonische Anfälle	(beinhaltet auch Variationen, die mit einer klonischen oder myoklonischen Phase beginnen)
Klonische Anfälle	• Ohne tonische Merkmale • Mit tonischen Merkmalen
Typische Absencen	
Atypische Absencen	
Myoklonische Absencen	
Tonische Anfälle	
Spasmen	
Myoklonische Anfälle	
Lidmyoklonien	• Ohne Absencen • Mit Absencen
Myoklonisch-atonische Anfälle	
Negativer Myoklonus	
Atonische Anfälle	
Reflexanfälle bei generalisierten Epilepsiesyndromen	
Fokale Anfälle	
Neonatale Anfälle, die nicht anderweitig erklärt werden können	
Fokale-sensorische Anfälle	• Mit elementaren sensorischen Symptomen • Mit über elementare Symptome hinausgehenden (szenischen oder polymodalen) sensorischen Symptomen
Fokal-motorische Anfälle	• Mit elementaren klonischen motorischen Zeichen • Mit asymmetrischen tonisch-motorischen Anfällen • Mit typischen (Temporallappen-)Automatismen • Mit hyperkinetischen Automatismen • Mit fokalem negativen Myoklonus • Mit inhibitorischen motorischen Anfällen
Gelastische Anfälle	
Hemiklonische Anfälle	
Sekundär generalisierte Anfälle	
Reflexanfälle bei fokalen Epilepsiesyndromen	
Längere Zeit anhaltende Anfallstypen	
Generalisierter Status epilepticus	
Generalisierter tonisch-klonischer Status epilepticus	
Klonischer Status epilepticus	
Absencen-Status	
Tonischer Status epilepticus	
Myoklonischer Status epilepticus	
Fokaler Status epilepticus	
Epilepsia partialis continua (Kojewnikoff)	
Aura continua	
Limbischer Status epilepticus (psychomotorischer Status)	
Halbseitiger tonisch-klonischer Status mit Hemiparese	

Anfälle (auch Pseudoepilepsie oder hysterische Anfälle genannt) können mitunter schwer von einer echten Epilepsie abgrenzbar sein.

16.68
Wie lauten die zwei Schlüsselfragen zur Klassifikation eines Epilepsiesyndroms?

Wo beginnt der Krampanfall? Falls der Anfall in einem Teil des Gehirns beginnt spricht man von fokalen Anfällen, die in einfach-fokale und komplex-fokale Anfälle unterschieden werden können.

Ist die Entwicklung des zentralen Nervensystems gestört? Falls eine normale Entwicklung des Gehirns vorliegt spricht man von einer primären oder auch idiopathischen Epilepsie. Bei Entwicklungsstörungen des Gehirns spricht man von einer sekundären oder symptomatischen Epilepsie. Von kryptogenen Epilepsien spricht man wenn es weder Belege für idiopathische noch für eine symptomatische Epilepsie gibt.

16.69
Nach welchen Kategorien können Epilepsien eingeteilt werden?

Die syndromale Einteilung der Internationalen Liga gegen die Epilepsie klassifiziert Krampfanfälle nach der Anfallsart und nicht nach der Ätiologie (s. **Tab. 16-2**). In einzelnen Individuen können verschiedene Anfallsarten beobachtet werden.

16.70
Wodurch werden symptomatische Krampfanfälle ausgelöst?

Im Gegensatz zu idiopathischen oder kryptogenen Epilepsien werden symptomatische Krampfanfälle durch Verletzungen oder Veränderungen des Gehirns verursacht. Die Anfälle sind Ausdruck einer zugrunde liegenden pathologischen Veränderung, die unabhängig von den eigentlichen Anfällen behandelt werden muss (s. **Tab. 16-3**).

Tabelle 16-3: Ursachen symptomatischer Krampfanfälle

Fieber	einfache oder komplizierte Fieberkrämpfe
Trauma	frühe und späte posttraumatische Anfälle
Hypoxie	hypoxische Krampfanfälle breathholding spells
Metabolisch	angeborene und erworbene metabolische Störungen
Noxen	Medikamente Drogen Drogenentzug
Schlaganfälle	Ischämisch Embolisch hämorrhagisch
Intrakranielle Hämorrhagie	Subduralblutung Subarachnoidalblutung intrazerebrale Blutung intraventrikuläre Blutung

16.71
Wie hoch ist bei einem normal entwickelten Kind mit einem afebrilen, generalisierten tonisch-klonischen Krampfanfall das Risiko weiterer Anfälle?

Das Risiko weiterer Anfälle liegt je nach Studie zwischen 25 bis 50%. In dieser Situation ist das EEG für die Einschätzung der Prognose wichtig. Ein normaler EEG-Befund reduziert das Risiko eines weiteren Anfalls auf 25%. Anfälle, die aus dem Schlaf heraus auftreten rezidivieren in ca. 50%. Die Hälfte dieser Rezidivanfälle tritt in den ersten 6 Monaten, zwei Drittel während des ersten Jahrs und 90% während der ersten zwei Jahre auf. Das Alter des Kindes zum Zeitpunkt des Anfalls hat keinen Einfluss auf das Wiederholungsrisiko.

Shinnar S, Berg AT, Moshe SL et al: The risk of seizure recurrence after a first unprovoked afebrile seizure in childhood: an extended follow-up. Pediatrics 98 (2 Pt 1): p. 216–25, 1996.

16.72
Sollte ein Kind mit einem erstmaligen afebrilen generalisierten tonisch-klonischen Krampfanfall neuroradiologisch mit CT oder MRT abgeklärt werden?

Obwohl bei Erwachsenen mit einem erstmaligen Krampfanfall eine neuroradiologische Abklärung empfohlen wird (am besten eine MRT) kann aufgrund der großen Zahl idiopathischer Krampfanfälle bei Kindern bei generalisierten Krampfanfällen, unspezifischem EEG-Befund und einer unauffälligen neurologischen Untersuchung auf eine entsprechende Bildgebung verzichtet werden. Eine neuroradiologische Abklärung sollte in folgenden Situation erfolgen:

- bei fokalen Krampfanfällen
- Neugeborenen und Kleinkindern mit Krampfanfällen
- Status epilepticus
- Epilepsietypische EEG-Veränderungen

Hirtz D, Ashwal S, Berg A et al: Practice parameter: treatment of the child with a first unprovoked seizure: Report of the Quality Standards Subcommittee of the American Academy of Neurology and the Practice Committee of the Child Neurology Society. Neurology 60(2): p. 166–75, 2003.

16.73
Was sind die häufigsten erblichen Epilepsiesyndrome?

- Fieberkrämpfe
- Rolando-Epilepsie (benigne Epilepsie des Kindesalters mit zentrotemporalen Spikes)
- Juvenile Absence-Epilepsie
- Juvenile myoklonische Epilepsie (Impulsiv-Petit-Mal, Janz-Syndrom)

16.74
Was sind die klinischen Merkmale einer Rolando-Epilepsie?

Die Rolando-Epilepsie ist die häufigste fokal-motorische Epilepsie des Kindesalters und macht ca. 10 bis 15 % aller Epilepsien des Kindesalters aus.

Sie beginnt in der Regel bei ansonsten gesunden Schulkindern (4 bis 13 Jahre)

Die Rolando-Epilepsie tritt idiopathisch oder familiär gehäuft (mit autosomal-dominanter Vererbung und altersabhängiger Penetranz) auf

Die Krampfanfälle können einfach- oder komplex-partiell oder generalisiert sein. Klassischerweise beginnen die Anfälle fokal hemifazial sensomotorisch und können von hemiklonischen oder hemitonischen Entäußerungen gefolgt werden. Die Anfälle treten meist nachts auf und können sekundär generalisieren.

Die Rolando-Epilepsie wird als benigne bezeichnet da ihr keine Entwicklungsstörungen zugrunde liegen, die Krampfanfälle nachts auftreten und meist nach der Pubertät sistieren.

16.75
Was findet man bei einer Rolando Epilepsie charakteristischerweise im EEG?

Fokale Spikes und sharp waves der Rolandischen (zentralen, midtemporalen, zentrotemporalen oder sylvischen) Regionen des Gehirns vor einer normalen Grundaktivität.

16.76
Welche Arten von Absence-Epilepsien kennen Sie?

Typische Absencen
- EEG: 3 Hz Spike-Wave Komplexe
- Inspektorisch: Abrupter Beginn und abruptes Ende (Dauer meist 5 bis 10 Sekunden)

Subtypen:
- Einfache Absencen: Patient nicht ansprechbar, keine weiteren Symptome (mit Ausnahme diskreter Automatismen wie Schmatzen oder Blinzeln)
- Komplexe Absencen: Patient nicht ansprechbar, dazu verlängerte leichte atonisch myoklonische oder tonische Automatismen.

Atypische Absencen (am häufigsten im Rahmen eines Lennox-Gastaut-Syndroms)
- EEG: 2 Hz (oder langsamer) Spike-Wave Komplexe
- Inspektorisch: langsamer Beginn und langsames Ende, Patient nicht ansprechbar mit verlängerten und deutlich atonischen, tonischen oder myoklonischen Entäußerungen

16.77
Wie kann bei einem Kind mit Verdacht auf eine Absence-Epilepsie während der Untersuchung ein Anfall provoziert werden?

Hyperventilation für mindestens 3 Min. ist ein guter Provokationsfaktor um Anfälle bei Absence-Epilepsien auszulösen. Kinder können zur Hyperventilation gebracht werden, indem man ihnen ein Papiertaschentuch vor den Mund hält sie dazu bewegt solange zu pusten, bis das Taschentuch ständig im Wind weht.

16.78
Wie viel Prozent der Patienten mit Absence-Epilepsie haben zeitweise auch Grand mal Anfälle?

Ungefähr 30 bis 50 %.

16.79
Wie ist die Prognose für Kinder mit Absence-Epilepsie?

Die Prognose von Patienten mit Absence-Epilepsie im Kindesalter wurde prospektiv untersucht. Fast 90 % der Patienten, die normal-intelligent sind, in der neurologischen Untersuchung unauffällig sind, eine normale EEG-Grundaktivität aufweisen, keine positive Familienanamnese für eine Epilepsie haben und keine tonisch-klonischen Anfälle haben, werden mit der Zeit anfallsfrei. Im Gegensatz dazu ist bei Fehlen dieser prognostisch günstigen Faktoren die Prognose für ein Sistieren der Anfälle schlechter.

16.80
Ein Teenager entwickelt wie sein Vater schwere, bilaterale, intermittierend-schleudernde Bewegungen der Arme. Unter welcher Epilepsie leidet der Patient in diesem Fall am wahrscheinlichsten?

Juvenile myoklonische Epilepsie, die auch als Janz-Syndromom bekannt ist. Es handelt sich um eine familiäre Form der idiopathische generalisierte Epilepsie mit typischerweise «schnellen» 3 bis 5 Hz Spike-Wave Komplexe (Impulsiv-Petit mal), die autosomal-dominant vererbt wird. Klinisch finden sich häufig morgendliche myoklonische Anfälle, generalisierte tonisch-klonische Anfälle nach dem Erwachen, eine positive Familienanamnese mit ähnlichen Anfällen und einem Krankheitsbeginn zwischen dem 8. und dem 20. Lebensjahr. Die Kinder haben eine normale Intelligenz.

16.81
Was sind myoklonische Anfälle?

Diese Anfälle sind durch schnelle, beidseitig symmetrische Muskelkontraktionen von kurzer Dauer (einschießende Schleuderbewegungen) charakterisiert. Sie können isoliert oder repetitiv auftreten. Myoklonische Anfälle können die einzige Manifestation einer Epilepsie sein, oder wie häufiger, mit einer Absence-Epilepsie oder tonisch-klonischen Anfällen assoziiert sein.

16.82
Wie können atonische von akinetischen Anfällen unterschieden werden?

Atonische Anfälle sind durch den plötzlichen Verlust des Muskeltonus der Extremitäten, des Nackens und der Rumpfmuskulatur charakterisiert. Die Kontrolle über die Muskulatur wird ohne Vorwarnung verloren und das Kind kann sich hierbei ernsthaft verletzen. Häufig kommt es unmittelbar vorher zu einem oder mehreren myoklonischer Anfälle, so dass ein möglicher Sturz mit einer Vorwärtsbewegung assoziiert ist. Atonische Anfälle kommen vor allem nach Enzephalopathien vor und sind mitunter schwer therapierbar.

Bei *akinetischen Anfällen* erstarrt die Bewegung ohne Verlust des Muskeltonus, sie sind insgesamt sehr selten.

16.83
Was ist die klassische Triade infantiler Spasmen?

Spasmen, Hypsarrhythmien und *Entwicklungsstörungen*. Infantile Spasmen sind auch als West-Syndrom bekannt. Das Syndrom wurde 1841 vom gleichnamigen Arzt bei seinem eigenen Sohn beschrieben.

16.84
Wie häufig kann die Ursache infantiler Spasmen gefunden werden?

Die Ursache infantiler Spasmen kann in bis zu 75% der Kinder identifiziert werden. Dabei handelt es sich in 75% der Fälle um pränatale oder perinatale Störungen und in 25% der Fälle um postnatale Störungen. Bei allen Patienten mit infantilen Spasmen sollten neuroradiologisch feststellbare, metabolische und genetische Ursachen abgeklärt.

Zu den Ursachen infantiler Spasmen gehören:

Pränatal/perinatal: Phakomatosen (tuberöse Sklerosen), Hirnschädigungen (hypoxisch-ischämische Enzephalopathie), intrauterine Infektion (Zytomegalievirus), Malformationen des Gehirns (Lisencephalie), Anlagestörungen des Corpus callosum, angeborene metabolische Störung (nicht-ketotische Hyperglykämie, Phenylketonurie, Ahornsirupkrankheit).

Postnatal: Infektionen (Herpesenzephalitis), hypoxisch-ischämische Enzephalopathie, Schädel-Hirn-Trauma.

16.85
Wie ist die Prognose bei Kindern mit infantilen Spasmen?

Die Prognose hängt stark vom klinischen Verlauf und vom Zeitpunkt der Erstmanifestation ab. Bei kryptogenen oder idiopathischen Anfällen (10 bis 15%) sind Entwicklung, neurologische Untersuchung und neuroradiologische Untersuchung zu Beginn normal. Mit einer ACTH-Therapie (Adrenocorticotropes Hormon) werden 40 bis 65% fast oder ganz geheilt. In der Gruppe der symptomatischen infantilen Spasmen (85 bis 90%) finden sich bereits vor auftreten der Epilepsie neurologische und strukturelle Veränderungen. In dieser Gruppe kann nur bei 5 bis 15% der Patienten eine Anfallsfreiheit erreicht werden.

16.86
Was ist die Therapie der Wahl bei infantilen Spasmen?

Kinder mit infantilen Spasmen werden in der Regel mit ACTH (Adrenocorticotropes Hormon) behandelt. Die Mehrheit der Patienten spricht auf diese Therapie an. Vigabatrin scheint zumindest bei den Patienten mit tuberöser Sklerose und bei Kindern unter 3 Monaten zu wirken. Zu beachten ist jedoch, dass Vigabatrin als Nebenwirkung Gesichtsfeldausfälle auslösen kann.

Mackay MT, Weiss SK, Adams-Webber T et al: Practice parameter: medical treatment of infantile spasms: report of the American Academy of Neurology and the Child Neurology Society. Neurology 62(10): p. 1668–81, 2004.

16.87
Was sind die Nebenwirkungen einer ACTH-Therapie?

Potentiell kann eine ACTH –Therapie vielfältige Nebenwirkungen haben. Die Therapie ist mit einer Mortalität von 5% assoziiert. Ursachen hierfür können massive Magenblutungen (Ulcus), Sepsis in Folge der Immunsuppression oder Herzversagen durch eine dilatative Kardiomyopathie sein. Echokardiographisch können entsprechende Herzveränderungen potentiell vor dem Eintreten klinischer Komplikationen diagnostiziert werden. Während einer ACTH Therapie sollten weiterhin regelmäßig auf Blut im Stuhl, der Blutdruck und Glukose im Urin untersucht werden und eine salzarmen Diät eingehalten werden. Zusätzlich zu den Kurzzeiteffekten von ACTH treten bei längerer Therapie die üblichen Steroidnebenwirkungen auf.

16.88
Was ist die wahrscheinlichste Diagnose bei einem Kind von Ashkenazi-Juden mit stimulus-sensitiven Anfällen, kognitiven Veränderungen und einer kirschrote Makula?

Die **Tay-Sachs-Krankheit**, eine lysosomale Lipidspeicherkrankheit ist mit einer progressiven Enzephalopathie im Kindesalter assoziiert. Die Tay-Sachs-Krankheit wird autosomal-rezessiv vererbt (Chromosom 15) und tritt bei Ashkenazi-Juden in Ost- und Zentraleuropa mit einer Inzidenz von 1:3900 auf. Der enzymatische Defekt der Hexosaminidase A führt zu intraneuronalen Ansammlung von GM2 Gangliosiden. Die Entwicklung verläuft normal bis im vierten bis sechsten Monat Hypotonie und ein Verlust motorischer Fähigkeiten mit anschließender Spastik, Blindheit und Macroencephalie auftreten. Die klassischen kirschroten Flecken der Makula finden sich bei über 90 % der Patienten.

16.89
An welcher Erkrankung leidet ein Kind mit epileptischen Anfällen, Mikrozephalie und erniedrigten Glukosewerten im Liquor (normaler Serumglukosewert) am ehesten?

Das **Glut1-Mangel Syndrom** wurde erstmals 1991 beschrieben. Die Kinder entwickeln meist in den ersten Lebensjahren Krampfanfällen und motorische und kongnitive Störungen. Die Kopfumfang nimmt während des ersten Lebensjahres ab. Die Diagnose sollte bei niedrigen Glukosewerten im Liquor in Erwägung gezogen werden wenn sich ansonsten keine Hinweise für eine Infektion des ZNS finden und normale Blutglukosewerte vorliegen.

16.90
Was ist die klinische Trias des Lennox-Gastaut-Syndroms?

Das Lennox-Gastaut-Syndrom ist durch kognitive Beeinträchtigung, Krampfanfälle unterschiedlicher Art und ungeordneten Slow Spike-Wave-Komplexen im EEG charakterisiert. Die Anfälle beginnen meist während der ersten drei Lebensjahre und sprechen schlecht auf eine antikonvulsive Therapie schwer an. Die Prognose ist schlecht, über 80 % der Kinder haben auch im Erwachsenenalter Anfälle.

Crumrine PK: Lennox-Gastaut syndrome. J Child Neurol 17 Suppl 1: p. S70–5, 2002.

16.91
Was ist ein Status epilepticus?

Ein Status epilepticus wird über mehr als 30 Minuten andauernde Krampfanfälle oder durch wiederholte Krampfanfälle ohne volles Erlangen des Bewusstseins zwischen den Anfällen definiert.

16.92
Was sind die häufigsten Auslöser eines Status epilepticus im Kindesalter?

- Fieber/Infektionen (36 %)
- ZNS Infektionen (5 %)
- Änderung der Medikation (20 %)
- Trauma (4 %)
- Unbekannt (9 %)
- Zerebrovaskuläre Ursachen (3 %)
- Metabolische Störungen (8 %)
- Ethanol- oder Drogen-assoziiert (2 %)
- Kongenitale Ursachen (7 %)
- Tumoren (1 %)
- Anoxie (5 %)

Treatment of convulsive status epilepticus. Recommendations of the Epilepsy Foundation of America's Working Group on Status Epilepticus. Jama 270(7): p. 854–9, 1993.

16.93
Wie sollte ein Kind mit Status epilepticus behandelt werden?

- **0 bis 5 Minuten:** Sicherung der Vitalfunktionen, Atemwege freihalten, Sauerstoffgabe und ggf. Absaugen, Pulsoxymetrie und EKG. Legen eines intravenösen Zuganges. Blutentnahme (Glukose und Serumchemie). Blutbild und toxikologisches Screening, Blutkultur und Spiegel von Antikonvulsiva, kurze Untersuchung des Patienten.
- **6 bis 9 Min.:** Beginn einer Infusion 0,9 %ig Kochsalzlösung; Glukoseinfusion: nicht routinemäßig, da zu Beginn des Status epilepticus meist eine Hyperglykämie besteht; bei Verdacht auf Hypoglykämie: zusätzlich Gabe von 50 ml 50 %iger Glukose und 1,5 mg Thiamin. Überwachung von EKG, Blutdruck und wenn möglich EEG.
- **10 bis 20 Min.:** Gabe von 0,1 mg/kg Körpergewicht Lorazepam (bis zu 4 mg intravenös, 2 mg/Min.) oder Diazepam 0,2 mg/kg Körpergewicht (bis zu 10 mg intravenös, 5 mg/Min.), bei Persistenz der Anfälle Diazepam-

gabe nach 5 Min. wiederholen. Falls kein intravenöser Zugang gelegt werden kann: Gabe von 0,5 mg/kg Körpergewicht Diazepam rektal.
- **21 bis 60 Min.:** Bei Persistenz der Anfälle intravenöse Gabe von Phenytoin 15 bis 20 mg/kg Körpergewicht in 30 Min, 25mg/Min., CAVE: EKG- und Blutdruckkontrolle! Bei Herzrhythmusstörungen oder Verlängerung des QT-Intervalls sollte die Phenytoingabe verlangsamt werden. Alternativ zu Phenytoin kann auch Phenobarbital i.v. 5 bis 20 mg/kg, Applikation: < 25 mg/Min., Infusion: 0,5 bis 1,0 mg/kg/Std. gegeben werden. CAVE: Blutdruckabfall und respiratorische Insuffizienz besonders nach Benzodiazepinen
- **Refraktärer Status epilepticus:** Midazolam Dauerinfusion: 0,15 mg/kg Körpergewicht Bolus, Infusion: 1 µg/kg Körpergewicht/Min, alle 15 Minuten um 1 µg/kg Körpergewicht/Min steigern bis 5 µg/kg/Min erreicht ist, CAVE: Abfall der Sauerstoffsättigung, Atemdepression; Alternative: Thiopental i.v., Initial 5 mg/kg als Bolus, evtl. wiederholen, dann Infusion 3 bis 5 mg/kg Körpergewicht/Std., CAVE: multiple Nebenwirkungen besonders Atmung, Kreislauf. Bei Nichtwirksamkeit sollten eine allgemeine Anästhesie in Erwägung gezogen werden.

Hanhan UA, Fiallos MR and Orlowski JP: Status epilepticus. Pediatr Clin North Am 48(3): p. 683–94, 2001.
Lowenstein DH and Alldredge BK: Status epilepticus. N Engl J Med 338(14): p. 970–6, 1998.

16.94
Was ist die häufigste Ursache therapierefraktärer Anfälle?

Eine zu geringe Serumkonzentration antiepileptischer Medikation ist die häufigste Ursache persistierender Anfällen. Trotzdem sollten weitere Ursachen in Erwägung gezogen werden:

- **Toxizität von Medikamenten**: Insbesondere Phenytoin kann zu einer Verschlechterung des Anfallsleidens führen.
- **Metabolische Störungen:** Patienten mit angeborenen metabolischen Störungen sind hiervon besonders gefährdet.
- **Medikamente** können paradoxe Reaktionen hervorrufen und bestimmte Anfallsarten verstärken (besonders bei Kindern mit gemischten Anfallsarten). Beispielsweise können Carbamazepin oder Phenytoin generalisierte tonisch-klonische Anfälle bei Patienten mit juveniler myoklonischer Epilepsie bessern aber myoklonische und Absence-Anfälle provozieren.
- **Falsche Diagnose des Epilepsiesyndroms:** Partielle Anfälle können, insbesondere bei sehr jungen Kindern, als generalisierte Anfälle verkannt werden (bilaterale symmetrische tonische Anfälle auch bei partiellen Anfällen). Im Gegensatz dazu können auch generalisierte Anfälle den Eindruck fokaler Anfälle vermitteln (schwere infantile myoklonische Epilepsie). Die Behandlung auf Grundlage eines Epilepsiesyndroms anstatt auf Grundlage der Anfallssemiologie führt meist zu einer besseren Kontrolle des Anfallsleidens.

16.95
Welche Rolle spielt die Diagnostik mittels Video-EEG bei der Behandlung therapierefraktärer Epilepsien?

Epilepsien können aufgrund einer falschen Diagnose therapierefraktär sein. Video-EEG-Aufzeichnungen von typischen Anfällen eines Patienten können dazu beitragen, die Diagnose zu sichern und die Behandlung in die richtige Richtung zu leiten.

Del Giudice E, Crisanti AF and Romano A: Short duration outpatient video electroencephalographic monitoring: the experience of a southern-Italian general pediatric department. Epileptic Disord 4(3): p. 197–202, 2002.

16.96
Welche Rolle spielt die ketogene Diät bei der Behandlung von Krampfanfällen?

Eine ketogene Diät kann zur Behandlung aller Anfallsarten insbesondere bei Kindern mit myoklonischer Epilepsie beitragen. Im Rahmen der ketogenen Diät wird ein Großteil der Kalorien über Fett verabreicht, wohingegen die Kohlenhydrat- und Proteinzufuhr limitiert ist. Der Mechanismus zur Behandlung von Anfallsleiden ist bislang nicht geklärt, möglicherweise trägt ein

Wechsel des zerebralen Metabolismus von Glukose zu Beta-hydroxybutyrat dazu bei. Nach 24-stündigem Fasten wird eine fettreiche Diät in der das Verhältnis von Fett zu Kohlehydraten und Protein 3 bis 4:1 ist begonnen. Eine ketogene Diät muss engmaschig überwacht werden und die Eltern müssen über die Bedeutung der Einhaltung der Diät aufgeklärt werden. Zu den Risiken einer ketogenen Diät gehören Hypoproteinämie, Hyperlipidämie und hämolytischen Anämie.

Nordli D: The ketogenic diet: uses and abuses. Neurology 58(12 Suppl 7): p. S21–4, 2002.

Thiele EA: Assessing the efficacy of antiepileptic treatments: the ketogenic diet. Epilepsia 44 Suppl 7: p. 26–9, 2003.

16.97
Welche Bedeutung hat die Stimulation des Nervus vagus zu Behandlung von Krampfanfällen?

Bei der Vagus-Stimulation wird ein entsprechender Stimulator chirurgisch implantiert und so eingestellt, dass er den linken Nervus vagus intermittierend stimuliert. Unklar ist, weshalb sich dadurch die Häufigkeit von Anfällen reduziert. Es handelt sich hierbei um eine symptomatische (nicht kurative) Therapie die besonders bei Erwachsenen und bei wenigen Kindern mit therapierefraktären komplex-partiellen Anfällen oder generalisierten tonischen Anfällen durchgeführt wurde.

Buchhalter JR and Jarrar RG: Therapeutics in pediatric epilepsy, Part 2: Epilepsy surgery and vagus nerve stimulation. Mayo Clin Proc 78(3): p. 371–8, 2003.

Wheless JW and Maggio V: Vagus nerve stimulation therapy in patients younger than 18 years. Neurology 59(6 Suppl 4): p. S21–5, 2002.

16.98
Wann sollte bei Kindern mit einer Epilepsie eine epilepsiechirurgische Abklärung in Erwägung gezogen werden?

Obwohl viele kindliche Epilepsiesyndrome spontan ausheilen sind 20 % der Kinder mit Epilepsie therapierefraktär, wovon wiederum 5 % der Patienten von einem epilepsiechirurgischen Eingriff profitieren. Als Indikation für einen epilepsiechirurgischen Eingriff gelten eine therapierefraktäre Epilepsie und/oder ein Verschlechtern des Krankheitsverlaufs. Das Ergebnis hängt sowohl von der prächirurgischen Abklärung, vom Eingriff selbst und von der Ätiologie der Epilepsie ab.

Nordli DR and Kelley KR: Selection and evaluation of children for epilepsy surgery. Pediatr Neurosurg 34(1): p. 1–12, 2001.

> **Das Wichtigste in Kürze: Epilepsie**
>
> - Definition: chronische Erkrankung mit wiederholten, unprovozierten Anfällen durch abnorme Synchronisation kortikaler Neuronenverbände
> - Klassifikation: lokalisationsbezogene (partielle/fokale) oder generalisiert Anfälle
> - Wichtige Fragen: Wo ist der Ursprung der Anfälle? Ist die Entwicklung des Gehirns normal?
> - Klassifikation in idiopathische (vermutlich genetische Ursache), symptomatische oder kryptogene Epilepsiesyndrome.
> - Behandlung und Prognose auf Grundlage der richtigen Zuordnung des Epilepsiesyndroms.

Fieberkrämpfe

16.99
Was sind Fieberkrämpfe?

Fieberkrämpfe sind durch Fieber provozierte epileptische Anfälle bei Kindern ohne Pathologien des ZNS. Am häufigsten sind Kinder im Alter von 6 Monaten bis 5 Jahren (mit einer Häufung gegen Ende des zweiten Lebensjahres) betroffen. Nicht dazugezählt werden Kinder mit bekannter Epilespie, die während eines Fiebers eine Exazerbation der Anfälle erleiden. Fieberkrämpfe treten bei 2 bis 5 % der Kinder auf. Häufig findet sich eine positive Familienanamnese.

16.100
Wie häufig rezidivieren Fieberkrämpfe?

Das Risiko eines zweiten Fieberkrampfes hängt wesentlich vom Alter des Kindes beim ersten Anfall ab. Bei Patienten unter einem Jahr kommt es in 50 % der Fälle zu weiteren Fieberkrämpfen, wohingegen bei Patienten, die älter als 3 Jahre sind, nur 20 % der Kinder weitere Fieberkrämpfe erleiden. Die Hälfte der zweiten Fieberkrämpfe treten innerhalb von 6 Monaten nach dem ersten Anfall, 75 % innerhalb eines Jahres und 90 % innerhalb von zwei Jahren nach dem ersten Anfall auf. Bei Kindern unter einem Jahr besteht zudem ein 30 %iges und bei Kindern über einem Jahr ein 11 %iges Risiko rezidivierender Fieberkrämpfe.

16.101
Wodurch unterscheiden sich komplexe von einfachen Fieberkrämpfen?

Einfache Fieberkrämpfe dauern meistens weniger als 15 Minuten und treten singulär (ein Anfall innerhalb von 24 Stunden) bei Fieber auf, das nicht durch eine ZNS-Infektion verursacht ist.

Komplexe Fieberkrämpfe (auch als atypisch oder kompliziert bezeichnet) sind häufig fokal, dauern länger als 15 Minuten und können mehrmals täglich auftreten.

16.102
Weshalb sind komplexe Fieberanfälle gefährlicher als einfache Fieberkrämpfe?

Komplexe Fieberkrämpfe können auf einen ernsthaften zugrunde liegenden Prozess hinweisen. Ein fokaler oder ungewöhnlich langer Fieberkrampf (> 15 Minuten) kann auf eine primäre ZNS-Infektion, auf strukturelle Veränderungen oder metabolische Störungen hinweisen. Wiederholte Krämpfe können ebenfalls auf eine schwerwiegendere Erkrankung oder möglicherweise einen Status epilepticus hinweisen.

16.103
Wann sollte bei Kindern mit einem einfachen Fieberkrampf eine Lumbalpunktion durchgeführt werden?

Dies ist eine schwierige Frage, die in der Klinik und in verschiedenen Lehrbüchern unterschiedlich gehandhabt wird. Bei Kindern unter 18 Monaten sollte eine Lumbalpunktion nach einem einfachen Fieberkrampf ernsthaft in Erwägung gezogen werden, weil die Klinik einer Meningitis in dieser Altersgruppe sehr schwach ausgeprägt sein oder fehlen kann. Bei Kindern über 18 Monaten sollte eine Lumbalpunktion nur bei gleichzeitigem Meningismus durchgeführt werden. Bei allen Patienten die vorher eine antibiotische Therapie erhalten haben, sollte eine Lumbalpunktion ernsthaft in Erwägung gezogen werden, weil die Therapie die Klinik einer Meningitis abschwächen kann.

Bei Kindern mit Meningitis sind einmalige Krampfanfälle sehr selten.

Practice parameter: the neurodiagnostic evaluation of the child with a first simple febrile seizure. American Academy of Pediatrics. Provisional Committee on Quality Improvement, Subcommittee on Febrile Seizures. Pediatrics 97(5): p. 769–72; discussion 773–5, 1996.

Green SM, Rothrock SG, Clem KJ et al: Can seizures be the sole manifestation of meningitis in febrile children? Pediatrics 92(4): p. 527–34, 1993.

16.104
Welche ergänzenden Untersuchungen sollten bei einem Kind mit komplexem Fieberanfall in Erwägung gezogen werden?

Zum Ausschluss einer intrakraniellen Infektion sollte bei den meisten Kindern mit komplexem Fieberanfall eine Liquoruntersuchung in Erwägung gezogen werden. Bei Patienten mit partiell motorischen Anfällen oder postiktaler Hemisymptomatik sollten mittels CT strukturelle Veränderungen ausgeschlossen werden. Das EEG hilft in der Akutsituation nur bedingt weiter, da postiktale Veränderungen regelmäßig beobachtet werden.

Zur Abklärung eines einfachen Fieberkrampfes ist eine EEG-Untersuchung nicht indiziert, da sie weder hinsichtlich des erneuten Auftretens von Fieberkrämpfen noch hinsichtlich einer Entwicklung einer Epilepsie prädiktiv ist.

Practice parameter: the neurodiagnostic evaluation of the child with a first simple febrile seizure. American Academy of Pediatrics. Provisional Committee on Quality Improvement, Subcommittee on Febrile Seizures. Pediatrics 97(5): p. 769–72; discussion 773–5, 1996.

Warden CR, Zibulewsky J, Mace S et al: Evaluation and management of febrile seizures in the out-of-hospital and emergency department settings. Ann Emerg Med 41(2): p. 215–22, 2003.

16.105
Wie groß ist das Risiko nach einem Fieberkrampf eine Epilepsie zu entwickeln?

Das Risiko nach einem Fieberkrampf eine Epilepsie zu entwickeln, hängt von verschiedenen Faktoren ab: Bei ansonsten unauffälligen Kindern mit einem einfachen Fieberkrampf beträgt das Risiko eine Epilepsie zu entwickeln 2 %. Das Risiko wird durch die folgenden Faktoren erhöht:

- Positive Familienanamnese für Fieberkrämpfe
- Vorbestehende neurologische Erkrankungen oder Entwicklungsstörung
- Komplexer Fieberkrampf (häufig fokal, Dauer >15 Minuten, können mehrmals täglich auftreten)

Einer dieser Risikofaktoren erhöht das Risiko um 3 %, falls alle drei Faktoren zutreffen, beträgt das Risiko eine Epilepsie zu entwickeln, 5 bis 10 %.

Waruiru C and Appleton R: Febrile seizures: an update. Arch Dis Child 89(8): p. 751–6, 2004.

16.106
Wie ist die Langzeitprognose von Kindern mit Fieberkrämpfen?

Bei einem vormals gesunden Kind beträgt das Risiko nach einem einfachen einmaligen Fieberkrampfes zu sterben, neurologische oder kognitive Störungen zu entwickeln nahezu Null. Komplikationen treten bei komplexen Fieberkrämpfen etwas häufiger auf, sind aber weiterhin selten. Wenn es im Verlauf zu afebrilen Anfällen kommt, können gehäuft Kognitionsstörungen auftreten. Die Mortalität des febrilen Status epilepticus ist sehr gering und das Risiko der Entwicklung einer mesialen Temporalsklerose ist geringer als 1:70 000.

Verity CM, Greenwood R and Golding J: Long-term intellectual and behavioral outcomes of children with febrile convulsions. N Engl J Med 338(24): p. 1723–8, 1998.

16.107
Sollte ein Kind mit einem Fieberkrampf prophylaktisch antiepileptisch behandelt werden?

In der Regel müssen Kinder mit einem einfachen Fieberkrampf nicht behandelt werden. Bei sehr jungen Kindern mit wiederholten Fieberkrämpfen und bei Kindern mit vorbestehenden neurologischen Störungen bzw. bei komplexen Fieberkrämpfen sollte eine antiepileptische Behandlung in Erwägung gezogen werden. Die Langzeitprophylaxe verbessert das Risiko einer späteren Epilepsie oder motorischer oder kognitiver Fähigkeiten nicht.

Baumann RJ and Duffner PK: Treatment of children with simple febrile seizures: the AAP practice parameter. American Academy of Pediatrics. Pediatr Neurol 23(1): p. 11–7, 2000.

Offringa M and Moyer VA: Evidence based paediatrics: Evidence based management of seizures associated with fever. Bmj 323(7321): p. 1111–4, 2001.

16.108
Können verlängerte Fieberkrämpfe zu erhöhte Leukozytenwerten führen?

Klinische stellt sich häufig die Frage, ob eine Leukozytose bei Kindern nach einem verlängerten Fieberkrampfes im Sinne einer Stressreaktion interpretiert werden kann. In einer Studie mit 203 Kindern mit Fieberkrämpfen hatten 61 % der Patienten normale Leukozytenwerte. Es fand sich Korrelation zwischen Leukozytenwerten und der Dauer der Fieberkrämpfe.

van Stuijvenberg M, Moll HA, Steyerberg EW et al: The duration of febrile seizures and peripheral leukocytosis. J Pediatr 133(4): p. 557–8, 1998.

Das Wichtigste in Kürze: Fieberkrämpfe

- Einfache Fieberkrämpfe: kurze Dauer (< 15 Min)
- Komplexe Fieberkrämpfe: Fokale Anfälle, Dauer > 15 Min, können mehrmals täglich auftreten
- Das Risiko wiederholter Fieberkrämpfe steigt bei positiver Familienanamnese, bei Kindern unter einem Jahr und/oder einer Körpertemperatur < 40 °C bei Auftreten des ersten Anfalls.
- Das Risiko späterer nicht-febriler Anfälle ist gering (2 %)
- Das Risiko später eine Epilepsie zu entwickeln ist erhöht bei positiver Familienanamnese für Fieberkrämpfe, vorbestehenden neurologische Erkrankungen/Entwicklungsstörung oder komplexen Fieberkrämpfen

Kopfschmerz

16.109
Was sollte bei Kindern mit erstmaligen starken Kopfschmerzen ausgeschlossen werden?

Zunächst sollten mögliche lebensbedrohliche Ursachen ausgeschlossen werden:

- Maligne Hypertonie
- Erhöhter Hirndruck, (z.B. Raumforderung, akuter Hydrozephalus)
- Intrakranielle Infektion, z.B. Meningitis, Enzephalitis
- Subarachnoidalblutung
- Schlaganfall
- Akuter Glaukomanfall (selten bei Kindern)

16.110
Wann sollten Kinder mit Kopfschmerzen neuroradiologisch abgeklärt werden?

- Auffälliger neurologischer Untersuchungsbefund
- An Häufigkeit und Intensität zunehmende Kopfschmerzen
- Morgendliche Kopfschmerzen beim Erwachen
- Kopfschmerzen die sich durch Pressen oder Niesen oder Husten verstärken lassen (Zeichen einer intrakraniellen Drucksteigerung)
- Kopfschmerzen die mit schwerer Nausea und Vomitus einher gehen
- Lageabhängigkeit der Schmerzen
- Verminderte Wachstumsgeschwindigkeit
- Verhaltensänderungen, Abfall schulischer Leistungen
- Neu aufgetretene Krampfanfällen (insbesondere bei fokalen Anfällen)
- Clusterkopfschmerzen (bei allen Kindern oder Teenagern)

Lewis DW, Ashwal S, Dahl G et al: Practice parameter: evaluation of children and adolescents with recurrent headaches: report of the Quality Standards Subcommittee of the American Academy of Neurology and the Practice Committee of the Child Neurology Society. Neurology 59(4): p. 490–8, 2002.

> **Das Wichtigste in Kürze: Symptome einer intrakraniellen Drucksteigerung**
> - Patient erwacht wegen Kopfschmerzen
> - Erbrechen ohne Übelkeit
> - Zunahme der Kopfschmerzen bei Niesen, Husten und körperlicher Belastung
> - Zunahme der Schmerzen bei Lageänderung
> - Abnahme der Schmerzen während des Tages

16.111
Woher stammt das Wort Migräne?

In der Antike grenzten die griechischen Ärzte eine bestimmte Kopfschmerzform mit einseitiger Manifestation von den übrigen Kopfschmerzen ab. Das Wort Migräne ist die französische Modifikation des griechischen Wortes «Hemikrania».

16.112
Was ist bei Kindern die Klinik einer Migräne?

Migräne ist eine periodisch auftretende Störung mit symptomfreien Intervallen, die durch einseitige stechende Kopfschmerzen gekennzeichnet sind. Sie kann von einer Aura mit Bauchschmerzen, Übelkeit und Erbrechen, sowie eine Besserung nach dem Schlafen begleitet werden. Eine klassische Migräne ist bei jüngeren Kindern selten und kann mit einer visuellen Aura, einer vermehrten Reizbarkeit, Hautrötung, Übelkeit und Erbrechen einhergehen. Eine Migräne mit Aura ist bei Kindern seltener als eine Migräne ohne Aura. Die Prävalenz einer Migräne liegt bei Kindern bei ungefähr 4% und steigt bei Mädchen im Teenageralter und jungen Frauen an. Häufig findet sich eine positive Familienanamnese.

Al-Twaijri WA and Shevell MI: Pediatric migraine equivalents: occurrence and clinical features in practice. Pediatr Neurol 26(5): p. 365–8, 2002.

16.113
Wie lauten die Diagnosekriterien einer klassischen Migräne?

Die klassische Migräne wird auch Migräne ohne Aura genannt. Die Diagnosekriterien der International Headache Society lauten:

- Fünf Anfälle
- Dauer: 4 bis 72 Stunden

Zwei der folgenden Hauptmerkmale:
- Einseitiger Schmerz
- Pulsierender Schmerz
- Mäßige oder starke Schmerzintensität
- Verstärkung durch körperliche Routineaktivitäten
- Begleitphänomene (mindestens eines)
- Übelkeit und/oder Erbrechen
- Licht- oder Geräuschempfindlichkeit

Singer HS: Migraine headaches in children. Pediatr Rev 15(3): p. 94–101, 1994.

16.114
Worauf sollten Sie bei der Abklärung einer möglichen Migräne achten?

Größe und Gewicht sollten altersentsprechend sein. Ein Hypophysentumor, ein Kraniopharyngiom oder ein partieller Ornithin-Transcarbamylase-Mangel können jeweils in einer Wachstumsretardation resultieren und Migränekopfschmerzen imitieren. Der Kopfumfang sollte normal sein, um einen Hydrocephalus auszuschließen.

Untersuchung der Haut: Stechende Kopfschmerzen sind häufig bei Neurofibromatose oder systemischen Lupus erythematodes, die sich charakteristischerweise mit Hautveränderungen manifestieren können.

Der Blutdruck sollte normal sein.

Die Nasennebenhöhlen sollen nicht schmerzhaft sein, weiterhin sollte der Patient hinsichtlich Karies oder Kaustörungen (temporomandibuläre Gelenksstörung) untersucht werden.

Keine Geräusche bei der kranialen Auskultation (Hinweise auf mögliche arteriovenöse Malformation oder Raumforderung).

Unauffällige neurologische Untersuchung.

16.115
Ab welchem Alter bekommen Kinder Migräne?

Etwa 20 % der Kinder mit Migräne bekommen diese vor dem 10. Lebensjahr.

16.116
Welche Nahrungsmittel können möglicherweise Migräneattacken auslösen?

Tyraminreiche Nahrungsmittel (Käse und Rotwein), Nahrungsmittel mit Natriumglutamat (chinesisches und mexikanisches Essen), nitratreiche Nahrungsmittel (geräuchertes Fleisch, Salami), marinierte Nahrungsmittel, alkoholhaltige Getränke, koffeinhaltige Getränke, Schokolade, Zitrusfrüchte und Bohnen.

16.117
Was sind die häufigsten Formen einer Migräne mit Aura bei Kindern?

Bei einer Migräne mit Aura werden die Migränekopfschmerzen von reversiblen fokalen neurologischen Symptomen begleitet, die weniger als 60 Min anhalten. Eine Aura kann visuelle (Positivsymptome: flackernde Lichter; Negativsymptome: Visusverlust), sensible (Positivsymptome: Kribbelparästhesien; Negativsymptome: Taubheitsgefühl) und dysphasische Symptome umfassen.

Sonderformen stellen die hemiplegische Migräne und die ophthalmoplegische Migräne (Schmerz der Orbita mit Parese des Nervus oculomotorius) mit motorischen Störungen dar. Weiterhin kann es zu akuter Verwirrung und dem «Alice im Wunderland-Syndrom» (Halluzination und disproportionierte Größe von Gegenständen) kommen. Bei der Basilarismigräne kann es zu Sehstörungen, Schwindel, Ataxie, Dysarthrie, bilateralen Sensibilitätsstörungen und Bewusstseinsverlust kommen.

16.118
Was ist die familiäre hemiplegische Migräne?

Wie der Name impliziert, handelt es sich bei der familiären hemiplegischen Migräne um eine autosomal dominante Erkrankung, die klinisch durch transiente Hemiparesen gefolgt von Migräneattacken charakterisiert ist. Etwa 20 % der Patienten weisen zusätzlich chronische zerebelläre Symptome auf. Eine Mutationen in CACNA1A Gen (kodiert für einen neuronalen

Calciumkanal) auf Chromosom 19 kann in 50 % der betroffenen Familien gefunden werden.

Ducros, A, Denier C, Joutel A et al: The clinical spectrum of familial hemiplegic migraine associated with mutations in a neuronal calcium channel. N Engl J Med 345(1): p. 17–24, 2001.

16.119
Wie kann eine Migräne nicht-pharmakologisch behandelt werden?

- Vermeidung von Provokationsfaktoren (siehe Frage 16.116).
- Regelmäßiger Schlaf-Wach-Rhythmus
- Biofeedback-Methoden
- Entspannungstechniken
- Familienberatung (falls innerfamiliäre Konflikte als Stressfaktor vorliegen)
- Selbsthypnose

Allen KD: Using biofeedback to make childhood headaches less of a pain. Pediatr Ann 33(4): p. 241–5, 2004.

16.120
Wie werden schwere Migräneattacken, die nicht auf nichtsteroidale antirheumatische Medikamente ansprechen, behandelt?

Zur Behandlung der Migräneattacken stehen neben Allgemeinmaßnahmen (Reizabschirmung, Ruhe und Schlafen, Einreiben mit Pfefferminzöl) eine medikamentöse Akutbehandlung mit Ibuprofen (10 mg/kg KG) oder Paracetamol (15 mg/kg KG) zur Verfügung. Weiterhin kann bei starker Übelkeit und Erbrechen Domperidon (1 gtt/kg KG/ED, maximal 33 gtt ED) oder Metoclopramid (0,1 mg/kg KG als ED) gegeben werden. Bei Persistenz der Beschwerden kann bei Jugendlichen eine Therapie mit Sumatriptannasenspray (5 und 10 mg) in Erwägung gezogen werden. Keine Evidenz liegt für den Einsatz von oralen Serotoninrezeptoragonisten bei Kindern und Jugendlichen vor. Weiterhin sollte Kindern wegen der Gefahr eines Reye-Syndroms keine Acetylsalicylsäure gegeben werden.

16.121
Bei welchen Patienten sollte eine prophylaktische Therapie der Migräne in Erwägung gezogen werden?

Allgemein gilt, dass eine prophylaktische Therapie in folgenden Situationen in Erwägung gezogen werden sollte:

- Mehr als 2 Anfälle monatlich, kein regelmäßiger Schulbesuch wegen Migräne
- Schlechtes Ansprechen der Migräne auf medikamentöse Therapie
- Sehr lange Migräneanfälle (>48h)
- Grosse Schmerzintensität
- Prolongierte Aura

16.122
Welche Medikamente werden im Kindesalter als Langzeitprophylaxe bei Migräne eingesetzt?

- Betablocker (Propranolol und Metoprolol, Dosierung: 1 bis 2 mg/kg KG; Kontraindikation: Asthma bronchiale; Nebenwirkungen: Müdigkeit, Bronchospasmus und Bradykardie)
- Kalziumantagonisten, (Flunarizin; Dosierung von 5 bis 10 mg pro Tag ab 40 kg KG abends)
- nichtsteroidale antirheumatische Medikamente
- nicht gesichert: Antiepileptika (Lamotrigin, Valproat)

16.123
Wie lange sollte eine Langzeitprophylaxe durchgeführt werden?

Die Langzeitprophylaxe sollte für 4 bis 6 Monate aufrecht erhalten werden bis ein Auslassversuch in Erwägung gezogen werden kann. Weniger als 50 % der Patienten benötigen nach einem Auslassversuch erneut eine prophylaktische Migränetherapie.

Bewegungsstörungen

16.124
Welche Beispiele hyperkinetische Bewegungsstörungen kennen Sie?

- *Tremor*: unwillkürliche rhythmische oszillatorische Bewegungen eines Körperteils, vorkommend als Ruhe- Halte- oder Bewegungstremor
- *Chorea*: unwillkürliche, schnelle tanzende Bewegungen distal betonter Muskelgruppen mit irregulären und unvorhersehbaren Ausschlägen
- *Athetose*: unwillkürliche, irreguläre langsame, distal betonte wurmförmig-drehende Bewegungen, häufig verstärkt durch Willkürmotorik
- *Akathisie*: multiforme repetetive Bewegungen bei innerer Unruhe (Überkreuzen/Entkreuzen der Beine, nesteln mit den Händen), häufig bei Therapie mit Neuroleptika
- *Stereotypien*: Repetitive ungerichtete Bewegungen (z.B. Kopfdrehen), die willkürlichen Bewegungen ähneln und häufig mit Akathesie (sensorische und motorische Ruhelosigkeit) vergesellschaftet sind
- *Dystonien*: unwillkürlich anhaltende Muskelkontrakturen, die zu abnormalen Haltungen und Kontrakturen führen können; gelegentlich kann das Ausmaß der Dytonie durch ein bestimmtes Manöver (geste antagonsite) verringert werden
- *Ballismus*: abrupte, unwillkürliche, ausschlagende, großamplitudig schleudernde Bewegungen, häufig proximal und unilateral (= Hemiballismus)
- *Myoclonus*: abrupte, kurze, anfallsartige Kontraktionen einer oder mehrer Muskelgruppen, oftmals stimulussensitiv, auch Aktionsmyoklonus bei Willkürbewegungen
- *Tics*: schnelle kurze repetitive Bewegungen als einfache motorische (Blinzeln, Räuspern), komplexe motorische Tics oder Vokalisationen (Echolalie, Koprolalie), die sich zum Teil kurzzeitig unterdrücken lassen

16.125
Mit welchen Erkrankungen können hyperkinetische Bewegungsstörungen vergesellschaftet sein?

- *Ruhetremor*: Primäres juveniles Parkinson Syndrom, sekundäres Parkinsonsyndrom
- *Aktionstremor*: essentieller familiärer Tremor, zerebelläre Störungen, Hirnstammtumoren, Hyperthyreose, Morbus Wilson, Elektrolytstörungen (z.B. Glukose, Calcium, Magnesium), Schwermetallintoxikation (z.B. Blei, Quecksilber), multiple Sklerose
- *Chorea*: Chorea minor Sydenham (assoziiert mit rheumatischem Fieber), Chorea Huntington, Hyperthyreose, infektiöse Mononukleose, Schwangerschaft, antiepileptische Therapie, neuroleptische Therapie, geschlossenes Schädel-Hirn-Trauma, systemischer Lupus erythematodes, Kohlenmonoxidvergiftung, Morbus Wilson, Hypokalziämie, Polyzythämie, parainfektiöse/infektiöse Enzephalopathien (z.B. Röteln, Syphilis),
- *Athetosis*: Zerebralparalyse, Status nach verschiedenen Enzephalopathien, Lesch-Nyhan Syndrom, Kernikterus
- *Stereotypien*: Autismus, Rett Syndrom, neuroleptische Therapie (vor allem tardive Dyskinesien), Schizophrenien
- *Dystonie*: Idiopathische primäre Dystonien (z.B. Torsionsdystonien) Sandifer Syndrom, Spasmus mutans, neuroleptische Therapie, Status nach verschiedenen Enzephalopathien, perinatale Asphyxie, familiäre Dystonien (manchmal L-Dopa-responsive Dystonien)
- *Ballismus*: Enzephalitis, geschlossenes Schädel-Hirn-Trauma
- *Myoklonus*: Einschlafmyoklonien, benigne Myoklonien des Kindesalters, postanoxische Enzephalopathie, urämische Enzephalopathie, Hyperthyreose, Urämie, Nebenwirkungen einer Therapie mit trizyklischen Antidepressiva, Slow-virus Infectionen, Morbus Wilson, Myoclonus-opsoclonus, Neuroblastome, Mitochondriopathien, Prion-Krankheiten, Tay-Sachs-Krankheit, Startle Reaktion, Sialidosis.

16.126
Was ist ein Tic?

Tics sind unwillkürliche, abrupte, repetitive, stereotype und ungerichtete Bewegungen oder Vokalisationen. Sie betreffen häufig Muskelgruppen des Kopfes, des Halses und des Rumpfes. Bei Patienten mit Tic kann ihr Auftreten durch Angst, Stress, Aufregung und Müdigkeit gesteigert werden. Weniger häufig treten sie während Entspannung (Schlaf), gesteigerter Konzentration und bei willkürlichen Bewegungen auf. Bei einem Teil der Patienten kommt es zu einem Zwang der Bewegungsausführung oder Vokalisation, der sich durch vorangehende Gefühlsstörungen (z.B. Hautjucken, verändertes Temperaturempfinden) ankündigt.

16.127
Welche Arten von Tics können klinisch unterschieden werden?

- Motorische Tics (einfach klonisch): Augenblinzeln, Augenrollen, Kopfdrehen, Schulterzucken
- Motorische Tics (einfach dystonisch): Bruxismus, Muskelanspannung, Schulterdrehen
- Motorische Tics (Complex): Kopropraxie (obszöne Gesten), Schnüffeln, Räuspern, Spucken
- Vokalisationen (Complex): Koprolalie (obszöne Worte), Echolalie (Wiederholung von Äußerungen Dritter), Palilalie (schnelle Wiederholungen eigener verbaler Äußerungen)

16.128
Welche Auslöser von Tics kennen Sie?

Vorübergehende und chronische Ticstörungen haben normalerweise keinen identifizierbaren Auslöser. Wie Dyskinesien können Tics jedoch im Rahmen anderer Erkrankungen auftreten:

- **Chromosomale Störungen:** Down Syndrom, fragiles X-Syndrom
- **Entwicklungsstörungen:** Autismus, Rett Syndrom
- **Medikamente:** Antiepileptische Medikamente, Stimulantien z.B. Amphetamine, Kokain, Methylphenidat,
- **Infektionen:** Enzephalitis, Poströtelnsyndrom

16.129
Wann sollten einfache Tics behandelt werden?

Einfache motorische Tics treten häufig auf und können bei 5 bis 20 % der Schulkinder beobachtet werden. Einfache Tics müssen in der Regel nicht pharmakologisch behandelt werden und lassen sich meist mit Entspannungstechniken, Stressreduktion und das Vermeiden von Auslösefaktoren kontrollieren. Die meisten einfachen Tics sistieren von selbst nach 2 bis 12 Monaten.

16.130
Welche Begleiterkrankungen können bei Kindern mit Tics auftreten?

Ticstörungen sind bei jungen Kindern männlichen Geschlechts häufiger und können mit Lernschwächen, obsessiv-kompulsiven Störungen und Attention Deficit Syndrom (ADS) assoziiert sein. Weiterhin werden Trennungsängste, Angststörungen, einfache Phobien, Sozialphobien, Agoraphobien, Manien und Depressionen bei Kindern mit Tics häufiger beobachtet.

Khalifa N and von Knorring AL: Prevalence of tic disorders and Tourette syndrome in a Swedish school population. Dev Med Child Neurol 45(5): p. 315–9, 2003.

Kurlan R, Como PG, Miller B et al: The behavioral spectrum of tic disorders: a community-based study. Neurology 59(3): p. 414–20, 2002.

16.131
Wann sollten Tics medikamentös behandelt werden?

Tics, die Kinder stark in ihrem Wohlbefinden, ihrer Erziehung oder Kommunikation beeinträchtigen müssen möglicherweise medikamentöse behandelt werden. Wenn Ticstörungen an Komplexität zunehmen oder ein Tourette-Syndrom vermutet wird, sollte ebenso eine Pharmakotherapie in Erwägung gezogen werden. Man nimmt an, dass Tics eine hyperdopaminerge Störung der Basalganglien zugrunde liegt. Zur Therpie werden daher Dopaminrezeptorantagonisten (z.B. Haloperidol) oder Clonidin (Wirkungsmechanismus unklar) eingesetzt. Weiterhin sollte eine Therapie mit dopaminergen Medikamenten sistiert werden. Wegen der Assoziation obsessiv-kompulsiven Störungen und Attention Deficit Syndrom (ADS) kann die Gabe weiterer Medikamente in Erwägung gezogen werden, deren Auswahl jedoch in Zusammenarbeit mit einem pädiatrischen Psychiater oder Neuropädiater vorgenommen werden sollte.

16.132
Wie lauten die Diagnosekriterien für das Tourette-Syndrom?

1885 beschrieb Gilles de la Tourette erstmals ein Syndrom mit motorischen und vokalen Tics, die mit Verhaltensstörungen einhergehen und einen variablen Verlauf haben.

Die Diagnosekriterien des Tourette-Syndrom lauten:

- Multiple motorische Tics
- Ein oder mehrere vokale Tics
- Beginn vor dem 21. Lebensjahr
- Zu- und abnehmender Verlauf
- Anhalten eines Tics für länger als ein Jahr
- Keine andere medizinische Ursache

16.133
Was versteht man unter Koprolalie?

Koprolalie ist ein Zwang zur Äußerung von Obszönitäten und vulgären Ausdrücken aus der Fäkalsprache. Nur 20 bis 40% der Patienten mit Tourette-Syndrom zeigen dieses Phänomen.

16.134
Welche Verhaltensstörungen sind mit dem Tourette-Syndrom assoziiert?

- obsessiv-kompulsiven Störungen
- Attention Deficit Syndrom (ADS)
- Schwere Verhaltensstörungen
- Lernstörungen
- Schlafstörungen
- Depression, Angststörungen und emotionale Instabilität

16.135
Weshalb wird die Diagnose des Tourette-Syndroms häufig erst mit Verzögerung gestellt?

- Tendenz, ungewöhnliche Symptome mit Verlangen nach Aufmerksamkeit oder psychologischen Problemen in Verbindung zu bringen
- Falsche Annahme, dass alle Kinder mit Tourette-Syndrom schwere Tics haben müssen
- Annahme, dass oropharyngealen Tics Allergien oder Störungen der oberen Luftwege zugrunde liegen
- Annahme, dass Blinzeln oder andere okkulärer Tics ophtalmologischen Problemen zugrunde liegen
- Falsche Annahme, dass Koprolalie zur Sicherung der Diagnose unerlässlich ist

Singer HS: Tic disorders. Pediatr Ann 22(1): p. 22–9, 1993.

> **Das Wichtigste in Kürze: Diagnosekriterien des Tourette-Syndroms**
>
> - Multiple motorische Tics
> - Ein oder mehrere vokale Tics
> - Beginn vor dem 21. Lebensjahr
> - Zu- und abnehmender Verlauf
> - Anhalten eines Tics für länger als ein Jahr
> - Keine andere medizinische Ursache

16.136
Was ist die Ursache tardiver Dyskinesien?

Tardive Dyskinesien sind hyperkinetische Bewegungsstörungen die häufig das Gesicht betreffen, (z.B. Schmatzen, Kauen, grimassieren, Rollen der Zunge). Tardive Dyskinesien treten in der Regel im Rahmen einer medikamentösen Therapie (meist unter Neuroleptika, aber auch unter Metoclopramid) oder 6 Monate nach Beendigung einer solchen Therapie auf. Man nimmt an, dass die Störung als Folge einer dopaminergen Dysfunktion der Basalganglien auftritt, da diese Medikamente als Dopaminrezeptorblocker wirken.

16.137
Wann können unter einer neuroleptischen Therapie erstmals tardive Dyskinesien auftreten?

Nach ungefähr 3 Monaten einer kontinuierlichen oder intermittierenden Therapie mit Neuroleptika steigt das Risiko tardive Dyskinesien zu entwickeln.

16.138
Was ist das maligne Neuroleptika-Syndrom?

Das maligne Neuroleptika-Syndrom ist ein Syndrom mit Bewegungsstörungen (Rigidität, Tremor, Chorea und Dystonie), autonomen Störungen (Fieber, arterielle Hypertonie, Tachykardie, Diaphoresis, Blasenfunktionsstörungen), Bewusstseinsstörungen und Rhabdomyolyse mit Erhöhung der Kreatinkinase. Das maligne Neuroleptika-Syndrom manifestiert sich meist innerhalb von Wochen nach Beginn einer neuroleptischen Therapie. Die Mortalität bei Erwachsenen liegt bei 20 %.

16.139
Welche Bewegungsstörung manifestiert sich mit «tanzenden Augen» und «tanzenden Füßen»?

Opsoclonus-Myoclonus-Syndrom ist eine seltene aber gut abzugrenzende Bewegungsstörung die bei Kindern in den ersten drei Lebensjahren beobachtet werden kann. Der Opsoclonus ist hierbei durch wilde, ungerichtete, unregelmäßige schnelle Bewegungen der Augen charakterisiert. Die myoklonische Komponente zeichnet sich durch heftige Muskelkontraktionen des Gesichts, der Extremitäten oder des Rumpfes aus. Anatomisch kann die Störung zerebellärer Efferenzen zugeschrieben werden . Ätiologisch werden bei Kindern virale Infektionen, postinfektiöse Enzephalopathien, Neuroblastome und Autoantikörper diskutiert.

16.140
Was sind paroxysmale Bewegungsstörungen?

Paroxysmale Bewegungsstörungen sind seltene, intermittierend auftretende, episodische Bewegungsstörungen die während der gesamten Kindheit auftreten können. Sie können sporadisch oder familiär gehäuft auftreten und sich in Form einer Chorea, einer Dystonie, einer Athetose oder eines Ballismus manifestieren. Bisher werden die Störungen folgendermaßen eingeteilt: (1) primär durch Bewegungen induzierte Bewegungsstörungen (kinesiogen, bewegungsinduziert); (2) hypnogen (aus dem Schlaf heraus) und (3) nicht nicht-kinesogen. Der Pathomechanismus paroxysmaler Bewegungsstörungen konnte bisher nicht hinreichend geklärt werden. Möglicherweise handelt es sich um Störungen von Ionenkanälen und so kann eine Therapie mit antiepileptischen Medikamenten Acetazolamid und Medikamente die in den Dopaminhaushalt eingreifen in Erwägung gezogen werden.

Sanger TD: Pediatric movement disorders. Curr Opin Neurol 16(4): p. 529–35, 2003.

16.141
Was versteht man unter der kindlichen alternierenden Hemiplegie?

Die alternierende Hemiplegie des Kindesalters ist eine seltene Bewegungsstörung mit intermittierender alternierender Hemiplegie die sich während der frühen Kindheit manifestiert und durch Störungen der Okkulomotorik und dystone Episoden, gefolgt durch eine Hemiplegie, charakterisiert ist. In manchen Fällen können autonome Prodromalsymptome beobachtet werden und die Erholung kann Stunden bis Tage dauern. Kinder mit einem frühen Beginn haben häufig weitere Entwicklungsstörungen und Bewegungsstörungen.

Neugeborenenkrämpfe

16.142
Wie werden Neugeborenenkrämpfe klassifiziert?

Neugeborenenkrämpfe werden klassischerweise nach klinischen Kriterien in vier Typen unterteilt:

- Subtil (Blutdruckanstieg, Tachykardie, Apnoe, Speichelfluss, Hautkoloritwechsel, abnorme Bulbus- oder Lidbewegungen)
- tonisch, (fokal oder multifokal)
- klonisch (fokal oder multifokal)
- myoklonisch (partiell, multifokal oder generalisiert)

Alle Krampfarten werden als paroxsymale Störungen des Verhaltens, der Motorik oder autonomer Funktionen angesehen. Nicht alle beobachteten Phänomene werden von entsprechenden Veränderungen der Oberflächen-EEG-Aktivität begleitet und diese elektro-klinische Dissoziation nimmt nach Beginn der antiepileptischen Therapie meist zu. Partielle klonische, tonische und myoklonische Anfälle haben in den meisten Fällen ein entsprechendes iktales EEG-Korrelat.

16.143
Welche Anfallsart kann in der Neonatalperiode am häufigsten beobachtet werden?

So genannte subtile Krampfanfälle. Diese manifestieren sich häufiger mit unnatürlichen, repetitiven, stereotypen Bewegungen mit oral-bukkal-lingualen Bewegungen, Augenblinzeln, Nystagmus, Lippenschmatzen oder komplexen Bewegungsstörungen der Extremitäten (rudernd, tretend) und weniger als abrupte, krampfartige Anfälle mit sichtbaren Muskelbewegungen. Die Kinder mit subtilen Krampfanfällen haben häufig eine hypoxisch-ischämische Enzephalopathie und regelmäßig können EEG-Veränderungen beobachtet werden. Die Kinder haben später ein höheres Risiko, mental retardiert zu sein, eine Zerebralparese oder eine Epilepsie zu entwickeln.

16.144
Was sind die Ursachen von Neugeborenen-Krämpfen?

- Hypoxisch-ischämische Enzephalopathie verursacht durch Asphyxie
- Infektionen
- Toxine (fälschliche fötale Injektion von Lokalanästhetika, Kokain auch mit Entzug
- Metabolische Störungen (z. B. Hypoglykämie, Hypokalzämie, Hypomagnesiämie, Pyridoxinmangel)
- ZNS Malformation
- Zerebrovaskuläre Läsionen (z. B. intraventrikuläre oder periventrikuläre Blutungen, subarachnoidale Blutungen, zerebroarterieller Verschluss)
- Benigne familiäre Neugeborenenkrämpfe (z. B. im Rahmen von Natrium-Kanalopathien)

Zupanc ML: Neonatal seizures. Pediatr Clin North Am 51(4): p. 961–78, 2004.

16.145
Kann der Zeitpunkt und die Häufigkeit neonataler Krampfanfälle Hinweise auf die Ursache geben?

Siehe **Tabelle 16-4**.

16.146
Welches diagnostische Vorgehen schlagen sie bei Neugeborenen mit Krampfanfällen vor?

Zunächst sollte eine gründliche pränatale und perinatale Anamnese erhoben werden sowie eine komplette körperliche Untersuchung erfolgen. Im Labor sollte der Blutglukosespiegel, die Elektrolyte, Entzündungsparameter und das Blutbild bestimmt werden. Zum Ausschluss einer Meningitis sollte eine Lumbalpunktion erfolgen. Weiterhin sollte eine neuroradiologische Abklärung mittels CT, MRI und kranialem Ultraschall erfolgen. In Abhängigkeit der Befunde sollten weiterhin Ammoniakspiegel, Laktatspiegel und Pyruvat sowohl im Blut als auch im Liquor untersucht werden. Im Urin kann eine Bestimmung von Aminosäuren in Erwägung gezogen werden. Zur Dokumentation anhaltender Krampfanfälle

Tabelle 16-4: Zeitpunkt und die Häufigkeit neonataler Krampfanfälle in Abhängigkeit der Ätiologie

Ätiologie	postnatale Zeit bis zur Erstmanifestation		Relative Häufigkeit	
	0 bis 3 Tage	> 3 Tage	Frühgeborene	Normalgeborene
Hypoxisch-Ischämische Enzephalopathie	+		+++	+++
Intrakranielle Blutung	+	+	++	+
Hypoglykämie	+		+	+
Hypokalzämie	+	+	+	+
ZNS-Infektionen	+	+	++	+
Entwicklungsstörungen	+	+	++	++
Drogenentzug	+	+	+	+

und zur Verlaufskontrolle können EEGs gemacht werden.

16.147
Wann sollten sie an angeborene metabolische Störungen als Ursache neonataler Krampfanfälle denken?

- Beginn der Krämpfe nach dem ersten Lebenstag (Ausnahme Pyridoxinmangel)
- Beginn der Symptomatik während einer enteraler oder parenteraler Ernährung
- Die Krampfanfälle lassen sich nicht durch konventionelle antiepileptische Medikamente kontrollieren. Charakteristische EEG-Veränderungen können bei der Ahornsirupkrankheit und beim Pyridoxinmangel beobachtet werden.

16.148
Wie können bei Neugeborenen Krampfanfälle von Tremor unterschieden werden?

Siehe **Tabelle 16-5**.

16.149
Welche Therapiemöglichkeiten stehen zur Behandlung von Krampfanfällen in der Neonatalperiode zur Verfügung?

Krampfanfälle der Neonatalperiode können mit Phenobarbital behandelt werden (Dosierung: 20 mg/kg KG als Kurzinfusion über 5 Min). Bei Persistenz der Krampfanfälle kann die Phenobarbitaldosierung bis auf 40 mg/kg KG erhöht werden. Hierunter sistieren bei 50 bis 70 % der Neugeborenen die Anfälle. Weiter persistierende Krampfanfälle können mit Phenytoin (initiale Dosis 20 mg/kg KG als Kurzinfusion über 20 Min) behandelt werden. Die Erhaltungsdosis für Phenobarbital liegt bei 3 bis 6 mg/kg KG täglich und zwischen 3 und 4 mg/kg KG täglich für Phenytoin.

Es ist zu beachten, dass in manchen Fällen bei klinischer Besserung unter einer Therapie mit Phenobarbital oder Phenytoin im EEG krampfanfallsartige Potentiale persistieren können. Die Bedeutung persistierender Anfallsäquivalente im EEG bei klinischer Besserung kann bislang noch nicht hinreichend eingeschätzt werden, ebenso wird die Notwendigkeit zur Unterdrückung im EEG messbarer Krampfanfälle ohne entsprechende Klinik kontrovers diskutiert.

Tabelle 16-5: Merkmale zur Unterscheidung zwischen Tremor und Krampfanfällen

Klinische Zeichen	Tremor	Krampfanfälle
Blick- oder Augenbewegungsstörungen	–	+
Bewegungen sind ausschließlich stimulussensitiv	+	–
Dominierende Bewegung	Tremor	Klonische Schleuderbewegungen
Bewegungen sistieren mit passiver Flexion	+	–
Autonome Störungen	–	+

Rennie JM and Boylan GB: Neonatal seizures and their treatment. Curr Opin Neurol 16(2): p. 177–81, 2003.

16.150
Wie sollten therapierefraktäre neonatale Krampfanfälle behandelt werden?

Regelmäßige und wiederkehrende Krampfanfälle können bei Neugeborenen insbesondere nach Asphyxie auftreten. Falls die Krampfanfälle auf eine ausreichend dosierte Therapie mit Phenobarbital und Phenytoin (siehe Frage 16.149) nicht ansprechen kann eine zusätzliche Therapie mit Benzodiazepinen (z.B. Clonazepam, Lorazepam; Dosierung 0,05 bis 0,10 mg/kg KG als Kurzinfusion) in Erwägung gezogen werden. Obwohl pyridoxinabhängige Krampfanfälle selten sind, sollte intravenös bei Kindern mit wiederholten Krampfanfällen unklarer Ätiologie eine probatorische Gabe von Pyridoxin erfolgen. Falls möglich sollte simultan eine EEG-Ableitung durchgeführt werden um (bei Pyridoxinmangel: Abnahme der Krampfaktivität und Normalisierung des EEGs Minuten nach einer Pyridoxin-Gabe). Neugeborene mit pyridoxinabhängiger Epilepsie können durch schwere autonome Dysfunktionen (Apnoe, Bradykardie, Blutdruckabfall) gefährdet sein.

16.151
Wie ist die prognostische Relevanz eines interiktalen EEGs bei Neugeborenen mit Krampfanfällen?

Ein interiktales EEG kann bei Neugeborenen von großer prognostischer Bedeutung sein. Schwere interiktale EEG-Veränderungen (z.B. burst-suppresion oder isoelektrisches EEG) können hochprädiktiv (bis zu 90% für schwere Entwicklungsstörungen oder neurologische Schädigungen) sein. Im Gegensatz dazu spricht ein normales interiktales EEG bei Neugeborenen für eine geringe Wahrscheinlichkeit (10%) bleibender neurologischer Störungen.

Laroia N, Guillet R, Burchfiel J et al: EEG background as predictor of electrographic seizures in high-risk neonates. Epilepsia 39(5): p. 545–51, 1998.

16.152
Wie lange sollte die antiepileptische Therapie bei Neugeborenen mit Krampfanfällen nach sistieren der Anfälle fortgeführt werden?

In den meisten Fällen wird eine Erhaltungstherapie mit Phenobarbital angestrebt weil das Aufrechterhalten therapeutischer Spiegel mit Phenytoin unter oraler Gabe bei Kindern schwierig ist und andere Therapieansätze, z.B. Carbamazepin weniger gut untersucht sind. Obwohl Phenobarbital allgemein gut toleriert wird, können negative Effekte für das Verhalten, die Aufmerksamkeit und die Entwicklung des Gehirns nicht ausgeschlossen werden. Weiterhin wird dadurch nicht die spätere Entwicklung einer Epilepsie verhindert. Aus diesem Grund wird häufig ein Sistieren der Therapie sobald sich in der neurologischen Untersuchung keine Auffälligkeiten mehr zeigen angestrebt. Weiterhin kann bei pathologischer neurologischer Untersuchung, aber unauffälligem EEG im Alter von 3 Monaten ein Sistieren der Phenobarbitaltherapie in Erwägung gezogen werden.

16.153
Wie hängt die Prognose neonataler Krampfanfälle von der Ursache ab?

Siehe **Tabelle 16-6**.

Tabelle 16-6: Prognose neonataler Krampfanfälle in Abhängigkeit der Ursache

Ätiologie	günstige Prognose	mittelmäßige Prognose	ungünstige Prognose
toxisch-metabolisch	Hypokalzämie (einfacher später Beginn) Hypomagnesiämie Hyponatriämie	Hypoglykämie (früher Beginn) Pyridoxinmangel	Aminazidurie
Asphyxie	–	milde hypoxisch-ischämische Enzephalopathie	schwere hypoxisch-ischämische Enzephalopathie
Hämorrhagie	unkomplizierte Subarachnoidalblutung	Subduralhämatom intraventrikuläre Blutung (Grad I & II)	intraventrikuläre Blutung (Grad III & IV)
Infektion	–	aseptische Meningoencephalitis einige bakteriellen Meningitiden	Herpesencephalitis einige bakteriellen Meningitiden
Strukturelle Schädigungen	–	einfache traumatische Kontusio	Malformationen des ZNS

Neurokutane Syndrome/ Phakomatosen

16.154
Was sind die drei häufigsten Phakomatosen?

- Neurofibromatose
- Tuberöse Sklerose
- Sturge-Weber-Syndrom

16.155
Wie ist die Vererbung verschiedener Phakomatosen?

Autosomal-dominant:
- Neurofibromatose
- tuberöse Sklerose
- von Hippel-Lindau-Erkrankung

X-chromosomal: Inkontinentia pigmenti

Multifaktorielle Vererbung:
- Sturge-Weber Syndrom
- Klippel-Trénaunay-Syndrom

16.156
Woher leitet sich der Begriff Phakomatose ab?

Der Begriff Phakomatose leitet sich aus dem griechischen Wort «phakos», das linsenartige Formen beschreibt, und sich auf die umschriebenen dermatologischen Veränderungen bezieht, die diese Gruppe von Erkrankungen charakterisiert. Zusätzlich zu den dermatologischen Charakteristika finden sich bei Phakomatosen regelmäßig hamartöse Veränderungen verschiedener Gewebe insbesondere des ZNS und der Augen.

16.157
Wie lauten die Diagnosekriterien für Neurofibromatose Typ I (NF-1)?

Zwei oder mehr der folgenden Kriterien:

- Café-au-lait Flecken (6 oder mehr, Durchmesser > 5 mm bei auftreten vor der Pubertät; 6 oder mehr, Durchmesser > 15 mm nach der Pubertät)
- Hyperpigmentierte Makulae axillär oder inguinal
- Zwei oder mehr Neurofibrome oder ein plexiformes Neurofibrom
- Optikusgliom
- Zwei oder mehr Irishamartome (Lischknötchen)
- Eine Knochenläsion, z.B. Knochenzysten mit pathologischen Frakturen, Dysplasien (Sphenoid oder ausgedünnte Kortikalis eines langen Röhrenknochens)
- Ein Verwandter ersten Grades mit einer Neurofibromatose Typ I

Lynch TM and Gutmann DH: Neurofibromatosis 1. Neurol Clin 20(3): p. 841–65, 2002.

16.158
Wie unterscheidet sich die Neurofibromatose Typ I von der Neurofibromatose Typ II?

Die Neurofibromatose Typ I, die auch als klassische Neurofibromatose oder Morbus von Recklinghausen bezeichnet wird ist häufiger (1 auf 3000 bis 4000/Geburten) als die Neurofibromatose Typ II und ist für 90% der Neurofibromatosen verantwortlich. Die Neurofibromatose Typ II (1 pro 50000/Geburten) ist durch bilaterale Akustikusneurome, intrakranielle und intraspinale Tumoren und Erkrankungen erstgradiger Verwandten charakterisiert. Das verantwortliche Gen liegt bei der Neurofibromatose Typ I auf Chromosom 17, wohingegen bei der Neurofibromatose Typ II das verantwortliche Gen auf Chromosom 22 liegt. Dermatologische Manifestationen und periphere Neurome sind bei der Neurofibromatose Typ II selten. Weitere seltene Subtypen von Neurofibromatosen (z.B. segmentale Verteilung) wurden beschrieben.

16.159
Wie häufig finden sich bereits bei der Geburt Café-au-lait-Flecken?

Bis zu 2% der farbigen Neugeborenen weisen zum Zeitpunkt der Geburt Café-au-lait-Flecken auf, wohingegen bei weißen Neugeborenen nur 0,3% der Neugeborenen Café-au-lait Flecken haben. Weiße Neugeborenen mit multiplen Café-au-lait Flecken zum Zeitpunkt der Geburt haben ein höheres Risiko eine Neurofibromatose zu haben als schwarze Neugeborene mit Café-au-lait-Flecken. Bei älteren Kindern kann bei 10 % der weißen Kinder und bei 25 % der schwarzen Kinder ein einzelner Café-au-lait Fleck mit einem Durchmesser größer als 5 mm gefunden werden.

16.160
Wie groß ist die Wahrscheinlichkeit einer Neurofibromatose wenn sich bei einem 2-jährigen Kind sieben Café-au-lait-Flecken mit einem Durchmesser größer als 5 mm finden?

Bis zu 75% der Kinder mit diesem Befund haben eine Neurofibromatose (meist Neurofibromatose Typ I). Bei einer Studie mit fast 1900 Patienten konnte bei 46 % der einjährigen Kinder die Diagnose einer sporadischen Neurofibromatose Typ I nicht gestellt werden. Im Alter von 8 Jahren erfüllten jedoch 97 % der Kinder die Diagnosekriterien. Im Alter von 20 Jahren konnte die Diagnose in 100 % der Fälle gesichert werden. Typischerweise treten zunächst Café-au-lait-Flecken, axilläre und inguinale hyperpigmentierte Makulae, Lischknötchen und Neurofibrome in dieser Reihenfolge auf. Jährliche Kontrolluntersuchungen dieser Patienten mit verdächtigen Befunden sollten eine gründliche dermatologische Untersuchung, eine ophtalmologische Abklärung und eine Messung des Blutdrucks beinhalten.

DeBella K, Szudek J and Friedman JM: Use of the national institutes of health criteria for diagnosis of neurofibromatosis 1 in children. Pediatrics 105(3 Pt 1): p. 608–14, 2000.
Korf BR: Diagnostic outcome in children with multiple cafe au lait spots. Pediatrics 90(6): p. 924–7, 1992.

16.161
Was sind Lisch-Knötchen?

Lisch-Knötchen sind pigmentierte Irishamartome (s. **Abb. 16-1**) Diese sind in der Regel zum Zeitpunkt der Geburt bei Patienten mit Neurofibromatose Typ I nicht vorhanden, können im

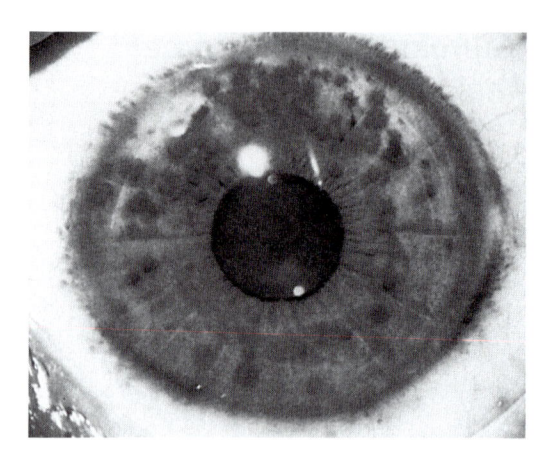

Abbildung 16-1: Lisch-Knötchen

Alter von 6 Jahren jedoch bei 90 % der Patienten mit NF-1 gefunden werden. Hamartome sind fokale Malformationen die histologisch aus verschiedenen Gewebsarten bestehen und auch Neoplasien ähneln können. Im Gegensatz zu Neoplasien weisen sie die gleiche Wachstumsrate wie ihre Grundgewebearten auf und komprimieren das umgebende Gewebe nur selten.

16.162
Wie häufig findet sich bei Patienten mit Neurofibromatose Typ I eine positive Familienanamnese?

Auf Grund der hohen Spontanmutationsrate dieser autosomal-dominanten Erkrankung findet sich bei nur 50 % der Patienten eine positive Familienanamnese.

16.163
Wie lauten die Diagnosekriterien für eine Tuberöse Sklerose?

Die tuberöse Sklerose (Morbus Bourneville-Pringle) ist durch Hamartome in verschiedenen Geweben charakterisiert. Bei den Diagnosekriterien unterscheidet man zwischen Haupt- und Nebenkriterien. Die Diagnose ist erfüllt beim Vorliegen zweier Hauptkriterien oder eines Hauptkriteriums und zweier Nebenkriterien, ansonsten handelt es sich um eine mögliche tuberöse Sklerose. Keines der einzelnen Kriterien kann als pathognomonisch für eine tuberöse

Sklerose angesehen werden. Zwei Genveränderungen (TSC 1 auf Chromosom 9 und TSC 2 auf Chromosom 16) konnten identifiziert werden. Man unterscheidet folgende Haupt- und Nebenkriterien:

Hauptkriterien
- Adenoma sebaceum (Angiofibrome im Gesicht)
- Nichttraumatische subunguale Angiofibrome (= Nagelfalzfibrome, Koenen-Tumore)
- Subepidermale Fibrose (Chagrinleder-Flecken)
- Hamartome der Retina
- Kortikale Tubera
- Subependymale Hamartome (kalzifizierend und eventuell maligne Transformation in subependymale Riesenzell-Astrozytome)
- Kardiale Rhabdomyosarkome
- Mehrere Angiomyolipome der Niere

Nebenkriterien
- Punktförmiger Zahnschmelzdefekt
- Gingivahyperplasie
- Knochenzysten
- hamartöse rektale Polypen
- Einzelnes Angiomyolipome der Niere

Hyman MH and Whittemore VH: National Institutes of Health consensus conference: tuberous sclerosis complex. Arch Neurol 57(5): p. 662–5, 2000.

16.164
Was ist die klassische klinische Trias einer Tuberösen Sklerose?

- Krampfanfälle
- Mentale Retardierung
- Adenoma sebaceum (Angiofibrome im Gesicht)

Cave: nur 30% der Patienten mit einer Tuberösen Sklerose entwickeln diese klassische Trias.

16.165
Mit welchem Symptom manifestiert sich eine Tuberöse Sklerose in den meisten Fällen?

Mit Krampfanfällen. Ungefähr 85% der Patienten haben Krampfanfälle, wovon Infantile Spasmen am häufigsten vorkommen. Tonische oder atonische Anfälle können ebenfalls vorkommen. Weiterhin werden komplexe fokale Anfälle in Verbindung mit weiteren Anfallstypen regelmäßig beobachtet. Zu mentaler Retardierung kommt es vor allem bei Patienten, die in den ersten zwei Lebensjahren Krampfanfälle hatten. Weiterhin haben Patienten mit Tuberöser Sklerose regelmäßig Autismus und weitere Verhaltensauffälligkeiten.

16.166
Welche Hautveränderungen können klassischerweise bei Patienten mit Tuberöser Sklerose beobachtet werden.

Siehe **Tabelle 16-7**.

Tabelle 16-7: Klassische Hautveränderungen bei Tuberöser Sklerose

Alter bei Beginn (Jahre)	Hautveränderung	Inzidenz
von Geburt an möglich	hypomelanotische Flecken	80%
2 bis 5	Angiofibrome	70%
2 bis 5	Subepidermale Fibrose (Chagrinleder-Flecken)	35%
Pubertät	Nagelfalzfibrome und Angiofibrome der Gingiva	20 bis 50%
von Geburt an möglich	Café-au-lait-Flecken	25%

16.167
Weshalb ist die Bezeichnung Adenoma Sebaceum zur Beschreibung von Patienten mit Tuberöser Sklerose eigentlich nicht korrekt?

Es handelt sich beim Adenoma Sebaceum um Angiofibrome die keine Verbindung mit Schweißdrüsen oder Adenomen haben. Ein Adenoma Sebaceum findet sich bei 75% der Patienten mit Tuberöser Sklerose und entwickelt sich meist nasal und perinasal im Alter von 5 bis 13 Jahren. Es handelt sich hierbei um rote papilläre und monomorphe Veränderungen, die häufig als Akne verkannt werden (s. **Abb. 16-2**). Die

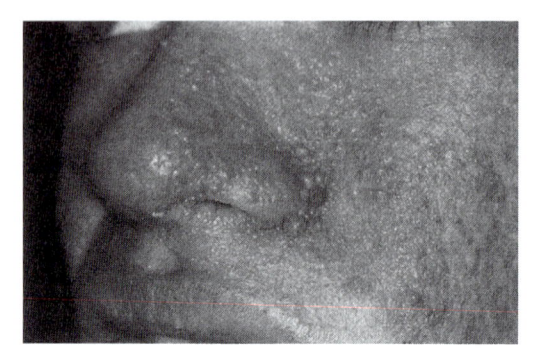

Abbildung 16-2: Adenoma Sebaceum bei einem Patienten mit Tuberöser Sklerose

Diagnose einer Tuberösen Sklerose sollte bei Kindern die vor der Pubertät eine entsprechende Hautveränderung entwickeln in Erwägung gezogen werden.

16.168
Was sind die Tuber bei der tuberösen Sklerose?

Diese 1 bis 2 cm großen Läsionen bestehen aus kleinen sternförmigen Neuronen und astroglialen Elementen die am ehesten aus primitiven Zelllinien mit Differenzierungsstörungen bestehen. Diese können in verschiedenen kortikalen Regionen lokalisiert sein. Palpatorisch kann man bei Berührung eine derbe Konsistenz ertasten.

16.169
Um welches Gewebe handelt es sich bei Chagrinleder-Flecken?

Chagrinleder-Flecken sind umschriebene Verdickungen der Haut mit gefälteter Oberfläche. Histologisch handelt es sich um ein subepidermales Fibrom. Die Bezeichnung Chagrinleder-Flecken leitet sich von einer bestimmten Lederart mit knötchenartiger Verdickung her.

16.170
Welche Typen fazialer Portwein-Naevi sind am häufigsten mit ophtalmologischen oder centralnervösen Komplikationen assoziiert?

Portwein-Naevi (Nävus vinosus) im Gesicht und Schädel, meist im Bereich ersten Trigeminusastes können als isolierte Hautveränderungen bei der Geburt gefunden werden. Insbesondere in den Geweben unter den Hämangiomen können strukturelle Veränderungen gefunden werden (Choroidale Gefäße des Auges mit der Folge von Glaukomen, Leptomeningeale Gefäße des Gehirns mit der Folge von Krampfanfällen (Sturge-Weber-Syndrom), Spinale Hämangiome (Cobb Syndrom).

Bei Portwein-Naevi ist Entwicklung von Glaukomen oder Krampfanfällen am häufigsten mit folgenden Charakteristika assoziiert:

- Portwein-Naevi der Augenlider
- Bilaterale Verteilung der Portwein-Naevi
- Unilaterale Beteiligung aller drei Trigeminusäste

Bei Kindern mit den entsprechenden Veränderungen sollte eine neuroradiologische und ophtalmologische Abklärung erfolgen.

Tallman B, Tan OT, Morelli JG et al: Location of port-wine stains and the likelihood of ophthalmic and/or central nervous system complications. Pediatrics 87(3): p. 323–7, 1991.

Thomas-Sohl KA, Vaslow DF and Maria BL: Sturge-Weber syndrome: a review. Pediatr Neurol 30(5): p. 303–10, 2004.

16.171
Wodurch ist das epidermale Nävussyndrom genetisch charakterisiert?

Die fehlende Vererbung und der ausschließlich fokale Charakter des epidermalen Naevussyndroms spricht für die Hypothese, dass es sich hierbei um eine autosomal dominante letale Mutation handelt, die aus einer partiellen somatischen Mutation resultiert. Sie betrifft das Auge, die Knochen und das ZNS. Die Veränderungen des ZNS bestehen aus einer Hemimegencephalie, einer mentalen Retardierung, Krampfanfällen und Schlaganfällen in Folge von zerebrovaskulären Dysplasien. Dermatologisch finden sich verruköse, hyperkeratotische Papeln in linearer Anordnung, Hämangiome, Cafe-au-lait-Flecken und hypopigmentierte Zonen.

16.172
Was sind die 3 Stadien der Incontinentia pigmenti?

Die Incontinentia pigmenti (Bloch-Sulzberger-Syndrom) ist eine x-chromosomal dominant vererbte Erkrankung, die mit Krampfanfällen und mentaler Retardierung assoziiert ist. Bei Jungen ist die Krankheit vermutlich schon in-utero letal, da fast 100 % der Patienten weiblich sind. Man unterscheidet verschiedene Stadien von Hautveränderungen:

- Stadium 1 – Vesikuläres Stadium: Linien von Hautquaddeln auf dem Rumpf und der Extremität von Neugeborenen die innerhalb von Wochen bis Monaten verschwinden. Die Hautveränderungen können Herpesbläschen ähneln. Die Flüssigkeit der Vesicula enthält häufig Eosinophile Lymphozyten.
- Stadium 2 – Verruköses Stadium: Diese Hautveränderungen entwickeln sich meist zwischen dem 3. und 7. Lebensmonat und es handelt sich hierbei um braune, hyperkeratotische warzenähnliche Hautveränderungen die im Alter von 1 bis 2 Jahren verschwinden.
- Stadium 3 – Pigmentiertes Stadium: Entwicklung: Entwicklung maculärer hyperpigmentierter Linien die sich im Laufe der Zeit zurückbilden können und nur eine dünne Zone hypopigmentierter Haut in der Adoleszenz oder im Erwachsenenalter zurücklassen.

Bei Kindern mit Incontinentia pigmenti tritt gehäuft das West-Syndrom auf. Weiterhin kann es bei den Patienten zu Wachstumsstörungen, Fehlbildungen des ZNS und der Entwicklung einer Epilepsie kommen.

Neuromuskuläre Erkrankungen

16.173
Wie kann die Ursache einer Muskelschwäche anatomisch zugeordnet werden?

Siehe **Tabelle 16-8**.

16.174
Welche Ursachen einer akuten generalisierten Muskelschwäche kennen Sie?

- **Infektiös/parainfektiös:** akute infektiöse Myositis, GBS, enterovirale Infektion
- **Metabolische Störungen:** akute intermittierende Porphyrie, hereditäre Tyrosinämie
- **Neuromuskuläre Blockade:** Botulismus, Zeckenlähmung (in Europa sehr selten)
- **Periodische Störungen:** familiäre (hyperkalämisch, hypocalcämische, normokalzämische) Paralyse

16.175
Was spricht bei einem Kind mit Muskelschwächeschwäche für einen myopathischen Prozess?

Anamnese
- schleichender Beginn (selten plötzlicher Beginn)
- Proximale Muskelschwäche (z. B. Schwierigkeiten beim Treppensteigen) ausgeprägter als distale Schwäche (spricht mehr für eine Neuropathie).
- fehlende Sensibilitätsstörungen
- Keine Blasen- oder Mastdarmstörungen

Körperliche Untersuchung
- Proximale Muskelschwäche ausgeprägter als distale Muskelschwäche (Ausnahme: Myotone Dystrophie)
- positives Gowers-Zeichen (beim Aufrichten aus der Hocke Abstützen der Hände auf dem Oberschenkel aufgrund einer Schwäche der Beckenmuskulatur und der proximalen unteren Extremität).
- Schwäche der Nackenflexion ausgeprägter als Nackenextension.

Tabelle 16-8: Anatomische Lokalisation bei Muskelschwäche

	1. Motoneuron	Vorderhornzelle	Peripherer Nerv	Neuromuskuläre Synapse	Muskel
Tonus	gesteigert (in der Akutphase möglicherweise reduziert)	reduziert	reduziert	meist normal	reduziert
Verteilung	charakteristische Verteilung (Hemiparese, Paraparese) distal > proximal	variabel	entspricht Versorgungsgebiet peripherer Nerven	fluktuierende Ausprägung, möglicherweise Hirnnervenbeteiligung	proximal > distal
Reflexe	gesteigert (in der Akutphase möglicherweise abgeschwächt)	abgeschwächt oder fehlend	abgeschwächt oder fehlend	normal (außer bei schwerem Verlauf abgeschwächt)	abgeschwächt (oder fehlend)
Babinski	positiv	negativ	negativ	negativ	negativ
Weitere Zeichen/Befunde	möglicherweise kognitive Störungen	Faszikulationen, Muskelatrophie, keine Sensibilitätsstörungen	Sensibilitätsstörung bei Beteiligung sensibler Nerven, Muskelatrophie, selten Faszikulationen	fluktuierender Verlauf	keine Sensibilitätsstörungen, möglicherweise Entzündungszeichen

- Meist normale bis leicht abgeschwächte Muskeleigenreflexe
- Keine Sensibilitätsstörungen
- Muskelatrophie ohne Faszikulation (Ausnahme: Muskelhypertrophie bei manchen Muskeldystrophien)

16.176
Wie trägt die Elektromyographie dazu bei, myopathische von neurogene Prozessen zu unterscheiden?

Mit der Elektromyographie wird die elektrische Aktivität von Muskeln in Ruhe und unter Willküraktivität gemessen. Normalerweise haben die Aktionspotentiale eine charakteristische Dauer und Amplitude. Bei myopathischen Prozessen kommt es zu einer Abnahme der Dauer und Amplitude der Aktionspotentiale wohingegen es bei neuropathischen Prozessen zu einer Zunahme der Dauer und Amplitude kommt.

16.177
Wie lässt sich eine Pseudoparesen von einer echten neuromuskulären Erkrankung unterscheiden?

Pseudoparesen (früher auch hysterische Paralysen genannt) können sich im Rahmen von Konversionssyndromen (Somatisierung emotionaler Konflikte) manifestieren. Bei einer Pseudoparese sind die Sensibilität und die Muskeleigenreflexe normal und das Babinskizeichen negativ. Während des Schlafes können weiterhin Bewegungen beobachtet werden. Weiterhin kann das Hoover-Zeichen zur Differenzierung zwischen echten und Pseudoparesen beitragen: Der Untersucher greift dabei unter das gesunde Bein des liegenden Patienten und fordert diesen auf, das betroffene Bein anzuheben. Bei Pseudoparesen kommt es zu keiner Anspannung der kontralateralen nicht betroffenen Muskulatur.

16.178
Was sind die klinischen Zeichen einer Myotonie?

Bei Myotonien kommt es nach willkürlicher Muskelkontraktion zu schmerzlosen und tonischen Verkrampfungen der Muskulatur, die sich nur sehr langsam zurückbilden. Dies kann z.B. beim Faustschluß (z.B. beim Händeschütteln), beim forcierten Augenschluss (verspätetes Öffnen der Augen bei schreienden Kindern), beim lid lag-Phänomen (Oberlider bleiben bei Blicksenkung zurück, Pseudo Graefe Zeichen) beobachtet werden. Weiterhin kann bei Perkussion von Muskelbäuchen (z.B. an der Zunge oder am Thenar) eine unwillkürliche Muskelkontraktion beobachtet werden.

16.179
Wie können verschiedene Formen der myotonen Dystrophien klinisch unterschieden werden?

Die **kongenitale myotone Dystrophie** manifestiert sich meist unmittelbar in der Neonatalperiode. Zu den Symptomen zählen Muskelhypotonie, Gesichtsmuskelschwäche, respiratorische Störungen Schwäche der Intercostalmuskulatur und des Zwerchfells, vor allem des rechten Hemidiaphragmas). Weiterhin können Ernährungsstörungen in Folge verminderter Saugkraft und gastrointestinaler Dysmotilität auftreten. Die **juvenile myotone Dystrophie** manifestiert sich meist während der ersten Lebensdekade. Diese Form ist durch progrediente Schwäche und Atrophie der Gesichtsmuskulatur, des Muskulus sternocleidomastoidus und des Schultergürtels charakterisiert. Weiterhin können Hör- und Sprechstörungen und eine vermehrte Tagesmüdigkeit auftreten. Die Zeichen einer Myotonie werden bei juvenilen myotonen Dystrophie häufiger beobachtet und regelmäßig kommt es zu einer mentalen Retardierungen.

16.180
Was kann bei einem Neugeborenen mit Muskelschwäche und Hypotonie auf eine kongenitale myotone Dystrophie hinweisen?

Eine Anamnese mit Spontanaborten, ein Polyhydramnion, verminderte intrauterine Bewegungen des Kindes, ein Zurückhalt der Placenta und postpartale Hämorrhagien können alle auf eine kongenitale myotone Dystrophie hinweisen. Da meist immer auch die Mutter von der Dystrophie betroffen ist sollte auch sie klinisch und elektromyographisch untersucht werden.

16.181
Kann bei der myotonen Dystrophie das Antizipations-Phänomen beobachtet werden?

Der myotonen Dystrophie liegt eine Mutation im Myotoninprotein-Kinase Gen, das auf dem langen Arm des Chromosom 19 lokalisiert ist zu Grunde und es kommt zu einer Expansion von Trinucleotiden (CTG-repeat). Man nimmt an, dass das Genprodukt zur Funktion eines Natriumchloridkanals beiträgt. Bei nachfolgenden Generationen hat die Länge der CTG-Expansion eine Tendenz zur Vergrößerung und manchmal können bis zu mehreren tausend (normal unter 40 CTG repeats) beobachtet werden. Das Ausmaß der CTG-Expansion korreliert mit der Schwere der Erkrankung. Aus diesem Grund manifestiert sich die Erkrankung bei nachfolgenden Generationen früher, was als Antizipations-Phänomen.

16.182
Wie unterscheidet sich der Neugeborenenbotulismus vom Nahrungsmittel- oder Wundbotulismus pathophysiologisch?

Der Neugeborenenbotulismus resultiert aus einer Vermehrung von Clostridium botulinum-Sporen, die sich im Magen des Kindes vermehren und dort das Botulinumtoxin produzieren. Unklar ist, woher dabei die Sporen stammen. Diskutiert wird, ob sie aus Honig oder bestimmten Arten von Maissirup stammen. Aus diesem Grund sollten Kindern diese Nahrungsmittel erst nach dem ersten Lebensjahr gegeben werden. Beim Nahrungsmittelbotulismus ist das Botulintoxin bereits in den entsprechenden Nahrungsmitteln vorhanden. Ursachen hierfür können undichte Konserven oder mangelnde Erhitzung sein. Beim Wundbotulismus findet die Toxinbildung in infizierten Wunden statt. Botulismustoxine sind Neurotoxine die durch Hemmung der Acetylcholinfreisetzung an motorischen Endplatten zu Lähmungen führen.

16.183
Wann sollten Kinder mit Botulismus intubiert werden?

Eine Intubation sollte bei Verlust von Atemschutzreflexen erfolgen. Dies geschieht meist bevor es zu einer Störung der Atmung oder zum Atemversagen kommt, da die Zwerchfellfunktion erst nachdem 90 bis 95 % der Neuromuskulären Synapsen durch das Toxin besetzt sind, gestört ist. Kinder mit Hyperkapnie und Hypoxie ist stark gefährdet, in kürzester Zeit eine respiratorische Insuffizienz zu entwickeln und sollten daher intubiert werden.

16.184
Warum besteht bei Kindern mit schwerer Muskelschwäche und Verdacht auf Botulismus eine relative Kontraindikation gegen die Gabe von Aminoglykosiden?

Das Botulismustoxin hemmt durch die irreversible Blockade der präsynaptischen Acetylcholinfreisetzung die neuromuskuläre Übertragung. Aminoglykoside, Tetracykline, Clindamycin und Trimethoprim können ebenfalls mit der Acetylcholinfreisetzung interferieren und so möglicherweise synergistisch mit dem Botulinumtoxin wirken und die Störung der neuromuskulären Übertragung verstärken und verlängern.

16.185
Wie manifestiert sich eine mit juveniler Myasthenia gravis charakteristischerweise?

Eine juvenile Myasthenia gravis manifestiert sich charakteristischerweise mit Ptosis und Diplopie. Die Myasthenia gravis ist klinisch durch einen sehr variablen Verlauf mit fluktierender Schwäche (insbesondere bei zunehmender Muskelarbeit) charakterisiert. Initial sind häufig Muskeln, die durch Hirnnerven innerviert werden betroffen. Im Rahmen einer Autoimmunreaktion kommt es durch Antikörper zu einer Blockade von Acetylcholinrezeptoren und in Folge zu einer Störung der neuromuskulären Übertragung.

16.186
Welchen Risiken sind Neugeborene einer Mutter, die an einer Myasthenie gravis erkrankt ist, ausgesetzt?

Durch transplazentaren Übertritt von Antikörpern gegen Acetylcholinrezeptoren kommt es bei 10 % der Kinder von Müttern mit einer Myasthenia gravis zu einer passiv erworbenen neonatalen Myasthenie. Die Muskelschwäche nimmt klassischerweise während der ersten Stunden oder Tage nach der Geburt zu. Die pathologische Ermüdbarkeit der Muskulatur kann häufig zu Problemen beim Stillen, einer allgemeinen Muskelschwäche, einer Muskelhypotonie und respiratorischen Problemen führen. In 15 % der Fälle kommt es zu einer Ptosis und Störungen der Okkulomotorik. Nahezu immer kommt es mit Abnahme der Anti-AcetylcholinRezeptor Antikörper-Titers zu einer Besserung der Symptomatik: Klassischerweise persistieren die Symptome für etwa zwei Wochen, können jedoch in abgeschwächter Form für mehrere Monate beobachtet werden. Bei rechtzeitiger Einleitung von Allgemeinmaßnahmen hat das Krankheitsbild eine gute Prognose und die Gabe von Neostigmin kann zur Rückbildung der Symptome beitragen.

16.187
Wie unterscheidet sich die juvenile von der kongenitalen Myasthenia gravis pathophysiologisch?

Der **juvenilen Myasthenia gravis** liegt eine Blockade von Acetylcholinrezeptoren der postsynaptischen neuromuskulären Endplatte durch zirkulierende Autoantikörper zu Grunde. Die Erkrankung tritt selten vor dem zweiten Lebensjahr auf. Die **kongenitale Myasthenia gravis** ist nicht autoimmunvermittelt. Sie wird durch morphologische und physiologische prä- und postsynaptische Veränderungen der neuromuskulären Endplatte, wie beispielsweise einer verminderten Acetylcholinsynthese, Acetylcholinesterasemangel oder Mangel an Acetylcholinrezeptoren verursacht. Die **neonatale Myasthenia gravis** wird durch den transplazentaren Übertritt von Anti-Acetylcholinrezeptor Antikörpern bei Kindern von Müttern mit Myasthenie beobachtet.

16.188
Wie wird der Tensilon-Test durchgeführt?

Tensilon (Edrophoniumchlorid) ist ein schnell wirkender Hemmer der Acetylcholinesterase. Tensilon hemmt so den Abbau von Acetylcholin im präsynaptischen Spalt der Neuromuskulären Endplatte. Beim Tensilontest wird zunächst eine Testdosis von 0,015 mg/kg KG gegeben. Bei guter Verträglichkeit der Testdosis, werden 0,15 mg/kg KG (bis zu 10mg) i.v. gegeben und führen bei einer Myasthenie innerhalb von 1 bis 5 Min. zu einer deutlichen Rückgang der Symptome. Da Edrophoniumchlorid cholinerge Krisen auslösen kann (CAVE: Bradycardie, Hypotonie, Erbrechen und Bronchospasmen) sollte Atropin als Antidot in Reanimationsbereitschaft bereitgehalten werden.

16.189
Schließt ein negativer Antikörpertest die Diagnose einer juvenilen Myasthenia gravis aus?

Nein, bei 90 % der Kinder mit juveniler Myasthenie lassen sich Antikörper gegen Acetylcholinrezeptoren nachweisen. In 10 % der Fälle lässt sich die Diagnose nicht über den Nachweis klassischer Anti-Acetylcholinrezeptor Antikörpern oder von Anti-MuSk Antikörpern, sondern über die klinische Beobachtung sichern.

16.190
Was sind die vier Merkmale einer Schädigung von Vorderhornzellen?

Schwäche, Fasziculation, Muskelatrophie und Hyporeflexie.

16.191
Wodurch kann es zu einer Schädigung von Vorderhornzellen kommen?

- **Degenerativ:** Spinale Muskelatrophie (z. B. Werdnig-Hoffmann, Kugelberg-Welander)
- **Metabolisch:** Tay-Sachs-Erkrankung, Hexosaminidasemangel, Morbus Pompe, Morbus Batten (Ceroid-Lipofuscinose), Hyperglycinämie, neonatale Adrenoleukodystrophie

- **Infektiös:** Poliovirus, Coxsackievirus und Echovirus

16.192
Welche Formen angeborener spinale Muskelatrophien kennen Sie?

Siehe **Tabelle 16-9**.

16.193
Was sind Muskeldystrophien?

Muskeldystrophien sind erbliche Myopathien, die meist Gesichts- und Extremitätenmuskulatur betroffen. Sie verlaufen progressiv und histopathologisch finden sich Hinweise auf eine Degeneration und Regeneration von Muskelfasern (ohne Hinweise auf Speichererkrankungen).

16.194
Was ist die klinische Relevanz von Dystrophin?

Man nimmt an, dass Dystrophin als Muskelprotein zur Verankerung kontraktiler Elemente der gestreiften und cardialen Muskulatur beiträgt. Als Folge einer Genmutation kommt es bei Patienten mit Duchenne'scher Muskeldystrophie zu einem kompletten Verlust des Proteins. In der Muskulatur von Patienten mit Becker'scher muskulärer Dystrophie finden sich reduzierte Mengen von Dystrophin oder in machen Fällen auch Protein abnormaler Größe.

16.195
Wie kann eine Duchenne'sche von einer Becker'schen Muskeldystrophie unterschieden werden?

Siehe **Tabelle 16-10**.

Tabelle 16-9: Progressive spinale Muskelatrophien

Erkrankung	Vererbung	Alter bei Beginn	Klinik
infantile SMA (SMA Typ I, Werdnig-Hoffmann)	autosomal rezessiv	in utero bis 6. Lebensmonat	Paresen und Atrophie proximal und bein-betont, Zungenatrophie, Befall bulbärer und respiratorischer Muskulatur (Schluckstörung und Ateminsuffizienz)
intermediäre SMA (SMA Typ II)	autosomal rezessiv selten autosomal dominant	ab dem 3. Lebensmonat und bis zum 15. Lebensjahr	Proximale Muskelschäche, Patienten lernen Sitzen aber nicht Gehen; Muskeleigenreflexe abgeschwächt oder fehlend, häufig Skoliose, Überleben bis zur Adoleszenz
adulte SMA (SMA Typ III, Kugelberg-Welander)	autosomal rezessiv selten autosomal dominant	5 bis 25 Lebensjahr	Paresen und Atrophie proximal und bein-betont (Becken und Schultermuskulatur), schwache oder fehlende Muskeleigenreflexe, selten Beeinträchtigung der Atemmuskulatur, normale Lebenserwartung

SMA: spinale Muskelatrophie

Tabelle 16-10: Unterscheidungsmerkmale der Duchenne'schen und Becker'schen Muskeldystrophie

	Genetik	Diagnose	klinische Merkmale
Duchenne	X-chromosomal rezessiv $2/3$ von der Mutter (Konduktorin) $1/3$ Neumutationen	CK-Erhöhung humangenetische Untersuchung Muskelbiopsie	Beginn im Alter von 3 bis 5 Jahren, verspätetes Laufenlernen, progrediente proximale Muskelschwäche, Pseudohypertrophie der Waden, Skoliose, Verlust der Gehfähigkeit im Jugendlichenalter, möglicherweise dilatative Kardiomyopathie, Lebenserwartung 16 bis 20 Jahre
Becker	X-chromosomal rezessiv	CK-Erhöhung humangenetische Untersuchung Muskelbiopsie	Erkrankungsbeginn 5. bis 20. Lebensjahr, Befall gleicher Muskeln wie bei Duchenne Muskeldystrophie aber wesentlich milderer Verlauf, Pes cavus, kardiale Mitbeteiligung selten, Gehunfähigkeit erst im 3. Oder 4. Lebensjahrzehnt

16.196
Kann die Gabe von Kortikosteroiden zur Verbesserung der Symptomatik bei Duchenne'scher Muskeldystrophie beitragen?

In mehreren Studien konnte bei einer Gabe von Prednison (0,75 mg/kg KG/täglich) eine Besserung der Muskelkraft belegt werden. Dieser Effekt lässt sich bei kontinuierlicher Gabe der Steroide über drei Jahre erhalten. Unklar ist, wie lange die Behandlung durchgeführt werden sollte. Künftige Studien werden zeigen, ob der positive Effekt gegenüber den Nebenwirkungen einer Steroidbehandlung (Gewichtszunahme und vermehrte Infektanfälligkeit) überwiegt.

16.197
Was ist die wahrscheinlichste Diagnose bei einem Kind mit über mehrere Tage progredienter aufsteigenden Beinparesen?

Das **Guillain-Barré-Syndrom** (GBS) ist eine akute demyelinisierende Neuropathie, die durch aufsteigende Lähmungen der Extremitätenmuskulatur mit übergreifen auf die Rumpf- und Atemmuskulatur charakterisiert ist. Hinzukommen können eine ein- oder beidseitigen Fazialisparese und weiteren Hirnnervenausfällen. Den Paresen können akute Rücken- oder Gliederschmerzen und Parästhesien und Sensibilitätsstörungen der Beine vorangehen. Die Symptome beginnen häufig 1 bis 3 Wochen nach einer Infektion der oberen Luftwege, des Gastrointestinaltrakts (Campylobakter jejuni), nach Immunisierung oder Trauma. Die Erkrankung ist durch multifokale inflammatorische Demyelinisierung von Nervenwurzeln und peripherer Nerven charakterisiert. Es kommt zu einer Verlangsamung der motorischen Nervenleitgeschwindigkeit und nicht selten zu Leitungsblöcken. Klinisch kommt es zu unterschiedlich stark ausgeprägten Paresen. Autonome Störungen (z.B. Tachykardie, arterielle Hypertonie) und sensorische Störungen (z.B. schmerzhafte Dysästhesie) werden regelmäßig beobachtet. Bei mehr als die Hälfte der Patienten kommt es zu einer Mitbeteiligung von Hirnnerven und ein Teil der Patienten wird beatmungspflichtig. Bei der Miller-Fischer Variante kommen zusätzlich eine Gangataxie, Areflexie und Ophtalmoparese hinzu.

Newswanger DL and Warren CR: Guillain-Barre syndrome. Am Fam Physician 69(10): p. 2405–10, 2004.

16.198
Welche Veränderungen des Liquor cerebrospinalis findet sich beim GBS charakteristischerweise?

Beim GBS findet sich charakteristischerweise eine zytalbuminäre Dissoziation. Die meisten Infektionen oder entzündlichen Prozesse verursachen sowohl eine Erhöhung der Zellzahl als auch des Gesamtproteins. Beim GBS findet sich hingegen eine normale Zellzahl mit einer Proteinerhöhung bis zu 10000 mg/Liter. Zu Beginn der Erkrankung kann die Proteinkonzentration jedoch noch normal sein.

16.199
Wie therapieren Sie ein akutes GBS?

Zunächst sollte die mögliche Entwicklung bulbärer Zeichen oder einer respiratorischen Insuffizienz engmaschig beobachtet werden. Eine bulbäre Schwäche manifestiert sich häufig als uni- oder bilaterale Fazialisparese, einer Diplopie, oder einer Dysphagie. Eine respiratorische Insuffizienz kann sich zunächst durch eine leichte Dyspnoe oder eine Hypophonie manifestieren. In manchen Fällen kommt es zu einer Mitbeteiligung des autonomen Nervensystems, was zu Blutdruckschwankungen und Herzrhythmusstörungen (AV-Block) führen kann. Zur Behandlung des akuten GBS wird folgendes Vorgehen vorgeschlagen:

- Beim Auftreten bulbärer Zeichen, einer respiratorischen Insuffizienz oder autonomer Dysfunktion sollten die Patienten auf einer Intensivstation überwacht werden.
- Die frühe Gabe von intravenösen Immunglobulinen oder eine Plasmapherese verkürzt den klinischen Verlauf und reduziert die Langzeitmorbidität. Unklar ist, ob die Gabe von Kortikosteroiden in der Frühphase hilft.
- Beim Auftreten bulbärer Zeichen sollte der Patient über eine Magensonde ernährt werden und regelmäßig abgesaugt werden.

- Die Vitalkapazität sollte regelmäßig gemessen werden. Bei Kindern errechnet sich die normale Vitalkapazität (VC) nach folgender Formel: VC = 200 ml × Alter (in Jahren). Falls die Vitalkapazität unter 25 % der Norm fällt sollte eine endotracheale Intubation erfolgen.
- Zur Vermeidung von Druckstellen oder Dekubita ist eine gründliche und regelmäßige Umlagerung der Patienten erforderlich.
- Kontrakturen sollten durch passive Bewegungen und durch physiologische Lagerung der Gelenke und Extremitäten erreicht werden.

16.200
Wie ist bei Kindern die Prognose des GBS?

Kinder erholen sich von einem GBS meist besser und schneller als Erwachsene. Bei weniger als 10 % der Kinder kommt es zu einer Ausheilung mit Residuen. Sehr selten kann es zu einer chronisch-entzündlichen demyelinisierenden Neuropathie kommen.

16.201
Wie therapieren Sie autonome Störungen bei GBS?

- Hypertonie: Clonidin, Nifedipin.
- Tachykardie: Propranolol, (Carvedilol sehr zurückhaltend).
- Herzrhythmusstörungen wie Bradykardie, Bradyarrythmie, AV Block II. und III. Grades: passagere Schrittmacherversorgung.

16.202
Wie manifestiert sich eine multiple Sklerose bei Kindern?

Eine multiple Sklerose ist bei Kindern sehr selten (0,2 bis 2 % aller Fälle). In der frühen Kindheit scheinen mehr Jungen betroffen zu sein, während ab der Adoleszenz mehr Mädchen betroffen sind. Klinisch zeigt sich häufig eine Ataxie, Muskelschwäche, passagere Visus- oder Sensibilitätsstörung. Die Liquoruntersuchungen zeigen eine milde (unter 95 Zellen/mm³) mononukleäre Pleozytose mit intrathekaler Immunglobulinsynthese (positive oligoklonalen Banden). Im MRI zeigen sich häufig periventrikuläre T2 hyperintense Läsionen der weißen Substanz.

Ness JM, Chabas D, Sadovnick AD et al: Clinical features of children and adolescents with multiple sclerosis. Neurology 68(16 Suppl 2): p. S37–45, 2007.

Hahn JS, Pohl D, Rensel M et al: Differential diagnosis and evaluation in pediatric multiple sclerosis. Neurology 68(16 Suppl 2): p. S13–22, 2007.

Erkrankungen des Rückenmarks

16.203
Welche spinalen Segmente können durch die Prüfung der Muskeleigenreflexe untersucht werden?

Siehe **Tabelle 16-11**.

16.204
Wie häufig sind asymptomatische spinale Veränderungen bei ansonsten gesunden Kindern?

Bis zu 5% der Kinder haben eine Spina bifida occulta. Es handelt sich hierbei um einen unvollständigen Verschluss posteriorer Wirbelbögen der meist als Zufallsbefund diagnostiziert wird. Betroffen sind meist die Segmente L5 und S1.

16.205
Welche Veränderungen können auf okkulte spinale Dysraphien hinweisen?

Okkulte spinale Dysraphien (oder Malformationen) sollten bei Kindern mit den folgenden Veränderungen der dorsalen Mittellinie in Erwägung gezogen werden:

- Unphysiologisch starkes Haarwachstum
- Hautveränderungen (z.B. Hämangiom, pigmentierte Nävi)
- Unphysiologische gluteale Falten
- Subkutane Veränderungen (z.B. Lipome, Zysten oder Kalzifikationen)

In 80 bis 90% der Fälle finden sich Veränderungen der Wirbelsäule. Klinisch manifestieren sich spinale Malformationen meist an den unteren Extremitäten, der Blasen- oder Mastdarmfunktion und der Wirbelsäule selber. Später können Störungen der Sexualfunktion beobachtet werden. Die Diagnose sollte auch bei Patienten mit progressiver Muskelschwäche der Beine oder Sensibilitätsstörungen, Atrophie, Gangstörungen, Fußdeformitäten und Blasenstörungen und Skoliose in Erwägung gezogen werden.

16.206
Sind offene Neuralrohrdefekte erblich?

Offene Neuralrohrdefekte (Myelomeningozele, Spina bifida und Anenzephalie) sind meist mul-

Tabelle 16-11: Muskeleigen- und Fremdreflexe: segmentale und periphere Zuordnung

Muskeleigenreflex (MER)	peripherer Nerv	Segment/Nervenwurzel
Skapulohumeralreflex	N. suprascapularis N. axillaris	C4, C5, C6
Bizepssehnenreflex (BSR)	N. musculocutancus	C6 (C5)
Brachioradialisreflex/Radiusperiostreflex (RPR)	N. radialis	C6 (C5)
Trizepssehnenreflex (TSR)	N. radialis	C7 C8
Fingerbeugereflex (Trömner)	N. medianus, N. ulnaris	C7 C8
Adduktorenreflex (ADR)	N. obturatorius	(L2) L3
Quadrirepssehnenreflex (oder Patellarsehenreflex (PSR)	N. femoralis	L3 bis L4
Semitendinosusreflex	N. ischiadicus	S1
Tibialis-posterior-Reflex (TPR)	N. tibialis	L5
Achillessehnenreflex (ASR)	N. tibialis	S1
Fremdreflexe	**zugehöriger Nerv**	**Nervenwurzel**
Bachhautreflexe (BHR)	N. intercostales	Th5 bis Th12
Kremasterreflex	N. genitofemoralis	L1 bis 2
Bulbokavernosusreflex	N. pudendus	S3 bis 4
Analreflex	N. pudendus	S3 bis 4

tifaktoriell, können aber in manchen Fällen autosomal-rezessiv vererbt werden. Die Wiederholungsrate liegt für Mütter betroffener Kinder, Schwestern von Müttern betroffener Kinder und Kindern von Müttern mit Spina bifida bei 2,5 %. Die tägliche Einnahme von 400 mg Folsäure reduziert das Risiko einer Spina bifida um 70 %. Während der Schwangerschaft kann die Höhe des alpha-Fetoprotein im Serum und Amnionflüssigkeit auf offene Neuralrohrdefekte hinweisen, die sich häufig auch im Ultraschalls darstellen lassen.

16.207
Wie wird die Arnold-Chiari Malformation klassifiziert?

Arnold-Chiari Malformationen (ACM) sind durch Verlagerungen von Teilen des Zerebellums durch das Foramen magnum charakterisiert. Man unterscheidet vier Typen dieser frühembryonalen Missbildung:

- Typ I wird häufig erst im Erwachsenenalter symptomatisch. Es kommt zu einer Kaudalverlagerung der Kleinhirnanteilen (häufig der Kleinhirntonsillen) durch das Foramen magnum in den oberen Zervikalkanal, keine Kaudalverlagerung der Medulla oblongata, keine zusätzlichen Missbildungen. Bei $1/3$ der Patienten kann zusätzlich eine zervikale Syringomyelie gefunden werden. Symptome der Arnold-Chiari Malformation Typ I sind Kopfschmerzen, Schwindel, kaudale Hirnnervenausfälle, Downbeat-Nystagmus, selten Spastizität. Therapeutisch kann eine okzipitale Dekompression und/oder Shuntanlage in Erwägung gezogen werden.
- Typ II ist die häufigste in der Kindheit diagnostizierte Form. Zusätzlich zur Kaudalverlagerung der Kleinhirnanteilen kommt es zu einer Herniation des Hirnstamms und Teilen (oder des gesamten vierten Ventrikels) durch das Foramen magnum. Begleitend können lumbosacrale Myelomeningocelen und andere Malformationen des Nervensystems (Syringomyelie, Hydromyelie) auftreten. Diese Form ist stark mit dem Auftreten eines nicht-kommunizierenden Hydrocephalus und lumbosakraler Myelomeningozelen assoziiert. Therapeutisch kann eine Operation lumbosakraler Myelomeningozelen, eine okzipitale Dekompression und Shunt-Anlage in Erwägung gezogen werden.
- Typ III beinhaltet alle Merkmale von Typ I und II. Zusätzliche kommt es zu einer Herniation des gesamten Zerebellums durch das Foramen magnum und einer zervikalen Spina bifida cystica. Weiterhin findet sich häufig ein Hydrocephalus. Die Lebenserwartung ist bei dieser Form der ACM gering.
- Typ IV ist durch eine zerebelläre Hypoplasie ohne andere Malformationen charakterisiert.

> **Das Wichtigste in Kürze: Frühe Zeichen kompressiver Rückenmarkserkrankungen**
>
> - Zwangshaltung (Skoliose)/Bewegungseinschränkung der Wirbelsäule oder des Kopfes
> - Rücken- oder Abdominalschmerzen (häufig auch nachts)
> - Lokaler Klopfschmerz der Wirbelsäule
> - Blasen- und Mastdarmstörungen
> - Sensibilitätsstörungen der Beine/Reithosenanästhesie

16.208
Welche Veränderungen können beim Vollbild einer Myelomeningozele gefunden werden?

Kinder mit einer Myelomeningozele können verschiedenste anatomische Veränderungen aufweisen:

- Nicht verschlossene oder weit auseinander liegende Wirbelbögen (Spina bifida)
- Zystische Aufweitungen der Meningen des spinalen Rückenmarks (Meningozele)
- Zystische Dilatation des spinalen Rückenmarks (Myelozele)
- Hydrocephalus und weitere kongenitale zerebrale Veränderungen

16.209
Sollte im Fall einer pränatal diagnostizierten Myelomeningozele die Geburt per Kaiserschnitt erfolgen?

Diese Frage wird kontrovers diskutiert. In einer 1991 veröffentlichten Studie fand sich nach 2 Jahren bei per Kaiserschnitt geborenen Kindern im

Vergleich zu vaginal geborenen Kindern ein signifikant geringeres Ausmaß der Lähmungen. Auf diese Studie basierend wurden seither in vielen Zentren bei pränatal diagnostizierten Myelomeningozele die Kinder per Kaiserschnitt entbunden. Zum Teil wurde die Studie auch kritisiert und manche Zentren führten weiterhin vaginale Entbindungen bei pränatal diagnostizierter Myelomeningozele durch, ohne dass ein schlechterer Kurz- oder Langzeitverlauf festgestellt wurde.

Lewis D, Tolosa JE, Kaufmann M et al: Elective cesarean delivery and long-term motor function or ambulation status in infants with meningomyelocele. Obstet Gynecol 103(3): p. 469–73, 2004.

Merrill DC, Goodwin P, Burson JM et al: The optimal route of delivery for fetal meningomyelocele. Am J Obstet Gynecol 179(1): p. 235–40, 1998.

16.210
Wie groß ist die Wahrscheinlichkeit, dass Patienten mit Myelomeningozele auch einen Hydrocephalus haben?

Bei 95 % der Patienten mit thorakaler oder hochlumbaler Myelomeningozele wird ein Hydrocephalus gefunden. Je weiter kaudal der Defekt ist, desto weniger wahrscheinlich ist ein begleitender Hydrocephalus. Bei sakralen Myelomeningozelen findet sich bei 60 % der Patienten ein begleitender Hydrocephalus.

16.211
Was ist bei Kindern mit Myelomeningozele eine häufige Ursache für Stridor?

Stridor wird bei Kindern mit Myelomeningozele häufig durch eine Dysfunktion des Nervus vagus verursacht, der über den Nervus laryngeus recurrens die Stimmbänder innerviert. Bei den Patienten betroffenen Patienten kann in manchen Fällen eine kongenitale Hypoplasie oder Aplasie von Kernstrukturen des Nervus vagus gefunden werden. Man nimmt jedoch an, dass vagale Dysfunktionen häufiger durch mechanischen Zug auf Grund des Hydrocephalus verursacht werden. Eine Shuntanlage des Hydrocephalus kann die Zugwirkung auf den Nervus vagus reduzieren und den Stridor verbessern. In diesen Fällen kann ein späteres Wiederauftreten des Stridors auf eine Zunahme des Hydrocephalus (möglicherweise als Folge eines defekten ventrikuloperitonealen Shunts) hinweisen.

16.212
Wie häufig ist eine Myelomeningozele mit mentaler Retardierung vergesellschaftet?

Bei 15 bis 20 % der Patienten mit Myelomeningozele findet sich eine Assoziation mit mentaler Retardierung. Ein Hydrocephalus (Frage 16.28) scheint damit nicht per se mit mentaler Retardierung assoziiert zu sein. Langzeituntersuchungen bei Kindern mit erfolgreich therapierten kongenitalen Hydrocephalus zeigten eine normale psychomotorische Entwicklung. Zu mentaler Retardierung kommt es meist nach sekundären ZNS-Infektionen oder Störungen neuronaler Migration oder Differenzierung, die mit den makroskopisch sichtbaren Veränderungen einhergehen können.

17 Verhalten und Entwicklung

Aufmerksamkeitsdefizit-/ Hyperaktivitätsstörung

17.1
Wie häufig ist die Aufmerksamkeitsdefizit-/ Hyperaktivitätsstörung im Kindesalter?

Die Aufmerksamkeitsdefizit-/Hyperaktivitätsstörung (ADHS) ist wohl die häufigste Verhaltensstörung im Kindesalter. Da es schwierig ist eine als Krankheit zu definierende Störung von Normvarianten einer Aufmerksamkeitsschwäche, Hyperaktivität oder Impulsivität abzugrenzen, und da teilweise unterschiedliche Klassifikationen verwendet werden, schwanken die Angaben der Häufigkeit in der Literatur zwischen 2 und 17 %. Je nach Altersgruppe tritt das Krankheitsbild unterschiedlich häufig auf. Die höchsten Prävalenzen finden sich in der Altersgruppe der 6 bis 13jährigen. In einer epidemiologischen Untersuchung aus Hessen lag in dieser Altersgruppe der Anteil der Jungen mit ADHS bei 5,6 % und bei Mädchen bei 1,8 %. Jungen sind also deutlich häufiger von ADHS betroffen.

Schlack HG: ADHS: Eine soziogene Epidemie? Kinderärztl Prax 75:6–9, 2004.
Schubert I, et al: Häufigkeit und Behandlung der Hyperkinetischen Störung im Kindes- und Jugendalter. Aktuelle Daten zur Versorgungsepidemiologie aus Hessen. Kinderärztl Prax 75: 10–16, 2004.

17.2
Wie ist die ADHS definiert?

Eine Beeinträchtigung der **Aufmerksamkeit**, der **Impulskontrolle** und der motorischen Aktivität (**Hyperaktivität**) kennzeichnen die ADHS. Die Symptome sollten vor dem 6. Lebensjahr auftreten, müssen über mehr als 6 Monate vorhanden sein und in mehreren Lebensbereichen (Familie, Kindergarten, Schule) auftreten. Die Verhaltensweisen entsprechen dabei weder dem Alter noch dem Entwicklungsstand oder der Intelligenz des Kindes. Je nachdem welches psychiatrische Klassifikationssystem (ICD-10 oder DSM-IV) man anwendet werden die Subtypen der ADHS unterschiedlich eingeteilt.

Schubert I, et al: Häufigkeit und Behandlung der Hyperkinetischen Störung im Kindes- und Jugendalter. Aktuelle Daten zur Versorgungsepidemiologie aus Hessen. Kinderärztl Prax 75: 10–16, 2004.
Rappley MD: Attention-deficit/hyperactivity disorder. N Engl J Med 165: 165–173, 2005.

17.3
Was weiß man über die Entstehung der ADHS?

Als Ursache der ADHS vermutet man ein multifaktorielles Geschehen. Es spielen sowohl eine **genetische Disposition**, eine **Neurotransmitterstörung** und **psychosoziale Faktoren** eine Rolle. Die Konkordanz bei eineiigen Zwillingen liegt bei 50 %, bei zweieiigen lediglich 33 %. Bei ungefähr 25 % der Kinder mit ADHS ist auch mindestens ein Elternteil davon betroffen. Man weiß, dass bei Kindern mit ADHS ein Ungleichgewicht von Neurotransmittern (Dopamin, Noradrenalin) im Bereich von Frontalhirn und Basalganglien vorliegt, welches auch den Ansatzpunkt der Pharmakotherapie darstellt. Welchen Einfluss nun genetische und psychosoziale Faktoren auf die Neurotransmitter haben, ist Gegenstand der aktuellen Forschung. Es gibt Hinweise darauf, dass eine Bindungs- und Interaktionsstörungen zwischen Eltern und Kind oder Reizüberflutung zur Entstehung und Verstärkung einer ADHS beitragen können. Inwiefern eine frühkindliche Bindungsstörung eine ursächliche Rolle spielt und einen Einfluss auf Synapsen und Neurotransmitter hat, ist unsicher.

Schlack HG: ADHS: Eine soziogene Epidemie? Kinderärztl Prax 75:6–9, 2004.
Heiser P, et al: Ursachen der Aufmerksamkeitsdefizit-/Hyperaktivitätsstörung. Kinder und Jugendmedizin 3: 135–142, 2003.

17.4
An welche Erkrankungen müssen Sie differenzialdiagnostisch denken, wenn sie bei einem Kind ADHS diagnostizieren?

Manche **Krankheitsbilder** (z.B. Hyperthyreose, Hör-/Visusminderung, Syndrome, Blei-Intoxikation, Eisenmangel, Schlafstörung, intrazerebrale Raumforderung, Epilepsie, komplexe Migräne, Medikamenteneinnahme, Drogenmissbrauch, etc.), **Entwicklungsstörungen** (z.B. geistige Retardierung, Lernbehinderung) oder **psychiatrischen Störungen** (z.B. affektive Störungen, Angststörung, Posttraumatische Stressreaktion, Anpassungsstörung, bestimmte Persönlichkeitsstörungen können einen ADHS ähnlichen Symptomenkomplex hervorrufen. Diese gilt es differenzialdiagnostisch auszuschließen und von psychiatrischen Begleiterkrankungen im Rahmen einer ADHS abzugrenzen.

Fröhlich G, von Voss H: ADHD und diagnostische Fallen. Kinderärztl Prax 75: 27–31, 2004.

17.5
Welche Begleiterkrankungen treten im Rahmen einer ADHS gehäuft auf?

Im Rahmen einer ADHS entwickeln sich häufig, eventuell als Folge der Probleme im schulischen und familiären Bereich, sekundäre Störungen. Bestimmte psychiatrische Störungen sind bei ADHS-Kindern häufiger festzustellen:

- aggressives oder oppositionelles Verhalten
- Teilleistungsstörung (Lese-Rechtschreibschwäche, Rechenschwäche, Koordinationsstörung)
- Schlafstörung
- Depression oder bipolare Störung
- Angststörung
- Tic-Störung

17.6
Gibt es eine beweisende Untersuchung für ADHS?

Es gibt keine laborchemische oder apparative Untersuchung, die die Diagnose einer ADHS beweist. Die Diagnose einer ADHS ist schwierig und langwierig. Es wirken dabei Eltern, Lehrer, Kinderarzt, Psychiater und Psychologe mit. Die Basisdiagnostik umfasst neben den **anamnestischen Daten** des Kindes (Fremdanamnese durch Eltern, Lehrer, Schulzeugnisse, etc), der **Familien- und Sozialanamnese** auch eine **körperliche Untersuchung** (Entwicklungsstand, neurologischer Status, Seh- und Hörvermögen), eine **psychologische Testung** (Intelligenz, Teilleistungsschwäche, Aufmerksamkeitstestung) und eine **psychiatrischen Exploration** (zum Ausschluss psychiatrischer Störungen). Eine **Verhaltensbeobachtung** in standardisierten und spontanen Situationen, sowie ein **EEG** (zum Ausschluss einer Epilepsie oder einer intrazerebralen Raumforderung) und laborchemische Untersuchungen (Blutbild, Leberwerte, Nierenretentionswerte, Schilddrüsenwerte, BSG) gehören ebenfalls zur Basisdiagnostik bei Verdacht auf ADHS. Es handelt sich bei ADHS nicht um eine Blickdiagnose.

Fröhlich G, von Voss H: ADHD und diagnostische Fallen. Kinderärztl Prax 75: 27–31, 2004.
Reiff MI, Stein MT: Attention-deficit hyperactivity disorder evaluation and diagnosis: A practical approach in office practice. Pediatr Clin North Am 50:1019–1048, 2003.

17.7
Welche Maßnahmen sind zur Therapie der ADHS geeignet?

Man empfiehlt zur Behandlung der ADHS ein **multimodales Therapiekonzept**, welches sich je nach individuellen Anforderungen aus Aufklärung, Beratung und Anleitung der Eltern (Elterntraining) und des Kindes, medikamentöse Maßnahmen und verhaltenstherapeutischen Maßnahmen zusammensetzt.

American Academy of Pediatrics. Clinical practice guideline: diagnosis and management of the child with attention-deficit/hyperactivity disorder. Pediatrics 105: 1158–1170, 2000.

17.8
Kennen Sie die medikamentöse Therapie der ADHS?

Die medikamentöse Therapie des ADHS besteht meist aus so genannten Psychostimulantien wie Methylphenidat (z.B. Ritalin®). Psychostimulantien blockieren präsynaptisch die Wiederaufnahme von Neurotransmittern und kompensieren einen bei ADHS wahrscheinlich vorliegenden Mangel an Noradrenalin und Dopamin im synaptischen Spalt. Da Methylphenidat zu den Amphetaminen gehört (unterliegt dem Betäubungsmittelgesetz) wirkt es bei Kindern ohne ADHS aufputschend und anregend, bei Kindern mit ADHS stellt man jedoch bei 75 bis 90 % eine deutliche Besserung der Symptomatik fest. Günstige Auswirkungen sind im Bereich der Konzentrationsfähigkeit, Aufmerksamkeit, Impulsivität und auch im Sozialverhalten zu verzeichnen. Der Einsatz von Psychostimulantien wie Methylphenidat bei Kindern mit ADHS wird derzeit kontrovers diskutiert. Nach dem derzeitigen Wissensstand scheint die Angst vor einem möglichen Suchtpotential von Methylphenidat jedoch unbegründet. Neben Methylphenidat werden in der Behandlung der ADHS auch andere Psychostimulantien wie D-Amphetamin und Pemolin oder Antidepressiva eingesetzt. Es konnte jedoch gezeigt werden, dass Methylphenidat wirksamer ist als andere Wirkstoffe. Seit 2003 steht mit Atomoxetin (Strattera®) ein neues Medikament zur Behandlung der ADHS zur Verfügung. Es handelt sich dabei um einen selektiven Noradrenalin-Wiederaufnahmehemmer. Als alternativer Behandlungsansatz wird unter anderem auch Homöopathie angewandt.

Accardo P, Blondis TA: What's all the fuss about Ritalin? J Pediatr 138:6–8, 2001.
Von Voss H: Relevanz der Pharmakotherapie bei ADHD mit Methylphenidat nach dem OROS®-System. Kinderärztl Prax 75: 36–39, 2004.
Huss M: ADS und Sucht, Kinderärztl Prax 75: 42–44, 2004.
Thurneysen A, Frei H: Homöopathie bei ADS im Kindesalter. Monatsschr Kinderheilkd 152: 741.750, 2004.

17.9
Ist das positive Ansprechen auf eine Psychostimulantien-Therapie beweisend für die Diagnose einer ADHS?

Das positive Ansprechen auf Methylphenidat ist diagnostisch nicht beweisend und ersetzt eine gründliche Diagnostik auf keinen Fall. Auch bei gesunden Kindern kann es zu einer vermehrten Aufmerksamkeit nach Gabe von Methylphenidat kommen und die Beobachter (z.B. Eltern, Lehrer) neigen häufig dazu die Symptomatik nach Beginn einer Methylphenidat-Therapie als gebessert zu empfinden. Aus diesem Grund empfehlen manche Experten eine Placebo-kontrollierte Gabe.

Nahlilk J: Issues in diagnosis of attention-deficit/hyperactivity disorders in adolescents. Clin Pediatr 43:1–10, 2004.
Zametkin AJ, Ernst M: Problems in the management of attention deficit-hyperactivity disorder. N Engl J Med 340:40–46, 1999.

17.10
Wie alt sollten Kinder sein um mit einer Psychostimulantien-Therapie zu beginnen?

Da sich die Diagnose einer ADHS bei Kleinkindern vor dem 6. Lebensjahr schwierig stellen lässt und Methylphenidat bei Kindern unter 6 Jahren nicht zugelassen ist, ist bei Kleinkindern vor dem 6. Lebensjahr lediglich ein «off-label»-Gebrauch möglich. Über den Einfluss von Psychostimulantien auf die Ausreifung des dopaminergen Systems wird derzeit noch geforscht.

Coyle JT: Psychotropic drug use in the very young child. JAMA 283:1059–1060, 2000.
Zito JM et al: Trends in the prescribing of psychotropic medications to preschoolers. JAMA 283: 1025–1030, 2000.

17.11
Was wissen Sie über das Suchtpotenzial von Methylphenidat?

Unbehandelte Kinder und Jugendliche mit ADHS haben ein deutlich erhöhtes Suchtrisiko für legale und illegale Drogen. Psychostimulantien wie Methylphenidat unterliegen dem Betäubungsmittelgesetz und wirken im Gehirn in ähnlichen Bereichen wie Kokain. Im Gegensatz zu Kokain bleibt jedoch der euphorisierende Effekt bei oraler Gabe von Methylphenidat aus, so dass das Suchtpotential unterschiedlich zu beurteilen ist. Die Angst vor einem möglichen Suchtpotenzial von Methylphenidat scheint nach dem derzeitigen Wissensstand unbegründet zu sein. Im Gegenteil konnte sogar gezeigt werden, dass ADHS-Kinder, die mit Methylphenidat behandelt wurden ein geringeres Risiko haben später von anderen Drogen abhängig zu werden. als unbehandelte Kinder mit ADHS. Man vermutet, dass die günstigen Wirkungen von Methylphenidat auf das soziale Umfeld, die schulische Leistung und Selbstbild der ADHS-Patienten einer Suchtentwicklung entgegen wirken.

Huss M: ADS und Sucht, Kinderärztl Prax 75: 42–44, 2004.

17.12
Welche alternativen Behandlungsansätze bei ADHS kennen Sie und wie beurteilen Sie deren Wirksamkeit?

Als alternative Therapien werden unterschiedliche Diäten wie die salicylatfreie Feingold-Diät, zuckerreduzierte Diät oder Gabe von Kalzium und Vitamin D oder Bachblüten angeboten. Auch andere Verfahren wie Festhaltetherapie, Klangtherapie und viele andere werden zur Behandlung der ADHS angeboten. Die therapeutische Wirksamkeit dieser alternativen Verfahren konnte jedoch nicht nachgewiesen werden.

17.13
Werden aus Kindern mit ADHS später Erwachsene mit ADHS?

Von den Patienten, bei denen im Kindesalter bereits eine ADHS diagnostiziert wird, finden sich auch bei 70 bis 80% im Jugendalter noch Symptome und bei bis zu 60% auch noch im Erwachsenenalter. Die Symptomatik im Erwachsenenalter ähnelt den Symptomen im Kindesalter. Aufmerksamkeitsstörung, Impulsivität, Koordinationsstörung, Desorganisation, Probleme im sozialen Umfeld, Beziehungsprobleme, emotionale Störungen, Angststörung, Depression und Suchtverhalten sind häufig persistierende Probleme im Erwachsenenalter.

Krause J, Krause HK: ADHS im Erwachsenenalter. Kinderärztl Prax 75: 49–51, 2004.
Wolraich ML et al: Attention-deficit/hyperactivitiy disorder among adolescents: A review of the diagnosis, treatment, and clinical implications. Pediatrics 115: 1734–1746, 2005.

Verhaltensauffälligkeiten

17.14
Was sind die häufigsten Verhaltensauffälligkeiten im Kindesalter?

- Auffälligkeiten in den Alltagsaktivitäten wie z.B. Schlafstörungen, Nahrungsverweigerung, Probleme beim trocken und sauber werden, etc.
- Aufmerksamkeitsdefizit-Hyperaktivitätssyndrom (ADHS)
- aggressives Verhalten wie Tobsuchtsanfälle
- übermäßig abhängiges Verhalten wie Angst vor dem Alleinsein, Trennungsangst, Schüchternheit, etc.
- anhaltende unerwünschte Angewohnheiten wie Daumenlutschen, Nägelkauen, Spielen mit den Geschlechtsorganen, Kopfwackeln und andere rhythmische Bewegungen
- Schulprobleme

Chamberlin RW: Prevention of behavioral problems in children. Pediatr Clin North Am 31: 332, 1984.

17.15
Wie lange schreien Neugeborene und kleine Säuglinge normalerweise jeden Tag?

Obwohl das Schreiverhalten von Kind zu Kind sehr unterschiedlich sein kann, zeigt das Schreiverhalten in den ersten Lebensmonaten häufig einen charakteristischen Verlauf. Die Schreiphasen nehmen nach der Geburt zu, erreichen um die sechste Lebenswoche ihr Maximum und nehmen dann langsam wieder ab. Im Alter von 2 Wochen schreien Neugeborene ungefähr 2 Stunden pro Tag, mit 6 Wochen bis zu 3 Stunden pro Tag und mit 12 Wochen nur noch 1 Stunde täglich. Nach dem dritten Monat schreien Kinder nur noch sehr wenig ohne ersichtlichen Grund.

Brazelton TB: Crying in infancy. Pediatrics 29: 579–586, 1962.

17.16
Was versteht man unter Säuglingskoliken?

Säuglinkskoliken sind ein sehr häufiger Vorstellungsgrund von jungen Säuglingen in der Kinderarztpraxis. In der Literatur wird die Häufigkeit mit 10 bis 20% angegeben. Die Säuglinge beginnen dabei meist in den Abendstunden plötzlich und ohne erkennbaren Grund zu schreien, werden dabei hochrot, haben gelegentlich ein gebähtes Abdomen und angewinkelte Beine. Manchmal stellt sich nach dem Abgang von Winden eine Besserung ein. Die Symptomatik beginnt meist in der zweiten Lebenswoche und legt sich nach dem 3. Lebensmonat langsam. Trotz der meist spontan sistierenden Beschwerden, muss man Säuglingskoliken ernst nehmen und die Eltern über den Verlauf und die Harmlosigkeit aufklären. In manchen Fällen schaukelt sich die Symptomatik weiter auf und es kann zu schweren psychosozialen familiären Belastungen, gestörter Mutter-Kind-Interaktion, psychosozialem Stress und Ängsten, sowie gehäufter Kindsmisshandlung kommen. Auch verfrühtes Abstillen und unnötige Nahrungsumstellungen als «Therapieversuche» gilt es zu vermeiden.

Von Hofacker N, et al: Rätsel der Säuglingskoliken. Ergebnisse, Erfahrungen und therapeutische Interventionen aus der «Münchner Sprechstunde für Schreibabies». Monatsschr Kinderheilkd 147: 244–253, 1999.

17.17
Welche Ursachen von Säuglingskoliken kennen Sie?

Eine einheitliche Ursache der Säuglingskoliken wurde bislang nicht gefunden. Lange Zeit vermutete man kolikartige Zustände des noch unreifen Magen-Darm-Traktes als Ursache der Schreiphasen von Säuglingen. Gastrointestinale Ursachen wie Kuhmilchproteinintoleranz, GÖR, Meteorismus (z.B. durch verschluckte Luft bei zu schneller Fütterung) intestinale Hypermotilität oder atopische Erkrankungen erklären jedoch nur einen kleinen Teil der Säuglingskoliken. Nach neueren Untersuchungen spielen eine Unreife der Verhaltensregulation und kindliche Temperamentsmerkmale (erhöhte Irritabilität, mangelnde Selbstberuhigung, geringe Anpassungsfähigkeit an wechselnde Situationen) im Zusammenhang mit der Eltern-Kind-Interaktion (Beruhigungspraktiken) eine entscheidende Rolle. In Familien mit «Schreikindern» finden sich häufig psychosoziale Belastungen wie Partnerschaftskonflikte, fehlende soziale Unterstützung oder psychiatrische Auffälligkeiten (Depression, Ängste, neurotische Störungen, geringes Selbstwertgefühl der Mutter).

17.18
Was empfehlen Sie zur Behandlung von Säuglingskoliken?

Neben der Behandlung einer eventuell vorliegenden gastrointestinalen Ursache der Säuglingskoliken stellt die Beratung der Eltern die effektivste Maßnahme dar. Man informiert die Eltern über die Harmlosigkeit und den zeitlichen Verlauf der Säuglingskoliken. Im Gespräch sollte man versuchen psychosoziale Belastungssituationen zu erkennen, und das Verhaltens- und Interaktionsmuster zwischen Eltern und Kind zu beobachten. Die Beratung der Eltern sollte folgende Punkte umfassen:

- Strukturierung des Tagesablaufs (Gewöhnung des Säuglings an Routinen)
- Vermeidung von Übermüdung des Kindes (rechtzeitige Ruhe-/Schlafphasen)
- Reizreduktion (Beruhigungspraktiken an das Kind anpassen, z.B. Abdunkeln, Körperkontakt, Wiegen, Summen, etc.)
- gezielte Entlastung der primären Bezugsperson
- Verbesserung von psychosozialen familiären Belastungssituationen

Neben physiotherapeutischen Maßnahmen wie Bauchmassage, «Fliegerstellung» und «Radfahren mit den Beinchen» empfiehlt man häufig auch entblähende Tropfen (z.B. Dimeticon).

<small>Von Hofacker N, et al: Rätsel der Säuglingskoliken. Ergebnisse, Erfahrungen und therapeutische Interventionen aus der «Münchner Sprechstunde für Schreibabies». Monatsschr Kinderheilkd 147: 244–253, 1999.</small>

17.19
Was versteht man unter einem Übergangsobjekt?

Ab dem 2. bis 3. Lebensjahr entwickeln viele Kinder zu einem bestimmten Gegenstand eine sehr enge Bindung. Typische Übergangsobjekte sind Tücher, Stofftiere, Puppen oder auch die Windel. Durch die Weichheit und den vertrauten Geruch vermittelt das Übergangsobjekt den Kindern Geborgenheit in einer Entwicklungsphase, in der sich die Kinder durch die motorischen Fortschritte zunehmend aus der körperlichen Nähe der Mutter entfernen. Meist ist das Übergangsobjekt in der Vorschulzeit von großer Bedeutung, jedoch haben auch Schulkinder, insbesondere in den Nachtstunden, häufig noch ihr Übergangsobjekt eng bei sich.

17.20
Besorgte Eltern beschreiben Ihnen, dass ihr knapp ein Jahr altes Kind meist vor dem Einschlafen rhythmische Kopf- und Körperbewegungen zeigt. Wie beurteilen Sie die beschriebene Symptomatik und was empfehlen Sie den Eltern?

Rhythmische Bewegungen wie Kopfwackeln oder Schaukeln sind ein sehr häufiges Phänomen bei Säuglingen und auch noch bei Kleinkindern bis zum 4. Lebensjahr. Es handelt sich dabei um ein Phänomen der normalen kindlichen Entwicklung, welches meist vor dem Einschlafen oder in Phasen der Langeweile auftritt. Man sollte die Eltern beruhigen und eventuell empfehlen das Bett gut zu polstern, so dass sich das Kind nicht wehtun kann. Ernsthafte Verletzungen resultieren meist nur bei Kindern mit Autismus oder anderen Entwicklungsstörungen.

17.21
In welchem Alter treten Tobsuchtsanfälle typischerweise auf?

Mit zunehmender Entwicklung des eigenen Willens müssen Kinder auch ihre Grenzen kennen lernen. Dies führt insbesondere zwischen dem 2. und dem 5. Lebensjahr zu Trotzreaktionen, die je nach Temperament des Kindes unterschiedlich stark ausfallen können. Neben Schreien, Weinen, Strampeln und um sich Schlagen können Tobsuchtsanfälle sich auch zu bedrohlich wirkenden Wein- oder Schreikrämpfen (Affektkrämpfen) steigern. Die Kinder machen dabei Zuckungen der Gliedmaßen und können kurzzeitig zyanotisch werden, was viele Eltern an einen epileptischen Anfall denken lässt. Unter Umständen sind die Kinder am Ende des Anfalls kurzzeitig apnoisch. Wein- und Schreikrämpfe sind meist von kurzer Dauer und **immer** harmlos. Anamnestisch ist die vorausgehende Trotzreaktion des Kindes hilfreich.

DiMario FJ Jr: Breathholding spells in childhood. Curr Probl Pediatr 29:281-289, 1999.

17.22
Wann sollte man sich nicht mit der Diagnose eines Affektkrampfes zufrieden geben und einen epileptischen Anfall in Betracht ziehen?

- kein äußerer Anlass oder nur geringe vorausgehende Wut-/Trotzreaktion
- Dauer des Krampfanfalls über mehr als 1 Minute
- postiktale Schläfrigkeit von mehr als 10 Minuten Dauer
- Überwiegen der konvulsiven Komponente, die vor der Zyanose auftritt
- Alter unter 6 Monaten oder über 4 Jahren

17.23
Gibt es einen Zusammenhang zwischen Veränderungen des Blutbildes und Affektkrämpfen?

Bereits in den1960er Jahren wurde festgestellt, dass Kinder mit Affektkrämpfen einen niedrigeren Hämoglobinwert haben als andere Kinder. Durch eine Behandlung mit Eisenpräparaten ließ sich die Häufigkeit von Affektkrämpfen bei einigen Kindern senken, jedoch sprachen auch einige Kinder, die keine Anämie hatten, auf die Behandlung mit Eisenpräparaten an. Der Mechanismus, wie die Gabe von Eisen auf die Affektkrämpfe wirken soll, ist bislang noch nicht verstanden.

Boon R: Does iron have a place in the management of breath-holding spells? Arch Dis Child 87: 77–18, 2002.

17.24
In welchem Alter hören die meisten Kinder mit dem Daumenlutschen auf?

In den ersten beiden Lebensjahren lutschen die meisten Kinder entweder am Daumen, an einem anderen Finger oder an einem Schnuller. Danach nimmt die Häufigkeit des «Daumenlutschens» langsam ab und im Alter von 4 bis 5 Jahren hören die meisten Kinder von alleine auf zu lutschen. Gegen das Daumenlutschen bei Säuglingen und Kleinkindern ist nichts einzuwenden. Lediglich bei anhaltendem Daumenlutschen über das 5. Lebensjahr hinaus bis zum Beginn des Zahndurchbruchs der bleibenden Zähne kann es zu Deformitäten des Kiefers mit einem offenen Biss kommen. Schnuller scheinen diesbezüglich günstiger zu bewerten zu sein. Eine weitere ernste Gefahr für die Zähne der Kinder geht von den Nuckelflaschen mit Fruchtsäften, gesüßtem Tee oder Milch aus, die zu einem ständigen Kontakt der Zähne mit Zucker und Säure führen. Es kann zu schweren Zahnschäden kommen. Außerdem haben die Kinder durch die ständige Kalorienzufuhr bei den Mahlzeiten keinen Appetit und die Entstehung einer Adipositas wird gefördert.

17.25
Wann sind Kinder für die Sauberkeitserziehung bereit?

Man sollte mit der Sauberkeitserziehung so lange abwarten, bis das Kind signalisiert, dass es Harn- oder Stuhldrang wahrnimmt. Die Wahrnehmung des Harn- oder Stuhldrangs kann nur erfolgen, wenn die neurologische Reifung von Blase und Darm weit genug entwickelt ist und dies stellt die Voraussetzung für die willentliche Kontrolle dar. Dies ist meist zwischen dem 18. und dem 30. Lebensmonat der Fall. Mädchen sind im Durchschnitt etwas früher für das Stuhltraining bereit als Jungen. Die Kinder machen entweder verbal darauf aufmerksam, dass sie Harn- oder Stuhldrang verspüren, verziehen das Gesicht oder nehmen charakteristische Körperhaltungen ein. Neben der neurologischen Reifung und der Eigeninitiative des Kindes scheint auch das Lernen am Vorbild eine wichtige Rolle zu spielen. Man sollte die Kinder behutsam an die Toilette heranführen und ihnen die Möglichkeit geben durch ihre Beobachtungen Interesse daran zu entwickeln selbstständig auf die Toilette zu gehen. Die meisten Kinder sind bis zum Ende des 4. Lebensjahres zumindest tagsüber trocken und sauber.

Blum NJ et al: Relationship between age of toilet training and duration of training. A prospective study. Pediatrics 111: 810–814, 2003.

17.26
Was versteht man unter Rumination?

Rumination beschreibt das steroeotype Regurgutieren, Wiederkäuen oder Ausspucken der Nahrung nachdem das Kind bereits eine gewisse Zeit ein unauffälliges Fütterungsverhalten gezeigt hat. Bei kleinen Kindern kann es dadurch auch zu Gewichtsverlust oder Wachstumsretardierung kommen. Es handelt sich um ein seltenes Krankheitsbild von dem meist Säuglinge, Kleinkinder oder geistig Behinderte betroffen sind. Häufig besteht in den Familien der Kinder eine schwierige soziale Situation mit gestörter Eltern-Kind-Beziehung. Therapeutisch versucht man die Eltern-Kind-Beziehung zu verbessern und wendet symptomatische Maßnahmen an, die auch beim gastroösophagealen Reflux zum Einsatz kommen (Lagerung, Nahrungsandickung). Andere Fütterungsstörungen oder gastrointestinale Erkrankungen müssen ausgeschlossen werden.

17.27
Eltern berichten, dass ihr Kleinkind masturbiere. Was denken Sie darüber?

Das Berühren und die rhythmische Selbstmanipulation an den eigenen Genitalien werden als normale Vorgänge in der kindlichen Entwicklung angesehen. Lediglich wenn masturbatorische Handlungen nach dem 6. Lebensjahr in unpassenden Situationen auftreten, das Kind dadurch von anderen Aktivitäten abgehalten wird oder dabei das sexuelle Verhalten von Erwachsenen imitiert, sollte man aufmerksam werden und an sexuellen Missbrauch, hirnorganische Veränderungen oder psychiatrische Erkrankungen denken.

Schädelentwicklung

17.28
Welche Fontanellen sind Ihnen beim Schädel des Neugeborenen bekannt?

Bei Geburt sind 6 Fontanellen vorhanden. In der körperlichen Untersuchung sind jedoch meist nur die in der Schädelmittellinie gelegene anteriore und die posteriore Fontanelle tastbar. Die beiden paarig angelegten anterolateralen und posterolateralen Fontanellen spielen klinisch eine untergeordnete Rolle (s. **Abb. 17-1**).

17.29
In welchem Alter verschließt sich die vordere Fontanelle normalerweise?

Meist verschließt sich die vordere Fontanelle zwischen dem 10. bis 14. Lebensmonat. Als Normvarianten kann sie jedoch auch schon im 3. Lebensmonat nicht mehr palpabel sein, oder noch bis zum 18. Lebensmonat bestehen bleiben. Bei vorzeitigem oder verspätetem Fontanellenverschluss muss man jedoch differenzialdiagnostisch auch an eine pathologische Ursache gedacht werden.

17.30
Welche Ursachen für einen vorzeitigen oder verspäteten Schluss der Fontanelle kennen Sie?

Siehe **Tabelle 17-1**.

17.31
Wie groß ist die vordere Fontanelle beim Neugeborenen normalerweise?

Um die Größe der vorderen Fontanelle anzugeben gibt man die anterioposteriore und die transversale Ausdehnung an. Die Ausdehnung der Fontanelle ist sehr variabel und beträgt in beiden Richtungen ungefähr 2 bis 3 cm. Bei Kindern orientalischer oder asiatischer Herkunft kann die vordere Fontanelle auch etwas größer sein.

Die hintere Fontanelle ist deutlich kleiner und beim Neugeborenen meist nur fingerspitzengroß (0,5 bis 1 cm) und kann bereits bei Geburt verschlossen sein.

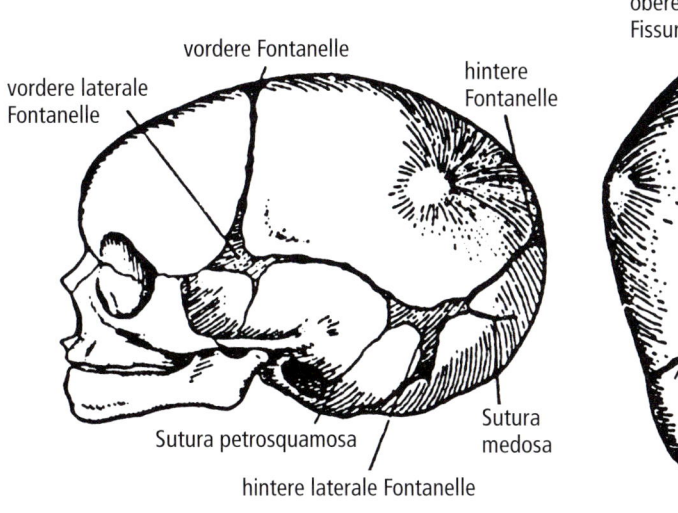

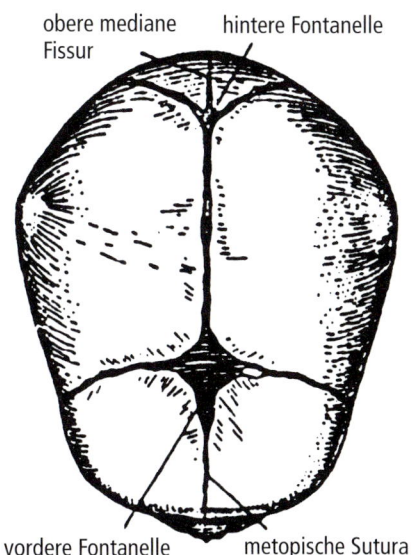

Abbildung 17-1: Abgebildet ist der Schädel eines Neugeborenen mit den Schädelnähten und den Fontanellen. Gelegentlich kommt zu Verschiebungen und zu Überlappungen der Schädelknochen im Rahmen des Geburtsvorganges. (aus Silverman FN, Kuhn JP [Hrsg]: Caffey's Pediatric X-ray Diagnosis, 9th ed. St.Louis, Mosby, 1993, S. 5)

Tabelle 17-1

Differerenzialdiagnose des vorzeitigen Fontanellenverschlusses
Normvariante
Kraniosynostose (vorzeitiger Schluss der Schädelnähte)
Mikrozephalie (Syndrom, Hirnfehlbildungen, infantile Zerebralparese, angeborene Infektionen, etc.)
Störungen im Vitamin D/Kalzium-Stoffwechsel
Hyperthyreose

Differenzialdiagnose des verspäteten Fontanellenverschlusses
Normvariante
Chronisch erhöhter Hirndruck (z. B. Hydrozephalus)
Chromosomale Störung/Syndrom (z. B. Down-Syndrom, Trisomie 13, Trisomie 18, Silver-Russel-Syndrom, Progerie, etc.)
Knochenerkrankungen (z. B. Rachitis, Osteogenesis imperfecta, kleidokranielle Dysostose, Achondroplasie, etc.)
Hypothyreose
Fehl-/Mangelernährung

Kiesler J, Ricer R: The anterior fontanel. Am Fam Physician 67: 2547–2552, 2003.

17.32
Welche Formen der Kraniosynostosen kennen Sie?

Eine Kraniosynostose ist ein vorzeitiger Verschluss von Schädelnähten, was dazu führt, dass der Schädel senkrecht zur verschlossenen Naht weniger wächst und es dadurch eine Schädeldeformität entsteht. Durch vorzeitigen Verschluss der folgenden Schädelnähte entstehen folgende Schädeldeformitäten (s. **Abb. 17-2**):

- Der Verschluss der Sagitalnaht führt zu einem langen Kahnschädel (Dolichozephalus, Skaphozephalus)
- Der Verschluss der Koronarnaht führt zu einem kurzen, breiten Schädel (Brachyzephalus)
- Der einseitige Verschluss einer Koronar- oder Lambdanaht führt zu einem asymmetrischen Schädel (Plagiozephalus)
- Der Verschluss der Frontalnaht führt zu einem dreieckigen Schädel mit spitzer Stirn (Trigonozephalus)
- Durch den Verschluss von Koronar- und Sagitalnaht kann es zu einem Turmschädel kommen (Turri-, Akro- oder Oxyzephalus)

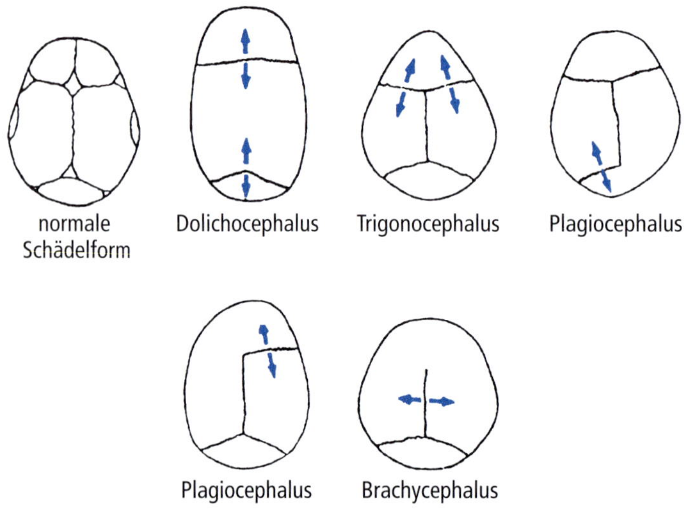

Abbildung 17-2: Verschiedene Formen der Kraniosynostose

17.33
Welches ist die häufigste Kraniosynostose?

Am häufigsten sind ein Verschluss der Sagitalnaht (60 %) oder der Koronarnaht (20 %).

17.34
Was sind die Ursachen für eine Kraniosynostose?

Meist findet man keine zugrunde liegende Ursache. Bei primären Kraniosynostosen kann eine genetische Ursache wie eine kraniofaziale Dysostose, z. B. das Apert-, Crouzon- oder Carpenter-Syndrom vorliegen. Als sekundäre Ursachen muss an Störungen im Kalzium-Phosphat-Stoffwechsel (Rachitis, Hypophosphatasie, Rathbun-Syndrom), hämatologische Erkrankungen (z. B. Thalassämie), Mucopolysaccharidosen und eine Schilddrüsenüberfunktion gedacht werden. Auch ein inadäquates Wachstum der Hirnmasse z. B. bei einer Mikrozephalie kann zu einer Kraniosynostose führen.

Kabbani H, Raguveer TS: Craniosynostosis. Am Fam Physician 69: 2863–2870, 2004.

17.35
Kann durch falsche Lagerung eine Plagiozephalie entstehen?

Durch die Empfehlung Säuglinge auf dem Rücken schlafen zu lassen um das Risiko des plötzlichen Kindstodes zu reduzieren, kam es bei vielen Kindern zu einer Abflachung des occipitalen Schädels. Durch einfache Lagewechsel, d. h. Kopf abwechselnd nach rechts und nach links drehen, lässt sich dies jedoch leicht vermeiden, insbesondere wenn frühzeitig damit begonnen wird.

American Academy of Pediatrics. Committee on Practice and Ambulatory Medicine: Prevention and management of positional skull deformities in infants. Pediatrics 112: 119–202, 2003.

17.36
Wodurch kann man eine lagebedingte Plagiozephalie von einer Plagiozephalie bei einer Kraniosynostose unterscheiden?

Die Plagiozephalie durch eine Synostose ist wesentlich seltener und geht meist mit einer sichtbaren und tastbaren Knochenleiste im Bereich der Naht einher. Durch eine Aufsicht von oben auf den kindlichen Schädel kann man auch sehen, dass sich das Deformitätsmuster bezüglich der frontalen Vorwölbung und der Lage des Ohres unterscheiden. (s. **Abb. 17-3**).

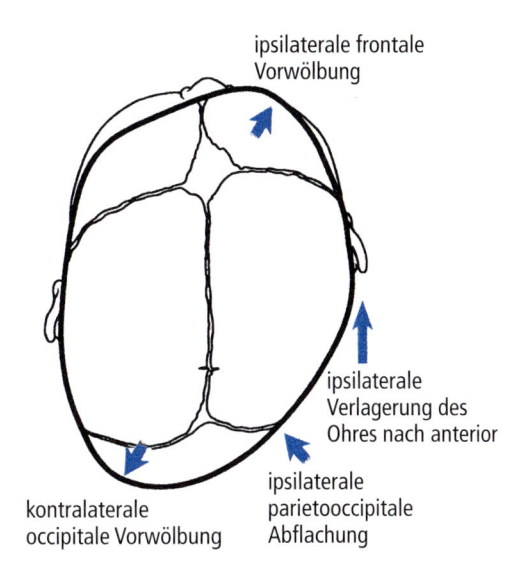

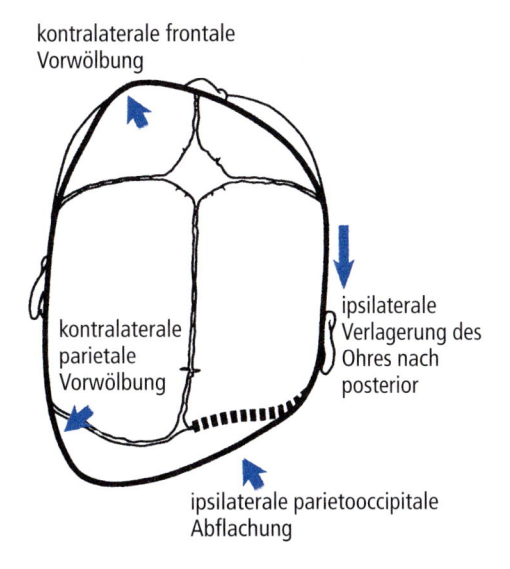

Abbildung 17-3: Kriterien, die eine lagebedingte Plagiozephalie (oben) von einer Kraniosynostose der Lambdanaht (unten) unterscheiden. Aus Kabbani H, Raghuveer TS: Craniosynostosis. Am Fam Physician 69: 2866, 2004.

17.37
Welche Ursachen für «weiche» Schädelknochen kennen Sie?

- Kraniotabes
- Rachitis
- kleidokranielle Dysostose
- Osteogenesis imperfecta
- Hypothyreose
- Hypophosphatasie

17.38
Was versteht man unter einer Kraniotabes?

Unter einer Kraniotabes versteht man eine elastische Eindrückbarkeit des kindlichen Schädels. Der Knochen ist weich und lässt sich ähnlich einem Tischtennisball eindrücken und springt wieder in die ursprüngliche Form zurück. Am besten kann man eine Kraniotabes am frontalen oder parietalen Schädel demonstrieren. Eine Kraniotabes tritt häufig im Rahmen einer Rachitis, aber auch bei einer Hypervitaminose A, einer Syphilis oder einem Hydrozephalus. Bis zum Ende des dritten Lebensmonats ist eine Kraniotabes physiologisch.

17.39
Welche Differenzialdiagnosen des Mikrozephalus kennen Sie, und welche Untersuchungen veranlassen Sie zur Abklärung?

Eine Mikrozephalie ist ein unspezifisches Symptom, dem unterschiedlichste Ursachen zugrunde liegen können. In der Abklärung einer Mikrozephalie unterscheidet man zwischen einer bereits pränatal und einer postnatal erworbenen Mikrozephalie. Für die weitere Diagnostik ist es entscheidend, ob eine normale psychomotorische Entwicklung oder neurologische Auffälligkeiten vorliegt. Differenzialdiagnostisch muss man dementsprechend entweder an Normvarianten oder auch an ein vermindertes Hirnwachstum denken. Ursachen hierfür können maternale Ursachen während der Schwangerschaft sein, z. B. Infektionen, Mangelernährung, toxische Einflüsse (Zigaretten, Alkohol, Drogen, Medikamente), perinatale Hypoxie oder Hypoglykämie, Schädel-Hirn-Trauma, Chromosomenaberrationen, chronische Erkrankungen und selten auch Kraniosynostosen sein. Zur Abklärung werden je nach Anamnese und Symptomatik folgende Untersuchungen durchgeführt:

- Beurteilung des Kopfumfangs (Perzentilen) und der Kopfform unter Berücksichtigung von ethnischen Gesichtspunkten und dem Gestationsalter.
- ophtalmologische Untersuchung (Auffälligkeiten der Retina oder des Sehnerves finden sich bei vielen Syndromen)
- chromosomale Untersuchung
- Bildgebung des Schädels (Sonographie, MRT, CT) mit der Frage nach der Hirnmorphologie, neuronaler Migrationsstörung, Gyrierungsanomalien, Verkalkungen, etc.)
- Stoffwechseluntersuchungen (Blutgasanalyse, Anionenlücke, Laktatspiegel, Blut-/Urinuntersuchungen auf Organazidurien und Aminoazidurien
- Suche nach prä- oder perinatalen Infektionen (Röteln, HSV, VZV, CMV, HIV, Syphilis, Toxoplasmose)

17.40
Kennen Sie die 3 Hauptursachen einer Makrozephalie?

- **Erhöhter intrakranieller Druck** z. B. durch dilatierte Ventrikel (Hydrocephalus), subdurale Blutung/Hygrome, intrakranielle Raumforderungen (Tumor) oder bei Pseudotumor cerebri
- **Verdickung der Schädelkalotte** z. B. bei kranioskelettaler Dysplasie (Achondroplasie, Osteopetrose) und bei hämatologischen Erkrankungen (chronische Anämie)
- **Megaenzephalie** (Vergrößerung des Gehirns) z. B. als asymptomatische familiäre Megaenzephalie oder auch im Rahmen eines Syndroms (z. B. Sotos-Syndrom, Wiedemann-Beckwith-Syndrom), bei Speichererkrankungen (Mucopolysaccharidosen), Leukodystrophien oder bei neurokutanen Erkrankungen (Neurofibromatose, tuberöse Hirnsklerose).

Zahnentwicklung und Zahnveränderungen

17.41
Was wissen Sie über den Zahndurchbruch?

Die Zahnentwicklung ist individuell verschieden, läuft jedoch meist in zeitlich charakteristischer Folge ab. Normalerweise kommen die mandibulären Zähne zuerst. Die inneren Schneidezähne brechen mit 5 bis 7 Monaten durch, bis zum 23 bis 30 Monaten kommt ungefähr 1 Zahn pro Monat hinzu, bis die zweiten Molaren durchbrechen und damit das Milchgebiss mit 20 Zähnen vollständig ist. Von den 32 Zähnen des bleibenden Gebisses brechen ebenfalls die inneren Schneidezähne zuerst durch (5. bis 7. Lebensjahr). Die dritten Molaren (Weisheitszähne) kommen erst mit 17 bis 22 Jahren, gelegentlich sogar später im Erwachsenenalter.

17.42
Gibt es Kinder, die bereits bei Geburt Zähne haben?

Gelegentlich findet man bei Neugeborenen einen so genannten Geburtszahn, oder es bricht ein Zahn innerhalb der Neugeborenenperiode durch (Neugeborenenzahn). Bei 95 % der Geburtszähne handelt es sich um Schneidezähne des Milchgebisses, lediglich bei 5 % handelt es sich um zusätzliche Zähne. Durch sehr scharfe Zähne kann es zu Verletzungen der Zunge kommen und bei locker sitzenden Geburts- oder Neugeborenenzähnen besteht eine Aspirationsgefahr. In diesen Fällen sollte der Geburts-/Neugeborenenzahn entfernt werden. Die Prävalenz liegt bei 1:2000 bis 3500. Mädchen sind etwas häufiger betroffen als Knaben und auch familiär besteht eine Häufung. Meist hat ein Geburtszahn keine Bedeutung, jedoch kann es auch ein erster Hinweis auf ein genetisches Syndrom sein, wie z. B. das Ellis-van-Creveld-Syndrom oder das Hallermann-Streiff-Syndrom.

17.43
Wie häufig ist das vollständige Fehlen von Zähnen?

Das komplette Fehlen der Milchzähne ist sehr selten, aber bei bis zu 25 % der Kinder fehlt ein oder mehrere der Backenzähne im Milchgebiss. Bei 5 % der Personen fehlt beim bleibenden Gebiss ein Zahn, meist der maxillare äußere Schneidezahn oder der mandibulare zweite Prämolar.

17.44
Was ist ein Mesiodens?

Ein Mesiodens ist ein in der Zahnleiste, meist in der Mitte des Oberkiefers, gelegener überzähliger Zahn. Diese Zähne sind atypisch geformt (Zapfenzahn) und sollten entfernt werden, da sie den Zahndurchbruch der bleibenden Schneidezähne stören können.

17.45
Aus welchen Zahnarten setzen sich die 32 Zähne des bleibenden Gebisses zusammen?

In jedem Quadranten hat man normalerweise 8 Zähne, je einen inneren und einen äußeren Schneidezahn, einen Eckzahn, 2 Prämolaren und 3 Molaren.

17.46
Was ist eine Ranula?

Eine Ranula ist eine bläuliche, schmerzlose, weiche, einseitige Retentionszyste des Mundbodens unter der Zunge. Aufgrund der Ähnlichkeit mit dem Kehlsack eines Frosches wird die Ranula auch als Fröschleingeschwulst bezeichnet. Meist bildet sich eine Ranula von selbst zurück. Bei einer großen oder rezidivierenden Ranula muss unter Umständen eine chirurgische Entfernung vorgenommen werden.

17.47
Was sind Epstein-Perlen?

Epstein-Epithelperlen finden sich bei mehr als der Hälfte aller Neugeborenen. Es handelt sich dabei um physiologische gingivale Zysten am harten Gaumen, meist in der Mittellinie, oft jedoch auch paarig angelegt. Diese gelblichen keratinhaltigen Zysten sind vollkommen asymptomatisch, nehmen nicht an Größe zu und verschwinden meist 1 bis 2 Wochen nach der Geburt.

Preut D et al: Auffällige Befunde bei der Neugeborenenbasisuntersuchung – Ergebnisse einer prospektiven Studie. Monatsschr Kinderheilkd 144: 1092–1097, 1996.

17.48
Wie häufig ist Zahnkaries im Kindesalter?

In mikrobiellen Plaques auf den Zähnen werden Kohlenhydrate durch Bakterien der Mundflora (Streptokokken, Lactobacillen) zu Säuren abgebaut. Die Säuren demineralisieren den Zahnschmelz. Neben einer guten Mundhygiene (regelmäßiges Zähneputzen, Zahnseide, Zahnkaugummi) sind vor allem eine seltenere Kohlenhydratzufuhr und die Fluoridprophylaxe zur Prävention von Karies entscheidend. Trotzdem ist Karies sehr häufig. Lediglich 15 bis 20 % der Kinder sind bis zum Alter von 17 Jahren noch ohne Zahnkaries. Im Durchschnitt haben Kinder bis zu 8 kariöse oder bereits sanierte Zähne. Durch eine flächendeckende Fluoridprophylaxe lässt sich die Häufigkeit von Karies deutlich reduzieren.

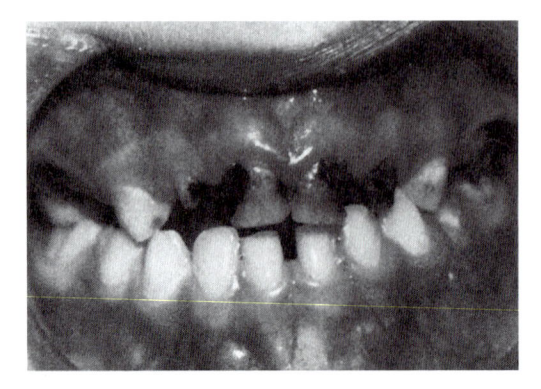

Abbildung 17-4: Typischer Nuckelflaschenkaries. Die unteren Schneidezähne sind beim Trinken durch die Zunge geschützt und dadurch meist kariesfrei. Aus gessner ICH, Victoria BE: Pediatric Cardiology: A Problem oriented approach. Philadelphia, W.B. Saunders, 1993, S. 232

17.49
Was ist Nuckelflaschenkaries?

Durch Nuckelflaschen, die mit Säften, gesüßtem Tee, Milch oder anderen kariogenen Getränken gefüllt sind, kann es zu schwerem Karies insbesondere der oberen Schneidezähne kommen. Kinder die nachts mit der Nuckelflasche im Mund schlafen, «baden» ihre Zähne kontinuierlich in Zucker. Wenn Kinder nachts Durst haben, sollten sie Flüssigkeit in Form von Wasser oder ungesüßtem Tee bekommen. Kinder sollten so früh wie möglich von der Nuckelflasche entwöhnt werden. Am Ende des ersten Lebensjahres können die meisten Kinder aus einer Tasse trinken (s. **Abb. 17-4**).

17.50
Wie wirkt Fluorid der Entstehung von Karies entgegen?

- Die lokale Anwendung von Fluorid mit dem Zähneputzen oder durch Zahnlacke hilft den Zahnschmelz zu remineralisieren.
- Der bakterielle Abbau von Kohlenhydraten in organische Säuren spielt eine wesentliche Rolle in der Entstehung von Karies. Fluorid wirkt dem bakteriellen Abbau entgegen.
- Durch die frühzeitige Fluoridprophylaxe (Tabletten, Kochsalzzusatz, Trinkwasserzusatz) wird die Bildung von Kalziumfluoridpräzipitaten im Zahnschmelz bereits während der Zahnentstehung gestärkt und der Zahn dadurch widerstandsfähiger gegen Säuren.

17.51
Was ist eine Fluorose?

Durch die übertriebene Zufuhr von Fluorid während der Zahnentwicklung, insbesondere bei Kindern unter 8 Jahren, kann es zu weißlich fleckigen Verfärbungen der Zähne kommen. Bei schweren Formen sind auch gelblich-bräunliche Schmelzflecken zu sehen.

17.52
Ab wann sollte eine Fluoridierung durchgeführt werden?

Nach neueren Studien hat die lokale Fluoridierung einen höheren Stellenwert in der Kariesprophylaxe als die systemische Fluoridsubstitution. Bis zum ersten Milchzahndurchbruch ist keine lokale Fluoridierung notwendig, dann sollten die Milchzähne anfangs einmal pro Tag mit einer fluoridhaltigen Kinderzahnpasta (maximal 500 ppm Fluorid), ab dem 2. Geburtstag dann zweimal täglich geputzt werden. Ab dem Schuleintritt sollten die Zähne mit einer Zahnpasta mit Fluoridgehalt von 1000 bis 1500 ppm geputzt werden.

17.53
Wie wirkungsvoll sind Versiegelungen in der Kariesprophylaxe?

Versiegelungen mit Kunststoffen oder Glasionomerzementen sind eine bewährte kariesprophylaktische Maßnahme. In vergleichenden Studien konnte die Karieshäufigkeit um bis zu 80 % gesenkt werden. Versiegelungen werden hauptsächlich an den kariesgefährdeten Fissuren und Grübchen der Molaren und Prämolaren angewendet. Die Versiegelung muss nach 6 Monaten bis 2 Jahre spätestens erneuert werden.

17.54
Wie häufig ist eine Gingivitis?

Eine Zahnfleischentzündung (Gingivitis) ist ein sehr häufiges Krankheitsbild im Kindesalter, ungefähr 50 % der Kinder sind davon betroffen. Meist ist eine Gingivitis schmerzlos und fällt nur durch eine blau-rötliche Verfärbung und Schwellung sowie eine Blutungsneigung des Zahnfleisches auf, jedoch können auch typische Symptome einer Entzündung im Vordergrund stehen (Calor, Rubor, Dolor, Tumor, Functio laesa). Insbesondere eine Gingivostomatitis herpetica kann sehr schmerzhaft sein. Meist ist jedoch eine ungenügende Mundhygiene mit Plaquebildung, die das Entstehen einer Mikroflora begünstigt, die Ursache für eine Gingivitis. Zur Therapie sollte die Mundhygiene verbessert, die Plaque entfernt und unterstützend Mundspülungen durchgeführt werden.

17.55
Wissen Sie was die höchsten Gesundheitsausgaben bei gesunden Kindern verursacht?

Zahnspangen sind ein großer Kostenfaktor bei Kindern und Jugendlichen. Mehr als 50 % der Kinder haben Zahnstellungs- oder Bissanomalien, die man durch kieferorthopädische Behandlung verbessern könnte, jedoch leiden nur 10 bis 20 % der Kinder an Bissanomalien, die unbedingt behandelt werden sollten. Es ist sehr schwierig hierbei die Kosten gegen den Nutzen und das Risiken abzuwägen.

17.56
Kennen Sie die Ursachen von Mundgeruch?

Mundgeruch (Halitosis) stammt meist aus dem Mund- beziehungsweise Rachenraum und entsteht durch bakterielle Tätigkeit in Belägen auf den Zähnen oder dem hinteren Anteil des Zungenrückens oder durch Speisereste in der Mundhöhle oder einer geringen nächtlichen Speichelproduktion. Auch bei einer Tonsillitis oder Pharyngitis kann es zu Mundgeruch kommen. Bei Erkrankungen mit einer Schleimstraße im Rachen, z. B. chronische Sinusitis, Luftwegsinfekte oder Pneumonie kann ebenfalls Mundgeruch auftreten. Auch einige Allgemeinerkrankungen wie Diabetes mellitus, Nierenversagen, Leberversagen oder Stoffwechseldefekte können zu Mundgeruch führen.

Amir E et al: Halitosis in children. J Pediatr 134: 338–343, 1999.

> **Das Wichtigste in Kürze: Zähne und Zahnentwicklung**
>
> - Schnullern und Daumenlutschen kann zu einem «offenen» Biss führen, weswegen wenn überhaupt nur ein kurzzeitiges Lutschen empfohlen wird.
> - Fluoridprophylaxe und Versiegelungen sind effektiv zur Vermeidung von Karies.
> - Nuckelflaschen oder ein Betthupferl nach dem Zähneputzen erhöhen das Kariesrisiko deutlich.
> - Übertriebene Fluoridierung führt zu weißlichen, fleckigen Zahnverfärbungen.

Entwicklung des Kindes

17.57
Warum haben Neugeborene physiologischerweise bestimmte Reflexe und bis in welches Alter bestehen diese?

Zu den physiologischen Neugeborenenreflexen zählen unter anderem der Suchreflex, der Saugreflex, der Glabella-Reflex, der Greifreflex, der Schreitreflex, der Bauer-Reflex, der Galantreflex, der Moro-Reflex und der asymmetrische-tonische Nackenreflex (ATNR). Manche Reflexe scheinen Entwicklungsgeschichtlich das Überleben des Kindes zu gewährleisten, so z.B. der Suchreflex (Verziehung des Mundwinkels und Drehung des Kopfes bei Berührung des Mundwinkels) oder der Saugreflex (Kind beginnt zu Saugen, wenn der Finger in den Mund gesteckt wird). Andere Reflexe haben Schutzfunktion und die Reflexe werden langsam in die sich differenzierende Bewegungsentwicklung entwickeln. Die Funktion von anderen Reflexen, so z.B. der ATNR, ist weitgehend unverstanden. Steig- und Schreitreflex sind meist nach dem 2. Monat nicht mehr auslösbar, der Moro-Reflex, der Greifreflex und der ATNR bestehen meist bis zum 3. Monat.

17.58
Welche 3 Neugeborenenreflexe sind für die motorische Entwicklung wie selbstständiges Drehen, Sitzen und die beidseitige Handfunktion hinderlich, wenn sie über den 4. bis 6. Lebensmonat hin persistieren?

- Moro-Reflex (Umklammerungsreflex): Durch plötzliches Loslassen des angehobenen Kopfes in Rückenlage werden die Arme wie zur Umarmung nach außen bewegt, anschließend werden die Arme gebeugt und vor der Brust verschlossen und das Kind weint.
- Asymmetrisch-tonsicher Nackenreflex: Durch Drehen des Kopfes zu einer Seite werden die Extremitäten dieser Seite gestreckt und auf der Gegenseite gebeugt (Fechterstellung).
- tonischer Labyrinthreflex: Legt man das Kind auf den Bauch, so stellt sich der Kopf im Raum ein. Vorbeugen des Kopfes führt zu einem zunehmenden Beugetonus, Überstreckung des Kopfes führt zu einem zunehmenden Strecktonus.

Zafeiriou DI: Primitive reflexes and postural reactions in the neurodevelopemental examination. Pediatr Neurol 31: 1–8, 2004.

17.59
Ab wann kann man etwas über die Entwicklung der Händigkeit sagen?

Bereits vor der Geburt scheint sich Entwicklung der Händigkeit einzusetzen. Sonographisch konnte gezeigt werden, dass ungeborene Kinder häufiger den rechten als den linken Daumen in den Mund nehmen. In den ersten Lebensmonaten ist davon jedoch nichts mehr festzustellen und im ersten Lebensjahr deutet eine deutliche Seitenpräferenz eher auf eine Störung der Gegenseite hin, z.B. eine Hemiparese oder eine Plexusparese. Mit 18 bis 24 Monaten kann man meist sagen ob ein Kind Rechts- oder Linkshänder wird und mit 5 Jahren ist die Händigkeit meist festgelegt.

17.60
Wie viele Kinder sind Linkshänder?

Ungefähr 7 bis 10% der Kinder sind Linkshänder. Bei ehemaligen Frühgeborenen ohne Zerebralparese sind bis zu 25% Linkshänder. In Studien zum Zusammenhang zwischen intraventrikulären Blutungen und der Händigkeit konnte jedoch kein Zusammenhang nachgewiesen werden. Interessant ist sicherlich auch, dass Mäuse, Hunde und Katzen auch eine bevorzugte Pfote haben. Die Verteilung zwischen «Links- und Rechtshändern» ist hier jedoch ausgeglichen, so dass 50% die rechte und 50% die linke Pfote bevorzugt benutzen.

Marlow N et al: Lateralitiy and prematurity. Arch Dis Child 64: 1713–1716, 1989.

Tabelle 17-2

Meilenstein	Alter (in Monaten)
grobmotorische Entwicklung	
• Kopfkontrolle in Bauchlage	1 bis 4
• freies Sitzen (mehr als 30 Sekunden)	5 bis 8
• selbstständiges Hochziehen zum Stand sowie Stehen und Gehen mit Festhalten	7 bis 13
• freies Stehen	9 bis 16
• freies Gehen	9 bis 17
• Treppensteigen mit Hilfe	12 bis 23
feinmotorische Entwicklung	
• Erste Greifversuche mit der ganzen Hand (beidhändig)	2 bis 4
• gezieltes Greifen auch einhändig	3 bis 5
• kann Gegenstände von einer Hand in die andere über die Mittellinie transferieren	5 bis 7
• Pinzettengriff (Opposition des Daumens)	9 bis 14
• Kritzelt spontan	12 bis 24

17.61
Kennen Sie die wichtigsten Meilensteine der motorischen Entwicklung in den ersten 2 Lebensjahren?

Die motorische Entwicklung erfolgt wohl nach einem genetisch festgelegten Schema, jedoch wird der Ablauf der Entwicklung nicht starr eingehalten und ist teilweise sehr variabel. Man unterscheidet grob- und feinmotorische Meilensteine, die Kinder bis zu einem gewissen Alter erreicht haben sollten (s. **Tab. 17-2**).

17.62
Was sind die häufigsten Ursachen einer Entwicklungsverzögerung der Grobmotorik?

Am häufigsten handelt es sich bei Kindern mit verzögerter motorischer Entwicklung um eine Variation der normalen Entwicklung. Als zweithäufigste Ursache gilt eine geistige Retardierung. Viele Kinder mit geistiger Retardierung haben auch eine verzögerte motorische Entwicklung, jedoch entwickeln sich auch viele geistig retardierte Kinder motorisch vollkommen unauffällig. Als weitere Ursachen kommen eine infantile Zerebralparese (ICP) und seltener Myopathien oder spinale Muskelatrophien als Ursache in Betracht.

17.63
Was halten Sie von Baby-Laufgestellen?

Entgegen der erhofften Wirkung, dass die motorische Entwicklung von Kindern durch Laufgestelle gefördert wird, konnte in Studien gezeigt werden, dass die motorische Entwicklung sogar gehindert wird. Die Bewegungen in diesen Geräten unterstützen nicht die physiologischen Bewegungen des Laufens bei Kindern. Kinder, die in Laufgestellen üben haben leichte motorische Verzögerungen beim Sitzen, Krabbeln und Laufen. Neben dieser negativen Auswirkung stellen Baby-Laufgestelle auch ein hohes Sicherheitsrisiko dar. Durch Stürze (z. B. Treppenstürze) kann es zu Schädeltraumen, Frakturen, Verbrennungen und Zahnverletzungen kommen.

17.64
Entwickeln sich Zwillinge im ersten Lebensjahr anders als einzeln geborene Kinder?

Bei Zwillingen besteht ein gewisses Risiko für eine Verzögerung der sprachlichen und motorischen Entwicklung im ersten Lebensjahr. Ursachen hierfür sind neben einer häufigeren Frühgeburtlichkeit in der relativ geringeren individuellen Stimulation zu sehen. Bei Zwillingen mit Sprachentwicklungsverzögerung oder einer ausgeprägten Zwillingssprache, die nur von den Zwillingen verstanden wird, sollten entwicklungsfördernde Maßnahmen eingeleitet werden.

17.65
Entwickeln sich ehemalige Frühgeborene gleich wie reifgeborene Kinder?

Größtenteils läuft die Entwicklung bei Frühgeborenen vergleichbar mit reifgeborenen Kindern ab. Da der Grad der Frühgeburtlichkeit in Monaten im Verhältnis zum Alter abnimmt je älter das Kind wird, scheinen die ehemaligen Frühgeborenen ihre reifgeborenen Gleichaltrigen aufzuholen. Zu Beginn ist die Frühgeburtlichkeit bei der Beurteilung der Entwicklung jedoch unbedingt mit einzubeziehen. Man spricht vom korrigierten Alter. Ab dem Alter von 2 bis 3 Jahren ist diese Korrektur, abhängig vom Ausmaß der Frühgeburtlichkeit, jedoch nicht mehr notwendig.

17.66
Ab wann können Kinder riechen?

Bereits bei der Geburt ist der Geruchssinn vorhanden. In Tests drehen bereits Neugeborene den Kopf bevorzugt zu einer Geruchsquelle mit dem Geruch von Muttermilch der eigenen Mutter und nicht zu einer Geruchsquelle mit fremder Muttermilch.

17.67
Wie können Sie die kognitive Entwicklung beurteilen?

Die kognitive Entwicklung, oder auch die Entwicklung der Intelligenz, lässt sich am besten durch Beobachtung des Verhaltens im Spiel und in der Interaktion beurteilen. Man achtet je nach Alter auf sprachliche, visuell-motorische, perzeptive und abstrahierende Fähigkeiten. Eine Fehlerquelle in der Beurteilung liegt darin, dass Kinder um sich mitzuteilen motorische Fähigkeiten benötigen. Bereits im Säuglingsalter nehmen Kinder Blickkontakt auf und treten mit ihrer Umwelt in Interaktion und können mit einfachen Gegenständen «spielen» (z.B. Löffel, Stift), d.h. sie nehmen die Umwelt wahr und teilen sich ihrer Umwelt auf ihre Art mit. Schwierig ist die Beurteilung der kognitiven Entwicklung bei gleichzeitig bestehender motorischer Entwicklungsverzögerung, da die Beurteilung erschwert ist. Unter Umständen kann eine motorische Entwicklungsverzögerung mit einer kognitiven Entwicklungsverzögerung einhergehen, weswegen man bei motorischen Defiziten unbedingt auch die kognitive Entwicklung im Auge behalten muss. Umgekehrt lässt eine normale motorische Entwicklung keine Rückschlüsse auf die kognitive Entwicklung zu.

17.68
Was sagt Ihnen das Spielverhalten über die Entwicklung des Kindes?

Durch eine gründliche Anamnese bezüglich des Spielverhaltens oder eine Spielbeobachtung

Tabelle 17-3: Spielverhalten

Altersspanne (in Monaten)	Spielverhalten	zugrunde liegende Fähigkeit
3	schaut Hände an, greift mit den Händen	Hand-Augen und Hand-Hand-Koordination
4 bis 5	Greift und schlägt auf Gegenstände	Einbeziehung der Umwelt in das Spiel
6 bis 7	gezieltes Greifen, Transfer über die Mittellinie	Motorische Entwicklung
7 bis 9	untersucht Gegenstände mit den Händen, Mund und Augen	
12	wirft mit Gegenständen, bezieht Eltern in Spiel ein (Kind wirft, Eltern bringen Gegenstand wieder)	Merkfähigkeit, Wahrnehmung, dass etwas was das Kind nicht sieht nicht weg ist, einfache Sprache um Aufmerksamkeit der Eltern für das Spiel zu gewinnen
16 bis 18	stapelt Türme, räumt ein und aus, einfache mechanische Spielsachen	erkennt Kausalitäten
24	imitiert Handlungen, einfaches Rollenspiel	soziale und sprachliche Entwicklung
36	Illusionsspiel («so tun als ob»)	Unterscheidung zwischen Realität und Phantasie
48	Einfache Brettspiele, spielt nach Regeln	konkrete Denkoperationen

Tabelle 17-4: Umgang mit einem Stift und kindliche Entwicklung

Alter	erlernte Fähigkeit im Umgang mit einem Stift
20 bis 22 Monate	wechselt zwischen Kritzeln und Strichen, je nachdem wie es dem Kind vorgemacht wird
27 bis 30 Monate	Wechselt zwischen horizontalen und vertikalen Strichen, je nachdem wie es dem Kind vorgemacht wird
3 Jahre	malt einen Kreis und ein Kreuz nach
4 Jahre	malt ein Rechteck nach
5 Jahre	malt ein Dreieck nach
6 Jahre	malt aufwendigere geometrische Figuren (z. B. Flaggen) nach

kann man bedeutungsvolle Informationen über die emotionale, soziale, sprachliche, motorische und kognitive Entwicklung eines Kindes gewinnen (s. **Tab. 17-3**).

17.69
Was kann man aus dem Umgang eines Kindes mit einem Stift an Informationen gewinnen?

Aus dem Umgang mit einem Stift kann man viele Informationen über die feinmotorische, visuelle und kognitive Entwicklung ziehen. Bis zum Alter von 9 Monaten wird das Kind den Stift mit dem Mund untersuchen und mit den Händen betasten, ab dem 1. bis 14. Lebensmonat wird das Kind als «Zufallsprodukt» Striche malen, wenn es den Stift auf das Blatt Papier schlägt. Mit 14. bis 16. Monaten wird das Kind willentlich den Stift auf das Papier setzen um Striche zu produzieren. Mit 18. bis 20. Monaten kritzeln die Kinder indem sie den Stift kräftig auf das Papier drücken. Im 20. bis 22. Lebensmonat beginnen die Kinder geometrische Muster nachzuzeichnen. Dies setzt eine fortgeschrittene feinmotorische, visuelle und kognitive Entwicklung voraus. Durch eine Entwicklungsverzögerung in einem dieser Bereiche ist der Umgang mit dem Stift beeinträchtigt (s. **Tab. 17-4**).

17.70
Wozu dient der Goodenough-Harris-Drawing-Test?

Der Goodenough-Harris-Drawing-Test ist ein Screeningtest für die kognitive und visuelle und visuell-motorische Entwicklung bei Kindern ab 3 Jahren. Das Kind wird dabei aufgefordert eine Person zu malen. Nach den Testkriterien wird für jeden Körperteil ein Punkt vergeben und entsprechend gewertet. Je nach Alter werden die gemalten Personen detailreicher. Kinder mit 5 Jahren können meist ein Strichmännchen mit 6 Köperteilen malen.

Sprachentwicklung

17.71
Kennen Sie die normale Entwicklung von Sprache, Wahrnehmung und nonverbaler Kommunikation?

Siehe **Tabelle 17-5**.

17.72
Nennen Sie Warnsignale für eine gestörte Sprachentwicklung.

Siehe **Tabelle 17-6**.

17.73
Können taube Kinder plaudern?

Taube Kinder beginnen wie normal hörende Kinder auch nach dem ersten Lebensmonat Laute zu produzieren. Nach dem 5. Monat stagniert das Plaudern des tauben Kindes jedoch, wohingegen hörende Kinder durch Nachahmung von Sprachlauten langsam lernen Silbenketten zu bilden und sich das Sprachverständnis entwickelt.

17.74
Wann entwickelt sich das Sprachverständnis?

Mit ungefähr 6 Monaten beginnen Kinder die Bedeutung bestimmter Worte zu begreifen, davor erfassen Kinder lediglich gefühlsmäßig, was die menschliche Stimme ausdrückt. Zu Beginn ist das Sprachverständnis auf Gegenstände und Situationen gebunden, die das Kind unmittelbar erlebt oder sehen, hören und fühlen kann. Mit 4 Jahren ist das Sprachverständnis weitgehend entwickelt.

17.75
Was sind die häufigsten Ursachen einer verzögerten Sprachentwicklung?

Von einer Sprachentwicklungsverzögerung im eigentlichen Sinne ist eine fehlerhafte aktive Sprache (normale kognitive Entwicklung, aber z.B. eingeschränkter Wortschatz, Dysgrammatismus, Redeflussstörung) zu unterscheiden. Die häufigsten Ursachen einer Sprachentwicklungsverzögerung sind Hörstörungen, geistige Retardierung (Hirnschädigung, Chromosomende-

Tabelle 17-5: Entwicklung von Sprache, Wahrnehmung und nonverbale Kommunikation

Alter (in Monaten)	expressive Sprachentwicklung	Akustische Wahrnehmung	nonverbale Kommunikation
0 bis 3	erste Laute, Schreien	reagiert auf Stimme	Blickkontakt, soziales Lächeln
4 bis 6	Silbenproduktion, einsilbiges Plaudern, Blas- und Reibelaute	dreht den Kopf in Richtung einer Stimme/eines Geräusches	reagiert auf Gesichtsausdruck
7 bis 9	zufälliges mehrsilbiges Plaudern (Mama, Papa, Dada, etc.), Nachahmung	erkennt seinen eigenen Namen, reagiert auf «Nein»	Nachahmung von Spielen
10 bis 12	sinngemäßes mehrsilbiges Plaudern (Mama, Papa, etc.) und erste Wortgebilde für Bekanntes aus der Umwelt	befolgt mindestens eine Anweisung ohne Gestik («Komm her», «Gib es her»)	zeigt auf gewünschten Gegenstand
16 bis 18	drückt Willen sprachlich aus	befolgt einfache Anweisungen, zeigt auf Körperteile nach Aufforderung	
22 bis 24	2-Wort-Sätze, benutzt mindestens 20 Worte, zum Teil Symbolwörter	befolgt komplexere (mehrstufige) Anweisungen	
30	Telegrammsprache		
36	einfache Sätze, unterscheidet Singular und Plural		

Tabelle 17-6: Warnsignale für eine gestörte Sprachentwicklung, die eine weitere Beobachtung oder Abklärung erfordern

Alter	Warnsignal
0 bis 6	• Kind reagiert nicht auf Geräusche oder dreht sich nicht nach einer Stimme, wenn der Sprecher außer Sicht ist • Kind schreit nur, keine Plappern oder freudige Lautäußerung
1 Jahr	• Kind reagiert nicht auf adäquat auf Geräusche/Ansprache • Kind hat aufgehört zu plaudern oder plaudert noch nicht
2 Jahre	• Kind versteht einfache Ansprache nicht und reagiert nicht (Sprachverständnis) • Kind benutzt noch keine Worte • geringer Wortschatz (weniger als 8 Worte) und keine Tendenz zur Vergrößerung des Wortschatzes • Echosprache (Kind wiederholt nur, was andere ihm vorsagen)
2 1/2 Jahre	• noch keine Wortkombinationen • Kind har Probleme einfache Anweisungen auszuführen oder einfach Fragen zu beantworten (Sprachverständnis)
3 Jahre	• Kind benutzt immer noch Echosprache • Kind bildet keine Sätze • geringer Wortschatz (weniger als 100 Worte)
4 Jahre	• Kind hat Schwierigkeiten Sätze und Fragen zu bilden • geringe Kommunikationsfähigkeit, Kind lernt schwer • unpassender Sprachgebrauch, so dass sich das Kind nicht adäquat ausdrücken kann (soziale Interaktionsprobleme)
5 Jahre	• Kind kann sich eine mündliche Anweisung nicht merken und ausführen • grammatikalische Fehler, falsche Satzstruktur, deutlich fehlerhafte Aussprache • Kind kann keine Erlebnisse erzählen

Blum NJ, Baron M: Speech and language disorders. In Schwartz MW, Curry TA, Sargantt J et al (Hrsg): Pediatric Primary Care: A Problem Oriented Approach. St. Louis, Mosby, S. 845–849, 1997

fekte, Stoffwechseldefekte), Defekte der Sprachorgane (Spaltbildung, Makroglossie, Dysarthrie bei ZNS-Läsionen), psychische Störungen (Autismus, Mutismus, Psychose) und soziale Deprivation.

Feldman HM: Evaluation and management of language and speech disorders in preschool children. Pediatr Rev 26: 131–142, 2005.

17.76
Kennen Sie die Ursachen für ein abgeflachtes Tympanogramm?

Die Tympanometrie ist eine akustische Impedanzmessung, die Aussagen über die Beweglichkeit des Trommelfells während einer Druckänderung im äußeren Gehörgang zulässt indem die Reflexion eines ausgesendeten akustischen Tones gemessen wird. Dabei wird ein leichter Luftstoß in das Ohr des Kindes gegeben und die Schwingfähigkeit des Trommelfells in Abhängigkeit vom jeweiligen Luftdruck aufgezeichnet. Eine normale Messung ergibt das Bild eines auf dem Kopf stehenden «V» mit dem Maximum bei 0 mmH$_2$O. Ein normales Tympanogramm spricht für einen unauffälligen äußeren Gehörgang, ein intaktes Trommelfell und ein Mittelohr ohne großen Erguss. Zu einem abgeflachten Tympanogramm kommt es bei einer Perforation des Trommelfells, einer Belüftungsstörung des Mittelohres bei Verlegung der Tuba Eustachii, Mittelohrerguss oder Fremdkörpern wie z.B. Zerumenpröpfen im Gehörgang. Ein abgeflachtes Tympanogramm bei Mittelohrerguss geht normalerweise mit einem Hörverlust von 20 bis 30 dB einher, kann gelegentlich jedoch auch bis zu 50 dB betragen.

17.77
Welche Hörtests können bei Kindern in unterschiedlichem Alter angewandt werden?

Der Goldstandard der Hörtests ist die Tonschwellenaudiometrie mit Kopfhörern, die jedoch meist erst bei Kindern ab ungefähr 30 Monaten sinnvoll durchführbar ist. Alternativ können jedoch schon in früherem Alter andere Methoden zur Beurteilung des Hörens eingesetzt werden. Wenn Hörtests zur Abklärung notwendig sind, sollten sie nie aufgeschoben werden bis dass Kind alt genug ist für eine Tonschwellenaudiometrie (s. **Tab. 17-7**).

17.78
An welches Krankheitsbild denken Sie bei einem Kleinkind mit gespaltener Uvula und nasaler Sprache?

Man muss an eine Störung des Gaumensegelschlusses (velopharyngeale Insuffizienz) denken, möglicherweise liegt eine submukosale Gaumenspalte vor. Das Gaumensegel verschiebt sich normalerweise während des Schluckens und des Sprechens nach hinten und trennt somit den Oropharynx vom Nasopharynx ab. Zu einer velopharyngealen Insuffizienz kann es nach einem Verschluss einer Gaumenspalte oder auch passager nach einer Adenotomie kommen. In schweren Fällen kann auch Nahrung in die Nase regurgitieren. In leichteren Fällen besteht lediglich eine näselnde Sprache, da durch den unvollständigen Gaumensegelschluss ein Teil des Luftstromes während des Sprechens durch die Nase entweicht. Wenn zusätzlich noch eine gespaltene Uvula besteht, muss an eine Spaltbildung des Gaumens gedacht werden, was man durch Palpation des Gaumens herausfinden kann.

> **Das Wichtigste in Kürze: Sprachentwicklung**
> - Warnzeichen: keine sinngemäßen Worte mit 18 Monaten oder sinngemäße Sätze mit 2 Jahren.
> - Das Sprachverständnis sollte mit ungefähr 4 Jahren weitgehend vorhanden sein.
> - Stottern kommt bei Kleinkindern häufig vor, bei Persistenz über das 5. bis 6. Lebensjahr sollte jedoch eine Abklärung erfolgen.
> - Autismus, geistige Retardierung und infantile Zerebralparese (ICP) können durch eine Sprachentwicklungsverzögerung auffallen.
> - Hörtests sind bei der Abklärung von Sprachentwicklungsverzögerungen obligatorisch.

17.79
In welchem Alter sollte Stottern weiter abgeklärt werden?

Bei Vorschulkindern ist Stottern eine häufige physiologische Redeflussstörung. Durch Spannung zwischen dem Mitteilungsbedürfnis und der sprachmotorischen Möglichkeit dies umzusetzen, kommt es zur Wiederholung von Buch-

Tabelle 17-7: Hörtests

Alter	Hörtest	Bemerkung
Jedes Alter	Otoakustische Emissionen (OAE)	Screeningtest, auch bei Neugeborenen geeignet, sehr sensitiv, selten falsch-positive Befunde
Jedes Alter	Akustisch evozierte Potenziale (AEP) oder Hirnstammaudiometrie (BERA)	EEG-Ableitung bei akustischen Reizen, erlaubt Aussagen über die Hörwege bis in den Hirnstamm, häufig nur in Sedierung möglich
ab 0 bis 6 Monate	Reflexaudiometrie/Verhaltenshörtest	Reaktion auf akustischen Reiz z. B. in standardisierten Verfahren, beurteilt das Hörvermögen des besser hörenden Ohres
ab 24 Monaten	Spielaudiometrie	Verbal, z. B. durch zeigen auf ein Bild, beide Ohren können getrennt getestet werden.
ab 30 Monaten	Tonschwellenaudiometrie	Goldstandard

Cunningham M, Cox EO: Hearing assessment in infants and children: Recommendation beyond neonatal screening. Pediatrics 111: 436–440, 2003

staben oder Silben (klonisches Stottern) oder zu einem vergeblichen Pressen, eventuell mit entsprechender Mimik, am Wortbeginn (tonisches Stottern). Nach dem 6. Lebensjahr stottern die meisten Kinder nicht mehr, lediglich 1 % stottert auch als Jugendliche und Erwachsene noch. Als Risikokinder für persistierendes Stottern gelten Kinder mit familiärer Vorbelastung und zerebraler Dysfunktion, sowie reaktiv auf eine hohe Erwartungshaltung mit ungeduldiger leistungsorientierter Umgebung, Furcht vor Versagen sowie Hänseleien. Neben der Elterberatung sollte logopädische Hilfe eingeleitet werden.

17.80
Welche Ratschläge geben Sie Eltern mit einem Kind das stottert?

- keine Anweisungen an das Kind, wie es sprechen soll («sprich langsam»)
- mit dem Kind ruhig sprechen (Vorbild)
- Erwartungshaltung abbauen (kein Sprachwettkampf mit Geschwistern, Freunden), Kind nicht zum Sprechen zwingen (z. B. in fremder Umgebung)
- dem Kind in Ruhe zuhören, Geduld und ohne Besorgtheit zu zeigen, wenn das Kind stottert
- logotherapeutische Hilfe, wenn keine Tendenz zur Besserung in 3 Monaten absehbar ist

17.81
Was ist ein Ankyloglossum?

Unter einem Ankyloglossum versteht man eine verminderte Zungenbeweglichkeit durch Verwachsung der Zunge mit dem Mundboden. Dies kann sich entweder durch Narben entwickeln oder angeboren in Form eines kurzen Zungenbändchens bestehen. Theoretisch kann es zu Problemen beim Stillen kommen und die Sprachentwicklung kann verzögert sein. Die große Mehrheit der Kinder, insbesondere wenn die Kinder die Zungenspitze über die Lippen schieben können, zeigen jedoch keine Symptome und entwickeln eine normale Sprache. Es bestehen keine einheitlichen Kriterien, wann eine chirurgische Therapie (Frenuloplastik) indiziert ist. Bei Kindern mit persistierender Sprachproblemen scheint dies jedoch spätestens im 2. bis 4. Lebensjahr sinnvoll (s. **Abb. 17-5**).

Ballard JL, et al: Ankyloglossia: Assessment, incidence, and effect of frenuloplasty on the breastfeeding dyad. Pediatrics 110: 63, 2002.
Lalakea ML, Messner AH: Ankyloglossia: Does ist matter? Pediatr Clin North Am 50: 381–397, 2003.

17.82
Was versteht man unter einer autistischen Entwicklungsstörung?

Unter einer autistischen Entwicklungsverzögerung versteht man Krankheitsbilder, die durch Auffälligkeiten in der sozialen Interaktion, der sprachlichen und nicht sprachlichen Kommunikation sowie stereotype Verhaltensmuster gekennzeichnet sind. Neben dem frühkindlichen Autismus zählen das Asperger-Syndrom, das Rett-Syndrom und weitere desintegrative Störungen des Kindesalters z. B. Hellersche-Demenz dazu.

> **Das Wichtigste in Kürze: Charakteristische Symptome des Autismus**
>
> - auffällige soziale Interaktion
> - Sprachentwicklungsverzögerung oder fehlende Sprache
> - stereotype Verhaltensweisen

17.83
Nennen und beschreiben Sie die 3 Leitsymptome des Autismus.

- **auffällige soziale Interaktion:** Die Kinder können soziale Interaktionen nicht durch

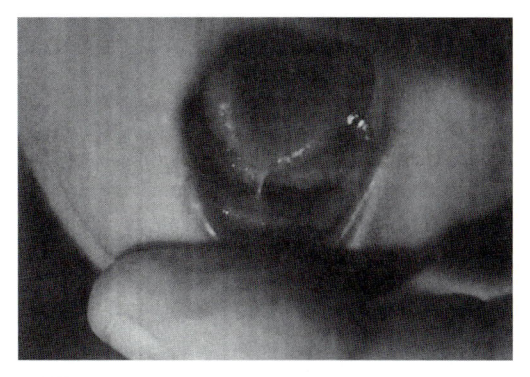

Abbildung 17-5: Neugeborenes mit kurzem Zungenbändchen. Aus Clark DA: Atlas of Neonatology. Philadelphia, W. B. Saunders, 2000, S. 146

nichtverbales Verhalten (Lächeln, Mimik, Gestik) gestalten, nehmen keine Beziehungen zu gleichaltrigen auf, zeigen ein gleichgültiges desinteressiertes Verhalten und wenig Gefühlsäußerungen.
- **fehlende oder verzögerte Sprachentwicklung:** Die Sprachentwicklung fehlt oder ist deutlich verzögert oder die Kinder sprechen unverständlich. Auch stereotype sprachliche Äußerungen und Wortneubildungen fallen auf. Eine Kompensation durch nonverbale Kommunikation der fehlenden Sprachfähigkeit erfolgt nicht.
- **repetitive, restriktive und stereotype Verhaltensmuster:** Die Aktivitäten des Kindes beschränken sich auf stereotype Handlungen, das Kind interessiert sich auffällig für bestimmte Teile eines Ganzen, ohne Interesse für das Ganze zu entwickeln, ist beunruhigt, wenn man die gewohnte Handlung unterbricht oder zeigt Manierismen.

17.84
Bei welchen Verhaltensauffälligkeiten sollte man an eine autistische Erkrankung denken?

- fehlender Blickkontakt
- Bezug zu bestimmten Körperteilen statt auf die gesamte Person
- Sprachentwicklungsverzögerung (z. B. Stereotypien, Echolalie)
- Wiederholung von z. B. Werbetexten oder Liedtexten ohne Zusammenhang zur Situation oder ohne damit mit anderen Kontakt aufnehmen zu wollen
- repetitives Spielverhalten, z. B. spielt das Kind immer das gleiche, befasst sich ausgiebig mit kleinen Bewegungen (z. B. tropfender Wasserhahn, drehender Uhrzeiger)
- fokusiertes Interesse an kleinen Details oder Teilen eines Musters
- besondere Fähigkeiten (z. B. frühzeitiges Erkennen von Buchstaben und Zahlen)
- frühzeitiges Lesen ohne entsprechendes Verständnis
- fehlendes Bekunden des Interesses an Gegenständen, die das Kind gerne hätte (z. B. mit dem Finger darauf zeigen)
- exzesssives Sortieren von Gegenständen (z. B. Bauklotzlinien legen)

Coplan J: Counseling parents regarding prognosis in autistic spectrum disorder. Pediatrics 105: 65, 2000.

17.85
Was unterscheidet das Asperger-Syndrom vom frühkindlichen Autismus?

Das Asperger-Syndrom umfasst Teilaspekte des frühkindlichen Autismus. Leitsymptome sind ebenfalls eine Störung der sozialen Interaktion und stereotype Verhaltensweisen, die jedoch meist geringer ausgeprägt sind. Eine Sprachentwicklungsverzögerung und eine geistige Retardierung liegen beim Asperger-Syndrom typischerweise nicht vor. Die Symptomatik setzt meist erst nach dem 3. Lebensjahr ein.

17.86
Welche Begleitstörungen können beim Autismus vorliegen und an welche Differenzialdiagnosen müssen Sie denken?

Viele Kinder mit Autismus haben auch eine Epilepsie (25%) oder eine geistige Retardierung (25%). Als weitere Begleiterkrankung, aber auch als Differenzialdiagnosen sollte man an ein Fragiles X-Syndrom (2 bis 5%) und eine tuberöse Hirnsklerose (1 bis 4%) denken. Weitere Differenzialdiagnosen sind frühkindliche Psychosen, elektiver Mutismus, soziale Deprivation oder Hör- und Sehstörungen.

17.87
Welche diagnostischen Maßnahem veranlassen Sie bei einem Kind mit Verdacht auf Autismus?

- **Anamnese** (standardisierte Befragung)
- körperliche Untersuchung und Spielbeobachtung (z. B. diagnostische Beobachtungsskala für autistische Störungen ADOS)
- Stoffwechseluntersuchung (bei Entwicklungsrückschritten, geistiger Retardierung, Dysmorphie, Hypotonie, Erbrechen oder Nahrungsunverträglichkeiten): Blutgasanalyse, Blutzucker, Laktat, Ammoniak und langkettige Fettsäuren im Blut, sowie organische Säuren im Urin.

- Hör- und Sehtests
- Chromosomenanalyse (bei geistiger Retardierung oder Dysmorphie)
- molekulargenetische DNS-Diagnostik (z. B. Fragiles X-Syndrom)
- EEG
- neuroradiologische Bildgebung (CT oder MRT) zum Ausschluss einer organischen Erkrankung (z. B. tuberöse Hirnsklerose)

Roberts G et al: A rational approach to the medical evaluation of a child with developmental delay. Contemp Pediatr 21: 76–100, 2004.

Geistige Retardierung

17.88
Wodurch ist eine geistige Retardierung gekennzeichnet?

Eine geistige Retardierung ist durch eine verzögerte Entwicklung der Intelligenz gekennzeichnet. Sowohl die sprachlichen, kognitiven (Gedächtnis, Konzentration), wie auch die sozialen Fähigkeiten (Kommunikation, Selbstversorgung) sind unterdurchschnittlich.

Batshaw ML: Mental retardation. Pediatr Clin North Am 40: 507–522, 1993.

17.89
Was sagt ein Intelligenzquotient von 100 aus?

Intelligenztests (z.B. Hamburger-Wechsler-Intelligenztest für Kinder HAWIK III) erlauben eine Abschätzung der kognitiven Fähigkeiten im Vergleich zu Gleichaltrigen. Intelligenztests sind jedoch umstritten und nicht einfach zu bewerten, da nicht klar ist, was damit genau gemessen wird und das Ergebnis auch von der Tagesform, der Motivation und möglichen Vorkenntnissen abhängt. Intelligenztests können z.B. bei der Entscheidungsfindung für den schulischen Werdegang in Betracht gezogen werden. Der Mittelwert liegt bei 100 und eine Standardabweichung beträgt +/– 15 (s. **Tab. 17-8**).

17.90
Was weist bei Kindern auf kognitive Probleme hin?

Bei Säuglingen und Kleinkindern sind es hauptsächlich die feinmotorische Entwicklung und die Sprachentwicklung, welche die kognitive Entwicklung widerspiegeln. Mit zunehmendem Alter hilft die Beurteilung der Meilensteine die Entwicklung des Kindes einzuschätzen. Bei Hinweisen auf eine kognitive Entwicklungsverzögerung sollten standardisierte Entwicklungstests durchgeführt werden (s. **Tab. 17-9**).

17.91
Welche Symptome sollten dazu führen dass bei Kindern mit geistiger Retardierung eine Bildgebung des Schädels (MRT) veranlasst wird?

- infantile Zerebralparese oder motorische Seitendifferenzen
- Fehlbildungen
- auffällige Schädelform oder auffälliger Kopfumfang
- Auffälligkeiten der Haut (neurokutane Erkrankungen, Phakomatosen)
- kraniofaziale Fehlbildung
- Krampfanfälle
- Verlust von kognitiven Fähigkeiten (Demenz)
- schwere geistige Retardierung

Palmer FB, Capute AJ: Mental retardation. Pediatr Rev 15: 473–479, 1994.

Tabelle 17-8: Intelligenzgrade

Intelligenzquotient	Standardabweichung	Intelligenzgrad
> 130	> 2+	extrem hoch
116 bis 130	1+ bis 2+	sehr hoch
115 bis 85	1+/–	durchschnittlich
84 bis 70	1– bis 2–	niedrig
69 bis 55	2– bis 3–	leichte geistige Retardierung
54 bis 40	3– bis 4–	mittelgradige geistige Retardierung
39 bis 25	4– bis 5–	schwere geistige Retardierung
< 25	< 5–	sehr schwere geistige Retardierung

Tabelle 17-9: Hinweise auf eine kognitive Entwicklungsverzögerung

Alter	Warnzeichen
2 bis 3 Monate	reagiert nicht auf Ansprache durch die Mutter
6 bis 7 Monate	sucht nicht nach hinuntergefallen Gegenständen
8 bis 9 Monate	kein Interesse an Versteckspiel (Kuckucksspiel)
12 Monate	sucht nicht nach versteckten Gegenständen
15 bis 18 Monate	kein Interesse an Ursache-Wirkung-Spielen
2 Jahre	keine Einordnung von Ähnlichkeiten/Gruppierung (z. B. Autos im Gegensatz zu Tieren)
3 Jahre	kennt seinen eigenen Namen nicht
4 Jahre	kann nicht unterscheiden, ob eine Linie/Stäbchen länger ist als eine andere
4 1/2 Jahre	kann noch gar nicht zählen
5 Jahre	kennt keine Farben oder Buchstaben
5 1/2 Jahre	weiß seinen eigenen Geburtstag und seine Adresse nicht

17.92
Was ist weltweit gesehen die häufigste Ursache einer geistigen Retardierung, die man durch rechtzeitige Behandlung verhindern kann?

Jodmangel während der Schwangerschaft führt zu einer maternalen und fetalen hypothyreoten Stoffwechsellage und kann zu einer schweren geistigen Retardierung (Kretinismus) des Kindes führen. Aus diesem Grund muss bereits vor und während der Schwangerschaft auf eine ausreichende Jodzufuhr geachtet werden. Im Rahmen des Neugeborenenscreenings wird die Schilddrüsenfunktion getestet.

Cao XY et al: Timing in vulnerability of the brain to iodine deficiency in endemic cretinism. N Engl J Med 331: 1739–1744, 1994.

Psychiatrische Krankheitsbilder

17.93
Welches sind die häufigsten und wie häufig sind psychiatrische Erkrankungen im Kindes- und Jugendalter?

Psychiatrische Erkrankungen im Kindes- und Jugendalter sind sehr häufig. Bis zu 20 % der Kinder zeigen im Laufe ihrer Entwicklung Auffälligkeiten des Verhaltens oder Entwicklungsstörungen. Oft handelt es dabei um vorübergehende Beeinträchtigungen, lediglich 5 % der Kinder und Jugendlichen benötigen jedoch eine professionelle psychiatrische Behandlung. Die häufigsten psychiatrischen Diagnosen sind:

- Aufmerksamkeitsdefizit-/Hyperaktivitätsstörung (4 bis 10 %)
- Trennungsangst (3 bis 5 %)
- oppositionelles Verhalten (5 bis 10 %)
- Angststörungen (2 bis 5 %)
- auffällige Verhaltensweisen (1 bis 5 %)
- Depression (2 bis 6 %)

17.94
Gibt es bei affektiven Störungen eine familiäre Häufung?

Zu den affektiven Störungen gehören depressive und manische Zustände. Wenn ein Elternteil an einer affektiven Störung leidet, wird das Kind in 20 bis 25 % auch eine affektive Störung entwickeln und bis zu 45 % entwickeln andere psychiatrische Störungen.

17.95
Wodurch unterscheidet sich ein manischer Zustand bei Kindern beziehungsweise Jugendlichen?

Bei Jugendlichen äußert sich ein manischer Zustand ähnlich wie bei Erwachsenen mit gehobener Stimmung, Gedankensprünge, Schlaflosigkeit, Übermut und Antriebssteigerung. Bei Jugendlichen kommt es in 0,5 bis 1 % zu einer Manie, bei präpubertären Kindern ist dieses Krankheitsbild wesentlich seltener. Kinder fallen unter Umständen durch gesteigerte Irritabilität, leichte Ablenkbarkeit, Stimmungsschwankungen und aggressives Verhalten auf. Es kommen auch gemischte Krankheitsbilder mit Dysphorie, Hypomanie und Agitiertheit vor. Auch Sprachstörungen wie z. B. eine hektische Sprache können auffallen.

17.96
Wie äußern sich Zwangsstörungen?

Eine Zwangsstörung ist durch wiederkehrende Gedanken, Impulse oder Handlungen gekennzeichnet, die der Betroffene als sinnlos und unangenehm erkennt, aber zur Abwehr von Ängsten trotzdem durchführen muss. Die meisten Zwangshandlungen oder Rituale beziehen sich auf Reinigung, Kontrollen oder Bewegungen. So kontrollieren Kinder z. B. ob alle Türen verschlossen sind, oder gehen Treppen auf und ab. Die Intensität von Zwangsstörungen ist schwankend und die durchgeführten Handlungen verändern sich mit der Zeit. Die meisten Kinder versuchen ihre Zwangshandlungen zu verbergen oder den Impulsen und Zwangsgedanken zu widerstehen. Es kann durch die Zwangsstörung zu Problemen in der Schule oder in der Familie kommen, insbesondere wenn die Kinder der Gedanken nicht widerstehen können. Als Therapie kommen familienzentrierte verhaltenstherapeutische Maßnahmen und Serotonin-Wiederaufnahmehemmer (SSRI) zum Einsatz.

17.97
Wodurch unterscheidet sich eine oppositionelle Störung von einer Verhaltensstörung?

Beide Erkrankungen beschreiben störende Verhaltensweisen im Kindes- und Jugendalter. Bei einer Verhaltensstörung handelt es sich um schwerwiegendere Verhaltensauffälligkeit, die die sozialen Normen überschreitet (z. B. Körperverletzung, Stehlen, Schulschwänzen, Brandstiften). Kinder mit Verhaltensstörungen haben ein Risiko sich bis ins Erwachsenenalter zu einer antisozialen Persönlichkeit zu entwickeln. Beim oppositionellen Verhalten handelt es sich um Kinder mit «starkem Willen», die sich den Wünschen von Autoritätspersonen widersetzen.

17.98
Kennen Sie die Symptome einer Depression bei Jugendlichen?

- Traurigkeit ohne Grund
- Schulprobleme
- vermehrtes Weinen
- somatische Beschwerden (z. B. Kopfschmerzen)
- Irritabilität
- Suizidgedanken
- negatives Selbstbild
- Appetitänderung (Appetitmangel, aber auch unkontrollierte Nahrungsaufnahme)
- ungewollte Gewichtsschwankungen
- Konzentrationsstörungen
- vermindertes Interesse an gewohnten Aktivitäten
- Schlafstörungen (Hypersomnie)
- Müdigkeit

17.99
Wie können Sie die Diagnose einer Depression stellen?

Die Diagnose einer Depression wird anhand des psychopathologischen Befundes gestellt, also anhand der anamnestischen angaben und der Beobachtung. Es empfiehlt sich für die Diagnostik Checklisten und standardisierte psychologische Tests z. B. Depressionsinventar für Kinder und Jugendliche anzuwenden.

17.100
Wie behandeln Sie eine Depression?

Die Behandlung einer Depression sollte unbedingt in den Händen eines Kinder- und Jugendpsychiaters liegen. Die Therapie basiert auf einem multimodalen Konzept:

- Aufklärung und Beratung des Kindes, der Eltern und des sozialen Umfeldes des Kindes
- Psychotherapie
- Pharmakotherapie mit Serotonin-Wiederaufnahmehemmer (SSRI)

17.101
Welche Untersuchungen sind bei einem Kind mit Verdacht auf eine Depression notwendig?

Je nach Anamnese und klinischem Befund können unterschiedliche Untersuchungen notwendig sein um mögliche Differenzialdiagnosen auszuschließen.

- Blutbild (Anämie)
- Schilddrüsenwerte (Hypothyreose)
- Schwangerschaftstest
- toxikologische Untersuchungen bei Verdacht auf Drogen- oder Medikamentenabusus
- Bildgebung des Schädels zum Ausschluss eines Hirntumors oder hirnorganischen Veränderungen

Varley CK: Don't overlook depression in youth. Contemp Ped 19: 70 – 76, 2002.

17.102
Welche Formen der Angststörungen kennen Sie?

- Trennungsangst bei Trennung von Bezugspersonen
- Panikstörung, wobei die Angst nicht auf eine bestimmte Situation gerichtet ist. Da die Angst plötzlich und unerwartet als Panikattacke auftritt, können die Kinder Angst vor der Angst entwickeln
- Phobien, wobei die Angst auf bestimmte Situationen oder Objekte gerichtet ist (z. B. Tiere, Klaustrophobie, etc.)
- generalisierte Angststörung, wobei die Angst ungerichtet und anhaltend sein kann, häufig mit starken vegetativen Symptomen

Psychosoziale und familiäre Probleme

17.103
Wie hoch liegt die Scheidungsrate in Deutschland?

Nach Angaben des Statistischen Bundesamtes und des Bundesministerium für Familie werden in Deutschland ungefähr 40 % der Ehen geschieden. Es besteht hier ein leichter Unterschied zwischen den neuen (37,1 %) und den alten Bundesländern (43,6 %). Die meisten Kinder sowohl in den alten (83,9 %), wie auch in den neuen Bundesländern (69,0 %) leben mit ihren verheirateten Eltern zusammen. In den neuen Bundesländern leben 26,7 % der Kinder mit der allein erziehenden Mutter zusammen. Lediglich 2,6 bis 4,2 % der Kinder leben mit dem allein erziehenden Vater zusammen. Zu berücksichtigen ist, dass Kinder von allein erziehenden Müttern oder Vätern die jeweiligen neuen Partner als erwachsene Bezugspersonen haben.

17.104
Wie können Kinder auf die Scheidung der Eltern reagieren?

- Vorschulkinder (2½ bis 5 Jahre) reagieren meist mit Entwicklungsstillstand oder sogar Rückschritten (z. B. Enuresis, Sauberkeit, Schlafstörungen, anklammerndes Verhalten) und empfinden Angst vor Vernachlässigung und Loyalitätskonflikte zwischen beiden Elternteilen.
- Kinder im frühen Schulalter (6 bis 8 Jahre) zeigen ihren Kummer, haben Angst davor abgelehnt oder zurückgewiesen zu werden und entwickeln häufig schulische Probleme.
- Kinder im späteren Schulalter (9 bis 12 Jahre) durchleiden starke Loyalitätskonflikte und entscheiden sich häufig für ein Elternteil. Die Kinder sehen in einem Elternteil den «Schuldigen» für die Scheidung. Es kann zu schulischen Problemen und zu sozialen Problemen mit Gleichaltrigen kommen. Die Kinder empfinden oft Einsamkeit und Machtlosigkeit.
- Jugendliche haben in Scheidungssituationen häufig auch Selbstzweifel, zweifeln an der eigenen Fähigkeit Beziehungen zu führen und leben ihre Gefühle oft exzessiv aus (Drogenmissbrauch, Schuleschwänzen, sexuelle Aktivität). Es besteht auch ein Risiko für depressive Zustände und Suizidgedanken.

Hetherington EM: Divorce and the adjustment of children. Pediatr Rev 26: 163–169, 2005.
Kelly JB: Children's adjustment in conflicting marriage and divorce: A decade review of research. J Am Acad Child Adolesc Psychiatry 39: 963–973, 2000.

17.105
Welche Faktoren sind entscheidend um bei einer Scheidung möglichst wenig negative Auswirkungen beim Kind hervorzurufen?

- Fähigkeit der Eltern Konflikte zu lösen ohne die Kinder in die Konflikte zu involvieren.
- Bezug des Kindes zum erziehungsberechtigten Elternteil in emotionaler Hinsicht, was natürlich auch von der gefühlsmäßigen Verfassung und der Fähigkeit die Elternrolle allein zu übernehmen abhängt.
- Verhältnis zum zweiten Elterteil, bei dem das Kind nicht lebt. Das Kind sollte sich nicht abgelehnt fühlen.
- Veranlagung des Kindes mit der Situation umzugehen.
- Unterstützung durch die gesamte Familie und den Bekanntenkreis.
- Günstig wirkt sich das Fehlen von Wut oder Depression beim Kind aus.

Cohen GJ: Helping deal with divorce and separation. Pediatrics 110: 1019–1023, 2002.
Wallerstein JS: Separation, divorce, and remarriage. In Levine MD, Carey W, Crocker A (Hrsg): Developmental-Behavioral Pediatrics, 3. Auflage, Philadelphia, W. B. Saunders, S. 149–161, 1999.

17.106
Was versteht man unter dem Vulnerable-child-Syndrom?

Das Vulnerable-child-Syndrom, übersetzt das Syndrom vom verletztlichen Kind, beschreibt eine Interaktionsstörung zwischen Eltern und Kindern, die eine schwere, eventuell lebensbedrohliche Erkrankung durchgemacht haben. Die Eltern haben sich große Sorgen um die Gesundheit des Kindes gemacht (z. B. Frühgeburtlichkeit, angeborener Herzfehler) und dieser Zustand hält auch nach Genesung des Kindes an. Es kann zu überprotektivem Verhalten, Verwöhnung, Trennungsschwierigkeiten und Schlafstörungen kommen. Für die Kinder besteht ein Risiko für Verhaltensauffälligkeiten, Schulprobleme und sich nicht in die Gruppe der Gleichaltrigen eingliedern zu können.

17.107
Wie verstehen Kinder den Tod?

Das Verständnis des Todes z. B. von nahen Verwandten entwickelt sich im Laufe der Kindheit.

- **Kleinkinder** (bis 3 Jahren) empfinden den Tod als Trennung, Verlassenwerden oder auch einfach als Veränderung.
- **Vorschulkinder** (3 bis 6 Jahre) versuchen bereits eine sinnhafte Deutung des Todes zu entwickeln. Dabei verstehen die Kinder den Tod als Teil einer Zauberei oder sie deuten den Tod sehr ichbezogen und sehen sich selbst als verantwortlich für den Tod an. Der Tod wird jedoch noch als zeitlich begrenz und reversibel verstanden.
- **Schulkinder** (6 bis 11 Jahre) entwickeln ein logisches Verständnis des Todes. Sie begreifen den Tod als endgültig. Der Tod wird als Folge einer Krankheit oder eines Unfalls verstanden, jedoch noch nicht als ein natürlicher Vorgang. Auch der eigene Tod wird noch nicht in Betracht gezogen.
- **Jugendliche** (über 12 Jahren) entwickeln ein abstraktes logisches Denken und haben ein Verständnis des Todes, das weitgehend dem eines Erwachsenen entspricht, auch der eigene Tod wird als möglich betrachtet.

American Academy of Pediatrics. Committee on Psychosocial Aspects of Child and Familiy Health: The pediatrician and childhood bereavment. Pediatrics 105: 445–447, 2000.

17.108
Sollte man Adoptivkinder darüber aufklären, dass sie adoptiert sind?

Man sollte den Kindern altersentsprechend erklären, dass sie adoptiert sind. Bereits 4-jährige können verstehen, dass sie «im Bauch einer anderen Mama» gewachsen sind, jedoch besteht in diesem Alter noch kein wirkliches Verständnis was eine Adoption ist. Erst im Laufe des zweiten Lebensjahrzehntes begreifen Kinder was eine Adoption ist. Um dies zu verstehen fragen Kinder im Schulalter viel über ihre Herkunft und ihre leiblichen Eltern. Man sollte die Adoption nicht tabuisieren und mit den Kindern offen und ehrlich darüber sprechen um ihnen die Entwicklung zum Verständnis ihrer besonderen Familiensituation zu ermöglichen.

Borchers D: American Academy of Pediatrics Committee on Early Childhood, Adoption, and Dependent Care: Families and adoption: The pediatricians's role in supporting communication. Pediatrics 112: 1437–1441, 2003.

17.109
Wie häufig schätzen Sie häusliche Gewalt?

In Statistiken aus den USA kam es in 10 bis 40 % der Familien zu Gewaltanwendung. Als mögliche Formen der Kindesmisshandlung kommen körperliche, sexuelle und psychische Misshandlung, sowie Vernachlässigung und das Münchhausen-by-proxi-Syndrom vor. Die lang- und kurzfristigen Auswirkungen auf die Kinder können enorm sein und reichen von Verhaltensauffälligkeiten über Entwicklungsstörungen bis hin zu körperlicher Schädigung und Tod. Aufgrund der Auswirkungen und der hohen Dunkelziffer unbekannter Fälle muss es kinderärztliche Aufgabe sein, auf mögliche häusliche Gewalt z. B. gegen die Mutter zu achten um mögliche Schutzmassnahmen vorzeitig einzuleiten.

Hermann B: Körperliche Misshandlung von Kindern. Monatsschr Kinderheilkd 150: 1324–1338, 2002.
Parkinson GW et al: Maternal domestic violence screening in an office-based pediatric practice. Pediatrics 108:43–51, 2001.

17.110
Sind bei Kindern, die früh in den Kinderhort oder Kindertagestätten gehen, negative Auswirkungen auf die sprachliche oder kognitive Entwicklung zu befürchten?

Diese Fragestellung wurde in einer großen Multizenterstudie untersucht. Im Alter von 24 und

36 Monaten war kein Zusammenhang zwischen der Zeit, die das Kind im Kinderhort oder Kindertagesstätten zugebracht hat, und der sprachlichen und kognitiven Entwicklung festzustellen. Entscheidend ist die Qualität der Kinderbetreuung, so scheint eine häufigere sprachliche Stimulation förderlich für die sprachliche und kognitive Entwicklung zu sein.

17.111
Was ist ein Schlüsselkind?

Als Schlüsselkinder bezeichnet man die vielen Kinder, die nachmittags nach der Schule unbeaufsichtigt sind und sich um sich selbst kümmern müssen, weil beide Eltern berufstätig sind. Außerschulische Nachmittagsprogramme werden noch recht selten angeboten. Schlüsselkinder können einerseits früher Verantwortung für sich selbst übernehmen und sind häufig reifer als Gleichaltrige, andererseits empfinden viele Schlüsselkinder ihre Situation auch als unbefriedigend (Einsamkeit, Vernachlässigung) und es können Probleme durch die zu hohen Anforderungen an die Kinder und das Unbeaufsichtigsein entstehen. Auch ein übermäßiger Fernsehkonsum und Ernährungsschwierigkeiten sind zu beachten.

17.112
Welche Auswirkungen kann übermäßiges Fernsehen auf Kinder haben?

Fernsehen wird für einige Probleme, die bei Kindern heutzutage auftreten, verantwortlich gemacht. Teilweise gibt es hierzu auch gute Untersuchungen. So hat Fernsehen unerwünschte Auswirkungen auf vermehrtes aggressives Verhalten, Desensibilisierung für Gewalt, Aufmerksamkeit, schulische Leistungen und die Entstehung einer Adipositas. Fernsehen scheint auch einen Effekt auf die kognitiven Leistungen zu haben.

Spitzer M: Vorsicht Bildschirm. Fernsehen vermüllt die Köpfe der Kinder. Es macht dumm und gewalttätig. Berliner Zeitung vom 27. August 2005.

Schulische Probleme

17.113
Was ist eine Teilleistungsstörung?

Neuropsychologisch spricht man von einer Teilleistungsstörung bei Hirnfunktionsstörungen, die sich als Ausfälle in bestimmten kognitiven Leistungsbereichen manifestieren können. Unter einer Teilleistungsstörung versteht man eine umschriebene Entwicklungsstörung, die sich unter anderem in den schulischen Fertigkeiten niederschlägt, also eine Lernstörung. Die Kinder haben eine normale Intelligenz, sind aber deutlich beeinträchtigt beim Erlernen von Lesen, Schreiben oder Rechnen. Durch standardisierte psychologische Tests kann die Teilleistungsstörung diagnostiziert werden. Seh- und Hörminderung, geistige Retardierung, motorische Störungen und soziale Ursachen müssen ausgeschlossen sein. Eine Teilleistungsstörung kann bis ins Erwachsenenalter persistieren und auch in abgeschwächter Form erhalten bleiben.

National Joint Committee on Learning Disabilities. Learning disabilities: Issues on definition. ASHA Suppl 5: 18–20, 1991.

17.114
Welche Formen der Lernstörungen unterscheidet man?

Man unterscheidet die Lese- und Rechtschreibstörung, die isolierte Rechtschreibstörung, die Rechenstörung und die kombinierte Störung der schulischen Fertigkeiten.

17.115
Wie häufig sind Lernstörungen?

Eine Lese- und Rechtschreibstörung ist etwa gleich häufig wie eine Rechenstörung. Im deutschsprachigen Raum geht man von einer Häufigkeit von 4,4 bis 6,7 % aus.

von Aster M, et al: Rechenstörungen im Kindesalter. Monatsschr Kinderheilkd 153: 614–622, 2005.

17.116
Welche Ursachen neben Lernstörungen kommen für fehlenden schulischen Erfolg in Frage?

- Hörminderung, Sehminderung
- geistige Retardierung
- Sprachentwicklungsverzögerung
- Aufmerksamkeitsdefizit- /Hyperaktivitätsstörung
- emotionale oder psychiatrische Erkrankungen
- soziale Benachteiligung/Probleme in der Herkunftsfamilie
- genetische Erkrankungen (z. B. Neurofibromatose, Klinefelter-Syndrom, Fragiles-X-Syndrom, Down-Syndrom, Williams-Beuren-Syndrom, etc.)
- chronische Erkrankungen (z. B. Epilepsie, Phenylketonurie, Diabetes mellitus, etc.)
- Medikamente (z. B. Antiepileptika, Antihistaminika, etc.)

Noeker M: Lernstörungen bei chronischer Erkrankung. Monatsschr Kinderheilkd 153: 630–639, 2005.
Sarimski, K: Lernstörungen bei genetischen Krankheiten. Monatsschr Kinderheilkd 153: 623–629, 2005.

17.117
Was halten Sie von einer späteren Einschulung?

Bei manchen Kindern im Einschulungsalter wird von Lehrern eine spätere Einschulung empfohlen, oder von den Eltern gewünscht, weil das Kind noch Lernschwierigkeiten oder vom Verhalten noch keine Schulreife zeigt. In Untersuchungen konnte jedoch kein positiver Effekt durch eine spätere Einschulung gefunden werden. Dadurch dass die Kinder dann älter sind als ihre Klassenkameraden können wiederum Verhaltens- und Schulprobleme auftreten.

Fertig M, Kluve J: The Effect of Age at School Entry on Educational Attainment in Germany. RWI: Discussion Papers 27, 2005.

17.118
Welche Formen der Schulverweigerung kennen Sie?

Man unterscheidet verschiedene Formen der Schulverweigerung. Man schätzt, dass 5 % der

Schüler die Schule nur unregelmäßig besuchen. In Ballungszentren scheint die Prävalenz höher zu liegen als in ländlichen Gebieten. Man unterscheidet Schulschwänzen, Schulangst und Schulphobie.

- Beim **Schulschwänzen** wird der lästige Schulalltag zugunsten angenehmerer Tätigkeiten vermieden. Es liegen keine körperlichen oder emotionalen Ursachen für das Fernbleiben von der Schule vor und die Eltern wissen meist nichts vom Schulschwänzen. Die Ursachen liegen in einer mangelnden Gewissensbildung und in einem disziplinlosen Sozialverhalten, gelegentlich liegt jedoch auch ein Suchtverhalten oder eine schizophrener Zustand vor.
- Bei der **Schulangst** liegt Angst vor überfordernden Bedingungen (z.B. Lernschwierigkeiten, strafende Lehrer) oder Bedrohungen (z.B. Mobbing) in der Schule vor. Durch Vermeidung des Schulbesuchs wird das Angst auslösende Ereignis gemieden, was das Vermeidungsverhalten aufrechterhält.
- Bei der **Schulphobie** handelt es sich nicht wie der Name nahe legt um Angst vor der Schule, sondern um Trennungsangst, die es dem Kind erlaubt in die Schule zu gehen. Die Ursache der Trennungsangst liegt in der Familie, z.B. kann sich das Kind nicht von der Bezugsperson, meist die Mutter, trennen, weil die Mutter selbst schwer erkrankt ist oder familiäre Konflikte bestehen.

Jans T, Warnke A: Schulverweigerung. Monatsschr Kinderheilkd 152: 1302–1312, 2004.
Fremont WP: School refusal in children and adolescents. Am Fam Physician 68: 1555–564, 2003.

17.119
Welche Bedeutung messen Sie Mobbing in der Schule bei?

Als Mobbing in der Schule bezeichnet man das bewusste ausgrenzende oder herabsetzende Verhalten gegen einzelne Schüler über eine längere Dauer durch andere Schüler, die ihre Stärke und Macht ausspielen. Es wird dabei ein Opfer tyrannisiert, beschimpft und so mit unter psychischen Druck gesetzt. Auch körperliche Gewalt findet Anwendung. Mobbing ist ein häufiges Problem. Man vermutet, dass in Deutschland jeder zehnte Schüler gemobbt wird. Bei den Mobbing-Opfern können ernsthafte psychische und psychosomatische Folgeerscheinungen auftreten, wie z.B. Schulangst, vermindertes Selbstwertgefühl, unsicheres Verhalten, Schlafstörungen, Bettnässen, Traurigkeit, Kopfschmerzen und Bauchschmerzen.

Lyznicki JM et al: Childhood bullying: Implications für physicians. Am Fam Physiacian 70: 1723–1728, 2004.
Nansel TR et al: Bullying behaviors among US youth: Prevalence and association with psychosocial adjustment. JAMA 285: 2094–2100, 2001.

Schlafstörungen

17.120
Was wissen Sie über die durchschnittliche Schlafdauer in unterschiedlichem Lebensalter?

Die Dauer des Gesamtschlafes ist interindividuell sehr unterschiedlich, beim einzelnen Kind jedoch recht stabil. Je älter die Kinder werden, desto weniger schlafen sie und passen sich den Schlafgewohnheiten von Erwachsenen an (s. **Tab. 17-10**).

Tabelle 17-10

Alter	durchschnittliche Schlafdauer
Neugeborene	16 Stunden
6 Monate	14,5 Stunden
12 Monate	13,5 Stunden
2 Jahre	13 Stunden
4 Jahre	11,5 Stunden
6 Jahre	9,5 Stunden
12 Jahre	8,5 Stunden
18 Jahre	8 Stunden

17.121
Welche Auswirkungen hat Schlafentzug auf den Menschen?

Die Auswirkungen des Schlafentzuges hängen natürlich von der Dauer des Schlafentzuges und der Person ab. Verminderte Aufmerksamkeit und Leistungsfähigkeit sowie Probleme mit dem Gedächtnis, dem Antrieb und der Selbstbeherrschung treten bei fehlendem Schlaf auf. Bei Vorschulkindern hängt das Verhalten während des Tages deutlich mit der Nachtschlafdauer und der Gesamtschlafdauer zusammen. Eine geringe Nachtschlafphase geht mit einem auffälligen Verhalten einher, so sind die Kinder hyperaktiver, zeigen ein aufbegehrendes oder ungehorsames Verhalten oder sind aggressiver. Es ist mehr das nach außen sichtbare Verhalten verändert, innere Verhaltensänderungen (z.B. Ängstlichkeit) scheinen von Schlafentzug nicht so sehr betroffen zu sein.

Lavigne JV et al: Sleep and behaviour problems among preschoolers. J Dev Behav Pediatr 20: 164–169, 1999.

17.122
Warum empfiehlt man, Säuglinge in Rückenlage schlafen zu lassen?

Da die Ursachen des plötzlichen Kindstodes (SIDS) weiterhin unklar sind, wurde in Untersuchungen nach verschiedenen Risikofaktoren gesucht. Folgende Empfehlungen sollte man den Eltern zur Risikominimierung eines plötzlichen Kindstods mitteilen:

- Säuglinge sollten im ersten Lebensjahr in Rückenlage schlafen.
- Benutzung eines Schlafsackes, so dass der Kopf nicht durch Bettzeug bedeckt werden kann
- Kind sollte im eigenen Bett, aber im Raum der Eltern schlafen
- rauchfreie Umgebung
- angepasste Raumtemperatur (ca. 18 °C)

Durch die Umsetzung der Empfehlungen konnte die Häufigkeit des plötzlichen Kindstodes deutlich reduziert werden. Mit einer Inzidenz con 0,46 Promille ist SIDS immer noch die häufigste Todesursache in der Postneonatalperiode.

Bajanowski, T, Poets C: Der plötzliche Säuglingstod Epidemiologie, Ätiologie, Pathophysiologie und Differenzialdiagnostik. Dtsch Arztebl 101: A3185–3190, 2004.

17.123
Wann beginnen Säuglinge die Nacht durchzuschlafen?

Nach der Geburt beginnt das Kind seinen vorgeburtlichen Schlafrhythmus langsam auf den Tag-Nacht-Rhythmus umzustellen. Am Ende des 3. Lebensmonats schlafen ungefähr 70 % der Kinder durch, d.h. sie wachen zwischen Mitternacht und 6 Uhr nicht auf und verlangen nach den Eltern. Mit 6 Monaten schlafen 90 % der Kinder durch, aber in den nächsten Monaten beginnen viele Kinder wieder nachts aufzuwachen. Ein häufiger Grund hierfür ist ein zu langer Mittagsschlaf und die sinkende Gesamtschlafdauer. Gestillte Säuglinge scheinen nachts häufiger aufzuwachen als gleichaltrige Säuglinge, die mit Flasche ernährt werden.

17.124
Welche Ratschläge geben Sie Eltern um Probleme mit dem Durchschlafen ihres Kindes zu mindern?

- Durchschlafen ist erst nach einem Reifungsprozess möglich, in dem das Kind vom vorgeburtlichen Schlafrhythmus zum Tag-Nacht-Rhythmus finden muss.
- Zur Unterstützung des Reifungsprozesses sollte die Familie den Tagesablauf, die Mahlzeiten und die Bettgehzeiten regelmäßig gestalten, so dass das Kind lernt, wann Schlafenszeit ist.
- Säuglinge brauchen Körperkontakt. Wenn Kinder tagsüber bereits viel körperliche Nähe gespürt haben, können sie meist nachts besser alleine schlafen.
- Das Kind sollte alleine einschlafen und nicht auf dem Arm der Eltern in den Schlaf geschaukelt werden. Die Eltern sollten nicht neben dem Bett warten bis das Kind schläft, so kann das Kind lernen selbst wieder in den Schlaf zu finden, wenn es nachts alleine aufwacht.
- Übergangsobjekte (z. B. Tücher, Stofftier) helfen die nächtliche Trennung von den Eltern zu vereinfachen.
- Das nächtliche Trinken sollte schrittweise abgeschafft werden indem das Kind seinen Nahrungsbedarf über den Tag deckt.
- Eine Umstellung der Schlafgewohnheiten dauert 7 bis 14 Tage, man darf also nicht vorschnell aufgeben.

Meltzler LJ, Mindell JA: Nonpharmacological treatments for pediatric sleeplessness. Pediatr Clin North Am 51: 135–151, 2004.

17.125
Was spricht dafür und was spricht dagegen, dass Kinder im Elternbett schlafen?

In vielen Ländern der Welt ist es ganz normal, dass die Kinder im Bett der Eltern schlafen. Auch in der westlichen Welt war dies bis zur Industrialisierung üblich. Es handelt sich also um ein natürliches Verhalten, das dem Kind viel körperlichen Kontakt erlaubt und förderlich für die Eltern-Kind-Zusammengehörigkeit ist. Es erlaubt z. B. auch der Mutter das Kind auf unkomplizierte Weise zu stillen. Andererseits hindert der andauernde Kontakt das Kind daran die Fähigkeit zur Selbstberuhigung zu entwickeln und insbesondere ältere Kinder können unter Umständen überreizt reagieren. Ein Grund die Kinder nicht im Bett der Eltern schlafen zu lassen ist auch die Sexualität der Eltern. Manche Eltern fühlen sich in ihrem Sexleben gehemmt, auf die psychische Entwicklung des Kindes konnten jedoch keine negativen Auswirkungen festgestellt werden. Die Sorge, dass das Kind im Schlaf von den Eltern erdrückt oder erstickt werden könnte scheint wohl unbegründet, so lange die Eltern nicht unter Alkohol- oder Schlafmitteleinfluss stehen. Zur Prophylaxe des plötzlichen Kindstodes wird dennoch empfohlen das Kind nicht im elterlichen Bett schlafen zu lassen.

Riter S, Will L: Sleep wars: research and opinion. Pediatr Clin North Am 51: 1–13, 2004.

Willinger M et al: The National Infant Sleep Position study: Trends in infant bed sharing in the United States, 1993–2000: The National Sleep Position study. Arch Pediatr Adolesc Med 157: 43–49, 2003.

17.126
Wie häufig sind Schlafstörungen bei Schulkindern?

Um diese Frage zu beantworten muss man verschiedene Schlafstörungen unterscheiden. Unter **Insomnien** versteht man Ein- und Durchschlafstörungen, unter **Hypersomnien** versteht man übermäßigen oder unpassend auftretenden Schlaf, **Parasomnien** sind außergewöhnliche Verhaltensweisen während des Schlafes. Bis zu 40 % der Schulkinder zwischen 7 und 12 Jahren haben Einschlafstörungen und 10 % wachen nachts auf, 10 % sind tagsüber schläfrig. Schlafstörungen, die das Kind daran hindern eine ausreichende Gesamtschlafdauer zu schlafen, können sich tagsüber als Verhaltensauffälligkeiten auswirken. Parasomnien treten bei fast 80 % der Kinder auf.

Aronen ET et al: Sleep and psychiatric symptoms in school-age children. J Am Acad Child Adolesc Psychiatr 39: 502–508, 2000.

Owens JA: Sleep habits and sleep disturbances in elementary school-aged children. J Dev Behav Pediatr 21: 27–36, 2000.

17.127
Welche Parasomnien kennen Sie?

Zu den Parasomnien zählen unter anderem der Pavor nocturnus (nächtliches Erschrecken), Alpträume, Schlafwandeln, Enuresis nocturna, Reden im Schlaf, Zähneknirschen und rhythmische Bewegungen wie Kopfwackeln oder Schaukeln im Schlaf.

Laberge L et al: Developement of parasomnias from childhood to early adolescence. Pediatrics 106: 67–74, 2000.

17.128
In welchem Alter treten Schlafwandeln und Reden im Schlaf meistens auf?

Schlafwandeln (Somnambulismus) tritt meist zwischen dem 5. und 10. Lebensjahr auf. Bei bis zu 15 % der Kinder tritt einmal eine Schlafwandelepisode auf, und bis zu 10 % wandeln regelmäßig im Schlaf umher. Die Kinder laufen dabei herum und führen Handlungen aus an die sie sich am nächsten Tag nicht erinnern. Verletzungen sind dabei glücklicherweise selten. Das Reden im Schlaf tritt bei über der Hälfte der Kinder gelegentlich auf und ist meist einsilbig und unverständlich. Schlafwandeln und Reden im Schlaf hören meist in der Pubertät auf.

17.129
Wodurch unterscheiden sich Pavor nocturnus und Alpträume?

Alpträume treten typischerweise in der zweiten Nachthälfte in REM-Phasen auf. Die Kinder sind leicht erweckbar, weinen und sind verängstigt. Nach dem Aufwachen dauert die Angst an und die Kinder sind schnell orientiert, erinnern sich an ihren Traum und suchen die Nähe zu den Eltern. Das Wiedereinschlafen nach einem Alptraum kann schwierig sein, da die Kinder Angst haben.

Beim **Pavor nocturnus** (nächtlicher Schrecken) hingegen handelt es um ein unvollständiges Aufwachen aus dem tiefen Schlaf. Der Pavor nocturnus tritt üblicherweise im ersten Drittel der Nacht auf und kann wenige Sekunden bis zu 10 Minuten dauern. Die Kinder sitzen häufig ängstlich im Bett, haben die Augen geöffnet, schreien, sind unruhig, schlagen um sich und sind nur sehr schwer erweckbar. Auch vegetative Symptome wie Schwitzen und Tachykardie treten auf. Die Kinder wachen dann plötzlich auf und sind vollständig normalisiert und schlafen rasch wieder ein. Die Kinder erinnern sich am nächsten Morgen nicht an dieses Ereignis.

17.130
Was empfehlen Sie Eltern von Kindern, die einen Pavor nocturnus hatten?

Man sollte die Eltern über den Pavor nocturnus informieren, so dass sie wissen, dass das Kind während des Ereignisses schläft und sie nicht versuchen sollten die Kinder zu wecken. Auf beruhigende Maßnahmen wie z. B. Streicheln reagieren die Kinder meist mit einer verstärkten Abwehrreaktion. Wenn ein Pavor nocturnus regelmäßig um die gleiche Uhrzeit auftritt, können die Eltern versuchen das Kind 15 Minuten davor zu wecken und es für 5 Minuten wach zu halten. So lässt sich der Schlafzyklus durchbrechen und manchmal das Problem lösen. Ein gelegentlich auftretender Pavor nocturnus hat keinen Krankheitswert, lediglich bei älteren Kindern (meist hört der Pavor nocturnus nach dem 5. Lebensjahr auf) und wenn eine Pavor nocturnus jede Nacht auftritt, kann eine psychopathologische Störung zugrunde liegen. Eine medikamentöse Therapie (Benzodiazepine) sollte sehr restriktiv gehandhabt werden.

Entwicklung des Sehens

17.131
Können Neugeborene sehen?

Bereits vor der Geburt können Kinder sehen. Aufgrund der Unreife der Retina und des kurzen Augendurchmessers sehen Neugeborene unscharf. Am besten sehen Neugeborene auf eine Distanz von 20 bis 30 cm. Dies ist die ideale Distanz um das Gesicht der Eltern zu erkennen, wenn sie das Kind auf dem Arm halten. Neugeborene reagieren auch auf Farben und Muster, auf Gesichter sprechen Neugeborene jedoch am besten an.

17.132
Haben Neugeborene Tränen?

Während der Neugeborenenperiode ist die Tränensekretion häufig noch nicht vorhanden, Man bezeichnet dies als Alakrimie. Bis zum 2. bis 4. Lebensmonat treten jedoch meist Tränen auf. Eine persisitierende Alakrimie ist selten und kann im Rahmen einer familiären Dysautonomie (Riley-Day-Syndrom) vorkommen, einer seltenen autosomal-rezessiven Erkrankung, die hauptsächlich bei Aschkenazi-Juden auftritt.

17.133
In welchem Alter nimmt die Augenfarbe ihre bleibende Farbe an?

Im Laufe der ersten 12 Lebensmonate nimmt die Pigmentierung der Iris noch zu, so dass Neugeborene meist hellere Augen haben, als ihre bleibende Augenfarbe. Mit 6 Monaten ist die bleibende meist und mit 12 Monaten fast immer festgelegt.

17.134
An welche Diagnose denken Sie bei einem 2 Wochen alten Neugeborenen mit intermittierendem eitrigem Sekret im medialen Augenwinkel und unauffälligen Konjunktiven?

Wahrscheinlich handelt es sich um das häufige Krankheitsbild einer Tränengangsstenose, die bei ungefähr 5% der Neugeborenen vorhanden ist. Meist ist der Tränengang (Ductus nasolacrimalis) am unteren Ende unvollständig eröffnet (Hasner'sche Membran). Durch Ausstreichen des Tränenganges und Zuwarten lösen sich bis zum 6. Lebensmonat 95% der Fälle spontan. Eine Überweisung zum Augenarzt ist meist nicht notwendig, außer wenn eine akute Dakryozystitis oder eine große kongenitale Mukozele vorliegt. Bei persistierender Tränengangsstenose kann zwischen dem 6 und 13. Lebensmonat eine Sondierung versucht werden, die in 95% der Fälle die Tränengangstenose beseitigt. Bei erfolgloser Sondierung kann man ein Silikonröhrchen einlegen um den Ductus lacrimalis offen zu halten.

Chiesi C et al: Congenital nasolacrimal duct obstruction: Therapeutic management. J Pediatr Ophtalmol Strabismus 36: 326–330, 1999.

17.135
Wie verändert sich die Sehschärfe im Laufe der Kindheit?

Die Sehschärfe (Visus) prüft man mittels Lesetafeln auf denen Buchstaben, Zahlen oder Bilder auf eine bestimmte Entfernung erkennen müssen. Die am häufigsten benutzten Lesetafeln sind der Snellen-Index, die Landolt-Ringe oder die Pflüger'schen Haken. Die Sehschärfe wird als Bruch angegeben, wobei im Zähler die Ist-Entfernung und im Nenner die Soll-Entfernung steht, also die Entfernung aus der ein Normalsichtiger die Lesetafel richtig erkennt. Die Angaben erfolgen entweder in Metern oder z. B. bei Snellen in der englischen Einheit foot. Im Kindesalter nimmt die Sehschärfe schrittweise zu. Jedoch benötigen bereits fast 20% der Kinder eine Sehhilfe (s. **Tab. 17-11**).

Tabelle 17-11

Alter	Sehschärfe nach Snellen
Geburt bis 6. Monat	Verbesserung von 20/400 auf 20/80
6 Monate bis 3 Jahre	Verbesserung von 20/80 auf 20/50
2 bis 5 Jahre	Verbesserung auf 20/40
nach dem 5. Lebensjahr	20/30

17.136
Wann entwickeln sich das binokulare Sehen und die Tiefenwahrnehmung?

Das binokulare Sehen hängt im Wesentlichen von der Koordination der Okulomotorik ab und ist meist zwischen dem 3. und 6. Lebensmonat entwickelt. Mit 6. bis 8. Monaten ist die Tiefenwahrnehmung nachweisbar, jedoch noch gering entwickelt. Mit 6 bis 7 Jahren ist die Tiefenwahrnehmung meist ausgeprägt und vervollständigt sich zu Beginn des 2. Lebensjahrzehnts.

Hartmann EE et al: Preschool vision screening: Summary of a Task Force report. Behalf of the Preschool Child. Pediatrics 106: 1105–115, 2000.

17.137
Wie verändert sich die Refraktion während Alterns?

Die Refraktion beschreibt das Verhältnis der Brechkraft der optischen Medien des Auges (Hornhaut, Linse) zur Achsenlänge des Augapfels. Der geringe Durchmesser des Auges beim Neugeborenen verursacht eine Weitsichtigkeit (Hyperopie). Ab dem 8. Lebensjahr nimmt die Hyperopie ab, bis im Jugendalter Emmetropie (kein Refraktionsfehler) besteht. Ab dem 20. Lebensjahr besteht eine Tendenz zur Kurzsichtigkeit (Myopie).

17.138
Kennen Sie die Einteilung der Sehbehinderung?

Die WHO unterteilt die Sehbehinderung in folgende Schweregrade, jeweils auf das besser sehende Auge bezogen:

- Stufe 1 bedeutet, dass das Sehvermögen weniger als 30 % beträgt.
- Stufe 2 bedeutet, dass das Sehvermögen weniger als 10 % beträgt.
- Stufe 3 bedeutet, dass das Sehvermögen weniger als 5 % beträgt (hochgradige Sehbehinderung).
- Stufe 4 bedeutet, dass das Sehvermögen weniger als 2 % beträgt (praktische Blindheit).
- Stufe 5 bedeutet, dass keine Wahrnehmung von Licht möglich ist.

17.139
Was versteht man unter Strabismus?

Strabismus bedeutet Schielen, also eine fehlerhaft Koordination der Augen, so dass die Sehachsen nicht parallel stehen. Man unterscheidet eine Esotropie (Einwärtsschielen), Exotropie (Auswärtsschielen) und die Hypertropie (Höhenschielen).

17.140
Bei einem 2 Monate alten Säugling fällt Ihnen auf, dass ein Auge nach außen abweicht. Handelt es sich dabei um Schielen?

Als Schielen bezeichnet man jedes Abweichen der Augenachse von der Normalstellung. In den ersten Lebenswochen besteht häufig ein Außenschielen, das jedoch von selbst verschwindet und keinen Krankheitswert hat. Die meisten Kinder weisen bis zum Alter von 4 Monaten kein Schielen mehr auf. Säuglinge können aufgrund ihrer noch wenig entwickelten Netzhaut und Makula noch nicht besonders gut fixieren, weswegen in den ersten Monaten häufig ein leichtes Schielen besteht. Ein persistierenden Innenschielen für mehr als ein paar Sekunden oder ein Außenschielen von mehr als 10 bis 15° sollten jedoch auch in dieser Altersgruppe zu einer ophtalmologischen Abklärung führen.

17.141
Kennen Sie die häufigsten Formen des Schielens bei Kindern?

Man unterscheidet bei Schielen eine **Heterophorie** (latentes Schielen), welches nur bei Müdigkeit oder Stress auftritt und meist keinen Krankheitswert hat, von der **Heterotropie** (manifestes Schielen). Als Ursachen des Schielen kommen in Frage:

- Schielen tritt im Rahmen von Augenerkrankungen auf, wenn z. B. der Visus auf einem Auge oder beiden Augen gestört ist. Unter Umständen kann sich hinter einem Schielen auch eine okuläre Raumforderung (z. B. Retinoblastom) verbergen.

- Die frühkindliche oder angeborene Esotropie tritt meist bereits in den ersten Lebensmonaten auf und erfordert häufig eine operative Korrektur.
- Akkomodatives Schielen tritt als Innenschielen (Esotropie) auf und betrifft häufig Kinder zwischen 2 und 4 Jahren mit ausgeprägter Weitsichtigkeit. Das Schielen nimmt bei Akkomodation zu. Eine Brille zum Ausgleich der Weitsichtigkeit behebt auch das akkomodative Schielen.
- Das intermittierende Außenschielen (Exophorie) tritt häufig zwischen dem 2. und 5. Lebensjahr auf, insbesondere bei Müdigkeit, Unaufmerksamkeit oder auch starker Sonnenstrahlung. Es besteht eine hereditäre Komponente.

Trobe J: Physician's Guide to Eye Care, 2nd ed. San Francisco, Foundation of the American Academy of Ophtalmology, 2001.

17.142
Was versteht man unter einem Pseudostrabismus?

Ein Pseudostrabismus ist ein scheinbares Schielen und stellt einen der häufigsten Gründe für eine vermeidbare augenärztliche Konsultation dar. Die Augenachsen scheinen bei Kindern mit breitem und flachem Nasenrücken oder Epikanthus nicht richtig ausgerichtet zu sein. Meist erscheint die Iris nach medial verschoben, was zu einer asymmetrischen Verteilung der weißen Skleren führt, was als Innenschielen imponiert. Es handelt sich um einen sehr häufigen Befund, ungefähr 30 % der Neugeborenen sind betroffen. Eine Behandlung ist nicht notwendig. Von einem echten Strabismus kann man den Pseudostrabismus unterscheiden, indem man die Okulomotorik genau untersucht und mit einer Lampe den Hornhautreflex aus etwa 50 cm Entfernung beurteilt. Die Hornhautreflexe sind beim Pseudostrabismus beidseits medial in der Pupille, beim echten Schielen weicht der Hornhautreflex auf eine Seite ab. Diese Untersuchung funktioniert jedoch häufig erst ab dem 6. Lebensmonat (s. **Abb. 17-6**).

Ticho BH: Strabismus. Pediatr Clin North Am 50: 173–188, 2003.

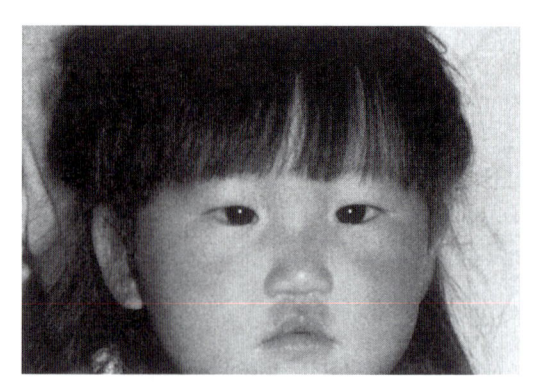

Abbildung 17-6: Pseudoesotropie. Durch die breite Nasenwurzel und den Epikanthus entsteht scheinbar ein Einwärtsschielen. Der Hornhautreflex steht jedoch in beiden Augen zentral, d. h. die Augenachsen sind richtig ausgerichtet. (aus Gault JA: Ophtalmology Pearls. Philadelphia, Hanley & Belfus, S. 45, 2003)

17.143
Was ist eine Amblyopie?

Unter einer Amblyopie versteht man einen verminderten Visus auf einem Auge, wobei keine Korrektur durch eine Brille möglich ist, da es sich um eine zentrale Sehschwäche handelt. Die Ursache einer Amblyopie liegt in einer verminderten visuellen Stimulation des betroffenen Auges z. B. im Rahmen eines Strabismus. Der visuelle Kortex unterdrückt das schielende Auge um störende Doppelbilder zu vermeiden. Wird das Auge während der Sehentwicklung nicht ausreichend stimuliert, geht die Sehfunktion verloren. Eine Amblyopie ist die häufigste Ursache eines Sehverlustes bei Kindern unter 6 Jahren und kommt bei 1 bis 2 % in dieser Altersgruppe vor. In der Gesamtbevölkerung betrifft es 2 bis 2,5 %.

17.144
Welche Ursachen kommen für eine Amblyopie kennen Sie?

- Strabismus: Ein Auge wir unterdrückt um störende Doppelbilder zu vermeiden
- Anisometropie: Durch eine deutlich unterschiedliche Refraktion beider Augen wird das schwächere Auge unterdrückt.
- Deprivationsamblyopie: Bei Ptosis oder Katarakt wird der Visus einseitig gemindert.

- Iatrogene Amblyopie: Durch Abdecken eines Auges z. B. bei Augenverletzungen oder im Rahmen einer Okklusionsbehandlung wegen Strabismus kann es bei kleinen Kindern schon innerhalb weniger Tage zu einer Amblyopie kommen.

Mittelman D: Amblyopia. Pediatr Clin North Am 50: 189–196, 2003.

17.145
Wie diagnostizieren Sie eine Katarakt bei Neugeborenen?

Durch die Kontrolle des Fundusreflexes, dem so genannten Brückner-Test, sieht man den Rotreflex der Netzhaut und hat somit eine Aussage über die Klarheit der brechenden Medien. Eine partielle oder komplette weißliche oder dunkle Trübung oder auch ein Seitenunterschied sollte Anlass zu einer ophtalmologischen Untersuchung sein.

17.146
Warum ist die frühzeitige Diagnose einer Katarakt entscheidend?

Eine verspätete Diagnostik führt zu einer verzögerten Therapie, was bei einer Katarakt durch eine Deprivationsamblyopie sehr schnell (innerhalb von 4 bis 8 Wochen) zu einer bleibenden Schwachsichtigkeit führen kann. Grundsätzlich gilt, dass die Abklärung bei Verdacht auf eine Katarakt umso dringlicher ist, je jünger das Kind ist.

17.147
Was ist eine Linsenektopie?

Unter einer Linsenektopie versteht man eine anatomische Verlagerung der Linse aus der hinteren Augenkammer. Zu einer Linsenektopie kann es im Rahmen eines Traumas kommen, jedoch auch bei bestimmten systemischen Erkrankungen wie z. B. das Marfan-Syndrom, die Homozystinurie oder eine kongenitale Syphilis.

17.148
Kennen Sie die Differenzialdiagnosen der Leukokorie?

Eine Leukokorie, weiße Pupille, besteht, wenn die optischen Medien getrübt sind oder wenn sich eine Raumforderung hinter der Pupille befindet. Mögliche Differenzialdiagnosen sind das Retinoblastom, der persistierende hyperplastische primäre Glaskörper, eine Netzhautablösung bei Frühgeborenenretinopathie oder eine Katarakt.

17.149
Wie häufig sind unterschiedlich große Pupillen?

Bis zu 20 % der Bevölkerung haben eine physiologische Anisokorie, d. h. eine unterschiedliche Pupillengröße von bis zu 2 mm Differenz. Der Größenunterschied bleibt bei der Untersuchung der Pupillomotorik auf Licht erhalten.

17.150
Welche Bedeutung hat eine Heterochromie?

Eine Heterochromie, also unterschiedliche Farben der Iris auf beiden Augen, haben als isolierte Befunde keinen Krankheitswert. Es gibt eine familiär gehäuft auftretende autosomal-dominante Heterochromie. Jedoch gehen einige Syndrome, z. B. das Waardenburg-Syndrom oder bei einem länger bestehenden Horner-Syndrom. Auch durch Verletzungen, Blutungen oder Entzündungen (Uveitis, Iridozyklitis), Malignome (Retinoblastom, Neuroblastom), Glaukom oder nach intraokulärem operativem Eingriff kann eine Heterochromie auftreten.

17.151
Welche haben ein besonders hohes Risiko eine Sehstörung zu entwickeln?

- Frühgeborene (Geburtsgewicht unter 1250 g)
- Familiäre Vorbelastung für Sehstörung (z.B. Katarakt, Retinoblastom, Strabismus oder Amblyopie)
- intrauterine Infektion oder intrauteriner Medikamenteneinfluss

- systemische Erkrankungen mit Augenbeteiligung (z. B. rheumatische Erkrankungen, Marfan-Syndrom, etc)

Trobe J: Physician's Guide to Eye Care, 2nd ed. San Francisco, Foundation of the American Academy of Ophtalmology, 2001.

17.152
Wie wird Farbenblindheit vererbt?

Farbenblindheit beschreibt den Verlust bestimmte Farben nicht unterscheiden zu können. Insbesondere die Farben rot, grün und blau sind davon betroffen. Die Funktionsstörung kann teilweise oder vollständig ausgeprägt sein. Die häufigste Farbenfehlsichtigkeit ist die Grünschwäche. Rot- und Grünschwäche werden X-chromosomal-rezessiv vererbt und betreffen bis zu 6 % der Männer und weniger als 1 % der Frauen. Eine seltenere Farbenfehlsichtigkeit ist die Blauschwäche, die autosomal-dominant vererbt wird und bei weniger als 0,1 % der Bevölkerung vorkommt.

Das Wichtigste in Kürze: Sehstörungen

- Der Brückner-Test, bei dem der Augenfundus als Rotreflex aufleuchtet, sollte routinemäßig bei allen Säuglingen durchgeführt werden.
- Bei Verdacht auf eine Katarakt sollte umgehend eine Abklärung erfolgen, insbesondere bei Säuglingen und kleinen Kindern.
- Unkorrigierte Sehstörungen können bei Kindern unter 8 Jahren zu einer irreversiblen lebenslang bestehenden Sehschwäche führen.
- Eine Amblyopie tritt bei 30 bis 60 % der Kinder mit Strabismus auf.
- Eine Pseudoesotropie durch eine flache, breite Nasenwurzel oder Epikanthus kann den Eindruck eines scheinbaren Schielens hervorrufen, der Hornhautreflex ist dabei jedoch unauffällig.

18 Jugendmedizin

Anorexia nervosa und Bulimie

18.1
Welche Essgewohnheiten sollten bei Jugendlichen an eine Anorexie denken lassen?

- sehr auffällig langsames Essen
- neu aufgetretenes wählerisches Essverhalten
- Gereiztheit auf Bemerkungen bezüglich des Essverhaltens
- perfektionistische Diäten mit minimaler Kohlenhydrat- oder Fettzufuhr
- Vermeiden von gemeinsamen Mahlzeiten
- Verleugnung des Hungergefühls

18.2
Kennen Sie die Kriterien der Anorexie (nach DSM IV)?

Die Symptomatik einer Anorexie äußert sich in typischen psychischen und somatischen Auffälligkeiten, sowie in typischen Verhaltens- und Denkmuster.

- Body-Mass-Index unter der 10. Perzentile für das entsprechende Alter oder kleiner 17,5 bei weiblichen Jugendlichen
- Starke Angst vor Gewichtszunahme obwohl Untergewicht besteht
- Störung der eigenen Körperwahrnehmung hinsichtlich des Gewichts und der Körperform
- Verkennen der Ernsthaftigkeit des derzeitigen geringen Körpergewichts
- Aussetzen von mindestens 3 aufeinander folgenden Menstruationszyklen nach der Menarche bei Mädchen

18.3
Welche prognostischen Faktoren neben der Erkrankungsdauer weisen auf einen günstigen oder ungünstigen Verlauf einer Anorexie hin?

Günstiger Verlauf: junges Alter, hoher Bildungsstand, Besserung der Körperwahrnehmungsstörung nach Gewichtszunahme, einfühlsame und unterstützende Familienverhältnisse.

Ungünstiger Verlauf: hohes Alter bei Erkrankungsbeginn, Körperwahrnehmungsstörung besteht nach Gewichtszunahme fort, selbst induziertes Erbrechen oder Bulimie, Laxantienabusus, männliches Geschlecht.

18.4
Welche endokrinologischen Störungen können bei einer Anorexia nervosa auftreten?

Durch eine Störung der hypothalamischen-hypophysären Regulation findet man bei Patientinnen mit Anorexie sehr niedrige LH- und FSH-Werte, was sich als Amenorrhoe äußert. Jedoch besteht bei 25 % der Patientinnen bereits eine Amenorrhoe bevor ein deutlicher Gewichtsverlust aufgetreten ist, was möglicherweise an einem psychologischen Einfluss auf die endokrinologische Regulation liegt. Häufig besteht eine hypothyreote Stoffwechsellage, die sich mit Bradykardie, kalten Extremitäten, Obstipation oder trockener Haut und Haar- bzw. Nagelveränderungen manifestiert. Meist finden sich relativ unauffällige Schilddrüsenwerte, jedoch ein erniedrigtes T3 mit erhöhtem rT3 (reverses T3, ein weniger aktives Isomer).

18.5
Wie häufig ist ein Laxantienabusus bei Patienten mit Anorexia nervosa?

Ungefähr 10 % geben den Gebrauch von Laxantien an, wenn man jedoch toxikologisch im Urin danach sucht, findet man bei 20 bis 30 % der Patienten Spuren von Laxantien, insbesondere, wenn sie innerhalb der letzen 36 Stunden eingenommen wurden. Laxantien können zu fettigen Stühlen und einer Malabsorption der fettlöslichen Vitamine führen.

Turner J et al: Detection and importance of laxative use in adolescents with anorexia nervosa. J Am Adolesc Psychiatry 39: 378–385, 2000.

18.6
Welche Indikationen für eine stationäre Behandlung einer Anorexia nervosa kennen Sie?

- Body-Mass-Index unter 15, oder rascher Gewichtsverlust
- Scheitern der ambulanten Therapie
- Nahrungsverweigerung
- Somatische Komplikationen wie Bradykardie, Arrythmie, niedriger Blutdruck, niedrige Körpertemperatur oder Elektrolytentgleisung
- Suizidalität, Depression
- Überlastung der Familie mit zunehmenden Konfliktsituationen

American Academy of Pediatrics, Committee on adolescence: Identifying and tolerating eating disorders. Pediatrics 111: 204–211, 2003.

18.7
Welche Ursachen für einen plötzlichen Tod bei Patienten mit Essverhaltensstörungen kennen Sie?

Bei Patienten mit Essverhaltensstörungen kommt es zu einer Myokardschädigung mit Störungen des Reizleitungssystems. Dies äußert sich in niedriger Pulsfrequenz und langen QRS-Intervallen. Durch zusätzliche Elektrolytentgleisungen (Laxantienabusus, exzessives Erbrechen) wird das arrhythmogene Potential noch erhöht und es kann zu tödlichen Herzrhythmusstörungen kommen. Als weitere Ursache spielt der Selbstmord eine wichtige Rolle.

Panagiotopoulos C et al: Electrocardiographic findings in adolescents with eating disorders. Pediatrics 105: 1100–1105, 2000.

18.8
Unterscheidet sich die Anorexia nervosa bei Mädchen und bei Jungen?

Man schätzt, dass 5 % der von Anorexia nervosa Betroffenen männlich sind. Die grundsätzliche Symptomatik ist bei Mädchen und Jungen gleich.

- Jungen waren vor Beginn der Symptomatik eher dick
- Jungen haben häufiger ambivalente Gefühle bezügliche des Wunsches Gewicht ab- oder zuzunehmen
- Geschlecht und sexuelle Identität scheinen bei Jungen ein wichtiges Thema zu sein
- Jungen versuchen vermehrt durch sportliche Aktivität Gewicht zu verlieren

Rosen DS: Eating disorders in adolescent males. Adolecs Med 14: 677–689, 2003.

> **Das Wichtigste in Kürze: Anorexia nervosa**
> - Das Leitsymptom ist ein willentlich herbeigeführter deutlicher Gewichtsverlust.
> - Ein BMI < 17,5 bei älteren Jugendlichen weist auf eine Anorexie hin
> - 95 % der Betroffenen sind weiblich, jedoch nimmt die Prävalenz der männlichen Patienten mit Anorexie zu
> - Sprechen Sie bei Verdacht auf eine Essverhaltensstörung den Sachverhalt zum Beispiel durch die Frage «Wie empfindest du dein Körpergewicht?» direkt an
> - Bestimmen Sie die Blutsenkungsgeschwindigkeit. Bei Essverhaltensstörungen ist sie gewöhnlicherweise im Normbereich. Eine erhöhte Blutsenkungsgeschwindigkeit muss differenzialdiagnostisch unter anderem an eine chronisch entzündliche Darmerkrankung denken lassen.
> - Die häufigsten Todesursachen bei Patienten mit Anorexie sind Herzrhythmusstörungen und Selbstmord.

18.9
Wodurch unterscheiden sich Anorexia nervosa und Bulimie?

Siehe **Tabelle 18-1**.

Tabelle 18-1

Anorexia nervosa	Bulimie
• Erbrechen und Laxantienabusus sind eher ungewöhnlich	• selbsinduziertes Erbrechen, Laxantienabusus, Einnahme von Diuretika
• deutlicher Gewichtsverlust	• geringerer Gewichtsverlust, meist normales Gewicht
• Introvertiertheit, sozialer Rückzug	• eher extrovertiert
• Hunger wird verleugnet	• Andauernde Beschäftigung mit Essen und Heißhungerattacken
• sexuell nicht aktiv	• sexuell aktiv
• psychiatrische Komorbiditäten wie affektive Störungen, Angst- und Zwangstörungen	• psychiatrische Komorbiditäten wie Depression, Angst- und Zwangstörungen, aber auch Alkohol- und Drogenabusus
• Amenorrhoe	• unregelmäßige Menstruation oder Amenorrhoe
• Kachexie und Selbstmord als häufigste Todesursache	• Elektrolytentgleisung mit Herzrythmusstörungen und Selbstmord als häufigste Todesursache

Aus Shenker IR, Bunnel DW: Bulimia nervosa. In Mc Anarmey ER, Kreipe RE, Orr DP, Comerci GD (eds): Textbook of Adolescent medicine. Philadelphia, W. B. Saunders, 1992, S. 545.

18.10
Was sind die häufigsten Komplikationen bei Patienten mit Bulimie?

- **Elektrolyentgleisungen**: Durch das rezidivierende erbrechen kann es zu Hypokaliämie, Hypochlorämie und metabolischer Alkalose kommen. Die Hypokaliämie kann zu einer Verlängerung der QT-Zeit führen.
- Durch den häufigen Kontakt der **Ösophagusschleimhaut** mit saurem Mageninhalt kann es zu einer Ösophagitis kommen. Selten kommt es durch akute Druckerhöhung beim Erbrechen zu longitudinalen Einrissen der Ösophagusschleimhaut mit schwerer gastrointestinaler Blutung (Mallory-Weiss-Syndrom) oder spontaner Ösophagusruptur (Boerhaave-Syndrom)
- **Myokardschädigung**: insbesondere durch Alkaloide im Sirupus ipecachuana, der zum Erbrechen hervorrufen eingenommen wird.
- **Karies**: Durch den häufigen Säurekontakt kommt zur Auflösung des Zahnschmelzes.
- **Schwielen** an den Händen und Fingern durch manuelles Auslösen des Würgereizes.
- **Störung der Hypophysen-Hypothalamus-Nebennierenrinden-Achse** mit Erhöhung von CRF und Kortisol, sowie **Störung der Hypophysen-Hypothalamus-Schilddrüsen-Achse** und der **Hypophysen-Hypothalamus-Gonaden-Achse**.

Mehlers PS: Bulimia nervosa. N Engl J Med 349:875–81, 2003.

18.11
Welche Behandlungsansätze müssen Sie bei der Therapie einer Essverhaltensstörung beachten?

Essverhaltensstörungen werden multimodal behandelt. Die Behandlung der somatischen Komplikationen, die Gewichtszunahme und die Behandlung psychiatrischer Begleiterkrankungen ist lediglich ein Bestandteil der Therapie. Außerdem benötigen die Patienten eine Ernährungsberatung und individuelle Psychotherapie. Die Familie der Patienten muss in die Behandlung einbezogen werden.

Holtkamp K, Herpertz-Dahlmann: Anorexia und Bulimia nervosa im Kindes- und Jugendalter. Dtsch Arztebl 102: 50–58, 2005.

Menstruationsbeschwerden

18.12
Kennen Sie den Unterschied zwischen einer primären und einer sekundären Amenorrhoe?

Von einer **primären Amenorrhoe** spricht man, wenn bis zum Alter von 16 Jahren, oder 3 Jahre nach den ersten Pubertätszeichen (Brustdrüsenkörpervergrößerung) oder 1 Jahr nach Erreichen des Pubertätsstadiums B5P5 nach Tanner noch keine Regelblutung aufgetreten ist. Im Gegensatz dazu spricht man von einer **sekundären Amenorrhoe**, wenn über 3 Monaten die zuvor regelmäßige Monatsblutung ausbleibt.

18.13
Kennen Sie die Ursachen einer primären Amenorrhoe?

Zur Unterscheidung der verschiedenen Differenzialdiagnosen der primären Amenorrhoe ist es entscheidend, ob die Amenorrhoe mit der Entwicklung von sekundären Geschlechtsmerkmalen einhergeht oder nicht (s. **Tab. 18-2**).

18.14
Was sagt ein Progesteronbelastungstest bei Patientinnen mit Amenorrhoe aus?

Wenn es innerhalb von 2 Wochen nach der Gabe von Progesteron zu einer Regelblutung kommt, spricht dies für eine vorausgegangene Endometriumproliferation durch Östrogenstimulation. Man kann also davon ausgehen, dass die Hyporthalamus-Gonaden-Achse funktioniert und der Ausflusstrakt durchgängig ist.

18.15
Ein 14-jähriges Mädchen befindet sich im Pubertätsstadium P3B3 nach Tanner. Eine Regelblutung ist bislang nicht aufgetreten, jedoch klagt sie in monatlichen Abständen über Bauchschmerzen. Welche Verdachtsdiagnosen äußern Sie?

Wahrscheinlich finden Regelblutungen statt, die jedoch nicht über die Vagina abfließen können. Mögliche anatomische Ursachen können eine Atresie des Hymens, ein Vaginalseptum oder eine Zervixagenesie sein.

18.16
Eine übergewichtige 16-Jährige stellt sich wegen Oligomenorrhoe mit Hirsutismus und Akne vor. In den Laboruntersuchungen finden Sie ein erhöhtes LH und eine erhöhte LH/FSH-Ration. Welche Diagnose stellen Sie?

Die Befunde weisen auf ein polyzystisches Ovarialsyndrom (PCO) hin. Die typische Symptomtrias besteht aus unregelmäßiger Menstruation, Hirsutismus und Akne die während der Pubertät beginnt. Meist handelt es sich um überge-

Tabelle 18-2

Amenorrhoe ohne sekundäre Geschlechtsmerkmale
• Chromosomale Störungen oder Enzymdefekte (z. B. Turner-Syndrom, 17-alpha-Hydroxylase-Mangel)
• Uterusagenesie, Gonadendysgenesie (mit erhöhten Gonadotropinen)
• Hypothalamus-Hypophysen-Störung (mit verminderten Gonadotropinen)
Amenorrhoe mit sekundären Geschlechtsmerkmalen
• verminderte hypothalamische GnRH-Sekretion (Belastungssituation, exzessive Anstrengung, Gewichtsverlust, chronische Erkrankungen, polyzystisches Ovarialsyndrom, Hypothyreose, Medikamentennebenwirkung)
• Störungen der Hypophyse (Raumforderung, Blutung)
• Störungen der Ovarien (z. B. Bestrahlung, Chemotherapie, Trauma, Virusinfektionen, entzündliche Veränderungen)
• Anatomische Fehlbildungen des Genitaltraktes (Zervixagenesie, Hymenatresie, testikuläre Feminisierung mit Uterusagenesie)
• Schwangerschaft

wichtige Mädchen. Es besteht wahrscheinlich eine Gonadotropin-abhängige Störung der Hormonsynthese in den Ovarien, so dass vermehrt Androgene produziert werden. Es wird vermehrt LH ausgeschüttet, so dass sich die LH/FSH-Ratio zugunsten des LH verschiebt. Als weitere hormonelle Auffälligkeit tritt bei Patientinnen mit PCO eine Insulinresistenz auf. Bei bis zu 60 % der Teenagerinnen mit Oligomenorrhoe finden sich in der endokrinologischen Abklärung Befunde, die mit einem PCO vereinbar sind. Aus diesem Grund sollte bei Patientinnen mit Oligomenorrhoe unbedingt eine endokrinologische Abklärung erfolgen, bevor man orale Verhütungsmittel verschreibt.

Richardson MR: Current perspective in polycystic ovary syndrome. Am Fam Physician 68: 697–704, 2003.

18.17
Welche Komplikationen können beim polyzystischen Ovarialsyndrom auftreten?

- Infertilität
- Hyperlipidämien
- Diabetes mellitus (Typ 2)
- kardiovaskuläre Erkrankungen
- Endometriumkarzinom

Ehrmann DA: Polycystic ovary syndrome. N Engl J Med 352: 1223–1236, 2005.

18.18
Was versteht man unter einer Hypermenorrhoe?

Unter einer Hypermenorrhoe versteht man eine Menstruationsblutung mit normaler Dauer und normalen Abständen, jedoch ist der Blutverlust stärker ausgeprägt. Eine normale Menstruationsblutung dauert nicht länger als 8 Tage und geht mit einem Blutverlust von weniger als 80 ml einher. Die Bestimmung des Blutverlustes kann schwierig sein, am besten fragt man die Patientin nach einer Veränderung in der Anzahl der benutzen Tampons oder Binden. Größere Blutkoagel sind ebenfalls ein Hinweis auf eine starke Blutung.

18.19
Wie häufig sind anovulatorische Zyklen bei Jugendlichen?

Anovulatorische Zyklen (und eine damit einhergehende unregelmäßige Periode) kommen bei 50 % der Jugendlichen in den ersten 2 Jahren nach der Menarche auf. Bei 20 % kommen anovulatorische Zyklen auch 5 Jahre nach der Menarche und im Erwachsenenalter noch vor und stellen eine häufige Ursache für eine Infertilität dar. Bei einem anovulatorischen Zyklus fehlt der Eisprung und es kommt zu einer Follikelpersistenz. Es bildet sich also auch kein Gelbkörper und durch die fehlende Progesteronproduktion im Gelbkörper fehlt das hormonelle Signal zur Abstoßung der unter dem Einfluss des Östrogens weiter aufgebauten Endometriumschleimhaut. Es kann dann in unregelmäßigen Abständen zu meist sehr starken Abbruchblutungen kommen, wenn sich die Endometriumschleimhaut nicht mehr halten kann. Die meisten anovulatorischen Zyklen verlaufen jedoch unauffällig, da über ein hormonelles Feedback bei hohen Östrogenwerten die Ausschüttung von LH und FSH reduziert wird, so dass es nicht zu lange zu einer Endometriumproliferation durch den überwiegenden Östrogeneinfluss kommt.

18.20
Welche Diagnostik führen Sie bei Patientinnen mit funktioneller Uterusblutung durch?

Bei einer funktionellen Uterusblutung handelt es sich um eine Ausschlussdiagnose. Es besteht eine Zyklusstörung ohne dass ein pathologischer Befund in der Untersuchung auffällt. Wahrscheinlich handelt es sich um eine hormonelle Störung. Je nach alter und Anamnese der Patientin sollten folgende Untersuchung durchgeführt werden:

- Gynäkologische Untersuchung (Hinweise auf Trauma, Fremdkörper, Resistenz im Abdomen?)
- Zervixabstrich (Dysplasie, Entartung?)
- Schwangerschaftstest
- Prolaktinbestimmung im Serum

- Schilddrüsenwerte
- Gerinnungsdiagnostik

Albers JR et al: Abnormal uterine bleeding. Am Fam Physician 69: 1915–1932, 2004.

18.21
Wie kann Ihnen der Zeitpunkt einer Blutung bei der Suche nach der richtigen Diagnose hilfreich sein?

Siehe **Tabelle 18-3**.

18.22
Welche Untersuchungen sind entscheidend für das weitere Vorgehen bei einer Uterusblutung?

Bei den Vitalparametern, die bei jeder akuten Blutung erhoben werden müssen, kann eine orthostatische Hypotonie auffallen. Da es sich bei Uterusblutungen häufig um längerfristige Blutungen handelt findet sich im Blutbild ein erniedrigter Hämoglobinwert als Ausdruck der Anämie). Je ausgeprägter die Anämie und die orthostatische Hypotonie, desto dringlicher ist die Behandlung einer Uterusblutung.

> **Das Wichtigste in Kürze: Menstruationsstörungen**
>
> - Abnormal starke und lange Blutungen sollten an eine Gerinnungsstörung denken lassen (z. B. Willebrand-Syndrom)
> - Ein unregelmäßiger Menstruationszyklus ist bei Jugendlichen häufig, da es 1 bis 1,5 Jahre nach der Menarche dauert bis sich ein regelmäßiger Zyklus eingestellt hat.
> - Bei einer sekundären Amenorrhoe muss unbedingt auch an eine Schwangerschaft gedacht werden.
> - Zeichen eines Androgenüberschusses wie z. B. Hirsutismus oder Akne, sollte in Verbindung mit Menstruationsstörungen an ein polyzystisches Ovarialsyndrom denken lassen.
> - Eine sich zunehmend verschlechternde Dysmenorrhoe spricht für eine Endometriose als Ursache der Unterleibsschmerzen.
> - Eine Dymenorrhoe ist ein häufiges Symptom. Bis zu 50 % der Teenagerinnen sind betroffen. Häufig ist eine Dysmenorrhoe der Grund für Fehltage in der Schule.

18.23
Warum tritt eine Dysmenorrhoe häufiger in der späten als in der frühen Jugendzeit auf?

Zu einer Dysmenorrhoe (schmerzhafte Menstruation) kommt es in der Regel nur bei Zyklen mit Eisprung. Die ersten Monatsblutungen nach der Menarche sind meist anovulatorische Zyklen. Wenn die Zyklen 2 bis 4 Jahre nach der Menarche regelmäßiger werden, tritt auch häufiger eine Dymenorrhoe auf.

18.24
Welche Befunde weisen bei einer Teenagerin mit Dysmenorrhoe darauf hin, dass keine primäre Dymenorrhoe, sondern eine benennbare Pathologie vorliegt?

Unter einer primären Dymenorrhoe versteht man eine schmerzhafte Regelblutung, ohne dass eine Ursache hierfür identifiziert werden kann. Bei den meisten Fällen von Dysmenorhoe im Jugendalter ist dies der Fall. Bei einer Menor-

Tabelle 18-3

Abnormale Blutung zum Zeitpunkt der Menstruationsblutung
- Gerinnungsstörung
- Endometriale Störung (z. B. submuköses Myom, Spirale)

Abnormale Blutung zwischen den normalen Menstruationsblutungen
- vaginaler Fremdkörper
- Trauma
- Endometriose
- Infektionen
- Uteruspolypen
- Veränderungen der Zervix (z. B. Hämangiome)

Unregelmäßige Blutungen oder unregelmäßige Menstruation (weniger als 21 Tage oder mehr als 45 Tage, meist anovulatorische Zyklen)
- physiologisch (in den ersten Jahren nach der Menarche)
- polyzystisches Ovarialsyndrom
- exzessive Anstrengung/Stress/psycholsoziale Belastung
- endokrine Störungen
- Nebennieren- oder Ovarialtumoren
- Ovarialinsuffizienz

Kozlowski K et al: Adolescent gynecologic conditions presenting in emergency settings. Adolesc Med 4: 63–76, 1993.

rhagie (verlängerte Menstruation), Hypermenorrhoe (stärkere Menstruation) oder Blutungen zwischen den Menstruationsblutungen oder Unterbauchschmerzen (kann auf eine Abflussbehinderung hindeuten) sollte eine weitere Abklärung erfolgen. Eine auffällige Form des Uterus kann auf eine Fehlbildung hinweisen.

18.25
Welche Behandlungsmöglichkeit für eine Dymenorrhoe kennen Sie?

- Nicht-Steroidale-Antiphlogistika (z. B. Ibuprofen) wirken analgetisch über die Hemmung der Prostaglandinproduktion.
- Orale Kontrazeptiva halten den Progesteronspiegel hoch und wirken hemmend auf die Endometriumproliferation, was wiederum eine verminderte endometriale Prostaglandinproduktion bewirkt. Zudem wird der Eisprung unterdrückt.
- Stärkere Analgetika (z. B. Tramadol) oder Spasmolytika (z. B. Butylscopolamin)
- Psychologische Betreuung
- Alternativmedizinische Ansätze (Homöopathika, pflanzliche Präparate, Akupunktur, Placebo-Präparate, Yoga, autogenes Training, etc.) können im Einzelfall Linderung schaffen.

Laufer MR, Goldstein DP: Dysmenorrhea, pelvic pain and the premenstrual syndrome. In Emans SJ, Laufer MR, Goldstein DP (eds): Pediatric and Adolescent Gynecology, 4th ed. Philadelphia, Lippincott-Raven, S. 363–410, 1998.

Adipositas

18.26
Was ist der Body-Mass-Index?

Der Body-Mass-Index (BMI) errechnet sich wie folgt: BMI = Gewicht in kg/Länge in m^2

Der BMI eignet sich um Aussagen über den Fettanteil des Körpers zu treffen. Da Unterschiede zwischen Mädchen und Jungen und altersabhängige physiologische Schwankungen bezüglich des Verhältnisses von Muskel- und Knochenmasse zur Fettmasse bestehen, verwendet man zur Beurteilung des BMI geschlechtsspezifische Perzentilenkurven. Bei einem BMI über der 90. Perzentile spricht man von Übergewicht und ab einem BMI über der 97. Perzentile von Adipositas. In Deutschland sind 10 bis 18 % der Kinder und Jugendlichen übergewichtig, eine Adipositas besteht bei 4 bis 8 %.

www.a-g-a.de
Kromeyer-Hauschild K et al: Perzentile für den Body-mass-Index für das Kindes- und Jugendalter unter Heranziehung verschiedener deutscher Stichproben. Monatsschr Kinderheilkd 149: 807–818, 2001.

18.27
Welche Risikofaktoren für die Entstehung einer Adipositas im Jugendalter sind Ihnen bekannt?

- Kinder deren Mütter während der Schwangerschaft geraucht haben und Kinder, die nicht gestillt wurden scheinen ein höheres Adipositasrisiko zu haben.
- Bei Neugeborenem mit hohem Geburtsgewicht ist später die Prävalenz einer Adipositas höher.
- Eine ausgeprägte Gewichtszunahme in den ersten beiden Lebensjahren ist ebenfalls mit einem höheren Adipositasrisiko assoziiert.
- Adipositas im Kindesalter bleibt meist auch im Jugendlichen- und Erwachsenenalter bestehen.
- Die Lebensgewohnheiten wie z. B. körperliche Aktivität, Ernährungsgewohnheiten und Fernsehverhalten beeinflussen den Verlauf einer Adipositas.
- Familiäre Belastung ist ein wichtiger Risikofaktor (genetische Faktoren)
- Bezüglich der ethnischen Zugehörigkeit ist es so, dass in Deutschland Kinder mit Migrationshintergrund ein höheres Adipositasrisiko haben.
- Ein niedriger sozialer Status geht mit einem höheren Adipositasrisiko einher.
- Eine niedrige Schulbildung des Kindes stellt auch ein höheres Adipositasrisiko dar.

Wabitsch M. Adipositas bei Kindern und Jugendlichen in Deutschland. Ausmaß der Gesundheitsstörung – Leitlinien für Diagnostik und Therapie. Monatsschr Kinderheilkd 152: 832–833, 2004.
Von Kries R, Toschke AM: Perinatale Einflüsse auf das Adipositasrisiko. Monatsschr Kinderheilkd 152: 843–848, 2004.

18.28
Haben adipöse Mädchen oder Jungen ein höheres Risiko nach Pubertät weiterhin adipös zu sein?

Vor der Pubertät unterscheiden sich die BMI-Werte bei Mädchen und Jungen nur wenig. Während der Pubertät nimmt bei Jungen hauptsächlich die Muskulatur zu, bei Mädchen hingegen nimmt die Fettmasse zu. Bei Jungen nimmt die Körperfettmasse bis zu 40 % ab, bei Mädchen hingegen bis zu 40 % zu. Aus diesem Grund führt das Pubertätswachstum bei 70 % der männlichen Adipösen zu einer Normalisierung des Gewichts, bei Mädchen jedoch nur in 20 % der Fälle. Insbesondere Mädchen mit früher Menarche (vor dem 11. Lebensjahr) haben ein hohes Risiko adipös zu bleiben. Ein weiterer Grund liegt wohl auch in der meist geringeren körperlichen Aktivität von Mädchen während des Pubertätsalters.

Kimm SY et al: Decline in physical activity in black girls and white girls during adolescence. N Engl J Med 347: 709–715, 2002.

18.29
Welche medizinischen Auswirkungen kann die Adipositas bei Kindern und Jugendlichen haben?

Neben Störungen von Wachstum und Entwicklung, sowie kardiovaskulären Komplikationen und Spätfolgen im Erwachsenenalter sind hauptsächlich auch psychologische Aspekte im langfristigen Verlauf bedeutsam:

- überdurchschnittliches Längenwachstum (Adiposogigantismus)
- beschleunigtes Knochenalter
- verfrühte Menarche
- Gelenkbeschwerden
- kindliche Fettleber
- arterielle Hypertonie
- Diabetes mellitus Typ 2
- Hypercholesterinämie
- Cholelithiasis
- Schlafapnoe-Syndrom

Holub M, Götz M: Ursachen und Folgen von Adipositas im Kindes- und Jugendalter. Monatsschr Kinderheilkd 151: 227–236, 2003.
Dietz WH, Roberinson TN: Overweight in children and adolescents. N Engl J Med 352: 2100–2109, 2005.

18.30
Was ist das metabolische Syndrom?

Das metabolische Syndrom ist bei Erwachsenen als Risikofaktor für kardiovaskuläre Erkrankungen bereits gut bekannt. Durch die zunehmende Prävalenz der Adipositas im Kindes- und Jugendalter treten die Komplikationen des metabolischen Syndroms auch gehäufter in der Pädiatrie auf. Zum metabolischen Syndrom zählen:

- Adipositas
- Hyperlipidämie
- Insulinresistenz und Diabetes mellitus (Typ II)
- Arterielle Hypertonie

18.31
Welche Befunde in der klinischen Untersuchung weisen auf Komplikationen bei adipösen Patienten hin?

- Hoher Blutdruck bei arterieller Hypertonie
- Gesichtsdysmorphien bei zugrunde liegenden genetischen Syndromen
- Hypertrophe Tonsillen bei Schlaf-Apnoe-Syndrom
- Struma bei zugrunde liegender Hypothyreose
- Acanthosis nigrans bei Diabetes mellitus
- Hirsutismus bei polyzystischem Ovarialsyndrom (PCO-Syndrom)
- Striae bei Cushing-Syndrom
- Resistenz im rechten Oberbauch (z. B. Gallenblasensteine)
- Kleine Hände und Füße sowie Kryptorchismus (Prader-Willi-Syndrom)
- Eingeschränkte Beweglichkeit der Hüfte als Ausdruck einer Epiphysiolysis capitis femoris

Eissa MAH: Overview of pediatric obesity: Key points in the evaluation and therapy. Consultant Pediatr 2: 293–296, 2003.

18.32
Werden aus dicken Kindern dicke Erwachsene?

In den meisten Studien werden aus dicken Kindern zwischen 25 und 50 % der Fälle auch dicke Erwachsene. In einigen Studien werden sogar Zahlen bis 75 % genannt. Als Riskofaktoren für die Persistenz einer Adipositas gelten ein später Beginn der Adipositas und eine stark ausgeprägte Adipositas.

Gauthier BM et al: High prevalence of overweight children and adolescents in the Practice Partner Research Network. Arch Pediatr Adolesc Med 154: 625–628, 2000.

> **Das Wichtigste in Kürze: Adipositas**
> - Bei jungen Kindern sind die Ursachen einer Adipositas meist sozialer und emotionaler Art und seltener durch eine fassbare medizinische Ursache zu erklären.
> - Die Adipositas ist die häufigste chronische Krankheit des Kindesalters.
> - Die Ziele bei einer Gewichtsreduktion oder Gewichtsstabilisierung müssen realistisch gewählt werden, da es sonst zu Frustration kommt.
> - Bei adipösen Kindern mit geringer Körpergröße sollte eine Hypothyreose ausgeschlossen werden.
> - Dicke Kinder essen zuviel fettreiches Fast-Food, zu große Portionen und trinken zuviel zuckerhaltige Limonade.
> - Wenn bei einem Kind ein familiäres Risiko für eine Adipositas besteht, sind frühzeitige Veränderungen der Lebensgewohnheiten (z. B. Einschränkung der Fernsehzeit) am vielversprechendsten für eine Normalisierung der Adipositas.

18.33
Welche Primärerkrankungen müssen differenzialdiagnostisch bei adipösen Kindern und Jugendlichen bedacht werden?

Eine Adipostias ist nur in seltenen Fällen ein Symptom einer Grunderkrankung. In der Regel reicht eine ausführlich Anamnese und Befunderhebung aus um Hinweise auf eine zugrunde liegende Grunderkrankung zu erkennen. Gegebenenfalls müssen weitere laborchemische oder bildgebende Untersuchungen veranlasst werden. Differenzialdiagnostisch sind in Betracht zu ziehen:

- Endokrinologische Erkrankungen (z. B. Hypothyreose, M. Cushing)
- Kraniopharyngeom
- Genetische Syndrome (Prader-Willi-Syndrom, Sotos-Syndrom, Bardet-Biedl-Syndrom, Wiedemann-Beckwith-Syndrom)
- Medikamente (Steroide, Insulin, Valproat, Phenothiazine)

18.34
Welche Therapieansätze schlagen Sie für adipöse Kinder vor?

Die Therapie der Adipositas sollte sich aus einer Kombination von Ernährungsberatung, Schulung, vermehrter körperlicher Aktivität und Verhaltenstherapie bestehen. Die Kinder sollten während der Therapie psychologisch betreut werden und die Familien sollten in die Therapie einbezogen werden. Es gibt eine Vielfalt von verschiedenen Interventionsprogrammen, die sich an den Leitlinien der Arbeitsgemeinschaft Adipositas im Kindes- und Jugendalter (AGA) orientieren. Eine ambulante Therapie sollte bevorzugt werden.

Schmidt S, Weiß C: Therapieprogramme für übergewichtige Kinder und Jugendliche: empfohlene Inhalte und gezielte Auswahl. Kinder- und Jugendmedizin 5: 179–186, 2002.

www.a-g-a.de

Pubertätsentwicklung

18.35
Was beschreiben die Tanner-Stadien?

Die Tanner-Stadien beschreiben die Pubertätsentwicklung, wobei die männliche Genitalentwicklung, die Pubesbehaarung und die Brustentwicklung beschrieben werden (s. **Tab. 18-4**).

18.36
Beschreiben Sie die normale Pubertätsentwicklung beim Jungen.

Die Pubertätsentwicklung beginnt mit einer Größenzunahme der Hoden. Ungefähr 6 Monate später werden die ersten Schamhaare sichtbar und wiederum 6 bis 12 Monate später kommt es zu einer Größenzunahme des Penis während die Schambehaarung weiter zunimmt. Die Pubertätsentwicklung dauert bei Jungen durchschnittlich 3,5 Jahre und beginnt ungefähr 2 Jahre später als bei Mädchen.

18.37
Beschreiben Sie die normale Pubertätsentwicklung bei Mädchen.

Bei 85 % der Mädchen zeigt sich als erstes Pubertätszeichen eine Vergrößerung der Brustdrüse, bei 15 % sind jedoch Achselhaare das erste Pubertätszeichen. Die Menarche tritt meist 18 bis 24 Monate nach dem Beginn der Brustentwicklung auf. Die Pubertät dauert bei Mädchen im Durchschnitt 4,5 Jahre und somit etwas länger als Jungen.

18.38
Ab welchem Alter ist bei Jungen mit einer Zeugungsfähigkeit zu rechnen?

Ab einem Durchschnittsalter von 13,3 Jahren lassen sich bei Jungen Spermatozoen im Morgenurin nachweisen. Im Gegensatz zu Mädchen, bei denen die Menarche erst nach dem maximalen Längenwachstum eintritt, besteht bei Jungen die Zeugungsfähigkeit schon vor dem Pubertätswachstumsschub.

Tabelle 18-4: Tanner-Stadien

Pubertätsstadien nach Tanner beim Jungen
• **Stadium G1:** präpubertär, keine Schambehaarung
• **Stadium G2:** Hodenvergrößerung (> 4 ml), Schambehaarung an der Peniswurzel, Fältelung des Scrotums
• **Stadium G3:** weitere Hodenvergrößerung, Längenzunahme des Penis, mehr und dunklere Schambehaarung, Kräuselung der Schamhaare
• **Stadium G4:** weitere Hodenvergrößerung, Längen- und Umfangszunahme des Penis, Glans deutlich abgrenzbar, Schambehaarung bedeckt die gesamte Schamgegend
• **Stadium G5:** voll entwickeltes Genital mit Ausbreitung der Schambehaarung auf das Abdomen und die medialen Oberschenkel (wie beim Erwachsenen)
Pubesbehaarung nach Tanner bei Mädchen
• **Stadium P1:** präpubertär, keine Pubesbehaarung
• **Stadium P2:** wenige, glatte, gering pigmentierte Schamhaare an den großen Schamlippen
• **Stadium P3:** mehr und dunklere, leicht gekräuselte Schamhaare im Bereich des Mons pubis
• **Stadium P4:** mehr gekräuselte Schamhaare, die die gesamten Labien und den Mons pubis bedecken
• **Stadium P5:** Schambehaarung wie bei Erwachsenen mit horizontaler Begrenzung zum Abdomen hin, Ausbreitung auf die medialen Oberschenkel und in der Linea alba ist möglich (P6)
Brustentwicklung nach Tanner
• **Stadium B1:** präpubertär ohne tastbaren Brustdrüsenkörper
• **Stadium B2:** Brustknospe mir vergrößertem und leicht erhabenem Warzenhof
• **Stadium B3:** Vergrößerung der Brustdrüse, so dass die Brustdrüse größer ist als der Warzenhof
• **Stadium B4:** Die Brustdrüse hebt sich im Bereich des Warzenhof von der übrigen Brust ab, was die Kontur der Brust verändert
• **Stadium B5:** Erwachsene Brust, die Vorwölbung im Bereich des Warzenhofes ist Teil der runden Kontur einer erwachsenen Brust

18.39
Wann spricht man von einer verzögerten Pubertätsentwicklung?

Das erste Zeichen der Pubertät ist bei Mädchen meist die beginnende Brustentwicklung, bei Jungen eine Vergrößerung der Hoden. Bei Mädchen beginnt die Pubertät zwischen den 8. und dem 10. Lebensjahr, bei Jungen ungefähr 2 Jahre später. Bei Mädchen spricht man von einer Pubertas tarda, wenn bis zum 14. Lebensjahr keine Brustentwicklung zu erkennen ist, oder ein verzögerter Ablauf der Pubertät vorliegt, so dass die Menarche bis zum 16. Lebensjahr noch nicht erfolgt ist. Bei Jungen hingegen spricht man von einer Pubertas tarda, wenn im Alter von 14 Jahr das Hodenvolumen noch kleiner als 4 ml ist und keine Schambehaarung zu erkennen ist.

18.40
Warum kann es sinnvoll sein bei einem Jugendlichen mit verzögerter Pubertätsentwicklung den Geruchssinn zu testen?

Eine seltene Ursache der verzögerten Pubertätsentwicklung kann das Kallmann-Syndrom sein. Bei diesem auch als Olfaktogenitales-Syndrom bezeichnetem Krankheitsbild besteht eine Hypo- oder Anosmie und eine Hoden- oder Ovarialhypoplasie. Während der Embryonalzeit entwickeln sich olfaktorische Neurone und GnRH-produzierende Zellen gemeinsam. Dem Kallmann-Syndrom liegt eine genetische Störung dieser Entwicklung zugrunde. Durch einen Mangel an Gonadotropin-Releasing-Hormon (GnRH) kommt es zu keiner Ausschüttung von FSH und LH, so dass es auch nicht zur Pubertätsentwicklung kommen kann. Als weitere Symptome neben der Hypo- oder Anosmie und dem hypothalamischen Hypogonadismus können Lippen-Kiefer-Gaumenspalten, fehlende Zahnanlagen, Taubheit und Farbenblindheit auftreten. Patienten mit Kallmann-Syndrom benötigen eine hormonelle Therapie um die Pubertät einzuleiten.

18.41
Welche Diagnostik führen Sie bei einem Mädchen oder Jungen mit verzögerter Pubertätsentwicklung unter differenzialdiagnostischen Überlegungen durch?

Neben einer ausführlichen **Anamnese** (Wachstum, Hautveränderungen, familiäre Entwicklungsverzögerung, etc) und einer **körperlichen Untersuchung** (Größe, Gewicht, Pubertätsstadien, Behaarung, Hautveränderungen, Körpergeruch, Resistenz im Abdomen) sollte als Basisdiagnostik eine Bestimmung der Hormone LH, FSH und Testosteron/Östradiol erfolgen. Durch die **laborchemische Bestimmung** der Hormone kann man einen hypergonadotropen Hypogonadismus (FSH und LH erhöht, Testosteron/Östradiol erniedrigt) von einem hypogonadotropen Hypogonadismus (FSH, LH und Testosteron/Östradiol erniedrigt) unterscheiden. Ein hypergonadotroper Hypogonadismus besteht z.B. beim Turner-Syndrom, Klinefelter-Syndrom, Anorchie, Störungen der Testosteronsynthese oder der Testosteronrezeptoren. Ein hypogonadotroper Hypogonadimsus besteht bei hypothalamisch-hypophysärer Störung, wie z.B. Hypopituitarismus, Kallmann-Syndrom, aber auch chronischen Erkrankungen (M. Crohn, Anorexia nervosa, Nieren- oder Leberinsuffizienz). Das **Knochenalter** kann man nach Greulich und Pyle mittels einer Röntgenaufnahme der linken Hand bestimmen und damit Hinweise auf eine konstitutionelle Entwicklungsverzögerung gewinnen. Das Knochenalter ist für die Einleitung einer eventuell notwendigen hormonellen Therapie entscheidend, da z.B. bei einem 14-jährigen Jungen mit einem Knochenalter von 11,5 Jahren und präpubertären Testosteronwerten in den nächsten Monaten die Pubertät beginnen wird und man deshalb vorerst ein abwartendes Verhalten vorschlagen wird. Im Gegensatz dazu wird man bei einem Jungen mit einem Knochenalter, das ihn eigentlich schon mit der Pubertätentwicklung begonnen haben lassen müsste, auf jeden Fall weitere Diagnostik der Hypothalamus-Hypophysen-Achse durchführen. Weitere Diagnostik zum Ausschluss von chronischen Erkrankungen oder Tumoren können weitere Laboruntersuchungen oder bildgebende Verfahren erfordern.

18.42
Welches Krankheitsbild ist die häufigste Ursache einer primären Störung der gonadalen Funktion bei Jungen?

Das Klinefelter-Syndrom (47, XXY) ist mit einer Häufigkeit von 1 : 1000 ein häufiges Krankheitsbild. Die Jungen fallen als Jugendliche durch eine verzögerte Pubertätsentwicklung auf. In der klinischen Untersuchung findet man einen Großwuchs mit Stammadipositas, gelegentlich einer Gynäkomastie und kleine feste Hoden. Histologisch zeigt sich eine Tubulussklerose.

18.43
Gibt es eine Therapie für eine verzögerte Pubertätsentwicklung?

Je nach Ursache der Pubertas tarda kann man die Eltern beruhigen, da es sich häufig um eine konstitutionelle Entwicklungsverzögerung handelt, die eigentlich keiner Behandlung bedarf, oder man muss die zugrunde liegende Ursache behandeln. Bei einem Hypogonadismus als Ursache wird eine Substitutionstherapie mit Sexualhormonen (Testosteron oder Östrogen/ Gestagen) durchgeführt. Auch bei manchen Jugendlichen mit konstitutioneller Entwicklungsverzögerung, insbesondere bei Jungen, kann eine verzögerte Pubertätsentwicklung zu einer starken psychischen Beeinträchtigung führen, so dass eine Hormonbehandlung erwogen werden kann.

> **Das Wichtigste in Kürze: Pubertätsentwicklung**
> - Bei Jugendlichen, bei denen mit 14 Jahren noch keine Pubertätszeichen zu sehen sind, sollte nach einer Ursache einer Pubertas tarda gesucht werden.
> - Meist handelt es sich bei einer verzögerten Pubertät um eine konstitutionelle Entwicklungsverzögerung.
> - Bei Jungen sind die ersten Zeichen der Pubertät eine Zunahme des Hodenvolumens, bei Mädchen fällt in 85 % der Fälle eine Vergrößerung des Brustdrüsenkörpers auf.
> - In den Pubertätsstadien G2 bis G3 entwickeln 50 bis 75 % der Jungen eine Gynäkomastie.
> - Zwischen dem Beginn der Brustvergrößerung und der Menarche vergehen meist 2 Jahre.

18.44
Wie gehen Sie bei einer Teenagerin vor, die Sie wegen eines Knotens in der Brust konsultiert?

Das Brustkrebsriko ist bei Jugendlichen gering, jedoch gibt es Fälle von Brustkrebs auch bei Jugendlichen, so dass ein Knoten in der Brust sorgfältig abgeklärt werden sollte. Bei älteren Teenagerinnen sind fibrozystische Veränderungen (Stromaproliferation, Zysten) häufig, die sich abhängig vom Menstruationszyklus als größenvariable und teilweise schmerzhafte Knoten präsentieren. Das Fibroadenom, ein derb-elastischer Knoten, ist die häufigste Ursache eines Brustknotens bei Teenagerinnen (bis zu 95 %). Differenzialdiagnostisch muss man an ein Lipom, an einen Abszess, an ein Hämangiom und auch an ein Adenokarzinom (insbesondere bei blutiger Sekretion aus der Mamille) denken. Man sollte den Befund (Größe, Lokalisation und Charakteristik) exakt dokumentieren und den Knoten über 3 Menstruationszyklen engmaschig beobachten. Bei einer Größenzunahme muss weitere Diagnostik veranlasst werden. Durch eine Feinnadelbiopsie kann man histologische Informationen über den Knoten gewinnen. Mittels einer Sonographie der Brust kann man solide von zystischen Raumforderungen unterscheiden. Die Mammographie ist aufgrund der geringen Röntgendichte der jugendlichen Brust schlecht geeignet um Aussagen über pathologische Läsionen bei Jugendlichen zu treffen.

Neinstein LS: Breast disease in adolescents and young women. Pediatr Clinic North Am 46: 697–629, 1999.

STD (Sexually Transmitted Diseases)

18.45
Welche grundlegenden Unterschiede bestehen bei genitalen Infektionen zwischen Mädchen im Kindes- und Jugendalter?

Bei kleinen Mädchen sind die meisten genitalen Infektionen durch fehlerhafte Hygiene des Genitalbereiches bedingt. Es kommt zu einer Vulvovaginitis durch Schmierinfektion mit Keimen aus dem Darm (E. coli, Enterokokken). Aufgrund der noch fehlenden Östrogenwirkung bei kleinen Mädchen ist die Zervixschranke für Keime noch nicht passierbar, d.h. bei Kindern gibt es keine aszendierenen genitalen Infektionen. Bei Jugendlichen nimmt die Zahl der aszendierenden Infektionen (Adnexitis, PID) zu. Durch sexuelle Kontakte treten auch die sexuell übertragbaren Erkrankungen (STD) wie Chlamydien, Gonokokken, HSV und HPV in dieser Altersgruppe gehäuft auf. Ungefähr 60% der STD treten bei Menschen unter 25 Jahren auf. Bei kleinen Kindern sollte eine STD immer an einen sexuellen Missbrauch denken lassen.

18.46
Welche Bedeutung hat eine Ektropionierung der Zervixschleimhaut?

Eine Ektropionierung der Zervixschleimhaut aus dem Zervixkanal auf die Oberfläche der Portio kann sich unter Östrogeneinfluss bei Jugendlichen entwickeln und macht es sexuell übertragenen Erregern leichter zu aszendieren, so dass eine PID («Pelvic inflammatory disease») entstehen kann.

18.47
Welche Maßnahmen zum Screening auf eine STD kennen Sie?

Der Nachweis der meisten STD gelingt durch eine Abstrich und eine kulturelle Anzucht der Erreger. Jedoch gibt es inzwischen auch die Möglichkeit durch PCR oder Immunfluoreszenztests verschiedene Erreger nachzuweisen, z.B. HPV, HSV, Chlamydien und Gonokokken. Diese nichtkulturellen Methoden können auch im Urin (Chlamydien, HPV und Gonokokken) durchgeführt werden und sind somit zum Screening bei Jugendlichen besser akzeptiert, als die häufig als unangenehm empfundene Abnahme eines gynäkologischen Abstrichs.

18.48
Welche sexuell übertragene Erkrankung geht mit einem erhöhten Karzinomrisiko einher?

Das humane Papillomavirus (HPV) findet man bei 20 bis 40% der sexuell aktiven Jugendlichen. Es gibt mehr als 80 verschiedene Typen von HPV, die sich unterschiedlich manifestieren. Neben Warzen und Condyloma acuminata kann es auch zu Entzündungen im Bereich der Zervix kommen. Bei einer chronischen Entzündung kann es durch einige HPV-Typen auch zu einer Zervixdysplasie komm Diese HPV-Typen treten gehäuft im Zusammenhang mit Zervixkarzinomen auf. Aus diesem Grund führt man ein Screening auf HPV bei sexuell aktiven Frauen durch. Eine prophylaktische Impfung gegen bestimmte HPV-Typen ist inzwischen möglich und stellt eine effektive Maßnahme gegen das Zervixkarzim dar.

18.49
Wie sehen Condyloma acuminata aus?

Condyloma acuminata, auch anogenitale Feigwarzen genannt, sind blumenkohl- oder hahnenkammartige papilläre Wucherungen, die in der Anogenitalregion auftreten. Bei Kindern ist an einen sexuellen Missbrauch zu denken (s. **Abb. 18-1**).

18.50
Wie behandeln Sie Condylomata acuminata und eine HPV-Infektion?

Bislang besteht keine spezifische Therapie gegen HPV. Eine Impfung gegen einige HPV-Typen (Karzinomrisiko) kommt bereits zum Einsatz. Als symptomatische Therapie der Condyloma acuminata werden medikamentöse Behandlungen mit lokalem Podophyllin, Trichloressigsäure

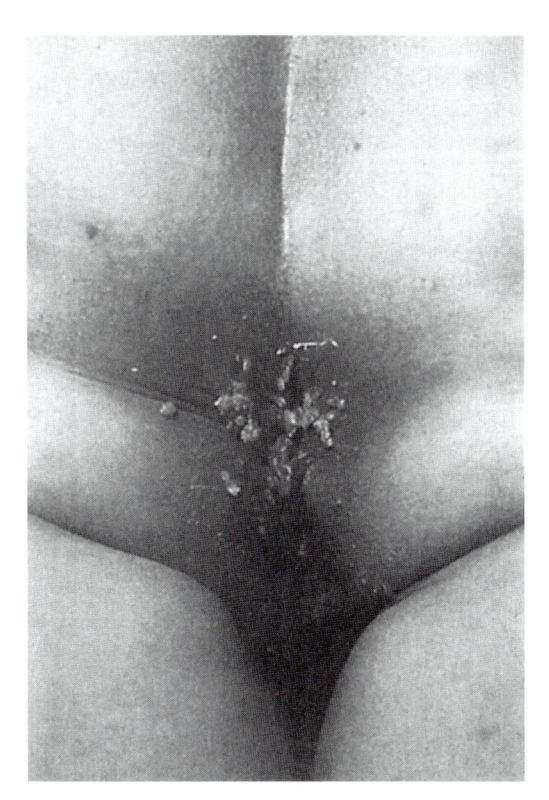

Abbildung 18-1: Perianale Condylomata acuminata. Aus Gates RH: Infectious Disease Secrets, 2nd ed. Philadelphia, Hanley & Belfus, 2003, S. 221

und 5-Fluoruracil angewandt. Flüssiger Stickstoff wird kryotherapeutisch eingesetzt. Auch Therapieversuche mit Interferonen und Imiquimod sind möglich. Mittels Laser, Elektrokoagalution oder chirugisch können die Feigwarzen abgetragen werden. Wichtig ist immer die Mitbehandlung des Sexualpartners, da es sonst rasch zu einer Reinfektion kommt («Ping-Pong-Effekt»)

18.51
Wie manifestiert sich eine genitale Chlamydien-Infektion?

Eine Chlamydien-Infektion verläuft insbesondere bei Mädchen meist asymptomatisch. Bei Jungen kann sich eine chronische Urethritis mit Dysurie und Ausfluss entwickeln. Bei Mädchen kann die Infektion über lange Zeit persistieren. Vaginaler Ausfluss oder Blutungen nach dem Geschlechtsverkehr aufgrund einer vulnerablen Zervixschleimhaut und rezidivierende Unterbauchschmerzen können auftreten. Langfristig kann sich eine Chlamydien-Infektion zu einer Zervizitis, Salpingitis bis hin zu rezidivierenden lokalen Peritonitiden ausweiten. Die chronifizierte Chlamydien-Infektion ist die Hauptursache der infektbedingten Infertilität bei Frauen.

Peipert JF: Genital chlamydial infections. N Engl J Med 349: 2424–2430, 2003.

18.52
Beschreiben Sie den typischen mikroskopischen Befund bei einer Gonorrhoe.

Im Grampräparat sieht man meist intrazelluläre gramnegative Diplokokken.

18.53
Was versteht man unter einer PID?

Unter einer PID versteht man eine «Pelvic inflammatory disease», also eine Entzündung des weiblichen oberen Genitaltraktes wie z. B. Endometritis, Salpingitis oder eine lokale Peritonitis oder eine Douglasabszess/Tubo-ovarial-Abszess. Die typischen Symptome einer PID sind Unterbauchschmerzen, schmerzhafter Uterus/Adnexen (bimanuelle Untersuchung), Portioschiebeschmerz und vaginale Blutungen. Auch Fieber kann auftreten.

18.54
Welche weiteren Untersuchungen führen Sie bei Verdacht auf eine PID durch?

Neben der Anamnese und der klinischen Untersuchung, sollte ein Abstrich des vaginalen Ausflusses auf Erreger untersucht werden. Gonokokken lassen sich anzüchten, Chlamydien-Antigene lassen sich durch Immunfluoreszenz oder PCR nachweisen. Laborchemisch finden sich erhöhte Entzündungswerte (BSG, CRP). Sonographisch sollten die inneren Genitale beurteilt werden, unter Umständen lässt sich ein Abszess nachweisen. Laparoskopisch sieht man entzündliche Veränderungen der inneren Genitale und auch histologisch, z. B. durch eine Endometriumbiopsie kann man entzündliche Veränderungen (Endometritis) nachweisen, die die Diagnose einer PID sichern.

American Academy of Pediatrics: Pelvic inflammatory disease. In Pickering LK (ed): 2003 Red Book, 26th ed. Elk Grove Village, IL, American Academy of Pediatrics, 2003, S. 469.

18.55
Welche Folgen kann eine PID haben?

Bei bis zu 25 % der Patientinnen können einer PID Komplikationen und bleibende Schäden folgen:

- Bei 15 bis 20 % der Patientinnen mit PID entwickelt sich ein Tubo-ovarialer-Abszess.
- Es kann zu rezidivierenden Infektionen kommen.
- Nach einer PID kann es bei bis zu 20 % der Patientinnen zu chronischen oder rezidivierenden Bauchschmerzen kommen. Diese können sich als ausgeprägte Dysmenorrhoe oder auch Dyspareunie auswirken. Die Ursache der Bauchschmerzen scheint in Adhäsionen im Becken zu liegen.
- Das Risiko einer Extrauteringravidität (EUG) ist bei Patientinnen nach PID siebenfach erhöht.
- Das Risiko einer Infertilität steigt bei einer Episode einer PID auf bis zu 11 %, bei 2 Episoden auf bis zu 30 % und bei 3 oder mehr Episoden einer PID sogar auf bis zu 55 %.

Bortot AT, et al: Coping with pelvic inflammatory disease in the adolescent. Contemp Pediatr 21: 33–48, 2004.

18.56
Wann halten Sie eine Laparoskopie im Rahmen einer PID für sinnvoll?

- Bei unklarer Diagnose (z. B. muss differenzialdiagnostisch auch an eine Appendizitis gedacht werden)
- Bei chirurgischen Notfällen (z. B. EUG, Abszess)

Burstein GR, Murray PJ: Diagnosis and managementof sexually transmitted diseases among adolescents. Pediatr Rev 24: 119–127, 2003.

18.57
Kennen Sie die häufigste Ursache von Unterbauchschmerzen bei weiblichen Jugendlichen ohne vorangegangene PID?

Die häufigste Ursache von Unterbauchschmerzen ist eine Endometriose. Durch ektope Endometriumschleimhaut im Bereich des Beckens kommt es zu zyklischen (meist kurz vor der Menstruation) und auch zu zyklusunabhängigen Schmerzen (z. B. beim Geschlechtsverkehr oder bei der Defäkation). Es kann auch zu Zwischenblutungen kommen. Durch NSAID oder orale Kontrazeptiva lassen sich die Schmerzen nur schlecht behandeln. Die Diagnose wird durch eine Biopsie der ektopen Schleimhaut gesichert. Hierzu ist bei einer Endometriose im Douglasraum oder im Bereich der Adnexen eine Laparoskopie notwendig. Neben der chirurgischen Entfernung des ektopen Endometriums, werden medikamentöse Therapien (z. B. mit Danazol) angewandt.

Attaran M, Gidwani GP: Adolescent endometriosis: Ostet Gynecol Clin North Am 30: 379–390, 2003.

> **Das Wichtigste in Kürze: «Pelvic Inflammatory Disease»**
>
> - Eine PID tritt meist bei Jugendlichen auf.
> - Die Diagnose einer PID wird aus der Gesamtheit der Befunde gestellt. Es gibt keinen beweisenden Befund in der klinischen Untersuchung und auch keine beweisende Laboruntersuchung.
> - Die Leitsymptome sind Unterbauchschmerzen und schmerzhafte Adnexen in der bimanuellen Untersuchung, sowie ein Portioschiebeschmerz.
> - Abstriche aus dem unteren Genitaltrakt sind häufig negativ, da die Infektion zwar aufsteigend ist, sich jedoch im oberen Genitaltrakt manifestiert.
> - Eine Extrauteringravidität ist eine der Differenzialdiagnosen der PID.
> - Eine stationäre Aufnahme zur intravenöse Antibiotikatherapie und weiteren Abklärung bei PID sollte bei schwer kranken Patientinnen, bei bestehendem Verdacht auf eine chirurgische Komplikation, Immunschwäche, schlechter Compliance oder Therapieversagen durchgeführt werden.

18.58 Bei welchen Erkrankungen treten genitale Ulzera auf?

Bei einer HSV-Infektion, einer Syphilis, einem Ulcus molle, einem Lymphogranuloma venere-

Tabelle 18-5: Differenzialdiagnose genitaler Ulzera.

	Herpes simplex	Syphilis	Ulcus molle	Lymphogranuloma venereum
Erreger	HSV	Treponema pallidum	Haemophilus ducreyi	Chlamydia trachomatis
Primärläsion	Vesikel	Papel	Papulopustel	Papulovesikel
Größe in mm	1 bis 2	5 bis 15	2 bis 20	2 bis 20
Anzahl	grüppchenförmig	einzeln	mehrere	einzeln
Tiefe	oberflächlich	oberflächlich bis tief	tief	oberflächlich bis tief
Umgebung	erythematös, nicht purulent	induriert, nicht purulent	unscharf begrenzt, purulent	unterschiedlich
Schmerz	schmerzhaft	schmerzlos	schmerzhaft	schmerzlos
Lymphknoten	druckdolente bilaterale LK	schmerzlose, bilaterale LK	druckdolenter, einseitiger, fluktuierender, teils sezernierender LK	druckdolenter, einseitiger, fluktuierender, teils sezernierender LK

Aus Shafer MA: Sexually transmitted disease syndromes. In Mc Anarmey ER et al. (eds): Textbook of Adolescent Medicine. Philadelphia, W.B. Saunders, 1992, S. 708.

um und dem Granuloma inguinale können genitale Ulzera auftreten. Die HSV-Infektion und die Syphilis sind die häufigsten Ursachen, das Granuloma inguinale (Donovanosis) ist sehr selten. Differenzialdiagnostisch müssen auch Krankheiten aus dem rheumatischen Formenkreis (z.B. M. Behçet) in Betracht gezogen werden (s. **Tab. 18-5**).

18.59
Wodurch unterscheiden sich rezidivierende genitale Herpes-Episoden von der Erstmanifestation eines genitalen Herpes?

- Die Erstmanifestation ist meist stärker ausgeprägt und die Rezidive verlaufen schwächer und bilden sich schneller wieder zurück.
- Rezidiven gehen meist keine Prodromalsymptome voraus (wie z.B. Gesäß-, Schenkel- oder Hüftschmerzen, Parästhesien)
- Bei Rezidiven kommt es seltener zu neurologischen Komplikationen (z.B. aseptischen Meningitis)
- Rezidive verlaufen häufig asymptomatisch
- Die Virusausscheidung ist bei Rezidiven mit 4 Tagen deutlich kürzer als bei der Erstmanifestation (11 Tage).

Kimberlin DW, Rouse DJ: Genital herpes. N Engl J Med 350: 1970–1977, 2004.

18.60
Wie unterscheiden sich die 3 häufigsten Ursachen einer postpubertären Vaginitis (Kolpitis) rein klinisch?

- **Vaginalsoor:** vaginaler Juckreiz und erythematöse Schleimhaut, vaginaler Ausfluss (dick, weißlich)
- **Bakterielle Vaginitis** (Gardnerella vaginalis, Chlamydia trachomatis): geringes Erythem, vaginaler Ausfluss (weißlich, Fischgeruch)
- **Trichomonaden-Vaginitis:** vaginaler Juckreiz und erythematöse Schleimhaut, vaginaler Ausfluss (grau-gelb-grünlich, geruchsarm)

Als weitere Ursachen einer Vaginitis müssen virale Erreger (HSV, HPV) in Betracht gezogen werden. Bei Kindern vor der Pubertät sind Scheidenentzündungen meist Schmierinfektionen (E. coli aus der Analregion). Auch an einen vaginalen Fremdkörper und an sexuellen Missbrauch muss in dieser Altergruppe gedacht werden (s. **Abb. 18-2**).

18.61
Wie kann die Bestimmung des pH-Wertes hilfreich sein bei der Diagnostik eines vaginalen Ausflusses?

Bei präpubertären Mädchen liegt der pH-Wert der Scheide bei 7 und somit deutlich alkalischer

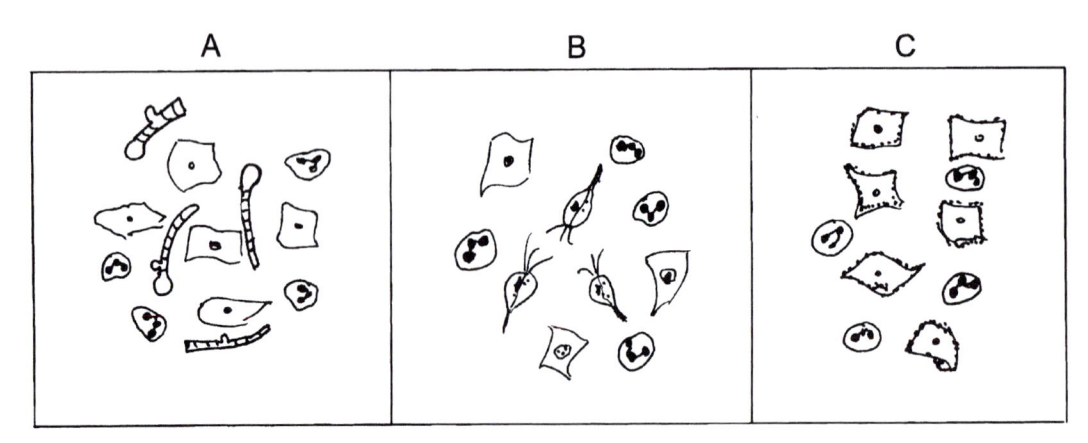

Abbildung 18-2: Zytologische Befunde bei unterschiedlichen Formen der Vaginitis. In allen Vaginalabstrichen kann man abgeschilferte Epithelzellen und Neutrophile finden. In Bild A erkennt man Hyphen von Candida albicans. In Bild B erkennt man zilienförmige Protozoen (Trichomonas vaginalis). In Bild C sieht man das Bild einer bakteriellen Vaginitis mit so genannte Schlüsselzellen oder «clue cells», abgeschilferte Epithelzellen, an denen oberflächlich Bakterien haften. Aus Damjanov I: Pathology Secrets. Philadelphia, Hanley & Belfus, 2002, S. 364

als bei pubertierten Mädchen (pH-Wert <4,5). Ist der pH-Wert >4,5 bei Mädchen, die sich in der Pubertät befinden oder bereits postpubertär sind, so muss an eine Vaginitis durch Bakterien oder Trichomonas vaginalis gedacht werden.

18.62
Wie können Sie durch den vaginalen Ausfluss die Ätiologie einer Vaginitis herausfinden?

Erste Hinweise auf die Ätiologie gibt der pH-Wert des vaginalern Ausflusses. Durch eine mikroskopische Untersuchung des vaginalen Ausflusses kann man die wichtigsten Differenzialdiagnosen der Vaginitis voneinander abgrenzen (s. **Tab. 18-6**).

18.63
Was sind Schlüsselzellen («clue cells»)?

Schlüsselzellen sind abgeschilferte Plattenepitelzellen der vaginalen Schleimhaut auf denen viele Bakterien haften.

18.64
Kennen Sie den häufigsten Erreger der bakteriellen Vaginitis?

Meist wird bei einer bakteriellen Vaginitis die Standortflora (hauptsächlich Lactobacillen) durch Gardnerella vaginalis überwuchert. Auch genitale Mykoplasmen und Chlamydien spielen eine Rolle.

Tabelle 18-6

	Vaginalsoor	Trichomonaden-Vaginitis	bakterielle Vaginitis
pH-Wert	< 4,5	> 4,5	> 4,5
KOH-Präparat	Mycelen, Pseudohyphen	unauffällig	Verstärkung des «Fischgeruchs»
NaCl-Präparat	wenige Leukozyten	viele Leukozyten, bewegliche Trichomonaden	wenige Leukozyten

KOH = Kaliumhydroxid, NaCl = Natriumchlorid

18.65
Kennen Sie die häufigste STD bei sexuell aktiven männlichen Jugendlichen?

Die häufigste STD bei männlichen Jugendlichen ist die Urethritis. Neben Infektionen mit Gonokokken spielen hauptsächlich Chlamydien (Chlamydia trachomatis) eine Rolle. Diese Bakterieninfektion verläuft häufig asymptomatisch. Weitere Erreger einer Urethritis sind Ureaplasma urealyticum, Trichomonas vaginalis, HSV und HPV.

18.66
Wie untersuchen Sie einen asymptomatischen Jugendlichen auf eine Urethritis?

Die häufigste Ursache einer asymptomatischen Urethritis ist eine Infektion mit Chlamydia trachomatis. Als erste Untersuchung kann man einen Harnstreifentest auf Leukozyten im Urin durchführen. Durch einen Urethralabstrich, oder weniger invasiv auch durch zentrifugierten Morgenurin, kann man Chlamydien nachweisen. Meist wird ein Antigennachweis durch Immunfluoreszenztest oder PCR geführt. Eine Infektion durch Gonokokken verläuft häufiger symptomatisch (Dysurie, Ausfluss), so dass eine Untersuchung nur bei Hinweisen auf eine Gonorrhoe veranlasst wird.

Drogenmissbrauch

18.67
Welche Drogen spielen bei Jugendlichen eine Rolle?

- Tabak
- Alkohol
- Cannabinoide (Haschisch, Marihuana)
- Stimulantien (z. B. Koffein, Kokain, Amphetamine)
- Halluzinogene (z. B. LSD, Meskalin, Psilocybin, halluzinogene Pilze, Extasy)
- Opiate (z. B. Heroin, Opium, Morphium)
- Sedativa (z. B. Benzodiazepine, Rohypnol, Barbiturate, Gammahydoxybutyrat)
- Schmerzmittel
- Schnüffelstoffe (z. B. Kleb- und Farbstoffe, Lösungsmittel)

18.68
Welche Formen des Alkoholtrinkens schätzen Sie als besonders riskantes Konsumverhalten ein?

Neben dem regelmäßigen Alkoholkonsum sind insbesondere das Trinken bis zum Alkoholrausch und das so genannte «Binge-drinking» (Gelage mit 5 oder mehr Gläser Alkohol hintereinander) als riskante Konsumformen zu beurteilen.

www.bmg.bund.de: Die Drogenbeauftragte der Bundesregierung: Drogen- und Suchtbericht 2006

18.69
Welche Befunde in der klinischen Untersuchung geben Ihnen Hinweise auf bestimmte Drogen?

- Tachykardie (Amphetamine, Kokain, Cannabis)
- hoher Blutdruck (Amphetamine, Kokain, Phencyclidin)
- konjunktivale Rötung (Cannabis)
- stecknadelgroße Pupillen (Opiate)
- verzögerte Pupillenreaktion (Barbiturate)
- Entzündung, Ulzeration der Nasenschleimhaut (Kokain, Schnüffelstoffe)
- orale oder periorale Entzündungen (Schnüffelstoffe)
- Einstichstellen, Hautabszesse, Ikterus (intravenöse Applikation von z. B. Heroin)
- Gynäkomastie, kleine Hoden (Cannabis)

Kaul P, Coupey SM: Clinical evaluation of substance abuse. Pediatr Rev 23: 85–94, 2002.

18.70
Werden aus Jugendlichen, die exzessiv Alkohol trinken später Erwachsene mit exzessivem Alkoholkonsum?

In einer großen Studie zeigte sich, dass sich am problematischen Trinkverhalten wenig ändert. Die Jugendlichen, die mit 14 bis 18 Jahren ein riskantes Trinkverhalten zeigen, haben auch im frühen Erwachsenenalter einen exzessiven Alkoholkonsum.

Rohde P et al: Natural course of alcohol use disorders from adolescence to young adulthood. J Am Acad Child Adolesc Psychiatr 40: 83–90, 2001.

18.71
Ein Jugendlicher gibt Ihnen Urin zum Drogentest ab. Sie zweifeln, ob es sich dabei um normalen Urin handelt. Wie können Sie sicher sein?

Urin zum Drogenscreening sollte am besten unter Beobachtung abgenommen werden, da sonst die Möglichkeit besteht den Urin zu manipulieren. Die Temperatur eines frischen Urins liegt zwischen 32,5 und 37 °C. Der pH-Wert von Urin liegt zwischen 4,6 und 8. Ein spezifisches Gewicht von weniger als 1003 weist auf eine Verdünnung des Urins hin. Eine Bestimmung der Kreatininkonzentration im Urin kann ebenfalls hilfreich sein eine Verdünnung auszuschließen.

18.72
Wie lange lassen sich verschiedene illegale Drogen im Urin nachweisen?

Die Nachweisgrenze von verschiedenen Drogen im Urin hängt natürlich von der Art der Droge ab, aber auch von der konsumierten Menge, der Häufigkeit des Konsums, der Zeit seit dem letzten Konsum und dem Nachweisverfahren. Der Nachweis von Drogen im Urin erfolgt meist mittel immunologischer oder chromatographischer Verfahren. Da die Rate der falsch-positiven Drogennachweise bei diesen Tests bis zu 35 % beträgt, sollten positive Testergebnisse auf jeden Fall kontrolliert werden (s. **Tab. 18-7**).

Tabelle 18-7: Nachweis von illegalen Drogen im Urin

Amphetamine	48 Stunden
Barbiturate	Je nach Wirkdauer des Barbiturats 24 Stunden bis mehrere Wochen
Benzodiazepine	3 Tage
Kokain	2 bis 3 Tage
Cannabis	4 bis 30 Tage je nach Intensität des Konsums
Opiate	28 Stunden
Phencyclidin	3 bis 8 Tage je nach Intensität des Konsums

AAP Task Force on Substance Abuse: Substance Abuse: A Guide for Health Professionals. Elk Grove Village, IL, American Academy of Pediatrics: S. 55, 1988.

18.73
Gibt es eine genetische Prädisposition für Alkoholismus?

Die «Vererbung» von Alkoholismus hat sicher soziale, familiäre und genetische Ursachen. So hat der Sohn eines alkoholkranken Vaters ein vierfach höheres Risiko ebenfalls Alkoholiker zu werden wie ein Kind eines nicht Alkoholikers. Bei eineiigen Zwillingen liegt die Wahrscheinlichkeit, dass wenn ein Zwilling Alkoholiker ist, der andere auch Alkoholiker ist bei 55 %. Bei zweieiigen Zwillingen liegt die Wahrscheinlichkeit hingegen bei 25 %.

18.74
Welche kurz- und langfristigen Nebenwirkungen des Cannabiskonsums sind Ihnen bekannt?

- Die **akute** psychische Wirkung des Cannabis kann neben den vom Konsument erwünschten subjektiven Empfindungen wie Euphorie, Gelassenheit, Veränderungen der Denkmuster, intensivierte Wahrnehmung und vereinfachter Kommunikationsfähigkeit auch genau das Gegenteil bewirken. Neben Angstzuständen, «Horrortrips», Halluzinationen, Verwirrtheit, Gedächtnisverlusten und dem Gefühl «im eigenen Film gefangen zu sein» können auch körperliche Symptome wie Schwindel oder Herzrasen auftreten. Die akuten psychotischen Wirkungen legen sich meist nach wenigen Tagen.
- **Langfristig** führt Cannabis bei inhalativer Zufuhr zu pulmonalen Schäden (z.B. eingeschränkte Lungenfunktion, Lungenkrebs, wobei hierbei ist auch der Tabakkonsum zu berücksichtigen ist)
- bei Jugendlichen scheint sich Cannabis **langfristig** ungünstig auf die endokrinologische Entwicklung auszuwirken (Pubertätsentwicklung, verminderte Spermienzahl und -motilität, Eisprung).
- **Langsfristiger** Cannabiskonsum kann sich negativ auf die Konzentration- und Lernfähigkeitfähigkeit auswirken.
- Cannabiskonsum kann psychotische Erkrankungen auslösen (z.B. Schizophrenie)

Faltblatt «Die Sucht und ihre Stoffe» (www.dhs.de).

18.75
Wann fangen Raucher an zu rauchen?

Die meisten Raucher fangen bereits während der Jugend an zu rauchen. Ungefähr 20 % der 12 bis 15-jährigen und über 40 % der 16 bis 19-jährigen rauchen. Das Durchschnittsalter bei der ersten Zigarette beträgt ungefähr 13 Jahre und das Durchschnittsalter bei Beginn des täglichen Rauchens liegt bei 15 Jahren.

Förderung des Nichtrauchens 2006: Eine Wiederholungsbefragung der Bundeszentrale für gesundheitliche Aufklärung, Köln, 2006 (www.bzga.de).

Typische Erkrankungen bei männlichen Jugendlichen

18.76
Wie häufig tritt eine Gynäkomastie bei männlichen Jugendlichen auf?

Zwischen 50 und 75 % der männlichen Jugendlichen entwickeln im Alter zwischen 12 und 14,5 Jahren eine gewisse physiologische Brustentwicklung. Bei 25 % der Fälle bleibt diese für mehr als 1 Jahr, bei 7 % sogar für mehr als 2 Jahre bestehen und bildet sich dann spontan zurück. Eine Pubertätsgynäkomastie tritt meist in einer Entwicklungsphase auf, die in der Genitalentwicklung den Stadien G2 und G3 nach Tanner entspricht. Bei der Pubertätsgynäkomastie tastet man ein- oder beidseitig einen homogenen subareolär gelegenen Brustdrüsenkörper. Durch die Gynäkomastie kann es als Ausdruck des raschen Wachstums zu Spannungsgefühlen kommen und es kann ein starker psychologischer Leidensdruck entstehen. Von der Gynäkomastie ist die Lipomastie abzugrenzen. Die Lipomastie tritt bei adipösen Jugendlichen auf. Es kommt dabei nicht zu einer Ausbildung des Drüsenkörpers, sondern zu einer Fettansammlung im Brustbereich.

18.77
Erklären Sie die Pathophysiologie der Gynäkomastie?

Während der frühen Pubertät steigt die Produktion von Östrogenen relativ schneller an als die Produktion von Testosteron. Durch Östrogen kommt es zu einer Proliferation des Brustdrüsengewebes, durch Testosteron hingegen wird das Brustwachstum unterdrückt. Durch ein Ungleichgewicht dieser Hormone kann es zu einer Pubertätsgynäkomastie kommen. Durch das Enzym Aromatase wird Testosteron in Östrogen umgewandelt. Die Aromataseaktivität kann familiär bedingt erhöht sein, aber auch im Fettgewebe ist die Aromataseaktivität hoch. Aus diesem Grund kann es bei Adipösen zu einer Gynäkomastie kommen. Findet sich zusätzlich auch eine Fettansammlung im Brustbereich spricht man von einer Lipogynäkomastie.

18.78
Welche Medikamente sind bekannt dafür eine Gynäkomastie zu verursachen?

Kalziumkanalblocker: Nifedipin, Verapamil

Hormonelle Behandlung: anabole Steroide, Östrogene, Antiandrogene)

Drogen: Marihuana, Heroin, Methadon, Amphetamine

Psychopharmaka: trizyklische Antidepressiva, Diazepam, Phenytoin

Testosteronantagonisten: Spironolacton, Ranitidin, Cimetidin, Ketoconazol

18.79
Welche Differenzialdiagnosen der Gynäkomastie kennen Sie?

Bei den meisten Fällen handelt es sich im Jugendalter um eine physiologische Gynäkomastie. Es handelt sich hierbei jedoch um eine Ausschlussdiagnose. Neben Medikamenten und Drogen müssen folgende Ursachen bei den differenzialdiagnostsichen Überlegungen bedacht werden:

- Im Rahmen von chronischen Erkrankungen (Niereninsuffizienz, Leberinsuffizienz, Mangelernährung) kann sich eine Gynäkomastie entwickeln.
- Durch eine mangelnde Testosteronproduktion (Klinefelter-Syndrom, Testosteron-Synthesedefekte, Anorchie, Androgenrezeptordefekt) kann eine Gynäkomastie entstehen.
- Durch eine vermehrte Östrogenproduktion (z. B. Nebennierentumor) kann sich ebenfalls eine Gynäkomastie entwickeln.
- Durch raumfordernde Prozesse wie z. B. Brustkrebs, Neurofibrome, Hämangiome, Lipome, Abszesse oder Blutergüsse kann eine Gynäkomastie vorgetäuscht werden (Pseudogynäkomastie)
- Als weitere Differenzialdiagnosen der Gynäkomastie kommen ein Hypophysentumor (Prolaktinom), ein Hodentumor (Leydigzelltumor) oder eine Hyperthyreose in Frage.

Braunstein GD: Gynecomastia. N Engl J Med 492: 490–495, 1993.

18.80
Wann führen Sie bei einer Gynäkomastie auf jeden Fall weitere Diagnostik durch?

- wenn eine Gynäkomastie bei einem präpubertären Jungen auftritt
- wenn Jungen im Pubertätsalter sind, aber nur eine geringe Virilisierung zeigen und kleine Hoden haben
- wenn eine Hepatomegalie oder eine intraabdominelle Resistenz zu tasten ist
- wenn ZNS-Symptome vorliegen

Die weitere Diagnostik beinhaltet je nach Befund eine endokrinologische Abklärung (LH, FSH, Testosteron, Östrogen, hCG, Prolaktin, TSH, fT3) um eine hypothalamische oder hypophysäre Störung zu entdecken oder einen feminisierenden Tumor der Nebenniere oder der Hoden festzustellen. Genetische Erkrankungen wie z. B. das Klinefelter-Syndrom oder ein Androgenrezeptordefekt kann man mittels einer Chromosomenanalyse oder molekulargenetisch diagnostizieren. Als bildgebende Verfahren werden die Sonographie der Brust (Brustkrebs), des Abdomens (Nebennierentumor) oder des Hodens (Hodentumor, Anorchie) eingesetzt. Bei ZNS-Symptomen sollte ein Schädel-MRT durchgeführt werden.

18.81
Welche Behandlung schlagen Sie für eine Pubertätsgynäkomastie vor?

Die Notwendigkeit einer Therapie hängt vom Ausmaß der Gynäkomastie und dem psychologischen Leidensdruck ab. Da meist innerhalb von 2 Jahren eine spontane Rückbildung auftritt, ist die Aufklärung über die Gynäkomastie als physiologische Normvariante und das Abwarten der Rückbildung meist ausreichend. Medikamentös können Antiöstrogene, Aromataseinhibitoren und schwache Androgene eingesetzt werden. Die chirurgische Korrektur einer Gynäkomastie ist ebenfalls möglich.

18.82
Wie manifestiert sich eine Hodentorsion?

Das Leitsymptom einer Hodentorsion ist ein sich allmählich steigernder einseitiger Hodenschmerz, der unter Umständen in die Leiste ausstrahlt, oder ein akutes Abdomen vortäuschen kann. Allgemeinsymptome wie Übelkeit und Erbrechen sind häufig, Fieber tritt jedoch nur selten auf. Der Hoden sitzt typischerweise hoch im Skrotum und ist sehr druckempfindlich. Im weiteren Verlauf treten eine Hodenschwellung und eine Schwellung der Skrotalhaut auf. Der Kremasterreflex ist bei einer Hodentorsion typischerweise nicht auslösbar. Durch einen Doppler-Ultraschall kann der arterielle und venöse Blutfluss des Hodens beurteilt werden. Da die Prognose des Hodens jedoch von der Dauer einer bestehenden Hodentorsion abhängt, sollte keine Zeit mit zusätzlichen Untersuchungen verschwendet werden. Beim geringsten Verdacht auf eine Hodentorsion ist die Indikation zur operativen Revision und Detorsion des Hodens gegeben. Intraoperativ erfolgt eine Fixierung des Hodens auf der betroffenen Seite und auch prophylaktisch auf der Gegenseite.

18.83
Welche Differenzialdiagnosen des akuten Skrotums kennen Sie und wie lassen sich diese klinisch von einer Hodentorsion unterscheiden?

- **Epididymitis:** Das klinische Bild ähnelt einer Hodentorsion, jedoch ist der Beginn meist schleichend. Der Schmerz ist zu Beginn auf den Nebenhoden beschränkt, breitet sich dann aber auf den gesamten Hoden aus, strahlt aber selten in die Leiste aus. Der Hoden liegt typischerweise normal im Skrotum und unter Umständen kann man den schmerzhaften Nebenhoden vom Hoden abgrenzen. Fast immer ist die Skrotalhaut geschwollen und meist auch gerötet. Es können auch Symptome eines HWI bestehen (Dysurie, Pyurie, eitriger Ausfluss, Fieber).
- **Orchitis:** meist langsamer Beginn mit systemischen Symptomen wie Übelkeit, Erbrechen und Fieber als Ausdruck der zugrunde liegenden viralen Infektion. Bei einer Mumps-Orchitis tritt die Orchitis 4 bis 6 Tage nach der Parotitis auf.
- **Hydatidentorsion:** Die Torsion des embryologischen Anhängsels geht mit einem plötzlich

beginnenden Schmerz einher. Der Hodenoberpol ist druckschmerzhaft und gelegentlich sieht man ein pathognomonisches bläuliches Knötchen («blue dot»)am Hodenoberpol.
- **Inkarzerierte Leistenhernie:** Bei einer inkarzerierten Leistenhernie ist der Schmerz nicht auf einen Hoden lokalisiert. Die Hoden sind bei der Untersuchung unauffällig und es lässt sich inguinal ein quatschende Hernie tasten. Es können die Symptome eines Ileus auftreten (Erbrechen, Abwehrspannung, Stuhlverhalt).

18.84
Was ist das Prehn-Zeichen?

Durch Hochlagern des Skrotums kommt es bei einer Epididymitis typischerweise zu einer Besserung (negatives Prehn-Zeichen), bei einer Hodentorsion bleibt der Schmerz bestehen (positives Prehn-Zeichen). Die Aussagekraft dieses Tests ist eher gering und sollte nur in Zusammenschau der restlichen Symptomatik gewertet werden.

18.85
Wie schnell kommt es bei einer vollständigen Hodentorsion zu einer Schädigung des Hodens?

Innerhalb von 4 bis 6 Stunden und einer Verdrehung von > 360° muss mit einem Verlust des Hodens gerechnet werden. Da man eine vollständige Hodentorsion klinisch nicht von einer unvollständigen Hodentorsion unterscheiden kann, ist die rasche operative Detorsion notwendig um eine Atrophie oder gar einen Verlust eines Hodens zu vermeiden.

18.86
Kennen Sie das häufigste solide Malignom bei männlichen Jugendlichen?

Das häufigste solide Malignom bei Jugendlichen ist der Hodenkrebs. Meist handelt es sich um ein Seminom. Die Prognose des früh erkannten Hodenkrebses ist mit einer Heilungsrate von 97 % sehr gut. Jugendlich können dazu angeleitet werden durch regelmäßige Palpation der Hoden Größenveränderungen rechtzeitig festzustellen.

18.87
Welche Bedeutung hat eine Varikozele bei Kindern und Jugendlichen?

Eine Varikozele ist eine krankhafte Erweiterung der Venen im Plexus pampiniformis, was zu einer tastbaren Schwellung des oberen Skrotums führen kann («Sack voller Würmer»). In den allermeisten Fällen ist die linke Seite betroffen. Bei ungefähr 15 % der Jugendlichen findet man eine Varikozele, jedoch handelt es sich nur bei 2 % um eine ausgeprägte Varikozele. Meist ist eine Varikozele asymptomatisch. Eine Varikozele führt zu einer Temperaturerhöhung im Skrotum und es kann zu einem verminderten Hodenwachstum, histologischen Hodenveränderungen und gestörter Spermatogenese der betroffenen Seite kommen. Durch eine operative Behandlung kann eine weitere Störung des Hodenwachstums verhindert werden.

Kass EJ: Adolescent varicocele. Pediatr Clin North Am 48:1559–1570, 2001.

18.88
Wann operieren Sie eine Varikozele?

Die operative Korrektur einer Varikozele besteht in der Ligatur und Resektion der V. spermatica. Dies kann unter Umständen laparoskopisch durchgeführt werden. Bei folgenden Befunden sollte eine Varikozele auf jeden Fall operiert werden:

- mehr als 20 % Volumendifferenz zwischen den beiden Hoden
- ausgeprägte Varikozele
- beidseitige Varikozele (erhöhtes Infertilitätsrisiko)
- Hodenschmerzen
- schlechte Compliance des Patienten

Raj GV, Wiener JS: Varicoceles in adolescents: When to observe, when to to intervene. Contemp Pediatr 21: 39–56, 2004.

18.89
Auf welcher Seite tritt eine Varikozele häufiger auf?

Bei 90 % der Varikozelen ist die linke Seite betroffen, nur selten findet sich eine beidseitige oder rechtsseitige Varikozele. Die linke V. spermatica mündet in die linke Nierenvene, die rechte V. spermatica hingegen mündet in der V. cava inferior. Aufgrund der unterschiedlichen hämodynamischen Verhältnisse kommt es in der linken V. spermatica zu höheren Drücken was zu einer Varokozele prädisponiert. Bei einer isoliert rechtsseitigen Varikozele sollte an ein Abflusshindernis wie z. B. eine renale oder retroperitoneale Raumforderung gedacht werden und eine bildgebende Untersuchung (Sonographie, MRT) durchgeführt werden.

Teenagerschwangerschaft

18.90
Wie häufig kommt es zu einer Teenagerschwangerschaft?

Als Teenagerschwangerschaft bezeichnet man eine Schwangerschaft vor dem vollendeten 20. Lebensjahr. In Deutschland kommt es zu 3,9 Geburten pro 1000 Frauen vor dem 18. Lebensjahr. Damit liegt Deutschland im Mittelfeld der Industrieländer. Bis zu 90 % dieser Schwangerschaften sind ungeplant und die Schwangerschaftsabbrüche sind in dieser Altersgruppe häufiger als bei älteren Schwangeren. Etwa die Hälfte der Schwangerschaften in dieser Altersgruppe wird nicht ausgetragen.

Haerty A et al: Schwangerschaft bei Jugendlichen. Monatsschr Kinderheilkd 153: 114–118, 2005.

18.91
Welche Umstände gehen mit gehäuften Teenagerschwangerschaften einher?

- früher Beginn mit sexuellen Kontakten
- sexuell aktiver Freundeskreis und Familienumfeld (positive Familienanamnes für Teenagerschwangerschaften)
- sozial schwache Bevölkerungsschichten, geringe familiäre Unterstützung und gestörte Familienstrukturen
- geringe Zukunftsorientierung und schlechte Zukunftsperspektive
- falsche oder fehlende Verhütung
- mehrfach negative Schwangerschaftstest in der Anamnese

Emans SJ et al: Teenage Pregnancy. In Emans et al (eds): Pediatric and Adolescent Gynecology, 4th ed. Philadelphia, Lipincott-Raven, S. 675–713.

18.92
Wie hoch schätzen Sie das Risiko ein, dass eine Teenagerin nach einer ungewollten Schwangerschaft nochmals als Teenagerin schwanger wird?

Wiederholte Teenagerschwangerschaften sind relativ häufig. Bis zu 25 bis 50 % werden innerhalb von 2 Jahren erneut schwanger. Insbesondere sehr junge Teenagerinnen, bei denen sich an der Lebenssituation und dem sozialen Umfeld nichts verändert hat werden wiederholt als Teenager schwanger.

18.93
Welche Risiken bestehen bei Teenagerschwangerschaften?

Schwangerschaften bei Teenagern gelten als Risikoschwangerschaften. Neben Frühgeburtlichkeit und geringem Geburtsgewicht ist auch die Mortalität um das zwei- bis dreifache erhöht bei Kindern von Teenagern. Ob die Gründe für das erhöhte Risiko biologisch durch das junge Alter oder durch soziologische Faktoren zu erklären ist, ist unklar. Bei Teenagern aus sozial schwachen und armen Bevölkerungsgruppen treten häufiger Teenagerschwangerschaften auf. Umgekehrt führt eine Teenagerschwangerschaft durch Überlastung und soziale Not dazu, dass die Schwangeren ihre Ausbildung abbrechen müssen und somit ihre Berufschancen verschlechtern.

18.94
Wie schnell nach der Kontrazeption wird der Schwangerschaftstest im Urin positiv?

Schwangerschaftstests im Urin weisen humanes Choriongonadotropin (Beta-hCG) nach. Beta-hCG wird von trophoblastsichem Gewebe produziert. Im Morgenurin kann Beta-hCG bereits einige Tage vor der zu erwartenden Periode nachgewiesen werden. Ein sicheres Ergebnis ist jedoch erst ungefähr 2 Tage nach dem Ausbleiben der Periode zu erwarten. Im Blut ist Beta-hCG bereits früher nachweisen.

18.95
Was ist eine EUG?

EUG steht für extrauterine Gravidität, also eine ektope Schwangerschaft. Die Patienten fallen durch eine ausbleibende Periode und einseitige Unterbachschmerzen auf. Bei einer EUG kann sich die Schwangerschaft in den Tuben eingenistet haben, so dass es zu einer Ruptur kommt, was zu schweren Blutungen führen kann. Neben einem positiven Schwangerschaftstest sind sonographische Untersuchungen des Unterbauchs (transvaginal oder abdominal) und unter Umständen ein Laparoskopie diagnostisch richtungsweisend.

18.96
Wie häufig benutzen Teenager Verhütungsmittel beim ersten Geschlechtsverkehr?

Die Aufklärung über Verhütungsmittel scheint in Deutschland relativ gut zu funktionieren. Zwar verläuft der erste sexuelle Kontakt meist spontan und ungeplant, jedoch schon beim zweiten Geschlechtsverkehr benutzen lediglich 3 % der Mädchen und 4 % der Jungen keine Verhütungsmittel. Die hohe Zahl der ungewollten Teenagerschwangerschaften ist eher auf Anwendungsfehler (Verrutschen/Platzen des Kondom, Vergessen der Pille) zurückzuführen.

18.97
Wie wirkt die «Pille danach»?

Die «Pille danach» verzögert oder verhindert den Eisprung. Möglicherweise besteht auch ein Einfluss auf den Transport und die Einnistung der Eizelle. Durch die Einnahme von je nach Präparat 1 oder 2 Tabletten des Hormons Levonogestrel innerhalb von 72 Stunden lässt sich bei 9 von 10 Fällen eine Schwangerschaft verhindern. Je früher nach dem Geschlechtsverkehr die erste «Pille danach» eingenommen wird, desto zuverlässiger ist die Wirkung. Die zweite Tablette sollte 12 Stunden nach der ersten Tablette eingenommen werden.

Suizid

18.98
Wie häufig ist Selbstmord bei Jugendlichen?

Selbstmord ist nach Unfällen die zweithäufigste Todesursache bei Jugendlichen unter 20 Jahren. In Deutschland begehen pro Tag ungefähr 3 Kinder oder Jugendliche Selbstmord. Weitere 40 Kinder oder Jugendlich unternehmen pro Tag einen Selbstmordversuch. Wahrscheinlich werden noch deutlich mehr Selbstmordversuche unternommen, die jedoch nicht erkannt oder erfasst werden.

18.99
Gibt es geschlechtsspezifische Unterschiede beim Selbstmord?

Die Rate der vollzogenen Selbstmorde ist bei männlichen Jugendlichen dreimal so hoch wie bei weiblichen Jugendlichen. Genau umgekehrt verhält es sich jedoch bei den versuchten Selbstmorden. Mädchen versuchen dreimal häufiger sich das Leben zu nehmen im Vergleich zu Jungen. Ursachen hierfür sind in der Art des Suizidversuchs zu suchen. Jungen neigen zu «harten» Methoden wie Verbrennen, Erschießen oder Erhängen, wohingegen Mädchen eher Suizidversuche mit Tabletten oder aufgeschnittenen Pulsadern versuchen.

18.100
Bei welchen Jugendlichen besteht ein erhöhtes Selbstmordrisiko?

- bereits frühere Selbstmordversuche
- affektive Störung (z. B. Depression)
- positive Familienanamnese für psychiatrische Störungen oder Selbstmorde
- Drogenkonsum
- sexueller Missbrauch oder Gewalt in der Familie
- Belastungssituationen (Tod eines Nahestehenden, Scheidung der Eltern, Ende einer Beziehung, Schulprobleme)
- auffälliges Sozialverhalten (Kriminalität, Schulschwänzen, promiskuitives Sexualverhalten, etc)
- Heimkinder, Wohngruppen für Jugendliche

American Academy of Pediatrics. Committee on Adolescence: Suicide and suicide attempts in adolescents. Pediatrics 105:871–874, 2000.

Sachregister

13C-Harnstoff-Atemtest 6.89
21-Hydroxlase-Mangel 8.6
24-Stunden-Sammelurin 7.86

AaDO$_2$ 5.118
AB0-Inkompatibilität 2.84, 2.105
Abduzensparese 10.97, 11.203
Abetalipoproteinämie 6.26
Abnabelung 2.2
Absenzen-Epilepsie 16.76–16.79
–, Behandlung 16.5
–, Formen 16.76
–, Prognose 16.79
–, Provokation 16.77
Abt-Letter-Siwe-Syndrom 10.91
Abtropfmetastase 10.102
Acanthosis nigricans 8.48
ACE-Hemmer 1.87
Acetylcystein 1.122, 5.87
Achalasie 6.15, 17.56
Achondroplasie 3.14, 3.20
Aciclovir 11.16
Acrodermatitis enteropathica 6.43
ACTH-Therapie 16.86, 16.87
ADEM 16.43
Adenoidhypertrophie 5.65
Adenoma sebaceum 16.163, 16.164, 16.166
Adenosin in der Behandlung von SVT 4.60
Adenosindesaminase-Defizienz 12.56, 12.57
Adenotomie 11.201, 11.218
ADH 8.18
ADHS 17.1-17.13
–, Therapie 17.7, 17.8
Adipositas 6.142, 18.26–18.34
–, Komplikationen 18.29, 18.31
–, Risikofaktoren 18.27, 18.28
Adoleszentenkyphose 14.130
Adoptivkinder 17.108
Adrenalin 1.72, 1.73, 4.92–4.94
Adrenarche, prämature 8.89
adrenogenitales Syndrom (AGS) 2.125, 8.6, 8.7, 8.78
affektive Störung 17.94, 17.94
Affektkrampf 17.21–17.23
AGS siehe adrenogenitales Syndrom
Ahornsirupkrankheit siehe Leuzinose
AIDS 11.77
Airbags 1.155
Aitken-Klassifikation 14.44

Akanthozyten 7.28, 7.34
Akathisie 16.124
Akne 15.1–15.9, 18.16
– conglobata 15.3
–, infantile 15.4
–, Therapie 15.6, 15.7, 15.8, 15.9
Akrodynie 1.137
Akromegalie 8.68
Aktivkohle 1.101–1.105, 1.129
–, repetitive Gabe 1.105
akutes Thoraxsyndrom (ATS) 9.105, 9.106
Alagille-Syndrom 3.25, 6.114
Alakrimie 17.132
Albinismus 15.107
Albright-Osteodystrophie, hereditäre 8.17
Albumin 7.64, 7.66
Albumin-/Furosemidtherapie 7.71, 7.72
ALCAPA 4.43
Alkaloide, pflanzliche 10.3
Alkalose, metabolische 7.17–7.19
–, respiratorische 1.123, 4.41
Alkoholembryofetopathie 3.57–3.59
Alkoholismus 18.73
Alkoholkonsum 18.68, 18.70
Alkohol-Vergiftung 1.98, 1.115
Alkylantien 10.3, 10.10
ALL siehe Leukämie, akute lymphatische
Allergieprävention 6.73
Allergie-Test, kutaner 5.5, 5.7, 6.71
Allis-Test 14.64
Allo-Antikörper 9.56
Alopezie 15.58–15.60
Alpha-1-Antitrypsinmangel 6.110, 6.111
alpha-Fetoprotein 10.59, 10.151
Alport-Syndrom 7.32
ALPS 12.8
Alptraum 17.127, 17.128
Alter, biologisches 8.63
Alveolen-Wachstum 5.109
alveolo-arterielle Sauerstoffpartialdruckdifferenz 5.118
Amblyopie 17.143, 17.144
Amenorrhoe 18.12-18.15
AML 10.80
Amniozentese 3.9
Amöbenruhr 6.42
Amplatzer-Schirm 4.111
Amputation eines Fingers 1.46

Amylase 6.2
Amylase-/Kreatinin-Clearance-Ratio 6.2
Amyloidose 4.100, 11.72
Analatresie 6.168
Anämie 9.11, 9.15, 9.16, 9.17
–, aplastische 9.2, 9.3, 9.4
–, autoimmunhämolytische 9.56, 9.57, 9.58, 9.60, 9.61
–, makrozytäre 9.44, 9.79, 9.80, 9.81
–, mikrozytäre 9.44, 9.68
–, neonatale 2.78
–, perniziöse 9.84
–, physiologische 9.13, 9.14
Anaphylaxie 1.45
ANA-Profil 13.1–13.4, 13.25, 13.66
Anastomose, biliodigestive 6.166, 6.167
Angelman-Syndrom 3.19, 3.20
Angiofibrome 16.163, 16.164, 16.166
Angiomatose, bazilläre 11.138
Angioödem, hereditäres 12.65
Angststörung 17.102
Anionenlücke 7.15, 7.16, 7.109
–, bei Intoxikationen 1.119
Anisokorie 17.149
Anisozytose 9.71
Ankyloglossum 17.81
Anorexia nervosa 18.1–18.9
Ansteckungsfähigkeit 11.124
Antetorsion, femorale 14.78, 14.79
Anthracycline 10.3, 10.14
Anticholinergika, Einsatz beim Asthma 5.29, 5.33
–, Vergiftung 1.112, 1.120
Antidepressiva, Vergiftung 1.124
Antidiabetika, orale 8.51
antidiuretisches Hormon siehe ADH
Antidote 1.99, 1.109, 1.117, 1.122, 1.135
Antiemetika bei Zytokatika-induziertem Erbrechen 10.18
Antiepileptika 16.1–16.13
–, Beendigung 16.12, 16.13
–, Dosierung 16.11
–, Indikation zur Bestimmung der Blutspiegel 16.3
–, Nebenwirkungen 16.2, 16.6–16.10
Antihistaminika-Vergiftung 1.112
Antihyaluronidase 7.39, 7.40, 13.47, 13.48
Anti-IgE-Therapie 5.35
Antikonvulsiva siehe Antiepileptika

Antikörper gegen thyreoidale Peroxidase 8.92
Antimetabolite 10.3
antinukleäre Antikörper 13.1–13.4, 13.25, 13.66
Antiphospholipid-Antikörper 13.73
Antipyrese 11.57
antiretrovirale Therapie 11.88, 11.89
Antistreptodornase 7.39, 7.40, 13.47, 13.48
Antistreptolysin-Titer 7.39, 7.40, 13.47, 13.48
Antithrombinmangel 9.24
antitumoröse Antibiotika 10.3
Antizipations-Phänomen 16.181
Aortenbogen, rechtsverlaufender 4.24
–, unterbrochener 4.23, 4.25, 4.26
Aortenisthmusstenose 4.14, 4.19, 4.22, 4.25, 7.50, 7.52
–, Screening mittels Palpation der Femoralispulse 4.102
Aortenklappeninsuffizienz 4.25, 4.45
Aortenklappenstenose 4.10, 4.25, 4.43, 4.97, 4.104
AP$_{50}$ 12.11
APC-Resistenz 9.24
Apert-Syndrom 3.14
APGAR-Score 2.41, 2.42
Aphten 6.123, 11.132, 13.83
Aplasia cutis congenita 15.81
Apnoe
–, bei Bronchiolitis 5.44
–, bei Pertussis 11.2
Apnoe, neonatale 2.217–2.221
–, primäre vs. sekundäre 2.32
Appendikolith 6.179
Appendizitis 6.177, 6.178, 6.180, 6.181
Apprehension-Test 14.119
Apt-Test 2.86
Arnold-Chiari-Malformation 16.207
Arousal 5.64
Arsen-Vergiftung 1.130
Arthritis 13.10
–, chronische 13.19
–, juvenile idiopathische 13.18–13.34
–, reaktive 13.8, 13.9, 13.60
Arzneimittelreaktion, fixe 15.108
ASD 4.34, 4.35, 4.111
–, Typ I (Ostium-primum-Defekt) 4.34
–, Typ II (Ostium-secundum-Defekt) 4.34
ASH siehe asymmetrische septale Hypertrophie
Asparaginase 10.3, 10.17
Asperger-Syndrom 17.85
Asphyxie, perinatale 2.26, 2.42
–, Nahrungskarenz 2.62
Aspirations-Pneumonie 5.105–5.107
Aspirin-Therapie beim Kawasaki-Syndrom 4.82
Asplenie 12.4
–, funktionelle 9.100
Assoziation 3.28

Asthma bronchiale 5.14–5.39
–, Differentialdiagnosen 5.23
–, Klassifikation 5.31
–, Therapie 5.27–5.30, 5.32–5.37
Asthmaanfall 5.22, 5.24–5.26
Astrozytom 10.103
asymmetrische septale Hypertrophie (ASH) 4.25
Asystolie 1.94
Aszites 6.4, 6.5, 6.116
Ataxia teleangiectatica 12.51, 12.52
Ataxie, akute 16.50
Atelektasen im Thorax-Röntgenbild 5.42, 5.43, 5.71, 5.96, 5.113, 5.115, 5.116
Atemfrequenz, normale 5.110
Atemgerüche bei Intoxikationen 1.113
Atemnot bei körperlicher Belastung 4.9, 4.40, 4.107, 5.19
–, klinische Zeichen/Symptome 1.63
Atemnotsyndrom, neonatales 2.193, 2.194, 2.202, 2.205, 2.206, 2.207, 2.213
Atemnotzeichen, neonatale 2.195
Atem-Physiotherapie 5.80
Atemwege, kindliche 1.66
Atemwegsinfektion 5.54, 5.62, 11.4
Athetose 16.124, 16.125
Athletenfuß 15.54
Atmung, periodische 2.217
–, pfeifende siehe Wheezing
Atomoxetin 17.8, 17.9
Atonische vs. akinetische Krampfanfälle 16.82
atopic march 15.35
Atopie-Patch-Test 6.71
Atopie-Zeichen, klinische 5.2
atopische Dermatitis 15.27–15.36
–, Behandlung 15.29–15.31
–, Differentialdiagnosen 15.34
–, Prädilektionsstellen 15.28
Atropin
–, bei der Reanimation 1.74
–, Nebenwirkung, dosisabhängige 1.75
Aufholwachstum, Frühgeborene 2.57
Aufmerksamkeitsdefizit-/Hyperaktivitätsstörung 17.1–17.13
Augenfarbe 17.133, 17.150
Augensalbe, Augentropfen 11.185
Augenverletzungen 1.156–1.158
Ausfluss, vaginaler 18.61
Auspitz-Zeichen 15.87
Austauschtransfusion 2.120, 2.121
–, partielle 2.89, 2.90
Autismus 17.82–17.87
autoimmunes lymphoproliferatives Syndrom 12.8
Autoimmun-Neutropenie 12.23
AV-Block 4.12, 4.21, 4.52
AV-Kanal 4.25, 4.34, 4.43, 4.104
AV-Knoten-Reentry-Tachykardie 4.56, 4.57
Avulsion 1.167
Azidose, metabolische 4.41, 7.17, 7.18
–, bei Intoxikationen 1.119, 1.123

–, perinatale 2.26
–, Azidose, respiratorische 4.41
Azoospermie 3.15

B-Symptome 10.82, 10.83
Babinski-Zeichen 16.52
Back-wash-Ileitis 6.123
Baker-Zyste 14.116
Bakteriämie 4.63, 11.58
Bakteriurie, asymptomatisch 7.140
Ballismus 16.124, 16.125
Bandverletzungen 14.107
Bardet-Biedl-Syndrom 3.17
Barlow-Manöver 14.61
Bartonella henselae 11.138
Batterien-Ingestion 1.142
Bauchhoden 7.101
Bauchschmerzen, rezidivierende 6.11, 6.84
Bauchtrauma, offenes 1.162
–, stumpfes 1.163–1.165
BCG-Impfung 11.251, 11.252
BCG-Lymphadenitis 11.251
BCG-Osteitis 11.251
Beatmung beim Neugeborenen 2.197, 2.198, 2.200–2.202
–, Hochfrequenz- 2.202
Beckenbodengymnastik 7.26
Beckenfraktur 1.171
Becker-Muskeldystrophie 16.195
Beinlängendifferenz 14.18–14.21
–, Behandlungsprinzipien 14.21
–, Ursachen 14.19
Bell-Parese 16.56, 16.57
BERA 17.77
Berloque-Dermatitis 15.100
Beschneidung 7.92–7.94
Beta-Mimetika, inhalative
–, beim Asthma 5.28, 5.33, 5.37
–, bei Bronchiolitis 5.46
Bettwanzen 15.73
Beutelurin 7.118
Bewegungsstörungen 16.124–16.141
–, hyperkinetische 16.124, 16.125
–, paroxysmale 16.140
Bilirubin 6.104, 6.106, 6.115, 6.171
Bilirubin-Enzephalopathie 2.109
Bilirubin-induced neurological dysfunction (BIND) 2.109
Bilirubin-Toxizität 2.109
Biot-Atmung 5.112
Biotinidasemangel 2.125
Blackfan-Diamond-Anämie 9.1, 9.7–9.9
Blalock-Taussig-Shunt 4.65, 4.109
Blasenbildung der Haut 15.122
Blasenentleerungsstörung, neurogene 7.23
Blasenkontrollstörung 7.20
Blasenpunktion, suprapubische 7.121
Blasenvolumen 7.149
Blausäure siehe Zyanid
Blei-Vergiftung 4.69, 1.125–1.128, 1.130, 9.78
Bleomycin 10.3, 10.16

Sachregister

Blitzschlag 1.42
Bloch-Sulzberger-Syndrom 16.172
Blow-out-Fraktur 1.156
Blut im Stuhl 6.95, 6.158
Blutdruck, unterer Grenzwert 1.81
Blutdruckamplitude 1.84
Blutdruckdifferenz obere/untere Extremität 4.14
Blutdruckmanschette 7.43
Blutgasanalyse
–, beim beatmeten Neugeborenen 2.197
–, Einfluss der Körpertemperatur 1.89
–, im Asthmaanfall 5.25
Blutkultur 4.63, 4.64, 11.64 – 11.66
Blutprodukte, Herstellung 10.49
Blutsenkungsgeschwindigkeit (BSG) 9.52
Bluttransfusion 9.12
–, Indikationen 10.48
Blutung, intrakranielle 2.156 – 2.161
–, retinale 1.2, 1.6,
–, vaginale 18.20 – 18.22
Blutverlust 6.92
Body-Mass-Index 6.140, 18.26
Bordetella pertussis 11.1
Borrelia burgdorferi 13.35
Borrelien-Meningitis 13.41
Borreliose 11.10, 13.35 – 13.46
–, Diagnostik 13.37, 13.38
Botulismus 16.182 – 16.184
–, beim Neugeborenen 16.182
–, Indikation zur Intubation 16.182
Boxer-Fraktur 14.52
BPD 2.211 – 2.216
–, Diuretika 2.212
–, Steroide 2.215
Bradykardie-Apnoe-Syndrom 2.218, 2.219 – 2.222
–, Therapie 2.220 – 2.222
Brechwurz 1.100
Bronchiektasen 5.73
Bronchiolitis 5.40 – 5.50
–, Erreger 5.40, 5.41
–, Therapie 5.45, 5.46
Bronchiolitis obliterans 5.23
Bronchitis, obstruktive 5.18, 5.32
Bronchodilatatoren 5.28, 5.46
Bronchospasmus, anstrengungsinduzierter 5.13, 5.19, 5.20
Bronze-Baby-Syndrom 2.119
Broviac-Katheter 10.40
Brudzinski-Zeichen 16.25
Brushfield-Flecken 3.1, 3.3
Brustentwicklung 18.35
Brustknoten 18.44
Bulimie 18.9, 18.10
Burkitt-Lymphom 10.88

C1-Esterase-Inhibitor, hereditärer 12.65
Café-au-lait-Flecken 7.52, 16.157, 16.159, 16.160, 16.166
Caffey-Hyperostose 14.6
Canale-Smith-Syndrom 12.8

Candida albicans 11.22
Candidiasis bei Tumorpatienten 10.29
–, systemische 2.152
Cannabiskonsum 18.74
Caput medusae 6.116
Caput quadratum 14.11
Caput succedaneum 2.155
Carbamazepin 16.8, 16.11
CATCH 22 3.23
CD4/CD8-Ratio 12.71
CED siehe chronisch entzündliche Darmkrankung
CF siehe Zystische Fibrose
CFTR 5.82
CGD siehe Granulomatose, septische
CH_{50} 12.11, 12.73
Chagas-Krankheit 4.71
Chagrinleder-Flecken 16.166, 16.169
Chalazion 11.188
Chance-Fraktur 1.165
CHARGE-Assoziation 3.32, 3.40, 4.26
Chassaignac-Lähmung 14.22
Chemotherapeutika 10.1 – 10.4, 10.6
Chemotherapie 10.1 – 10.24
–, adjuvante 10.5
–, Hyperglykämie 10.17
–, Langzeitfolgen 10.24
–, neoadjuvante 10.5
–, Zyklus 10.7
Cheyne-Stokes-Atmung 5.112
CHILD-Syndrom 3.24
China-Restaurant-Syndrom 1.141
Chlamydien-Infektion, genitale 18.51
–, Konjunktivitis 5.99, 5.100, 11.44, 11.177, 11.184
–, neonatale 5.99 – 5.101, 11.44
–, Pneumonie 5.90, 5.91, 5.99 – 5.101
Chloriddiarrhoe 6.26
Chlorom 10.77
Cholelithiasis 6.121
Cholestase, intrahepatische 3.25
Cholesterin 6.131 – 6.133, 6.136
Chondromalacia patellae 14.120
Chorea 16.124, 16.125
Chorionzottenbiopsie 3.9
Chromosomen-Abberationen 2.93
Chromosomensatz 3.47
–, gonosomaler 3.48
chronisch entzündliche Darmerkrankung 6.122 – 6.129
Chronotropie 4.92
Churg-Strauss-Syndrom 13.82
Chvostek-Zeichen 2.133, 8.11
Chylomikronen 6.130
Clinitest 2.126
Clostridium botulinum 6.139
Clostridium difficile 6.35 – 6.37
Clubbing 5.58 – 5.60
Clue-cells 18.63
CML 10.78, 10.79
CMV-Infektion 11.149
–, Behandlung 11.27
–, konnatale Infektion 2.93, 11.23, 11.24, 11.28
–, Prognose 11.29

CMV-Übertragung 11.26
Cobb-Syndrom 16.170
Cobb-Winkel 14.125
Codein bei Erkältungssymptomen 5.55
Coeruloplasmin 6.112
Colitis ulcerosa 6.123 – 6.129
Colles-Fraktur 14.52
Colon irritabile 6.44
Coma hepaticum 6.118
Complex-regional-Pain-Syndrom 13.11, 13.12
Computertomographie (CT) 16.36, 16.72
Condyloma acuminata 18.49, 18.50
Conradi-Hühnermann-Syndrom 3.24
Coombs-Test 2.84, 9.47
Coxa vara 14.77
Coxitis fugax siehe Synovitis, akute transiente
Coxsackie-Viren 4.69, 11.132, 11.153, 11.214
CPAP 2.203, 2.219
Credé-Prophylaxe 11.182
Cri-du-chat-Syndrom 3.22
Cromoglycate in der Asthmatherapie 5.33
CT siehe Computertomographie
CTG siehe Kardiotokographie
Cushing-Syndrom 7.50
Cushing-Trias 10.100, 16.27
Cutis marmorata 15.78
CVID 12.40 – 12.42
Cystinurie 7.91

Darier-Zeichen 15.22
Darmatresie 6.163, 6.164
Darmspülung 1.107, 1.129
Darmverschluss 6.152
Darwin-Höcker 3.37
Daumenlutschen 17.24
Dawn-Phämomen 8.41
DBPCFC 6.71
DDAVP-Test 8.21
DDH siehe developmental dysplasia of the hip
Deferoxamin 1.129
Defibrillation 1.90
Deformation 3.27
Dehydratation 6.45, 6.46, 6.48, 6.52
Dekontamination 1.105 – 1.108
Dellwarzen 15.12, 15.13
Delta-Welle 4.12, 4.62
Denny-Morgan-Falte 5.2
Dentition, Temperaturerhöhung 11.56
Depression 17.98 – 17.101
Deprivation 1.1
Dermatitis, phototoxische 15.99
Dermatologika 15.44
Dermatomyositis 13.14 – 13.17
Dermatophyten 15.45 – 15.47, 15.50
Dermographismus 15.24
Desensibilisierung siehe Immuntherapie, spezifische
Desmopressin 7.24

developmental dysplasia of the hip 14.60
Dextrokardie 5.62
Dextrometorphan bei Erkältungssymptomen 5.55
Dezelerationen, fetale 2.25
Diabetes insipidus 8.20, 8.21, 8.77
Diabetes mellitus Typ I 8.35–8.44
–, Insulinarten 8.38
–, Nierenschaden 8.42
–, Risiko für Geschwisterkinder 8.35
–, Typ I vs. Typ II 8.47
Diabetes mellitus Typ II 8.45–8.51
–, Diagnosestellung 8.49
–, orale Antidiabetika 8.51
–, Screening 8.50
–, Typ I vs. Typ II 8.47
diabetische Ketoazidose 8.22–8.34
–, Bikarbonat-Gabe 8.29
–, Flüssigkeitsmanagement 8.25, 8.30
–, Hirnödem 8.33, 8.34
–, Insulintherapie 8.31, 8.32
–, Kaliumwerte 8.27, 8.28
–, Natriumwerte 8.26
Dialyse 7.83
Diamant-Zeichen 5.58
Diamond-Blackfan-Anämie 9.1, 9.7–9.9
Diaphanoskopie 11.232
Diarrhoe 6.24, 6.27, 6.28
–, chronische 6.34, 6.44, 6.60
–, funktionelle 6.44
Diastolikum 4.35, 4.106
dienzephales Syndrom 10.98
DiGeorge-Syndrom 3.23, 4.25, 4.26, 12.63
Digoxin 4.86-4.88
Diphenhydramin bei Erkältungssymptomen 5.55
Diphterie 11.226
–, Impfung 11.100
Disruption 3.27
disseminierte intravasale Gerinnung (DIC) 9.39–9.41
–, beim Neugeborenen 2.98, 2.99
Dissoziation, zytalbuminäre 16.198
Diszitis 14.94, 14.95
Diurese, forcierte 1.108
DNA-Index 10.65
Dobutamin 1.87, 4.92–4.94
Dopamin 1.87, 4.92–4.94
Doppelbilder 16.37
Dornwarzen 15.17
double outlet right ventricle 4.24
Down-Syndrom 3.1
–, Herzfehler 4.25
Doxorubicin, kardiale Toxizität 4.69
Dreitagefieber 11.121
Drogenabusus, mütterlicher
–, Nachweis beim Kind 2.17
–, Drogenentzug beim Kind 2.18
Drogenentzug, neonataler 2.18
Drogenmissbrauch 18.67–18.75
Drogenscreening 1.114, 18.71
Dromotropie 4.92

Druck, positiver endexspiratorischer siehe PEEP
Duchenne-Muskeldystrophie 16.195, 16.196
Ductus arteriosus, persistierender 4.25, 4.27–4.33, 4.43, 4.104, 4.105
–, Therapie 4.29–4.33
Ductus lacrimalis 17.134
Dumping-Syndrom 6.57
Dünndarmüberwucherung, bakterielle 6.57
Dünndarmzottenatrophie 6.59, 6.64
Duodenalatresie 6.163, 6.164
Durchfall siehe Diarrhoe
Durstversuch 8.21, 8.77
Dynein 5.62
Dyskeratosis congenita 9.1
Dyskinesien, tardive 16.136, 16.137
Dysmaturität 2.53
Dysmenorrhoe 18.23–18.25
Dysmorphie 3.27
Dysplasie 3.27
–, arrhythmogene rechtsventrikuläre 4.12
–, bronchopulmonale siehe BPD
–, thanatophore 3.20
Dyspnoe siehe Atemnot
Dysraphie, okkulte spinale 16.205
Dystonie 16.124, 16.125
–, akute 1.135
Dystrophin 16.193

Ebstein-Anomalie 4.12, 4.18, 4.20, 4.57
EBV, Serologie 11.146
Echinacea bei Erkältungssymptomen 5.55
Echo-Viren 11.153
ECMO 2.209, 2.210
Edwards-Syndrom 3.1
EEG bei gesunden Kindern 16.65
Ehlers-Danlos-Syndrom 4.2, 13.6
Ehrlichiose 11.10–11.12, 11.123
Einklemmungen bei Hirndruck 1.154
Einschlussblenorrhoe 11.177, 11.184
Einschulung 17.117
Einwärtsgang 14.16, 14.103
Einziehungen bei Atemnot 1.63
Eisenmangel 4.4, 9.64–9.69, 9.73, 9.74, 9.77, 9.78
Eisenresorption 9.75
Eisensubstitution 9.73, 9.74
Eisenüberladung 9.117–9.119
Eisen-Vergiftung 1.97, 1.98, 1.119, 1.129, 1.130
Eiweiß im Urin 7.54–7.56, 7.58, 7.60
Eiweiß-Kreatinin-Ratio 7.56
EKG, normales 4.47, 4.48
–, bei Elektrolytstörungen 4.49
–, bei Herzfehlern 4.21
Elektromyographie (EMG) 13.14, 16.176
Elektroverbrennungen 1.42–1.44
Elementardiät 6.126
Eliminationsdiät 6.71
Elliptozytose, hereditäre 9.55

EMG siehe Elektromyographie
EMLA 1.60
Emmert-Plastik 15.65
Empyem, subdurales 11.174
Endokarditis 4.63–4.67, 4.107
–, Prophylaxe 4.3
Endomysium-Antikörper 6.61
Energiebedarf 6.138
Enkopresis 6.21, 6.22
Enotropie 17.139
Entamoeba histolytica 6.42
Enterokolitis, nekrotisierende (NEK) 2.65–2.75, 2.170, 2.171
–, Nahrungskarenz 2.70
–, Risikofaktoren 2.67
–, Stadien 2.74
Enterokolitis, pseudomembranöse 6.25, 6.35–6.37, 10.30
Enterotoxin A und B 6.35, 6.37
Enteroviren 11.153
Enthesitis 13.61
Enthesitis-Arthritis-Syndrom 13.60, 13.63
Entwicklung
–, Frühgeborene 17.65
–, kognitive 17.67, 17.90–17.92, 17.110
–, motorische 17.61–17.64, 17.68, 17.69
Entwicklungsverzögerung, konstitutionelle 8.55, 8.57, 8.62, 8.64–8.66
Enuresis 7.20–7.26
Enzephalomyelitis, akute disseminierte 16.43
Enzephalopathie, hepatische 6.118
Eosinophilie 6.38, 12.6, 12.7
Epidermolysis bullosa 15.126
Epididymitis 18.83, 18.84
Epiglottitis 11.219, 11.220
Epikanthus 3.2
Epilepsie 16.63–16.98
–, Chirurgie 16.98
–, Definition 16.63
–, Differentialdiagnosen 16.67
–, Klassifikation 16.68, 16.69
–, Prognose 16.64
–, Syndrome 16.73
–, Therapie 16.1–16.13, 16.96, 16.97
–, bei tuberöser Sklerose 16.165
Epiphysiolysis capitis femoris 14.80, 14.81
Epistaxis 1.168
Epithelioma calcificans Malherbe 15.21
Epstein-Barr-Virus (EBV) 11.143, 11.147
Epstein-Perlen 17.47
Eradikationstherapie 6.87
Erb'sche Lähmung siehe Plexusparese, neonatale
Erbrechen, galliges 6.153
ERCP 6.2
Erdbeerzunge 15.26
Erdnuss-Allergie 6.72
Erdnuss-Aspiration 1.145
Erkältungssymptome 5.55

Ernährung von Neugeborenen 2.169–2.192
–, Ernährungsaufbau bei Frühgeborenen 2.170
–, von Frühgeborenen 2.169, 2.170, 2.187, 2.188
–, Formula-Milch 2.179, 2.181, 2.182, 2.189, 2.191
–, Kalorienbedarf für Frühgeborene 2.169
–, parenterale 6.144, 6.145
–, parenterale von Neugeborenen 2.170, 2.185, 2.187
–, Stillen 2.171, 2.174–2.178, 2.184
–, Vitaminzusätze 2.184, 2.192
Ernährungsempfehlungen 6.137
Ernährungsplan im 1. Lebensjahr 6.73
Ernährungstherapie bei CED 6.126
Erstversorgung des Neugeborenen 2.25–2.43
–, Adrenalin-Gabe 2.35
–, Natrium-Bikarbonat-Gabe 2.36–2.38
Ertrinkungsunfall 1.27
Erwachen, nächtliches 5.64
Erythema
– annulare 13.54
– infectiosum 11.122
– marginatum 13.54
– migrans 13.36, 13.39
– multiforme 15.129
– nodosum 15.15
– toxicum neonatorum 15.83, 15.84
Erythroblastopenie, transiente 9.7, 9.8, 9.9
Erythropoetin, Einsatz beim Frühgeborenen 2.82
Erythrozytenmembrandefekt 9.55
Erythrozytenparameter 9.43, 9.81
Erythrozyten-Transfusion siehe Bluttransfusion
Erythrozytenverteilungsbreite 9.71
Erythrozytenvolumina 9.45, 9.81
Esotropie 17.139
Essverhaltensstörungen 18.1–18.11
Ethanol-Vergiftung 1.115, 1.118, 1.119
Ethosuximid 16.5, 16.8, 16.11
Ethylenglykol-Vergiftung 1.103, 1.108, 1.115, 1.117, 1.119
Ewing-Sarkom 10.132–10.134
–, Abgrenzung zum Osteosarkom 10.139
Exanthem 4.75, 11.116, 11.121
Exanthema subitum 11.121
Expressivität 3.26
Exsikkose 6.45, 6.46, 6.48, 6.52
Exsudat 5.78, 5.79
Extrasystolen, supraventrikuläre (SVES) 4.53, 4.58
–, ventrikuläre (VES) 4.55, 4.58
Extrauteringravidität (EUG) 18.95
Extremitäten-erhaltende Chirurgie bei Knochentumoren 10.141

Facies allergica 5.2
Faktor V-Leiden 9.24
Fallot-Tetralogie 4.36, 4.37
Fanconi-Anämie 2.94, 9.1, 9.5, 9.6
FAP 6.99
Farbenblindheit 17.152
Faszikulationen 16.190
fat pad sign 14.53
Fat-baby-Syndrom 3.17
Fazialisparese
–, einseitige 16.56, 16.57
–, neonatale 2.166
–, periphere 13.42
–, rezidivierende 16.56
Fehlbildungen, kongenitale 3.29–3.31
Feigwarzen 18.49, 18.50
Femoralispulse 4.102, 7.52
femoropatellares Schmerzsyndrom 14.120
Fernsehkonsum 17.112
Ferritin 9.17, 9.68, 9.70
Fettgewebsnekrose, Neugeborene 15.79
Fettkörperzeichen 14.53
Fettmalabsorption 5.83, 6.65
Fettpolster, dorsales 14.53
Fettsäure-Mangel, neonataler 2.190
Fettsäure-Oxidations-Störungen 2.132
Feuchtinhalation vs. Trockeninhalation 5.27
Fibroadenom 18.44
Fibromyalgie-Syndrom 13.13
Fieber 5.95, 11.49
–, Definition 11.50, 11.51
–, Diagnostik 11.59, 11.60
–, Messung 11.52–11.54
–, Neutropenie und 10.26, 10.27, 10.30
Fieber unklarer Genese (FUO) 4.77, 11.68–11.70, 13.22
Fieberkrämpfe 16.99–16.108
–, einfache 16.101, 16.103
–, Epilepsie-Risiko 16.105
–, komplexe (komplizierte) 16.101, 16.102, 16.104
–, Indikation zur Lumbalpunktion 16.103, 16.104
–, Langzeitprognose 16.106
–, prophylaktische antiepileptische Therapie 16.107
–, Risiko für rezidivierende 16.100
Fiebersenkung 11.57
Fiebersyndrom, periodisches (PFS) 11.71, 11.72
Filzlaus 15.68
Fingerfehlbildungen 3.35
FISH 3.46
Fistel, arteriovenöse 4.43, 4.105
Fluorose 17.51
Fluorprophylaxe 17.50, 17.52
Flüssigkeitsbedarf 6.52
Flüssigkeitsverlust, insensibler 2.10, 2.11
Foetor ex ore 6.15
Folsäure 9.83, 9.85
Fomepizol 1.117

Fontanelle 17.28, 17.31
–, gespannte 11.150
Fontanellenverschluss 17.29, 17.30
Fontan-Operation 4.57
Fototherapie 2.114–2.218
–, Flüssigkeitsmanagement 2.12
–, Indikation 2.110
–, Nebenwirkungen 2.118, 2.119
Fragile-X-Syndrom 3.53–3.56
Fragmentozyten 9.54
Fraktionierung einer Bestrahlung 10.22
Frakturen 1.10–1.11, 14.40–14.59
–, Alter von Frakturen 1.10
–, bei Kindesmisshandlung 1.11
–, Folgen 14.45
–, Heilungsdauer 14.58
–, Klassifikation 14.44
–, offene 14.42
–, offene Reposition 14.59
–, pathologische 14.46
–, Ruhigstellung 14.57
–, Toddler 14.43
–, Untersuchung 14.47
Frakturwinkel, tolerierter 14.55
Fremdkörperaspiration 1.145, 5.70, 5.71, 11.219
Fremdkörperingestion 1.142–1.144, 6.13, 6.14
Friedreich-Ataxie 16.53
Fruchtwasser, grünes 2.30, 2.31
Frühgeborene, Langzeitprognose 2.58
FSME-Impfung 11.106
FTA-ABS-Test 11.43
Fundoplicatio nach Nissen 6.83
Funisitis 2.13
Fußfehlstellung, angeborene 14.29
Fußnagel, eingewachsener 15.65
Fußpilz 15.54
Fußschmerzen 14.38

G6PD-Mangel siehe Glukose-6-Phosphatdehydrogenasemangel
Gabapentin 16.11
Gähnen 5.114
Galaktosämie 2.126
Galeazzi-Test 14.64
Gallenblasensteine 6.121
Gallengangsatresie 6.120, 6.165, 6.166
Galopp-Rhythmus 4.40, 4.68, 4.98
Ganzkörper-Bestrahlung bei Konditionierung 10.154
Gastrin 6.90
Gastrinom 6.90
Gastritis 6.84
Gastroenteritis 6.29, 6.33, 6.39, 6.42, 6.53
gastrointestinale Blutung 6.91, 6.93, 6.94, 6.96, 6.100–6.103
gastroösophagealer Reflux 6.74–6.79
Gastroschisis 2.63
Gaumensegel 17.78
Geburtsdauer 2.28
Geburtsmale 15.74
Geburtsverletzungen 2.19, 2.40

Gedeihstörung 4.40, 4.107, 5.21, 5.83, 6.60
–, Perzentilenkurven verschiedener Formen 8.62
Gefäßmissbildungen 15.112
Gefäßring 4.5, 4.6
Gefäßschlinge 4.5
geistige Retardierung 17.88
Gelenkbeweglichkeit 13.6
Gelenkflüssigkeit 13.10
Gelenkspalt-Verschmälerung der Wirbelkörper 14.129
Genitale, intersexuelles 8.78–8.80
Genitalentwicklung 18.35
Genogramm 3.44
Genum valgum 14.99, 14.101
– varum 14.99–14.102
Geophagie 9.76
Gerinnungsfaktor-Substitution 9.26, 9.27
Gerinnungsstörung 9.22
Gerstenkorn 11.188
Geruchssinn 18.40
–, Entwicklung 2.50
Gestationsalter, Bestimmung 2.44, 2.48
Gewebsneutropenie 12.62
Gewebstransglutaminase-Antikörper 6.61
GFR 7.85
GHRG-Test 8.77
Gianotti-Crosti-Syndrom 11.122
Giardia lamblia 6.39, 6.40, 6.41
Giemen siehe Wheezing
Gilbert-Meulengracht-Syndrom 6.115, 6.171
Gilles-de-la-Tourette-Syndrom 13.59, 16.132–16.135
Gingivitis 17.54
Glasgow Coma Scale (GCS) 1.152
Glaskörper-Ruptur 1.158
Gleevec 10.79
Gleithoden 7.101
Gliadin 6.58
Gliadin-Antikörper 6.61
Glioblastoma multiforme 10.103
Gliom 10.103
Glomeruläre Filtrationsrate 7.85
Glomerulonephritis 7.35–7.38, 7.42, 7.50, 7.64, 11.208
Glukokortikoide
–, Dosis 8.9
–, langdauernde Einnahme 8.4, 8.10
–, Nebenwirkungen 13.32
–, relative Wirksamkeit verschiedener Präparate 8.8
Glukose-6-Phosphatdehydrogenasemangel 2.105, 9.62, 9.63
Glukose-Galaktose-Malabsorption 6.26
Glukosurie 7.88
Glut1-Mangel-Syndrom 16.89
Glutarazidurie 2.128
Gluten 6.58
Glykogenose 2.132, 4.44
GnRH-Test 8.77

Goltz-Gorlin-Syndrom 3.40
Gonadotropin-Mangel 2.132
Gonoblenorrhoe 11.177, 11.183
Gonorrhoe 18.52, 18.65
Goodenough-Harris-Drawing-Test 17.70
Goodpasture-Syndrom 5.75, 13.82
GÖR 6.74–6.79
Gorlin-Goltz-Syndrom 3.40
Gorlin-Zeichen 13.7
Gottron-Zeichen 13.14–13.16, 13.68
Gowers-Zeichen 13.14, 16.175
Gradenigo-Syndrom 11.206
Graft-versus-Host-Disease 10.162–10.167
–, Schweregrad-Einteilung 10.165, 10.166
Grand-mal Anfall siehe Krampfanfall, generalisierter tonisch-klonischer
Granulom, eosinophiles 10.90, 10.91
Granuloma pyogenicum 15.20
Granulomatose, septische 12.58–12.61
Granulozytendefekte 12.19
Gray (Gy) 10.20
Griseofulvin 15.51
Grundimmunisierung 11.90
Guillain-Barré-Syndrom (GBS) 16.197–16.201
–, Liquorbefunde 16.198
–, Prognose 16.200
–, Therapie 16.199, 16.201
Gürtelrose 11.129, 11.130
GvHD siehe Graft-versus-Host-Disease
Gynäkomastie 18.76–18.81

Haarverfärbung 15.64
Haarverlust 15.62
Haarwachstum 15.55, 15.56, 15.61
HACEK-Gruppe 11.13
Hackenfuß 14.34
Haemophilus influenzae Typ b 11.152, 11.164, 11.219, 11.220
Hagelkorn 11.188
Halsvenenstauung 4.40, 4.72
Hämangiome 15.113–15.119
Hämatemesis 5.51, 6.84
Hämatochezie 6.94
Hämatom, subgaleales 2.155
Hämaturie 7.28, 7.31, 7.32
Hämoglobin E 9.110
Hämoglobin, fetales 2.77
–, glykolisiertes 8.43
Hämoglobin-Konzentration, postnatale 2.79
Hämoglobinwert 9.11
Hämolyse 9.46, 9.53, 9.98
–, neonatale 2.104, 2.105
hämolytisch-urämisches-Syndrom (HUS) 6.25, 7.80, 7.81
Hämophilie A 9.24–9.26
– B 9.24, 9.26
– C 9.30
Hämoptysis 5.51, 5.70, 5.75
Hämorrhagie, intrakranielle siehe Blutung, intrakranielle

Hand-Fuß-Mund-Erkrankung 11.132
Hand-Fuß-Syndrom 9.99
Händigkeit 17.59, 17.60
Handschuh-Socken-Syndrom 11.122
Hand-Schüller-Christian-Krankheit 10.91
Happy-puppet-Syndrom 3.19
Harlekinverfärbung 15.77
Harnsteinleiden 7.141, 7.143, 7.146
Harnstreifentest 7.54, 7.118
Harnwegsinfektion 7.118, 7.125, 7.127, 7.128
–, Behandlung 7.131, 7.132
–, bei Ikterus prolongatus 2.123
–, bildgebende Diagnostik 7.136, 1.37
–, Erreger 7.128
–, komplizierte 7.129
–, obere/untere 7.130
–, Prophylaxe 7.133, 7.134, 7.153
Harnwegsobstruktion 7.99, 7.103
Harrison-Furche 14.11
Hashimoto-Thyreoiditis 8.92, 8.98–8.102, 8.108
Hasner'sche Membran 17.134
Hatchcock-Zeichen 11.5
Hausbrand 1.34
Häusliche Gewalt 17.109
Hausstaubmilben-Allergie 5.11, 5.17
Hautblutungen, Alter 1.9
Hautknoten 15.19
HbA$_{1c}$ 8.43
HDL 6.130
Heim-Monitoring 2.222
Heinz-Innenkörperchen 9.51
Heiserkeit 5.68, 5.69
Helicobacter pylori 6.88, 6.89
Helicobacter-Urease-Test (HUT) 6.89
Hemihypertrophie 3.24, 10.45
Hemiplegie, kindliche alternierende 16.141
Hepatitis A-Impfung 11.103
Hepatitis B-Infektion, konnatale 11.24, 11.39–11.41
Hepatitis, chronische 6.109
Hepatitis-Infektion während der Schwangerschaft 11.41
Hepatoblastom 10.149, 10.150
Hepatomegalie 2.132, 4.40, 4.68, 4.72, 6.107, 6.108
hepatozelluläres Karzinom 10.149–10.151
Hermaphroditismus 8.79
Herniation bei Hirndruck 1.154
Herpangina 11.214
Herpes labialis 11.16, 11.38
Herpes simplex genitalis 18.58, 18.59
Herpes simplex-Enzephalitis 11.14, 11.15
Herpes simplex-Infektion, neonatale 11.33–11.38
Herpes zoster 11.129, 11.130
Hertoghe-Zeichen 5.2
Herzbeuteltamponade 1.84, 4.100
Herzfehler, angeborene 3.1, 3.5, 4.15–4.39, 5.105

Sachregister

–, Ductus-abhängige 4.23
–, EKG-Befunde 4.21
–, Syndrom-assoziierte 4.25, 4.26
–, pränatale mütterliche Risikofaktoren 4.16
–, Röntgenbefunde 4.20, 4.22
–, Wiederholungsrisiko 4.39
–, zyanotische 4.18, 4.20, 4.108
Herzgeräusche 4.103–4.107
–, harmlose 4.104, 4.105
–, pathologische 4.10, 4.104, 4.106
–, systolische 4.3, 4.10, 4.14, 4.27, 4.35, 4.104–4.106
Herzgröße, radiologische 4.42
Herzinsuffizienz 4.29, 4.35, 4.40–4.46, 4.100, 4.107, 4.111, 4.112, 5.79
–, Symptome 4.40
–, Ursachen 4.43, 4.68
Herzrhythmusstörungen 4.10, 4.85, 4.88, 7.8
Herzstillstand 1.93
Herz-Thorax-Quotient (CTR) 4.42
Herztod, plötzlicher 4.8–4.10
Herztöne 4.95–4.98, 4.103
–, gespaltene 4.35, 4.97
Herztransplantation 4.112, 4.113
Heterochromie 17.150
heterophile Antikörper 11.145
Heuschnupfen siehe Rhinitis, allergische
HFO 2.202
Hintermilch 2.174
Hirndruck 1.151, 1.154, 10.97, 11.154
–, Symptome 16.26
–, Therapie 16.45
Hirnnerven-Störung bei Hirndruck 10.97
Hirnödem 16.44
Hirnstammaudiometrie 17.77
Hirnstamm-Gliome 10.105
Hirntod 16.46–16.48
–, Definition 16.46
–, klinische Kriterien 16.47
–, Untersuchungen 16.48
Hirntumoren 10.92–10.121
–, Lokalisation 10.93–10.96
–, Stadieneinteilung 10.92
–, Symptomatik 10.94, 10.95
Hirsutismus 18.16
Histiozytose X 10.91
Hitzschlag 1.31
HIV-Infektion
–, CDC-Klassifikation 11.81
–, Diagnostik 11.76
–, Impfungen 11.82
–, Prophylaxe 11.75
–, pulmonale Beteiligung 11.78
–, transfusionsbedingte 11.74
–, transplanzentare Übertragung 11.75
–, Übertragungsweg 11.73, 11.75, 11.83
–, Therapie 11.87, 11.89
Hodenhochstand 7.101
Hodentorsion 18.82, 18.83, 18.85
Hodentumor 18.86
Hodgkin-Lymphom siehe Morbus Hodgkin

Höhenkrankheit 5.74
Hohlfuß 14.36
Holzbock 13.35
Honeymoon-Phase 8.37
Honig 6.139
Hoover-Zeichen 16.177
Hordeolum 11.188
Horner-Syndrom 10.109
–, neonatales 2.163
Hörtest 17.77
Hospitalisationsdauer, Neugeborene 2.22
Howell-Jolly-Körper 9.50
Hüftdysplasie 14.63–14.69
–, angeborene 14.60
–, Behandlung 14.68
–, Risikofaktoren 14.67
Hüft-Klick beim Neugeborenen 14.62
Hühnereiweiß 11.95
humanes Herpesvirus 6 11.121
humanes Papillomavirus (HPV) 18.48, 18.50
humorales Immunsystem 12.67
Husten
–, bei CF 5.83
–, chronischer 5.53
–, psychogener H. 5.54
Hyaline-Membran-Krankheit 2.194
Hydrocephalus communicans 2.159
– occlusivus 2.159
Hydronephrose 7.102, 7.103, 7.104
Hydrops fetalis 11.30, 11.122
Hydrozele 7.100
Hydrozephalus 16.28
–, posthämorrhagischer 2.159–2.161
–, Lumbalpunktionen als Therapieoption 2.161
Hymenalatresie 18.15
Hymopteren-Allergie 5.12
Hyperakusis 16.55
Hyperaldosteronismus 7.50
Hyperbilirubinämie, neonatale 2.101–2.124
–, direkte 2.119, 2.123
–, Hämolyse 2.104
–, natürlicher Verlauf 2.101, 2.122
–, Stillen bei 2.113
–, Therapieindikation 2.102
Hypercholesterinämie 6.136
Hyper-IgD-Syndrom 11.72
Hyper-IgE-Syndrom 12.43, 12.44
Hyper-IgM-Syndrom 12.24
Hyperkaliämie 4.49, 7.12, 7.14
Hyperkalzämie 4.49
–, Therapie 8.13
–, Ursachen 8.12
Hyperkalziurie 7.33, 7.142, 7.143
Hyperkapnie
–, im Astmaanfall 5.25
–, bei Säuglingen 2.196
Hyperlipidämie 6.134, 6.135
Hypermenorrhoe 18.18
Hypermobilität 13.6
Hypernatriämie 7.5, 7.6
Hyperostose, infantile kortikale 14.6

Hyperoxie-Test 4.17
Hyperpigmentierung der Haut 8.1
Hyperpnoe, neonatale 2.194
Hypersensitivitäts-Syndrom 16.10
Hypersomnie 17.126
Hypertelorismus 3.39
Hypertension des Neugeborenen, primär pulmonale siehe PPHN
–, portale 6.116, 6.17
Hyperthermie 1.31–1.33
–, kritisches Maximum 1.33
Hyperthyreose 4.57, 7.48, 7.50, 8.91, 8.104–8.108
Hypertonie, arterielle 7.42, 7.46–7.50
–, sekundäre 7.50–7.52
Hypertropie 17.139
Hypogammaglobulinämie
–, durch Viren 12.49
–, transiente beim Säugling 12.28
Hypoglykämie 8.69–8.73
–, Definition 8.69
–, Laboruntersuchungen 8.72
–, Therapie 8.73
–, Ursachen im Kindesalter 8.71
Hypoglykämie, neonatale 2.55, 2.129–2.132
–, Therapie 2.131
Hypokaliämie 4.49, 4.51, 7.8, 7.10
–, bei Beta-Mimetika-Gabe 5.28
–, bei diabetischer Ketoazidose 8.28
Hypokalzämie 3.23, 4.49, 4.51, 7.82
–, beim Neugeborenen 2.133–2.136
–, Ursachen 8.16, 8.17
Hypokapnie im Asthmaanfall 5.25
Hypomagnesiämie 2.136, 2.137, 8.11
Hypomelanosis Ito 3.24
Hyponatriämie 4.91, 7.1–7.4, 7.6
–, bei diabetischer Ketoazidose 8.26
Hypoparathyreoidismus 8.14, 8.15
hypophysäre Funktionsstörungen 8.75, 8.77
Hypopigmentation 15.104, 15.105
Hypopituitarismus 2.132
hypoplastisches Linksherz-Syndrom 4.18, 4.23, 4.43, 4.112
Hypospadie 7.95, 7.96, 7.101
Hypotension, arterielle 1.81
hypothalamische Funktionsstörungen 8.74, 8.75, 8.77
Hypothermie 1.28–1.30, 1.92
–, Behandlung 1.30
Hypothyreose 8.91, 8.99, 8.103
–, kongenitale 2.125, 8.93-8.97
Hypoventilation, neonatale 5.81
Hypoxämie
–, im Astmaanfall 5.25
–, und Zyanose 5.117
Hypoxie bei Säuglingen 2.196

I/T-Ratio 2.139, 2.140
Ibuprofen zum Verschluss eines PDA 4.31
Icodes ricinus 13.35
Idealgewicht 6.140

idiopathische thrombozytopenische Purpura (ITP) 9.87–9.92
IDL 6.130
IgA-Mangel, selektiver 6.62, 12.30–12.33
IgA-Nephritis 7.41
IgD 11.72
IgE, totales 6.71
IgE-Titer, erhöhte 5.3, 5.6, 5.16
IGFBP-3 8.60
IGF-I 8.60
IgG siehe Immunglobulin G
Ikterus 6.165
– praecox 2.104
– prolongatus 2.122, 2.123
Ileus 6.152
Immersionsverbrennungen 1.5, 1.14
Immundefekt, schwerer kombinierter siehe SCID
Immundefekte, angeborene 12.26–12.65
–, klinische Befunde 12.27
–, Screening 12.66–12.68
Immundefektsyndrom, variables humorales CVID
Immunglobulin G, Subklassen 12.1
–, Mangel 12.2, 12.3
Immunglobuline 12.9, 12.12, 12.13
–, transplazentarer Transport 12.10
Immunglobuline, intravenöse (IVIG) 4.81, 12.45–12.48
–, Anwendungsgebiete 12.45
Immuntherapie, spezifische 5.8, 5.12
Impedanzmessung, intraluminale 6.77
Impetigo contagiosa 15.23
Impfkomplikationen 11.102, 11.115
Impfreaktionen 11.102, 11.115
Impfstoff, Lagerung 11.110
Impfungen 11.90
–, Frühgeborene 11.93
–, Kontraindikationen 11.96, 11.101
–, Lokalisation 11.91
Imprinting 3.18
Incontinentia pigmenti 16.172
Indometacin zum Verschluss eines PDA 4.29–4.33, 4.91
infantile Spasmen 16.83–16.86
–, Prognose 16.85
–, Therapie 16.86
Infektion, konnatale 2.93, 11.24, 11.25
–, neonatale siehe Sepsis, neonatale
–, nosokomiale 2.151
–, rezidivierende bronchopulmonale 4.111, 5.62
Infertilität 3.15, 5.62, 5.83
Infliximab 6.125
Influenza-Impfung 11.108
Inkubationszeit 11.124
Innenrotationsgang siehe Einwärtsgang
Inodilatatoren 1.87
Inotropika 1.87, 4.92–4.94
Insomnie 17.126
Inspirationsdruck, maximaler siehe PIP
Insulinarten 8.38
Insulinbedarf 8.39

Insulininfusionstherapie, kontinuierliche subkutane 8.44
Insulintherapie, intensivierte 8.44
–, konventionelle 8.44
Intelligenzquotient 2.171, 17.89
Intersex siehe Genitale, intersexuelles
Intoxikationen 1.95–1.145
–, Atemgerüche 1.113
–, Bewusstseinsstörungen 1.99
–, empirische Therapie 1.99
–, häufigste Substanzen 1.95, 1.96
–, mit Haushaltsprodukten 1.96, 1.131
–, mit Medikamenten 1.95, 1.97, 1.98, 1.102, 1.103, 1.105, 1.108-1.112, 1.114, 1.120–1.124, 1.135
–, metabolische Azidose 1.119
–, osmotische Lücke 1.118
–, Pupillenbefunde 1.120
–, röntgendichte Substanzen 1.110
–, Screening 1.114
–, Therapieformen 1.99–109
intraossäre Infusion 1.77, 1.78
Intubation 1.67–1.70
Invagination 6.25, 6.157–6.161, 13.88
Ipecac/Ipecacuanha-Sirup 1.100
Irisharmatome 16.161
Isoniazid 11.250
Isoprenalin 4.92–4.94
Isopropanol-Vergiftung 1.115
ITP 9.87–9.92
IVIG siehe Immunglobuline, intravenöse

Janeway-Läsionen 4.67
Janz-Syndrom 16.80
Jarisch-Herxheimer-Reaktion 13.44
Jejunalatresie 6.163
Jodmangelstruma 8.98
juvenile ankylosierende Spondylitis 13.60, 13.62
juvenile idiopathische Arthritis (JIA) 13.18–13.34
–, systemische 11.72, 13.22, 13.23
–, Therapie 13.29–13.31
juvenile myoklonische Epilepsie 16.80, 16.81
juvenile Spondylarthropathie 13.60–13.63

Kahnbein-Fraktur 14.54
Kaliumaustauscherharz 7.14
Kalium-Substitution 7.9, 7.11
Kallmann-Syndrom 18.40
Kalorienbedarf 6.138
kalorische Testung 16.59
Kälteagglutinine bei Mykoplasmen-Infektion 5.102
Kalziumgabe bei Hyperkaliämie 7.13
– i.R. einer Reanimation 1.76
Kalzium-Kreatinin-Ratio 7.143
Kalziumstoffwechsel 7.142
Kamptodaktylie 3.35
kardiale Auswurfleistung, Unterstützung 1.87
Kardiolipin-Antikörper 13.73
Kardiomegalie 4.42, 4.44, 4.55, 4.85

Kardiomyopathie 4.7
Kardiotokographie (CTG) 2.25
Kardioversion, elektrische 4.60
Karditis, rheumatische 13.49, 13.50
Karies siehe Zahnkaries
Kartagener-Syndrom 5.62
Karzinogene, transplazentare 10.60
Kasabach-Meritt-Syndrom 15.118
Kasai-Operation 6.166, 6.167
Katarakt 17.145, 17.146
Katheterablation bei SVT 4.61
Katheterinfektion 6.145, 10.25, 10.28
Kathetersepsis 11.21
Katzenkratzkrankheit 11.137, 11.139–11.142, 11.186
Kawasaki-Syndrom 4.69, 4.74–4.85, 15.26
–, inkomplettes 4.76, 4.77
–, Labordiagnostik 4.77, 4.79
–, Therapie 4.81–4.83
Kayser-Fleischer-Kornealring 6.112
Kearns-Syre-Syndrom 3.13
Kehr-Zeichen 1.164
Keilbeinhöhle 11.228
Keimzahl 7.122, 7.123
Keimzell-Tumor 10.146
Kephalhämatom 2.154, 2.155
Keratokonjunktivitis 11.180
Keratosis pilaris 15.38
Kernig-Zeichen 16.25
Kernikterus 2.108, 2.109
Ketoazidose, diabetische siehe diabetische Ketoazidose
ketogene Diät bei Krampfanfällen 16.96
Keuchhusten siehe Pertussis
Kieferhöhle 11.228, 11.232
kieferorthopädische Behandlung 17.55
Kindesmisshandlung 1.1–1.26
–, Anamnese 1.5
–, klinische Untersuchung 1.5
–, Hilfsuntersuchungen 1.4
–, körperliche 1.1
–, sexuelle siehe Missbrauch, sexueller
–, psychische/emotionale 1.1
Kindspech 6.16
Kindstod, plötzlicher 1.6, 1.7, 5.57
–, Prophylaxe 2.222, 17.122
Klavikula-Fraktur 14.50
Klebereiweiß 6.58
Kleiderläuse 15.68
Kleihauer-Betke-Test 2.85
Kleinwuchs 8.52–8.68
–, disproportionierter 8.59
–, familiärer 8.53
–, idiopathischer 8.55, 8.65, 8.66
–, Laboruntersuchungen 8.60
–, Perzentilenkurven verschiedener Formen 8.62
–, proportionierter 8.55
–, Ursachen 8.55
Klick, sytolischer 4.1, 4.10, 4.99
Klinefelter-Synmdrom 3.48, 18.42
Klinodaktylie 3.35
Klippel-Feil-Syndrom 14.3

Sachregister

Klippel-Trénaunay-Syndrom 15.120
Klippel-Trénauney-Weber-Syndrom 3.24
Kloni, neonatale 2.167
Klumpfuß 14.32, 14.33
Klumpke-Lähmung siehe Plexusparese, neonatale
Knickplattfuß 14.37
Knieschmerzen 14.111
–, häufigste Fehler bei der Abklärung 14.112
Knieverletzung 14.111–14.115
Knochenalter-Bestimmung 8.63
–, bei Kleinwuchs 8.64
Knochenmarks-Metastasen solider Tumoren 10.130
Knochenmarksversagen 9.1
Knochennekrosen, aseptische siehe Osteochondrosen
Knochenzysten, juvenile 14.46
Koebner-Phämomen 15.86
Koffein-Therapie 2.220
kognitive Entwicklung 17.67
Kohlenhydratmalabsorption 6.26
Kohlenmonoxid-Vergiftung 1.35–1.37, 1.119
–, Laboruntersuchungen 1.35
–, Behandlung 1.36
–, Pathophysiologie 1.37
Kohlenwasserstoff-Vergiftung 1.133, 1.134
Koliken 7.146
Kolobom 3.40
Kolon, irritables 6.44
Koloskopie 6.8–6.10
Kolostrum 2.173
Kolpitis 18.60, 18.62, 18.64
Kombinationsimpfstoffe 11.92
Kompartment-Syndrom 14.48, 14.49
Komplement-Defekt 12.64, 12.65
Komplementfaktoren 7.37, 13.66
Komplement-System 12.11
–, Testung 12.73
Konditionierung bei Stamzelltransplantation 10.153, 10.154
Konjunktivitis 4.75, 11.178, 11.181
–, Neugeborenen- 11.177, 11.182
Kontaktdermatitis 15.43
Kontraktionsalkalose 7.19
Konversionssyndrom 16.177
Kopflaus 15.68–15.70
Kopfschmerz, postpunktioneller 16.34
Kopfschmerzen 16.109–16.123
–, beim obstruktiven Schlafapnoe-Syndrom 5.64
–, neuroradiologische Abklärung 16.110
Kopfumfang, Veränderung im 1. Lebensjahr 16.29
Kopfverletzung 1.146–1.156
–, Bewusstseinsverlust 1.148
–, Erbrechen 1.148
–, praktisches Vorgehen 1.149
–, Schädelröntgen 1.146
Kopfwachstum, Frühgeborene 2.54
Koplik-Flecken 11.117

Koprolalie 16.133
Koronararterienaneurysmen 4.74–4.78, 4.81, 4.82, 4.84, 4.85
Korotkoff-Ton 7.44
Körpergerüche bei Stoffwechselerkrankungen 2.128
Körperoberfläche, Berechnung 10.6
Korsettbehandlung bei Skoliose 14.128
Kortikosteroide, inhalative 5.32–5.34, 5.45
–, orale 5.33, 5.37, 5.45
–, Wachstum 5.34
Kostman-Syndrom 9.1, 9.10
Krampfanfall, erstmaliger 16.1, 16.66
– bei Fieber 11.61
–, neuroradiologische Abklärung 16.72
–, Risiko für weitere Anfälle 16.71
Krampfanfall, generalisierter tonisch-klonischer 16.4, 16.71
Krampfanfälle, symptomatische 16.70
–, therapierefraktäre 16.94, 16.95, 16.98
Kraniosynostosen 17.32–17.34
Kraniotabes 14.11, 17.37, 17.38
Krätze 15.71, 15.72
Krebserkrankungen
–, Häufigkeit 10.51, 10.57
–, Überlebenswahrscheinlichkeit 10.52
Kreislauf, fetaler 2.52
Krise, aplastische 9.101
–, vasookklusive 9.101, 9.103
Krokodilstränen 16.57
Krupp, spasmodischer 11.226, 11.227
Krupp-Syndrom 11.219–11.226
Kryptorchismus 7.101
Kugelberg-Welander-Krankheit 16.191, 16.192
Kuhmilchproteinallergie 6.70
Kupfer 6.112
Kurzarm-Syndrom 6.57, 6.174–6.176
–, angeborenes 6.26
Kussmaul-Atmung 5.112
Kwashiorkor 6.143

Labiensynechie 7.27
Lachausbruch 3.19
Lactobacillus GG 6.52
Lakritze 7.53
Laktasemangel 6.56
Laktatazidose 1.118, 1.119, 1.123
Laktose-Intoleranz 6.26
–, sekundäre 6.57
Lambliasis 6.39–6.41
Lamotrigin 16.5, 16.11
Landkartenzunge 15.25
Langerhanszell-Histiozytose (LCH) 10.91
Laryngomalazie, kongenitale 5.67
Laryngotracheitis, bakterielle 11.219, 11.226
Larynxödem 1.84
Läuse 15.68–15.70
Laxantien-Gabe bei Vergiftungen 1.104
LDL 6.130, 6.132
Lebendimpfungen 11.112, 11.114
Leberabszess 6.42

Leberfunktion 6.104, 6.117
Lebertransplantation 6.120
Lebertumor, primärer 10.149–10.151
Leberversagen 6.117
Leistenhernie 6.148, 6.149
–, inkarzerierte 6.150, 6.151, 18.83
Leistenhoden 7.101
Lennox-Gastaut-Syndrom 16.76, 16.90
Leptospirose 11.9
Lese-Rechtschreibstörung 17.113–17.115
Leukämie, akute lymphatische 10.54, 10.63–10.80
–, Abgrenzung zu einem Lymphom 10.76
–, klinische Befunde 10.63
–, Prognose / Prognosefaktoren 10.65–10.67, 10.70, 10.71
–, Risikofaktoren 10.68
–, Rezidiv 10.74
–, Therapie 10.17
–, typische Blutbildveränderungen 10.64
Leukämie, akute myeloische (AML) 10.80
Leukämie, chronisch myeloische (CML) 10.78, 10.79
Leukämien 10.55, 10.61, 10.62
leukämoide Reaktion 12.5
Leukokorie 10.117, 17.148
Leukotrien-Rezeptor-Antagonisten 5.33
Leukovorin 10.12
Leukozyten-Adhäsionsdefekt 12.62
Leukozytenfunktion 12.72
Leuzinose 2.128
Levine-Kriterien bei infantiler Zerebralparese 16.15
LHRH-Test 8.77
Lichen ruber planus 15.91
Lichtdermatose, polymorphe 15.101
Lichtschutzfaktor 15.97
Lidachse 3.2
Lidocain als Lokalanästhetikum 1.57–1.59
Li-Fraumeni-Syndrom 10.56
Lingua geografica 15.25
Linksherzversagen 4.40
Linsenektopie 17.147
Lion-Hypothese 3.49
Lipase 6.2
Lipomastie 18.76, 18.77
Lipoproteinfraktion 6.130, 6.134
Lippengrübchen 3.42
Lippen-Kiefer-Gaumenspalte 3.38
Liquor 16.21–16.34
–, blutiger 11.157, 11.159
–, bei metabolischen Störungen 16.24
–, Proteinerhöhung 16.23
Liquordruck
–, erhöhter 16.26
–, normaler 16.21
Liquorpleozytose 4.79, 13.41
Liquor-Serum-Glukose-Quotient 11.156, 11.160

Sachregister

Liquorvolumen 16.22
Liquorzellzahl 11.156, 11.161
Lisch-Knötchen 16.161
Listeriose 11.6
Lithium-Vergiftung 1.98, 1.103, 1.108
Lithotripsie 7.146
Livor mortis 1.91
Lokalanästhesie bei Wundversorgung 1.57–1.59
Long-QT-Syndrom 4.8, 4.12, 4.51
Lösungsmittel-Vergiftung, organische 1.103
Louis-Bar-Syndrom 12.51, 12.52
Low-T3-Syndrom 8.115
Lücke, osmotische 1.118
Lues connata
–, Diagnostik 11.43
–, Frühform/Spätform 11.42
Luftnot, akute 11.219
LuFu siehe Lungenfunktionsprüfung
Lumbalpunktion 11.62, 11.63, 11.155, 11.157, 11.170
–, beim Neugeborenen 2.143, 2.144, 2.161
Lungenabszess 5.72
Lungenembolie 1.84
Lungenfunktionsprüfung 5.13, 5.19, 5.31, 5.38
Lungengefäßzeichnung 4.20
Lungenhämosiderose 5.75
Lungenmetastasen, chirurgische Resektion 10.140
Lungenvenenfehlmündung 4.18, 4.20, 4.22, 4.43, 4.97, 4.104
Lungenwachstum 5.109
Lupus-Antikoagulans 13.73
Lyell-Syndrom 11.7, 15.123
Lyme-Krankheit 11.10, 13.35–13.46
Lymphknotenschwellung 11.133, 11.134, 11.136
–, beim Neugeborenen 2.20
–, Hinweise für Malignität 10.47
–, zervikale 4.75
Lymphogranuloma venereum 18.58
Lymphome 10.81–10.89

Magensaftaspirat 11.246
Magenspülung 1.106
Magnetresonanztomographie (MRT) 16.36, 16.72
Makrohämaturie 7.28, 7.31, 7.32, 7.41, 7.61
Makrolid-Nebenwirkungen 15.30
Makrophagenaktivierungssyndrom (MAS) 13.27, 13.28
Makrosomie 2.132
Makrozephalie, Frühgeborene 2.54
Makrozephalus 17.40
Malassezia furfur 15.52, 15.53
Maldescensus testis 7.101
–, Entartungsrisiko 10.148
Malformation 3.27
–, arteriovenöse 4.44
malignes Melanom 15.109, 15.110
Malrotation 6.154–6.156

Manie 17.95
Marasmus 6.143
Marcus-Gunn-Phänomen 16.61, 16.62
Marfan-Syndrom 3.14, 4.2, 4.8, 4.10, 4.19, 4.25, 13.6, 17.147
Marionettengang 3.19
Martin-Bell-Syndrom 3.53–3.56
Masern 11.116–11.120, 11.124
–, atypische 11.118
–, mitigierte 11.118
Mastoiditis 11.195, 11.201
Mastozytose 15.22
Masturbation, Kleinkind 17.27
MCAD 2.125
McCune-Albright-Syndrom 14.15
Meckel-Divertikel 6.96, 6.97
Medulloblastom 10.101
Megakolon, toxisches 6.25
Meibom-Drüsen 11.188
Meilensteine der motorischen Entwicklung 17.61
Mekonium
–, Hautverfärbungen durch 2.29
–, Zeitpunkt des Abgangs von 2.60, 6.16
Mekoniumileus 2.61
–, bei CF 5.83
Mekonium-Pfropf-Syndrom 2.61
Meläna 6.94
Melanose, transitorische neonatale pustulöse 15.82
MELAS-Syndrom 3.13
Melkersson-Rosenthal-Syndrom 16.56
Membran-Oxygenierung, extrakorporelle siehe ECMO
Mendel-Mantoux-Test 11.239–11.242, 11.244, 11.251, 11.252
Meningismus 11.150, 11.152, 11.163, 16.25
Meningitis 11.150, 11.158
–, bakterielle 11.163, 11.165, 11.168–11.175
–, Isolation bei 11.166
–, virale/aseptische 11.153, 11.158, 13.40–13.42
Meningokokken, Expositionsprophylaxe 11.176
Meningokokken-Impfung 11.109
Meningokokken-Infektion 11.66
Meniskusverletzung 14.115
Menstruationsbeschwerden 18.12–18.25
Mentzer-Index 9.72
Mercurismus siehe Quecksilber-Vergiftung
Mesiodens 17.44
Metabolisches Syndrom 18.30
Metaphylaxe 7.145
Metatarsus adductus 14.30, 14.31
Metatarsus varus 14.30
Methämoglobinämie 9.19–9.21
Methanol-Vergiftung 1.108, 1.115–1.119
Methotrexat 10.3, 10.11–10.13
Methylphenidat 17.8–17.17

Methylxanthine beim Bradykardie-Apnoe-Syndrom 2.220–2.222
Metoclopramid-Vergiftung 1.135
Migraine accompagé siehe Migräne mit Aura
Migräne 16.111–16.123
–, mit Aura 16.117
–, Behandlung 16.119–16.123
–, Diagnosekriterien 16.113
–, familäre hemiplegische 16.118
–, Nahrungsmittel als Auslöser 16.116
Mikroblutuntersuchung 2.27
Mikrohämaturie 7.28, 7.30–7.32
Mikropenis 2.132, 8.81–8.83
Mikrovillusatrophie, kongenitale 6.26
Mikrozephalus 17.39
Miktionszysturethrographie (MCU) 7.104, 7.137, 7.148, 7.150
Miliaria 15.85
Milrinon 1.87
Milzsequestration, akute 9.101, 9.104
Minderwuchs, dysproportionierter 3.20
Minimal-change-Glomerulonephritis 7.67–7.69
Mini-Transplantation 10.155
Miosis bei Intoxikationen 1.120
Missbrauch, sexueller 1.1, 1.16–1.26
–, klinische Untersuchung 1.18–1.20
–, Beweissicherung 1.21
–, Laboruntersuchungen 1.22
–, sexuell übertragbare Erkrankungen 1.23–1.25
–, Medikamente 1.26
mitochondriale DNS 3.13
Mitralklappeninsuffizienz 4.1, 4.3, 4.10, 4.34, 4.45, 4.99, 4.104
Mitralklappenprolaps 4.1–4.3, 4.10, 4.25, 4.99, 4.104
Mittelmeerfieber, familiäres 11.72
Mittelmeerfleckfieber 11.10
Mittelohrentzündung 11.189
Mittelohrerguß 11.197, 11.204
MKP siehe Mitralklappenprolaps
MMR-Impfung 11.101, 11.102, 11.112, 11.114
Mobbing 17.119
Moll-Drüsen 11.188
Molluscum contagiosum 15.12, 15.13
Mongolenfleck 15.74
Mononukleose, infektiöse 11.143, 11.148
Monospot-Test 11.144
Montelukast siehe Leukotrien-Rezeptor-Antagonisten
Morbus Barlow 4.1–4.3
Morbus Basedow 8.104–8.112
–, Exophthalmus 8.109
–, Therapie 8.110–8.112
Morbus Beçet 13.83
Morbus Berger 7.41
Morbus Biermer 9.84
Morbus Bruton siehe X-chromosomale Agammaglobulinämie (XLA)
Morbus Crohn 6.123–6.129

Morbus haemorrhagicus neonatorum 2.100
Morbus Hirschsprung 6.16, 6.19, 6.20
Morbus Hodgkin 10.81–10.85
–, histologische Klassifikation 10.84
–, Prognose 10.85
–, Stadieneinteilung 10.82
Morbus Kienböck 14.12
Morbus Köhler 14.12
Morbus Köhler-Freiberg 14.12
Morbus Osgood-Schlatter 14.12, 14.104
Morbus Panner 14.12
Morbus Perthes 14.12, 14.74–14.76
Morbus Ritter von Rittershain 11.7
Morbus Scheuermann 14.130
Morbus Severs 14.12
Morbus Still 11.72, 13.22, 13.23
Morbus von Recklinghausen siehe Neurofibromatose Typ I
Morbus Weil 11.9
Morbus Wilson 6.112, 6.113
motorische Entwicklung 17.61–17.64, 17.68, 17.69
Moyamoya-Krankheit 16.42
MRD 10.72
MRT siehe Magnetresonanztomographie
Mukolytika bei CF 5.87
Mukoviszidose siehe Zystische Fibrose
Multiple Sklerose 16.202
Mumps 11.5
Münchhausen-by-proxy-Syndrom 1.1, 1.15
Mundatmung und Schnarchen 5.64
Mundgeruch 6.15, 17.56
Mundsoor 11.22
MURCS-Assoziation 3.32
Muskelatrophie, spinale 16.190–16.192
Muskeldystrophie 16.193–16.196
Muskeleigenreflexe 16.203
Muskelschwäche
–, anatomische Zuordnung 16.173
–, Myopathie vs. Neuropathie 16.176
–, proximale 13.14
–, Ursachen 16.174
Mustard-Operation 4.57
Muttermilch 2.171–2.178, 2.183, 2.184, 12.16
Muttermilch-Ikterus 2.111
Myasthenia gravis 16.185–16.189
–, durch mütterliche Antikörper (neonatale) 16.186, 16.187
–, juvenile 16.186, 16.187, 18.189
–, kongenitale 16.187, 16.187
Mycobacterium tuberculosis 11.248
Mycobacterium-other-than-tuberculosis (MOTT) 11.135
Mydriasis bei Intoxikationen 1.120
Myelinolyse, zentrale pontine 7.4
Myelomeningozele 16.206, 16.208–16.212
Mykobakteriose, atypische 11.135
Mykoplasmen-Pneumonie 5.91, 5.102

Myokarditis 4.51, 4.55, 4.57, 4.58, 4.68–4.71
myoklonische Krampfanfälle 16.81
Myoklonus 16.124, 16.125
Myopathien 16.175, 16.176
myotone Dystrophie 16.179–16.181
–, Formen 16.179
Myotonie 16.178

N-Acetylcystein (NAC) 1.122
Nabelarterienkatheter 2.6, 2.39
Nabelhernie 6.146, 6.147
Nabelkatheter 2.6
Nabelpflege 2.3
Nabelschnur, verzögertes Abfallen 2.5
Nabelschnurarterie, singuläre 2.1, 2.4
Nabelschnurblut-Spende 10.158, 10.159
Nabelschnurgefäße 2.4
Nabelvenenkatheter 2.6
Nachlast-Senkung, kardiale 4.45, 4.46
Nackensteifigkeit siehe Meningismus
Nadelstichverletzung 11.84–11.86
Naevus flammeus 15.119, 15.120
– sebaceus 15.80
– vinosus 16.170
Nagelfalzentzündung 15.66
Nahrungsandickung 6.81
Nahrungsmittelallergie 6.67–6.69, 6.71
Nahrungsmittelunverträglichkeit 6.69
NAK 2.6
Naloxon 1.109
Nasenatmung bei Säuglingen 2.195
Nasenbeinfraktur 1.168, 1.169
Nasenfalte, horizontale 5.2
Nasennebenhöhlen 11.228
Nasenpolypen siehe Polypen, nasale
Nasensekret 11.231
Nasen-Verletzung 1.168, 1.169
Natriumdiarrhoe 6.26
Nävus, melanozytärer 15.110
Nävus-Syndrom, epidermales 16.171
Nebennieren-Insuffizienz 8.1–8.10
–, Differentialdiagnosen 8.3
–, primäre vs. sekundäre 8.2, 8.4
Neisseria gonnorrhoeae 11.183
NEK siehe Enterokolitis, nekrotisierende
Nekrolyse, toxisch-epidermale (TEN) 15.123, 15.127, 15.128
neonataler Lupus erythematodes (NLE) 13.75, 13.76
Neoplasien siehe Krebserkrankungen
Nephritis 7.63
Nephritis, interstitielle 7.115–7.117
Nephroblastom siehe Wilms-Tumor
Nephrokalzinose 7.33
Nephrolithiasis 7.33
Nephrolithotripsie 7.146
Nephrose 7.63
Nephrostomie, perkutane 7.104
nephrotisches Syndrom 5.79, 7.35, 7.54, 7.62, 7.64, 7.67-7.70, 7.75–7.77
Nervus vagus-Stimulation bei Krampfanfällen 16.97

Neugeborenenakne 15.4
Neugeborenenikterus, prolongierter 3.25
Neugeborenen-Krämpfe 16.142–16.153
–, Abgrenzung zum Tremor 16.148
–, Diagnostik 16.146, 16.151
–, Klassifikation 16.142
–, Prognose 16.153
–, Therapie 16.149, 16.150, 16.152
–, Ursachen 16.143, 16.144
Neugeborenenreflexe 17.57, 17.58
Neugeborenen-Screening 2.125, 8.96
Neuralrohrdefekte, offene 16.206
Neuroblastom 10.106–10.115
–, Abgrenzung zum Wilms-Tumor 10.126
–, Diagnostik 10.112
–, Metastasierung 10.110
–, Prognose 10.115
–, Symptome 10.108, 10.109, 10.111
–, Therapie 10.113
Neurodermitis siehe atopische Dermatitis
Neurofibromatose 3.24, 16.157–16.162
–, Typ I 16.157
–, Typ I vs. Typ II 16.158
Neurofibrome 7.52
neurokutane Syndrome siehe Phakomatosen
Neuroleptika-Syndrom, malignes 16.138
neurologische Untersuchung 16.35
neuromuskuläre Erkrankungen 16.173–16.202
Neuropathie 16.176
Neutropenie 12.18–12.25
neutrophile Granulozyten 12.17
NHL siehe Non-Hodgkin-Lymphom
nicht-myeloablative Transplantation 10.155
Nichtnukleosidische-Reverse-Transkriptase-Inhibitoren (NNRTI) 11.87
Nierenbiopsie 7.77
Nierenfunktion 7.85
Nierenretentionswerte 7.83
Nierensteine 6.175
Nierentransplantation 7.84
Nierenversagen 7.78, 7.79
Nikolski-Zeichen 15.121
Nissen 15.68
Nitrate 1.87, 4.46
Nitrit 7.118
NLE siehe Neonataler Lupus erythematodes
Non-Hodgkin-Lymphom 10.86, 10.88, 10.89
Nonnensausen 4.105
Noonan-Syndrom 3.52, 4.25, 4.107
Noradrenalin 1.87, 4.92–4.94
Norwood-Operation 4.112
Nuckelflaschenkaries 17.49
Nukleosidische-Reverse-Transkriptase-Inhibitoren (NRTI) 11.87

Sachregister

NVK 2.6
Nystagmus bei Intoxikationen 1.120

O-Beine siehe Genum varum
Oberflächen-Antigene von Leukozyten 12.69
Obstipation 6.17–6.19, 6.22
Obstruktion, bronchiale 5.22
–, intestinale 2.76
Ödeme 4.40, 7.35, 7.52, 7.65
OGTT 8.49
Ohranhängsel 3.41
Ohransatz, tiefer 3.36
Ohrschmalz 11.189
Ohrzwang 11.189, 11.191
okuloglanduläres Syndrom 11.186
okulozephaler Reflex 16.58
Oligohydramnion 3.33
Oligomenorrhoe 18.16
Omalizumab siehe Anti-IgE-Therapie
Omeprazol 6.78
Omphalozele 2.63
Ophtalmia neonatorum 11.177, 11.182
Opiat-Vergiftung 1.109
Opsoklonus-Myoklonus-Syndrom 10.111, 16.139
oraler Glukosetoleranztest 8.49
Orbitaphlegmone 11.187
Orchidopexie 7.101
Orchitis 18.83
Organophosphat-Vergiftung 1.136
Ortolani-Manöver 14.61
OSAS siehe Schlafapnoe-Syndrom, obstruktives
OSG-Distorsion siehe Sprunggelenk-Distorsion
Osler-Knötchen 4.67
Osmolalität im Urin 7.90
Osmolalitätsbestimmung 8.77
Ösophagusatresie 6.7
Ösophagusvarizen 6.116
Osteochondrosen 14.12
Osteochondrosis dissecans 14.117
Osteodystrophie, renale 7.82
Osteogenesis imperfecta 14.14
Osteoidosteom 14.17
Osteomalazie 14.7
Osteomyelitis 14.84–14.93
–, Diagnostik 14.86–14.88
–, Erreger 14.85
–, Therapie 14.89–14.92
Osteosarkom 10.135–10.140
–, Abgrenzung zum Ewing-Sarkom 10.139
Otitis media 11.189, 11.194–11.196, 11.198
–, Prophylaxe 11.202
Otitis, rezidivierende 5.62
otoakustische Emissionen (OAE) 17.77
Otoskopie 11.189, 11.192, 11.193
Ott-Zeichen 13.64
Oxcabarzepin 16.11

Pagophagie 9.76
Palivizumab 5.47, 11.113
palliative Therapie in der Onkologie 10.50
Palmarerythem 4.75, 6.117
Palpitationen 4.9, 4.11, 4.72
PANDAS 13.59
Panhypogammaglobulinämie 12.34
Pankreaselastase 1, humane 6.2
Pankreasinsuffizienz 3.15
–, bei CF 5.82, 5.83
Pankreatitis 6.1
–, hereditäre 6.3
Panzytopenie 9.1
–, Differentialdiagnosen 10.69
Papillenödem 1.151
Paracetamol-Vergiftung 1.95, 1.98, 1.121, 1.122
Paraffinöl 6.23
Paraneoplasien 10.32
Paraphimose 7.98
Parasomnie 17.126, 17.127
Parazentese 11.200
Parinaud-Syndrom 10.99, 11.186
Paronychie 15.66
Parotisschwellung 11.5
Parvovirus B19-Infektion 11.122
–, fetale 11.30
Pätau-Syndrom 3.1, 3.40
Patellaluxation, rezidivierende 14.118, 14.119
Paukenröhrchen 11.200, 11.204, 11.205
Paul-Bunnel-Test 11.144
Pavor nocturnus 17.127–17.130
PDA siehe Ductus arteriosus, persistierender
Pea-and-carrot-Syndrom 6.44
Peak flow, verminderter 5.20, 5.24
Pectus excavatum 4.19
–, Operationsindikationen 5.52
PEEP 2.198, 2.199
Peliosis, bazilläre 11.138
Pelvic Inflammatory Disease (PID) 18.53–18.57
Pendelhoden 7.101
Penetranz 3.26
Penicillin-Resistenz 11.199
Penis-Einklemmung 1.172
Penisverkrümmung, ventrale 7.95, 7.96
Perikarditis 4.72, 4.73, 4.100
periorbitales Erysipel 11.187
Periostitis 14.105
Peripharyngealabszess 11.208, 11.216
Peritonitis 7.74
Pertussis
–, Behandlung 11.2
–, Impfstoff 11.98
–, Impfung 11.99
–, Komplikationen 11.2
–, klinische Stadieneinteilung 11.1
Perzentilenkurven 6.140
Pes adductus siehe Sichelfuß
– calcaneus congenitus 14.34
– cavus 14.36
– equinovarus 14.32, 14.33
– planovalgus 14.37

Petechien 11.66, 11.67
Peutz-Jeghers-Syndrom 6.99
PFAPA-Syndrom 11.71
Phakomatosen 16.154–16.172
–, Vererbung 16.155
Phäochromozytom 7.50
Pharmakodynamik 10.6
Pharmakokinetik 10.8
Pharyngitis 11.207–11.217
Phenobarbital 16.8, 16.11
–, Vergiftung 1.108
Phenothiazin-Vergiftung 1.135
Phenylketonurie 2.125, 2.128
Phenytoin 16.8, 16.11
Philadelphia-Chromosom 10.78
Phimose 7.93, 7.98
pH-Metrie 6.77
Phototherapie siehe Fototherapie
pH-Wert 7.7
Pica-Syndrom 1.125, 9.76
Pille «danach» 18.97
Pilomatrixom 15.21
Pilz-Anzüchtung 15.48
Pilz-Vergiftung 1.140
Pimecrolimus-Nebenwirkungen 15.30
PIP 2.198
Pi-Typisierung 6.111
Pityriasis rosea 15.92, 15.93
Pityriasis versicolor 15.52, 15.53
Plagiozephalie 17.35, 17.36
Plattfuß, kongenitaler 14.35
–, rigider 14.39
Pleuraerguss 5.78, 5.79, 5.94, 5.97, 5.104
Pleurodese 5.76
Plexusparese, neonatale 2.162–2.165
–, Erb'sche Lähmung 2.162
–, Klumpke-Lähmung 2.163
plötzlicher Kindstod siehe Kindstod, plötzlicher
PNET 10.104
Pneumatosis intestinalis 2.68
Pneumocystis jiroveci (carinii) 11.77
–, Prophylaxe 10.31, 11.79
Pneumokokken-Impfung 11.104, 11.105
Pneumonie 5.72, 5.79, 5.90–5.107
–, atypische 5.98
–, Diagnostik 5.92–5.96, 5.102–5.104
–, Erreger 5.90
–, rezidivierende 5.105
Pneumothorax 5.77
–, bei Asthma 5.26, 5.37
–, Therapie 5.76
Pocken 11.131
Poliomyelitis-Impfung 11.97
Pollensaison 5.4
Pollinosis siehe Rhinitis, allergische
Polydaktylie 3.1
Polyglobulie 4.4
–, neonatale 2.2, 2.87–2.89
Polyhydramnion 3.33
Polymyositis 13.14–13.17
Polypen, juvenile 6.99

Sachregister

Polypen, nasale 5.61
–, bei CF 5.83
Polyposis-Syndrom 6.99
Polysomnographie 5.65
polyzystisches Ovarialsyndrom 18.16, 18.17
Polyzythämie siehe Polyglobulie
Ponderal-Index 2.55
Popliteal-Zyste 14.116
Port-a-Cath-System 10.40
Portwein-Nävus, fazialer 16.170
Postenteritis-Syndrom 6.57
Post-Lyme-Borreliose-Syndrom 13.43
Postmaturität 2.53
Postnasal drip 5.53
Poststreptokokken-Glomerulonephritis 7.38–7.40
Poststreptokokkenreaktive-Arthritis 13.8
Potter-Sequenz 3.34
Potts-Shunt 4.109
PPHN 2.197
Prader-Willi-Syndrom 3.17, 3.18
Präkordium, hyperaktives 4.10, 4.27
Prednisontherapie 7.69
Prehn-Zeichen 18.84
Priapismus 9.107
Prick-Test siehe Allergie-Test, kutaner
primitiver neuroektodermaler Tumor (PNET) 10.104
PR-Intervall 4.12, 4.62
Probiotika 6.52
Profil, fetales bio-physikalisches 2.45, 2.46
Progesteronbelastung 18.14
Prokinetika 6.78
Prolaktin 8.77
Prolamine 6.58
Pronatio dolorosa 14.22
Prostaglandin E_1 4.89, 4.90
Protein C-Mangel 9.24
Protein S-Mangel 9.24
Proteinaseinhibitoren (PI) 11.87
Proteinbedarf bei Frühgeborenen 2.187
Protein-Energie-Mangel 6.143
Proteinurie 7.54–7.56, 7.58, 7.60
–, orthostatische 7.57
Prothrombinzeit 9.23, 9.29
–, bei Neugeborenen 2.97
Protonenpumpeninhibitor 6.78, 6.82, 6.87
Prune-belly-Syndrom 7.103
Pseudohermaphroditismus 8.79
Pseudokrupp 11.219–11.226
Pseudoparesen 16.177
Pseudopubertas praecox 8.89
Pseudostrabismus 17.142
Pseudotumor cerebri 16.31–16.33
Psoriasis 15.88–15.90
Psoriasis-Arthritis 13.60
psychiatrische Krankheitsbilder 17.93
Ptosis 16.60
PTT 9.23, 9.28, 9.29
Pubarche, prämature 8.89

Pubertas praecox 8.84, 8.86–8.89
–, Diagnostik 8.87
Pubertätsentwicklung, normale 18.36, 18.37
–, verzögerte 18.39–18.42
Pubertätsstadien 18.35
Pubesbehaarung 18.35
Pulmonalarterienstenose 3.25
Pulmonalklappenatresie 4.18, 4.20, 4.97
Pulmonalklappeninsuffizienz 4.43
Pulmonalklappenstenose 4.36, 4.43, 4.104
Pulmonalstenose, periphere 4.25
pulmo-renales-Syndrom 13.82
Pulsoxymetrie 5.111, 5.119, 5.120
Pulsus alternans 4.100
– paradoxus 4.72, 4.100, 4.101, 5.26
Pupillen, areaktive und dilatierte 1.65
–, dilatierte und lichtstarre 16.38
–, enge und lichtstarre 16.39
Pupillendifferenz 17.149
Pupillenreflex, Entwicklung 2.49
Puppenkopf-Phänomen 16.58
Purpura Schönlein-Henoch 6.159, 13.82, 13.84-13.89
Pusteln, Neugeborene 15.75, 15.76
Pyelonephritis 7.138
Pylorusstenose, hypertrophe 6.169–6.172
Pyramidenbahnzeichen 16.37
Pyridoxin 11.250

QRS-Komplex, verbreiterter 4.58, 4.62
QT-Intervall, korrigiertes (QT_c) 4.50
QT-Zeit, verlängerte 4.51
Quecksilber-Vergiftung 1.130, 1.137
Quick-Wert 9.23, 9.29
Q-Winkel 14.120, 14.121

Rachenabstrich 11.207, 11.209, 13.47
Racheninspektion 11.207
Rachitis 14.7–14.11
–, Bildgebung 14.9, 14.10
–, klinische Zeichen 14.11
– renalis 7.82
rachitischer Rosenkranz 14.11
radiation recall 10.21
Radiojod-Therapie 8.112
Radionuklidzystographie 7.150
Radiotherapie 4.69, 10.20
–, Fraktion 10.22
–, Langzeitfolgen 10.24, 10.75
–, Transfusion bei 10.23
Radius-Aplasie-Syndrom 2.93
Radiusfraktur, distale 14.52
Ranula 17.46
RAST 5.6, 5.7
Rauchen 15.87
Rauchexposition 5.3, 5.49, 5.56, 5.57
Raumforderung, abdominelle 7.106
–, mediastinale 10.41, 10.44
Raynaud-Phänomen 13.5
Raynaud-Syndrom 13.5

RDW-Wert 9.71
Reanimation 1.63–1.94
–, Adrenalin-Gabe 1.72
–, Atropin-Gabe 1.74, 1.75
–, intraossäre Infusion 1.77, 1.78
–, Kalzium-Gabe 1.76
–, kardiopulmonale 1.65, 1.92
–, neonatale, Abbruchskriterien 2.43
–, Prognose 1.93, 1.94
–, Rippenfrakturen 1.64
–, Verschlechterung unter 1.80
Rechtsherzversagen 4.40
Reed-Sternberg-Zelle 10.81
Refraktion 17.137
Rehydrierungslösung, orale (ORS) 6.49–6.51
Reibeisenhaut 15.38
Reisediarrhoe 6.31
Reiter-Syndrom 13.8
Rekapillarisationszeit 1.79
Rektumprolaps 6.6
–, bei CF 5.83
Rektumsaugbiopsie 6.20
Remissionsphase beim Diabetes mellitus siehe Honeymoon-Phase
renal tubuläre Azidose 7.107–7.113
Resterkrankung, minimale (MRD) 10.72
Retardierung, geistige 17.88
Retikulozytenhämoglobin 9.69
Retikulozytenzahl 9.48
Retikulozytose 2.104
Retinoblastom 10.117–10.121
Retinoinsäure 10.113
Retinopathie bei Frühgeborenen (ROP) 2.14–2.16
Retropharyngealabszess 11.208, 11.217
Rezidive bei Tumoren 10.123
Rhabdomyosarkom 10.142–10.145
–, histologische Subtypen 10.145
Rhesus-Krankheit 2.83
Rheumafaktor 13.25
rheumatisches Fieber 4.12, 13.47–13.58, 11.208, 11.213
–, Gelenkbeteiligung 13.51
–, Prophylaxe 13.56, 13.57
Rhinitis 11.231
–, allergische 5.1–5.13, 5.17
Rhinoliquorrhoe 1.168, 1.170
Riechen 17.66
Rieger-Syndrom 3.40
Riesenwuchs, hypophysärer 8.68
Rifampicin 11.249
Rigor mortis 1.91
Riley-Day-Syndrom 17.132
Ringelröteln 11.116, 11.122, 11.124
Rippenusuren 4.19, 4.22
Risser-Stadium 14.126
Rocker bottom foot 14.35
Rolando-Epilepsie 16.74, 16.75
Romaña-Zeichen 4.71
Röntgenskelett-Screening 1.12, 1.13
Röschenflechte 15.92, 15.93
Röteln 11.116, 11.124
–, konnatale 11.24, 11.33

RSV 5.40, 5.47–5.50, 5.91
–, Impfung 5.47
–, Prophylaxe 11.113
Rückenlage 17.122
Rückenschmerzen 14.23–14.25
Rückfallfieber 11.10
Rumination 17.26
Rundrücken, konstitutioneller 14.130

Salbutamol siehe Beta-Mimetika
Salicylat-Vergiftung 1.108, 1.111, 1.113, 1.119, 1.123
Salmonellenenteritis 6.25, 6.30
Salpingitis 18.51
Salter-Harris-Klassifikation 14.44
Sandifer-Syndrom 6.80
Sauberkeitserziehung 17.25
Sauerstoff-Sättigung, normale 5.111
Sauerstoff-Toxizität 5.115
Saugen, nicht-nutritives 2.186
Säuglingskoliken 17.16–17.18
Schädelentwicklung 17.28
Schädel-Hirn-Trauma (SHT) 1.146–1.155
Schädelultraschall 2.156, 2.157
Schal-Zeichen 13.16
Schamroth-Zeichen 5.58
Scharlach 11.116, 11.124
Schaukelfuß 14.35
Scheidung 17.104, 17.105
Scheidungsrate 17.103
Schenkelblock 4.12, 4.58, 4.62, 4.97
Schiefhals, angeborener muskulärer 14.4, 14.5
Schielen 17.139–17.141
Schilddrüsen-Antikörper 8.92
Schilddrüsen-Erkrankungen 8.91–8.115
–, Diagnostik 8.91
Schilddrüsen-Hormone 8.91, 8.103
Schilddrüsen-Knoten 8.113, 8.114
Schilddrüsen-Szintigraphie 8.108, 8.114
Schilddrüsenüberfunktion siehe Hyperthyreose
Schilddrüsen-Vergrößerung 8.95, 8.98
Schlafapnoe-Syndrom, obstruktives 5.64–5.66
Schlafdauer 17.120, 17.123
Schlafentzug 17.121
Schlafposition, ungewöhnliche 5.64
Schlafstörung 17.124–17.126
Schlafwandeln 17.128
Schlaganfall 16.40, 16.41
Schluckvolumen 6.12
Schlüsselkind 17.111
Schlüsselzellen 18.63
Schmetterlingserythem 13.68
Schmetterlingswirbelkörper 3.25
Schmidt-Syndrom 8.102
Schmorl-Knötchen 14.130
Schnarchen 5.63–5.66
Schober-Zeichen 13.64
Schock 1.82–1.86
–, anaphylaktischer 1.84

–, Definition 1.82
–, distributiver 1.84
–, hypovolämer 1.84
–, kardiogener 1.84, 4.46
–, klinische Zeichen und Symptome 1.83
–, neurogener 1.150
–, obstruktiver 1.84
–, septischer 1.84, 1.86
Schreiknötchen 5.69
Schreikrampf 17.21–17.23
Schreiverhalten 17.15
Schrittmachersystem, elektronisches 4.58
Schuhe für Kinder 14.17, 14.28
Schulangst 17.118
Schulbesuch nach Infektion 6.55, 11.124, 11.212
Schüller-Stenvers-Aufnahme 11.200
Schulphobie 17.118
Schulschwänzen 17.118
Schulterblatt-Hochstand, angeborener 14.1
Schulverweigerung 17.118
Schütteltrauma 1.2, 1.3
Schwangerschaftstest 18.94
Schwartz-Bartter-Syndrom siehe SIADH
Schwartz-Formel 7.85
Schweißtest 5.85
Schwermetall-Vergiftung 1.103
Schwindel
–, bei Herzerkrankungen 4.9, 4.11
–, peripherer vs. zentraler 16.54
Schwitzen, exzessives 7.52
SCID 12.53–12.55
SCIWORA 1.160
Scrofula 11.135
seborrhoische Dermatitis 15.36, 15.37
Sedation/Sedierung 1.62
Sehbehinderung 17.138
Sehen, binokular 17.136
–, Neugeborene 17.131
Sehschärfe 17.135
Sehstörung 17.151
Selbstmord 18.98–18.100
Sella turcica, vergrößerte 8.76
Sellick-Handgriff 1.69
Senning-Operation 4.57
Sepsis 1.86, 11.67
Sepsis, neonatale 2.138–2.152
–, late-onset 2.150
–, Lumbalpunktion 2.143, 2.144, 2.161
septische Arthritis 14.73, 14.82, 14.83
Septumhämatom, nasales 1.168
Sequenz 3.28
Seufzen 5.113
sexuell übertragbare Erkrankungen (STD) 18.45–18.66
–, Screening auf 18.47
Shprintzen-Syndrom 3.23, 4.26
Shunt, ventrikulärer 16.30
–, zentraler 4.109
Shunt-Operationen, kardiale 4.108, 4.109
SIADH 8.18, 8.19

Sichelfuß 14.29–14.32
Sichelzellanämie 3.12, 9.95–9.109
SIDS siehe Kindstod, plötzlicher
Siebbeinzellen 11.228
Silver-Russel-Syndrom 3.24
single ventricle 4.24
Sinus maxillaris 11.228
Sinusitis 11.228, 11.230, 11.231, 11.233–11.238
SIT siehe Immuntherapie, spezifische
Situs inversus 5.62
Skabies 15.71, 15.72
Skaphoid-Fraktur 14.54
Skelettdysplasie 3.20, 14.13
Skelettschmerzen, unklare 14.96
Skelettszintigraphie 14.96, 14.97
Skoliometer 14.124
Skoliose 14.122–14.128
–, Behandlung 14.128
–, Differentialdiagnosen 14.122
–, Untersuchung 14.123, 14.124
Sodbrennen 6.84
Somnambulismus 17.128
Somnolenz-Syndrom 10.19
Somogyi-Phänomen 8.40
Sonnenbestrahlung 15.94, 15.95
Sonnencreme 15.96–15.98
Sonnenempfindlichkeit 15.101, 15.103
Soormykose 11.22
Sotos-Syndrom 3.17
Spannungspneumothorax 1.84, 1.88, 5.76, 5.77
spezifisches Gewicht 7.89, 7.90
Sphärozyten 9.54
Sphärozytose, hereditäre 9.55, 9.56
Spider naevi 6.117
Spielverhalten 17.68
Spina bifida 7.23
– occulta 15.10, 16.204, 16.205
SPINK-1-Mutation 6.3
Spitzer'sche Gesetze 2.23
Spitz-Nävus 15.109
Splenomegalie bei Neoplasie 10.46
Spondylitis, ankylosierende 13.63
Spondylolisthese 14.131
Spondylolyse 14.131
Sportverletzungen 14.26
Sprachentwicklung 17.71–17.80, 17.110
Sprachverständnis 17.74
Sprechdyspnoe 5.24
Sprechverhalten 17.71–17.80, 17.110
Sprengel-Deformität 14.1
Sprunggelenk-Distorsion 14.108–14.110
–, Diagnostik 14.109
–, rezidivierende 14.39
Stammbaum-Symbole 3.44
Stammzell-Transplantation 10.152–10.167
–, allogene 10.79, 10.152
–, autologe 10.152
–, HLA-Typisierung 10.156, 10.157
–, Konditionierung vor 10.153, 10.154, 10.155

–, mit Nabelschnurblut 10.158, 10.159
–, syngene 10.152
Staphylococcal-Scaled-Skin-Syndrom (SSSS) 11.7, 15.123–15.125
Staphylokokken, koagulase-negative 2.149
Staphylokokken-Toxin-Schock-Syndrom 11.7, 11.8
Status epilepticus 16.91–16.93
–, Behandlung 16.93
–, refraktärer 16.93
STD siehe sexuell übertragbare Erkrankungen
Steatokrit 6.65
Stempel-Test 11.243
Stereotypien 16.124, 16.125
Steroide siehe Kortikosteroide
–, pränatale 2.204
Steroid-Nebenwirkungen 13.32
Steroidtherapie, lokale 15.31
Stevens-Johnson-Syndrom 15.127, 15.128, 15.130
Still-Geräusch 4.104, 4.105
Still-Ikterus 2.111, 2.112
Stimmband-Parese 5.68
Stimmbruch bei Jungen 8.90
Stirnhöhlen 11.228, 11.229
Stoffwechselerkrankung, kongenitale 2.127, 2.128
Stöhnen bei Säuglingen 2.193
Stomatitis aphtosa 11.16, 11.214
Storchenbiss 15.74
Stoßwellentherapie (ESWL) 7.146
Stottern 17.79, 17.80
Strabismus 17.139–17.141
Streptokokken der Gruppe A 11.207, 13.47
Streptokokken-Antigen-Schnelltest 11.207, 13.47
Streptokokken-B-Infektion /-Sepsis 2.146–2.148, 5.90
Streptokokken-B-Trägerinnen 2.146
Streptokokken-Toxin-Schock-Syndrom 11.7
Stress, fetaler 2.25
Stressdosis, Hydrokortison 8.9
Stridor, inspiratorischer 5.67, 5.68, 5.70, 11.219, 11.220
Stroke siehe Schlaganfall
Strömungsgeräusch, intrakranielles 16.49
–, pulmonales 4.38, 4.104, 4.105
Struma 8.95, 8.98
Struvitsteine 7.141
Studie, klinische 10.9
Stufenschema zur Asthma-Therapie 5.33
Stuhl, acholischer 6.165
Stuhlgang, postnatal 6.16
Stuhlschmieren 6.21
Stuhltraining 17.25
Sturge-Weber-Syndrom 15.120, 16.170
Suizid 18.98–18.100
Surfactant 2.204–2.208
swinging flashlight test 16.62

Switch-Operation, arterielle 4.110
Sympathische Reflexdystrophie 13.11, 13.12
Syndaktylie 3.35
Syndrom 3.28
Syndrom der inadäquaten ADH-Sekretion siehe SIADH
Synkope
–, bei Herzerkrankungen 4.11, 4.12, 4.107
–, neurokardiogene 4.13
–, vasovagale S. 4.13
Synovitis, akute transiente 13.8, 14.72
–, Abgrenzung zur septischen Arthritis 14.73
Syphilis 18.58
Systemischer Lupus erythematodes (SLE) 4.69, 13.2, 13.65–13.74, 13.82
–, Diagnostik 13.66
–, medikamentöser SLE 13.77, 13.78
–, Nierenbeteiligung 13.69, 13.70
–, Prognose 13.72
–, Therapie 13.71
–, ZNS-Beteiligung 13.67

T-Zell-Defekte 12.68, 12.70
T-Zell-Funktion 12.68
Tabaksbeutelgesäß 6.60
Tabatière 14.54
Tachykardie, paroxysmale supraventrikuläre (SVT) 4.53, 4.54, 4.56–4.62
–, Therapie 4.59–4.61, 4.88
Tachykardie, ventrikuläre 4.12, 4.58
Tachypnoe 4.40, 4.68
–, neonatale 2.194, 4.27
Tacrolimus-Nebenwirkungen 15.30
Takayasu-Arteritis 7.50
Talgdrüsennävus 15.80
Talus verticalis 14.35
Tanner-Stadien 18.35
Targetzellen 9.49
Tarsale Koalition 14.39
Tay-Sachs-Krankheit 16.88, 16.191
Teenagerschwangerschaft 18.90–18.93
Teerstuhl 6.94
Teilleistungsstörung 17.113–17.115
Tensilon-Test 16.188
Teratom, benignes 10.146
Tet spell 4.37
Tetanus-Impfung 11.100
Tetanusschutz 11.107
Tethered-cord 7.23
TGA siehe Transposition der großen Arterien
Thalassämie 3.12, 9.72, 9.111–9.119, 10.160
Thelarche, prämature 8.85, 8.89
Theophyllin
–, beim Bradykardie-Apnoe-Syndrom 2.220
–, in der Asthmatherapie 5.30, 5.33, 5.37
Theophyllin-Vergiftung 1.108
Thoraxdrainage 1.88
–, beim Spontan-Pneumothorax 5.76

Thoraxschmerz, anstrengungsinduzierter 5.19
–, bei Herzerkrankungen 4.9
Throckmorton-Zeichen 2.24
Thromboplastinzeit, partielle 9.23, 9.28, 9.29
–, bei Neugeborenen 2.97
Thrombose 6.145
Thromboserisiko 7.73, 9.42
Thrombozyten-Antikörper, neonatale 2.94
Thrombozyten-Transfusion
–, fehlender Anstieg der Werte nach 10.39
–, Indikationen 10.48
–, neonatale 2.92, 2.97
Thrombozytenzahl 9.86
Thrombozytopenie, neonatale 2.92–2.96, 2.191
Thrombozytose 4.79, 9.93, 9.94
Thymus 12.14, 12.15
Thymushypoplasie 3.23, 12.63
Thyreoglobulin-Antikörper 8.92
Thyreoiditis 8.92, 8.98–8.102, 8.108
Tiagabin 16.11
Tibia-Innentorsion 14.103
Tics 16.124, 16.126–16.132
–, Auslöser 16.128
–, Begleiterkrankungen 16.130
–, Behandlung 16.129, 16.131
–, Formen 16.127
Tic-Störung 13.59
Tierbisse 1.52–1.53, 4.69
Tinea capitis 15.45–15.47, 15.50, 15.58
Tinea versicolor 15.52, 15.53
Tine-Test 11.243
Tobsuchtsanfall 17.21–17.23
Tod 17.107
toddler's diarrhea 6.44
Todesursachen
–, fetale 2.21
–, häufigste bei Kindern 10.53
Tollwut 1.55, 1.56, 11.17–11.20
–, Postexpositionsprophylaxe 1.56, 11.17, 11.18
Tonschwellenaudiometrie 17.77
Tonsillektomie 11.218
Tonsillopharyngitis 11.207–11.217, 13.47
–, Therapie 11.211
Topiramat 16.11
Torticollis 14.2–14.5
–, Differentialdiagnosen 14.3
totalparenterale Ernährung 6.144, 6.145
Totenflecken 1.91
Totenstarre 1.91
Tourette-Syndrom 13.59, 16.132–16.135
Toxidrom 1.111–1.112
Toxoplasmose, konnatale 11.23, 11.24, 11.45–11.48
TPHA 11.43
TPO-Antikörper 8.92

Sachregister

Trachyonychie 15.67
Tränen, Neugeborene 17.132
Tränengangstenose 17.134
Transaminasen 6.104, 6.105
Transferrin 9.17, 9.68
Transfusion beim Frühgeborenen 2.80, 2.81
Translokationstrisomie 3.7
Transposition der großen Arterien (TGA) 4.18, 4.20–4.22, 4.110
Transudat 5.78, 5.79
Tremor 16.124, 16.125
Trendelenburg-Gang 14.71
Trendelenburg-Zeichen 14.70
Treponema pallidum 11.42
TRH-Test 8.77
Trichomonaden-Vaginitis 18.60, 18.62
Trichotillomanie 15.63
Trikuspidalklappenatresie 4.18, 4.21–4.23
Trikuspidalklappeninsuffizienz 4.43, 4.104
Trisomie 13 2.93, 3.1, 3.40, 4.25
Trisomie 18 2.93, 3.1, 4.25
Trisomie 21 3.1
Trockeninhalation vs. Feuchtinhalation 5.27
Trommelfell 11.192
Trommelschlegelfinger siehe Clubbing
Trotzreaktion 17.21
Trousseau-Zeichen 2.133, 8.11
Truncus arteriosus communis 4.18–4.20, 4.24–4.26, 4.97
Trypanosomiasis 4.71
Trypsinogen, kationisches 5.86, 6.2, 6.3
TSH 8.91, 8.103
TSH-Rezeptor-Antikörper 8.92, 8.107
TTG 6.59
Tuberkulinreaktion 11.240
Tuberkulintest 11.239–11.242, 11.244
Tuberkulose 11.135
–, Ansteckung 11.253
–, Chemoprävention 11.247
–, Chemoprophylaxe 11.247
–, Chemotherapie 11.247
–, Diagnostik 11.244–11.246
Tuberöse Sklerose 16.163–16.169
–, Hautmanifestationen 16.166
Tubulopathie 7.107–7.113
Tubus, endotrachealer
–, beim Neugeborenen 2.33, 2.34
–, Einführtiefe 1.67
–, geblockter vs. ungeblockter 1.68
–, Größe 1.67
–, Notfallmedikamente über 1.71
Tularämie 11.10
Tumore, solide 10.122–10.151
Tumorlyse-Syndrom 10.33–10.36
–, Nierenversagen bei 10.34
Tumornekrosefaktor-assoziiertes periodisches Syndrom (TRAPS) 11.72
Turcot-Syndrom 6.99
Turner-Syndrom 3.48, 3.51, 3.52, 4.25
Tympanogramm 17.76

Typhlitis 10.38
Tyrosinämie 2.128

Übergangsobjekt 17.19
Übertragung, neonatale 2.53
Uhrglasnägel siehe Clubbing
Ulcus molle 18.58
Ulkus 6.84, 6.90
Ulzera, genitale 18.58
Undine-Syndrom 5.81
Unterfunktion der Nebenniere siehe Nebennieren-Insuffizienz
Urämie 7.83
Ureaplasma urealyticum 5.90, 11.32
Urethralklappen 7.99, 7.103
Urethritis 18.65
Urin, azidotischer 6.172
–, dunkler 6.165, 7.28, 7.33
Urinkristalle 7.91
Urinkultur 7.118, 7.120, 7.122–7.124
Urinsediment 7.91
Urinstatus 7.87, 7.119
Urolithiasis 7.141, 7.143, 7.146
Urtikaria 1.84, 15.14
Uterusblutung 18.20–18.22
Uveitis 13.33, 13.34, 13.83

VACTERL-Assoziation 3.32, 4.19, 4.26
Vaginalsoor 18.60, 18.62
Vaginitis 18.60, 18.62, 18.64
Vagusreiz bei SVT 4.59
Valgus-Deformität vs. Varus-Deformität 14.98
Valproat 16.5, 16.8, 16.9, 16.11
Varikozele 18.87–18.89
Varizellen (VZV) 11.116, 11.124–11.128
–, Embryofetopathie 11.31
–, Impfung 11.111, 11.114
–, postexpositionelle Prophylaxe 10.37, 11.111
Varizellen, neonatale 11.31
Varus-Deformität vs. Valgus-Deformität 14.98
vascular ring siehe Gefäßring
vascular sling siehe Gefäßschlinge
Vaskulitis 7.50, 13.79–13.89
–, Klassifikation 13.80
Vasodilatatoren 1.87
Vasopressin siehe ADH
Vasopressoren 1.87
VATER-Assoziation siehe VACTERL-Assoziation
VDRL 11.43
velokardiofaziales-Syndrom 3.23
velopharyngeale Insuffizienz 17.78
Vena-cava-superior-Syndrom 10.42, 10.43
Vena-Galeni-Malformation 4.44
Ventilation, nasale 2.200
Ventrikelerweiterung, posthämorrhagische siehe Hydrozephalus, posthämorrhagischer
Ventrikelseptumdefekt (VSD) 4.25, 4.35, 4.36, 4.43, 4.104, 4.111

Verätzungen 1.41
Verbrennungen 1.38–1.40
–, bei Kindesmisshandlung 1.14
–, Gradeinteilung 1.38
–, Neuner-Regel 1.39
–, Indikationen für eine stationäre Versorgung 1.40
Vergiftungen siehe Intoxikationen
Verhaltensauffälligkeiten 17.1, 17.14
Verhütungsmittel 18.96
Verkalkungen, intraabdominelle 2.64
–, intrazerebrale 11.23
Verknöcherung des Skeletts 2.47
Vernachlässigung siehe Deprivation
Vesikanzien 10.15
vesikoureteraler Reflux 7.103, 7.147, 7.148, 7.151–7.155
–, Gradeinteilung 7.147
Vierfingerfurche 3.4
Vigintophobie 2.108
Virilisierung bei Tumoren 10.147
Viruslast 11.88
Vitalparameter 6.92
Vitamin A bei BPD 2.214
Vitamin B12 9.83
–, Mangel 9.82
Vitamin K 9.36, 9.37
–, postnatale Gabe 2.100
Vitamin-E-Mangel, neonataler 2.192
Vitiligo 15.106
Vitium siehe Herzfehler, angeborene
Volvulus 6.154–6.156
Von Willebrand-Faktor (vWF) 9.31
Von-Willebrand-Syndrom 9.24, 9.32–9.35
Vorderhornzellen-Schädigung 16.190, 16.191
Vordermilch 2.174
Vorhofflattern 4.53
Vorhofseptumdefekt siehe ASD
VSD siehe Ventrikelseptumdefekt
VUR siehe Vesikoureteraler Reflux

Wachstum des Neugeborenen 2.169
Wachstumsgeschwindigkeit 8.52, 8.56
Wachstumshormon 8.60
–, Überproduktion 8.61
Wachstumshormon-Therapie bei idiopathischem Kleinwuchs 8.67
Wachstumsretardierung, neonatale 2.55, 2.56
Wachstumsschub 8.58
WAGR-Syndrom 3.40, 10.129
Warzen 15.16–15.18
–, plantare 15.17
Wasserbruch 7.100
Wasserdeprivationstest siehe Durstversuch
Waterston-Shunt 4.109
Weaver-Syndrom 3.17
Wegener-Granulomatose 13.82
Weinkrampf 17.21–17.23
Werdnig-Hoffmann-Krankheit 16.191, 16.192
West-Syndrom siehe Infantile Spasmen

Sachregister

Wheezing 5.16, 5.31
–, bei Bronchiolitis 5.46, 5.49, 5.50
–, bei CF 5.83
–, Differentialdiagnosen 5.23
Wiedeman-Beckwith-Syndrom 2.132, 3.17, 3.24
Williams-Beuren-Syndrom 4.25
Wilms-Tumor 3.24, 7.52, 10.124–10.129
–, Abgrenzung zum Neuroblastom 10.126
Windeldermatitis 15.39–15.41
Wirbelsäulenbeweglichkeit 13.64
Wirbelsäulenverletzungen 1.159–1.161, 1.165
Wiskott-Aldrich-Syndrom 12.50
Wolf-Hirschhorn-Syndrom 3.40
Wood-Lampe 15.49
WPW-Syndrom 4.8, 4.12, 4.21, 4.56–4.58, 4.62, 4.88
Wunden 1.46–1.54
–, durch Katzen-/Hundebisse 1.52–1.53
–, Nervenverletzung 1.49, 1.50
–, Tetanusprophylaxe 1.54
–, Versorgung 1.47, 1.51, 1.61
–, Zeitpunkt der Fadenentfernung 1.48
Wundkleber 1.61

X-Beine siehe Genum valgum
X-chromosomale Agammaglobulinämie (XLA) 12.24, 12.35–12.39

Zahndurchbruch 17.41, 17.42
Zähne 17.41–17.56
Zahnen, Temperaturerhöhung 11.56
Zahnfleischentzündung 17.54
Zahnkaries 17.48
–, Prophylaxe 17.50, 17.52, 17.53
Zahnluxation 1.167
Zecken 11.10
Zeckenbiss 13.39, 13.45, 13.46
Zehenspitzengang 16.51
Zeiss-Drüsen 11.188
Zelllzyklus, Phasen 10.4
Zellulitis, präseptale/orbitale 11.187
Zerebellitis, akute postinfektiöse 16.50
Zerebralparese, infantile 16.14–16.20
–, als Folge einer perinatalen Asphyxie 16.17
–, assoziierte Störungen 16.19
–, Differentialdiagnosen 16.20
–, Formen 16.16
–, Verhaltensauffälligkeiten 16.18
Zerumen 11.189
Zerumenentfernung 11.190
Zervixagenesie 18.15
Zervixschleimhaut 18.46
Zeugungsfähigkeit 18.38
Zielgröße, familiäre 8.53
Zigarettenrauch, passiver 5.56
Ziliendyskinesie 5.62
Zinkmangel 6.43
Zirkumzision 7.92–7.94
Zöliakie 6.58–6.64

Zollinger-Ellison-Syndrom 6.90
Zonisamid 16.11
Zungenbändchen 17.81
ZVK-Besiedlung, bakterielle 11.21
Zwangsstörung 17.96
Zwanzig-Nägel-Dystrophie 15.67
Zwei-Mutationen-Theorie 10.119
Zweitneoplasien 10.58, 10.75, 10.87, 10.121
Zwerchfellparese, neonatale 2.162
Zwillingsschwangerschaft 2.7–2.9
Zyanid-Vergiftung 1.103, 1.113, 1.119, 1.138, 1.139
Zyanose 4.4, 4.37
–, neonatale 4.20
–, pulmonale vs. kardiale Ursache 4.17
–, Zusammenhang mit PaO_2-Wert 5.117
Zyklus, anovulatorischer 18.19
Zystinsteine 7.141, 7.146
Zystinurie 7.91
Zystische Fibrose (CF) 3.15, 5.82–5.89, 6.16, 11.237
–, Bauchschmerzen bei CF 5.88
–, Prognose / Komplikationen 5.89
–, Screening 5.86
–, Therapie 5.80, 5.87
Zystitis, hämorrhagische 7.29
Zytostatika siehe Chemotherapeutika

Anzeigen

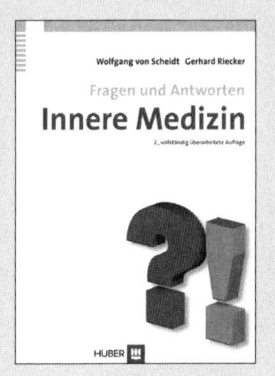

Wolfgang von Scheidt / Gerhard Riecker

Fragen und Antworten Innere Medizin

2., vollst. überarb. Aufl. 2007. Etwa 450 S., Kt
etwa € 39.95 / CHF 68.00 ISBN 978-3-456-84482-4

Wissen statt Multiple Choice: Klinisch relevante Fragen und Fallbeispiele für eine realistische Vorbereitung auf Prüfungen in Innerer Medizin

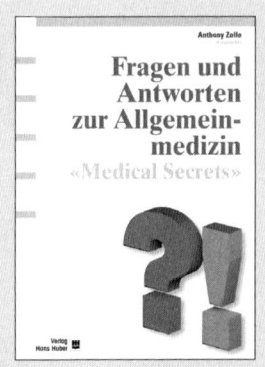

Anthony J. Zollo (Hrsg.)

Fragen und Antworten zur Allgemeinmedizin

«Medical Secrets»

Aus dem Amerikanischen von Karin Beifuss.
2004. 791 S., Kt € 49.95 / CHF 86.00
ISBN 978-3-456-84006-2

- Wie definieren Sie Fieber unklarer Genese?
- Welche Stadien der Lyme-Borreliose kennt man?
- Wodurch kann eine akute Pankreatitis verursacht werden?
- Welche KHK-Risikofaktoren gibt es?

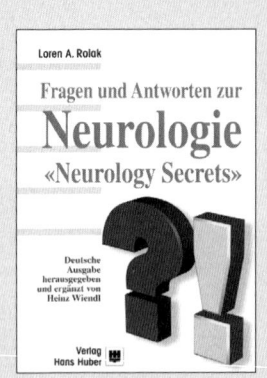

Loren A. Rolak

Fragen und Antworten zur Neurologie

«Neurology Secrets»

Übersetzt, bearbeitet und ergänzt von Heinz Wiendl.
2001. XII + 622 S., 125 Abb., 189 Tab., Kt € 39.95 / CHF 68.00
ISBN 978-3-456-83398-9

«Ein hilfreicher Ratgeber vom Neuroanatomiekurs bis zur Facharztprüfung.» *www.fachschaft-medizin.de*

Erhältlich im Buchhandel oder über
www.verlag-hanshuber.com

HUBER

Das Nachschlagewerk der gesamten Pädiatrie

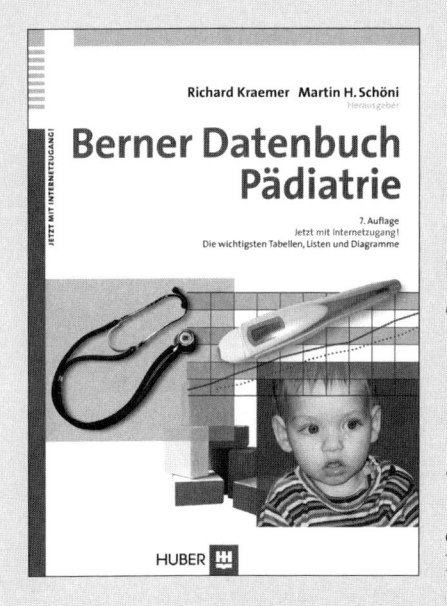

**Richard Kraemer /
Martin H. Schöni (Hrsg.)**

Berner Datenbuch Pädiatrie

7., vollst. überarb. Aufl. 2007.
1016 S., Kt
etwa € 49.95 / CHF 84.00
ISBN 978-3-456-84480-0

Man kann nicht alles im Kopf haben. Dieses bewährte Referenzwerk bietet diagnostische und therapeutische Informationen aus allen wichtigen Bereichen der Pädiatrie. Es gehört zur Standardausrüstung jedes niedergelassenen oder klinisch tätigen Kinderarztes.

Jetzt neu mit Online-Zugang mit den wichtigsten Tabellen, Listen und Diagrammen.

Erhältlich im Buchhandel oder über
www.verlag-hanshuber.com

HUBER